Ultra-Sonografia na Prática Obstétrica

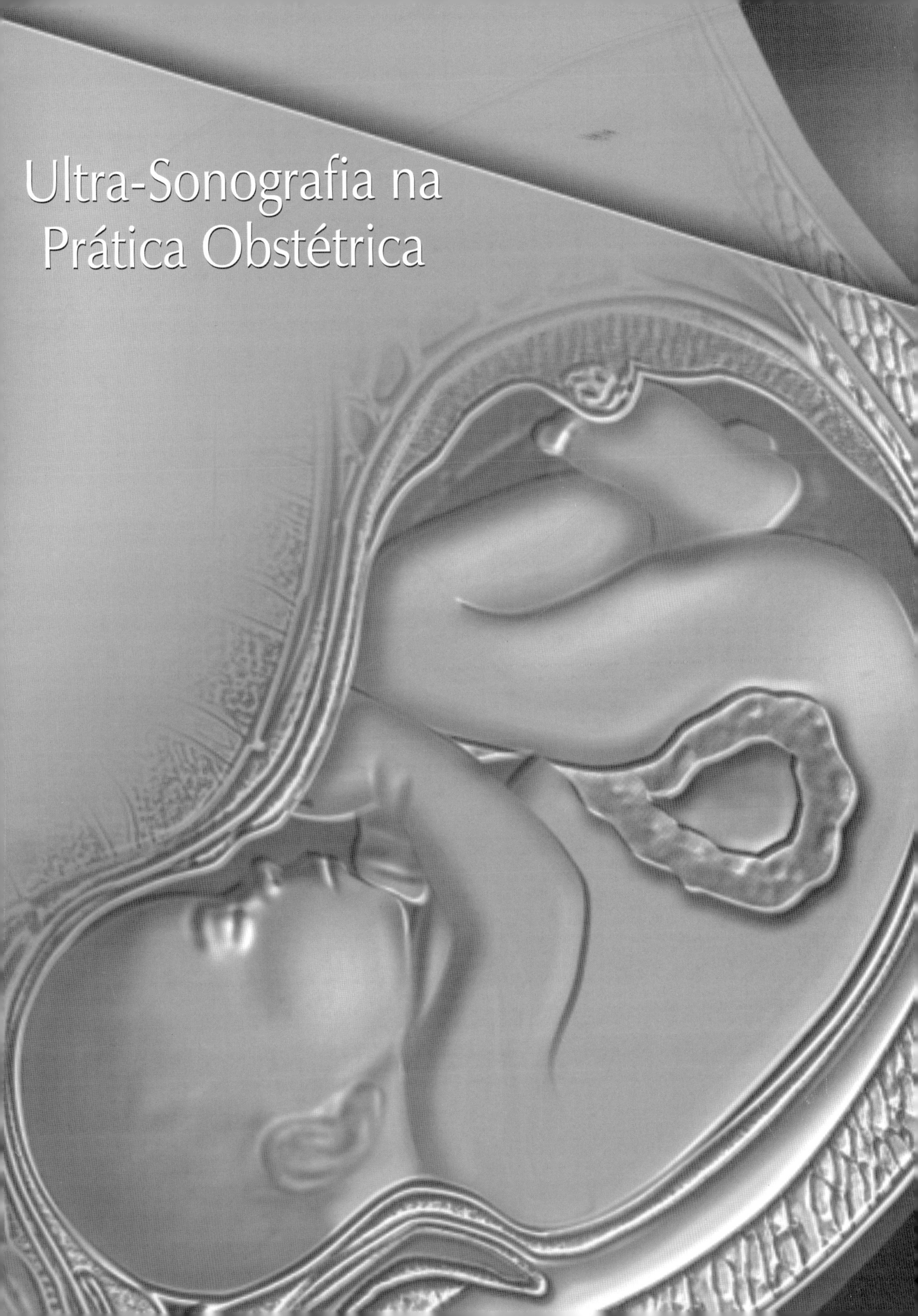

Ultra-Sonografia na Prática Obstétrica

Editor

Francisco Mauad Filho

Professor Associado da Faculdade de Medicina de Ribeirão Preto da Universidade de São Paulo – USP
Título de Ultra-Sonografia em Ginecologia e Obstetrícia pela Federação Brasileira de Ginecologia e Obstetrícia – FEBRASGO
Especialização em Ginecologia e Obstetrícia pela Federação Brasileira de Ginecologia e Obstetrícia – FEBRASGO
Especialização em Mastologia pela Sociedade Brasileira de Mastologia – SBM
Título de Ultra-Sonografia Geral pela Associação Médica Brasileira – AMB
Título de Ultra-Sonografia Geral pelo Colégio Brasileiro de Radiologia – CBR
Membro Titular do Colégio Brasileiro de Radiologia – CBR
Membro da Comissão Nacional de Ultra-Sonografia da Federação Brasileira de Ginecologia e Obstetrícia – FEBRASGO
Diretor da Escola de Ultra-Sonografia e Reciclagem Médica de Ribeirão Preto – EURP
Coordenador e Professor do Curso de Imaginologia da Faculdade de Medicina da Universidade de Ribeirão Preto – UNAERP
Vice-Presidente Brasil da Sociedade Ibero-Americana de Diagnóstico e Terapêutica Pré-Natal – SIADTP
Membro Titular do Comitê Latino-Americano de Ultra-Sonografia Obstétrica
Vice-Presidente da Federada de São Paulo da Sociedade Brasileira de Ultra-Sonografia – SBUS

Co-Editor

Luciano Silveira Pinheiro Filho

Mestrado e Doutorado pela Faculdade de Medicina de Ribeirão Preto da Universidade de São Paulo – USP
Fellowship em Ultra-Sonografia Tridimensional e Diagnóstico Pré-Natal pela *Universidad de Málaga – Hospital Regional Universitario Carlos Haya* – Málaga, Espanha
Professor da Escola de Ultra-Sonografia e Reciclagem Médica de Ribeirão Preto – EURP

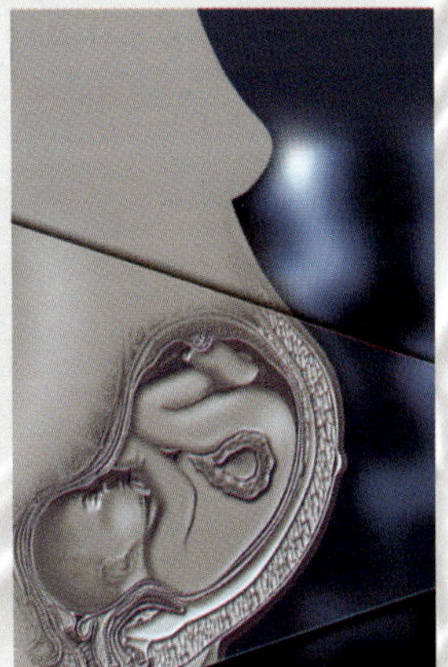

REVINTER

Ultra-Sonografia na Prática Obstétrica

ISBN 85-372-0030-1

Contato com os autores:
FRANCISCO MAUAD FILHO
mauad@ultra-sonografia.com.br
LUCIANO SILVEIRA PINHEIRO FILHO
luspin@yahoo.com.br

Livraria e Editora REVINTER Ltda.
Rua do Matoso, 170 – Tijuca
20270-135 – Rio de Janeiro – RJ
Tel.: (21) 2563-9700 – Fax: (21) 2563-9701
livraria@revinter.com.br – www.revinter.com.br

DEDICATÓRIA

À Lena, que nestes anos sempre esteve ao meu lado, apoiando e participando de todos os momentos.

Aos meus filhos de sangue, Kiko, Talita e Fernando, fontes da minha energia e frutos da minha felicidade.

Aos meus filhos de coração, Veruska e José, sempre ternos e amigos.

Aos meus pais, Francisco e Genoveva (*in memoriam*), pela dedicação à minha criação e pelo carinho e estímulo presentes desde a minha infância.

FMF

PRÓLOGO

Querido Lector

Yo, nunca leo los prólogos a los libros, pues casi todos, con raras excepciones que espero de su magnanimidad esta sea una de ellas, los encarga el autor a un gran amigo, como es mi caso, que lo único que tiene que hacer es "poner en el cielo" al autor y a la obra.

El prologado siempre puede decir lo mismo que el autor es:

- el más alto,
- el más guapo,
- el más inteligente y más listo,
- en USA y Europa el más moreno.

Lamentablemente MAUAD no tiene todas estas virtudes. Me explico:

- Mauad no es alto.
- Yo soy más guapo que él.
- Más que listo e inteligente, tiene picardía. Mucho más que las ratas que decimos en España.
- No es moreno, es Libanes.

Sobre el libro siempre resulta obligado decir que es un cúmulo de "maravillas", lo más bueno y actualizado publicado, y que nada en toda la literatura mundial se le asemeja de lo buenísimo que es.

Usted, lector, es mucho más listo e inteligente que nosotros, el autor y yo, y es Ud. el que debe y además sabrá juzgar si la obra realmente vale.

Me veo forzado, querido lector, a explicarle algunos detalles, para que pueda llegar al fondo de este prólogo:

Conozco Brasil probablemente mejor que Ud., desde Manaus hasta Santa Maria (RS). Ni se ya las veces que he visitado su patria. Mi Valencia C.F. esta lleno de jugadores brasileños y aunque no tengo la doble nacionalidad ni la residencia (todo cuestión de euros y ya se andará) me considero Brasileño y Bahiano (¡ nunca de Ribeirão Preto!). Poseo una casa en Guarajuba (Salvador) donde espero jubilarme ya que allí vive mi hermano en el Brasil, el profesor Luiz Eduardo Machado.

Amo al Brasil, tengo mas de 1.500 discípulos repartidos por todo el país (probablemente más que muchos de sus profesores) y conozco su Obstetricia y Ginecología casi igual que la española.

Visité por primera vez Brasil en 1972, invitado al Congreso de FEBRASGO de Curitiba. No conocía a nadie, así que pedí información en España para poder presentarme a los profesores más influyentes, más clásicos, es decir a los "capos de la mafia", y a los más jóvenes y de mayor futuro. De los primeros me dieron los nombres de Alipio Augusto y Rezende en Rio, Bussâmara Neme en São Paulo y Domingos Machado en Salvador. De las promesas me nombraron a Pinotti en Campinas, Baruffi en Ribeirão Preto y Bossemayer en Santa Maria.

Allí que me fui y realmente mis informantes no estaban equivocados

Había oído hablar que Ribeirão Preto estaba empezando a destacar en Obstetricia y Ginecología entre todas las Facultades de Medicina de Brasil por su modernidad y calidad de docencia.

Era cierto, tenía un elenco de profesores increíble: todos jóvenes, interesados y dedicados en cuerpo y alma a trabajar y enseñar. Pero había también un grupo de "embriones" en marcha que me dejaron perplejo.

Conocí a Chico, uno de estos embriones, entonces dedicado a ecografía de malformaciones y a monitorizar con la bocininha de estimulación vibro-acústica. Vi la seriedad e información de su producción científica y quedamos en vernos en el siguiente Congreso de Febrasgo en Fortaleza. Así lo hicimos.

Empezamos a entablar relaciones científicas y lo invité a España.

Como no quería defraudarlo, al llegar a Madrid y sin que el lo supiera, lo mandé primero a una de las ciudades más lindas del mundo, a Granada. Allí, a demás de conocer el mejor arte árabe mundial existente, se comió todo el jamón que tenemos y se bebió todo el Rioja y vinos olorosos de la producción del año. Comprenderá Ud. que su estancia entre nosotros le resultó inolvidable.

Ha partir de entonces nos ha visitado, y yo a él, en varias ocasiones y seguimos y seguiremos colaborando en una amistad imperecedera.

TEN UN HIJO, PLANTA UN ARBOL Y ESCRIBE UN LIBRO, dice un refrán árabe que aquí en España todos empleamos y que más o menos viene a decir que hay que dejar para la posteridad todo lo que uno lleva encima.

Tener un hijo es muy difícil en mi patria donde hay el índice de natalidad más bajo del mundo, pero en Brasil y a pesar del programa "hijos Zero" de Lula y del INSS, todos tienen decenas de hijos.

El refrán hace referencia a tener tu propio hijo que siga tus pasos. Esta ha sido una de mis grandes sorpresas e inmensa alegría al ver a Fernando Mauad y Mauad Neto publicar varios capítulos y saber que será el continuador de la saga.

Hace falta plantar árboles en España un país en vías de desertización gracias a la política de nuestros nefastos gobernantes (como los de Brasil). En tu patria crecen solos a no ser que los destruyan como en el Amazonas.

El refrán se refiere a dejar tras de ti un arbol; es decir una escuela que siga tu labor. Mauad ya la tiene. Ha creado uno de los centros de Ecografía más importantes en América Latina, con miles de discípulos y donde puede aprenderse a demás Mastología, Colposcopia y Patología Cervical, Perinatología, Densitometría y todo lo que Ud. quiera.

Le faltaba escribir un libro. Aquí lo tiene léalo despacio, disfrutará.

Y que quiere que le diga del libro?. Pues como antes:

Es un cúmulo de "maravillas", lo más bueno y actualizado, y que nada en toda la literatura mundial se le asemeja.

F. Bonilla-Musoles
Catedrático de Obstetricia y Ginecología Universidad de Valencia, España
Jefe de Departamiento del Hospital Clínico Universitario
Doctor "Honoris Causa" por dos Universidades Americanas
Miembro de la Real Academia de Medicina
Presidente de la Sociedad de Ginecología y Obstetricia de la Comunidad Valenciana

Valencia, España

ERNESTO FABRE GONZALEZ
Chefe da Seção de Ecografia e Diagnóstico Pré-natal do *Hospital Clínico Universitario Lozano Blesa* – Zaragoza, Espanha
Capítulo 11

EUGENIA ANTOLÍN
Serviço de Medicina Fetal. Departamento de Obstetrícia e Ginecologia. *Institut Universitari Dexeus*. Barcelona, Espanha
Capítulo 18

FÁTIMA APARECIDA TARGINO SALDANHA
Doutorado em Medicina pela Faculdade de Medicina da Universidade de São Paulo – FMUSP
Docente da Faculdade de Medicina da Universidade Federal de Campina Grande – UFCG
Capítulo 13

FERNANDO CARVALHO JORGE
Médico-Ginecologista e Obstetra Formado pela Faculdade de Medicina de Catanduva – FAMECA
Especialização em Ginecologia e Obstetrícia – TEGO
Pós-graduado em Ginecologia e Obstetrícia pela Escola de Ultra-Sonografia e Reciclagem Médica de Ribeirão Preto – EURP
Capítulo 39

FERNANDO MARUM MAUAD
Residente em Radiologia por Imagem do Hospital de Base de São José do Rio Preto – Faculdade de Medicina de São José do Rio Preto – FAMERP
Capítulos 2, 4, 6, 19, 28, 34, 39 e 46

FLAVIA CORRÊA MEZIARA
Advogada, Mestranda em Ciências Médicas pelo Departamento de Ginecologia da Faculdade de Medicina de Ribeirão Preto da Universidade de São Paulo – USP
Coordenadora da Comissão da Bioética, Biodireito e Biotecnologia da OAB – Regional Ribeirão Preto, SP
Membro Titular do Comitê de Ética e Pesquisa da Faculdade de Medicina de Ribeirão Preto da Universidade de São Paulo – USP
Capítulo 45

FRANCISCO MAUAD FILHO
Professor Associado da Faculdade de Medicina de Ribeirão Preto da Universidade de São Paulo – USP
Título de Ultra-Sonografia em Ginecologia e Obstetrícia pela Federação Brasileira de Ginecologia e Obstetrícia – FEBRASGO
Especialização em Ginecologia e Obstetrícia pela FEBRASGO
Especialização em Mastologia pela Sociedade Brasileira de Mastologia – SBM
Título de Ultra-Sonografia Geral pela Associação Médica Brasileira – AMB
Título de Ultra-Sonografia Geral pelo Colégio Brasileiro de Radiologia – CBR
Membro Titular do Colégio Brasileiro de Radiologia – CBR
Membro da Comissão Nacional de Ultra-Sonografia da FEBRASGO
Diretor da Escola de Ultra-Sonografia e Reciclagem Médica de Ribeirão Preto – EURP
Coordenador e Professor do Curso de Imaginologia da Faculdade de Medicina da Universidade de Ribeirão Preto – UNAERP
Vice-Presidente Brasil da Sociedade Ibero-Americana de Diagnóstico e Terapêutica Pré-Natal – SIADTP
Membro Titular do Comitê Latino-Americano de Ultra-Sonografia Obstétrica
Vice-Presidente da Federação de São Paulo da Sociedade Brasileira de Ultra-Sonografia – SBUS
Capítulos 1 a 7, 9, 10, 15, 19, 20, 22 a 28, 34, 36 a 39, 41, 42 e 44 a 47

FRANCISCO MAUAD NETO
Formado em Administração de Empresas pela Faculdade de Economia, Administração e Contabilidade da Universidade de São Paulo – FEA-USP
Pós-Graduado em Negócio pela Fundação Getúlio Vargas – FGV
MBA em *Business Strategic International* pela *Ohio University*, EUA
Diretor Administrativo da Escola de Ultra-Sonografia e Reciclagem Médica de Ribeirão Preto – EURP
Capítulo 47

FRANCISCO MAXIMILIANO PANCICH GALLARRETA
Mestrando em Ginecologia e Obstetrícia pela Faculdade de Medicina de Ribeirão Preto da Universidade de São Paulo – USP
Médico-Assistente do Hospital Universitário da Faculdade de Medicina da Universidade Federal de Santa Maria
Especialização em Ginecologia e Obstetrícia pela Federação Brasileira de Ginecologia e Obstetrícia – FEBRASGO – TEGO
Título de Habilitação em Ultra-Sonografia em Ginecologia e Obstetrícia pela FEBRASGO – THUSGO
Capítulo 46

GABRIEL CARMINA
Unidade de Ecografia Obstétrica e Diagnóstico Pré-Natal – *Centro Gutenberg* – Málaga, Espanha
Capítulo 43

GERSON CLÁUDIO CROTT
Mestrado em Pediatria pela Universidade da São Paulo – USP
Professor do Curso de Medicina da Universidade de Ribeirão Preto da Universidade de São Paulo – USP
Médico-Assistente do Departamento de Pediatria do Hospital das Clínicas da Faculdade de Medicina de Ribeirão Preto da Universidade de São Paulo – USP
Professor da Escola de Ultra-Sonografia e Reciclagem Médica de Ribeirão Preto – EURP
Capítulo 17

GLAUCE MARIA GELONEZI
Mestrado pela Universidade de São Paulo – USP
Professora da Escola de Ultra-Sonografia e Reciclagem Médica de Ribeirão Preto – EURP
Especialização em Ginecologia e Obstetrícia pela Federação Brasileira de Ginecologia e Obstetrícia – FEBRASGO
Capítulo 7

GUILLERMO AZUMENDI PÉREZ
Unidade de Ecografia Obstétrica e Diagnóstico Pré-Natal – *Centro Gutenberg* – Málaga, Espanha
Capítulo 43

ISABELA NELLY MACHADO
Médica-Ginecologista e Obstetra
Especialização em Ultra-Sonografia e Medicina Fetal
Pós-Graduanda pelo Departamento de Tocoginecologia da Faculdade de Ciências Médicas da Universidade de Campinas – UNICAMP
Capítulo 35

IVAN SALZO
Bacharel em Ciência Biológica pelo Instituto de Biociências da Universidade de São Paulo – USP
Capítulo 16

JOÃO ANTÔNIO GRANZOTTI
Responsável pela Disciplina de Cardiologia Infantil da Faculdade de Medicina de Ribeirão Preto da Universidade de São Paulo – USP
Capítulo 31

COLABORADORES

ADILSON CUNHA FERREIRA
Mestrado e Doutorado pela Universidade de São Paulo – USP
Professor da Escola de Ultra-Sonografia e Reciclagem Médica de Ribeirão Preto – EURP
Professor da Universidade de Ribeirão Preto – UNAERP
Membro Titular do Colégio Brasileiro de Radiologia – CBR
Capítulo 1

ÂNGELO GUSTAVO ZUCCA MATTHES
Mastologista
Fundação Sobeccan – Hospital do Câncer de Ribeirão Preto, SP
Fellow do *Instituto Europeo di Oncologia*
Capítulo 40

ANTONIO GADELHA DA COSTA
Professor Adjunto da Universidade Federal de Campina Grande – UFCG
Mestrado, Doutorado e Pós-Doutorado pela Faculdade de Medicina de Ribeirão Preto da Universidade de São Paulo – USP
Especialização em Ultra-Sonografia pela Federação Brasileira de Ginecologia e Obstetrícia – FEBRASGO
Capítulos 5, 15, 20, 23, 25 a 27, 34, 37 e 44

AYRTON ROBERTO PASTORE
Médico-Assistente do Departamento de Radiologia – INRAD – Hospital das Clínicas da Faculdade de Medicina da Universidade de São Paulo – FMUSP
Mestrado e Doutorado pelo Departamento de Obstetrícia da Faculdade de Medicina da Universidade de São Paulo – FMUSP
Diretor Clínico da Unidade de Estudos em Ultra-Sonografia e Diagnósticos por Imagem – UEU Diagnósticos
Capítulo 4

CARLOS CÉSAR MONTESINO NOGUEIRA
Mestrado e Doutorado em Ginecologia
Professor Titular da Faculdade de Medicina da Universidade de Ribeirão Preto – UNAERP
Professor da Escola de Ultra-Sonografia e Reciclagem Médica de Ribeirão Preto – EURP
Capítulo 40

CARLOS EDUARDO KAMPF
Pós-Graduado em Ultra-Sonografia pela Escola de Ultra-Sonografia e Reciclagem Médica de Ribeirão Preto – EURP
Capítulo 20

CARLOS GERALDO VIANA MURTA
Doutorado em Medicina Fetal pelo Departamento de Obstetrícia da Universidade Federal de São Paulo – Escola Paulista de Medicina – UNIFESP-EPM
Fellow pela *University of Maryland* – Baltimore, EUA (ACOG-FIGO – 2000)
Professor e Médico da Universidade Federal do Espírito Santo e da Escola de Medicina da Santa Casa de Misericórdia de Vitória – EMESCAM
Capítulo 14

CARMINA COMAS
Unidade de Ecografia Obstétrica e Diagnóstico Pré-Natal – *Centro Gutenberg* – Málaga, Espanha
Capítulo 43

CLEISSON FÁBIO ANDRIOLI PERALTA
Mestrado em Medicina pela Faculdade de Medicina da Universidade de São Paulo – FMUSP
Especialização em Ginecologia e Obstetrícia – Federação Brasileira de Ginecologia e Obstetrícia – FEBRASGO/ Associação Médica Brasileira – AMB
Especialização em Ultra-Sonografia Geral – Colégio Brasileiro de Radiologia – CBR/Associação Médica Brasileira – AMB
Capítulo 32

CLEUSA CASCAIS DIAS
Mestrado e Doutorado pela Faculdade de Medicina de Ribeirão Preto da Universidade de São Paulo – USP
Professora Titular de Obstetrícia e Ginecologia do Centro Universitário Barão de Mauá, SP
Capítulo 22

DANIELA DE ABREU BARRA
Mestranda pelo Departamento de Obstetrícia e Ginecologia da Faculdade de Medicina de Ribeirão Preto da Universidade de São Paulo – USP
Capítulos 6, 38 e 39

EDUARDO BARRETO GADELHA
Médico-Residente em Clínica Médica do Hospital Barão de Lucena, PE
Capítulo 15

ELAINE CHRISTINE DANTAS MOISÉS
Mestrado em Ginecologia e Obstetrícia pela Faculdade de Medicina de Ribeirão Preto da Universidade de São Paulo – USP
Docente do Curso de Medicina do Centro Universitário Barão de Mauá, SP
Capítulo 24

MENSAGEM AOS LEITORES

Eu não posso criar a vida, mas posso defendê-la.
Eu não posso dar a saúde, mas posso contribuir para conservá-la.
Eu não posso eliminar a doença, mas posso ajudar a superá-la.
Eu não posso evitar a dor, mas posso diminuí-la.
Eu não posso estancar a lágrima, mas posso enxugá-la.
Eu não posso acender a esperança, mas posso evitar que se apague.
Eu não posso vencer a morte, mas posso retardá-la.

Queridos Leitores.

Um dia, aqui chegou meu pai, trazendo na bagagem a confiança de editar mais um livro, com o intuito de transmitir conhecimentos e despertar orgulho e sonhos em nossos corações, tamanha realização pessoal, profissional e acadêmica.

Escrever este livro: ULTRA-SONOGRAFIA NA PRÁTICA OBSTÉTRICA, que mais brilhante ideal poderia acalentar um professor na busca da sua realização pessoal?

Penso que uma pessoa só se torna completa como ser humano e professor quando escreve um livro durante a sua vida. Meu pai tem o mérito de ter sido completo como pessoa sete vezes até sua sexta década de vida. Hoje, completa a sua sétima obra como editor, contribuindo para a divulgação de conhecimentos na área de ultra-sonografia, especificamente em obstetrícia.

Cheio de ingênuas certezas que acompanham a trajetória de editar um livro, imaginei uma caminhada científica pontilhada de reuniões e cobranças, que meu pai colecionaria, sem demasiado esforço, até transformar o saber médico na arte de 47 capítulos de puro conhecimento. Este livro preenche um espaço que radiologistas, ultra-sonografistas, ginecologistas e obstetras requisitavam há muito tempo. Sua finalidade é proporcionar conhecimento do mais alto nível aos profissionais especializados nestas áreas, melhorando a qualidade da medicina a ser oferecida aos nossos pacientes.

ULTRA-SONOGRAFIA NA PRÁTICA OBSTÉTRICA contribui de maneira muito significativa no aprendizado teórico e prático dos profissionais da ultra-sonografia.

Vários assuntos são enfocados, incluindo a física ultra-sônica e os achados imaginológicos com a clínica e as condutas que estão de acordo com a prática e a rotina diária da profissão, facilitando a leitura e o aprendizado.

Os autores são nomes ilustres da ultra-sonografia e têm larga vivência e experiência neste campo, alguns com longa vida acadêmica dentro da **Escola de Ultra-Sonografia e Reciclagem Médica de Ribeirão Preto – EURP.**

Assim, os mais experientes, bem como os iniciantes serão beneficiados pelas informações contidas em cada capítulo, evitando cair nas inúmeras armadilhas que, fatalmente, conduzem o examinador ao erro diagnóstico.

E que Deus abençoe os apaixonados pela ultra-sonografia obstétrica e ginecológica.

Fernando Marum Mauad

SUMÁRIO

PATRÍCIA EL BEITUNE
Mestrado e Doutorado pela
Faculdade de Medicina de Ribeirão Preto da
Universidade de São Paulo – USP
Post Doctoral Fellowship at the
London School of Hygiene and Tropical Medicine
Especialização em Ultra-Sonografia pela
Federação Brasileira de Ginecologia e Obstetrícia – FEBRASGO
Especialização em Medicina Fetal pela FEBRASGO
Capítulos 27 e 37

PATRÍCIA GUEIROS SILVA DE CARVALHO
Médica-Residente em Tocoginecologia do
Departamento Materno-Infantil do
Centro de Ciências da Saúde da
Universidade Federal da Paraíba – UFPB
Capítulo 33

PATRÍCIA SPARA GADELHA
Professora Adjunto da
Universidade Federal de Campina Grande – UFCG
Mestrado e Doutorado pela Faculdade de Medicina de
Ribeirão Preto da Universidade de São Paulo – USP
Especialização em Ultra-Sonografia pela
Federação Brasileira de Ginecologia e Obstetrícia – FEBRASGO
Especialização em Medicina Fetal pela FEBRASGO
Capítulos 15, 20, 23, 25, 26, 27, 28, 34, 37 e 44

PEDRO VIEIRA SANTANA NETTO
Médico-Radiologista
Instrutor em Ultra-Sonografia da Escola de Ultra-Sonografia e
Reciclagem Médica de Ribeirão Preto – EURP
Capítulos 23 e 44

PROCÓPIO DE FREITAS
Cirurgião Vascular e Angiologista do
Hospital São Francisco de Ribeirão Preto, SP
Coordenador do Curso de Ultra-Sonografia Vascular da
Escola de Ultra-Sonografia e
Reciclagem Médica de Ribeirão Preto – EURP
Capítulos 1 e 5

REGINALDO ANTÔNIO DE OLIVEIRA FREITAS JUNIOR
Mestrado e Doutorado em Ginecologia e Obstetrícia pelo
Departamento de Ginecologia e Obstetrícia de Ribeirão Preto da
Universidade de São Paulo – USP
Professor Adjunto do Departamento de Tocoginecologia da
Universidade Federal do Rio Grande do Norte – UFRN
Capítulo 36

RICARDO BARINI
Professor Adjunto do Departamento de Tocoginecologia da
Faculdade de Ciências Médicas da
Universidade de Campinas – UNICAMP
Livre-Docente pela Faculdade de Medicina da
Universidade de Campinas – UNICAMP
Coordenador do Setor de Medicina Fetal do
Centro de Atenção Integral à Saúde da Mulher – CAISM – da
Universidade de Campinas – UNICAMP
Capítulo 35

ROSSANA PULCINELI VIEIRA FRANCISCO
Doutorado em Obstetrícia e Ginecologia pela
Faculdade de Medicina da Universidade de São Paulo – FMUSP
Coordenadora de Pós-Graduação da Disciplina de Obstetrícia do
Departamento de Obstetrícia e Ginecologia da
Faculdade de Medicina da Universidade de São Paulo – FMUSP
Médica-Assistente da Clínica Obstétrica do Hospital das Clínicas da
Faculdade de Medicina da Universidade de São Paulo – FMUSP
Capítulo 29

SANDRA REGINA MARQUES CARVALHO
Especialização em Cardiologia pela
Sociedade Brasileira de Cardiologia – SBC
Capítulo 30

SEIZO MIYADAHIRA
Livre-Docente em Obstetrícia e Ginecologia pela
Faculdade de Medicina da Universidade de São Paulo – FMUSP
Médico-Assistente Chefe da Clínica Obstétrica do
Hospital das Clínicas da Faculdade de Medicina da
Universidade de São Paulo – FMUSP
Responsável pelo Setor de Avaliação de Vitalidade Fetal da
Clínica Obstétrica do Hospital das Clínicas da
Faculdade de Medicina da Universidade de São Paulo – FMUSP
Capítulo 29

SÉRGIO PEREIRA DA CUNHA
Professor Titular do Departamento de Ginecologia e
Obstetrícia da Faculdade de Medicina de Ribeirão Preto da
Universidade de São Paulo – USP
Capítulo 45

SUZANA RUSCHEL HAHN
Pós-Graduação em Ultra-Sonografia Ginecológica e
Obstétrica pela Escola de Ultra-Sonografia e Reciclagem Médica de
Ribeirão Preto – EURP
Especialização em Ginecologia e Obstetrícia – TEGO
Habilitação em Ultra-Sonografia em Ginecologia e Obstetrícia –
THUSGO
Capítulo 28

THOMAZ RAFAEL GOLLOP
Livre-Docente em Genética Médica pela
Universidade de São Paulo
Diretor-Superintendente do Instituto de Medicina Fetal e
Genética Humana, SP
Capítulo 16

VICTOR BUNDUKI
Professor Livre-Docente de Obstetrícia da
Faculdade de Medicina da Universidade de São Paulo – FMUSP
Chefe do Setor de Medicina Fetal do Hospital das Clínicas da
Faculdade de Medicina da Universidade de São Paulo – FMUSP
Médico-Assistente Estrangeiro da Universidade de Paris V – França
Capítulo 32

WAGNER RICARDO GALVÃO TEIXEIRA
Analista Clínico (Biomédico)
Analista de Sistemas
Responsável pelo Departamento de Informática da Escola de
Ultra-Sonografia e Reciclagem Médica de Ribeirão Preto – EURP
Capítulo 46

WELLINGTON DE PAULA MARTINS
Médico-Ginecologista e Obstetra pela
Faculdade de Medicina de Ribeirão Preto da
Universidade de São Paulo – USP
Mestrando em Ginecologia e Obstetrícia pela Faculdade de
Medicina de Ribeirão Preto da Universidade de São Paulo – USP
Professor da Escola de Ultra-Sonografia e
Reciclagem Médica de Ribeirão Preto – EURP
Professor do Curso de Medicina da
Universidade de Ribeirão Preto – UNAERP
Capítulos 2 e 42

JOÃO DE DEUS VALADARES NETO
Mestrado em Tocoginecologia pela
Faculdade de Medicina de Ribeirão Preto da
Universidade de São Paulo – USP
Doutorado em Medicina – Obstetrícia – pela Escola Paulista de
Medicina da Universidade Federal de São Paulo – UNIFESP-EPM
Professor Adjunto de Disciplina de Obstetrícia da
Universidade Federal do Piauí – UFPI
Capítulo 21

JOAQUIM VAZ PARENTE
Mestrado e Doutorado em Medicina pela
Faculdade de Medicina de Ribeirão Preto da
Universidade de São Paulo – USP
Professor Titular da Disciplina de Obstetrícia da
Universidade Federal do Piauí – UFPI
Capítulo 21

JORGE GARCIA
Membro Titular do Colégio Brasileiro de Radiologia – CBR
Especialização em Ultra-Sonografia Geral pelo
Colégio Brasileiro de Radiologia – CBR
Especialização em Ginecologia e Obstetrícia pela Federação
Brasileira de Ginecologia e Obstetrícia – FEBRASGO – TEGO
Especialização no *Instituto de Ensenãnza Audiovisual en
Diagnóstico por Imágenes* – Buenos Aires, Argentina
Professor da Escola de Ultra-Sonografia e
Reciclagem Médica de Ribeirão Preto – EURP
Capítulo 2

JORGE GARCIA ARÉVALO
Responsável pela Disciplina de Cardiologia do Curso de
Medicina da Universidade de Ribeirão Preto da
Universidade de São Paulo – USP
Capítulo 31

JOSÉ EDUARDO CHÚFALO
Mestrado e Doutorado em Tocoginecologia pela
Faculdade de Medicina de Ribeirão Preto da
Universidade de São Paulo – USP
Docente em Tocoginecologia da
Universidade de Ribeirão Preto – UNAERP
Professor da Escola de Ultra-Sonografia e
Reciclagem Médica de Ribeirão Preto – EURP
Capítulo 3

JOSE MARIA CARRERA
Serviço de Medicina Fetal – Departamento de Obstetrícia e
Ginecologia – *Institut Universitari Dexeus* – Barcelona, Espanha
Capítulo 18

JOSÉ MAURO MADI
Professor Titular Doutor de Obstetrícia do
Centro de Ciências Biológicas e da Saúde da
Universidade de Caxias do Sul – UCS
Coordenador do Serviço de Obstetrícia do
Hospital Geral de Caxias do Sul –
Fundação Universidade de Caxias do Sul – UCS
Capítulo 8

JOSÉ ROBERTO FESTUGATTO
Médico-Plantonista do Serviço de Obstetrícia e
Ultra-Sonografista do Hospital Geral de Caxias do Sul –
Fundação Universidade de Caxias do Sul – UCS
Médico-Ultra-Sonografista da PRIMAGEM – Caxias do Sul
Capítulo 8

LUCIANO SILVEIRA PINHEIRO FILHO
Mestrado e Doutorado pela
Faculdade de Medicina de Ribeirão Preto da
Universidade de São Paulo – USP
Fellowship em Ultra-Sonografia Tridimensional e
Diagnóstico Pré-Natal pela *Universidad de Málaga*
Hospital Regional Universitario Carlos Haya – Málaga, Espanha
Professor da Escola de Ultra-Sonografia e
Reciclagem Médica de Ribeirão Preto – EURP
Capítulos 11, 12, 26, 38, 41, 42, 43 e 47

MANUEL GALLO VALLEJO
Doutorado em Tocoginecologia
Chefe da Seção de Diagnóstico Pré-natal do
Hospital Regional Universitario Carlos Haya – Málaga, Espanha
Capítulos 11 e 12

MARCELO ZUGAIB
Professor Titular da Disciplina de Obstetrícia do
Hospital das Clínicas da Faculdade de Medicina da
Universidade de São Paulo – FMUSP
Capítulos 13 e 32

MARGARITA TORRENTS
Serviço de Medicina Fetal
Departamento de Obstetrícia e Ginecologia do
Institut Universitari Dexeus – Barcelona, Espanha
Capítulo 18

MARIA AMÉLIA DE ROLIM RANGEL
Doutorado em Medicina pela
Faculdade de Medicina de Ribeirão Preto da
Universidade de São Paulo – USP
Professora Adjunta do Departamento Materno-Infantil da
Universidade Federal da Paraíba – UFPB
Responsável pelo Serviço de Ultra-Sonografia do CEMOP
Capítulo 33

MARIA DE LOURDES BRIZOT
Professora Doutora em Obstetrícia e Ginecologia pela
Faculdade de Medicina da Universidade de São Paulo – FMUSP
Membro do Conselho da Fundação de
Amparo à Pesquisa do Estado de São Paulo – FAPESP
Membro Honorário da Sociedade Argentina de
Ultra-Sonografia – SAEU
Coordenador do GIT Saúde da Mulher da Cidade de
Ribeirão Preto – Universidade de Ribeirão Preto – UNAERP
Vice-Presidente da Federada de São Paulo da
Sociedade Brasileira de Ultra-Sonografia – SBUS
Capítulo 13

MOISÉS DIOGO DE LIMA
Médico-Assistente da Clínica Obstétrica do
Hospital Universitário Lauro Wanderley da
Universidade Federal da Paraíba – UFPB
Médico do Serviço de Ultra-Sonografia do Hospital Universitário
Lauro Wanderley da Universidade Federal da Paraíba – UFPB
Capítulo 33

NILTON ONARI
Professor da Escola de Ultra-Sonografia e
Reciclagem Médica de Ribeirão Preto – EURP
Especialização em Ginecologia, Obstetrícia e
Ultra-Sonografia Geral
Membro Titular do Colégio Brasileiro de Radiologia – CBR – e
Diagnóstico por Imagem
Capítulos 9 e 10

Ultra-Sonografia na Prática Obstétrica

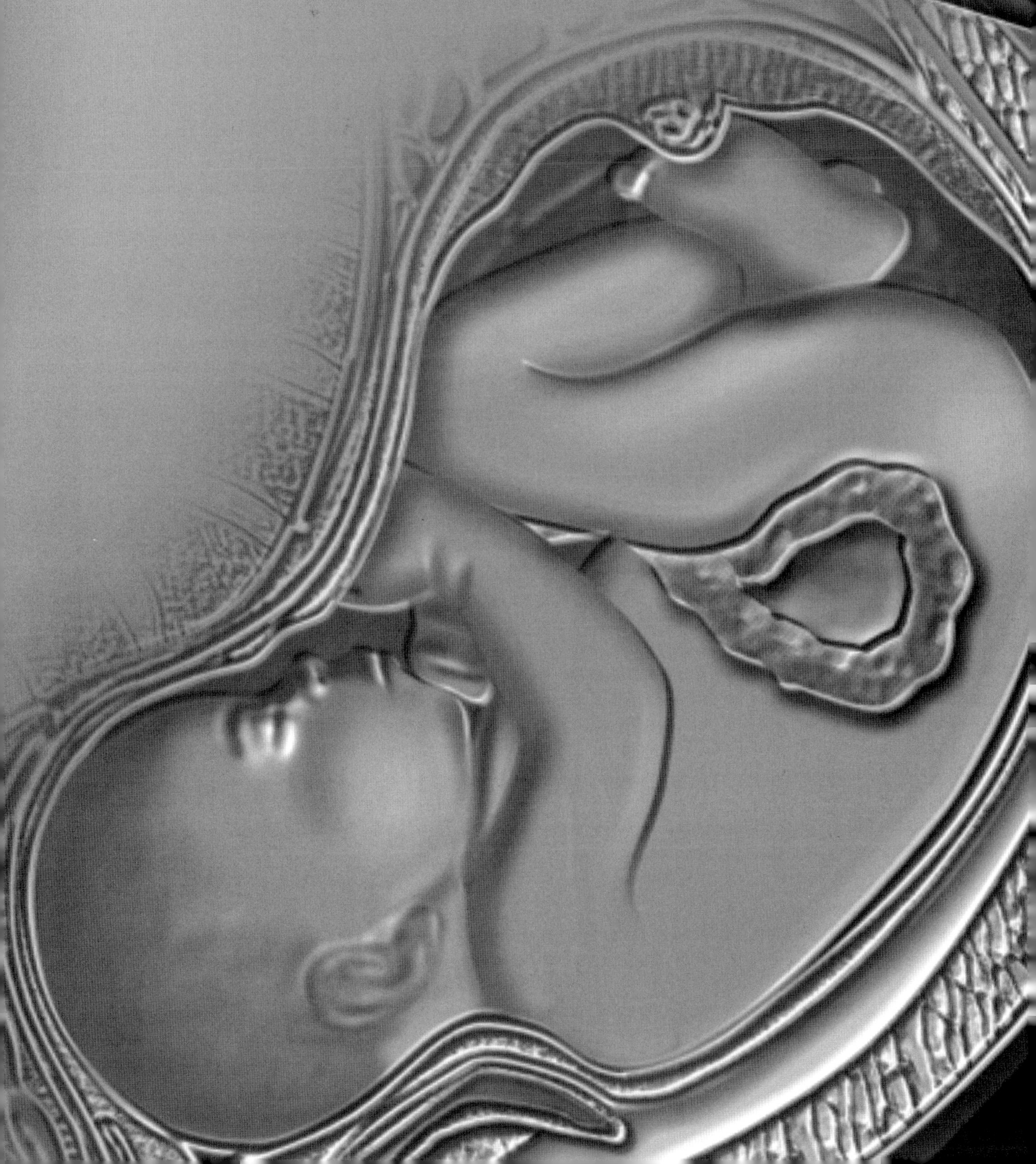

CAPÍTULO 1

PRINCÍPIOS FÍSICOS DA ULTRA-SONOGRAFIA

Procópio de Freitas
Adilson Cunha Ferreira
Francisco Mauad Filho

INTRODUÇÃO

A ultra-sonografia constitui metodologia relativamente nova quando comparada a outras aplicadas na medicina. Foi a partir da década de 1960 que ela iniciou sua participação como método propedêutico. Nessa época eram formadas imagens de baixa qualidade, provocando desconfiança de que realmente se tornaria um método que perduraria. Todavia permaneceu e, a pouco e pouco, foram agregados avanços tecnológicos que a tornaram como uma das principais ferramentas do profissional médico.

De acordo com entidades como Food and Drug Administration (FDA), American Institute of Ultrasound in Medicine (AIUM) e pelo European Committee for Medical Ultrasound na FDA Consumer Magazine Volume 38, Number 1/January-February 2004 a ultra-sonografia se apresenta útil na obstetrícia nas seguintes situações: diagnóstico de gravidez, determinação da idade gestacional, diagnóstico das anomalias congênitas, avaliação da placenta e na determinação de gestação múltipla.

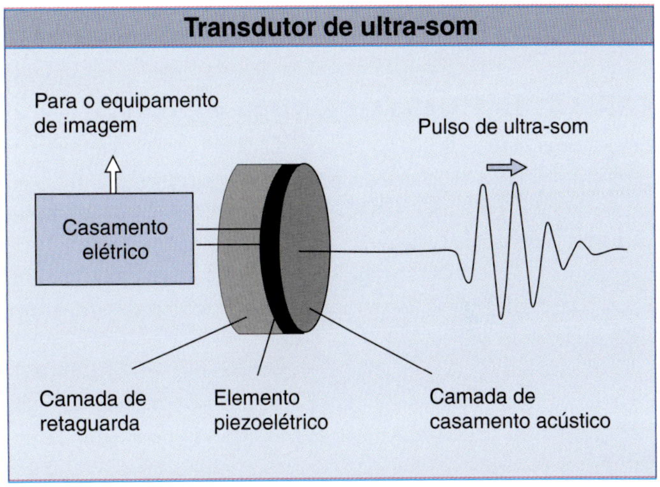

Fig. 1-1. Efeito piezoelétrico.

EFEITO PIEZOELÉTRICO DIRETO E INDIRETO

A descoberta do efeito piezoelétrico pelo casal Curie em 1880 foi o fator inicialmente ao nascimento da ultra-sonografia. Este efeito se baseava na observação de que certos cristais, como o quartzo, ao sofrerem deformações mecânicas passavam a apresentar uma diferença de potencial entre suas duas superfícies. O *efeito piezoelétrico* então é uma propriedade de certos cristais de converter distorções mecânicas em pulsos elétricos e pulsos elétricos em distorções mecânicas (Fig. 1-1).

Uma das maiores contribuições fornecidas pela ecografia foi o desenvolvimento do *SONAR*. Ele se baseava em um sistema emissor e receptor de ultra-sons que permitia a detecção dos ecos refletidos por objetos submersos (submarinos) e, conseqüentemente, a sua localização a grandes distâncias durante a II Guerra Mundial. O princípio do SONAR foi aplicado à medicina inicialmente para a detecção de hidrocefalia, seguido pelo uso em obstetrícia, ginecologia e cardiologia.

Foi em 1947 (Dussick) que o ultra-som obteve uma de suas primeiras aplicações ao diagnóstico médico. Foram usados dois transdutores posicionados em lados opostos da cabeça a fim de mensurar padrões de transmissão do som. Tumores e outras lesões intracranianas podiam ser detectados por esta técnica.

Em 1948 (Howry) foi desenvolvido o primeiro aparelho de ultra-sonografia, que consistia em um tanque de água para gado com corrimão de madeira fixado em um dos lados. O carrinho do transdutor movia-se ao longo do corrimão em plano horizontal, enquanto o objeto a ser examinado e o transdutor eram colocados dentro da água.

Em 1954, Herz na Áustria e Edler na Suécia, foram desenvolvidas aplicações ecocardiográficas. Foi verificado que era possível distinguir o movimento das valvas cardíacas normais do movimento das valvas espessadas e calcificadas presentes em pacientes com cardiopatia reumática.

O primeiro aparelho obstétrico semelhante ao atualmente existente foi desenvolvido em 1957 na Escócia pelo grupo de Donald & Brown. Um modelo de estudo em tempo real somente foi iniciado na Filadélfia por Lehman *et al.*

Em 1959, G. Kossoff, Robinson e Garret, na Austrália, desenvolveram aparelhos diagnósticos de modo B (*Bright* – brilho), onde as pacientes eram submetidas a banho de imersão com a finalidade de melhorar a resolução da imagem. Em 1972 foi introduzida a aquisição de imagens em tons de cinza, significando à ecografia uma importante evolução, devido a melhor qualidade das imagens obtidas. Outra importante inovação ocorreu em meados da década de 70, com o desenvolvimento do equipamento dinâmico, o que permitiu a realização de um exame rápido, tecnicamente mais fácil e eficiente, consolidando definitivamente a ecografia como um método diagnóstico.

Características como boa relação custo/eficiência e pelo fato de ser um método não-invasivo quando comparado a outras técnicas de diagnóstico por imagem, tornam a ultra-sonografia um dos exames mais solicitados e uma das técnicas que mais evoluíram nos últimos anos.

CARACTERÍSTICAS DAS ONDAS SONORAS

Som é uma forma de energia mecânica resultante da vibração de moléculas em um meio físico elástico. Não se propaga no vácuo. O som é gerado por uma variação propagada de grandezas denominadas variáveis acústicas. As variáveis acústicas incluem: pressão, densidade, temperatura e motilidade de partículas em um meio elástico. As partículas oscilam para frente e para trás, à medida que o som se propaga (Fig. 1-2).

O som é considerada energia mecânica, que, ao contrário da eletromagnética (rádio, luz e raios X), requer um meio físico (elástico) para a sua propagação, não se propagando no vácuo. Como esta transmissão está diretamente relacionada a distância entre os átomos ou moléculas que compõem o meio, é óbvio supor que a velocidade do som varia em diferentes meios, dependendo da densidade e da elasticidade do meio. O som, assim como as ondas eletromagnéticas, também podem refletir, dependendo do ângulo de penetração (incidência e insonação) na interface e da diferença de impedância acústica entre os dois meios.

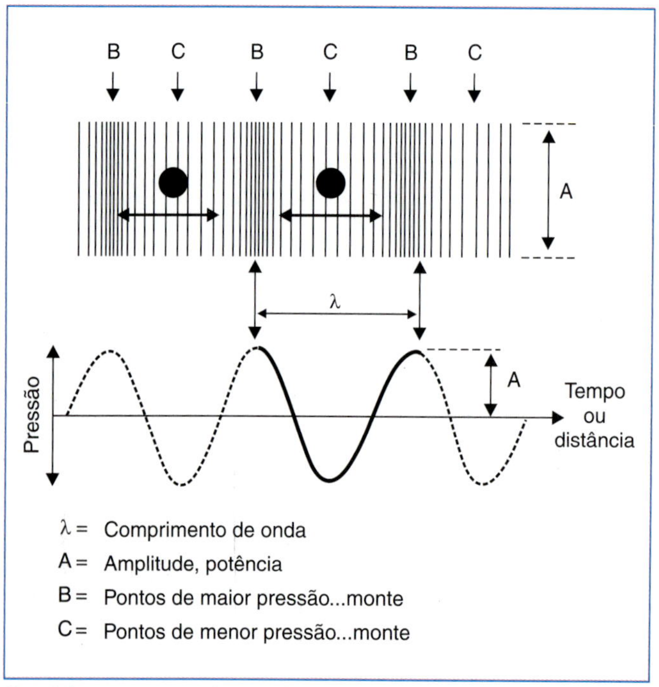

Fig. 1-2. Propagação do som (comprimento de onda, amplitude e potência).

Como o equipamento de ultra-som determina as distâncias em função do tempo entre a emissão do pulso e a recepção do eco, foi padronizada em muitos países a velocidade de 1.540 metros por segundo como a velocidade média do ultra-som nos tecidos humanos. Os ecos de uma estrutura superficial levam menos tempo para chegar ao transdutor que os de estruturas mais profundas. Desta maneira, o aparelho está continuamente calculando as distâncias das estruturas do corpo em relação ao transdutor, em função do tempo de retorno dos ecos à superfície do mesmo transdutor.

Note que o mesmo cristal que produz o ultra-som capta os ecos dos tecidos. Para que isto seja possível, a produção do som é realizada em pequenos pulsos de curta duração (de frações de segundo), enquanto o tempo de recepção é bastante longo, numa proporção de 1:1.000 (Fig. 1-3). Para compreender o funcionamento de um equipamento de ecografia é necessário entender primeiro o significado de certos termos.

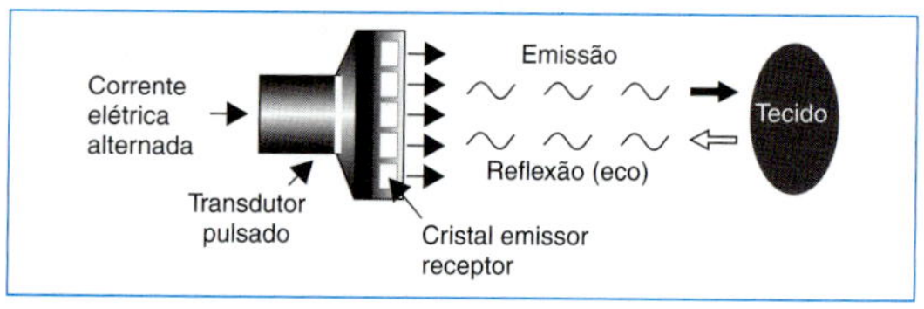

Fig. 1-3. Emissão e recepção do som.

VELOCIDADE DE PROPAGAÇÃO

É a velocidade com a qual uma onda sonora se movimenta através de um meio elástico. A velocidade (V) depende da freqüência (f) e do comprimento de onda (λ) e da densidade dos tecidos. $V = f. \lambda$. Quanto maior a densidade maior a velocidade de propagação. Nos tecidos moles a velocidade média de propagação é de 1.540 m/s.

REFLEXÃO

Ângulo de reflexão (C)

O som assim como o ultra-som propaga-se em linha reta em um meio homogêneo, porém ao encontrar uma superfície (interface) de impedância acústica diferente sofrerá reflexão e refração (Fig. 1-4).

Os sons refletidos quando captados pelo equipamento de ultra-som poderão ser convertidos em imagens ecográficas. Todas as imagens ecográficas dependem da reflexão, refração e dispersão do som (ultra-som) (Fig. 1-5).

Interface

Interface é a região de separação entre dois meios elásticos de impedâncias acústicas diferentes. Os ecos são produzidos (refletidos) nas interfaces, sendo que são mais fortes quanto maior for a diferença de impedância entre os meios (Fig. 1-4). Os órgãos são

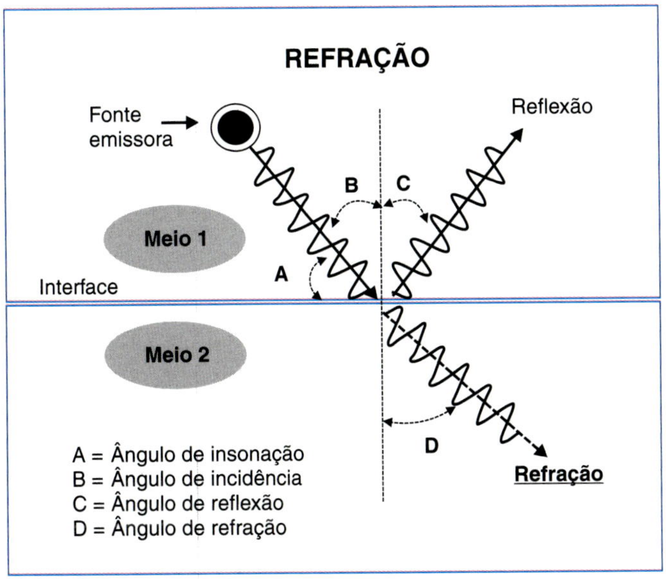

Fig. 1-4. Refração do som.

constituídos de diferentes tipos de grupamentos celulares (microssistemas) geradores de milhares de interfaces (micro-interfaces) acústicas.

Impedância acústica

É a resistência que o meio impõe à penetração do feixe acústico. É representada pelo símbolo Z, sendo o produto da velocidade do som em um meio pela densidade deste meio. A reflexão de um feixe sonoro depende da diferença de impedância acústica entre os dois meios e do ângulo que este atinge a interface.

Tecidos biológicos, com exceção das interfaces ósseas e entre ar e tecido, apresentam pequenas diferenças na impedância acústica, de modo que apenas pequeno componente do feixe é refletido em cada interface. Entretanto, quando o som atravessa grandes variações de impedância acústica, grande parte dele é refletido, o que causa uma sombra acústica posterior. Isto é devido à grande atenuação do feixe e perda de resolução da imagem que se encontra posteriormente à zona de transição densiométrica. Este fato ocorre em exames com presença de alças intestinais (e conseqüente gás), pulmões, ossos e calcificações (Quadro 1-1).

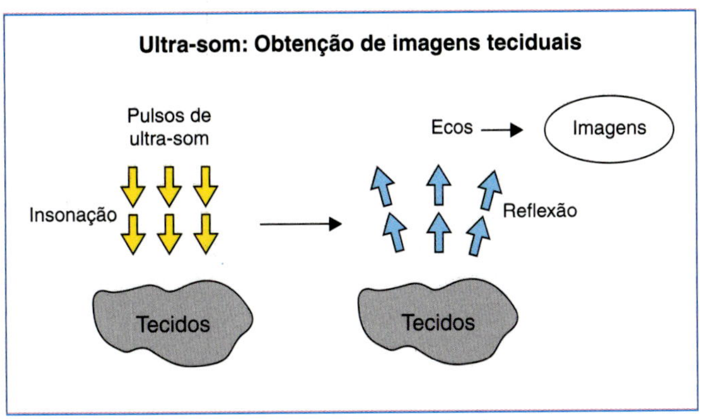

Fig. 1-5. Obtenção de imagens teciduais pelo ultra-som.

Quadro 1-1 Impedância acústica e velocidade do som em diferentes tecidos

Tecido	*Impedância acústica*	*Velocidade (m/s)*
Ar	0,0001	300
Tecido adiposo	1,38	1.450
Água	1,5	1.430
Sangue	1,61	1.570
Rim	1,62	1.560
Fígado	1,65	1.550
Músculo	1,7	1.585
Osso	7,8	4.080

Freqüência

O número de oscilações de uma onde sonora transcorridas em cada segundo é denominado de freqüência (número de ciclos por segundo). Mede o número de picos de uma onda sonora que se propaga a partir de um ponto fixo a cada segundo. Vide ciclos por segundo e Hertz (Fig. 1-6).

As representações Hz, KHz e MHz são medidas da freqüência (número de vezes por segundo que vibra o cristal piezoelétrico) do som em ciclos por segundo. Um Hertz é igual a 1 ciclo por segundo, 1 Kilohertz é igual 1.000 ciclos por segundo e 1 Megahertz é igual a 1 milhão de ciclos por segundo. O som pode ser classificado de acordo com sua freqüência em: infra-som, som, ultra-som e hipersom (Fig. 1-7). São audíveis vibrações com freqüências compreendidas entre 20 e 20.000 Hz.

Comprimento de onda

É a distância entre dois picos consecutivos de onda, geralmente expresso em centímetros ou em milímetros. Tem uma relação inversa com a freqüência e direta com a velocidade, ou seja, ao aumentarmos a freqüência (mantendo a velocidade – que depende apenas do meio) o comprimento de onda diminui e vice-versa. Representa o espaço necessário para que um ciclo ocorra e é representado pela letra grega "*lambda*" λ (Fig. 1-8).

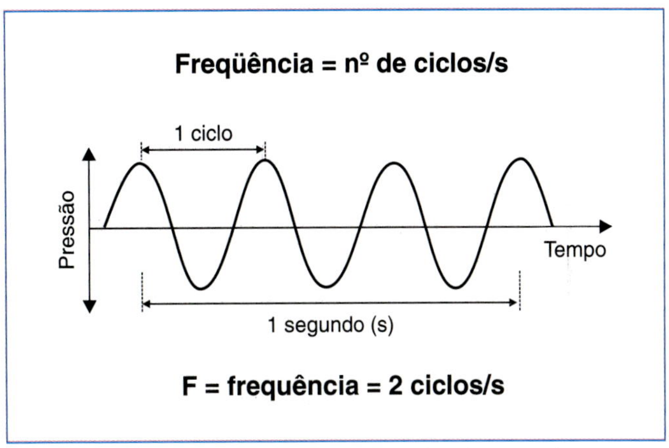

Fig. 1-6. Freqüência (Hertz (Hz) – Kilohertz (kHz) – Megahertz (Mhz)).

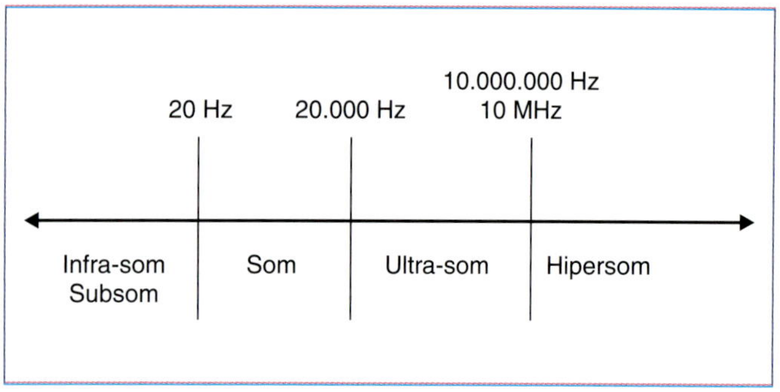

Fig. 1-7. Classificação da freqüência do som.

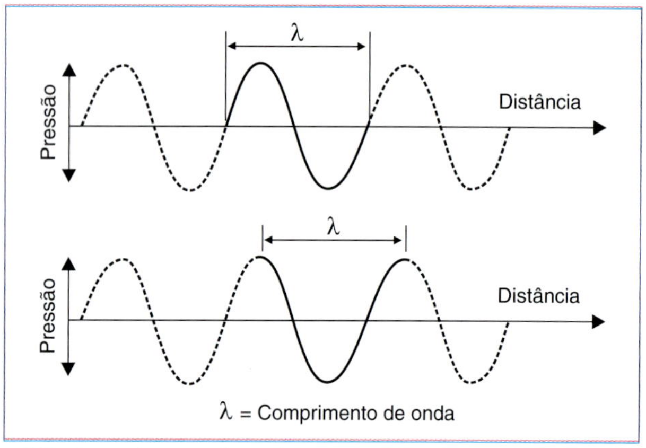

Fig. 1-8. Comprimento de onda.

Amplitude

Representa o valor máximo de pressão (potência) atingido pela onda acústica em um determinado ponto, subtraído o valor de repouso (Fig. 1-9). A amplitude corresponde à altura do sinal sonoro e é medida em decibéis (dB). Por exemplo, o botão de volume de um amplificador de som controla a amplitude do som nas caixas acústicas.

Potência

Energia gerada pelo transdutor e aplicada ao paciente, maiores potências levam à maior penetração e a ecos mais fortes, devido ao aumento na amplitude do feixe e, conseqüentemente, na amplitude dos ecos. A potência é medida em Watts/cm^2 ou miliWatts/ cm^2.

Período

É o tempo necessário para ocorrer um ciclo completo. O período de uma onda é medido em segundos (s), milissegundos (ms) ou microssegundos (μs) (Fig. 1-10).

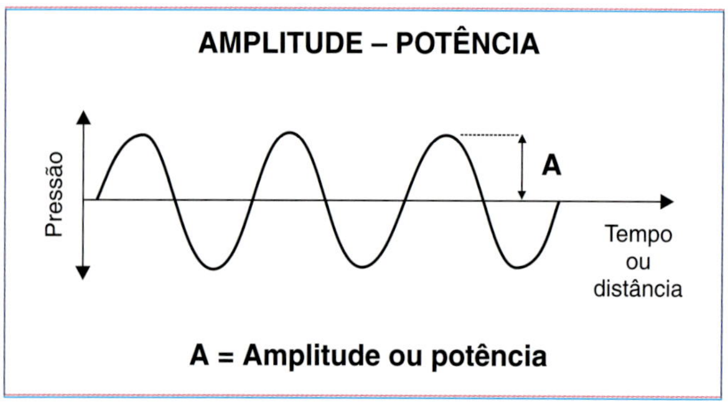

Fig. 1-9. Amplitude e potência.

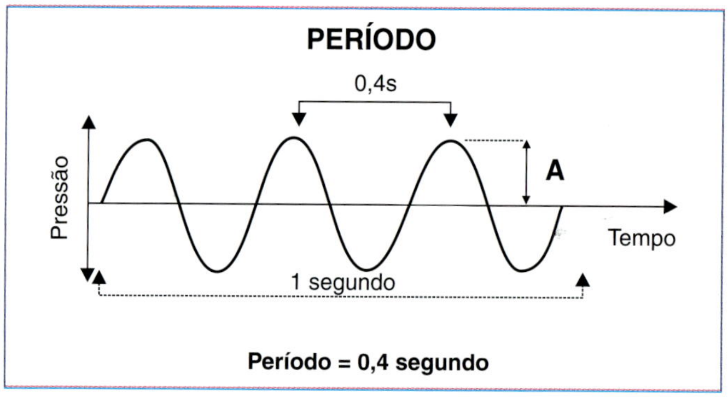

Fig. 1-10. Período.

Intensidade

É a potência de uma onda dividida pela área sobre a qual a potência é aplicada e é medida em Watt/cm^2 (W/cm^2) e miliWatt/cm^2 (mW/cm^2).

$$I = \frac{\text{potência}}{\text{área}}$$

As unidades de potência incluem o Watt (W)e o miliWatt (mW).

Em diagnóstico médico, as intensidades usadas variam entre 2 e 6 mW/cm^2.

Decibel (dB)

Unidade usada para expressar a intensidade (ou amplitude) de uma onda sonora, é uma função logarítmica. Uma diferença de 10dB corresponde a uma diferença de intensidade de 10 vezes, ou de amplitude de 20 vezes: 10 dB = $\log_{10} I_1/I_2$.

REFRAÇÃO

Ângulo de refração (D)

É a mudança de direção do som quando passa de um meio para outro (Fig. 1-11).

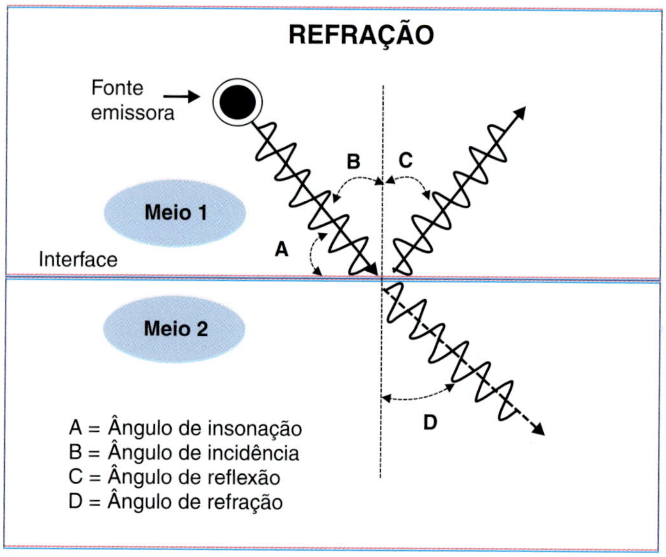

Fig. 1-11. Refração e ângulo de insonação.

Atenuação

Corresponde à perda de intensidade (ou amplitude) de um feixe acústico ao passar por um meio. Esta perda pode ser devida à dispersão, refração, absorção ou reflexão do feixe acústico. Supõe-se que o corpo humano promova uma atenuação ao redor de 0,5 dB/MHz/cm, embora a do tecido ósseo seja de 20 dB/cm/MHz e a do pulmão seja de 41dB/cm/MHz.

Deste modo, à medida que o som penetra mais profundamente nos tecidos, a sua intensidade é reduzida à razão de 0,5 dB/MHz/cm, sendo sua intensidade reduzida à metade a cada perda de 3dB (p. ex., um feixe de 6 MHz perde metade da intensidade a cada 1cm de penetração de partes moles). O mesmo fenômeno é imposto aos ecos ao retornar ao transdutor. Torna-se evidente que os ecos de interfaces situadas próximas ao transdutor terão muito maior intensidade que os de origem mais profunda. Para compensar a atenuação torna-se necessário o uso de um amplificador diferencial, isto é, de um amplificador que começa a atuar imediatamente após o disparo do pulso de ultra-som, amplificando pouco os ecos que retornam logo ao transdutor (ecos fortes, de interfaces próximas) e proporcionalmente mais à medida que vão chegando os ecos (ecos cada vez mais fracos, de interfaces mais profundas). Este amplificador diferencial é chamado de compensação do ganho de tempo, ou pelas iniciais TGC, que é responsável, portanto, pelo aspecto homogêneo que os órgãos têm à ecografia, independentemente da profundidade que os ecos retornam.

Dispersão

É a formação de ecos de baixa intensidade por pequenas estruturas (hemácias) com difusão e redirecionamento do som para diferentes trajetórias. Isto ocorre quando a superfície refletora tem dimensões reduzidas em relação ao comprimento de onda utilizada. Estes ecos não são detectados podendo gerar imagens irreais em preto e branco (espelhamento Rayleigh).

Absorção

É a dissipação da energia mecânica sonora com transformação parcial em calor. A absorção é diretamente proporcional à freqüência do som e depende da densidade do meio onde a onda sonora se propaga.

Ângulo de insonação (A) e ângulo de incidência (B)

O ângulo de insonação é o ângulo formado entre o feixe sonoro e a linha que corresponde à interface entre dois meios de propagação. Ângulo de incidência (transmissão) é o ângulo entre a direção do feixe sonoro e uma linha perpendicular à interface dos meios 1 e 2 (Fig. 1-12).

Em ecografia (modo B) normalmente é usado o ângulo de insonação, próximo de 90° e em dopplervelocimetria um ângulo menor que 90° (ideal menor que 60°).

Interferência de ondas

Ondas sonoras quando se encontram podem apresentar interferências positivas (reforço) ou negativas (anulação), dependendo da combinação das pressões (fases). Quando há concordância (mesmo sentido) de fases, ocorre o reforço e quando houver discordância (sentidos opostos) pode ocorrer anulação do som (Fig. 1-13).

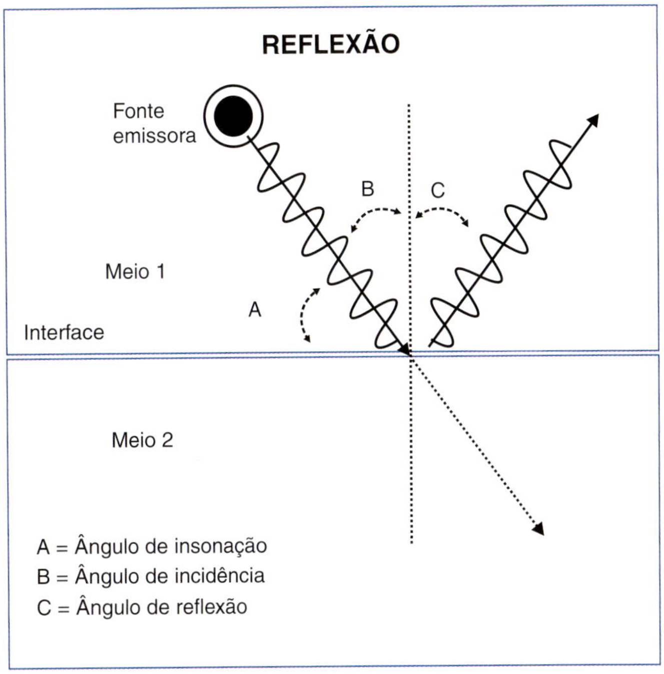

Fig. 1-12. Reflexão.

IMAGEM ECOGRÁFICA

A geração de imagens a partir do som (ultra-som) depende de sofisticados equipamentos que possam capturar ecos teciduais e processar as informações contidas nestes ecos (Fig. 1-14).

As imagens resultam de vários processamentos (interpretação) baseados nos princípios físicos das ondas sonoras (reflexão, refração, atenuação, dispersão, velocidade etc.). As informações contidas nos ecos pós-processadas serão convertidas em sinais digitais (*pixels*) que constituirão os elementos básicos na composição das imagens digitais (Fig. 1-15).

Pixel

É o elemento básico da imagem digital. É a unidade na qual a informação da imagem é dividida para ser processada ou armazenada e visualizada em um instrumento digital.

No monitor a imagem se compõe por múltiplas linhas verticais e horizontais. Ao se entrecruzarem delimitam pequenos espaços quadrados (em torno de 256 em ambos os sentidos). Cada um destes espaços recebe a denominação de "elemento de imagem" ou *pixel*. Cada *pixel* armazena um código digital determinado pela intensidade (amplitude) do eco procedente de um ponto anatômico tecidual. Diferentes intensidades representam diferentes tons da escala de cinza durante o processamento da imagem (Fig. 1-15).

Harmônicos

Imagens ecográficas podem ser obtidas a partir de "ecos simples" (identidade de freqüências com o feixe emissor), ou através do processamento de sons harmônicos gerados nos tecidos durante o impacto do feixe sonoro emitido pelo transdutor ultra-sônico. Em

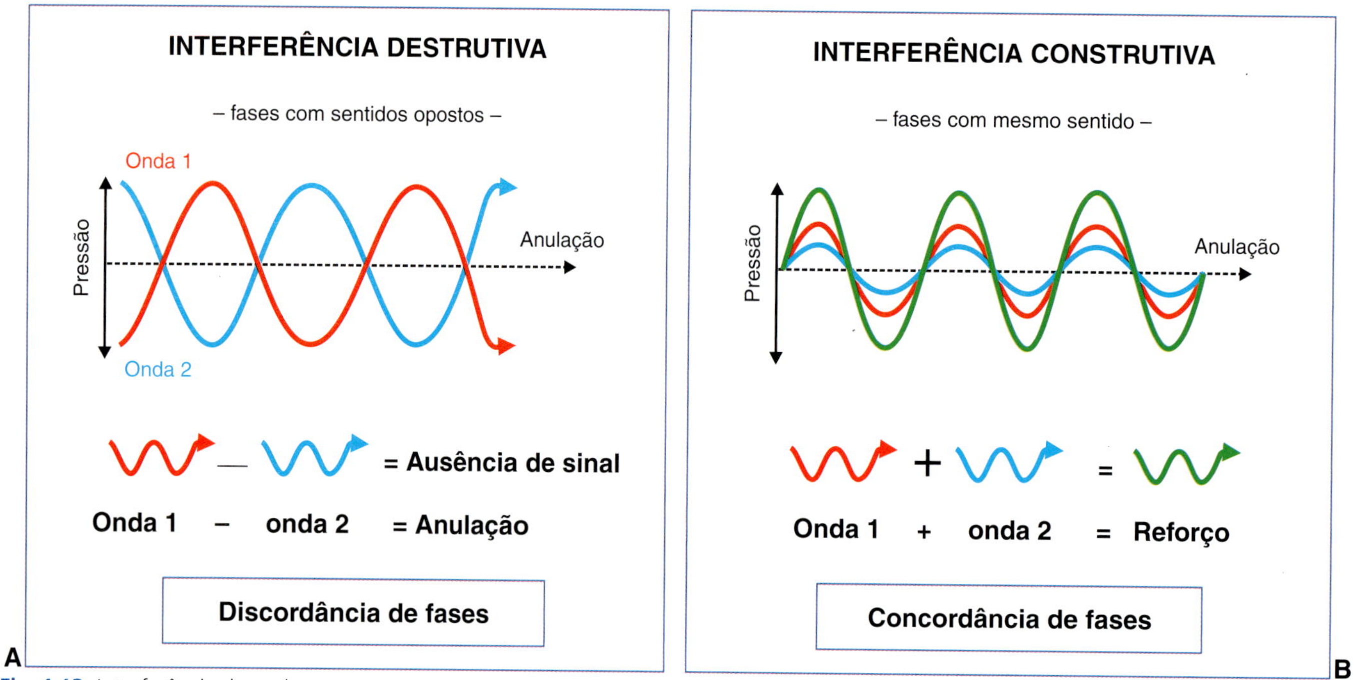

Fig. 1-13. Interferência de ondas.

ultra-sonografia um eco é dito harmônico quando tem freqüência múltipla do som emitido. A 2ª harmônica tem freqüência dupla (duas vezes) da freqüência do som emitido (Fig. 1-16).

A teoria básica da imagem harmônica é que o tecido do corpo reflete sinais de ultra-som em freqüências múltiplas à freqüência de emissão, ou seja, a segunda harmônica mais a freqüência de emissão. Como os harmônicos emergem dos tecidos, apresentam metade da atenuação do som emitido (emissão-reflexão). Não fazem duplo percurso. Isto permite maior resolução das interfaces teciduais e conseqüentemente melhor qualidade de imagens e mapeamentos por Doppler.

Tipos de imagem harmônica

- *Imagem harmônica de tecido*: não utiliza a injeção de contraste. Utiliza-se da harmônica gerada no tecido corporal.
- *Imagem harmônica utilizando contraste*: injeta-se o contraste no vaso sanguíneo visando aumentar a geração de harmônica e então o sinal da harmônica gerado no vaso sanguíneo é utilizado para se obter a imagem.

Feixe acústico e ultra-som

Refere-se ao conjunto de ondas produzidas pelo transdutor. A forma do feixe acústico depende do diâmetro dos cristais emissores e da freqüência da onda gerada. Nos equipamentos de ecografia apresenta um formato aproximadamente cilíndrico e dois segmentos distintos: zona proximal de Fresnel e zona distal de Fraunhofer (Fig. 1-17).

Os ultra-sons são gerados pelo cristal piezoelétrico ao ser submetido a estímulos elétricos de curtíssima duração (ao redor de 1 milissegundo). Imediatamente após um estímulo elétrico, o pulso ultra-sônico inicia a sua propagação pelos tecidos. Os ecos ocorrem em interfaces entre tecidos com diferentes impedâncias acústicas. Quanto maior for a diferença, maior será a intensidade do eco produzido. Em interfaces entre tecidos moles e gás, cuja

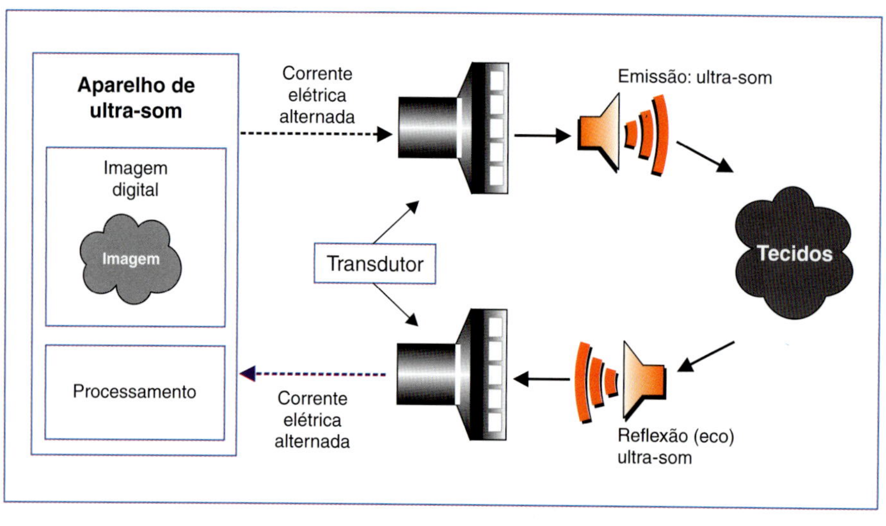

Fig. 1-14. Geração de imagens.

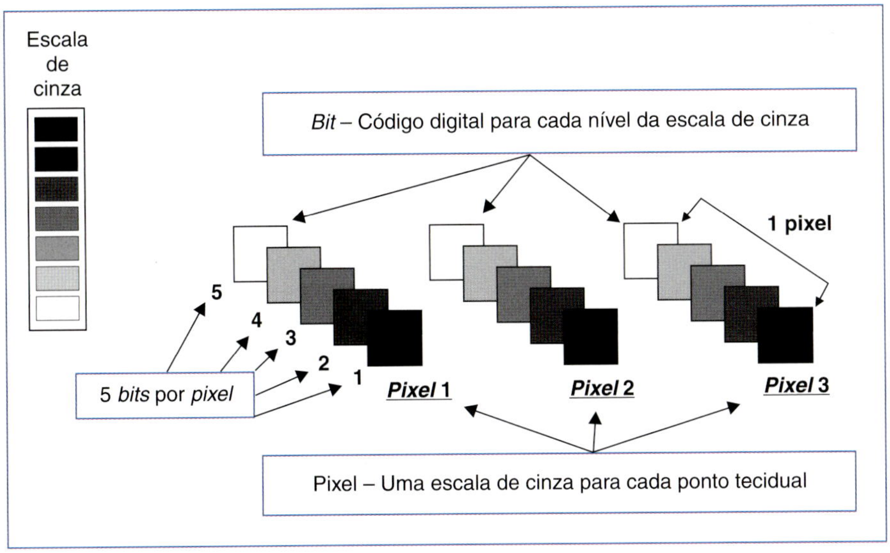

Fig. 1-15. *Pixel* e *bits*.

diferença de impedâncias é muito alta, quase a totalidade (99,9%) é refletida, não permitindo, portanto, a propagação do som além desta interface.

Nos casos mais comuns, onde a diferença de impedância não é tão grande, parte do som é refletida (eco) e o restante é transmitido até a interface seguinte, e assim sucessivamente, produzindo mais ecos.

Os ecos são mais intensos quando a interface é perpendicular ao sentido de propagação do feixe acústico. Ao inclinarmos a interface, a intensidade do eco é cada vez menor, sendo que a partir de um determinado ângulo não há mais produção de ecos (artefato do ângulo crítico). Da mesma maneira que o som é refletido, também pode sofrer refração, isto é, desvio no eixo de propagação, ocasionado principalmente por interfaces esféricas, levando à formação de sombras acústicas laterais (p. ex., em cistos) (Fig. 1-11).

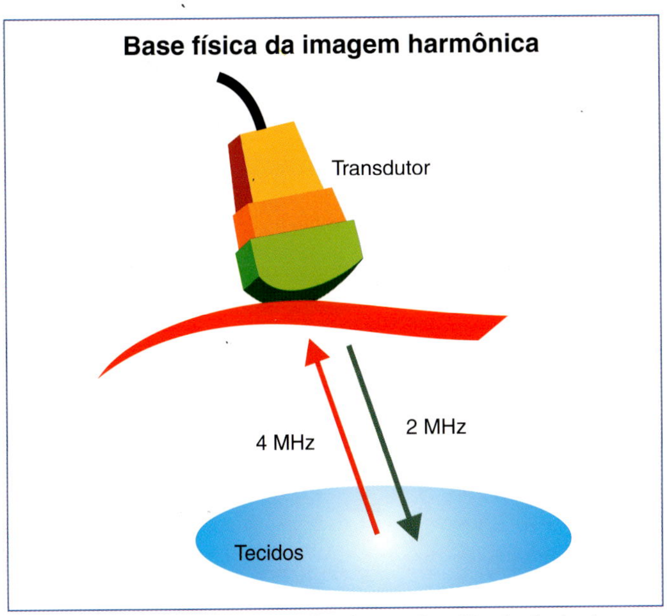

Fig. 1-16. Harmônica. O som refletido tem freqüência dupla do som emitido.

Zona proximal

Também chamada zona de Fresnel, é a porção do feixe acústico que vai do transdutor até o início da divergência do feixe. O feixe é comumente focalizado nesta zona, melhorando sensivelmente a resolução lateral (Fig. 1-17).

Zona distal

Também chamada zona de Fraunhofer, é a porção do feixe acústico a partir de onde o feixe começa a divergir. O ângulo de divergência é inversamente proporcional à freqüência da onda e ao diâmetro do cristal do transdutor (Fig. 1-17).

Zona focal

É a região de um feixe focalizado onde o estreitamento é maior, correspondendo também à região de melhor resolução lateral. Nos transdutores de cristal único, esta região é fixa, enquanto que nos transdutores de múltiplos elementos *(phased array, linear array)* a zona focal pode ser selecionada no painel do equipamento (Fig. 1-17).

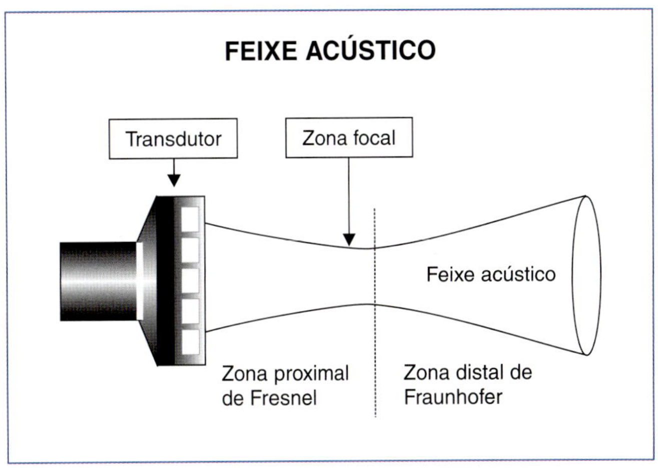

Fig. 1-17. Feixe acústico.

Transdutor

Dispositivo capaz de transformar uma forma de energia em outra. Por exemplo, um ferro de passar roupas é um transdutor capaz de transformar a energia elétrica em calor. Em um aparelho de ultra-sonografia, o transdutor tem uma dupla finalidade: a de transformar energia elétrica em ultra-som e a de transformar a energia mecânica dos ecos em sinais elétricos que, devidamente processados, vão originar imagem (modo B), espectrogramas de velocidade de fluxos ou mapeamentos vasculares luminares (eco-Doppler) (Fig. 1-18).

Os transdutores podem ser classificados de acordo com o formato, sistema de ativação dos cristais, forma de emissão, freqüência de emissão e com ou sem processador de Doppler.

Formato

Planos (lineares); convexos; setoriais ; cavitários e em forma de caneta etc. (Fig. 1-19).

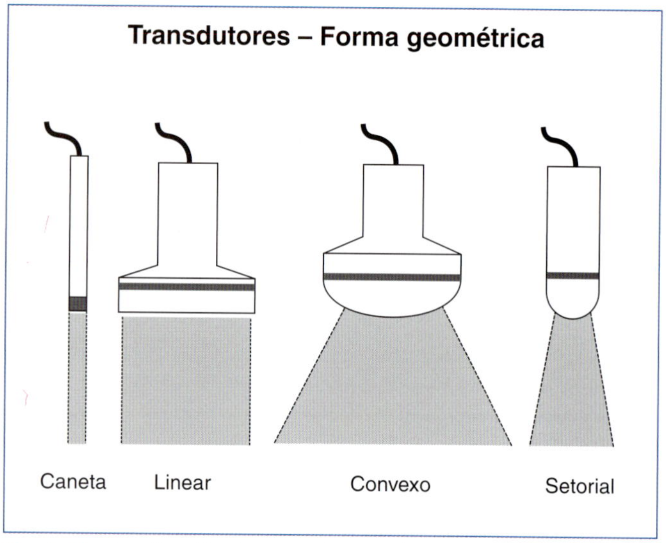

Fig. 1-19. Classificação dos transdutores de acordo com o formato.

Tipo de emissão de ondas

Contínuos (CW) e pulsados (PW).

- *Transdutor de Doppler contínuo (CW)*: os transdutores de emissão contínua têm dois cristais para a execução do efeito Doppler (um para a emissão e outro para a recepção dos sinais de Doppler) e um ou mais cristais para a geração de imagens. Neste tipo de transdutor o foco de amostragem tem o comprimento do feixe (não é seletivo), ocorrendo a integração de efeito Doppler de todos os vasos atingidos pelo feixe. O resultado final é a soma algébrica das ondas espectrais do fluxo de todos os vasos insonados (Fig. 1-20).
- *Transdutor de Doppler pulsado (PW)*: a freqüência com que o transdutor emite os pulsos é denominada de PRF (*Pulse Repetition Frequency*). O PRF pode ter valores diferentes em equipamentos diferentes, oscilando entre 1 a 20 kHz (Fig. 1-20).

Os transdutores de emissão pulsada têm um único cristal para o efeito Doppler (cristal emissor-receptor) e um ou mais cristais para a geração de imagens. O foco de amostragem Doppler tem pequena dimensão que pode ser alterada dependendo do tipo de abordagem desejada durante um exame (variação entre 0,5 mm a 20 mm de extensão) o que o torna altamente seletivo. O sistema pulsado é seletivo em relação ao ponto de amostragem intravascular, porém é susceptível a um artefato indesejável – o *aliasing*.

O *aliasing* é um efeito indesejável caracterizado pela incapacidade de análise em tempo real de fluxos que, pela grande velocidade, produzam ecos cujo efeito Doppler ultrapasse o limite de Nyquist (ver PRF, *aliasing* e limite de Nyquist) (Fig. 1-21).

- *Sistema de acionamento dos cristais*: mecânico (setorial), eletrônico (lineares e convexos).
- *Freqüência de emissão*: mono ou multifreqüenciais: geralmente de 2 MHz a 20 MHz.
- *Número de focos temporais*: mono ou multifocais.

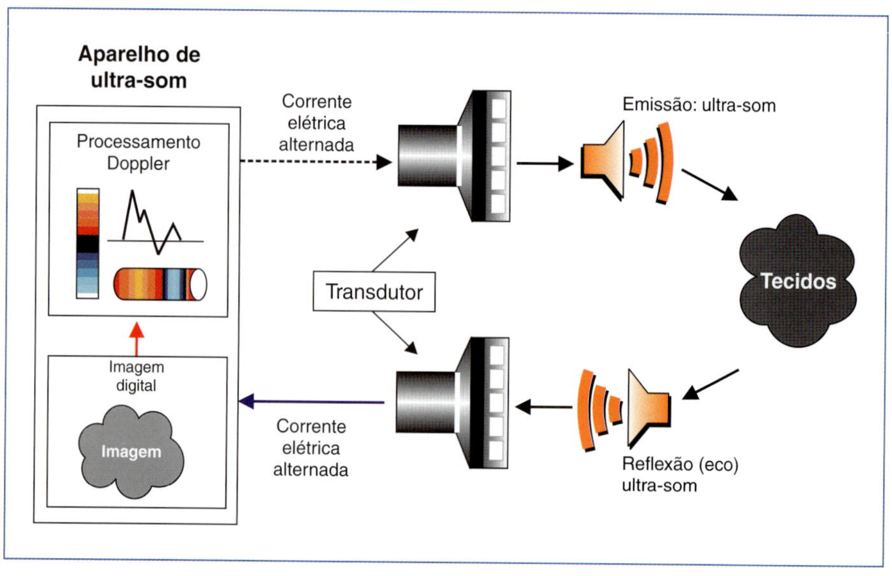

Fig. 1-18. Transdutor.

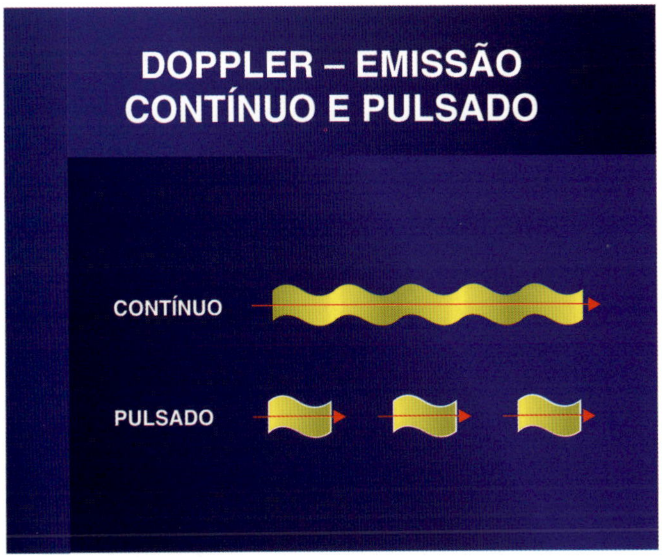

Fig. 1-20. Sistema de emissão.

- *Dimensão (eixos) da imagem*: bidimensional ou tridimensional.
- *Integração analítica*: branco e preto ou coloridos.
- *Função*: dupla (geração de imagens e Doppler) ou simples (somente imagens ou Doppler espectral).

A escolha do tipo de transdutor dependerá da técnica de exame selecionada e do protocolo pertinente.

ULTRA-SONOGRAFIA

Detecção dos ecos e formação de imagens

Ao atingir o cristal piezoelétrico, as ondas sonoras produzem pequenas deformações no cristal que, devido ao mesmo efeito piezoelétrico, geram potenciais elétricos proporcionais às suas intensidades. Como estes potenciais são muito pequenos, o sinal passa inicialmente por um amplificador convencional, que aumenta a amplitude de todos os sinais elétricos. A seguir, o sinal passa pelo amplificador diferencial (TGC), para corrigir a menor amplitude dos ecos mais profundos, tornando-se equivalentes à dos mais superficiais (Fig. 1-22).

Estes sinais ainda são muito simples para formar as imagens. A próxima etapa é a demodulação, onde o componente negativo do sinal é retirado, deixando apenas os picos positivos de diferentes amplitudes. Neste ponto, ainda existe muita informação no sinal, sendo necessária uma nova etapa onde grupos de ecos são combinados em "envelopes" para simplificar a informação. Estes "envelopes" são detectados como sinais analógicos que agora devem ser convertidos em sinais digitais, ou seja, *bits* de sinal 0 ou 1, para que possam ser processados pelo computador.

Os sinais digitalizados agora são codificados para que ocupem a correta posição na tela e ficam armazenados na memória do computador, adicionados de codificação referente ao nível de cinza em função da amplitude do sinal. Os pontos com alta amplitude serão mostrados como brancos, os de amplitude intermediária classificados em, geralmente, 32 a 64 tons de cinza, mais escuro com a menor amplitude do sinal e, finalmente, o preto, que corresponde à ausência de sinal (Fig. 1-15).

No sistema de tempo real ou dinâmico, as linhas de informação são coordenadas em quadros de 525 linhas horizontais. Os quadros são mostrados a uma velocidade superior a 30 por segundo para que o olho humano não perceba a mudança entre eles, eliminando o indesejável efeito de tremulação na tela.

Nos antigos sistemas estáticos, o sinal era processado da mesma maneira mas era projetado à razão de um quadro por vez, porque a varredura era feita manualmente, deslocando-se o transdutor pela área examinada e obtendo-se apenas uma varredura por vez. Estes sistemas estáticos caíram em desuso devido ao alto custo, ao enorme tempo despendido no exame do paciente e à impossibilidade de estudar objetos em movimento, tais como o coração, feto etc.

As vantagens do equipamento dinâmico sobre o estático são inúmeras. Entre elas, podemos citar a facilidade e rapidez com que o exame é feito, além de podermos identificar facilmente vasos e alças intestinais que levavam o ecografista freqüentemente a falsos diagnósticos, devido a simularem tumores, cistos, calcificações etc. Uma das desvantagens do dinâmico está na área reduzida

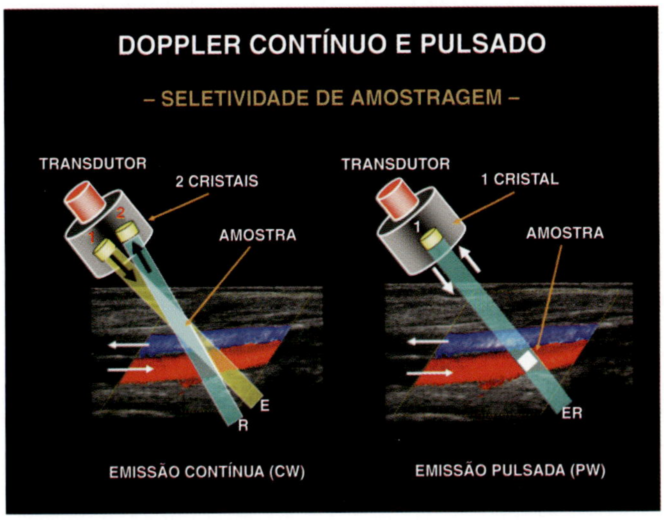

Fig. 1-21. Foco de amostragem de Doppler espectral (contínuo e pulsado).

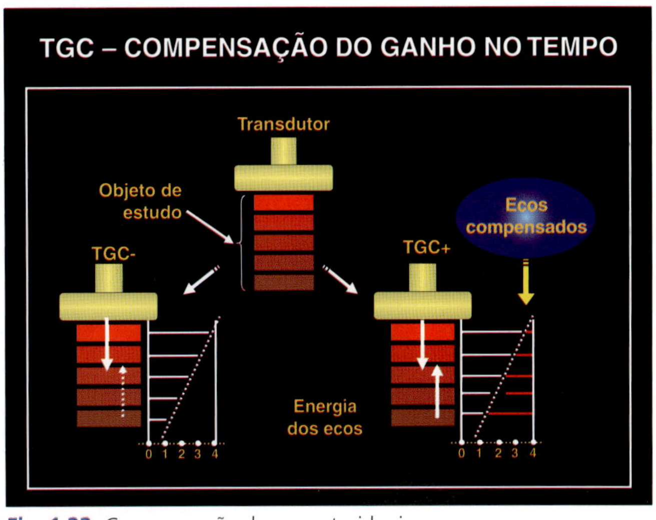

Fig. 1-22. Compensação dos ecos teciduais.

de exame em relação ao estático, que podia mostrar cortes inteiros do abdome (como nos equipamentos de tomografia computadorizada e nos de ressonância nuclear magnética).

Paradoxalmente, o equipamento dinâmico, devido à facilidade do uso, pode levar a exames muito rápidos e superficiais, dando uma falsa sensação de segurança aos ecografistas pouco treinados, resultando em falsos diagnósticos. Não é raro observarmos laudos onde tumores não foram diagnosticados devido à rapidez com que o exame foi realizado. Em exames obstétricos, com certa freqüência um mioma não é diagnosticado devido ao ecografista estar preocupado demais com a biometria fetal.

Formação das imagens e tipos de varredura

As formas mais comuns de processamento visual dos ecos são os modos A, B, M e mais recentemente o *3D* e *4D*. O modo A é o mais antigo em medicina, onde os ecos de uma linha são aplicados a um osciloscópio de tal maneira que cada envelope de ecos corresponda a uma espícula vertical em função de uma linha de base. A amplitude da espícula é proporcional à intensidade do eco, sendo que uma escala em milímetros é colocada na base, permitindo uma medida acurada da distância entre as espículas e, conseqüentemente, entre as interfaces que originaram os ecos. O modo A é mais bem utilizado conjuntamente com o modo B para medidas acuradas ou para a análise dos ecos de uma região (p. ex., um tumor).

O modo B é o mais extensivamente utilizado atualmente, correspondendo à espinha dorsal da ecografia. Neste tipo de processamento, todos os ecos de um plano são mostrados simultaneamente e cada ponto tem um brilho (tons de cinza) proporcional à amplitude dos ecos. Este processamento permite a visualização de verdadeiros cortes anatômicos seccionais, originando a grande acuracidade diagnóstica da ecografia. O modo B é atualmente apresentado em três tipos de varredura dinâmica: linear, setorial e convexa (Fig. 1-19).

A varredura linear é produzida por uma seqüência de cristais arranjados em linha, geralmente 64 ou 128, disparados em grupos, originando uma imagem quadrada ou retangular. Para contornar o pequeno número de linhas verticais produzidas, são utilizadas técnicas de entrelaçamento entre as linhas para produzir uma imagem mais consistente. O transdutor linear é muito utilizado em exames obstétricos, principalmente no II e III trimestres da gestação, devido à grande abertura do campo próximo, facilitando o estudo das estruturas mais superficiais. Esta mesma vantagem é utilizada no estudo de órgãos e estruturas superficiais, tais como a tireóide, carótidas, mamas etc. Uma das grandes desvantagens da varredura linear é a grande superfície de contato com o paciente, dificultando bastante o estudo de órgãos e estruturas situadas atrás de costelas (p. ex., a vesícula biliar) ou atrás de alças intestinais (p. ex., o pâncreas). Também no estudo ginecológico o seu desempenho é pobre, não permitindo uma boa visualização do colo uterino e vagina nos cortes longitudinais.

A varredura setorial é obtida por meios mecânicos (com cristais giratórios ou oscilantes) ou eletrônicos (*phased array*). Produzem imagens triangulares e a sua principal característica é o fácil acesso entre costelas e alças intestinais, sendo indispensável, por exemplo, no estudo da área cardíaca. Como desvantagem, podemos citar o reduzido campo de visão próximo, tornando-o inadequado para o estudo de órgãos e estruturas superficiais.

A varredura convexa reúne as vantagens dos dois tipos citados, oferecendo uma imagem de formato trapezoidal, com um bom campo de visão próximo e distante, excelente focalização e preço menor, quando comparado à soma dos preços dos transdutores linear e setorial.

O terceiro tipo de processamento dos ecos é o modo M, onde a representação dos ecos é unidimensional (da mesma maneira que no modo A), sendo extensamente utilizado em exames cardiológicos. Os ecos são colocados em escala de cinzas em função de sua intensidade (como no modo B), mas, simultaneamente, o equipamento promove uma varredura com velocidade constante dos mesmos pontos. Desta maneira, os ecos imóveis aparecem como uma linha reta; os em movimento (p. ex., os da parede cardíaca) aparecem como linhas sinuosas, permitindo a avaliação e mensuração da qualidade e quantidade do movimento registrado. Tem aplicação muito pequena no estudo do abdome superior e da pelve.

ECOGRAFIA

Para entender como funciona um equipamento de ecografia é necessário entender primeiro o significado de certos termos, listados a seguir.

Janela acústica

Refere-se a órgão ou estrutura que se interpõe ao órgão ou estrutura que desejamos estudar, facilitando a visualização do mesmo. Por exemplo, a técnica da bexiga urinária cheia afasta as alças intestinais, normalmente localizadas anteriormente ao útero e anexos, permitindo o estudo destes órgãos. Neste caso, a bexiga é considerada uma janela acústica.

Focalização

Estreitamento do feixe acústico provocado por meios mecânicos (lentes acústicas) e/ou eletrônicos (*phased array*) para melhorar a resolução lateral. Veja também Resolução lateral e Zona focal.

Foco temporal TGC

Time gain compensation ou compensação do ganho no tempo funciona como um sistema intensificador dos ecos, através do tempo de análise de ecos proximais e profundos (*near*, *slop* e *far*). A adequação do TGC produz imagens claras e com boa resolução para a escala de cinzas, em uma determinada zona (profundidade).

Zona focal em ecografia

Representa a região onde ecos gerados são recebidos em tempos diferentes (distâncias percorridas em tempos diferentes), porém analisados em um mesmo tempo, isto é, todos os ecos serão integrados no tempo de chegada (recepção) do último eco. Assim, se o primeiro eco chega ao transdutor no tempo x e o último no tempo x + 5x, todos serão integrados no tempo x + 5x e somados, aumentando a potência final do eco E. Assim, o sinal recebido para a criação da imagem gerada na zona focal estará amplificado em sua potência. A zona focal pode ter sua profundidade modificada e várias zonas (vários focos) podem ser ativadas ao mesmo tempo, gerando imagens de alta resolução em toda profundidade de alcance dos feixes emitidos pelo transdutor. A representação gráfica do foco, com estreitamento do feixe de US na zona focal, não traduz a realidade e é apenas figura ilustrativa. Este conjunto de focos pode ser acionado simultaneamente com o TGC geral (ganho geral) (Figs. 1-22 e 1-23). A zona focal em ecografia representa a região onde os ecos gerados são recebidos em tempos diferentes, (distâncias percorridas em tempos diferentes), porém analisados em um mesmo tempo, isto é, todos os ecos serão integrados no tempo de chegada (recepção) do último eco. Assim, se o primeiro eco chega ao transdutor no tempo x e o último no tempo x + 5x, todos serão integrados no tempo x + 5x e somados, aumentam a potência final do eco E. Assim, o sinal recebido para a criação da imagem gerada na zona focal estará amplificado em sua potência.

Ganho

Controla a amplitude (intensidade) da amplificação dos sinais elétricos equivalentes aos ecos que atingem o transdutor, mostrando com mais intensidade todos os pontos luminosos na tela do aparelho. Um acréscimo no ganho é equivalente a aumentar a potência, embora não haja acréscimo real da potência de saída, aumentando também o ruído de fundo, piorando de certa maneira a qualidade de imagens.

Curva de ganho

Também chamada curva de TGC *(time gain compensator)*, permite controlar o ganho em diferentes profundidades. É muito útil na obtenção de uma imagem homogênea, reduzindo a amplificação dos ecos próximos ao transdutor (mais intensos) e aumentando a dos ecos mais distantes (mais fracos). É um dos controles mais importantes do equipamento de ultra-som (Fig. 1-22).

Artefato

Imagem ecográfica falsa produzida no processamento da imagem ecográfica. São exemplos de artefatos a reverberação, a sombra acústica e o reforço posterior.

Reverberação

Formação de várias imagens subseqüentes resultantes de uma reflexão intensa de som até o transdutor, causada por uma grande mudança de impedância acústica. Pode ocorrer devido à presença de uma costela ao examinar o fígado, ou pela presença de alças intestinais.

Sombra acústica

Área livre de ecos (anecóica) situada posteriormente transição de dois meios com grande diferença de impedância acústica (p. ex., músculo – osso, calcificações etc.) resultante da grande reflexão e conseqüente atenuação do feixe sonoro (Fig. 1-24).

Reforço posterior

Ecos de alta intensidade que aparecem posteriormente a meios líquidos com um típico formato, geralmente convergente, também conhecido como formato de "cauda de girino", resultante da menor atenuação que o som é submetido ao percorrer o líquido e os meios adjacentes a este. O termo reforço não é muito adequado, visto que não há aumento na amplitude das ondas sonoras que atravessam o líquido, mas sim uma menor atenuação, e devido ao ajuste automático para compensar a atenuação que supostamente ocorreria, as estruturas que ficam abaixo de regiões com baixa atenuação ficam mais brancas. É muito útil para a identificação de estruturas císticas.

RESOLUÇÃO

É a capacidade de discernir ecos próximos entre si. A capacidade de demonstrar pequenos objetos é denominada resolução espacial que pode ser dividida em axial e lateral. A resolução axial é a capacidade de demonstrar objetos situados em um plano paralelo ao da propagação do feixe, isto é, situados em linha, um atrás do outro. Usualmente, a resolução axial é da ordem de 1 mm. Isto significa que se os objetos estão situados a distâncias menores que 1 mm irão aparecer na tela como sendo apenas um objeto. A resolução axial depende primariamente do tamanho do pulso de ultra-som emitido pelo cristal piezoelétrico; em outras palavras, do tempo que o cristal é estimulado eletricamente. Quanto menor for o tamanho do pulso, maior será a resolução axial. O tamanho do pulso corresponde a alguns comprimentos de onda da freqüência emitida pelo transdutor. Por esta razão, ao utilizarmos um transdutor de freqüência mais alta vamos obter melhor resolução axial, devido ao comprimento de onda menor e, conseqüentemente, menor tamanho do pulso.

Já a resolução lateral depende primariamente do diâmetro do feixe acústico. Se o objeto é significativamente menor que o diâmetro do feixe, não será demonstrado na tela. A resolução lateral é de 2 a 3 mm, embora possa melhorar com a focalização do feixe. Os transdutores utilizam meios mecânicos e/ou eletrônicos para estreitar (focalizar) o feixe, proporcionando melhoria da resolução lateral na zona de foco.

No caso de focalização eletrônica, a distância da zona de foco em relação ao transdutor pode ser modificada a critério do ecografista, dependendo da profundidade que se deseja melhoria da resolução. A utilização de transdutores de maior freqüência também melhora a resolução lateral, devido ao fato de que feixes de maiores freqüências podem ser focalizados mais intensamente que os de menores freqüências. O diâmetro do transdutor também desempenha um papel importante na resolução lateral, porque os cristais mais largos produzem feixes que podem ser focalizados mais intensamente que os de menor diâmetro.

INSTRUMENTAÇÃO

O painel de um equipamento de ultra-som varia consideravelmente para cada equipamento. Botões, potenciômetros deslizantes, controladores tipo *joystick*, *trackballs*, teclados de membrana, LEDs, *push-bottons*, *displays* digitais, *keyboards*, *mouses*, *light-pencils*, *menus* de opções e recursos de computação fazem parte da parafernália de controles utilizada pelos fabricantes para tornar o equipamento mais operacional e atraente. Em princípio, é mais facilmente operável quanto menor o número de controles que devem ser ajustados para dar acesso a um determinado recurso do equipamento. Se os princípios por trás destes controles são entendidos, o ecografista poderá facilmente obter bons resultados em qualquer equipamento de ultra-sonografia.

FOCO TEMPORAL – IMAGEM (zona focal)

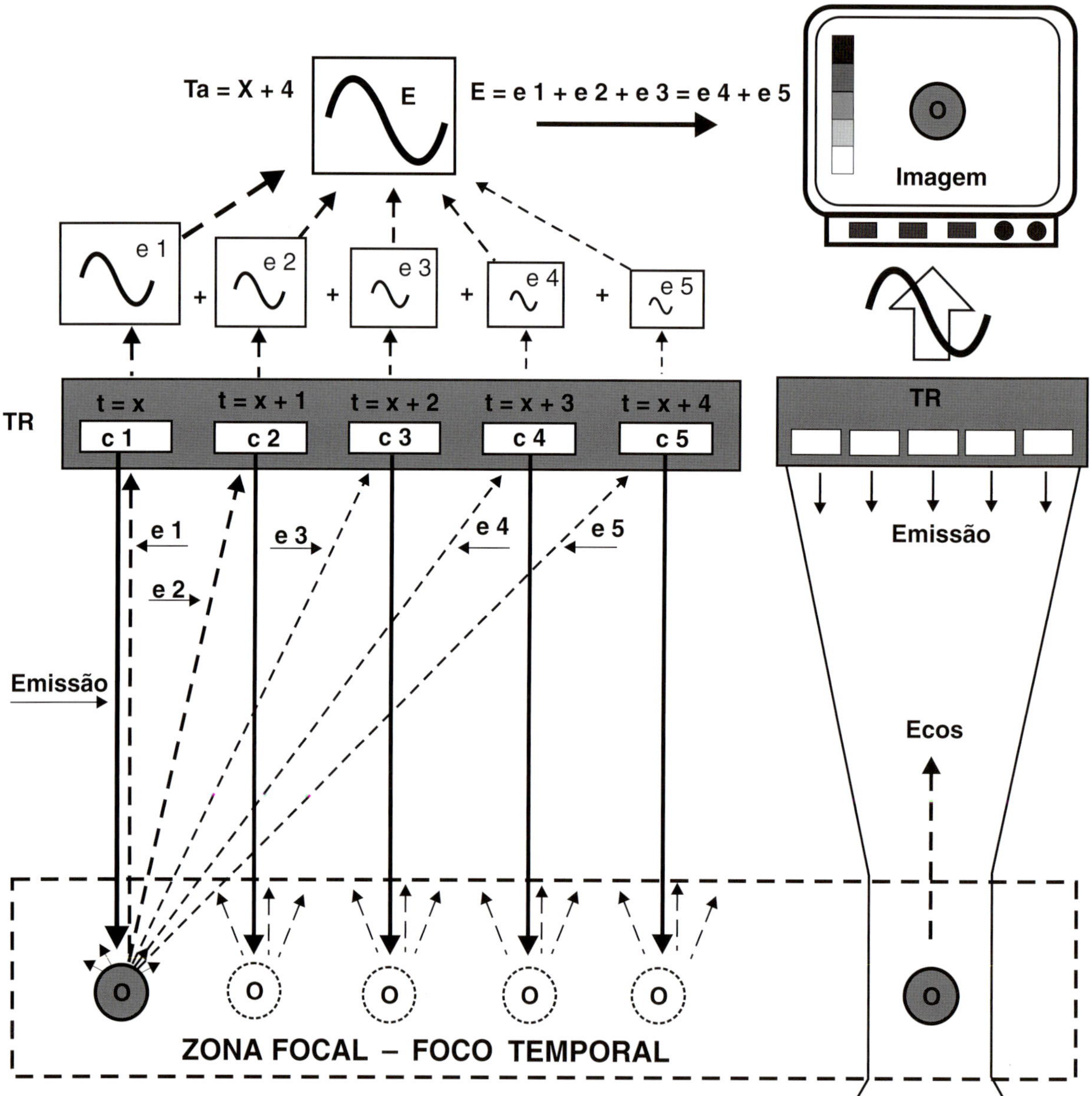

TR = transdutor

Ta = tempo de análise para todos os ecos = tempo focal

t = tempo de retorno dos ecos

E = eco final integralizado = soma total dos ecos

e 1 , e 2 , e 3 , e 4 , e 5 = ecos de um mesmo ponto

c 1 , c 2 , c 3 , c 4 , c 5 = cristais emissores

O = ponto de geração dos ecos (objeto)

X + 4 = tempo focal

Fig. 1-23. Zona focal – foco temporal.

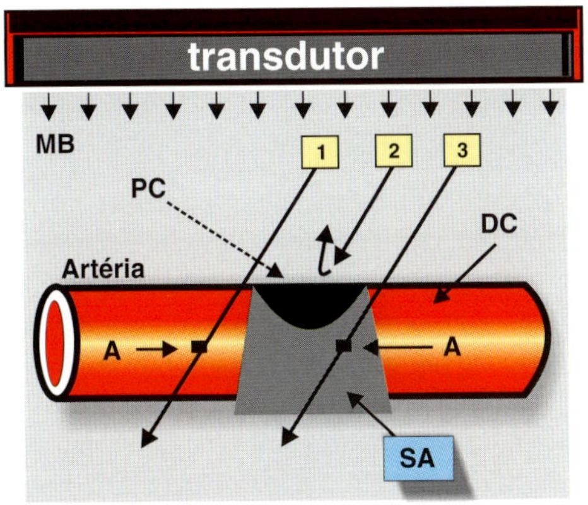

1 e 3 = feixe de ultra-som (Doppler) não refletido
2 = feixe de ultra-som (Doppler) refletido
PC = placa de ateroma calcificada
A = ponto de amostragem (Doppler)
MB = modo B – bidimensional (imagem)
DC = Doppler colorido
SA = sombra acústica (Doppler espectral e colorido)

Fig. 1-24. Sombra acústica.

Controle de ganho

É um dos mais importantes controles, pois dele depende a obtenção de uma boa imagem. Este ajuste é realizado pelo controle geral de ganho (*gain*) e a curva de TGC. O controle geral de ganho amplifica os sinais elétricos correspondentes aos ecos homogeneamente, sendo responsável pela ecogenicidade da imagem. Se as estruturas conhecidamente anecóicas (p. ex., a bexiga urinária) apresentam ecos internos homogeneamente distribuídos, é bastante provável que o ganho geral esteja muito elevado. Tipicamente, deve-se iniciar o exame com o ganho geral ajustado em 50%, permitindo mais flexibilidade quando se quiser aumentá-lo ou diminuí-lo em pequenas quantidades.

Curva de TGC (curva de ganho): permite o controle de ganho independente para ecos de diferentes profundidades. Em alguns equipamentos é realizada por controles rotulados "*near gain*" (que controla os ecos superficiais) e "*far gain*" (que controla os ecos profundos); às vezes existe um terceiro controle (chamado *middle gain* ou *balance*) que controla o ganho da faixa intermediária entre os anteriores. Outros fabricantes preferem botões deslizantes (como os de um equalizador de equipamento de som), que controlam os ecos em faixas de alguns centímetros e, ao mesmo tempo, dão uma visão da curva da TGC (Fig. 1-22). O ajuste típico de curva de TGC é o de baixa amplificação para os ecos próximos e um suave e progressivo aumento dos mais profundos, semelhante ao de uma curva logarítmica. O conceito básico por trás da curva de TGC é o de obter uma ecogenicidade uniforme em todas as profundidades de imagem (Fig. 1-22).

Rejeição

Alguns equipamentos têm um controle de rejeição (*reject* ou *threshold*), destinado a excluir ecos com amplitude abaixo de um determinado valor. Apenas os ecos com intensidade acima deste valor serão processados para a formação da imagem. Visto que os ecos de baixa amplitude são necessários para a adequada formação das imagens diagnósticas, usualmente este controle deve ser desligado ou colocado em zero. O controle de rejeição tem grande aplicação na ecocardiografia.

Potência de saída

Outra maneira de aumentar a ecogenicidade global da imagem é aumentar a quantidade de energia sonora aplicada ao paciente (*power output*), conseqüentemente aumentando a intensidade dos ecos. Tem efeito semelhante ao do controle geral de ganho, embora não esteja relacionado com os controles de amplificação. A potência de saída é geralmente calibrada de 0% a 100%, devendo-se recorrer ao manual do fabricante para relacioná-los com as potências envolvidas. Em princípio, deve-se utilizar o mínimo de potência de saída necessária para a obtenção de uma boa imagem, principalmente no primeiro trimestre da gestação.

Congelamento da imagem

Indispensável para a obtenção de imagens de boa qualidade para documentação, visto que os movimentos da área em estudo, ocasionados por respiração, batimentos cardíacos, pulsos arteriais, movimentos fetais, freqüentemente borram a imagem, deteriorando sensivelmente a sua qualidade. O congelamento (ou *freeze frame*) é fundamental durante a biometria, para a obtenção de medidas acuradas.

Calipers

São marcas, geralmente um ponto, um sinal (+) ou a letra (x), que podem ser controladas independentemente, permitindo a medida acurada entre interfaces. Um ou mais *calipers* são disponíveis, dependendo do fabricante do equipamento. Geralmente exprimem distâncias em cm ou mm. Também podem calcular circunferências e áreas em certos modelos. Muitos modelos oferecem um programa de computador (*software*) que, através de diferentes opções apresentadas em um menu, relacionam a medida dos *calipers* com parâmetros obstétricos, cardiológicos e vasculares, simplificando bastante a biometria nestas áreas.

Focalização

Atualmente são oferecidas opções de focalização do feixe acústico em diferentes profundidades, uma por vez ou várias simultaneamente, melhorando sensivelmente a qualidade da imagem nestas áreas. Quanto mais áreas são escolhidas, mais lenta torna-se a velocidade de produção da imagem, que começa a bruxulear quando a velocidade fica abaixo de 30 quadros por segundo. Para evitar este indesejável efeito, recomenda-se não focalizar mais de duas áreas por vez.

Outros controles

Vários outros recursos são disponíveis em vários modelos, como a inversão de polaridade da imagem (fundo preto com ecos brancos ou fundo branco com ecos negros), a produção de duas imagens simultaneamente no vídeo (excelente na documentação de grandes áreas), demonstração simultânea dos modos B e M (útil na documentação da atividade cardíaca fetal e em exames cardíacos) e a inversão dos lados da imagem (D/E e E/D). São recursos que, quando dominados, permitem uma documentação de boa qualidade.

Documentação

A maioria dos equipamentos oferece uma ou mais saídas de sinal de vídeo para o acoplamento de câmera multiformato (para documentação em filmes radiológicos), impressora (que utiliza papel termossensível), videocassete e acessórios de computador (para armazenar imagens em disquete ou CD).

Impressoras

Têm a vantagem de produzirem imagens de qualidade bastante aceitável em papel termossensível, não requerendo nenhum processamento posterior. A *videoprinter* e o papel têm preço caro. Atualmente vem sendo substituída por modelos de impressoras que produzem imagens de qualidade altamente satisfatória.

Câmeras multiformato

Produzem documentação de qualidade variável em função da qualidade do sistema óptico e da resolução do tubo de imagem da câmera, além da qualidade do filme utilizado. Boas câmeras têm preços elevados, o mesmo acontecendo com filmes de boa qualidade. Para elevar mais ainda o custo final da documentação, requerem o processamento do filme (manualmente ou em caríssimas processadoras automáticas), com o conseqüente dispêndio de reveladores e fixadores, instalação elétrica e hidráulica, manutenção, construção de câmara escura etc.

Videocassete

É um excelente meio de documentação para fins particulares, embora inadequado para ser enviado com o laudo do exame. Permite a gravação de exames complexos para posterior reavaliação. Embora o videocassete possa gerar imagens para documentação com a impressora, tal procedimento não é recomendável devida à grande degradação sofrida pela qualidade da imagem neste processo.

Disquete e CD

Alguns modelos oferecem, como opção, o armazenamento das imagens em disquetes ou CDs, bastando que se adquira um ou mais acessórios de computação, embora somente os do fabricante do aparelho sejam compatíveis com o mesmo, encarecendo o seu custo. A gravação em disquetes está sendo abandonada devido ao pequeno número de imagens armazenadas em cada unidade. Por esta razão, começou a difusão do uso de gravadores de CDs, pois estes são capazes de armazenar grandes quantidades de imagens em uma mesma unidade, com baixo custo.

ARTEFATOS

Os artefatos podem degradar significativamente as imagens, causando dificuldades no diagnóstico. Os artefatos podem obscurecer uma anormalidade ou criar falsos ecos que simulam lesões, levando a resultados falsos negativos ou falsos positivos. Mesmo os fenômenos externos ao equipamento (interferência elétrica provocada por outros aparelhos elétricos ou eletrônicos, zumbido da rede elétrica de 60 Hz etc.) ou internos ao equipamento (falhas elétricas ou eletrônicas) podem produzir artefatos. Estes podem ser minimizados ou eliminados por um adequado aterramento elétrico do aparelho, uso de estabilizadores elétricos digitais, supressores de transientes e manutenção periódica. Recomenda-se ainda que a temperatura da sala de exame seja mantida em torno de 24 graus centígrados por um condicionador de ar, o que aumenta em muito a vida útil dos delicados circuitos eletrônicos. Os diferentes tipos de artefatos relacionados aos ecos têm origem no ajuste inadequado dos controles do equipamento ou na interação do som com os tecidos.

A reverberação ocorre quando o som vai e volta repetidas vezes entre o transdutor e uma interface altamente refletora (p. ex., gás). Cada vez que o eco atinge o transdutor, outra vez a mesma interface falsamente é representada na tela, caracteristicamente mais fracos e com uma distância sempre igual à do transdutor com a interface refletora. Por isso, quanto mais superficial está a interface, mais evidente fica a reverberação, pois as linhas ficam mais próximas entre si. Uma das causas mais comuns de reverberação é a presença de alças intestinais contendo gás próximas da parede abdominal. Um tipo especial de reverberação, denominada em "cauda de cometa", origina-se da reverberação interna de objetos pequenos e altamente refletores, como pedaços de chumbo, DIU, pequenas bolhas de gás, pequenos cálculos vesiculares e clipes cirúrgicos metálicos.

O artefato do "feixe espesso" ocorre quando o feixe está largo, pouco focalizado, comumente em estruturas próximas ao transdutor (p. ex., a vesícula biliar em pacientes magros), devido a uma parte do feixe estar atravessando um meio líquido e a outra em um meio sólido ecogênico. Desta maneira, ecos falsos são colocados na área anecóica, muitas vezes simulando bile espessa na vesícula biliar. Este artefato é minimizado ou anulado pela focalização próxima do feixe ou pelo uso de freqüências mais altas, onde o feixe é mais facilmente focalizado na zona mais próxima ao transdutor.

O artefato "em espelho" resulta de interfaces côncavas altamente ecogênicas, como o diafragma e a parede posterior da bexiga, onde o eco é refletido e desviado, sofrendo nova reflexão em outro ponto, ao invés de voltar diretamente ao transdutor. Desde que os ecos são processados em ordem chegada ao transdutor, este eco duas vezes refletido levará mais tempo para chegar ao transdutor, formando uma imagem falsa de localização mais profunda, criando falsos tumores atrás da bexiga, ou fazendo uma lesão hepática ou o rim direito aparecerem acima do diafragma.

A sombra acústica que aparece lateralmente a estruturas esféricas císticas ou sólidas é devida tanto à refração como à reflexão que ocorre adjacente às estruturas de diferentes impedâncias acústicas, ocasionando as "sombras laterais" comumente observadas na vesícula biliar, cistos e tumores mamários, cistos hepáticos, bexiga urinária etc. Os artefatos devem ser cuidadosamente estudados, reconhecidos e, sempre que possível, eliminados, evitando falsas interpretações diagnósticas.

EFEITOS BIOLÓGICOS

Em intensidade suficiente, os ultra-sons podem provocar lesões teciduais, relacionadas principalmente a três fenômenos: calor, cavitação e alterações celulares, oscilações e microcorrentes polarizadoras. Parte da energia da onda acústica é transformada em calor pelo meio. Quanto maior a freqüência, maior a quantidade de calor gerada. Devido à baixa intensidade utilizada nos equipamentos de ultra-sonografia, este fenômeno é desprezível.

A cavitação é a formação de bolhas gasosas no trajeto do feixe acústico, manifestando-se acima de 300 W/cm^2, portanto, bastante além da potência máxima gerada nos equipamentos de ultra-sonografia, que atualmente estão na faixa de 0,1 a 5 m W/cm^2.

As alterações celulares, tais como quebra cromossômica e alterações lisossômicas, têm sido extensamente pesquisadas. No entanto, até o momento não foram encontradas evidências de qualquer dano celular com as potências utilizadas nos equipamentos de ultra-som diagnóstico. Além do mais, apenas 0,1% do tempo do exame corresponde à emissão de ultra-sons, isto é, cada 30 minutos (que corresponde a um exame relativamente demorado em ecografia), o tempo empregado na emissão de ultra-sons é de apenas 1,8 segundo. Segundo o Comitê do Instituto Americano de Ultra-som em Medicina (AIUM), em nota publicada em 1976 e até hoje inalterada, não foram demonstrados efeitos biológicos significantes em tecidos de mamíferos expostos a intensidades abaixo de 100 m W/cm^2. No entanto, o tempo de exame deve ser limitado ao necessário para o diagnóstico, principalmente durante o primeiro trimestre da gestação, onde a fase de organogênese poderia ser susceptível a um efeito danoso ainda desconhecido dos ultra-sons. Alguns dos efeitos biológicos com uso de diversas potências de ultra-sons estão demonstrados no Quadro 1-2.

EFEITO DOPPLER

Em 1843, o físico austríaco Christian Johann Doppler (1803-1853) descreveu o efeito Doppler ao verificar a modificação da freqüência de um feixe de ondas sonoras refletida por uma fonte (sonora) ou anteparo refletor em movimento. Em 1848, Louis Fizeau verificava o mesmo fenômeno em relação às irradiações luminosas do sistema solar (estrelas e planetas).

Quadro 1-2 Efeitos biológicos do ultra-som

Efeito	*Potência necessária*
Calor	20 mW/cm^2
Cavitação	500 mW/cm^2
Quebra cromossômica	5 W/cm^2
Anomalias fetais	25 W/cm^2
Potências exercidas pelos métodos diagnósticos em medicina	
Potência máxima do ultra-som	5 mW/cm^2
Potência do cardiotocógrafo	50 mW/cm^2
Potência do Doppler	< 200 mW/cm^2

Adaptado de De Wells PNT. Propagation of ultrasonic waves through tissues. In: Medical Physics of Ct and Ultrasound. Zagzebski FG (ed). New York American Institute of Physics 1980.

Fundamentado na reflexão das ondas sonoras, foi observado que um feixe de ultra-som que atinge um objeto estático (parado) reflete outro ultra-som (eco) com freqüência igual a emitida (fonte emissora) e quando o objeto estava em movimento a onda refletida tinha frequência diferente. Se incidirmos um feixe sonoro sobre um objeto que se afasta da fonte (transdutor), teremos um feixe refletido com frequência menor que a emitida e se o objeto se aproxima da fonte, um feixe refletido de freqüência maior (Fig. 1-24).

Esta mudança de freqüência do feixe refletido constitui o efeito Doppler e é expressa pela equação:

$$V = C.\ \Delta f./2\ FE \cos \theta$$

onde:
V = velocidade do fluxo.
C = velocidade do ultra-som nos tecidos moles (1540 m/s).
Δf.= efeito Doppler.
FE = frequência de emissão e θ ângulo de insonação). Para que haja efeito Doppler o ângulo de insonação deve ser menor que 90°.

Ao incidirmos um feixe de ultra-som sobre um vaso sanguíneo, este feixe será parcialmente refletido pelos elementos figurados do sangue (hemácias) em movimento. A freqüência do feixe refletido (FR) será maior ou menor que a freqüência de emissão (FE) se as hemácias se aproximam ou se afastam da fonte (transdutor), respectivamente. Considerando que FE, C e θ são constantes para cada evento, veremos que o efeito Doppler (Δf) é diretamente proporcional à velocidade (V) do fluxo.

Desde que as células sanguíneas se movimentem, a diferença da freqüência do sinal refletido será detectada e as informações sobre este movimento (V) serão processadas e apresentadas sob as formas:

A) Sonora.
B) Gráfica: ondas espectrais de velocidade de fluxo.
C) Doppler colorido: mapeamento vascular transluminar (transformação do Δf em escala de cores).
D) Doppler de energia (potência): mapeamento vascular transluminar (análise da intensidade e energia do Δf) com transformação unicolor (em uma cor).

Estas informações são obtidas em tempo real e traduzem a cada instante o comportamento cinético do fluxo do sangue arterial, venoso ou outros deslocamentos (reológicos) de estruturas corporais.

USO DO EFEITO DOPPLER EM MEDICINA

O ultra-som (efeito Doppler) foi usado pela primeira vez como meio diagnóstico vascular em 1959 por Satomura, utilizando o Doppler de ondas contínuas sem imagens (Doppler cego). A necessidade de seletividade no estudo dos vasos levaram Barber *et al.*, em 1974 a associarem o Doppler espectral à ecografia (obtenção de imagem através do ultra-som). Esta composição (imagem e Doppler espectral) foi denominada de "sistema dúplex" que posteriormente recebeu aprimoramento com a introdução do Doppler colorido, e Doppler de potência (sistema tríplex) em tempo real e o sistema pulsado de emissão (Pw).

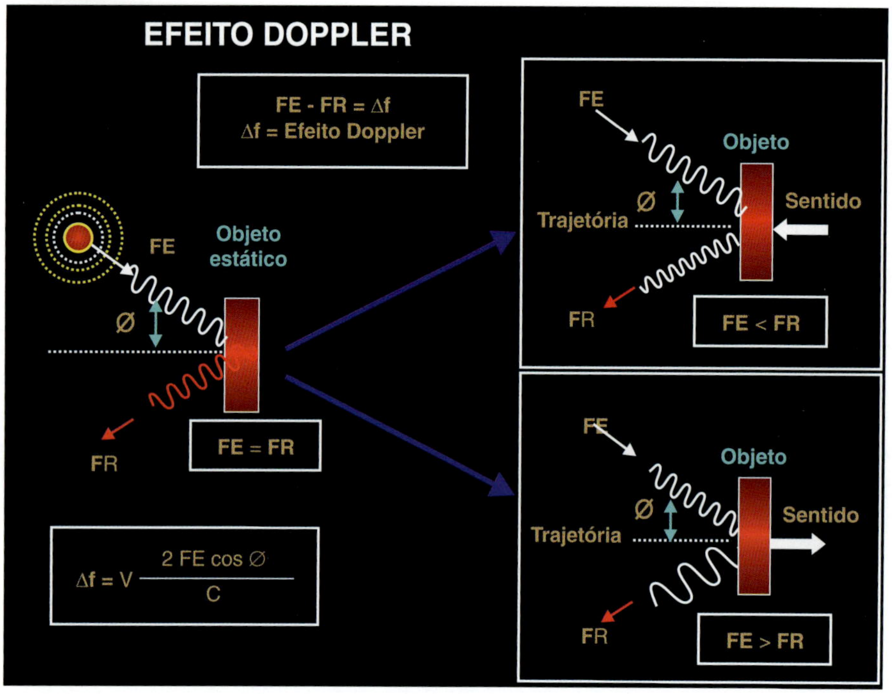

Fig. 1-25. Efeito Doppler.

No sistema circulatório, a variação da velocidade do sangue pode traduzir situações patológicas, o que torna o uso do efeito Doppler (dopplervelocimetria) um grande aliado para o diagnóstico das doenças arteriais e venosas (Fig. 1-25).

ÂNGULO DE INSONAÇÃO

O ângulo de insonação (ângulo de impacto, ângulo de ataque) é o ângulo formado entre o feixe de Doppler e o vaso (trajetória do fluxo). De acordo com a equação de Doppler para que haja o efeito Doppler (variação da freqüência refletida) há a necessidade de um ângulo de insonação menor que 90°. Todas as técnicas dopplerométricas (Doppler espectral, Doppler colorido e *power* Doppler) dependem de um ângulo de insonação menor que 90° (ver equação de Doppler). Os equipamentos de Doppler têm dispositivos para corrigir (informar através da linha de cinesia) e mudar (alterar de 0° a 90°) o ângulo de insonação (Fig. 1-26).

Ângulo de insonação e intensidade do sinal Doppler

O ângulo de insonação é formado entre a trajetória do objeto refletor e o feixe de ultra-som emitido (Fig. 1-27). Excluindo o ângulo de 90° (sem efeito Doppler), os valores das velocidades registradas independem do ângulo de insonação. O que ocorre quando variamos este ângulo é a mudança do tamanho das inscrições das curvas de velocidade sem modificar os valores absolutos das velocidades. Quanto maior o ângulo de insonação, menor será a inscrição gráfica das ondas de velocidade.

Devido às características anatômicas e os processos de análise eletrônica digital dos equipamentos, o ângulo de insonação não deve exceder 60° (o ângulo zero seria o ideal). Ângulos maiores que 60° podem provocar o aparecimento de ondas especulares fantasmas e erros de processamento em torno de 30%.

O Doppler espectral usa um único feixe e uma única amostra para a abordagem do fluxo. O Doppler colorido e o *power* Doppler utilizam um conjunto de feixes e amostras contidas em uma caixa (*box* de amostras ou *steering box*).O ângulo de insonação ideal para a dopplermetria espectral não deve ultrapassar 60°, e após a execução do traçado (mesmo com o *display* congelado) a sua "correção" se torna obrigatória para a obtenção dos valores corretos das velocidades do fluxo. Esta correção também pode se

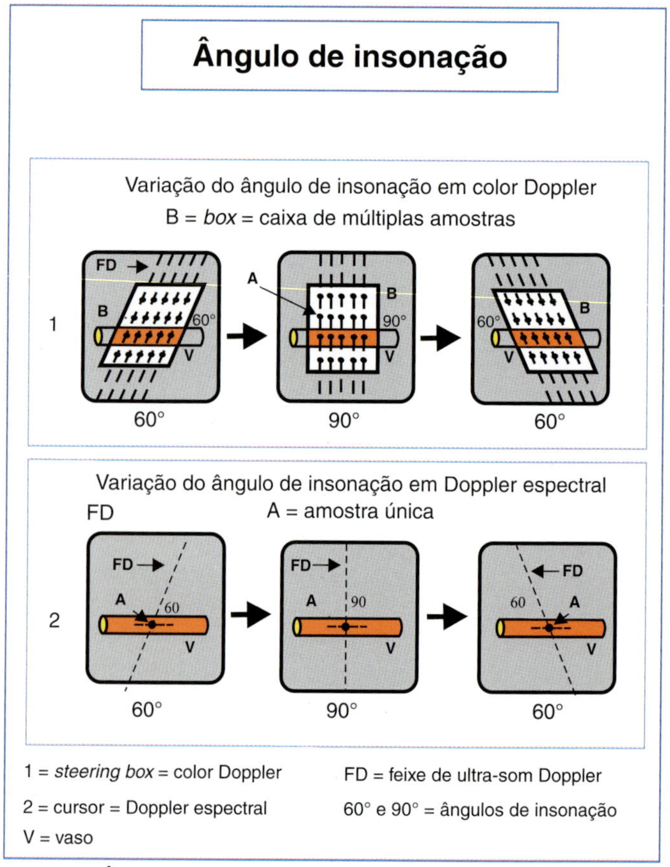

Fig. 1-26. Ângulo de insonação em Doppler colorido e espectral.

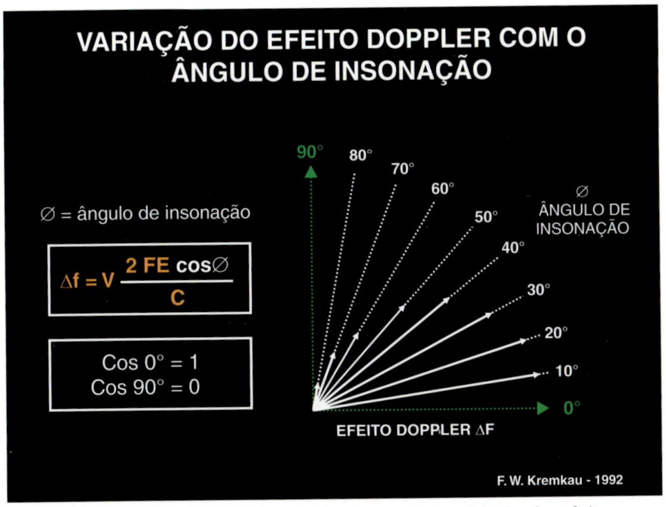

Fig. 1-27. As setas brancas representam a intensidade do efeito Doppler de acordo com o ângulo de insonação (ausência de efeito Doppler com ângulo de insonação de 90°).

realizada durante a execução dos traçados das ondas espectrais (em tempo real). A "correção"do ângulo de insonação é um procedimento para informar e permitir que os dispositivos eletrônicos de análise do equipamento calculem os valores corretos das velocidades e para executá-la basta colocar a linha de cinesia, paralela ao vaso (trajetória do fluxo). Esta correção do ângulo independe do efeito Doppler e não modifica a morfologia das ondas espectrais de velocidade. A mudança (alteração) do ângulo de insonação só pode ser realizada durante o exame (em tempo real). Após o congelamento do *display*, o ângulo de insonação não poderá ser alterado, mas pode e deve ser informado (corrigido) para a obtenção correta dos valores numéricos da curva espectral.

DOPPLERVELOCIMETRIA

A dopplervelocimetria é o processo pelo qual obtemos as informações hemodinâmicas dos fluxos através da análise de ondas espectrais de velocidade, mapeamento hemodinâmico colorido e *power* Doppler (Doppler de potência). As informações colhidas pelo equipamento dependem do efeito Doppler criado pelas hemácias em movimento (Δf).

Δf é a diferença de freqüência entre o ultra-som emitido e o refletido pelas hemácias em movimento e é diretamente proporcional à velocidade do fluxo.

$$\Delta f = K.V$$

onde.
Δf: efeito Doppler.
K: múltiplas constantes.
V: velocidade do fluxo.

Um analisador digital (FFT – *Fast Fourier Transform*) processará o Δf e fará a integração e codificação do sinal, reproduzindo em tempo real os aspectos hemodinâmicos do fluxo em forma de ondas espectrais de velocidade e/ou mapeamento luminar colorido (Doppler colorido ou de potência). Ao mesmo tempo programas matemáticos fornecem os valores absolutos (métrico – índices etc.) do comportamento do fluxo (angiometria).

O uso do Doppler como meio diagnóstico se restringe às estruturas em movimentos (reológicos) como sangue, tecidos, secreções ou tecidos. Doppler espectral, Doppler colorido são altamente dependentes dos ângulos de insonação (I < 90º) e o Doppler de potência é pouco dependente (amplitude).

GLOSSÁRIO

Aliasing – é um efeito indesejável, produzido pelos equipamentos de eco-Doppler de emissão pulsada (Doppler espectral e colorido), quando analisa fluxos de alta velocidade. Este efeito também pode ocorrer por falta de ajuste do PRF (PRF muito baixo).

Ambigüidade colorida – é a presença simultânea das bandas azul e vermelha do Doppler colorido, na luz de um vaso tortuoso sem lesões e com fluxo em um único sentido, insonado simultaneamente em dois ou mais segmentos com ângulos diferentes.

Amplitude – variação máxima de uma variável acústica ou corrente elétrica.

Análise espectral – (fluxograma) – uso da transformação rápida de Fourier para determinar a escala de variações de freqüências Doppler várias vezes por segundo.

Anecóico – substâncias ou tecidos que não promovem ecos (ausência de reflexão de ondas). Total absorção de ondas (ar- líquidos, sangue etc.).

Ângulo de insonação – é o ângulo formado entre o feixe de Doppler e a trajetória (vaso) do fluxo sanguíneo.

Array – arranjo espacial de 2 ou mais componentes de um transdutor.

Atenuação – diminuição da amplitude e intensidade à medida que uma onda se propaga através do meio.

Axial – na mesma direção do eixo do transdutor (direção de propagação do som).

Banda azul – é a escala de cores (Doppler colorido) com variação entre azul marinho (baixas velocidades de fluxo) e azul claro (altas velocidades de fluxo).

Banda vermelha – é uma escala de cores, usada em eco-Doppler colorido, com variação entre o vermelho rutilante (baixas velocidades de fluxo) e o amarelo claro (altas velocidade de fluxo).

Cavitação – produção e dinâmica de bolhas no meio sonoro.

Ciclos por segundo – também chamado de Hertz (Hz), é uma medida de freqüência das ondas sonoras. Mede o número de vezes por segundo que vibra o cristal piezoelétrico.

CW – abreviação inglesa para onda contínua (contínuos *wave*)

Decibel (dB) – unidade usada para expressar a intensidade (ou amplitude) de uma onda sonora, é uma função logarítmica.

Dispersão – difusão ou redirecionamento do som em várias direções, após encontrar partículas em suspensão ou uma superfície irregular.

Doppler espectral – sistema diagnóstico quantitativo em ultra-sonografia (eco-Doppler) com o uso de curvas espectrais de velocidade do sangue (espectrogramas).

Doppler colorido – sistema diagnóstico por análise qualitativa do sistema circulatório (artérias e veias), com uso de escalas (bandas) coloridas.

Doppler de potência – o mesmo que Doppler de amplitude ou Power Doppler.

Dopplervelocimetria – sistema de análise ultra-sônica quantitativa e qualitativa, tanto para velocidades (espectral), como para a luz dos vasos (*Color* e *power* Doppler), o mesmo que ecodopplervelocimetria.

Dúplex – combinação da imagem em modo B com o Doppler pulsado.

Eco – onda refletida em um anteparo (reflexão).

Ecóico – referência feita a tecidos ou substâncias que promovem ecos (boa reflexão de ondas).

Efeito Doppler – é variação da freqüência de um som refletido (eco) quando um objeto refletor ou a fonte emissora estão em movimento. O efeito Doppler (Δf.) é gerado pela diferença entre a freqüência emitida e a freqüência refletida.

Escala de cinza – é a correlação entre freqüência dos ecos teciduais e múltiplas tonalidades da cor cinza – negro (anecóico) e branco (hiperecóico).

Espectro de velocidade – é a onda (curva) de velocidade do fluxo sanguíneo analisado pelo Doppler espectral, durante o ciclo cardíaco.O mesmo que espectrograma de velocidade.

FFT *(Fast Fourier Transform)* – referência à transformada rápida de Fourier, que consiste em um sistema processador de efeito Doppler.

Foco – a concentração do feixe sonoro na menor área existente do feixe.

Freqüência – igual ao número de ciclos por segundo.

Ganho – a razão entre a potência elétrica emitida e recebida.

Hiperecóico – substâncias ou tecidos que promovem ecos intensos e pouca absorção de ondas (ossos – tecidos densos).

Hipoecóico – substâncias ou tecidos que promovem poucos ecos e grande absorção de ondas (tecidos ou substâncias de baixas densidades).

Impedância – densidade multiplicada pela velocidade de propagação do som.

kHz – unidade de referência para a freqüência de ondas (ciclos por segundo) em eco-Doppler. Tem relação com a freqüência dos ecos ou do PRF.

Foco amostral contínuo – é o foco de análise (zona de amostragem) do transdutor de Doppler contínuo. Tem a dimensão do feixe de Doppler. Não é seletivo e não está sujeito ao *aliasing*.

Foco amostral pulsado – é o foco de análise (ponto de amostragem) do transdutor. O foco pulsado (amostra) é variável em dimensão e profundidade (entre 1 e 20 mm). É seletivo e único no Doppler espectral e múltiplo no colorido e *power* Doppler.

Foco temporal – representa a zona focal em ecografia, onde os ecos gerados em tempos diferentes são analisados em um mesmo tempo *(delay system)*.

Frames – nº de imagens processadas e sintetizadas por segundo.

Limite de Nyquist – é o número que determina o limite de integração dos ecos (efeito Doppler), gerados pelo fluxo sanguíneo. Este limite determina que os ecos produtores de efeito Doppler com freqüência maiores que duas vezes o PRF não serão analisados em tempo real.

MHz – unidade referencial para a freqüência de ondas (milhões de ciclos por segundo) em eco-Doppler. Exprime a freqüência de emissão dos transdutores.

Modo A – módulo do estudo da densidade tecidual através de processamento espicular ponto a ponto.

Modo B – módulo de captação de imagens. Do inglês (*bright* – brilho). Neste tipo de processamento, todos os ecos de um plano são mostrados simultaneamente e cada ponto tem um brilho (tom de cinza) proporcional à amplitude dos ecos.

Modo M – módulo unidimensional de captação de movimento, utilizado em cardiologia.

Pixel – é o elemento básico da imagem digital. É a unidade na qual a informação da imagem é dividida para ser processada ou armazenada e visualizada em um instrumento digital.

Potência – energia gerada pelo transdutor e aplicada ao paciente, maiores potências levam à maior penetração e a ecos mais fortes, devido ao aumento na amplitude do feixe e, conseqüentemente, na amplitude dos ecos. A potência é medida em Watts/cm^2 ou miliWatts/cm^2.

Power Doppler – O mesmo que Doppler de potência, Doppler de amplitude, Doppler de energia.

PRF *(pulse repetition frequency)* – freqüência de repetição dos pulsos – indica a freqüência dos pulsos, emitidas por segundo, pelo transdutor pulsado em kHz

PW – *(pulsed waves)* sistema de ondas pulsáteis (Doppler pulsado)

PZT – Zirconato de titânio condutor.

Reflexão – porção do som que retorna de uma interface do meio.

Reforço (reforço posterior) – aumento da amplitude dos ecos que provêm dos refletores situados distalmente a uma estrutura pouco atenuante (anecóica).

Refração – modificação de direção do som quando atravessa a interface e separação entre dois meios de propagação.

Resolução axial – é a capacidade do feixe de US diferenciar duas ou mais estruturas dispostas no mesmo eixo (profundidade – proximal e distal).

Resolução lateral – é a capacidade do feixe de US distinguir duas estruturas dispostas lado a lado. Esta resolução depende da largura e intensidade do feixe e é inversamente proporcional à esta largura.

Resolução espacial – é dada pelo conjunto das resoluções axial e lateral simultaneamente.

Reverberação – efeito físico do processo de múltipla reflexão de ondas, através de interfaces diferentes. Este efeito pode produzir espectros ou imagens falsas (fantasmas) de uma única estrutura (vaso) analisada. Em eco-Doppler podem ocorrer nas ondas espectrais, Doppler colorido e *power* Doppler.

Reologia – estudo do movimento de estruturas (sangue, secreções ou tecidos) orgânicas.

Som – onda propagada de variáveis acústicas.

Sombra acústica – redução da amplitude dos ecos dos refletores que estão situados distalmente a um refletor forte ou estrutura atenuante.

Sistema dúplex *(duplex scan)* – é o sistema ultra-sonográfico, que durante o exame apresenta duas informações simultâneas

(imagem + Doppler espectral ou imagem + Doppler colorido ou *power* Doppler).

Sistema tríplex – semelhante ao dúplex e consiste na simultaneidade de três funções diferentes (espectro – color e imagem, ou espectro – *power* Doppler + imagem).

TGC (*time gain compensation*) – é um equalizador de sinais através do tempo de migração de ecos superficiais e profundos *(near – slop – far)*.

Transdutor *(probe)* – é a parte do equipamento de ultra-sonografia, que contém os cristais responsáveis pela emissão do feixe de ultra-som e captação dos ecos teciduais. Dispositivo que converte energia de uma forma para outra.

Ultra-som – som com freqüência maior que 20 Khz.

Wall filter (filtro de parede) – é um dispositivo bloqueador de freqüência de ecos indesejáveis ou ruídos, durante processo de exame com Doppler.

Zona de Fraunhofer – zona distal.

Zona de Fresnel – zona proximal.

BIBLIOGRAFIA

Allen, Barker, Hines. *Peripheral vascular disease.* Philadelphia: Saunders, 1970.

Breslau PJ. *Ultrasonic duplex scanning in the evaluation of carotid artery disease.* Edited for Dutch Heart Foundation Seattle U.S.A, 1981.

Brum OF. *Angiologia.* Livro Médico Editora Ltda Básica, 1989. p. 16-250.

Cerri GG, Mólnar LJ, Vezozzo DCP. *Doppler.* São Paulo: Editora Sarvier, 1996. Cap 3, p. 222.

Haimovici H. *Cirurgia vascular.* Rio de Janeiro, DI-1999.

Kremkau F. *Diagnóstico por ultra-som.* Porto Alegre: Artmed, 2000.

Nectoux JL, Cunha SJ. Doenças vasculares periféricas 1990. Livraria e Editora Revinter Ltda.

Pastore AR, Cerri GG. *Ultra-sonografia em ginecologia e obstetrícia.* Rio de Janeiro: Ed Revinter, 2004.

Pimentel P, Ristov AV, Araujo WB. *Eco-Doppler das artérias carótidas vertebrais.* Livraria e Editora Revinter Ltda, 1993. p. 1-199.

Schmid Schönbein H, Grunau G, Bräuer H. *Exempla haemorheologica.* Editado por Laboratório Hoechst do Brasil.

Taylor KJW, Burns PN, Wells PNT. *Clinical applications of doppler ultrasound.* New York: Editora Raven Press, 1995. p. 1-390.

Vuolo ML. *Gamuts en Doppler: carótidas y vertebrales.* Argentina: Imprenta Lux, 1997. p. 23-333

Zwiebel William J. *Introdução à ultra-sonografia vascular.* Livraria e Editora Revinter Ltda, 1996. p. 3-403.

CAPÍTULO 2

INDICAÇÕES DA ULTRA-SONOGRAFIA OBSTÉTRICA

Francisco Mauad Filho
Jorge Garcia
Wellington de Paula Martins
Fernando Marum Mauad

GENERALIDADES

A ultra-sonografia obstétrica é um dos métodos de diagnóstico por imagem que mais tem evoluído nos últimos anos. A natureza não invasiva da ecografia, com sua capacidade de aquisição de imagens de alta resolução e de separar líquidos de tecido mole, é muito útil para a obstetrícia. As mudanças introduzidas pela ecografia bidimensional nos últimos 30 anos revolucionaram a obstetrícia, sendo que atualmente quase todas as gestantes são submetidas à ultra-sonografia, fazendo parte da rotina de pré-natal do Brasil e de quase todas as partes do mundo.

A ecografia fornece informações sobre a vida fetal, idade gestacional, gemelaridade, desenvolvimento do concepto, anatomia fetal, líquido amniótico e placenta. Pode fornecer ainda estudo detalhado sobre anormalidades fetais ou embrionárias, desenvolvimento e viabilidade fetal, respiração, deglutição, movimentos motores e atividade cardíaca. Além disso, com os avanços na qualidade das imagens e com o advento do Doppler, foi permitido estudar a fisiologia fetal, avaliar o sistema cardiovascular fetal bem como a função placentária e, conseqüentemente, avaliar o bem-estar fetal.

O domínio e o aprimoramento da técnica permitiu e tornou mais seguro a realização de procedimentos invasivos como: obtenção de amostras das vilosidades coriônicas (biopsia vilocorial), amostras de líquido amniótico (amniocentese), sangue fetal (cordocentese) e transfusões intra-uterina.

INDICAÇÕES PARA A ULTRA-SONOGRAFIA OBSTÉTRICA

Há indicações recomendadas para exames ultra-sonográficos obstétricos. O sonografista deve conhecer as indicações para a ultra-sonografia e deve compreender as complicações médicas associadas a estados mórbidos maternos durante a gravidez. Este conhecimento ajuda a determinar técnicas apropriadas de exame com base na indicação específica para estudo e na história clínica da mãe.

As indicações principais para estudos obstétricos, conforme detalhadas pelo American College of Obstetricians and Gynecologists (ACOG), são as seguintes:

- Exame da idade gestacional em pacientes com datas clínicas incertas ou verificação de datas para pacientes que vão se submeter a parto cesáreo eletivo, indução do parto indicada ou outro procedimento eletivo da gravidez. A confirmação ultra-sonográfica da idade gestacional pode evitar o parto eletivo prematuro.
- Avaliação do crescimento fetal, por exemplo, quando a paciente apresenta uma etiologia identificada para insuficiência uteroplacentária, tal como pré-eclâmpsia, hipertensão arterial, doença renal crônica ou diabetes. Também deve ser realizado na suspeita de restrição de crescimento intra-útero. O acompanhamento do crescimento fetal possibilita a avaliação do impacto de uma condição complicadora do feto e orienta a condução da gravidez.
- Sangramento vaginal de origem indeterminada na gravidez. A ultra-sonografia possibilita com freqüência a determinação da origem do sangramento e do estado fetal.
- Determinação da apresentação fetal, quando a parte que se apresenta não pode ser adequadamente determinada no trabalho de parto ou a apresentação fetal mostra-se variável no final da gravidez. O conhecimento preciso da apresentação orienta a melhor condução do parto.
- Suspeita de gestação múltipla com base na detecção de mais de um padrão de batimento cardíaco, altura do fundo do útero maior que a esperada pela idade gestacional ou tratamento para a infertilidade. A condução da gravidez deve ser diferenciada nos casos de gestação múltipla.

- Guiar amniocentese. A ultra-sonografia possibilita a orientação da agulha para evitar a perfuração da placenta ou feto, de modo a aumentar as chances de obtenção de líquido amniótico com menores riscos fetais.
- Discrepância significativa entre o tamanho uterino e as datas clínicas. A ultra-sonografia permite a datação adequada da gestação, além de detectar condições fetais como oligoâmnio, poliidrâmnio, restrição de crescimento intra-útero, gestação múltipla e outras anomalias.
- Massa tumoral pélvica detectada clinicamente. A ultra-sonografia permite detectar a localização e a natureza da massa ajudando no diagnóstico.
- Na suspeita de mola hidatiforme com base nos sinais clínicos (útero aumentado para a idade gestacional, sangramento vaginal, incapacidade de detectar batimentos cardíacos fetais após 12 semanas de amenorréia). A ultra-sonografia permite o diagnóstico e a diferenciação de morte fetal.
- Adjuvante na realização de circlagem uterina para evitar o parto prematuro em pacientes com incompetência istmocervical. A ultra-sonografia auxilia na determinação do melhor momento para a realização do procedimento e na correta colocação dos pontos.
- Suspeita de gravidez ectópica ou quando a gravidez ocorre após tuboplastia pós-laqueadura ou nos casos de gestação ectópica anterior. A ecografia é um auxiliar diagnóstico valioso nesta morbidade.
- Adjuvante à realização de procedimentos especiais como cordocentese, transfusão intra-útero, colocação de derivações, fertilização *in vitro*, transferência de embriões ou biopsia de vilo corial. A ultra-sonografia auxilia na orientação dos instrumentos e aumenta a segurança desses procedimentos.
- Suspeita de morte fetal. O diagnóstico rápido otimiza o tratamento.
- Suspeita de anormalidades uterinas (p. ex., leiomiomas clinicamente significativos, anormalidades estruturais congênitas como útero bicorno ou didelfo). A vigilância seriada do crescimento e do estado fetal melhora a evolução final do feto.
- Localização do dispositivo intra-uterino (DIU). A orientação ultra-sonográfica facilita a retirada, reduzindo as chances de complicações relacionadas ao DIU.
- Vigilância do desenvolvimento dos folículos ovarianos. Isto facilita os tratamentos para a infertilidade.
- Avaliação biofísica do bem-estar fetal após as 28 semanas de gestação. A avaliação do líquido amniótico, tônus fetal, movimentos corporais, movimentos respiratórios e dos padrões de freqüência cardíaca auxilia no seguimento de gestações de alto risco.
- Observação de eventos intraparto (p. ex., versão ou extração do segundo gemelar, retirada manual da placenta). Esses procedimentos podem ser executados com a visualização proporcionada pela ecografia.
- Suspeita de alterações do volume do líquido amniótico (poliidrâmnio ou oligoidrâmnio). A ecografia permite a confirmação do diagnóstico e em alguns casos da causa da alteração do volume.
- Suspeita de descolamento prematuro da placenta. A confirmação diagnóstica e a visualização da extensão do descolamento orientam o tratamento.
- Adjuvante da versão externa nos casos de gestações com fetos pélvicos, a visualização fetal facilita a realização deste procedimento.
- Estimativa do peso fetal e da apresentação na ruptura prematura de membranas ou em partos pré-termos. As informações oferecidas pela ecografia orientam decisões terapêuticas.
- Valor anormal da alfa-fetoproteína sérica materna (AFPSM) para a idade gestacional clínica quando colhida. A ultra-sonografia possibilita a avaliação precisa da idade gestacional para o padrão de comparação da AFPSM e pode mostrar várias condições (p. ex., anencefalia) que podem causar elevação da AFPSM.
- Acompanhamento de uma anomalia fetal identificada. A avaliação ultra-sonográfica da progressão ou ausência de alterações ajuda na tomada de decisões clínicas.
- Acompanhamento da localização de uma placenta prévia identificada.
- História de anomalia congênita identificada. Pode ser possível a identificação da recorrência ou pode haver um benefício psicológico para as pacientes nos casos de não recorrência.
- Avaliações seriadas do crescimento fetal em gestações múltiplas. A ultra-sonografia possibilita o reconhecimento do crescimento discordante, orientando tratamento da paciente e orienta na tomada de decisões.
- Avaliação da condição fetal em pacientes que se registraram tardiamente para o cuidado pré-natal. O conhecimento correto da idade gestacional auxilia nas decisões quanto à condução da gravidez nesse grupo de pacientes.

ULTRA-SONOGRAFIA NO PRIMEIRO TRIMESTRE

A ultra-sonografia do primeiro trimestre envolve rápidas alterações embrionárias no tocante a fertilização, formação do blastocisto, implantação, gastrulação, neurulação.

A evolução tecnológica e o advento das sondas endovaginais (que utilizam freqüência de até 9 MHz) trouxeram muito mais resolução às imagens quando comparadas com as sondas abdominais que utilizam freqüência mais baixa (até 5 MHz). Houve uma conseqüente visibilização precoce do saco gestacional, da atividade cardíaca e das estruturas embrionárias. Há igualmente melhor identificação de sinais ecográficos indicadores de insucesso precoce ou pré-clínico da gravidez.

A avaliação ultra-sonográfica do primeiro trimestre possui como objetivo a identificação de gestação (embrião/feto e anexos), implantação e localização do saco gestacional (intra ou extra-uterina), o número de embriões, bem como a identificação precoce da morte embrionária, embrião vivo sob alto risco de morte embrionária, anormalidades embrionárias (critérios secundários do tamanho do saco gestacional, tamanho e textura vesícula vitelínica, freqüência cardíaca e translucência nucal).

INDICAÇÕES PARA A SONOGRAFIA NO PRIMEIRO TRIMESTRE

- Confirmar a presença de uma gravidez intra-uterina (Fig. 2-1).
- Avaliar a suspeita de gravidez ectópica (Fig. 2-2).
- Definir a causa de um sangramento vaginal (Fig. 2-3).
- Determinar a idade gestacional (Fig. 2-4).
- Confirmar a suspeita de gestação múltipla (Fig. 2-5).
- Confirmar a vida embrionária (Fig. 2-6 – modo M).
- Auxiliar procedimentos invasivos (biopsia de vilo corial, amniocentese, transferência de embriões, remoção de DIU) (Fig. 2-7).
- Avaliar massas pélvicas (Fig. 2-8).
- Detectar anormalidades uterinas (Fig. 2-9).

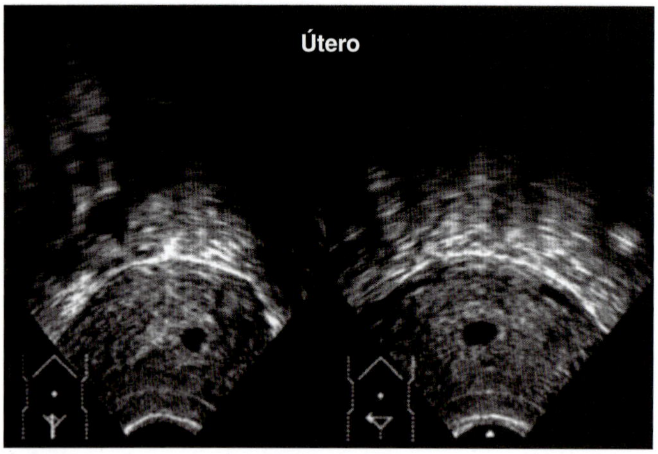

Fig. 2-1. Confirmação por estudo endovaginal de uma gestação inicial.

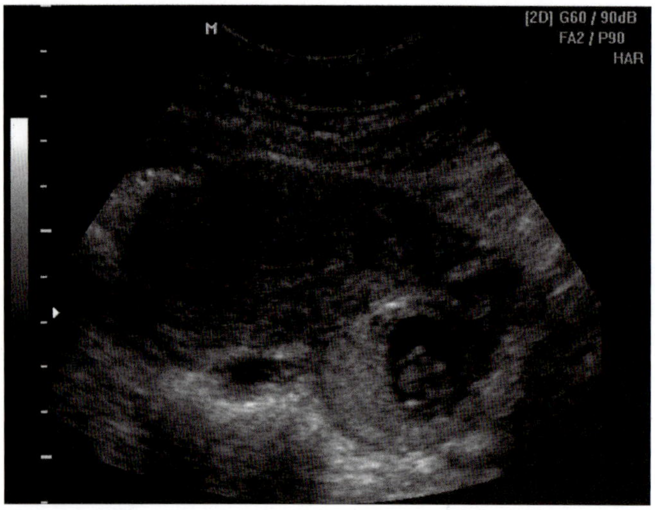

Fig. 2-2. Gestação ectópica avaliada por estudo ecográfico transabdominal.

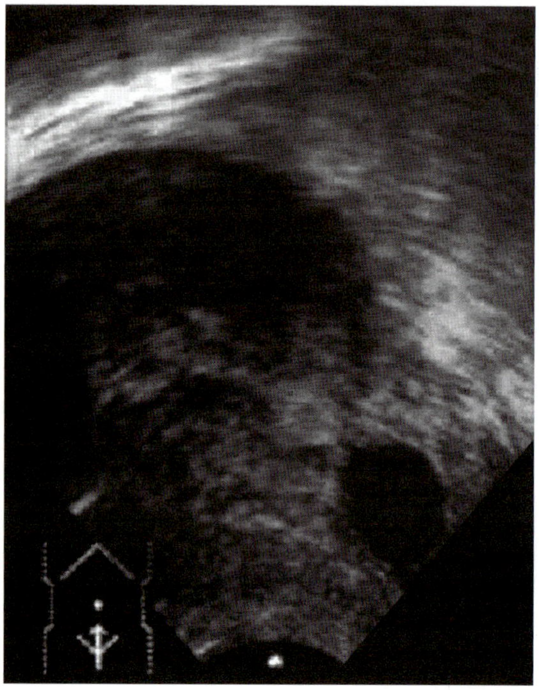

Fig. 2-3. Embrião localizado em segmento uterino inferior – abortamento.

REALIZAÇÃO DO EXAME

O útero e os anexos devem ser avaliados quanto à presença de um saco gestacional

- Caso seja visto um saco gestacional, deve-se localizar sua posição (intra-uterina ou extra-uterina).
- A presença ou ausência de embrião deve ser notada e deve ser registrado o comprimento cabeça-nádega.
- A primeira estrutura vista no saco gestacional é a vesícula vitelínica (a vesícula vitelínica indica a presença de gestação intra-uterina).

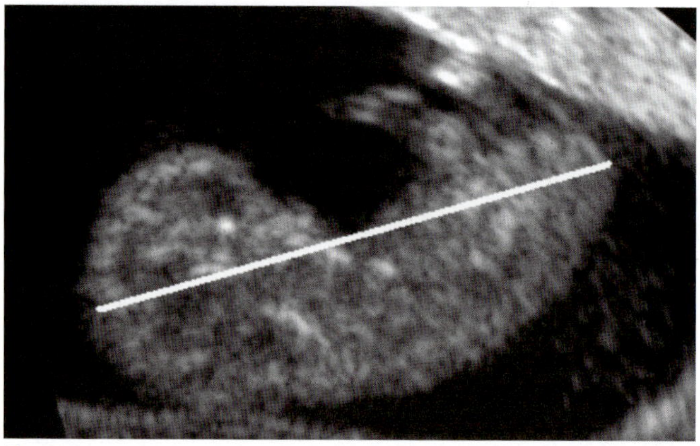

Fig. 2-4. Determinação da idade gestação pela medição do CCN.

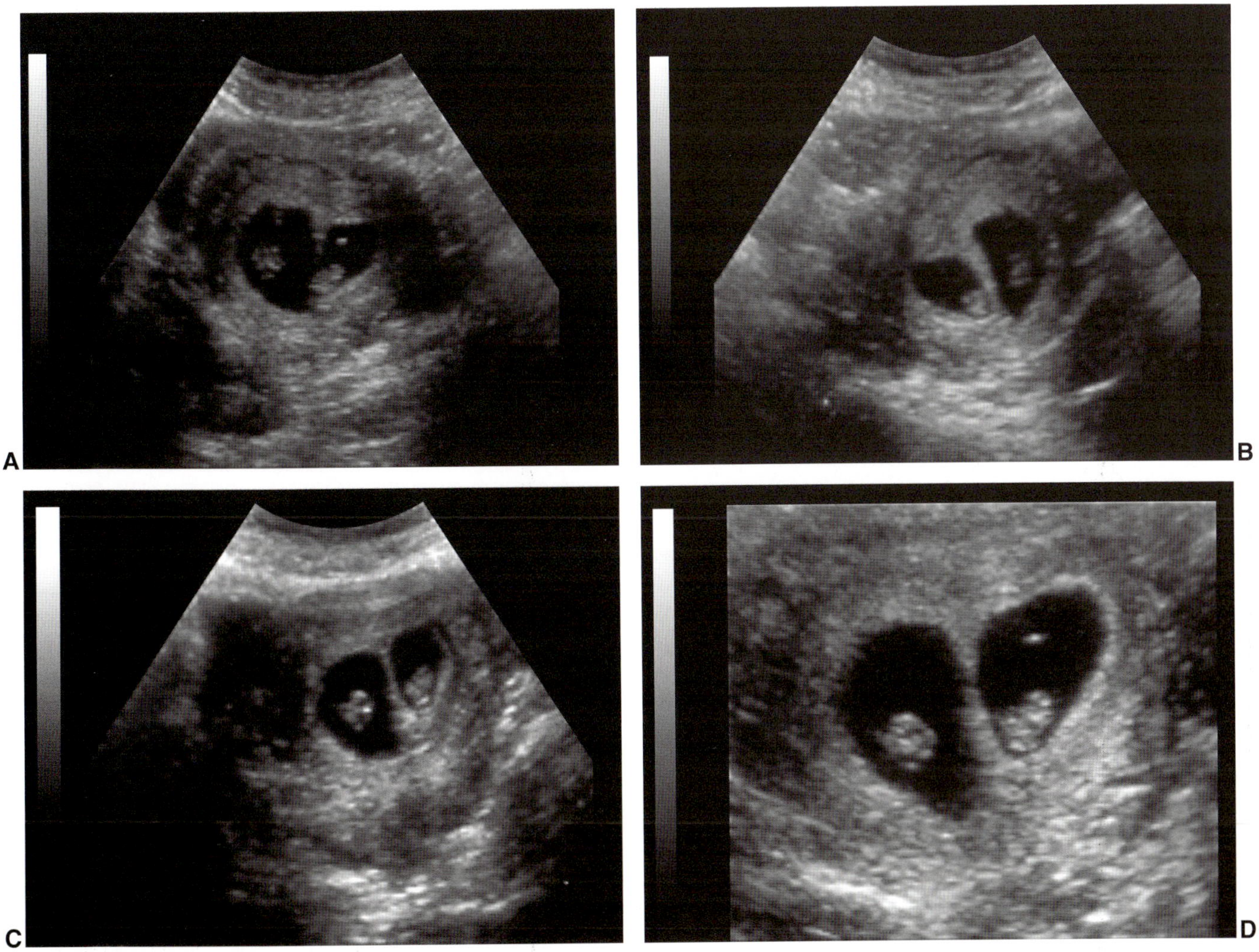

Fig. 2-5. Estudo endovaginal de suspeita de gestação múltipla.

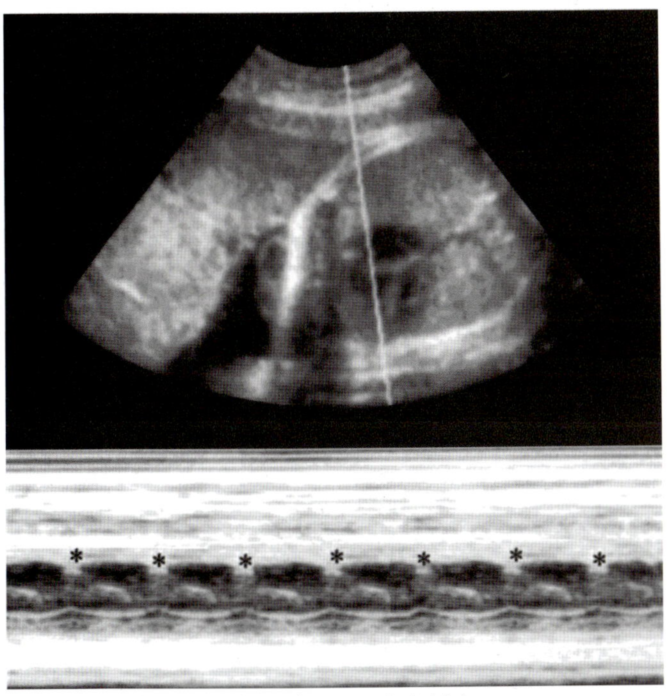

Fig. 2-6. Estudo em modo M de gestação inicial.

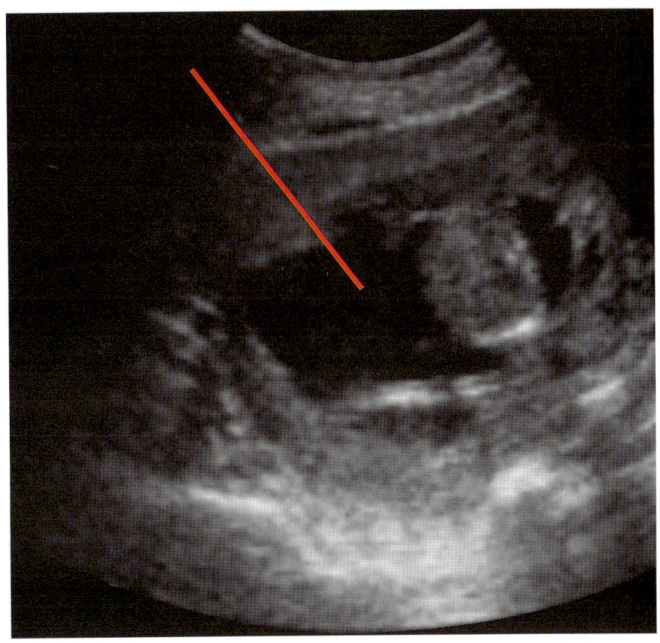

Fig. 2-7. Posição adequada para amniocentese precoce guiada por estudo ecográfico.

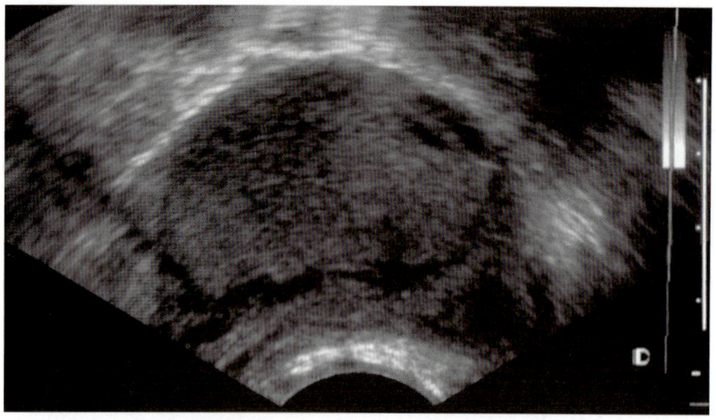

Fig. 2-8. Massa pélvica estudada por ultra-sonografia (endometrioma ovariano).

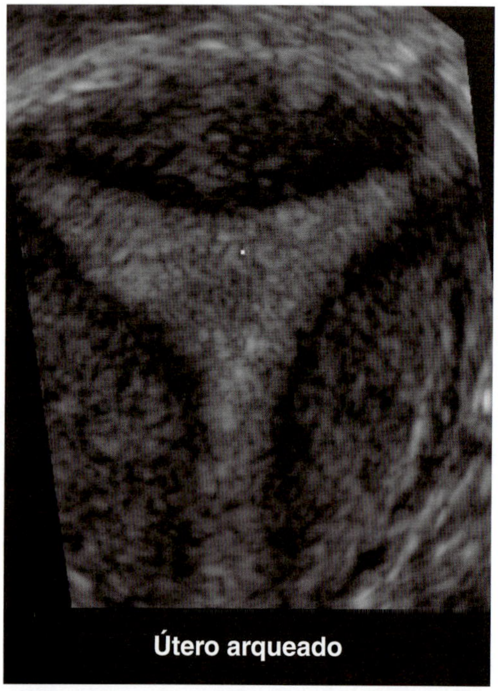

Fig. 2-9. Malformação uterina diagnosticada por ultra-sonografia.

- O embrião é visto com 4 semanas de idade gestacional como estrutura curvada ecogênica adjacente à vesícula vitelínica.
- Os testes sanguíneos (níveis de βhCG) devem ser positivos entre 7 a 10 dias após a concepção.
- O trofoblasto é visto como ecogenicidade aumentada (reação trofoblástica) ao longo de parte do saco gestacional.
- O intestino hernia entre 8 e 11 semanas de idade gestacional para depois retornar à cavidade abdominal.
- O comprimento cabeça-nádega é o indicador mais preciso da idade gestacional.

A ausência de atividade cardíaca fetal deve ser relatada

- A freqüência cardíaca fetal altera-se de acordo com os estágios do desenvolvimento fetal. No início a freqüência é mais baixa (90 bpm), elevando-se até 170 bpm no meio do primeiro trimestre, antes de retornar ao nível de 120 a 160 bpm que vai durar até o final da gestação.

Deve-se documentar o número de fetos

- Lembre-se de contar apenas os embriões ou as vesículas para determinar o número.

Deve-se avaliar o útero, anexos e fundo de saco

- É importante documentar a textura dos ovários (presença de corpo lúteo ou cistos de ovários) e alterações uterinas anormais, como leiomiomas.

ULTRA-SONOGRAFIA NO SEGUNDO E TERCEIRO TRIMESTRES

A anatomia e o crescimento fetal são os principais focos da ultra-sonografia realizada neste período gestacional. É neste período que o tamanho dos órgãos tornam-se mais facilmente reconhecidos pela ecografia e, principalmente no segundo trimestre e início do terceiro trimestre, as condições de líquido amniótico facilitam em muito a realização do exame. É neste período que o feto ganha quase que a totalidade de seu peso, sendo então este o momento de diagnosticar alterações no desenvolvimento fetal (fetos pequenos ou grandes para a idade gestacional), o que é mais notado no terceiro trimestre. Também é neste período que grande parte dos procedimentos invasivos são realizados sendo a ecografia ferramenta indispensável para a realização destes.

Indicações para a sonografia no segundo e terceiro trimestres da gestação

- Estimar a idade gestacional para pacientes com datas incertas (Fig. 2-10).
- Avaliar discrepâncias entre o tamanho uterino e erro de data.
- Avaliar o crescimento fetal (Fig. 2-11).
- Determinar a apresentação fetal (Fig. 2-12).
- Avaliar a vitalidade fetal (Fig. 2-13).

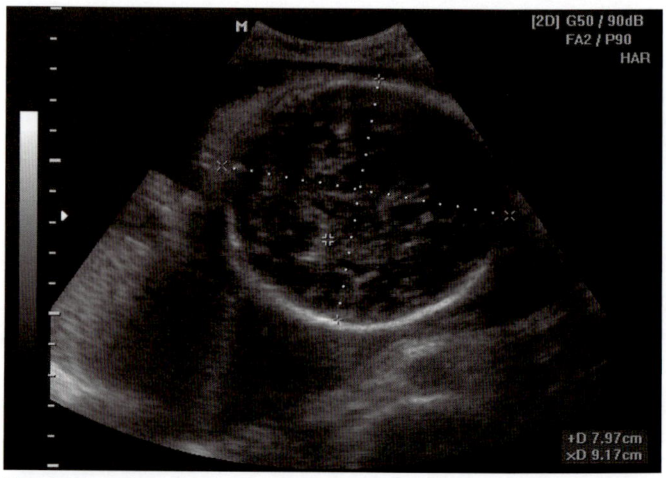

Fig. 2-10. Estimação da idade gestacional pela mensuração do diâmetro biparietal.

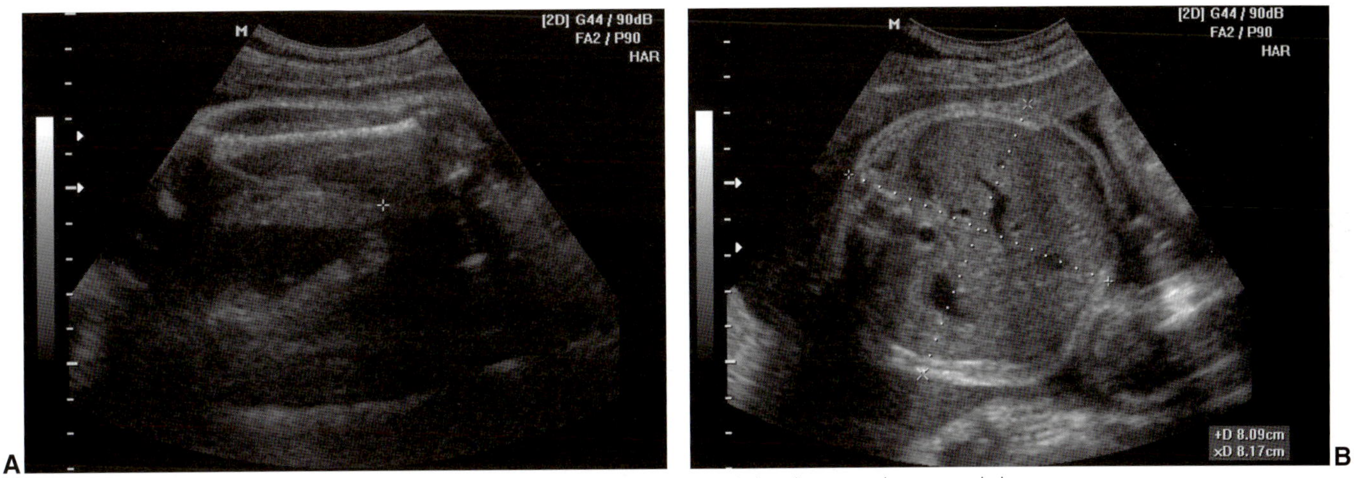

Fig. 2-11. (**A** e **B**) A avaliação do crescimento pelo acompanhamento das medidas dos ossos longos e abdome.

- Constituir um adjuvante aos procedimentos invasivos (amniocentese, cordocentese, biopsia de vilo e terapêutica fetal) (Fig. 2-14).

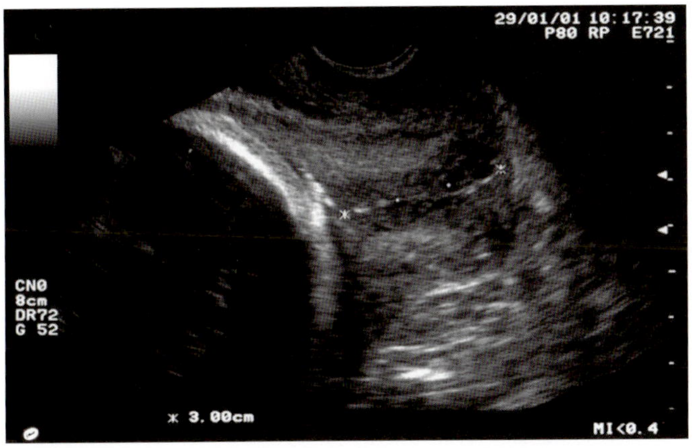

Fig. 2-12. Apresentação fetal e medição do colo uterino determinada por ultra-sonografia.

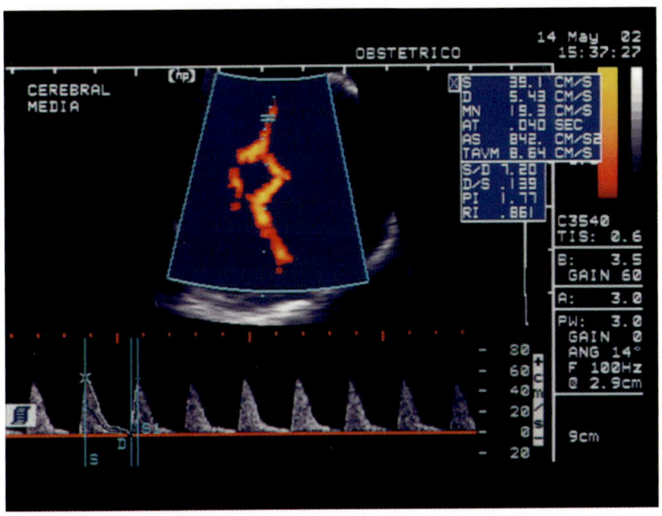

Fig. 2-13. Avaliação da vitalidade fetal (estudo da artéria cerebral média) por ultra-sonografia.

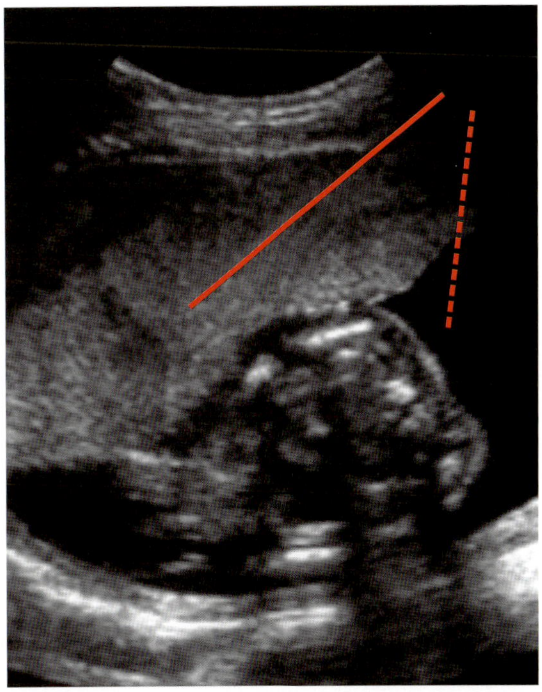

Fig. 2-14. Esquema dos tipos de procedimentos invasivos biopsia de vilo (linha contínua) e amniocentese (linha tracejada) guiada por ultra-sonografia.

- Avaliar anormalidades uterinas.
- Avaliar o líquido amniótico (Fig. 2-15).
- Avaliar a placenta (Fig. 2-16).
- Avaliar sangramentos vaginais ou perda de líquido.
- Avaliar e acompanhar crescimentos fetais.
- Avaliar pacientes de alto risco com história de anomalias congênitas anteriores, marcadores séricos alterados (p. ex., alfafetoproteína) ou idade superior a 35 anos.
- Proporcionar uma análise do perfil biofísico.

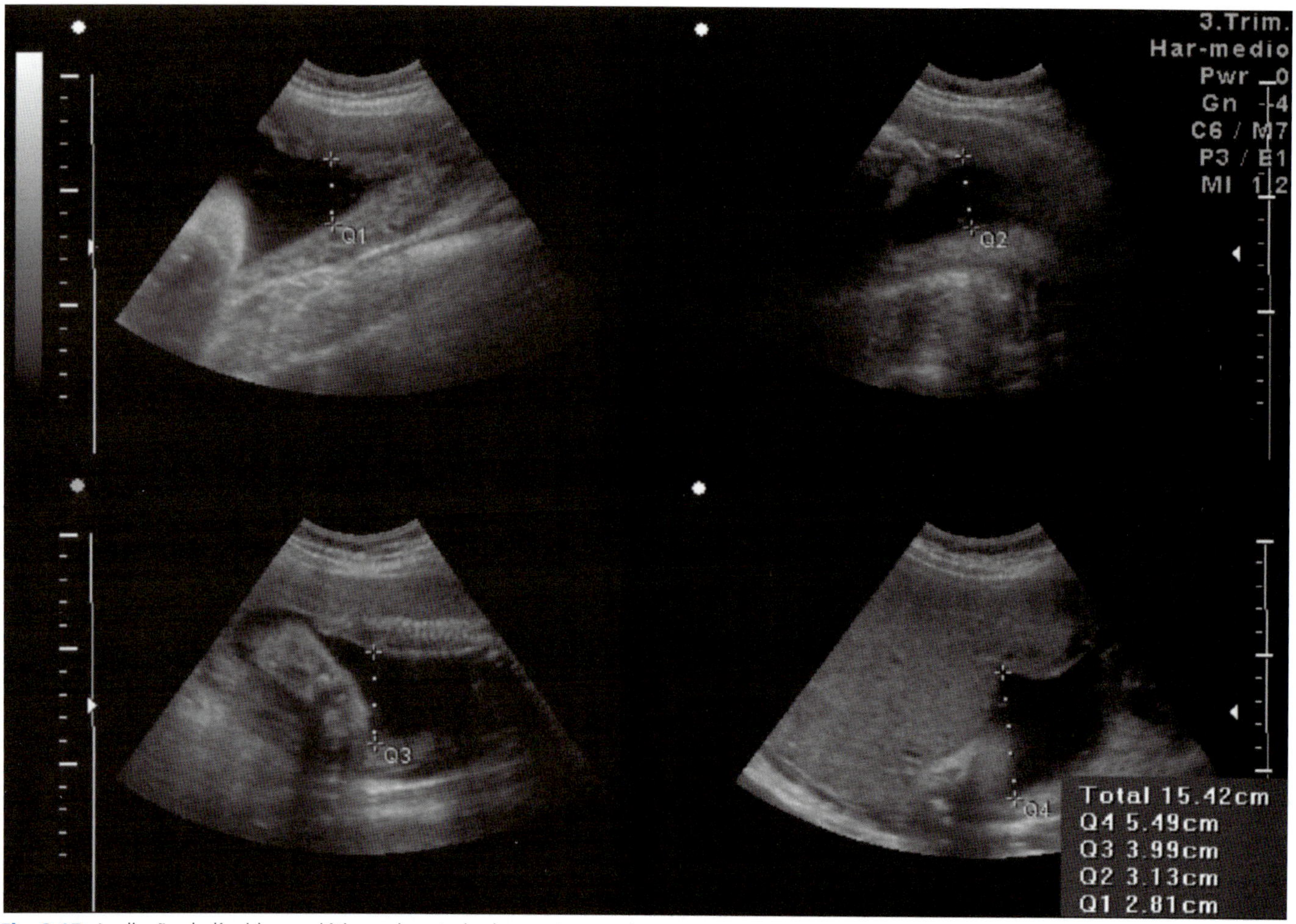

Fig. 2-15. Avaliação do líquido amniótico pelo estudo dos quatro quadrantes.

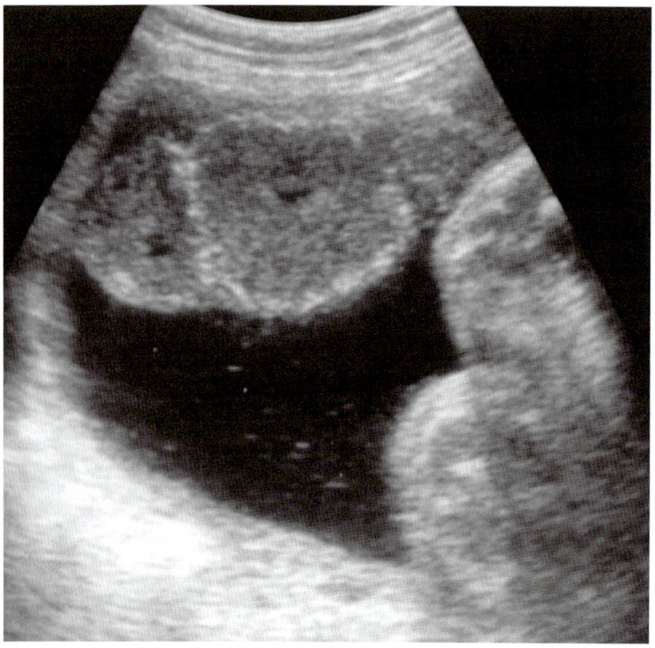

Fig. 2-16. Avaliação por ultra-sonografia do grau placentário.

REALIZAÇÃO DO EXAME

Deve-se documentar a viabilidade, o número, a apresentação e a atividade dos fetos

Em gestações múltiplas, deve-se proceder aos seguintes estudos individuais em cada feto: número de placentas, número de sacos gestacionais, comparação do tamanho fetal, presença ou ausência de membranas interpostas, quantidade de líquido amniótico, de cada lado da membrana e genitália fetal (quando identificada).

Estimativa da quantidade de líquido amniótico

- No primeiro trimestre, o líquido amniótico é produzido pela placenta; no segundo trimestre, os rins fetais começam a produzir urina, que passa a ser a fonte principal do líquido amniótico, sendo a deglutição fetal responsável pela absorção do líquido. O volume do líquido amniótico aumenta até a 34ª semana de gestação.
- O cálculo do volume do líquido amniótico é realizado pela determinação do índice do líquido amniótico (ILA), que

pode ser realizado na segunda metade da gestação e é calculado pela somatória dos maiores diâmetros ântero-posteriores dos bolsões de líquido amniótico existentes nos quatro quadrantes do útero; esses são determinados por linhas imaginárias (uma longitudinal e outra transversal) as quais cruzam a cicatriz umbilical.

- Líquido muito aumentado é denominado poliidrâmnio (ILA > 24 cm) e líquido muito diminuído é denominado oligoidrâmnio (ILA < 5 cm). Diz-se que o volume de líquido amniótico está reduzido quando ILA está entre 5 e 8 cm e aumentado quando está entre 18 e 24 cm. Os valores normais do ILA variam entre 8 e 18 cm.

Deve-se registrar a localização da placenta, sua aparência e sua relação com o óstio cervical interno. Deve-se registrar o cordão umbilical e seu número de vasos

Na avaliação da idade fetal, pelo menos dois parâmetros para o estabelecimento da idade gestacional devem ser avaliados. Entretanto, julgamos adequada a avaliação dos quatro principais parâmetros (DBP, circunferência craniana, circunferência abdominal e comprimento do fêmur) em todos os exames para melhor avaliação da idade gestacional.

- Diâmetro biparietal (medida no plano axial que inclui o tálamo e a cavidade do septo pelúcido), sendo medido o diâmetro que vai da parte externa do osso parietal mais próximo à sonda até a parte interna do osso parietal mais distante da sonda.
- Circunferência craniana, medida no mesmo plano do DBP, pode ser realizada pelo uso de elipses ou através da medida do diâmetro occipitofrontal (DOF = distância entre as partes externas do osso occipital e frontal na linha sagital) e utilizando a fórmula: $CC = (DBP + DOF) \times 1{,}62$.
- Comprimento do fêmur (realizado após a 14ª semana de gestação).
- Circunferência abdominal (medida no plano axial do abdome em um corte que inclui a junção da veia umbilical com o seio venoso, estômago e coluna). Pode ser realizada pelo uso de elipses ou através da medida dos diâmetros ântero-posterior (DAP) e transverso do abdome (DTA) e calculado pela fórmula: $CA = (DAP + DTA) \times 1{,}57$.

Deve-se fazer a avaliação do útero, anexos e colo uterino para excluir massas tumorais que possam complicar o tratamento obstétrico

Levantamento da anatomia fetal para excluir malformações congênitas importantes. Estudos mais abrangentes (USG morfológica) podem ser necessários na suspeita de anomalia fetal. Os exames ecográficos básicos devem avaliar as seguintes áreas a seguir:

- Ventrículos cerebrais (exclusão de ventriculomegalia).
- Plexos coróides.
- Fossa posterior (incluindo cisterna magna e cerebelos).
- Coluna corte axial e longitudinal (para exclusão de defeitos de fechamento do tubo neural).
- Estômago (exclusão de uma obstrução gastrointestinal).
- Bexiga (exclusão de malformação grave do sistema urinário).
- Inserção do cordão umbilical (defeitos de fechamento da parede abdominal), inserção do cordão na placenta, presença de duas artérias e uma veia.
- Regiões renais (exclusão de malformações renais graves).
- Parede abdominal anterior.
- Coração (tomada do **corte quatro câmaras**).

BIBLIOGRAFIA

ACOG Committee on Ethics. ACOG Committee Opinion. Number 297, August 2004. Nonmedical use of obstetric ultrasonography. *Obstet Gynecol* 2004 Aug;104(2):423-4.

American College of Obstetricians and Gynecologists Committee on Practice Bulletins-Obstetrics. ACOG Practice Bulletin. Clinical management guidelines for obstetrician-gynecologists. Prenatal diagnosis of fetal chromosomal abnormalities. *Obstet Gynecol* 2001 May;97(5 Pt 1):suppl 1-12.

Hershkovitz R, Sheiner E, Mazor M. Ultrasound in obstetrics: a review of safety. *Eur J Obstet Gynecol Reprod Biol* 2002 Feb 10;101(1):15-8.

Leopold GR. Obstetrical ultrasound examination guidelines. *J Ultrasound Med* 1986;5:241.

Reed KL. Why (not) do obstetric ultrasound? An observation on uncertainty. *Ultrasound Obstet Gynecol* 1996 Jul;8(1):1-2.

Wagner RK, Calhoun BC. The routine obstetric ultrasound examination. *Obstet Gynecol Clin North Am* 1998 Sep;25(3):451-63.

CAPÍTULO 3

SISTEMATIZAÇÃO DO EXAME ECOGRÁFICO EM OBSTETRÍCIA

José Eduardo Chúfalo
Francisco Mauad Filho

INTRODUÇÃO

A introdução da ultra-sonografia na prática obstétrica alterou em definitivo o manejo clínico da gestante e de seu feto, já que permitiu ao médico avaliar, simultaneamente, o desenvolvimento e o bem-estar fetal. É essencial ao médico que realiza a ecografia estar familiarizado com os princípios ultra-sonográficos e obstétricos necessários para obter um perfil fetal completo que inclua a análise morfológica, biométrica e biofísica do concepto em desenvolvimento. A possibilidade de estudar o comportamento fetal foi notavelmente desenvolvida por meio da utilização de equipamentos de alta resolução que permitem investigações sofisticadas de maneira sistemática.

O exame por meio da ultra-sonografia na assistência pré-natal é norma obrigatória na atualidade. O ultra-sonografista precisa informar corretamente o seu achado, para que a conduta seja precisa. A dificuldade na realização do exame está relacionada, muitas vezes, à falta da sistematização do exame e ao não domínio da especialidade obstétrica. O ideal é a realização de pelo menos um exame entre a 18ª e a 22ª semana de gestação em toda grávida. No estudo RADIUS (Routine Antenatal Diagnostic Imaging Ultrasound Study) foi avaliado o emprego rotineiro da ultra-sonografia em população de baixo risco comparando com a população em que a ultra-sonografia era realizada somente quando indicada, num total de 15.530 pacientes randomizadas ou duas ultra-sonografias, uma entre a 15ª-22ª semana e outra entre a 31ª-35ª semana de gestação, ou somente quando estava indicada.[4] Os achados mostraram que a mortalidade e a morbidade perinatais não foram diferentes entre os dois grupos de pacientes. Um outro estudo de metanálise de quatro estudos clínicos randomizados, num total de 155.935 pacientes, os achados mostraram acentuada diminuição da taxa de mortalidade perinatal (49,2%), devido à detecção precoce das malformações que levaram a abortamentos induzidos.[8] A discrepância verificada entre os dois estudos é devida ao fato de no estudo RADIUS o potencial do ultra-sonografista ter sido subestimado. Além disso, outro estudo demonstrou que a ultra-sonografia de rotina não aumenta a taxa de diagnóstico de malformações.[2]

Para uma boa sistematização do exame ultra-sonográfico em obstetrícia, a identificação da paciente (idade, paridade, data da última menstruação) e uma breve e objetiva anamnese são indispensáveis, pois poderão ser úteis no rastreamento de determinadas patologias. Os aspectos básicos que deverão ser analisados no exame são a determinação da idade gestacional, morfologia fetal, crescimento fetal, vitalidade fetal, maturidade fetal, placenta, cordão e líquido amniótico.

O Colégio Americano de Radiologia (ACR) e o Instituto Americano de Ultra-som em Medicina (AIUM) apresentaram em 1986 uma proposta de sistematização para a ecografia obstétrica, visando padronizar critérios nos diversos estudos. Tal sistematização inclui a seleção do equipamento que requer a utilização de imagem em tempo real, com transdutores que operam na faixa de 3 a 5 MHz, além de documentação adequada do exame, em videocassete e/ou fotografias, com laudo escrito e assinado pelo examinador. Os critérios são a observação dos batimentos cardíacos em tempo real, demonstração da situação, apresentação e posição fetal, avaliação do número de fetos em gestações múltiplas, estimativa do volume do líquido amniótico, localização placentária e avaliação da idade gestacional por diferentes parâmetros de biometria fetal.

A avaliação do crescimento fetal deve ser realizada por meio de ecografias seriadas para demonstrar a evolução ponderal do feto. Os parâmetros de biometria a serem considerados incluem, no mínimo, diâmetro biparietal, circunferência cefálica, comprimento do fêmur, circunferência abdominal, relação circunferência cefálica/circunferência abdominal e relação comprimento do fêmur/circunferência abdominal. Além disso, deve-se realizar as avaliações uterina, cervical e anexial para exclusão de tumorações que podem complicar a gestação.

A avaliação da anatomia fetal visando excluir malformações congênitas maiores é uma das etapas indispensáveis para a ade-

quada avaliação obstétrica ecográfica. As estruturas que devem ser sistematizadas em detalhes incluem ventrículos cerebrais, coluna vertebral, estômago, bexiga urinária, inserção fetal do cordão umbilical, rins, extremidades e membros fetais. Atendendo a estes critérios, deve-se estabelecer uma sistematização ou protocolo próprios para avaliação fetal.

Com o advento dos transdutores vaginais contribui-se de maneira definitiva para melhor precisão diagnóstica do método ultra-sonográfico para o estudo do primeiro trimestre da gravidez. A via vaginal antecede em uma semana o diagnóstico de gravidez, além de tornar possível o reconhecimento de estruturas embrionárias que não são observadas, ou somente são observadas tardiamente, quando a via abdominal é utilizada.[6] Para a realização deste exame empregam-se transdutores que, devido à proximidade dos órgãos pélvicos, operam com freqüência entre 5 e 10 MHz, com grande resolução, melhorando assim a qualidade da imagem. Este exame não deve ser realizado com bexiga em repleção. O acompanhamento precoce da gravidez no primeiro trimestre é de fundamental importância em situações clínicas consideradas de risco, exigindo nestes casos a avaliação da viabilidade e do prognóstico da gestação.[6]

O ultra-sonografista deve estar familiarizado com o exame e com a sonoembriologia, isto é, conhecer a cronologia da evolução embriológica para estabelecer os parâmetros prognósticos da gravidez. A ultra-sonografia é um método indispensável no arsenal diagnóstico na prática médica atual. A obstetrícia foi a especialidade que mais se beneficiou com a sua utilização, e não mais se admite um pré-natal sem, pelo menos, dois exames ecográficos.

As aplicações e indicações da ultra-sonografia em obstetrícia vão desde o diagnóstico de gravidez na quarta semana com a avaliação da idade gestacional baseada na seqüência de eventos identificados ao ultra-som, em cada período gestacional até o puerpério, passando pelo diagnóstico e acompanhamento das complicações do primeiro trimestre, tais como ameaça de abortamento, abortamento inevitável, moléstia trofoblástica, prenhez ectópica, tumores uterinos e anexiais na gestação, localização de DIU e acompanhamento de gravidez múltipla.

Outras aplicações recaem na utilização da ultra-sonografia em fertilização assistida, principalmente a via vaginal nos programas de fertilização assistida e transferência embrionária, tornando-o, atualmente, um instrumento indispensável.[1]

No segundo e terceiro trimestres, a avaliação ecográfica permite o diagnóstico e/ou acompanhamento da fisiologia e do crescimento fetal, estudo dos anexos fetais como a placenta, cordão umbilical e líquido amniótico. No puerpério permite acompanhar a involução uterina e o diagnóstico de restos placentários, hematomas e coleções líquidas.

A seguir, descreveremos a rotina preconizada pela Escola de Ultra-sonografia e Reciclagem Médica Ribeirão Preto (EURP) na execução de exames obstétricos.[5]

EXAME OBSTÉTRICO DO PRIMEIRO TRIMESTRE

A avaliação no primeiro trimestre pode ser realizada pela via vaginal e abdominal, dando-se preferência pela via vaginal devido a melhor resolução das imagens, sendo o transdutor protegido por preservativo (Fig. 3-1A a C).

O exame deve ser realizado com a bexiga distendida se a opção for a avaliação ecográfica pela via abdominal (Fig. 3-2A e B). Entretanto, uma bexiga muito distendida prejudica o estudo por deformar os órgãos pélvicos e o saco gestacional.

Inicialmente deve-se observar o local de implantação do saco gestacional e as características do útero, tais como a forma, a textura miometrial e o colo uterino. Observar a existência de atividade cardíaca embrionária (aproximadamente em torno da 7ª semana) e movimentos embrionários espontâneos (após a 8ª semana). Adicionalmente, deve-se estudar a anatomia embrionária (sonoembriologia), observar os anexos e localizar o corpo lúteo.

A idade gestacional é avaliada conforme os seguintes parâmetros:

A) Se o embrião não for visível, medir o diâmetro médio do saco gestacional, somando os três diâmetros (longitudinal, ântero-posterior e látero-lateral), dividindo o resultado por 3.
B) Se o embrião for visível, a medida de maior importância passa a ser do comprimento craniocaudal (CCC) do embrião, considerado o melhor parâmetro para estimar a idade gestacional, com um erro de ± 3 a 4 dias (0,5 semana). Para tanto, deve-se procurar o eixo maior do embrião, em um plano em que a atividade cardíaca esteja presente, sendo o corte sagital do embrião. A ampliação da imagem *(zoom)* é recomendável, pois aumenta a precisão da medida. Identificar a vesícula vitelínica e tomar o cuidado de não incluí-la na medida do CCC (Fig. 3-3).
C) Observação: o CCC também é denominado CCN (comprimento cabeça-nádega) ou CRL (*crown-rump-length*).
D) Em gestações múltiplas devem ser documentados o número de embriões, corionicidade e amniocidade.

EXAME OBSTÉTRICO DO SEGUNDO E TERCEIRO TRIMESTRES

O objetivo inicial deste estudo é a localização espacial do(s) feto(s). Deve-se, portanto, localizar primeiramente o pólo cefálico e a coluna fetal para dar o diagnóstico de situação e apresentação fetal. Após isto, torna-se fácil a localização das outras partes fetais. Nessa mesma fase, realiza-se também a localização da placenta e a avaliação da quantidade de líquido amniótico e avaliação do cordão umbilical. A seguir, procede-se ao estudo da anatomia fetal seguindo-se a rotina:

- Pólo cefálico (Fig. 3-4A e B):
  - Ventrículos laterais.
  - Anatomia do SNC.
  - Órbitas.
  - Nariz e lábios.
  - Perfil fetal.
- Coluna fetal (Fig. 3-5):
  - Realizar avaliação de toda coluna com a finalidade de diagnosticar possíveis defeitos de fechamento do tubo neural.
- Tronco (Fig. 3-6A a C):
  - Estudo da área cardíaca (visualizar o corte 4 câmaras cardíacas e saída dos grandes vasos).

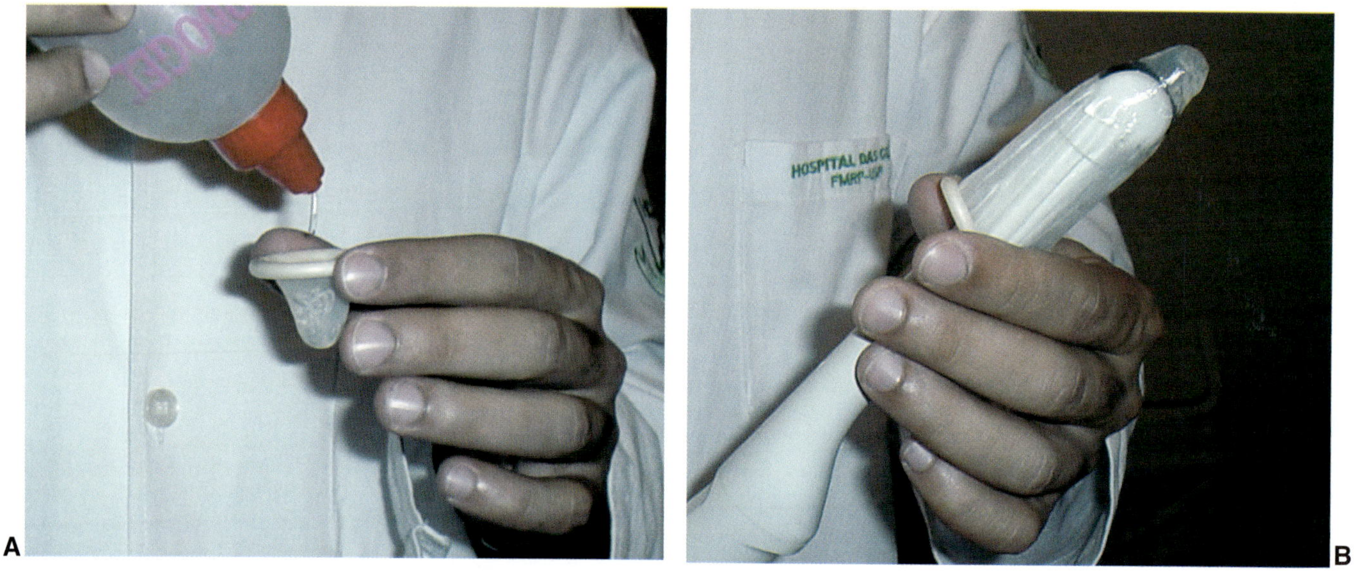

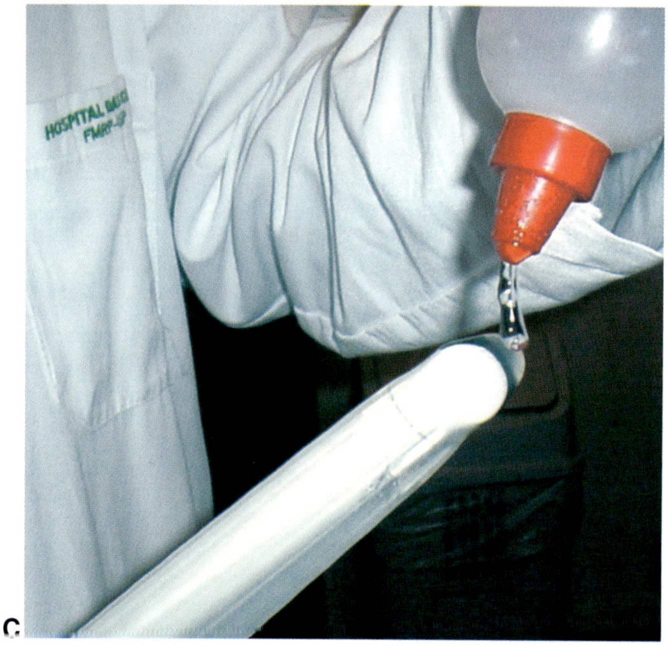

Fig. 3-1. (A-C) Uso correto do preservativo na preparação do estudo ecográfico endovaginal.

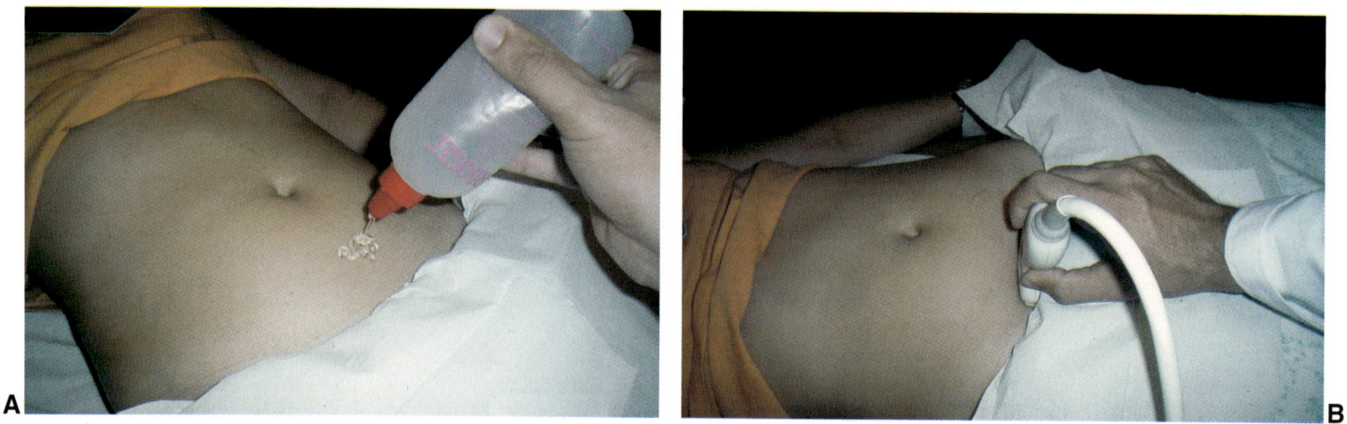

Fig. 3-2. (A e B) Preparação para o estudo ecográfico abdominal.

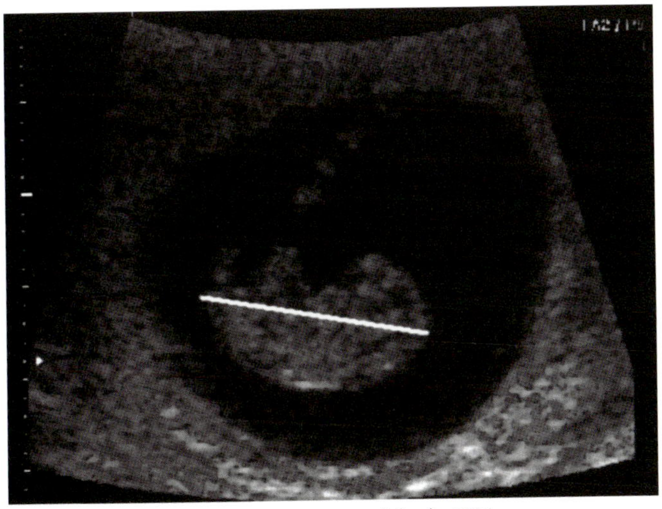

Fig. 3-3. Feto de 10 semanas e sua medida de CCN.

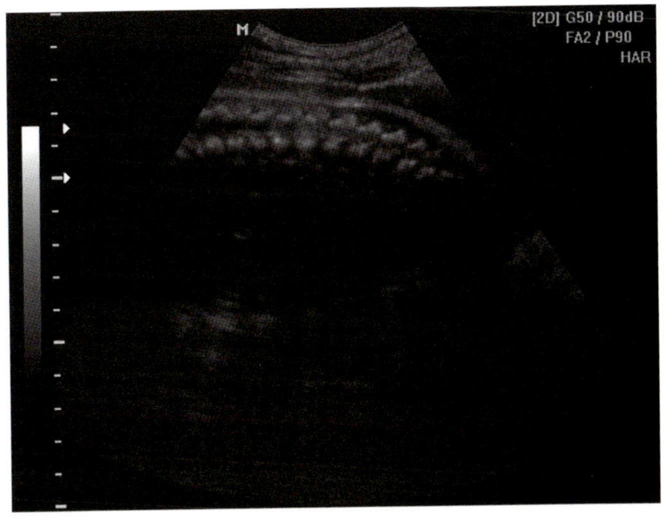

Fig. 3-5. Coluna, porção terminal.

- Verificar integridade do diafragma.
- Demonstrar estômago e seio venoso e vesícula biliar fetal.
- Visibilizar os rins e a bexiga.
- Diagnosticar o sexo fetal (se for interesse do caso ou da paciente).

- Membros fetais (Fig. 3-7A e B):
  - Identificação da normalidade dos membros superiores e inferiores bem como a demonstração do número de dedos (se possível) e do posicionamento típico e atípico dessas estruturas (por exemplo, pé torto ou mão em gatilho entre outros).
- Placenta e cordão umbilical (Fig. 3-8A e B):
  - Estudar a localização da placenta (tópica ou heterotópica) e classificar a sua textura segundo os critérios de Grannum, nos graus 0 a 3.[3]
  - Demonstrar o cordão umbilical e verificar a presença das duas artérias e da veia umbilical.
- Avaliação do líquido amniótico (Fig. 3-9):
  - Quantificar o índice de líquido amniótico.[7]

CONSIDERAÇÕES FINAIS

A ultra-sonografia trata-se de procedimento seguro, não invasivo e com alto grau de aceitação pela gestante, sendo que sua realização fornece informações relevantes do bem-estar materno-fetal. É indubitável a necessidade de sistematização para a sua realização como forma de assegurar os critérios de qualidade da avaliação obstétrica.

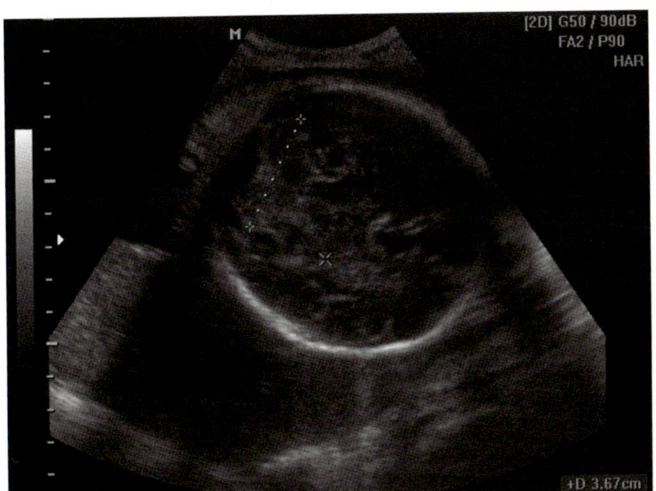

A

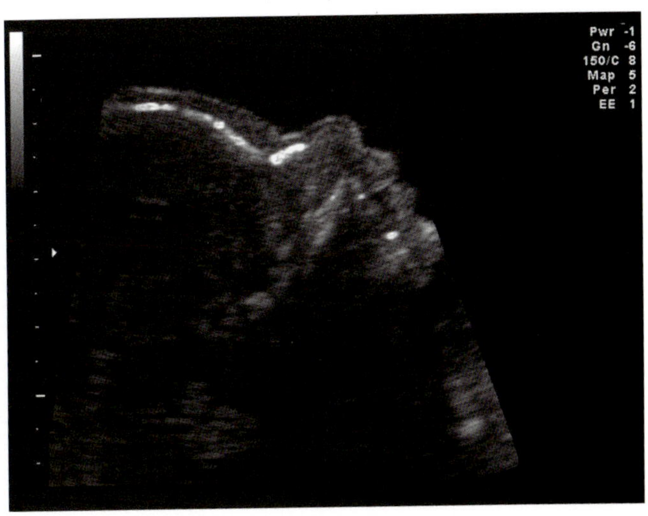

B

Fig. 3-4. (A) Pólo cefálico. (B) Perfil fetal.

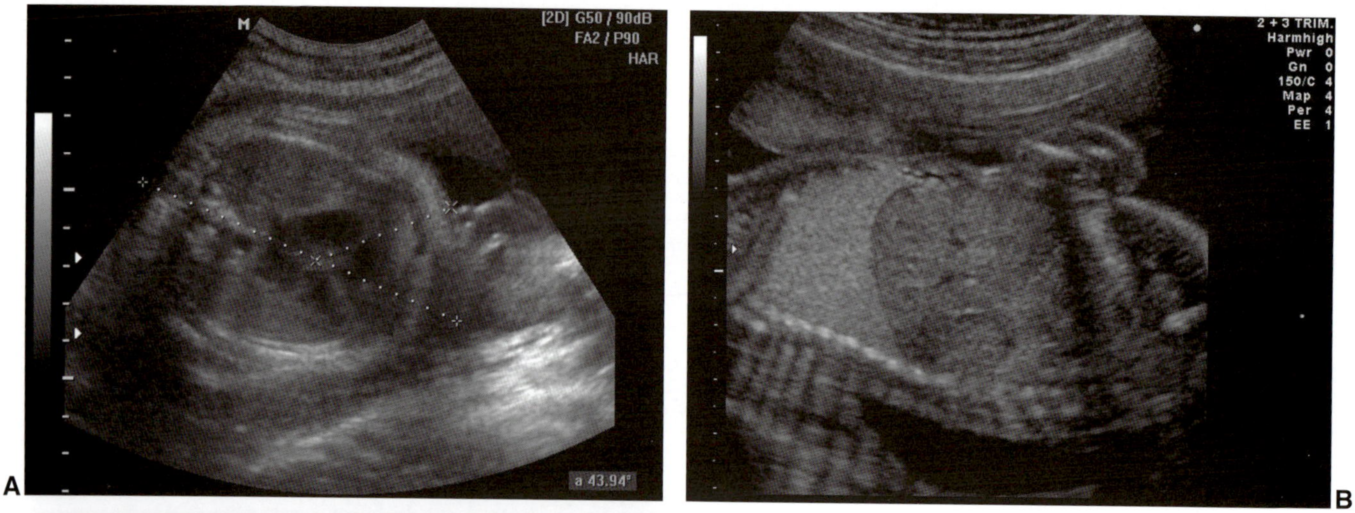

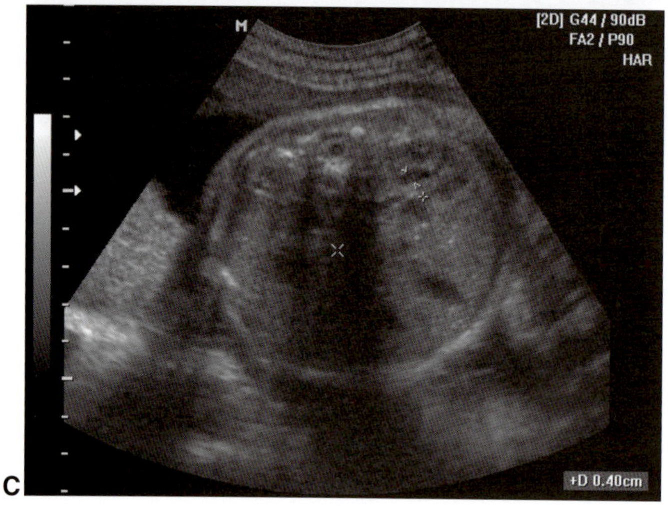

Fig. 3-6. (**A**) Coração fetal. (**B**) Perfil fetal com demonstração da diferença em ecogenicidade de fígado e pulmão. (**C**) Rins fetais.

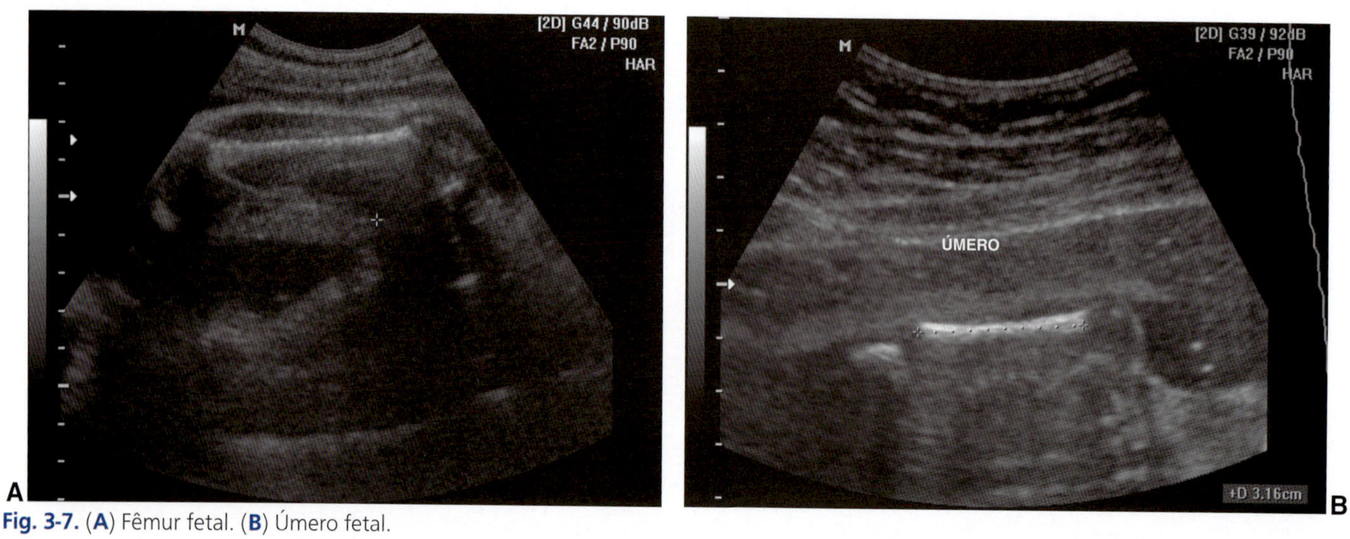

Fig. 3-7. (**A**) Fêmur fetal. (**B**) Úmero fetal.

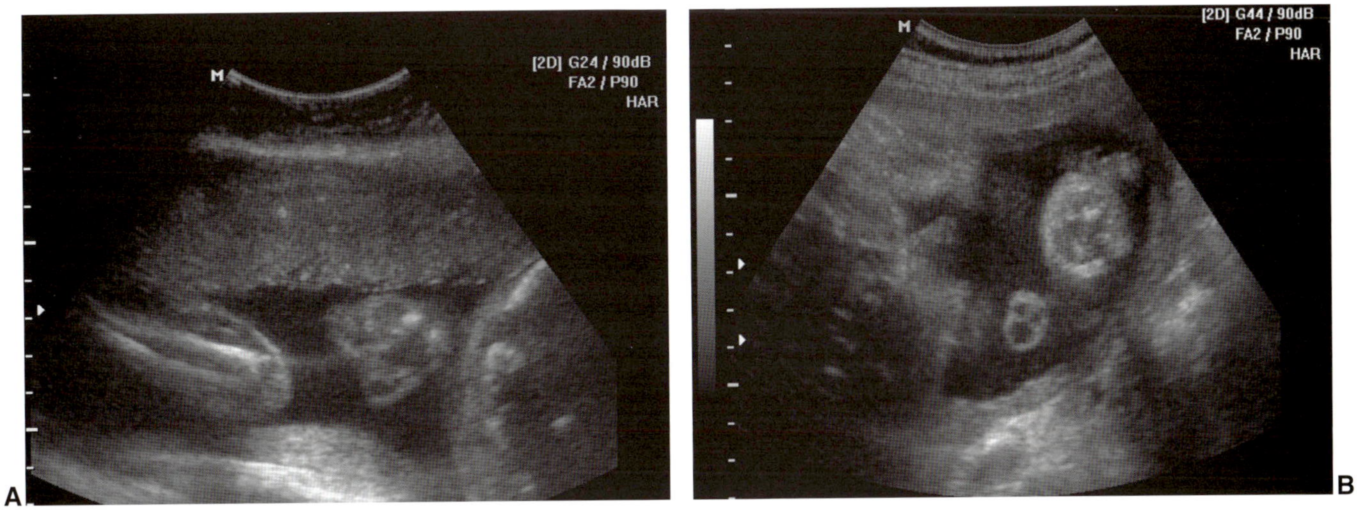

Fig. 3-8. (**A**) Placenta fetal. (**B**) Cordão umbilical.

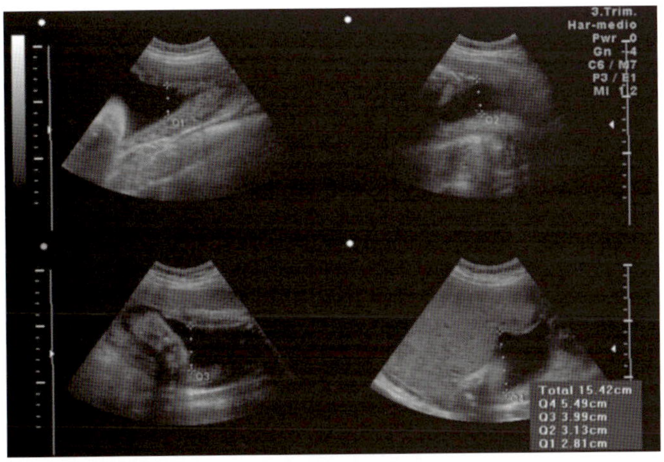

Fig. 3-9. Estudo dos quatro quadrantes de Phelan para a determinação do índice de líquido amniótico.

REFERÊNCIAS BIBLIOGRÁFICAS

1. Frankfurter D, Trimarchi JB, Silva CP & Keefe DL. Middle to lower uterine segment embryo transfer improves implantation and pregnancy rates compared with fundal embryo transfer. *Fertil Steril* 2004;81:1273-7.
2. Grandjean H, Larroque D & Levi S. The performance of routine ultrasonographic screening of pregnancies in the Eurofetus Study. *Am J Obstet Gynecol* 1999;181:446-54.
3. Grannum PA, Berkowitz RL & Hobbins JC. The ultrasonic changes in the maturing placenta and their relation to fetal pulmonic maturity. *Am J Obstet Gynecol* 1979;133:915-22.
4. Huang L. Ultrasound technology: the RADIUS (Routine Antenatal Diagnostic Imaging with Ultrasound) study & national policy. *J Clin Eng* 1994;19:297-309.
5. Mauad-Filho F. *Manual e coletânea de tabelas em ultra-sonografia*. 1ª ed. Ribeirão Preto: Scala, 1997.
6. Nicolaides KH. Nuchal translucency and other first-trimester sonographic markers of chromosomal abnormalities. *Am J Obstet Gynecol* 2004;191:45-67.
7. Phelan JP, Ahn MO, Smith CV *et al.* Amniotic fluid index measurements during pregnancy. *J Reprod Med* 1987;32:601-4.
8. Romero R. Routine obstetric ultrasound. *Ultrasound Obstet Gynecol* 1993;3:303-7.

CAPÍTULO 4

BIOMETRIA FETAL

Ayrton Roberto Pastore
Francisco Mauad Filho
Fernando Marum Mauad

INTRODUÇÃO

A ultra-sonografia é o melhor método propedêutico para avaliação da idade gestacional, crescimento fetal e a análise morfológica fetal.

Deve ser considerada a população em avaliação para a escolha adequada das tabelas biométricas, pois estas sofrem influências étnicas, socioeconômicas e clínico-obstétricas.

A biometria fetal consiste na determinação criteriosa das medidas de múltiplos parâmetros fetais, possibilitando, direta e/ou indiretamente, fazermos estas avaliações. A sistematização do exame ecográfico obstétrico é fundamental para estes objetivos. Na avaliação da idade gestacional, *o primeiro passo é escolher o melhor parâmetro fetal* a ser medido. Nas gestações do primeiro trimestre, o melhor parâmetro é o comprimento cefalocaudal do embrião, também conhecido como comprimento-cabeça-nádegas (CCN).

Possui elevada precisão na avaliação da idade gestacional. O seu desvio-padrão é ± 3 dias até a 9ª semana de gestação, e de ± 5 dias até o final da 12ª semana.

O *segundo passo é medir com técnica precisa* o parâmetro escolhido. O CCN deve, de preferência, ser medido através da ultra-sonografia vaginal, que possibilita uma excelente correlação sono-embrionária nesta fase, evitando-se assim a inclusão de elementos que podem alterar o cálculo da idade gestacional, em especial o saco vitelino (Fig. 4-1).

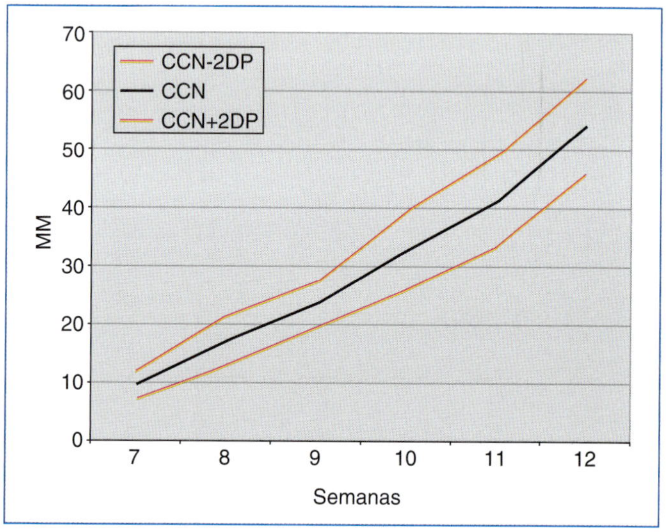

Fig. 4-1. Curva das médias do comprimento cabeça-nádegas de embriões e fetos a partir da sétima semana até a décima segunda semana de idade gestacional. (Pinheiro Filho *et al.*, 2001.)

Os marcadores eletrônicos deverão ser colocados nas duas extremidades do embrião ou do feto, quando ele estiver em período de repouso. Devemos observar se o feto não apresenta uma flexão acentuada do tronco, subestimando a idade gestacional ou, como já salientado, incluir outros elementos ou mesmo medir o comprimento cefalocalcâneo, quando as pernas estiverem estendidas, superestimando as mesmas (Fig. 4-2).

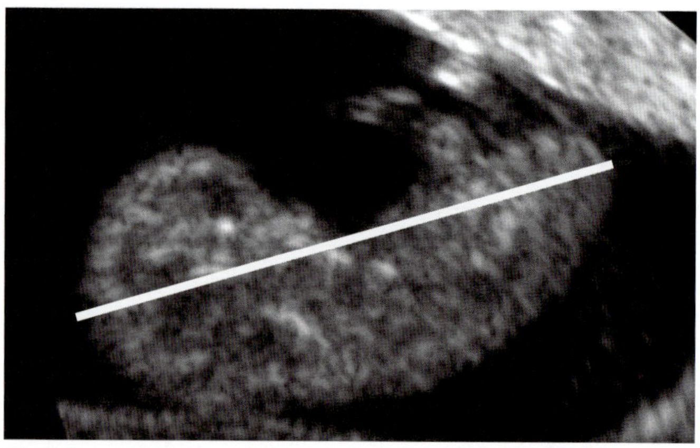

Fig. 4-2. Medida do comprimento cabeça-nádegas (CCN).

A partir da 12ª semana de gestação medimos outros parâmetros fetais, em especial os do segmento cefálico e os ossos longos. O diâmetro biparietal (DBP) apresenta uma boa precisão na estimativa da idade gestacional até a 20ª semana, como tem sido demonstrado por vários autores (Quadro 4-1 e Fig. 4-3). Entretanto, o seu desvio-padrão aumenta acentuadamente com o avanço da idade gestacional, podendo ser ainda influenciado por outros fatores,

Quadro 4-1 Valores das médias e desvios-padrão das medidas do diâmetro biparietal de acordo com intervalos de semanas de gestação. (Modificado de Mauad-Filho *et al.*, 2001)

Intervalo (sem)	*Média (cm)*	*Desvio-padrão*
14-17	3,27	0,38
18-21	4,48	0,41
22-25	5,713	0,33
26-29	6,99	0,29
30-33	7,96	0,31
34-37	8,88	0,30
38-40	9,30	0,29

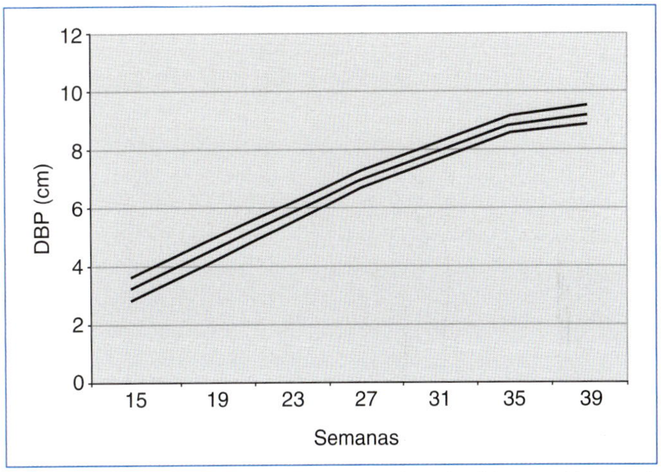

Fig. 4-3. Valores das médias e desvios-padrão do diâmetro biparietal (DBP) ao longo da gestação. (Mauad-Filho *et al.*, 2001.)

como: a forma do crânio fetal (na dolicocefalia ele está achatado e na braquicefalia, aumentado), tipo de apresentação (nas apresentações pélvicas, costuma ser achatado), no oligoâmnio e na amniorrexe prematura (a cabeça fetal adquire a forma dolicocefálica com maior freqüência) e no final da gravidez quando ocorre a insinuação do pólo cefálico fetal. Nessa situação existe uma dificuldade técnica maior, além da a contração uterina reduzir os diâmetros da cabeça fetal para facilitar o mecanismo do parto.

A presença de alguns pontos de referência na cabeça fetal é fundamental para medi-lo com precisão. Num corte axial, os principais marcos de referência são os seguintes (Fig. 4-4A a C):

- Eco médio (foice do cérebro).
- Tálamos, formações hipoecóicas localizadas na região central do cérebro, podendo ser identificado discreto orifício nesse plano, que representa o 3º ventrículo.

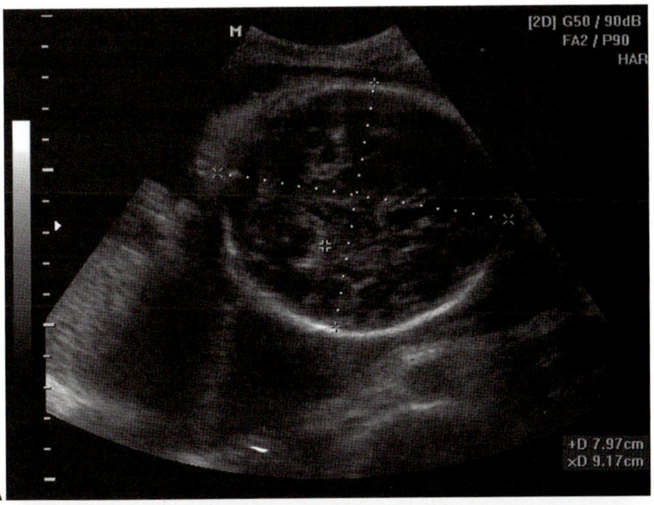

A

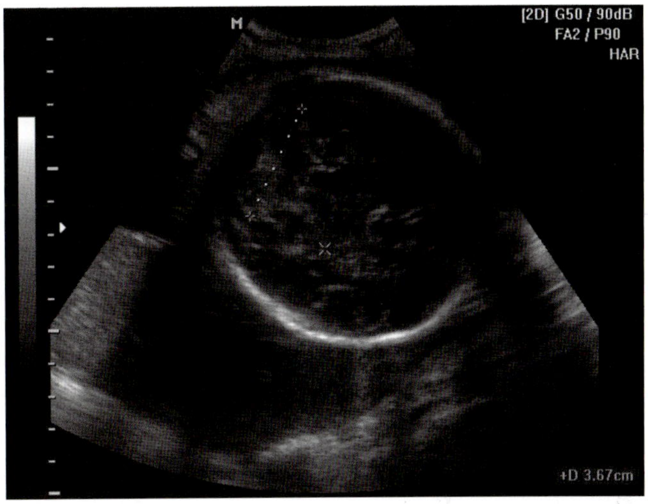

B

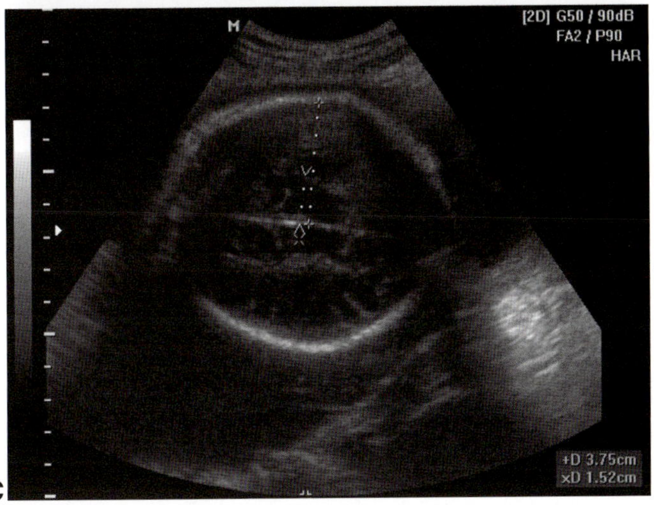

C

Fig. 4-4. (**A**) Medida do diâmetro biparietal (DBP). (**B**) Corte transversal do crânio onde se visibilizam tálamos e cerebelo. (**C**) Corte transversal do crânio para estudo dos ventrículos laterais.

- Cavo do septo pelúcido, formação de localização anterior na porção frontal dos ventrículos cerebrais.
- Fissura de Sylvius, onde podemos observar a pulsação da artéria cerebral média.
- Cisterna *ambiens*, de localização mais posterior.

Após a identificação destes marcos de referência, o examinador deverá ajustar o ganho do equipamento de modo a não deixar a tábua óssea com aumento da espessura além do seu real valor. A seguir, colocamos o medidor na parte externa do osso biparietal e o outro diametralmente oposto na parte interna do mesmo. Às vezes, podemos, com um bom ajuste e dependendo da idade gestacional (menor que 24 semanas), colocar os medidores em cima da tábua óssea, nos mesmos locais anteriormente descritos (Fig. 4-4A).

A circunferência cefálica é outro parâmetro obrigatório a ser avaliado na biometria fetal. Ela permite corrigir as variações biológicas e fisiológicas do diâmetro biparietal que levam a erros de interpretação na avaliação da idade gestacional. A partir da 24ª semana de gravidez, pode, muitas vezes, ser o melhor parâmetro de segmento cefálico.

A sua medida é obtida no mesmo plano de corte do diâmetro biparietal, podendo ser automática, através do desenho do perímetro cefálico em coma da tábua óssea, se o equipamento possui este *software*, ou, indiretamente, pela equação para uma elipse. Neste caso, devemos, após a obtenção do diâmetro biparietal, medir o diâmetro occipitofrontal, perpendicular ao anterior.

A seguinte equação pode ser usada:

Onde:

$$CC = \frac{DBP + DOF}{2} \times 1{,}62$$

Os ossos longos são os melhores parâmetros fetais, para obtenção da idade gestacional no último trimestre da gestação. Eles não apresentam uma alteração do seu crescimento de forma tão acentuada, como ocorre com o segmento abdominal e cefálico, quando existem alterações no desenvolvimento fetal. Na avaliação da morfologia fetal, todos os ossos longos dos segmentos superiores e inferiores deverão ser medidos e analisados. Entretanto, para a avaliação da idade gestacional e do crescimento fetal, a medida do comprimento do fêmur e do úmero é suficiente.

O comprimento do fêmur foi o último parâmetro a ser estudado de forma exaustiva em populações, para a obtenção de tabelas e gráficos na avaliação da idade gestacional (Quadro 4-2 e Fig. 4-5). Nas populações heterogêneas, e de baixa classe socioeconômica, como, por exemplo, a brasileira, 40% ou mais das pacientes não sabem referir a data da última menstruação. A assistência pré-natal, quando é feita, ocorre apenas no final da gestação e, para piorar, estas pacientes possuem uma elevada incidência de intercorrências associadas à gestação, especialmente toxemia, anemias e desnutrição, que alteram o crescimento fetal. Assim, a medida dos ossos longos possui uma maior importância na avaliação da idade gestacional nestas populações. Portanto, medir com a máxima precisão é um pré-requisito para não errarmos muito na avaliação da idade gestacional.

Quadro 4-2 Valores de médias e desvios-padrão das medidas do comprimento do fêmur de acordo com intervalos de semanas de gravidez. (Modificado de Mauad-Filho *et al.*, 2001)

Intervalo (sem)	*Média (cm)*	*Desvio-padrão*
14-17	2,00	0,35
18-21	3,13	0,35
22-25	4,26	0,49
26-29	5,24	0,35
30-33	6,14	0,22
34-37	7,02	0,26
38-40	7,48	0,22

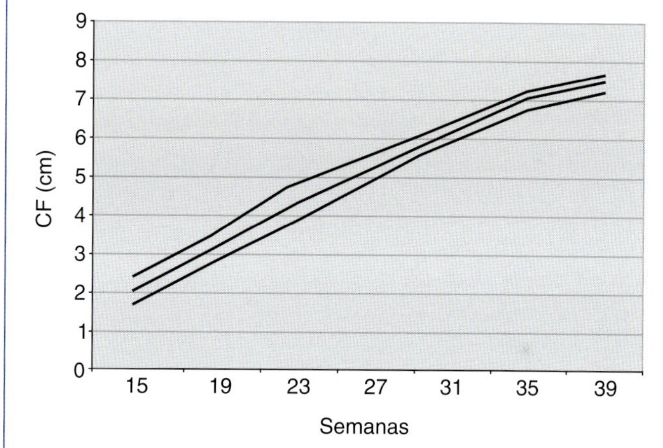

Fig. 4-5. Valores das médias e desvios-padrão do comprimento do fêmur (CF) ao longo da gestação. (Mauad-Filho *et al.*, 2001.)

Tecnicamente, procuramos identificar a coluna vertebral fetal e em seguida fazemos uma varredura até o osso ilíaco, onde, em cima do mesmo, angulamos de 30 a 60 graus o transdutor, dependendo se o corte obtido é longitudinal ou transversal. A identificação das extremidades do osso deve ser bem nítida, evitando-se incluir os núcleos de ossificação, que aparecem a partir da 32ª semana de gestação. O examinador não deve se orientar pela sombra acústica formada, pois costuma subestimar a medida, por não incluir as diáfises (Fig. 4-6).

Outro procedimento seguro é realizar a média de pelo menos três medidas, que irá evitar erros intrínsecos do observador, comuns neste parâmetro. O comprimento do úmero possui uma grande importância na avaliação da idade gestacional, mas secundária ao comprimento do fêmur. A técnica para a sua obtenção consiste em identificar a escápula fetal e girar o transdutor até o aparecimento do osso, procurando, da melhor maneira possível, visibilizar as suas extremidades, onde iremos colocar os medidores.

Os ossos longos, embora possuam uma boa correlação na avaliação da idade gestacional, no final da gestação há uma variabilidade muito grande em termos populacionais, e, certamente teremos, muitas vezes, dificuldades em precisar o seu comprimen-

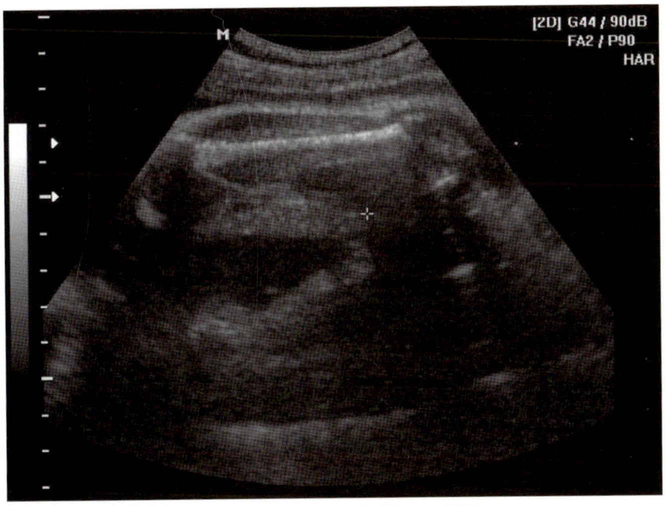

Fig. 4-6. Medida com comprimento do fêmur (CF).

to. A biometria fetal avalia de forma dinâmica o crescimento fetal, através das medidas do abdome fetal.

Devemos lembrar que o feto tem características e comportamento semelhantes ao adulto. Quando bem nutrido mostra abdome exuberante (macrossomia) e, se desnutrido, uma cintura muito pequena (baixo peso). Portanto, as medidas do abdome fetal espelham o seu ganho ponderal (peso).

A circunferência abdominal é o melhor parâmetro na avaliação do crescimento fetal, mas pela sua grande dispersão em termos de curva de crescimento não deverá ser empregada isoladamente na determinação da idade gestacional.

Através de um corte transversal do abdome, identificamos os principais pontos de referência para a sua mensuração (Fig. 4-7). Abaixo citamos os principais:

- *Estômago fetal*: anecóico à esquerda.
- *Vasos portais*: podendo incluir o ducto venoso.
- *Corpo vertebral*: imagem ecogênica posterior.
- *Grandes vasos*: em frente ao corpo vertebral.

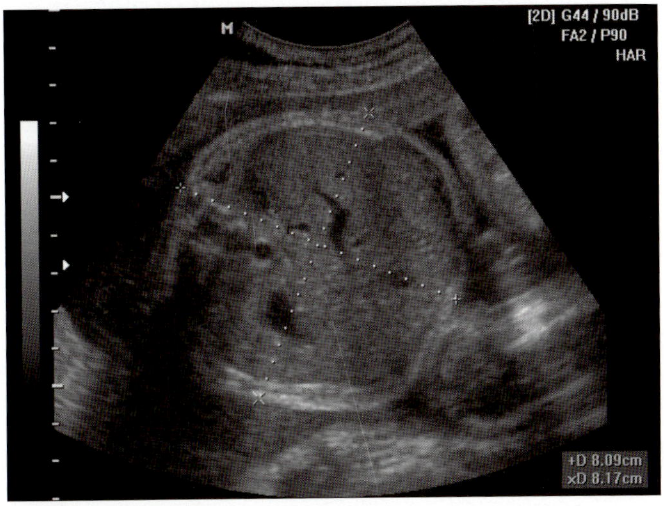

Fig. 4-7. Abdome fetal, corte transversal.

Após a sua identificação, se o aparelho possuir medidores eletrônicos da mesma forma como já mencionado no diâmetro biparietal, podemos traçar diretamente o perímetro abdominal. Caso contrário colocamos os medidores nas extremidades dos diâmetros transverso e ântero-posterior do abdome e, através da fórmula do círculo, obtemos indiretamente o seu valor. Tecnicamente, é muito importante conseguir um plano de corte correto mostrando os pontos de referência. Evitar interferências como os movimentos respiratórios, para a obtenção de uma figura geométrica da circunferência abdominal o mais regular possível.

A seguinte fórmula deve ser usada:

Onde:

$$CA = \frac{DAP + DTA}{2} \times 1,57$$

CA = circunferência abdominal.
DAP = diâmetro ântero-posterior do abdome.
DT = diâmetro transverso do abdome.

O terceiro passo é escolher a melhor tabela, para poder lançar as medidas, dependendo do tipo da população-alvo que está sendo examinada.

Os Quadros 4-1 e 4-2 podem apresentar estudos populacionais longitudinais, transversais ou mistos. Os estudos longitudinais espelham melhor a velocidade de crescimento, mas necessitam, para este propósito, que a mesma paciente realize uma série de avaliações periódicas (semanais ou quinzenais), procurando observar melhor os extremos da curva.

Os estudos transversais são os mais utilizados, nas populações heterogêneas e de baixa renda. Várias pacientes devem ser analisadas para podermos, numa mesma faixa gestacional, ter o maior número de dados. Portanto, neste tipo de estudo a amostra deve ser obrigatoriamente maior, não sendo inferior a 150 pacientes.

Os modelos matemáticos devem perfeitamente mostrar o padrão de crescimento da população, sendo facilmente encontrados os fetos com alteração do crescimento. Aqui, os limites inferior e superior, bem como a média populacional, devem ser conhecidos.

Os modelos matemáticos que melhor espelham estes padrões de crescimento são constituídos da análise de regressões polinomiais, e a velocidade de crescimento pode apresentar um padrão cúbico, quadrático, linear-cúbico ou linear-quadrático. Hoje, sabemos que modelos matemáticos que não se enquadrarem nestas características não poderão ser utilizados para estudo populacional.

Outras informações importantes devem ser dadas na tabela e serem conhecidas pelo ecografista.

Que intervalo foi empregado na tabela e seus limites de confiança?

Os três principais intervalos encontrados nestes estudos são:

- Intervalo de confiança.
- Intervalo de predição.
- Desvio-padrão.

Para melhor compreensão, ao examinarmos um gráfico podemos ter limite superior com um percentil de 95 de confiança e um percentil inferior de 5, sendo o intervalo de confiança de 90%. A média apresentada, como o percentil 50, representa onde a maior parte da população normal se encontra.

A diferença básica entre o intervalo de confiança e predição consiste em que no primeiro caso a variabilidade está em torno da média. Assim, para uma determinada faixa da gestação, se a variabilidade é de ± 1,5 semana, significa que o valor encontrado pode variar em torno da média de 1,5 semana.

No intervalo de predição a variabilidade costuma ser maior porque a variabilidade não é em torno da média e sim entre os dois extremos da faixa de normalidade para aquela determinada semana ou faixa gestacional.

O desvio-padrão deve ser também conhecido (1 DP, 1,5 DP, 2 DP, 3 DP) e também difere dos anteriores.

Outro ponto importante é saber se no modelo matemático a medida fetal (variável independente) é quem prediz a idade gestacional (variável dependente) ou não. Neste último caso, a idade gestacional (variável independente) é quem prediz o valor do parâmetro fetal (variável dependente) analisado. Numa população como a brasileira, onde as pacientes desconhecem a data da última menstruação, será preferível utilizar modelos matemáticos que atendam a este problema.

Várias tabelas são encontradas na literatura médica. Dentro do que foi salientado, colocamos as principais. Devemos tomar cuidado com as tabelas já incluídas nos programas computadorizados dos equipamentos de ultra-sonografia, os quais nem sempre se enquadram na população ou no paciente examinado.

Algumas medidas adicionais, após este roteiro biométrico, podem ser adotadas para facilitar a determinação da idade gestacional.

A primeira medida é a avaliação do índice cefálico.

O índice cefálico é fundamental para a inclusão do diâmetro biparietal na determinação da idade gestacional.

Consiste na relação entre o diâmetro biparietal e o diâmetro occipitofrontal × 100. O seu valor normal varia entre 70 a 86 (2 DP).

$$IC = \frac{DBP}{DOF} \times 100$$

Assim, se existirem alterações acentuadas da forma da cabeça fetal, como na dolicocefalia e braquicefalia, a medida a ser utilizada passa a ser a circunferência cefálica, exceto se existir malformação grave como na hidrocefalia acentuada.

A segunda medida é a relação fêmur/DBP × 100.

Esta relação possui valor mais ou menos constante a partir da 24ª semana de gestação. Ela é excelente para excluir as alterações da morfologia dos ossos longos, uma vez já sabido que o DBP é normal. O seu valor normal é de 79 ± 8.

$$\text{Relação} = \frac{\text{Fêmur}}{\text{DBP}} \times 100$$

Estas duas primeiras medidas são fundamentais para incluir ou não o diâmetro biparietal e/ou o comprimento do fêmur, no cálculo da idade gestacional.

As seguintes medidas são fundamentais para a avaliação do crescimento fetal.

A terceira medida é a relação fêmur/CA × 100.

Esta relação possibilita detectar com uma sensibilidade ao redor de 70% os fetos com alterações do seu crescimento. Ela deverá ser empregada após a 24ª semana, tendo como valores normais, a partir desta data até o final da gestação, 22 ± 2.

$$\text{Relação} = \frac{\text{Fêmur}}{\text{CA}} \times 100$$

A quarta medida é a relação CC/CA.

Esta relação possibilita avaliar o crescimento fetal e também nos dá o padrão (modelo) de crescimento.

Malformações do pólo cefálico e/ou abdome fetal poderão ser diagnosticadas através desta relação.

Os seus valores variam de acordo com a idade gestacional. Até a 37ª semana de gravidez, ela permanece maior que 1,0. Na 37ª semana é igual a 1,0 e, após esta data, menor que 1,0.

O diâmetro transverso do cerebelo pode ser incluído na avaliação do crescimento fetal, pois, embora possua uma velocidade de crescimento mais lenta, a sua curva exibe um modelo linear ou linear-quadrático, possibilitando um estudo alternativo da idade gestacional, mesmo nos casos onde existe uma alteração importante do crescimento fetal. Devemos ter cuidado quando existe um oligoâmnio associado a malformações do sistema nervoso central com alteração do cerebelo.

Na elaboração final do laudo biométrico fetal, deverá constar:

- A idade gestacional com a sua respectiva variabilidade, baseada, sempre que possível, na análise dos múltiplos parâmetros fetais descritos acima. A tabela que foi empregada e o modelo matemático (estatístico) deverão ser salientados. Os erros intrínsecos e as alterações biológicas encontradas ficam corrigidas ou são mínimos no cálculo final da idade gestacional. A média aritmética das idades gestacionais calculadas através das medidas das principais variáveis fetais é utilizada, podendo a tabela predizer a idade gestacional através da variável fetal ou vice-versa, dependendo do modelo matemático escolhido.
- O padrão do crescimento fetal, se normal ou patológico. Aqui, não esquecer de salientar o percentil em que se encontra a circunferência abdominal e o peso fetal. O padrão de crescimento (simétrico ou assimétrico) é muito importante nos fetos de baixo peso, pois nos orienta para a provável etiologia da patologia.
- A morfologia fetal, se normal ou patológica, dependendo da idade gestacional.
- O principal alerta vai para aqueles que se utilizam das tabelas colocadas no *software* do equipamento e não percebem que existe um padrão biológico e genético, próprio e individual para cada paciente e respectivo feto. Para exemplificar, nem sempre uma variável fetal quando estiver abaixo do limite in-

ferior da curva da normalidade é patológica. O feto poderá ter um peso abaixo dos limites normais para a faixa gestacional e não obrigatoriamente possuir um retardo de crescimento intra-uterino. O exame clínico através de uma breve anamnese com informações sobre a paciente (presença ou não de patologias e intercorrências associadas à gestação), o peso dos fetos nascidos anteriormente (nas multíparas) e saber o biótipo dos pais é imprescindível. Associá-los ao exame ecográfico geral (clínico), com avaliação qualitativa do feto e anexos, como o volume do líquido amniótico, textura placentária, a vitalidade fetal (perfil biofísico e a dopplervelocimetria) são a base para o diagnóstico correto, evitando-se desta forma o iatrogenismo tão comum nestes casos.

BIBLIOGRAFIA

Bertagnoll L, Lalatta F, Galllchio R *et al.* Quantitative characterization of the growth of the fetal kidney. *J Clin Ultrasound* 1983;11:349.

Blaas HG, Eik-Nes SH, Kiserud T *et al.* Early development of the hindbrain: a longitudinal ultrasound study from 7 to 12 weeks of gestation. *Ultrasound Obstet Gynecol* 1995;5:151.

Blaas HG, Eik-Nes SH, Kiderud T *et al.* Early development of the forebrain and midbrain: a longitudinal ultrasound study from 7 to 12 weeks of gestation. *Ultrasound Obstet Gynecol* 1994;4:183.

Blaas HG, Eik-Nes SH, Kiserud T *et al.* Early development of the abdominal wall, stomach and heart from 7 to 12 weeks of gestation: a longitudinal ultrasound study. *Ultrasound Obstet Gynecol* 1995;6:240.

Campbell S & Thomas A. Ultrasound measurement of fetal head to abdomen circumference ratio in the assessment of growth retardation. *Br J Obstet Gynaecol* 1977;84:165.

Campbell S & Wilkin D. Ultrasonic measurement of fetal abdomen circumference in the estimation of fetal weight. *Br J Obstet Gynaecol* 1975;82:689.

Chitkara *et al.* Cerebelar measurements using sonography in evaluation of fetal growth and development. *Am J Obstet Gynecol* 1987;156:1069.

Goldstein I, Tamir A, Weisman A *et al.* Growth of the fetal gallbladder in normal pregnancies. *Ultrasound Obstet Gynecol* 1994;4:289.

Jeanty P & Romero R. *Obstetrical ultrasound.* New York: McGraw-Hill, 1983. p. 183-194.

Jeanty P, Cantreine F, Cousaert E *et al.* The binocular distance: A new parameter to estimate fetal age. *J Ultrasound Med* 1984;3:241.

Jeanty P, Rodesch F, Delbeke D. Estimation of gestational age by long bone measurements. *J Ultrasound Med* 1984;3:75.

Robinson HP & Fleming JEE. A critical evaluation af sonar "crawn-rump-length" measurements. *Br J Obstet Gynaecol* 1975;82:702.

Snijder RIM & Nicolaides KH. Fetal biometry at 14-40 week's gestation. *Ultrasound Obstet Gynecol* 1994;4:343.

Steiger RM, Porto M, Lagrew DC *et al.* Biometry of fetal cisterna magna: estimates of the ability to detect trisomy 18. *Ultrasound Obstet Gynecol* 1995;5:384.

Yarkoni S, Schmidt W, Jeanty P *et al.* Clavicular measurement: A new biometric parameter for fetal evaluation. *J Ultrasound Med* 1985;4:467.

CAPÍTULO 5

LEITO VASCULAR FETAL – IMPORTÂNCIA CLÍNICA

Antonio Gadelha da Costa
Procópio de Freitas
Francisco Mauad Filho

INTRODUÇÃO

O sistema circulatório é um dos primeiros sistemas a ter função efetiva no embrião, observando-se circulação fetal a partir da quarta semana de gestação. A precocidade no desenvolvimento do sistema circulatório se deve ao rápido crescimento fetal e à grande necessidade metabólica, associados à pequena quantidade de nutrientes na vesícula vitelina.[1] Apesar dessa precocidade, o sistema circulatório fetal tem distribuição sistêmica, tornando-o extremamente importante ao desenvolvimento de cada órgão durante a gestação.

CIRCULAÇÃO FETAL

Após a implantação do blastocisto, inicia-se o processo de invasão trofoblástica que culmina com a formação da placenta, responsável pela troca de nutrientes e metabólitos da mãe para o feto. As primeiras fases da formação da placenta são caracterizadas pela proliferação do trofoblasto e pela diferenciação das vilosidades coriais. A interação entre as microvilosidades do trofoblasto com as microvilosidades do epitélio uterino ocorre por volta do sexto dia da concepção, permitindo a invasão das células trofoblásticas.[2] Ocorre, portanto, penetração das vilosidades do trofoblasto nos capilares do epitélio uterino, provocando extravasamento de sangue com formação de seios venosos e lagos sanguíneos, que irão constituir o espaço interviloso, local por onde serão transportados os nutrientes da mãe para o embrião. Entre a 4ª e 6ª semana de gestação já se pode observar uma invasão acentuada pelas células trofoblásticas na decídua basal, de forma discoidal, que constituirá a futura placenta.[3] Apesar das várias pesquisas existentes nesta área, o mecanismo exato pelo qual ocorre a invasão do trofoblasto permanece desconhecido, porém sabe-se que ele envolve uma completa interação entre este e o endométrio. O próprio βhCG está relacionado com a vascularização endometrial e placentação, pelo mecanismo de liberação de citocinas que são responsáveis pela neoglicogênese.[4] Outros fatores que contribuem para a invasão trofoblástica são a ativação de plaquetas, prostaglandinas e esteróides;[5] dimiuição do oxigênio e conseqüente liberação do sistema ativador de plasminogênio[6] e a ação mitogênica dos peptídios *Insulin-like growth factors* I (IGF-I) e II (IGF-II).[6]

De acordo com os trabalhos de Brosens[8] e Sheppard (1976), observamos que na gestação normal ocorrem duas ondas de invasão trofoblástica nos vasos uterinos de forma a permitir um fluxo sanguíneo de baixa resistência, facilitando a oxigenação fetal. A primeira onda de fluxo ocorre bem no início da gestação e invade a porção distal das arteríolas espiraladas, na decídua, destruindo o tecido muscular e elástico da média, sendo substituído por material fibrinóide. A segunda onda ocorre entre 14 e 20 semanas e envolve os segmentos intramiometriais das artérias espiraladas, podendo atingir a porção distal das artérias radiais. Acredita-se que todo esse processo estaria completo a partir da 28ª semana de gestação.[9] Assim sendo, em condições normais, o leito vascular fetal passa por intensas transformações durante o seu desenvolvimento, porém sem prejuízo da sua eficiência e função.

Fisiologia circulatória fetal

A fisiologia da circulação fetal ocorre de forma diferente no feto e no recém-nascido (Fig. 5-1A e B). No feto, o sangue rico em oxigênio provém da placenta por meio da veia umbilical. Calcula-se que cerca de 80% desse sangue é saturado em oxigênio, sendo, portanto, a placenta, considerada o pulmão fetal. Esse sangue é enviado para o fígado, onde parte vai para os sinusóides hepáticos e maior parte segue pelo ducto venoso para desembocar na veia cava inferior. O controle do volume sanguíneo destinado aos sinusóides e ao ducto venoso é feito por um esfíncter do ducto venoso, localizado próximo à veia umbilical. O sangue arterial da veia cava inferior supra-hepática, juntamente com o sangue não oxigenado da veia cava inferior infra-hepática, que drena o sangue dos membros inferiores, pelve e rim, seguem em direção ao coração e penetram no átrio direito. O sangue arterial passa para o átrio esquerdo por meio do forame oval, e nessa câmara cardíaca fetal ele se mistura com pequeno volume de sangue não oxigenado proveniente dos

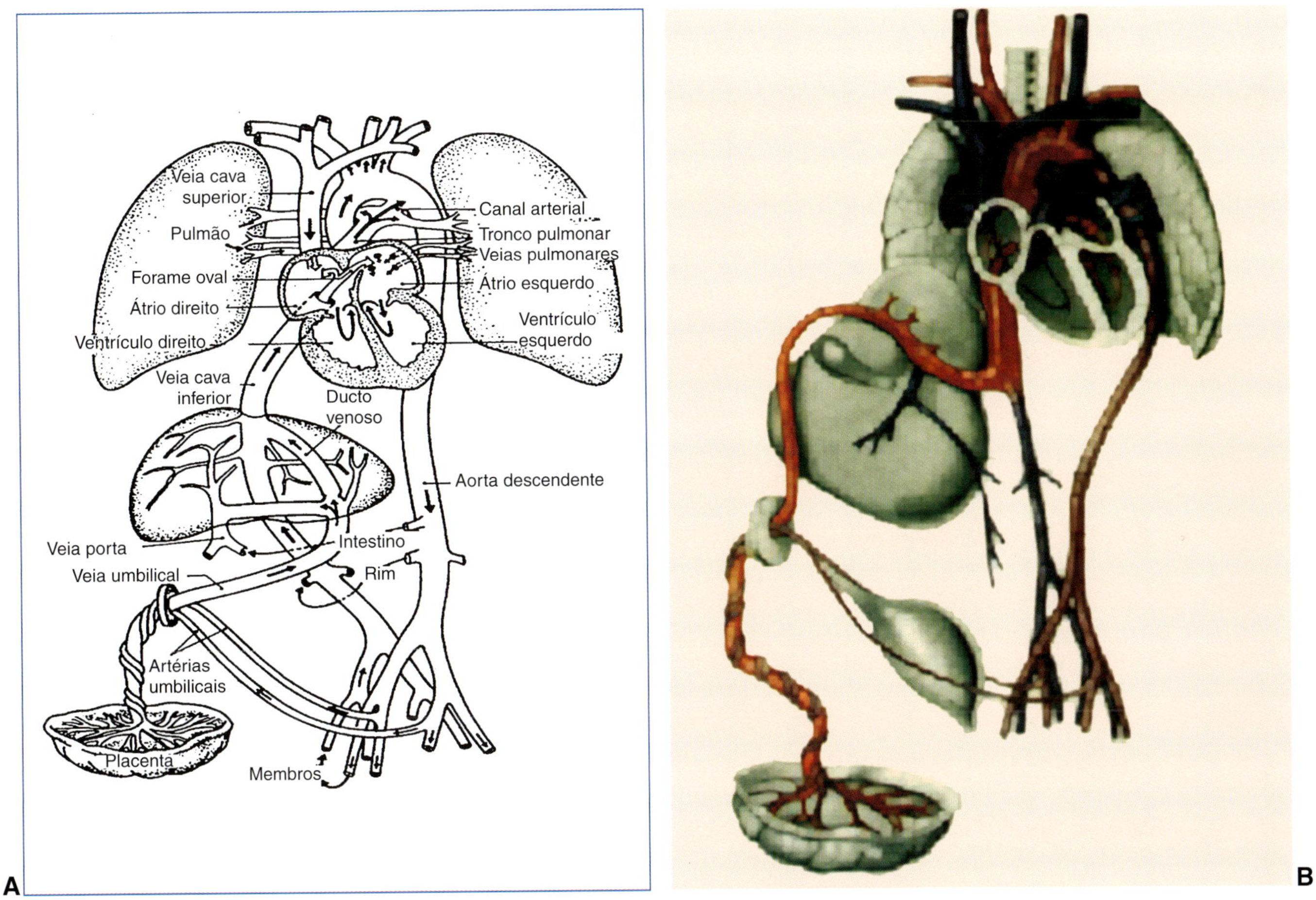

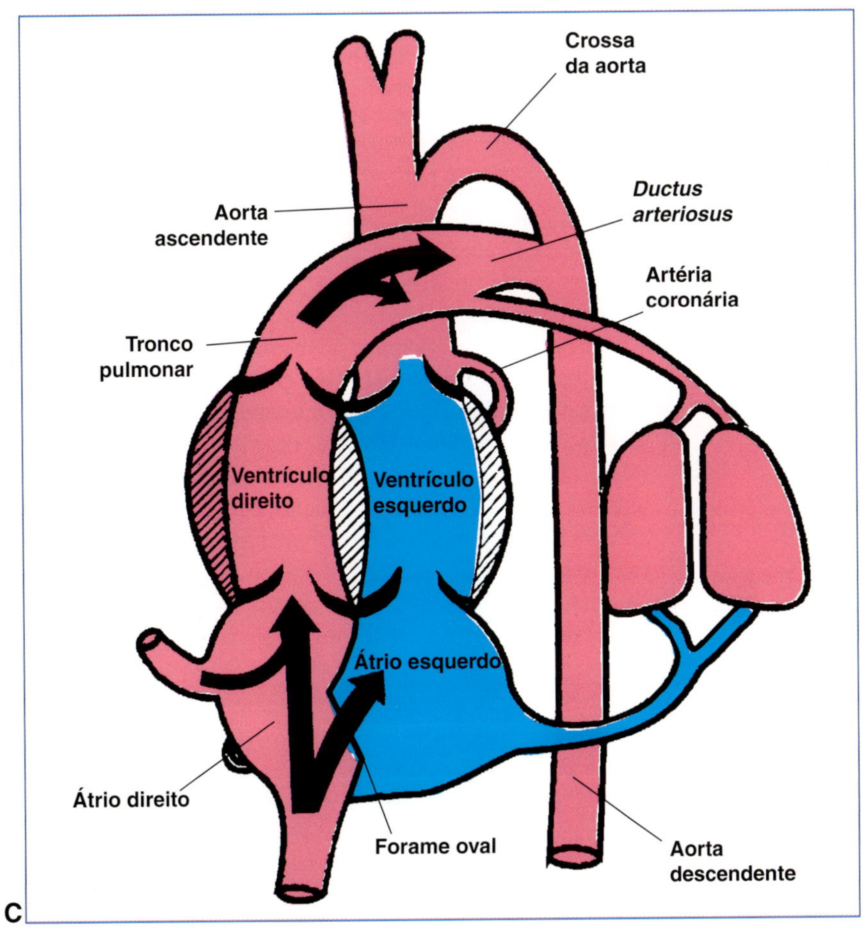

Fig. 5-1. (**A**) Sistema vascular fetal. (**B**) Sistema vascular do recém-nascido. (**C**) Circulação no coração fetal.

pulmões (Fig. 5-1A). Do átrio esquerdo o sangue passa para o ventrículo esquerdo e sai pela artéria aorta ascendente indo irrigar órgãos vitais, como coração, cérebro, cabeça, pescoço e membros superiores. Os pulmões, por sua vez, retiram oxigênio do sangue ao invés de provê-los. Em relação às câmaras cardíacas direitas, parte do sangue oxigenado vindo da veia cava inferior é desviado pela *crista dividens* e permanece no átrio direito. Esse sangue mistura-se com o contigente não oxigenado da veia cava superior e do seio coronário, passando para o ventrículo direito. Do ventrículo direito o sangue atinge o tronco da artéria pulmonar e seu maior contingente vai para a aorta pelo ducto arterioso (união entre o tronco pulmonar e aorta descendente) (Fig. 5-1C).

Devido à alta resistência tecidual pulmonar apenas 5% a 10% do sangue que saem do coração chegam aos pulmões. Esta pequena necessidade de fluxo pulmonar é explicada pelo fato de os pulmões fetais não funcionarem como na vida adulta. Por outro lado, cerca de 50% do sangue da aorta descendente e abdominal passam para as artérias umbilicais, retornando à placenta, onde ocorrerão as trocas metabólicas. O restante circula pela metade inferior do corpo.

A CIRCULAÇÃO NO RECÉM-NASCIDO

Após o nascimento ocorrem importantes modificações circulatórias decorrentes da interrupção do fluxo placentário e da expansão pulmonar do recém-nascido. A suspensão da circulação placentária produz redução imediata da pressão sanguínea na veia cava inferior e, conseqüentemente, no átrio direito. Por sua vez, a resistência vascular pulmonar cai e ocorre aumento no fluxo sanguíneo nos pulmões, permitindo a entrada de ar nos alvéolos. Com o estabelecimento da circulação pulmonar, maior quantidade de sangue flui para o átrio esquerdo, com aumento de pressão e, conseqüentemente, fechamento do forame oval. Desta forma, para a manutenção da fisiologia cardiocirculatória, estruturas indispensáveis na vida intra-uterina deixam de ter função após o nascimento. Estas estruturas apresentam-se na vida adulta como ligamentos e artérias, sendo o ligamento *teres,* decorrente da veia umbilical; o ligamento venoso proveniente do ducto venoso; os ligamentos umbilicais medianos e artérias vesicais superiores decorrentes das artérias umbilicais e o ligamento arterioso proveniente do ducto arterioso.

AVALIAÇÃO DO LEITO VASCULAR FETAL – IMPORTÂNCIA CLÍNICA

Avaliar o ambiente vascular intra-uterino e conhecer os mecanismos fisiológicos de cada compartimento fetal é de vital importância para a propedêutica fetal. Nos últimos 20 anos, a ciência tem aprimorado métodos propedêuticos que, somados aos já existentes, contribuem sensivelmente nas avaliações da vitalidade fetal, principalmente, nas gestações de alto risco. Deve-se enfatizar a importância da avaliação fetal por meio do estetoscópio de Pinard, cardiotocografia, perfil biofísico fetal, Doppler e, mais recentemente, procedimentos invasivos, o que constitui a medicina fetal.

A aplicação do efeito Doppler à obstetrícia trouxe novo alento aos conhecimentos sobre os mecanismos fisiológicos que regem as velocidades do fluxo sanguíneo nos compartimentos vasculares fetais, permitindo avaliar, de forma não invasiva, modificações hemodinâmicas decorrentes de patologias que acometem o binômio materno-fetal. Nesse contexto deve-se enfatizar a utilidade da metodologia Doppler na detecção de incisura aórtica bilateral nas artérias uterinas e a predição de resultados adversos nas gestações de alto risco, principalmente na predição de pré-eclâmpsia e restrição de crescimento intra-uterino, como também a detecção dos estágios iniciais de hipoxemia fetal até o comprometimento do fluxo venoso, relacionado à acidemia e morte do feto. Desse modo, o estudo da circulação fetal deve incluir compartimentos vasculares nos quais seja possível detectar tanto os estágios hipóxicos iniciais quanto os estágios hipóxicos acentuados que podem levar ao óbito fetal.

Vários vasos têm sido estudados para avaliar a hemodinâmica fetal e, dentre os principais, merecem destaque as artérias cerebrais, artéria carótida interna, umbilicais, aorta torácica e abdominal e os compartimentos venosos, quais sejam, a veia umbilical, o ducto venoso e a veia cava inferior.

É importante salientar que a avaliação da circulação materna não pode ser desconsiderada no processo propedêutico gestacional e, neste particular, estão incluídas as artérias uterinas e as condições hemodinâmicas sistêmicas maternas.

O estudo detalhado da hemodinâmica destes vasos constitui o "perfil hemodinâmico fetal" (PHF) e deve ser indicado quando há suspeita de alguma anomalia nas gestações de baixo risco e obrigatório nas gestações de alto risco. O PHF resulta da comparação entre os índices de resistência (IR) das artérias umbilical e cerebral média através da dopplervelocimetria destas artérias (PHF = IRu/IRcm). A presença do processo de "centralização fetal" (maior aporte sanguíneo por vasodilatação das artérias cerebrais) indica precocemente sofrimento hemodinâmico do feto.

Avaliação das artérias uterinas

A artéria uterina normal apresenta diminuição de sua resistência circulatória no decorrer da gestação, principalmente após a 20ª semana de gestação, devido à perda do revestimento musculoelástico das arteríolas espiraladas. A partir do 2º trimestre de gestação o fluxo nestas arteríolas apresenta maiores velocidades diastólicas e um índice de resistência menor ou igual a 0,75. Com a invasão do trofoblasto nos segmentos intramiometriais observa-se aumento da velocidade diastólica e desaparecimento da incisura protodiastólica (incisura aórtica), fenômeno este observado a partir da 26ª semana de gestação. A presença da incisura protodiastólica após a 26ª semana de gestação é um fator preditivo de doença hipertensiva específica da gravidez. Considera-se incisura, queda do traçado espectral de velocidade (Doppler espectral) de, pelo menos, 50 Hz abaixo do pico sistólico máximo.

Avaliação das artérias umbilicais

As principais alterações hemodinâmicas umbilicais ocorrem a partir da 15ª semana de gestação com o início do aumento das velocidades diastólicas, devido à destruição da camada média das artérias espiraladas pela invasão trofoblástica. Assim sendo, observa-se redução dos índices de resistividade e pulsatilidade a partir da 20ª semana de gestação.

A avaliação da artéria umbilical traduz o suprimento de oxigênio e nutrientes do fluxo sanguíneo uteroplacentário,[10] sendo

um importante marcador de insuficiência placentária e restrição de crescimento intra-uterino.[11] Em modelo experimental, Meyers e Capper[12] mostraram que o aumento da resistência placentária está relacionado ao aumento da resistência vascular nas artérias umbilicais, ilíacas e torácicas fetais. Assim sendo, a dopplervelocimetria das artérias umbilicais é de real importância em patologias que levam ao comprometimento do fluxo sanguíneo uteroplacentário, principalmente na doença hipertensiva específica da gestação. Doenças que comprometem a resistência uteroplacentária promovem aumento do índice de resistência e pulsatilidade da artéria umbilical. As modificações cardíacas fetais podem ser observadas por meio da dopplervelocimetria das artérias umbilicais. Na bradicardia fetal, observa-se aumento do tempo de diástole com redução da velocidade diastólica final, enquanto que o componente sistólico permanece inalterado. Observa-se também redução na relação sístole/diástole (S/D), do índice de resistência (IR) e do índice de pulsatilidade (IP). Por outro lado, a taquicardia fetal promove redução do tempo diastólico, aumento da velocidade diastólica final, como também da relação S/D, índice de resistência e índice de pulsatilidade.

Avaliação da artéria cerebral média fetal

A artéria cerebral média é um vaso de grande importância, por irrigar grande parte do território cerebral, sendo sua origem na artéria carótida interna. É responsável pelo fluxo sanguíneo da região cortical e subcortical, incluindo o córtex ao nível da *fissura de Sylvius* e áreas mais profundas como o *putâmen* e o *globo pálido*.

Nas avaliações ultra-sonográficas do território vascular cerebral fetal com Doppler, a artéria cerebral média é o principal vaso estudado. Apresenta a vantagem de ser encontrado facilmente por meio da ultra-sonografia[14] e, devido a sua localização anatômica, permite a obtenção de ângulo de insonação (entre o feixe sonoro e o fluxo do vaso avaliado) adequado, obtendo-se, desta forma, espectrogramas sem artefatos.[15,16]

Na hipoxia fetal, a primeira artéria cerebral a apresentar redução do índice de resistência é a artéria cerebral média e posteriormente a carótida interna. Nos estágios iniciais de hipoxia, observa-se diminuição do índice de pulsatilidade, o que caracteriza a centralização fetal, podendo progredir para casos mais graves, cujos espectrogramas mostram velocidade diastólica final zero ou diástole reversa nas artérias umbilicais.[17-19]

A dopplervelocimetria da artéria cerebral média fetal também tem utilidade na propedêutica da doença hemolítica perinatal. Em 2002, Zimmerman *et al.*[21] observaram aumento da velocidade sistólica máxima da artéria cerebral média na detecção de anemia moderada a grave (queda da viscosidade sanguínea com diminuição da resistência ao fluxo) em fetos aloimunizados, abaixo de 35 semanas de gestação, relatando sensibilidade de 88%, especificidade de 87%, valor preditivo positivo de 53% e valor preditivo negativo de 98%. Na oportunidade, enfatizaram a introdução do cálculo da velocidade sistólica máxima na prática clínica diária com o objetivo de minimizar os riscos decorrentes de métodos invasivos como amniocentese e cordocentese.

Em 2003 Gadelha-Costa *et al.*[20] relataram os valores normais do índice de resistência, índice de pulsatilidade, velocidade sistólica máxima, velocidade diastólica final e tempo de aceleração da artéria cerebral média fetal, entre a 22ª e a 38ª semana de gestação (Quadro 5-1).

Avaliação hemodinâmica da aorta fetal

O estudo hemodinâmico da aorta fetal reveste-se de grande importância na avaliação do bem-estar do feto, pois este vaso perfunde a região cerebral e está intimamente relacionado com o fluxo sanguíneo uteroplacentário. Na vida fetal aproximadamente 50% do fluxo sanguíneo da aorta torácica descendente são distribuídos para a artéria umbilical.[22]

O índice de pulsatilidade na aorta fetal descendente é de 1,68 ± 0,28 e não acompanha a diminuição observada na artéria umbilical com o progredir da gestação, permanecendo constante até o termo. Isto ocorre devido ao aumento da resistência vascular dos vasos periféricos, comprovado pela medida do índice de pulsatilidade da artéria femoral no final da gestação.[24]

Em gestações de alto risco associadas a comprometimento fetal, observam-se freqüentemente anormalidades no fluxo sanguíneo aórtico. O aparecimento de diástole reversa na aorta fetal está relacionada a uma redução na oxigenação cerebral e vasodilatação deste território, com o objetivo de manter níveis normais de oxigênio no cérebro. Quando o aumento da resistência do fluxo sanguíneo da artéria umbilical compromete a circulação uteroplacentária, as alterações de diástole zero e diástole reversa são encontradas com maior freqüência no istmo aórtico do que na artéria umbilical e quando estas alterações já estão presentes na

Quadro 5-1 Valores dos índices de resistência (IR) e pulsatilidade (IP), velocidade sistólica máxima (VS), velocidade diastólica final (VD) e tempo de aceleração (TA) da artéria cerebral média fetal entre a 22ª e a 38ª semana de gestação

	IR			IP			VS (cm/s)			VD (cm/s)			TA (s)		
IG	P5	P50	P95	P5	P50	P95	P5	P50	P95	P5	P50	P95	P5	P50	P95
22	0,72	0,81	0,97	1,22	1,59	2,19	16,7	6,3	40,8	1,28	5,15	9,55	0,03	0,04	0,07
26	0,76	0,85	0,97	1,29	1,87	2,51	23,7	33,7	46,9	0,95	5,21	8,96	0,03	0,04	0,06
30	0,73	0,83	0,95	1,38	1,81	2,64	32,1	43,8	55,1	1,92	6,73	11,6	0,04	0,05	0,06
34	0,72	0,82	0,95	1,29	1,76	2,49	28,9	52,9	73,1	2,21	8,78	15,2	0,03	0,05	0,06
38	0,67	0,75	0,84	1,14	1,45	1,79	33,1	57,7	97,8	6,83	14,6	23,7	0,04	0,06	0,08

Cada unidade gestacional compreende 33 fetos sem patologias. IG = idade gestacional; P = percentil. ANOVA $p < 0,001$.

artéria umbilical, elas são observadas com maior intensidade no istmo aórtico. Assim, a presença de fluxo reverso no istmo aórtico pode ser considerado o primeiro mecanismo de defesa na hipoxia cerebral.[25]

Avaliação das artérias renais fetais

O estudo das artérias renais do feto possibilita a avaliação do padrão do fluxo nestas artérias e sua relação com a perfusão renal e vitalidade fetal. A dopplervelocimetria das artérias renais tem importância na avaliação de fetos com restrição de crescimento intra-útero por estar relacionada a oligoidramnia. O aumento do índice de pulsatilidade na artéria renal está relacionado a oligoidramnia pela menor produção de urina fetal e restrição de crescimento intra-uterino.[26] Embora Koekkoek-Doll *et al.*[27] não tivessem encontrado relação entre o índice de pulsatilidade e produção urinária fetal em fetos normais, Wladimiroff *et al.*[28] encontraram aumento do índice de pulsatilidade na artéria renal em rins com hidronefrose grave.

Avaliação da artéria carótida interna fetal

O padrão de fluxo da artéria carótida interna fetal é de baixa resistência, com tendência de queda da resistência no terceiro trimestre da gestação. A presença de resistência alta nas artérias umbilicais, associada a padrão normal na carótida interna indica perfusão cerebral normal. Entretanto, índices de pulsatilidade e resistência, baixos nesta artéria, podem indicar processo de centralização fetal. Como na artéria cerebral média, o índice de resistência na artéria carótida interna fetal diminui na gestação a termo, sendo para o percentil 50, 0,65 na 20ª semana e 0,58 na 40ª semana de gestação.[24]

Avaliação do ducto venoso

O ducto venoso comunica o sangue da veia umbilical com os átrios e o cérebro fetal por meio do segmento supra-hepático da veia cava inferior. Aproximadamente 50% do fluxo umbilical passa pelo ducto venoso, indo para as câmaras cardíacas direitas. Desse modo, sobrecarga no ventrículo direito faz-se refletir no ducto venoso, estando alterado em hipoxias fetais graves quando há acometimento das câmeras cardíacas direitas do feto.

Alguns autores descreveram o índice do ducto venoso, obtido pela divisão da diferença entre a sístole ventricular (SV) e a sístole atrial (AS) pela sístole ventricular (SV): IDV= SV-AS/SV, cujo valor normal é de 0,45 a 0,55.[34] Entretanto, o ducto venoso tem sido mais avaliado pela onda de velocidade relacionada a contração atrial, que, quando negativa, indica anormalidade fetal.

Além do uso na vitalidade fetal no terceiro trimestre, o ducto venoso tem sido utilizado para o diagnóstico de malformação fetal no primeiro trimestre da gestação junto com a avaliação da translucência nucal. Um estudo realizado por Matias *et al.*[29] em fetos com translucência nucal aumentada revelou fluxo ausente ou reverso no ducto venoso, durante a contração atrial, em 90,5% dos fetos com anomalias cromossômicas e em apenas 3,1% dos fetos com cromossomos normais.

Avaliação da veia umbilical

No feto normal, o padrão das ondas de fluxo da veia umbilical é fásico. A presença de pulsatilidade indica hipertensão venosa sistêmica fetal com insuficiência cardíaca fetal direita, sinalizando descentralização do fluxo fetal.

Avaliação da veia cava inferior fetal

O padrão normal da onda de fluxo da veia cava inferior é semelhante ao ducto venoso, isto é, trifásico, onde a primeira fase (1ª onda) corresponde a sístole ventricular, a segunda (2ª onda), a diástole ventricular e o pico reverso (3ª onda) correspondendo a contração atrial. O aumento do fluxo reverso coincidindo com a contração atrial é encontrado na restrição de crescimento intra-útero e é freqüentemente associado a aumento do índice de pulsatilidade nas artérias umbilicais. O componente reverso da onda de velocidade de fluxo da veia cava inferior normal não deve ultrapassar 10% do valor da velocidade máxima; nos casos patológicos, porém, pode atingir 30% deste valor. Devido à dificuldade em se quantificar o componente reverso da veia cava inferior em fetos com anormalidade no sistema venoso, tem-se preferido avaliar a existência de onda reversa no ducto venoso.

REFERÊNCIAS BIBLIOGRÁFICAS

1. Moore KL, Keith L. *Embriologia clínica*. 3ª ed. Interamericana, 1984. p. 280-321.
2. Glass, Bussâmara Neme *et al. Obstetrícia básica*. 2ª ed. São Paulo: Sarvier, 2000. p. 374.
3. Nahoum & Barcellos. Placenta, Cordão umbilical, Sistema amniótico. In: Rezende J. *Obstetrícia*. 6ª. ed. Rio de Janeiro: Guanabara Koogan, 1991. p. 29.
4. Licht P, Russu V, Wildt L. On the role of human chorionic gonadotropin (HCG) in the embryo-endometrial microenvironment: implications for differentiation and implantation. *Semin Reprod Med* 2001;19(1):37-47.
5. Hartshorne & Edwards. IN: Bussâmara Neme. *Obstetrícia Básica* 2ª ed. São Paulo: Sarvier, 2000. p. 13.
6. Graham CH *et al.* Adriana & Castellucci L. Award lecture 1999: role of oxygen in the regulation of trophoblast gene expression and invasion. *Placenta* 2000;21(5-6):443-450.
7. Dhara S *et al.* Immunohistochemical localization of insulin-like growth factors I and II at the primary implantation site in the Rhesus monkey. *Mol Hum Reprod* 2001;7(4):365-371.
8. Brosens I. The physiological response of the vessels of the placental bed to normal pregnancy. *J of Pathol Bacteriol* 1967;93(2):569-579.
9. BROSENS *et al.*, 1997. pg 108.
10. Kleiner-Assaf A, Jaffa AJ, Elad D. Hemodynamic model for analysis of Doppler Ultrasound indexes of umbilical blood flow. *Am J Physiol* 1999;276:2204-2214.
11. Jaffe R, Woods JR. Doppler velocimetry of intraplacental fetal vessel in the second trimester: improving the prediction of pregnancy complications in high-risk patients. *Ultrasound Obstet Gynecol* 1996;8:262-266.
12. Myers LJ, Capper WL. A transmission line model of the human foetal circulatory system. *Med Eng Phys* 2002 May;24(4):285-94.
13. Testut L, Latarjet A. Cérebro. In: Testut L, Latarjet A (ed). *Anatomia humana*. 9ª ed. Barcelona: Salvat, 1973. p. 1205-7.
14. Mari G, Moise JR KJ, Deter RL, Kirshon B, Carpenter JR, Huhta JC. Doppler assesment of pulsatility index in the cerebral

circulation of the human fetus. *Am J Obstet Gynecol* 1989;160:689-703.

15. Kirkinen P, Müller R, Huch R, Huch A. Blood flow velocity waveforms in human fetal intracranial arteries. *Obstet Gynecol* 1987;70:617-21.
16. Noordam MJ, Heydanus R, Hop WCJ, Hoekstra FME, Wladimiroff JW. Doppler colour flow imaging of fetal intracerebral arteries and umbilical artery in the small for gestational age fetus. *Br J Obstet Gynaecol* 1994;101:504-8.
17. Wladimiroff JW, Winjngaard, Jag W, Degani S *et al.* Cerebral and umbilical arterial blood flow velocity waveform in normal and growth-retarded pregnancies. *Obstet Gynecol* 1987;69:705-709.
18. Mari G, Deter RL. Middle cerebral artery flow velocity waveform in normal and small for gestational age fetuses. *Am J Obstet Gynecol* 1992;166(4):1262-1270.
19. Takahashi Y, Kawabata I, Tamaya T. Characterization of growth-restricted fetuses with breakdown of the brain-sparing effect diagnosed by spectral Doppler. *J Matern Fetal Med* 2001 Apr;10(2):122-6.
20. Gadelha-Costa A, Mauad-Filho F, Spara P, Freitas P, Ferreira AC, Garcia J, Pinheiro-Filho L. Evolução dos índices e velocidades doppler da artéria cerebral média em fetos de gestantes normais. *Ver Bras Ginecol Obstet* 2003:6(25).
21. Zimmerman R, Carpenter Jr RJ, Durig P, Mari G. Longitudinal measurement of peak systolic velocity in the fetal middle cerebral artery for monitoring pregnancies complicated by red cell alloimmunisation: a prospective multicentre trial with intention-to-treat. *BJOG* 2002;109:746-52.
22. Griffin DR, Cohen-Overbeek T, Campbell S. Fetal and utero-placental blood flow. *Clin Obstet Gynecol* 10:565-602. In: Bilardo CM, Campbell.
23. Nicolaides KH. Mean blood velocities and flow impedance in the fetal descending thoracic aorta and common carotid artery in normal pregnancy. *Early Hum Dev* 1988;18:213-221.
24. Arduini D, Rizzo G. Normal values of pulsatility index from fetal vessels: A cross-sectional study on 1556 healthy fetuses. *J Perinat Med* 1990;18(3):165-172.
25. Sonesson SE, Fouron JC. Doppler velocimetry of the aortic isthmus in human fetuses with abnormal velocity waveforms in umbilical artery. *Ultrasound Obstet Gynecol* 1997;10:107-111.
26. Arduini D, Rizzo G. Fetal renal artery velocity waveforms and amniotic fluid volume in growth-retarded and post-term fetuses. *Obstet Gynecol* 1991;77:370.
27. Koekkek-Doll PK, Tstijnen, Wladimiroff JW. Hourly fetal urinary production rate and blood velocity waveform in the fetal renal artery relative to fetal heart rate pattern and fetal eye movements in normal pregnancies at 30-32 weeks of gestation. *Early Hum Dev* 1994;38:27.
28. Wladimiroff JW, Heydanus R, Stewart PA, Cohen-Overbeek TE, Brezinka C. Fetal renal artery flow velocity waveforms in the presence of congenital renal tract anomalies. *Prenat Diagn* 1993 Jul;13(7):545-9.
29. Matias A, Gomes C, Flack N, Montenegro N, Nicolaides KH. Screening for chromosomal abnormalities at 10-14 weeks: the role of ductus venosus blood flow. *Ultrasound Obstet Gynecol* 1998;12(6):380-4.
30. Mauad F FO. *Manual e coletânea de tabelas em ultra-sonografia*. Ribeirão Preto: Escala Editora, 1997.
31. Taylor KJW, Burns PN, Wells PNT. *Clinical applications of doppler ultrasound*. 2ª editon. Philadelphia: Raven Press, 1995.
32. Cha SC, Zugaib M. *Medicina fetal*. São Paulo: Editora Atheneu, 1993.
33. Zugaib M, Miyadahira S, Nomurar MY, Francisco R PV. *Vitalidade fetal: propedêutica e avaliação*. São Paulo: Editora Atheneu, 2001.
34. Cerri GG, Mólnar L J,Verzozzo D CP. *Doppler*. São Paulo: Editora Sarvier, 1996.

CAPÍTULO 6

IMPORTÂNCIA DA ULTRA-SONOGRAFIA NA PREDIÇÃO E NO DIAGNÓSTICO DE ABORTAMENTO

Francisco Mauad Filho
Daniela de Abreu Barra
Fernando Marum Mauad

INTRODUÇÃO

As hemorragias e cólicas abdominais que ocorrem no primeiro trimestre de gestação são intercorrências relativamente comuns (25% das mulheres grávidas apresentarão algum tipo de sangramento).[1,2] Podem estar associadas a cérvice com extenso ectrópio ou mesmo com patologia maligna, pólipo cervical, miomatose ou não terem causa determinada, embora freqüentemente estejam relacionadas a patologias que comprometem o adequado desenvolvimento gestacional. Várias entidades associadas à gravidez têm apresentação clínica semelhante, como gestação ectópica, doença trofoblástica gestacional e abortamento.[3]

A definição diagnóstica destes quadros patológicos é importante para se adequar a abordagem terapêutica e o seguimento das pacientes. Para isto, é necessária a complementação da avaliação clínica que, individualmente, não sela o diagnóstico. Neste contexto, a avaliação ecográfica assume papel fundamental, pois é exame inócuo, de fácil execução e que dispõe de mecanismos tecnológicos capazes de assegurar uma avaliação pormenorizada da morfologia inicial da gestação, diferenciando quadros clínicos semelhantes com aspecto sonográfico distinto. Com isso há redução dos custos dispensados no tratamento e melhora do prognóstico materno-gestacional.[3-8]

Abordaremos aqui a utilização da ultra-sonografia nos quadros de abortamento.

ABORTAMENTO

É a interrupção da gestação antes da 20ª semana, tendo o feto peso menor que 500 gramas.[9] Estima-se que, em nosso meio, a incidência seja de 15% das gravidezes clinicamente identificadas, uma vez que há dificuldades na sua correta determinação, devido à diferença metodológica de coletas, número de partos domiciliares, abortamento espontâneo sem assistência médica e perdas gestacionais precoces (quando ainda não há diagnóstico de gestação – 11% a 43% dos casos).[10]

As perdas gestacionais podem ser precoces ou tardias, de acordo com a idade gestacional, ou seja, até a 13ª semana e entre a 13ª e 20ª semanas, respectivamente.[4,10] A etiologia é variada e está associada à época em que ocorre o abortamento. Dentre as causas mais comuns do período embrionário, destacamos:[11,12]

- Anomalias cromossômicas.
- Insuficiência lútea.
- Idades materna e paterna avançadas.
- Endocrinopatias maternas (tireoidopatias e diabetes).
- Doenças crônico-degenerativas (nefro e hepatopatias e doenças auto-imunes).
- Infecções (síndromes STORCH).
- Presença de DIU.

Já no período fetal, o precoce desfecho gestacional está associado a:[11,13,14]

- Insuficiência istmocervical.
- Doenças uterinas malformativas ou adquiridas (sinéquia uterina, doença miometrial).
- Infecções (corioamnionite).
- Malformação fetal.
- Presença de DIU.

SONOEMBRIOLOGIA

Diante do exposto, faz-se necessário conhecer e estar familiarizado com a cronologia da sonoembriologia e dos marcadores da presença de gestação. As idades gestacionais aqui mencionadas estão relacionadas em função da utilização da ultra-sonografia endovaginal.[6,8]

O primeiro sinal ecográfico da presença de gestação é a reação decidual, visualizada a partir do 28º dia de amenorréia (final da 4ª semana). Consiste em uma hiperecogenicidade no interior da cavidade uterina. É um sinal indireto e não específico, uma vez que ocorre também no final da fase lútea e em gestações ectópicas (Fig. 6-1).[15]

Em torno do 32º dia de amenorréia é possível visualizar o saco gestacional (saco gestacional), como estrutura anelar anecogênica de 2-4 mm e com contorno ecogênico. Esta hiperecogenicidade circundante corresponde à decidualização e ao vilo coriônico. Nesta fase, o saco gestacional, localizado na metade superior da cavidade uterina, tem valor preditivo de bom prognóstico gestacional (Fig. 6-2).

Externamente a esta área, é possível a visualização de halo hipoecogênico correspondente a líquido entre as decíduas capsular e vera, caracterizando o sinal do duplo halo ou duplo contorno. A presença deste duplo contorno é importante para diferenciação do "pseudo-saco gestacional", que nada mais é que conteúdo líquido intracavitário. Está presente em casos de gestação ectópica e se apresenta como imagem anecóica, alongada extra-endometrial e localizada na região mediana da cavidade uterina. Além disso, a correlação bioquímica entre o tamanho do saco gestacional e a dosagem sérica de βhCG também é importante neste diagnóstico diferencial. Tendo o saco gestacional medida de 10 mm, a concentração sérica de gonadotrofina deve ser de 1.800 mUI/ml.

Na seqüência, na 5ª semana de amenorréia, a presença da vesícula vitelina, como estrutura circular anecogênica de 3-6 mm no centro do saco gestacional, prediz uma gestação embrionada, com 93% de chance de boa vitalidade (Fig. 6-3). O aspecto calcificado e o tamanho aumentado (vesículas vitelínicas maiores que 6 mm) estão relacionados a mau prognóstico gestacional (Fig. 6-4).[6,7]

No final da 5ª semana é visibilizado o embrião, cuja imagem ecográfica é de uma linha hiperecogênica de 2-3 mm, próxima a vesícula vitelínica. Nesta fase o saco gestacional deve estar com 18 mm de diâmetro médio. Visto o embrião, é possível mensurar o comprimento cabeça-nádega (CCN) (Fig. 6-5), que, acima de 2 mm, permite a visualização e medição do batimento cardioembrionário (BCE) pelo modo M. É certo que em embriões viáveis, com 5 mm

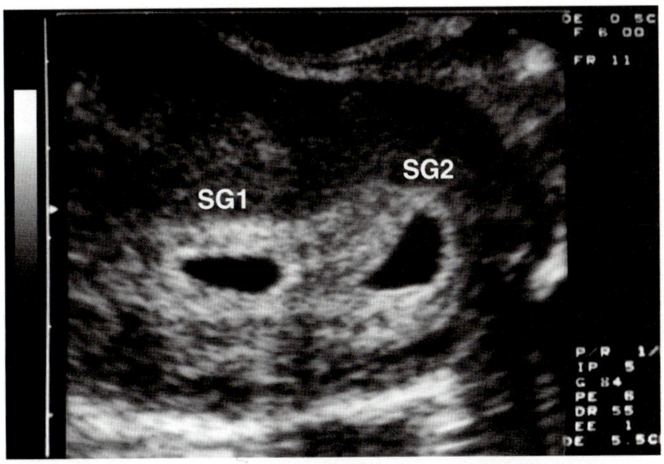

Fig. 6-1. Reação decidual em gestação múltipla incipiente.

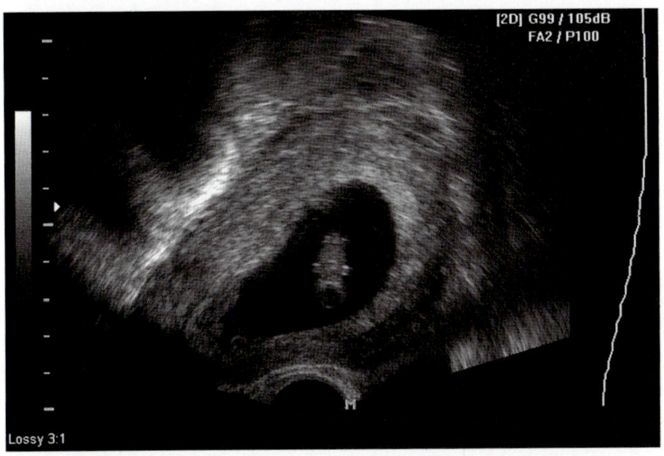

Fig. 6-2. Saco gestacional localizado em posição superior.

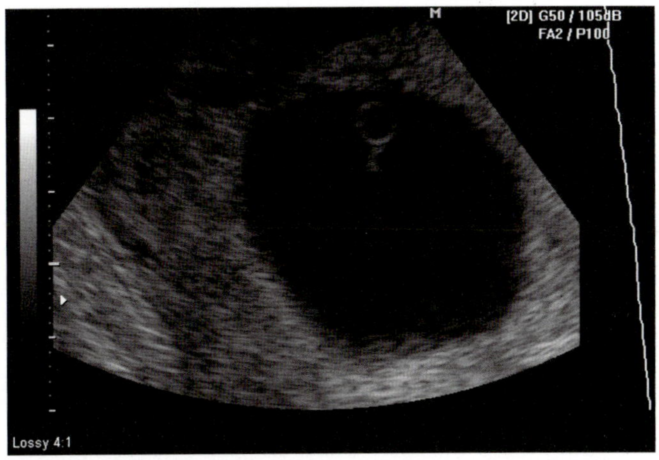

Fig. 6-3. Vesícula vitelínica.

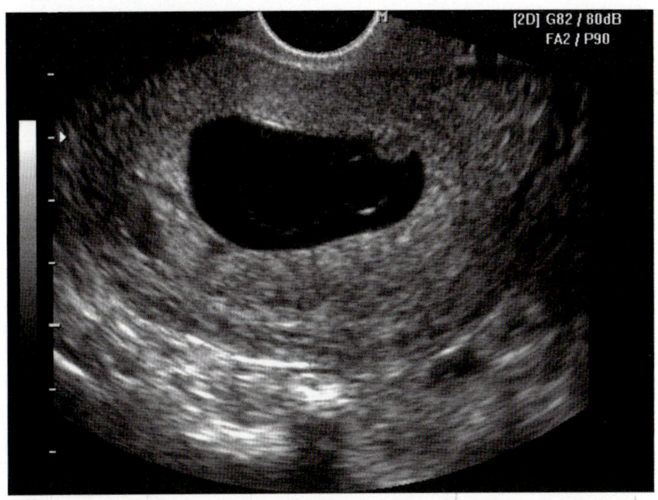

Fig. 6-4. Saco gestacional com reduzido tamanho para a idade gestacional e vesícula hidrópica.

de CCN é mandatório a visualização do BCE. A mensuração do BCE pelo modo M prediz em 90-97% evoluções gestacionais bem sucedidas, especialmente se os batimentos estiverem variando numa faixa entre 90 e 190 por minuto.[5,11,12,16]

Na 7ª semana de gestação é possível a distinção entre o pólo cefálico e o tronco embrionários (Fig. 6-5). Já a movimentação corporal embrionária é vista uma semana após.[12,16]

ABORTAMENTO EVITÁVEL OU AMEAÇA DE ABORTO

É definido como quadro de sangramento de leve intensidade com presença ou não de cólica hipogástrica ou lombar, colo impérvio e vitalidade embrio-fetal preservada. A freqüência varia de 16 a 25% das gestações reconhecidas e destas, cerca de 50% evoluirão para aborto.[1,3]

Os achados ultra-sonográficos, significativamente os encontrados pela ultra-sonografia endovaginal, são capazes de prognosticar a evolução do quadro.[2-5] Desta forma, os dados ultra-sonográficos de mau prognóstico estão relacionados abaixo:

- Grandes hematomas subcoriônicos (maiores que a metade do tamanho do saco gestacional. Associados a 93% de perda fetal).
- Área de descolamento retrovular central em relação ao cório frondoso (cuidado para não confundir com a fusão das membranas, que ocorre em torno da 14ª semana de gestação).
- Bradicardia conceptual (menor que 90 bpm).
- Atraso do crescimento embrionário (CCN menor que 2 desvios-padrão para a idade gestacional).
- Perfil biofísico embrionário alterado, ou seja, saco gestacional com diâmetro médio menor que o esperado para a idade gestacional.
- Vesícula vitelínica com dimensões ou morfologia alteradas (Fig. 6-4).
- Malformações fetais ou marcadores de cromossomopatias.
- Alterações na circulação trofoblástica e/ou ovariana (insuficiência lútea).
- Dois achados ultra-sonográficos com idade materna superior a 35 anos ou malformação uterina e sangramento genital importante.

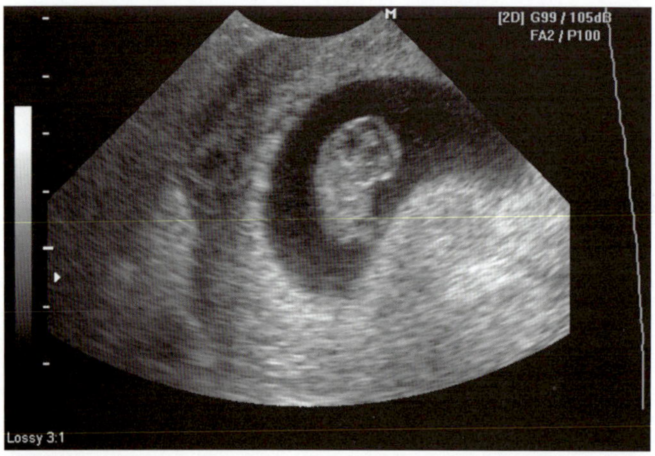

Fig. 6-5. Embrião de sete semanas em posição para medida do comprimento cabeça-nádegas.

ABORTAMENTO INEVITÁVEL

Define-se clinicamente como quadro de sangramento moderado, dor intensa e colo uterino dilatado.[8,10,11]

À ultra-sonografia é evidenciado o saco gestacional, que se encontra deslocado para o istmo uterino ou mesmo para o canal cervical (Fig. 6-6), o que não deve ser confundido com gestação ectópica cervical (condição rara, 0,15%).[11] Ainda pode ser visualizado descolamento ovular com área superior a 40%, concepto com ou sem vitalidade, com adequado desenvolvimento e presença de oligoidrâmnio (ruptura das membranas).

ABORTAMENTO INCOMPLETO

O quadro clínico é variável, desde sangramento e dor leves a intensos e colo uterino fechado ou dilatado, na dependência da fase do processo de abortamento.[8,10,11]

Ao exame ultra-sonográfico há aumento do volume uterino, ausência de embrião e conteúdo amorfo hiperecogênico ao longo da linha endometrial, correspondente a restos ovulares (Fig. 6-7).

ABORTAMENTO COMPLETO

É a resolução espontânea da prenhez inviável, comumente em gestações precoces (antes da 8ª semana).[8,10,11]

Clinicamente, há sangramento de leve intensidade, colo não pérvio e dor ausente após quadro de dor aguda e sangramento intensos.

À ultra-sonografia, o volume uterino é normal ou discretamente aumentado e a cavidade uterina vazia. É importante investigar anexos e fundo de saco de Douglas, para descartar a possibilidade de prenhez ectópica, sempre associado a dosagem sérica de βhCG.[17]

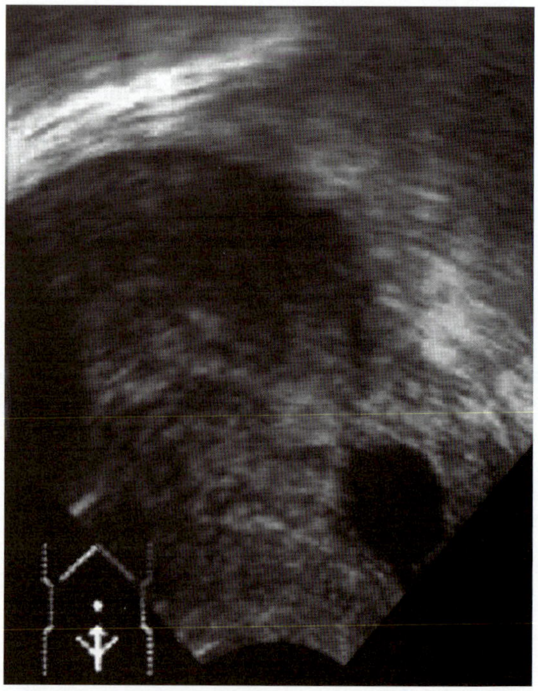

Fig. 6-6. Aborto inevitável; saco gestacional no segmento inferior.

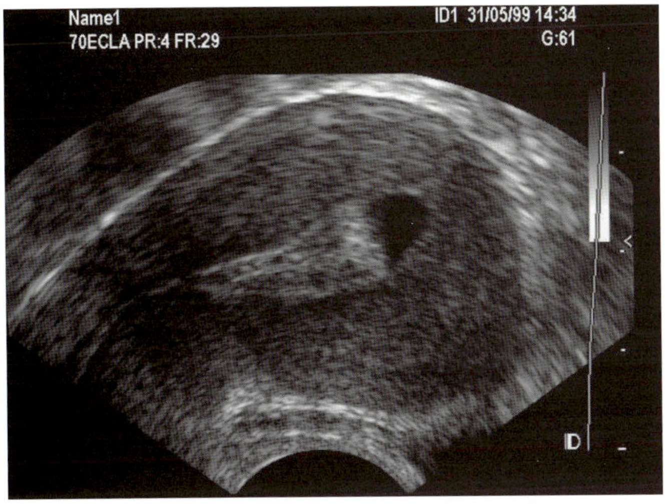

Fig. 6-7. Presença de imagem amorfa na cavidade uterina, sugerindo restos placentários; aborto incompleto.

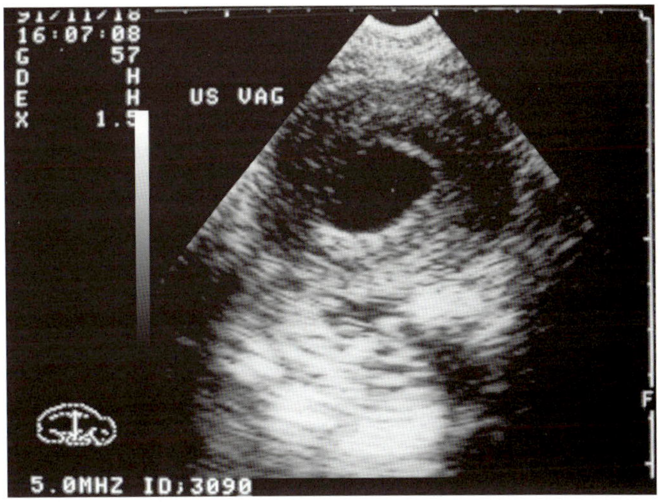

Fig. 6-8. Ovo anembrionado, sendo visibilizado saco gestacional e ausência de embrião em gestação de sete semanas.

ABORTAMENTO RETIDO

Caracteriza-se pelo decesso fetal e sua retenção ocorridos por período maior que quatro semanas.[8,10,11] Apresenta-se com sangramento escuro, escasso ou ausente, sem dor ou dilatação cervical. Pode evoluir para quadro de infecção ou coagulopatia após período de retenção superior a quatro semanas (2%).[18]

A ecografia evidencia embrião ausente (tendo o saco gestacional mais de 18 mm), presente e sem vitalidade (CCN maior que 5 mm e BCE não visível), ou com inadequado crescimento; saco gestacional deformado; marcadores de cromossomopatias; região trofoblástica degenerada ou com vesículas; acavalgamento ósseo (sinal de Spalding).[8]

Nyberg, Laing e Filly descreveram sinais maiores e menores como critérios de diagnóstico de gestações inviáveis analisados por um único exame ultra-sonográfico endovaginal precoce.[8,9,11]

Os sinais maiores seriam vesícula vitelínica ausente com saco gestacional maior ou igual a 8 mm, embrião ausente com saco gestacional maior ou igual a 16 mm e BCE ausente com CCN maior ou igual a 5 mm (Fig. 6-8). Já os sinais menores seriam reação decidual pouco ecogênica, com espessura menor que 2 mm ou com ausência de duplo halo, saco gestacional com contornos grosseiramente irregulares, anormalmente pequeno ou ainda com implantação baixa.

A presença de três sinais menores ou um maior seria suficiente para o diagnóstico de inviabilidade gestacional, com margem de erro de até 2 mm para as medidas estabelecidas.[8,9,11]

Todavia, o diagnóstico definitivo só deverá ser feito mediante certeza da inviabilidade gestacional, sendo de boa prática a repetição do exame, sem ônus para a paciente, em cerca de sete dias, visando à qualidade do exercício profissional e a ética.[19]

ABORTAMENTO HABITUAL

É a perda espontânea e consecutiva de três ou mais gestações, antes da 22ª semana. Pode ser primário ou secundário de acordo com presença ou não de gestações normais prévias.[8,10,11] Está associado a alterações genéticas, imunológicas, endócrinas e infecciosas, além de malformações uterinas, sinéquias, leiomiomatose, incompetência istmocervical (Fig. 6-9) e cirurgias gíneco-obstétricas.[8,13,14]

A ultra-sonografia tem papel importante no diagnóstico de várias das causas, especialmente nos quadros de incompetência istmocervical (IIC), além disso possibilita o seguimento das pacientes após a correção cirúrgica. A melhor época de se fazer o diagnóstico é fora do período gestacional, porém durante a gestação, a avaliação da medida do colo uterino seleciona pacientes de risco. Admite-se como ponto de corte colos com menos de 25 mm de comprimento.[20]

Durante a realização do exame, pode-se exercer pressão manual sobre o fundo do útero, por via abdominal, para que sejam identificadas pacientes com fragilidade na contenção istmocervical. Este recurso identifica 19% de gestantes que, em repouso, não teriam exame alterado.[13,20]

Além disso, a ultra-sonografia avalia a dilatação do orifício interno do colo (OI) e eventualmente a protrusão de membranas pelo canal cervical (sinal do "dedo em luva" ou do "bico de ma-

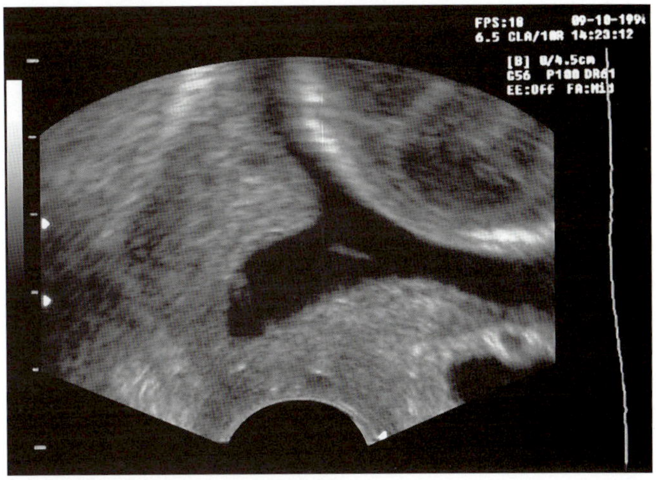

Fig. 6-9. Incompetência istmocervical.

madeira"). Admite-se o diagnóstico de IIC, dilatações do OI a partir de 20 mm ou abaixo de 20 mm com algum grau de invaginação das membranas através do OI. Todavia são necessários exames seriados, já que esta patologia está envolvida num processo dinâmico.[20]

O monitoramento pós-cirúrgico de cerclagem uterina é importante na indicação da necessidade de reoperação, caso o grau de alongamento do canal cervical não atinja padrões adequados.[18] Isto é particularmente facilitado pela utilização da ultra-sonografia endovaginal, onde os fios cirúrgicos são reconhecidos como imagens hiperecogênicas, que dão sombra acústica posterior na topografia cervical.

ABORTAMENTO INFECTADO

Caracteriza-se por infecção intra-uterina polimicrobiana que atinge o produto conceptual, decorrente de abortamento espontâneo e/ou provocado.[8,10,11,21]

O quadro ultra-sonográfico está na dependência da extensão da infecção. O útero freqüentemente tem volume aumentado, há presença de imagens ecogênicas na cavidade uterina e no miométrio, devido à presença de gás carbônico eliminado pela maioria de bactérias anaeróbias. Além disso, é possível evidenciar microabscessos no endométrio e miométrio e grandes coleções localizadas na parede abdominal e na pelve (Fig. 6-10).

ANÁLISE DOPPLER

A análise Doppler das circulações materna e fetoplacentária, entre o final da 4ª e 6ª semanas de gestação, ajuda a compreender as modificações hemodinâmicas fisiopatológicas envolvidas nos quadros de abortamento (Fig. 6-11).[22]

Até a 16ª semana de gestação observa-se um aumento constante na velocidade sistólica do fluxo sanguíneo das artérias uterinas, arqueadas, radiadas e espiraladas. Nesta fase há presença de incisura protodiastólica e alto índice de resistência (IR) nas artérias uterinas.[22] Com o evoluir da gestação, a vasodilatação hormonal, a hemodiluição materna e a destruição de vasculatura lisa mediada pela invasão trofoblástica determinam o desaparecimento da incisura e a diminuição do IR nestas artérias.

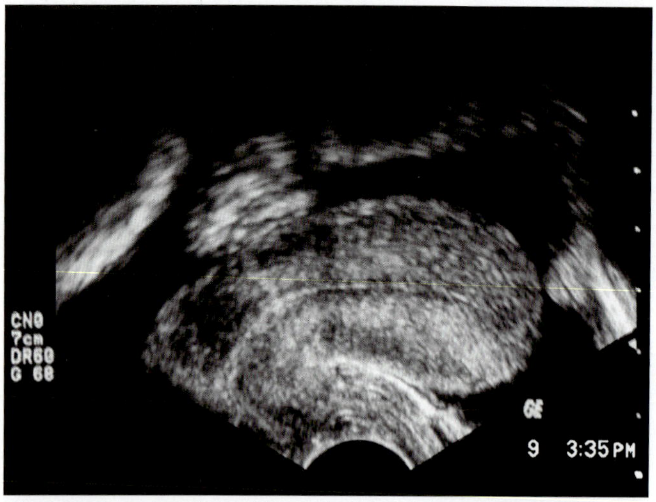

Fig. 6-10. Presença de líquido em fundo de saco em aborto infectado.

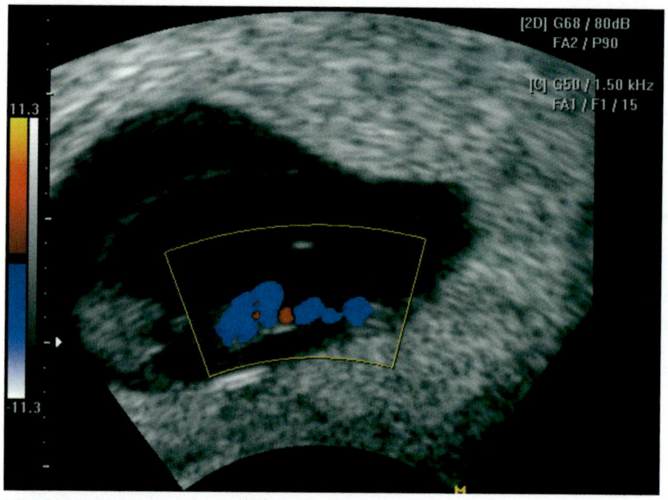

Fig. 6-11. Doppler demonstrando fluxo sanguíneo entre embrião e cordão umbilical.

Há discordância, entre os autores, em relação a presença ou não de fluxo no espaço interviloso em gestações iniciais. Identifica-se o fluxo através do Doppler de amplitude, a partir da 5ª semana de gravidez, sendo que somente após a 10ª semana há diminuição a sua restrição.[23]

Nos quadros de hemorragias do primeiro trimestre, a análise Doppler da circulação sanguínea do corpo lúteo evidencia altos IR, ausência de fluxo diastólico e vascularização empobrecida. É importante observar a técnica de realização do exame, cuidando em avaliar o ovário contralateral e posicionando o sensor nos neovasos luteínicos e não no hilo ovariano, onde a velocidade diastólica será menor.[2,3]

Em gestações anembrionadas e abortamentos retidos a identificação do fluxo é mais fácil do que em gestações normais, além disso a impedância vascular miometrial e os índices de resistência e pulsatilidade nas artérias uterinas são menores.[2,3,8,11] A avaliação do fluxo sanguíneo na vesícula vitelínica, nos casos de abortamento retido, apresenta alterações na regularidade do fluxo. Observa-se fluxo diastólico permanente e sinal de fluxo venoso.[8,11]

Contudo, a análise Doppler ainda não deve ser, isoladamente, utilizada como fator de prognóstico gestacional ou diagnóstico de abortamento, pois a sensibilidade não é elevada, uma vez que outras doenças (gravidez ectópica, cisto ovariano, endometriose e miomatose) dão valores semelhantes de IR e IP.

ULTRA-SONOGRAFIA TRIDIMENSIONAL

O diagnóstico da inviabilidade da gestação é feito pela clínica e pela ultra-sonografia bidimensional, mas alguns autores já começam a incluir a utilização da ultra-sonografia tridimensional na avaliação destes quadros patológicos.

A correlação positiva entre idade gestacional e volumes do saco gestacional e da vesícula vitelínica é observada até a décima semana de gestação, e ao final do primeiro trimestre o volume da vesícula vitelínica permanece constante, enquanto o do saco gestacional aumenta. Kurjack *et al.*, observaram que alterações na forma, volume, tamanho e ecogenicidade da vesícula vitelínica e do saco gestacional à ultra-sonografia tridimensional sugerem morte ou desenvolvimento embrionário inadequado.[23]

REFERÊNCIAS BIBLIOGRÁFICAS

1. Brizot ML, Watanabe LC, Zugaib M, Miyadahira S, Pereira PP, Mustafá AS. Abortamento no primeiro trimestre da gestação. *RBGO* 2000;22(5):275-279.
2. Okumura M, Zugaib M. Ultra-sonografia do primeiro trimestre de gestação. *Ultra-sonografia em obstetrícia*. 1 ed. São Paulo: Sarvier, 2002. Cap. 5, p. 43-64.
3. Schawberger CW, Mathiason MA, Rooney BL. Ultrasound assessment of first-trimester bleeding. *Obst Gynecol* 2005 feb;105(2):333-8.
4. Brizot ML, Watanabe LC, Zugaib M, Toyama J, Pereira PP, Mustafá AS. Prognóstico de gestações com ameaça de abortamento entre a 6ª e 13ª semana que apresentam embrião/feto vivo ao exame ultra-sonográfico. *RBGO* 2002-24(5):301-306.
5. Leroy B. The value of ecography in cases of threatened abortion in the first trimester of pregnancy. *J Gynecol Obstet Biol Reprod* 1978 apr;7(3 pt 2):665-72.
6. Deaton JC, Honore GM, Huffman CS, Bowguess P. Early transvaginal ultrasound following an accurately dated pregnancy: the importance of finding a yolk sac or fetal heart motion. *Human Reprod* 1997 Dec;12(12):2820-3.
7. Boruto F. Alarm signals in US evaluation of the gestational sac. *Ultraschallmed* 1982 sep;3(3):140-1.
8. Sanders RC, Everette James JR A. *Morte fetal: princípios e prática da ultra-sonografia em obstetrícia e ginecologia*. 3ª ed. São Paulo: Roca, 1991. Cap 32, p. 433-445.
9. Neme B. *Abortamento espontâneo: obstetrícia básica*. 2ª ed. São Paulo: Sarvier, 2000. Cap. 64, p. 552-561.
10. Pastore AR, Cerri GG. Hemorragias no primeiro trimestre de gestação. In: *Abortamento: ultra-sonografia em ginecologia e obstetrícia*. 1º ed. Rio de Janeiro: Revinter, 2003. Cap. 5, p. 53-74.
11. Cunningham FG, MacDonald PC *et al*. *Abortion*. Williams Obstetrics. 20 edition Connecticut, USA. Appleton and Lange, 1997 chapters: Cap. 5, p. 95-123; Cap. 8, p. 191-225: Cap. 26, p. 579-605.
12. Nonato MA, Trindade CR. Ultra-sonografia no primeiro trimestre de gestação. *Femina* 2003;31(10):869-74.
13. Guzman ER, Pisatowski DM, Vintzileos AM, Benito CW, Hanley ML, Ananth CV. A comparison of ultrasonographically detected cervical changes in response to transfundal pressure, coughing and standing in predicting cervical incompetence. *Am J Obst Gynecol* 1997;177:660-5.
14. Dijkstra K, Funai EF, O´Neill L, Rebarbes A, Paidas MJ, Young BK. Change in cervical length after cerclage as predictor of preterm delivery. *Obst Gynecol* 2000;96:346-50.
15. Pinheiro LS *et al*.Gravidez ovariana a termo. A propósito de um caso. *J Bras Ginecol* 1984;94:135-137.
16. Bonilla-Musoles F. *Endosonografía vaginal en el primer trimestre del embarazo. Tratado de Endosonografía em obstetricia e ginecologia*. 2ª ed. Barcelona, España: Masson-Salvat, 1992. Cap 6, p. 62-93.
17. Duarte G, Mauad Filho F, Cunha SP *et al*. *Abortamento. Protocolos de condutas em gestação de alto risco*. 3ª ed. Ribeirão Preto, São Paulo: FUNPEC Editora, 2003. Cap 1, p. 1-16.
18. Pinheiro LS *et al*. Infecção puerperal. *Rev Bras Ginec Obst* 1984;6:245-249.
19. Spara P, Mauad-Filho F, Costa AG, Ferreira A, El Beitune P, Netto PVS, Célico A. Ética em ultra-sonografia aplicada à ginecologia e obstetrícia. *Femina* 2004 Set;32(8):689-93.
20. Freitas Junior RAO. *Comportamento do colo uterino em gestações normais avaliado pela ultra-sonografia transvaginal*. Dissertação de Mestrado apresentada à Faculdade de Medicina de Ribeirão Preto/USP, 2001.
21. Pinheiro LS, Pinheiro-Filho LS. Abortamento séptico. *Rev Bras Ginec Obst* 1988;10:133-136.
22. Alcázar JL, Ruiz-Perez ML. Uteroplacental circulation in patients with first trimestere threatened abortion. *Fertil Steril* 2000;73:130-5.
23. Kurjack A, Kupesic S. Volume and vascularity of the yolk sac assessed by three dimensional and Doppler ultrasound. *Early Pregnancy* 2001 jan;5(1):401.

CAPÍTULO 7

ULTRA-SONOGRAFIA NA GRAVIDEZ ECTÓPICA

Francisco Mauad Filho
Glauce Maria Gelonezi

INTRODUÇÃO

Gravidez (prenhez) ectópica (PE) é a implantação do concepto fora do útero ou em uma localização anômala dentro do útero.[50]

A primeira necropsia documentada nos Estados Unidos, em 1638/1639, identificou uma gravidez ectópica como a causa da morte[25] e, desde então, essa patologia tem sido um problema constante na prática médica. A PE tem apresentado aumento em número relativo e absoluto, em todo o mundo, nas duas últimas décadas, e hoje pode ser considerada como a terceira causa de óbitos em gestante.[9] As taxas de mortalidade por gravidez ectópica são de, aproximadamente, 1 em 1.000 casos, porém estima-se que a PE possua um risco relativo de morte 10 vezes maior do que aquele do parto;[22,35] considerando a faixa etária das mulheres expostas ao risco de morte por PE (geralmente, jovens saudáveis em idade fértil), a falta de controle da mortalidade pode transformar-se em um sério problema de saúde pública.

Também está bem reconhecida a associação entre a PE e a infertilidade. Entre as mulheres com antecedente de PE, a percentagem de ocorrência de uma concepção subseqüente é de, aproximadamente, 60% e, entre essas, cerca de 20% apresentarão recorrência de gestação ectópica.[30,41]

A incidência progressiva da PE pode acentuar o risco de morbimortalidade materna, porém, o diagnóstico precoce pelo ultra-som endovaginal (USTV), o βhCG plasmático quantitativo, a culdocentese e a laparoscopia podem reduzir esse risco.

A maior parte das gestações ectópicas ocorre nas trompas e, geralmente, nas suas porções distais (Fig. 7-1). Dependendo do local em que está implantada, a gravidez tubária pode levar à ruptura da trompa, entre seis e 12 semanas após a fecundação, resultando em uma emergência médico-cirúrgica, pela hemorragia intra-abdominal que se acompanha.[13]

Conforme mencionado, algumas mulheres correm risco particularmente elevado de abrigar uma gestação ectópica. São mulheres pertencentes aos chamados "grupos de risco" (Quadro 7-1). Apesar de haver os "grupos de risco", é seguro lembrar que "*todas as mulheres em idade fértil correm o risco de abrigar uma gestação ectópica*" e, por isso, recomenda-se que toda mulher grávida seja submetida à ultra-sonografia, logo no primeiro trimestre de sua gestação, a fim de que se estabeleça, com precisão, a localização dessa gestação. Na impossibilidade de se confirmar tal gestação como intra-uterina, a paciente deverá ser considerada de risco para uma gestação ectópica e medidas apropriadas subseqüentes deverão ser tomadas, para cada caso.

Quando há suspeita de uma PE, o ultra-sonografista que realiza o exame deve documentar uma seqüência de observações que, subseqüentemente, serão interpretadas e poderão conduzir ao diagnóstico da PE. É importante ressaltar que a interpretação desses achados deve ser feita, independentemente, do conteúdo da anamnese.

FATORES DE RISCO PARA GRAVIDEZ ECTÓPICA

Tudo o que possa dificultar a passagem do ovo para a cavidade uterina pode levar à gravidez extra-uterina, como, por exemplo, tumores, anormalidades de desenvolvimento, além de fatores funcionais que diminuam a motilidade das trompas.

Os principais fatores de risco descritos para gravidez ectópica são devidos a alterações ocorridas na cavidade tubária e endometrial; história de doença inflamatória pélvica, antecedente de patologia e/ou cirurgia tubária, sorologia positiva para clamídia, tabagismo e uso do dispositivo intra-uterino (DIU).[32,38]

Quadro 7-1 Grupos de mulheres com maior risco para gravidez ectópica

- Gravidez ectópica prévia
- Gravidez com DIU normoposicionado
- Antecedente de doença inflamatória pélvica
- Cirurgia de reconstrução tubária
- Gravidez por fertilização *in vitro*
- Laqueadura tubária

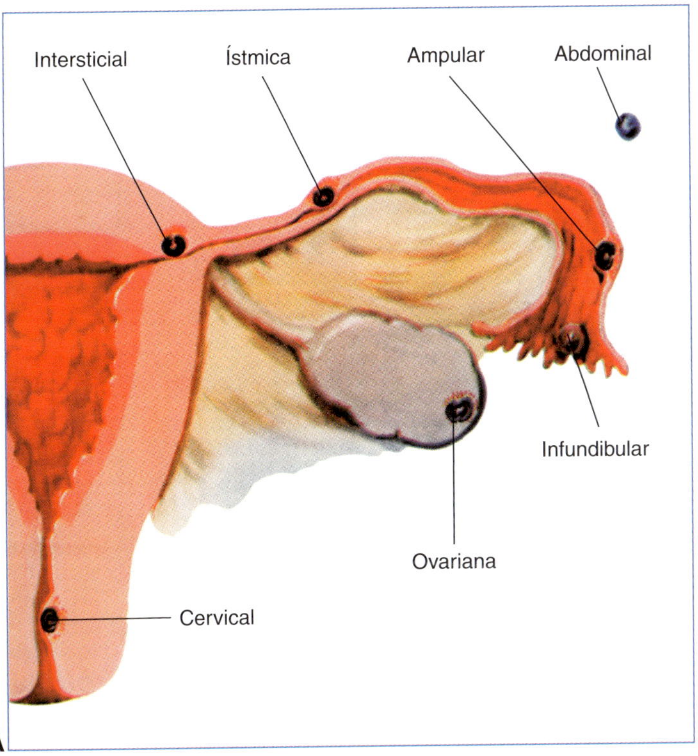

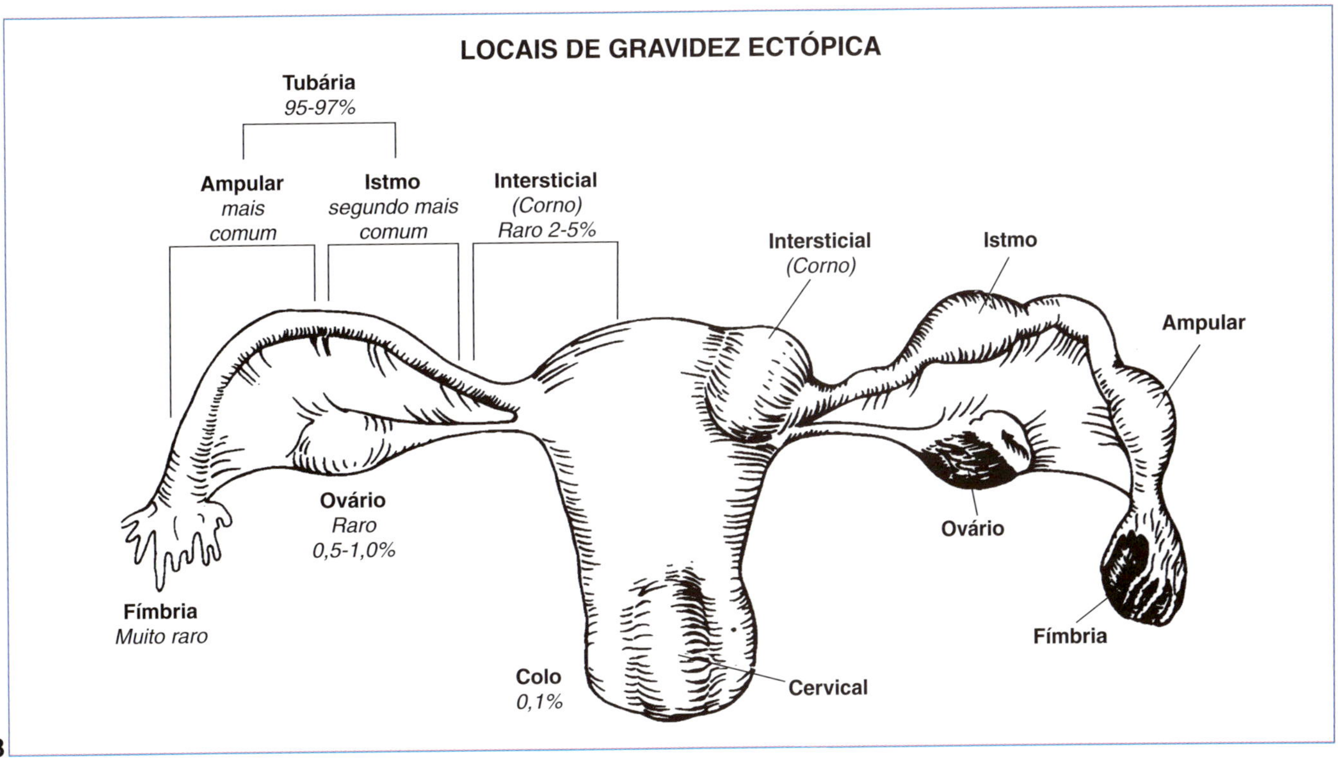

Fig. 7-1. (**A**) Locais de implantação ectópica da gestação. (**B**) Principais locais e a freqüência em que ocorre a implantação ectópica da gravidez (adaptado de Callen[13]).

CLÍNICA E DIAGNÓSTICO DE GRAVIDEZ

Avaliação bioquímica da gravidez

O surgimento de radioimunoensaios sensíveis para se detectar a gonadotrofina coriônica humana (hCG), empregando-se anticorpos específicos para a subunidade β (beta) do hormônio, foi o avanço isolado mais significativo na propedêutica da gravidez ectópica.

Os testes radioimunológicos podem detectar quantidades muito pequenas de hCG tais como, 1 a 2 UI/L de hCG; porém, é importante lembrar que existem padrões diferentes para a medida da atividade biológica do hCG[3] e alguns laboratórios descrevem os resultados em nanogramas por mililitros,[4] aumentando ainda mais a confusão.

Os dois padrões mais utilizados atualmente são: o segundo padrão internacional (2º PI) e o preparo de referência internacional (PRI) sendo que o valor numérico de hCG em unidades biológicas do PRI é, aproximadamente, o dobro do 2º PI (isto é, 10 UI/L (2º PI) é igual a 20 UI/L (PRI)). E, para transformar nanogramas/mililitros em unidades internacionais/litro, existem alguns fatores de conversão disponíveis e a relação aproximada entre eles é a seguinte: 1 ng/ml = 5 a 6 UI/L (2º PI) e 10 a 12 UI/L (PRI).[5,42-44,47,53,54]

Embora as diferenças nos padrões não afetem a interpretação dos níveis seriados quantificados (para um mesmo paciente e medidos no mesmo laboratório), o conhecimento do padrão empregado pelo laboratório de referência é de grande importância na avaliação comparada entre os níveis quantificados de hCG e os resultados ecográficos. Estes padrões também são importantes para a compreensão do limite inferior de sensibilidade no teste qualitativo.[5,42-44,47,53,54]

As gestações ectópicas produzem hCG em uma velocidade menor do que as gestações normalmente implantadas[15] e nas ectópicas em que os níveis de hCG exibidos estão muito baixos a suspeita recai sobre óbito embrionário.[47]

Em uma gravidez intra-uterina normal, o tempo de duplicação do hCG é de, aproximadamente, dois dias (1,2 a 2,2 dias),[5] enquanto que nas gestações ectópicas (e nas tópicas anormais) há um aumento subnormal do hCG nessas 48 horas.[15] Nos casos de abortamento espontâneo recente, ocorre uma diminuição significativa do nível de hCG plasmático circulante, durante um período equivalente.[4]

Além disso, verifica-se que o tamanho do saco gestacional, em gestações únicas normais, tem estreita correlação com níveis quantitativos de hCG (Fig. 7-2) e a sonda endovaginal tem a capacidade de detectar todos os sacos gestacionais únicos normais, quando o nível de hCG for superior a 1.000 UI/L (2º PI).[11,12,46] Sendo assim, se o nível de hCG quantificado for inferior a 1.000 UI/L, existirão três possibilidades de diagnóstico diferencial: gravidez ectópica muito pequena, que não produz sinais ecográficos específicos, aborto espontâneo recente, gestação intra-uterina normal (ou anormal) muito incipiente. Porém, em alguns casos específicos de gestações incipientes anormais, os níveis plasmáticos circulantes de hCG materno são maiores que nas gestações incipientes normais, são os casos de gestações que evoluem para doença trofoblástica gestacional (mola parcial ou completa).

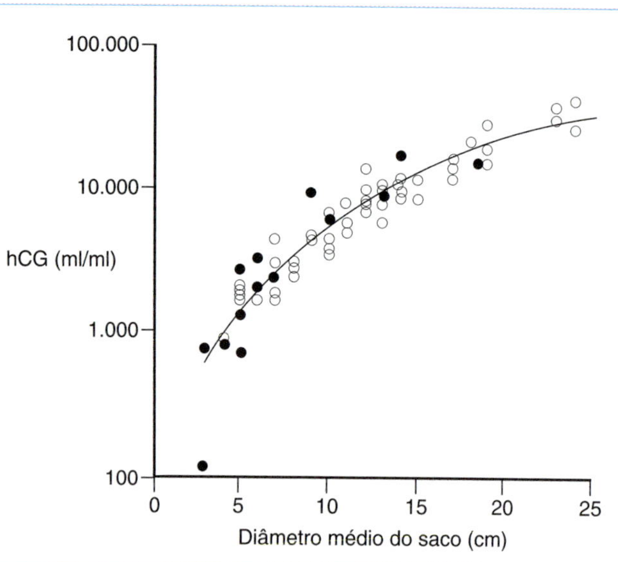

Fig. 7-2. Concentração de hCG plasmático (mUI/ml) × diâmetro médio do saco gestacional (cm).

É importante lembrar que a quantificação do hCG deve ser feita, preferencialmente, no mesmo dia da ultra-sonografia, e nos casos em que ainda restarem dúvidas poderá ser necessário realizar o hCG seriado acompanhado por outros exames de ultra-som, precedendo os procedimentos mais invasivos.

Ultra-sonografia na propedêutica obstétrica e ginecológica

Existem várias técnicas de exames e de indicações clínicas para o estudo ecográfico da pelve feminina nas pacientes com patologias ginecológicas. A ultra-sonografia é, sem dúvida, a modalidade de exame por imagem preferida para esse estudo. A ecografia pélvica (endocavitária e/ou transabdominal) fornece informações fundamentais para a detecção de massa pélvica (uterina ou de origem anexial), além de fornecer informações sobre os critérios diferenciais da natureza maligna ou benigna de tais massas.

Nas pacientes que se apresentam com sangramento vaginal anormal, o ultra-som transvaginal permite determinar a presença de alterações morfológicas e estruturais no endométrio e, através da histeroendossonografia, é possível delinear a cavidade endometrial, direcionando o mais adequado procedimento terapêutico.

A ecografia também exerce importante papel na avaliação de pacientes com dor pélvica aguda; auxilia na identificação de torção ovariana e tem papel não só diagnóstico como também terapêutico nas pacientes com doença inflamatória pélvica que necessitem de drenagem de abscesso guiada pelo ultra-som.

A ultra-sonografia é fundamental no estudo da infertilidade feminina. Pode ser usada, neste caso, para identificar e documentar a integridade do aparelho reprodutor feminino, para detectar mudanças patológicas que podem ser causas ou fatores contribuintes da infertilidade, para monitorar mudanças cíclicas dos órgãos pélvicos em situações fisiológicas ou patológicas e para guiar a propedêutica da infertilidade.

Em obstetrícia, observa-se uma verdadeira revolução na propedêutica, com a utilização da ultra-sonografia, particularmente com o advento da ultra-sonografia endovaginal, o imprescindível sistema Doppler e mais recentemente, como um complemento importante, a ecografia tridimensional.

A avaliação obstétrica pela ultra-sonografia estende-se por todo o período gestacional, desde o diagnóstico da gestação, a sua monitoração, a terapêutica e, eventualmente, ao prognóstico fetal. Na prática obstétrica, destacamos o amplo espectro de avaliações pertinentes a essa metodologia (Quadro 7-2).

Como se pode observar, a ecografia possibilita a avaliação do endométrio, importante no processo de nidação e subseqüente desenvolvimento da gestação, nos procedimentos de fertilização assistida, assim como a avaliação da perfusão uterina pré e pós-concepção, através do Doppler transvaginal.

A identificação precoce da gravidez ("sinal do saco decidual duplo" ou "sinal do duplo halo") e o exato conhecimento da idade gestacional (pelas medidas do diâmetro médio do saco gestacional

Quadro 7-2 Principais aplicações da ultra-sonografia em obstetrícia

- Diagnóstico de gravidez
- Avaliação da idade gestacional
- Avaliação da fisiologia e do crescimento fetal
- Determinação do sexo fetal
- Monitoração de procedimentos invasivos
- Diagnóstico de gestação múltipla
- Diagnóstico de malformações
- Avaliação de gestações patológicas*

*Gestações patológicas (gestações com DIU, prenhez ectópica, moléstia trofoblástica gestacional, causas de hemorragias na segunda metade da gestação, imagem diagnóstica na morbidade puerperal).[1]

e do comprimento cabeça-nádega), obtido eficazmente pelo ultra-som, são fundamentais para uma boa assistência pré-natal (Figs. 7-3 e 7-4). As relações entre as circunferências cefálica e abdominal (CC/CA) e a relação fêmur/CA fornecem adequadas estimativas do peso, do desenvolvimento e do crescimento fetais.

A avaliação do líquido amniótico nos permite identificar casos de oligoidramnia, geralmente relacionados à restrição de crescimento intra-uterino e os casos de polidramnia, mais comumente associados a malformações fetais (isoimunização, diabetes e gemelaridade).

A investigação de diferentes condições fetais pode ser efetuada por diferentes metodologias monitoradas pelo ultra-som como, por exemplo, a cordocentese, que permite determinar, diretamente, a dosagem da hemoglobina e do hematócrito fetal, o tipo sanguíneo do feto, o teste de Coombs indireto e ainda monitorar a transfusão intra-útero. O Doppler colorido do cordão umbilical facilitou a identificação de sua inserção para a punção, durante a cordocentese.[38]

Tentaremos abordar as contribuições mais recentes que a ultra-sonografia trouxe à patologia descrita por gravidez ectópica já que, na sua suspeita, o ultra-som pode ser considerado o melhor exame de imagem na propedêutica diagnóstica, associado à dosagem sanguínea do βhCG.[20]

CLÍNICA E DIAGNÓSTICO DA PRENHEZ ECTÓPICA

A avaliação clínica (anamnese e exame físico) não pode ser considerada, isoladamente, um instrumento diagnóstico na gravidez ectópica. A clínica nos permite suspeitar do diagnóstico, pela presença de um ou mais dos seguintes sinais: sangramento vaginal, dor pélvica aguda, massa anexial palpável ou a presença de qualquer fator de risco para gravidez ectópica na gestante. Nem a anamnese, nem o exame clínico são capazes de diagnosticar ou descartar uma gestação inicial com segurança. E nenhum sinal clínico isolado possui acurácia suficiente para confirmar o diagnóstico de gravidez ectópica.

A presença de sangramento vaginal, não acompanhado por dor e com o exame de abdome normal, apresenta baixo risco para gravidez ectópica. Já a presença de dor abdominal com sinais peritoneais ou com dor à mobilização cervical pelo exame digital aumenta a probabilidade de se estar diante de um quadro de gravidez ectópica. Porém, a ausência desses sinais não descarta a existência de gravidez ectópica, mas pode excluir uma ruptura tubária. Quando presentes, esses sinais clínicos indicam emergência cirúrgica e necessidade de um serviço especializado.[26]

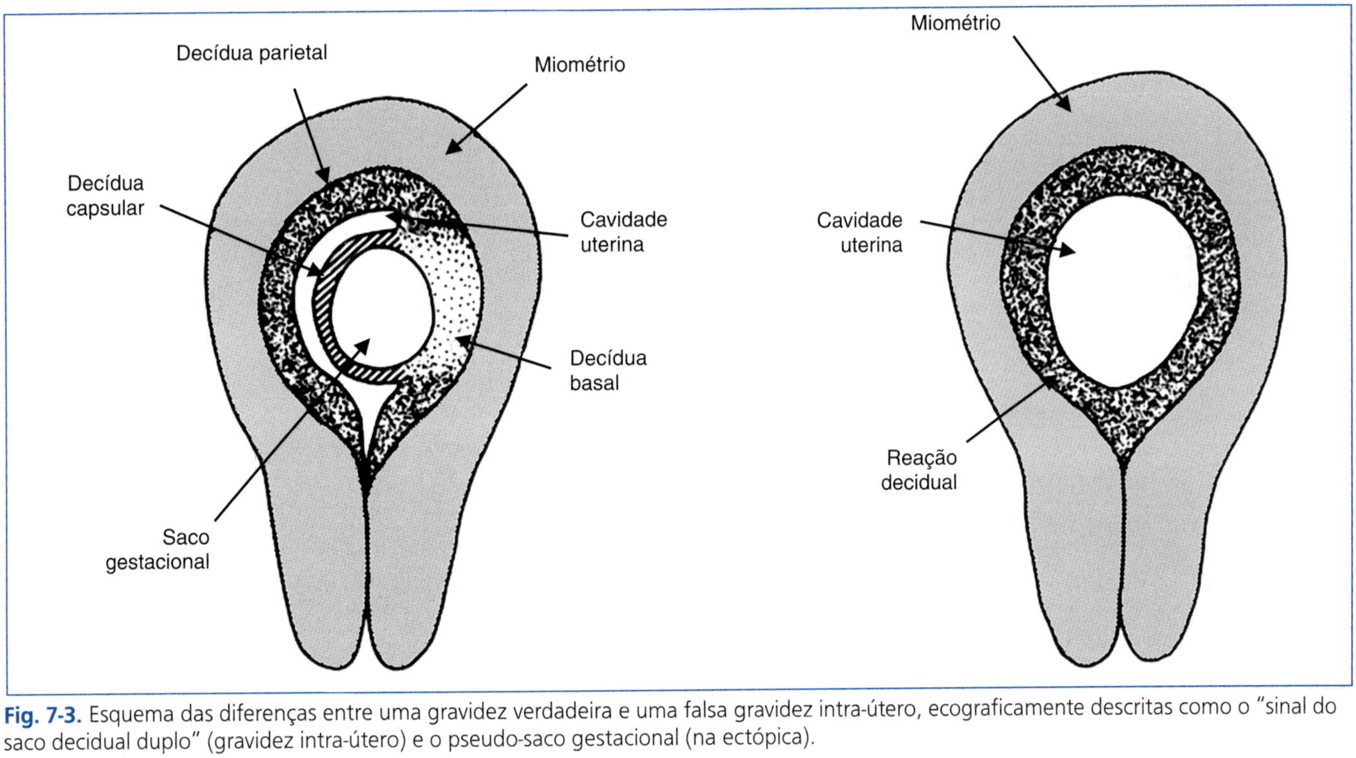

Fig. 7-3. Esquema das diferenças entre uma gravidez verdadeira e uma falsa gravidez intra-útero, ecograficamente descritas como o "sinal do saco decidual duplo" (gravidez intra-útero) e o pseudo-saco gestacional (na ectópica).

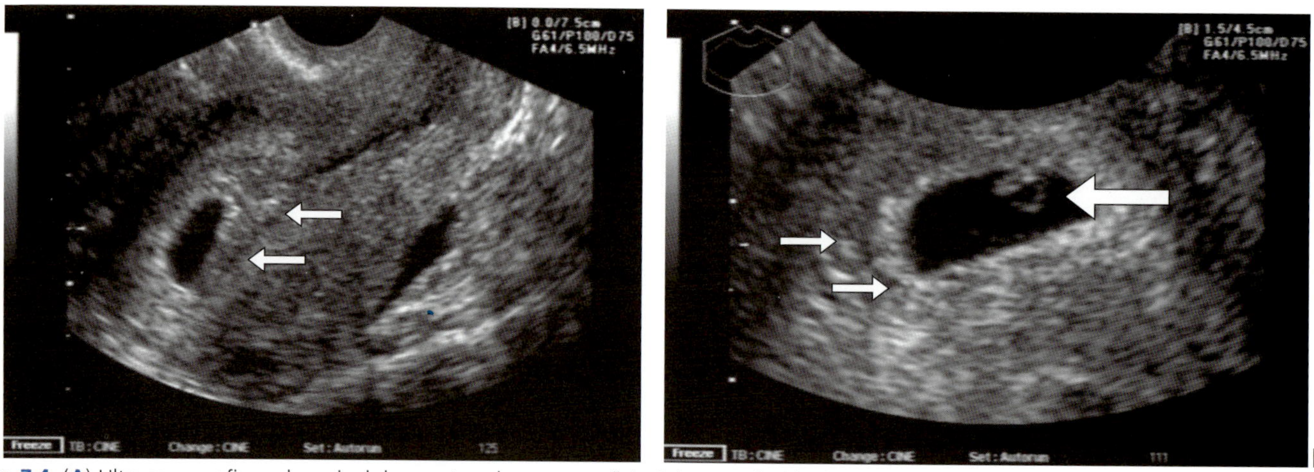

Fig. 7-4. (**A**) Ultra-sonografia endovaginal demonstrando apenas o "sinal do saco decidual duplo" (SDD) (setas) em uma gestação inicial. (**B**) Ultra-sonografia endovaginal demonstrando "sinal do saco decidual duplo" (setas menores) e a vesícula vitelina (seta maior) em uma gestação inicial (com mais de cinco semanas).

DIAGNÓSTICO DIFERENCIAL DE DOR PÉLVICA AGUDA

Dor pélvica aguda pode ser a manifestação de diferentes patologias ginecológicas e não-ginecológicas, desde as mais simples como a ruptura de um cisto folicular, até as mais complexas como a ruptura de uma gravidez ectópica ou a perfuração de um apêndice inflamado. Das causas não-ginecológicas de dor pélvica aguda, as de origem gastrointestinal e urinárias são as mais comuns. A apendicite é a emergência cirúrgica mais comum e deve sempre ser considerada como diagnóstico diferencial, se não houver antecedente de apendicectomia.[33]

Das patologias renais, a dilatação pieloureteral é um achado característico da uropatia obstrutiva e pode ser eficientemente diagnosticado pelo ultra-som.

Desconsiderando o exame clínico e os testes laboratoriais, o exame ecográfico apresenta sensibilidade e especificidade de 90% e 95%, respectivamente, em diagnosticar as causas de dor pélvica aguda, desde que feito com técnica adequada e por profissional experiente.[33]

Das patologias ginecológicas, a gravidez ectópica rota, a salpingite e o cisto ovariano hemorrágico são as três maiores causas de dor abdominal aguda. A doença inflamatória pélvica pode se apresentar com inúmeros sinais ecográficos, tais como: redução da espessura da parede tubária, presença de septo incompleto no interior da tuba dilatada e líquido livre em fundo de saco vaginal posterior, entre outros. O Doppler colorido pode contribuir na acurácia diagnóstica dessa entidade porque permite que se realize a diferenciação entre os seus estádios agudo e crônico, através da análise da resistência vascular.[33]

Nas pacientes com o exame bioquímico positivo para gravidez, o ultra-som é mandatório para diferenciar entre uma gravidez intra-uterina (normal ou anormal), um aborto espontâneo recente e uma gravidez extra-uterina, entre outras complicações que podem ocorrer durante a gravidez.

O ultra-som transvaginal tem alta sensibilidade e especificidade para identificar sinais no útero e anexos de gravidez ectópica, e com o auxílio do Doppler (colorido e pulsado) é possível detectarmos a presença de fluxo peritrofoblástico intra ou extra-uterino.

O cisto de corpo lúteo e a leiomiomatose uterina são outras duas causas de dor pélvica durante a gravidez que podem ser, corretamente, diagnosticadas pelo ultra-som.[33]

SINAIS ECOGRÁFICOS NA PRENHEZ ECTÓPICA

Embora seja inquestionável a extrema importância de se realizar uma ecografia logo no primeiro trimestre de gestação, as mulheres que possuem um risco elevado para gravidez ectópica, sendo ou não sintomáticas, devem ser submetidas à ecografia, precocemente, para que se estabeleça a localização exata de sua gravidez.

A confirmação ecográfica de uma gravidez intra-útero representa uma importante evidência contra a possibilidade de uma gravidez ectópica (Figs. 7-3 a 7-7). Embora possam coexistir gravidezes intra e extra-uterinas, este evento é raro (1 em 4.000)[6,7,51] mesmo naquelas pacientes submetidas à fertilização *in vitro* (essas podem ter um risco de até 1 em 100).[21,40]

A utilização dos transdutores endovaginais permite definir mais cedo as gestações e os componentes embrionários que distinguem, com segurança, as gestações verdadeiras (isto é, a identificação da vesícula vitelina ou a visibilização do embrião intra-útero, principalmente um embrião vivo), do pseudo-saco gestacional da gestação ectópica (Figs. 7-3 a 7-7).[4,42] Entretanto, a principal confusão que ocorre é entre os pseudo-sacos gestacionais e as gestações intra-uterinas anormais porque os pontos de reparo, do desenvolvimento embrionário, esperados (vesícula vitelina ou embrião) também não são visibilizados nestas últimas (Quadros 7-3 e 7-4).

Listaremos, a seguir, alguns sinais ecográficos preditores de risco aumentado para prenhez ectópica, descritos na literatura.

A presença de achados anexiais (massa anexial) ou líquido no fundo de saco, naquelas pacientes sem gravidez intra-uterina visível (à ultra-sonografia endovaginal) e com hCG circulante detectável, aumenta o risco de se estar diante de um quadro de uma gravidez extra-uterina, porém a ausência desses achados ecográficos não exclui uma ectópica.[10,19,27,45,49,58] O único aspecto eco-

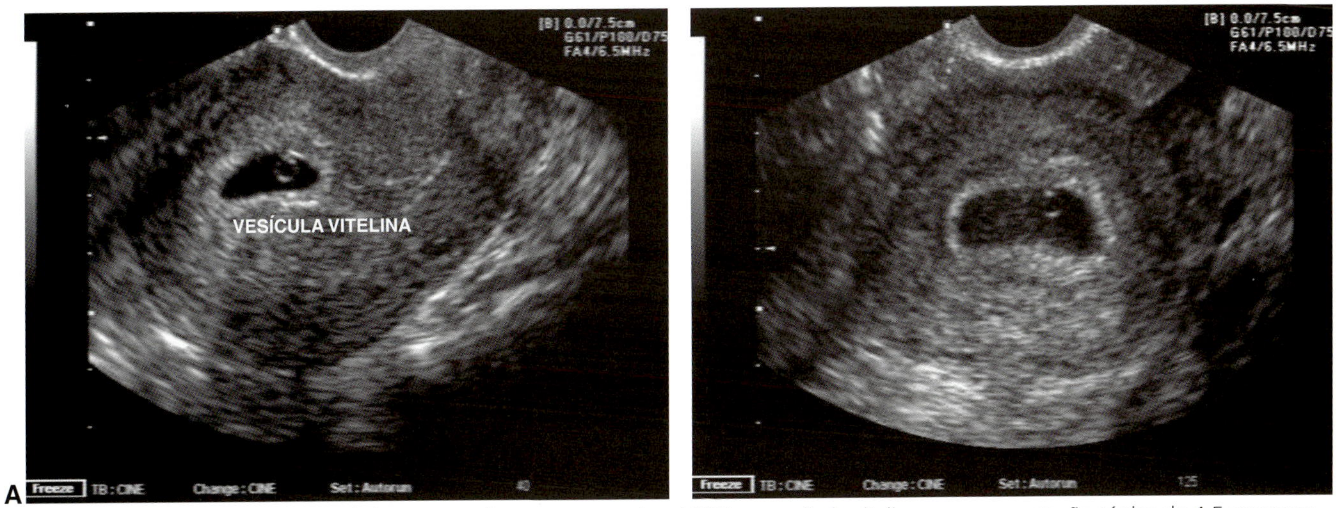

Fig. 7-5. Ultra-sonografia endovaginal demonstrando o saco gestacional (SG) e a vesícula vitelina em uma gestação tópica de 4,5 semanas. (**A**) Corte sagital do útero. (**B**) Corte axial. (Ainda não se identifica embrião.)

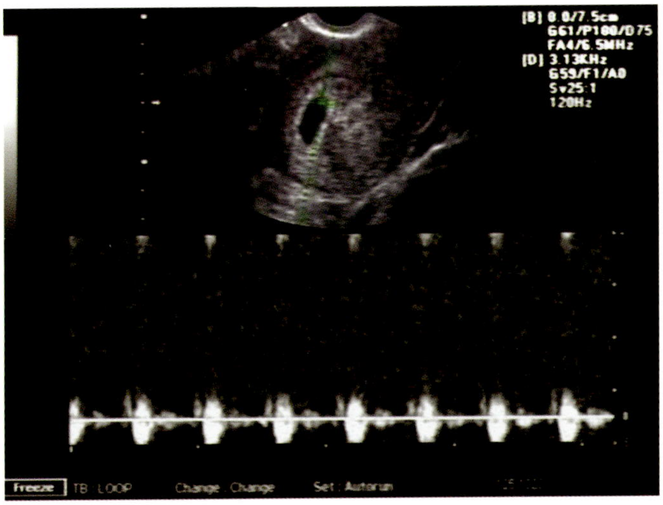

Fig. 7-6. Ultra-sonografia endovaginal demonstrando o saco gestacional (SG) e a presença de embrião com batimentos cardíacos, em uma gestação intra-útero.

gráfico que exclui uma paciente do grupo de risco para ectópica é a visibilização de uma gravidez intra-útero.

De acordo com Dart *et al.* (18), as pacientes com achado isolado de uma quantidade anormal de líquido em fundo de saco vaginal (FSV) possuem um risco moderado para a gravidez ectópica e esse risco aumenta com o volume e com a ecogenicidade do líquido (Fig. 7-8).

A presença de fluido ecogênico intraperitoneal (FSV), visibilizado à ultra-sonografia transvaginal, nas pacientes com gravidez ectópica, é capaz de diagnosticar a presença de hemoperitônio com sensibilidade e especificidade de 100%, comparado aos 66% e 80% de sensibilidade e especificidade, respectivamente, para a culdocentese.[16] Segundo Chen *et al.*, a punção negativa na culdocentese não pode excluir a presença de hemoperitônio e, por se tratar de um procedimento invasivo, ela deveria ser indicada somente para os casos em que houver dúvida na interpretação das imagens obtidas pela ecografia endocavitária.

A presença de uma estrutura "anular" anexial é um sinal específico de gravidez ectópica íntegra.[10,28,52]

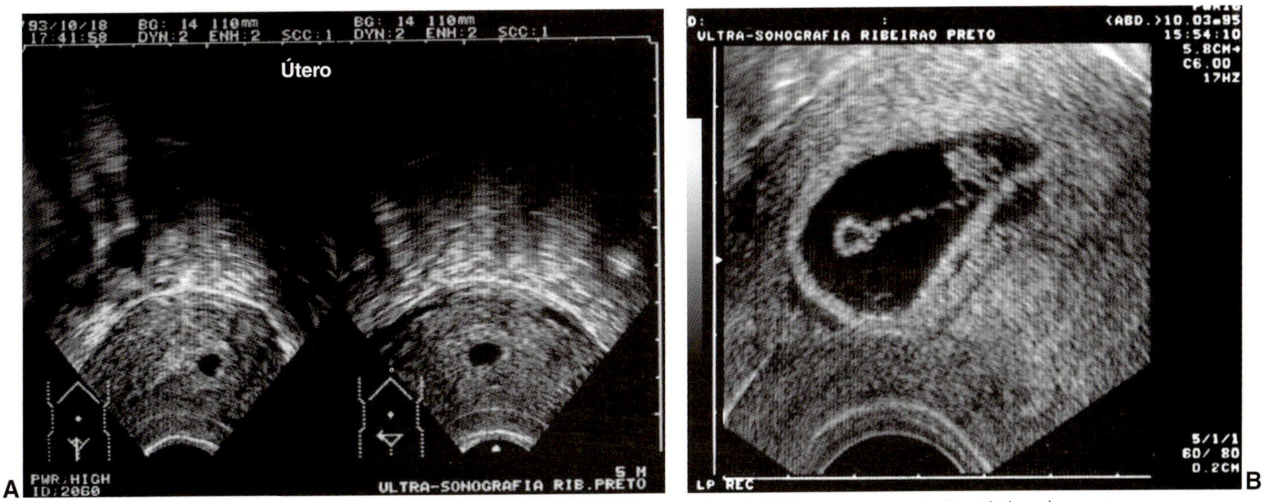

Fig. 7-7. (**A**) Ultra-sonografia endovaginal demonstrando apenas o saco gestacional (SG) em uma gestação tópica de quatro semanas. (**B**) Ultra-sonografia endovaginal demonstrando uma gestação tópica de sete semanas onde se visibiliza o embrião, a vesícula vitelina e o conduto onfalomesentérico.

Quadro 7-3 Pontos de reparo do desenvolvimento esperados em uma gravidez inicial normal, visibilizados através da ultra-sonografia endovaginal

Diâmetro médio do saco gestacional (SG)	*Pontos de reparo do desenvolvimento*
10 mm	Vesícula vitelina dentro do SG
16 mm	Embrião presente

A ecogenicidade do contorno (anel) de uma gravidez ectópica e a do corpo lúteo, comparadas a ecogenicidade do parênquima ovariano, podem auxiliar no diagnóstico da prenhez ectópica, conforme mencionado por Frates *et al.*[29] Segundo esses autores, o "anel" de uma prenhez ectópica é, geralmente, mais ecogênico do que o parênquima ovariano, enquanto o corpo lúteo apresenta ecogenicidade igual ou menor que a do ovário (Figs. 7-9 a 7-11).

Os sinais ecográficos usados para distinguir uma gravidez ectópica de um simples corpo lúteo incluem: a diminuição da ecogenicidade da parede comparada à ecogenicidade do endométrio e à textura anecóica, que sugerem corpo lúteo (Fig. 7-11).[56]

As imagens ecográficas descritas como as mais características da gravidez ectópica ao USTV são: massa anexial (50%), anel anexial (42%), presença extra-uterina de saco vitelínico e/ou embrião e/ou batimentos cardíacos (25%). A coexistência de valores de ßhCG maiores que 6.000 UI/L (PRI), atraso menstrual de 35 dias (cinco semanas) e ausência de embrião intra-útero ao ultra-som transvaginal são altamente sugestivos de uma gravidez ectópica (Figs. 7-9, 7-10 e 7-12).[8,17]

O fluxo sanguíneo na artéria tubária não sofre alterações ao longo da gestação, porém a implantação anormal e a invasão trofoblástica tubária, na gravidez ectópica, podem ocasionar mudanças mais significativas de fluxo sanguíneo nos vasos adjacentes à lesão, que nas artérias uterinas, evidenciadas com o auxílio do Doppler colorido (Figs. 7-13 e 7-14).[57]

O índice de resistência vascular endometrial, obtido pelo Doppler pulsado (espectral), pode ser útil em excluir uma prenhez ectópica, com um valor preditivo negativo de 97%. É que, de acordo com Wherry *et al.*,[59] a presença de um fluxo endometrial de baixa resistência arterial (IR < 0,6) pode ser um sinal útil no diagnóstico precoce de uma gravidez tópica (reduzindo, assim, a probabilidade de se desenvolver uma gestação extra-uterina), principalmente naquelas pacientes que apresentam outros achados ecográficos normais (Fig. 7-15).

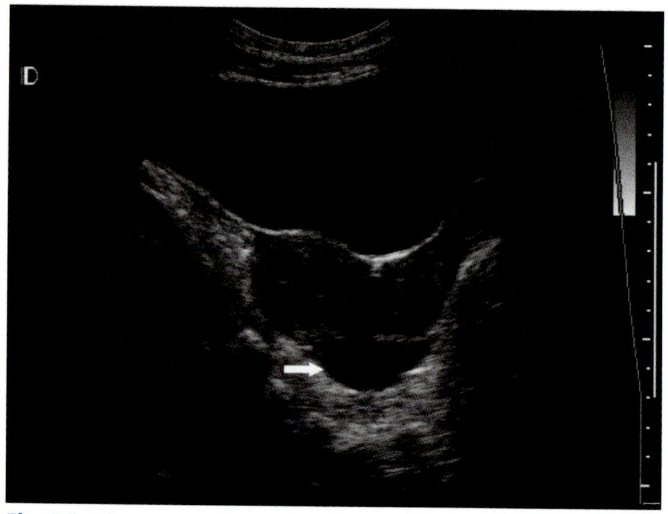

Fig. 7-8. Ultra-sonografia pélvica (transabdominal) evidenciando moderada quantidade de líquido livre em fundo de saco de Douglas (FSV) (seta).

Estudos com o Doppler colorido e pulsado podem documentar fluxo peritrofoblástico focal de baixa resistência e essa área focal de fluxo (adjacente ao saco gestacional) tende a ser mais intensa que outros sinais luminosos no útero (Figs. 7-13, 7-14 e 7-16).[24,48,]

Nas pacientes com suspeita de gravidez, uma vez observada uma massa anexial, o risco de uma gravidez ectópica aumenta, e se a massa demonstrar fluxo colorido, independentemente do padrão de resistência, o risco de gravidez ectópica aumenta ainda mais.

PROPEDÊUTICA DIAGNÓSTICA NA PRENHEZ ECTÓPICA – ULTRA-SONOGRAFIA × OUTROS MÉTODOS

A alta sensibilidade e especificidade dos testes radioimunológicos de βhCG, associados à alta resolução dos transdutores endocavitários, melhorou a rotina do diagnóstico de gravidez ectópica. A ausência de conteúdo intra-uterino, a presença de líquido peritoneal, a existência de massa parauterina representam os principais sinais ecográficos descritos na gravidez ectópica. Entretanto, o diagnóstico pode ser incerto, quando os valores de βhCG estiverem abaixo da zona discriminativa (1.500 a 2.000 UI/L) (2º PI).

São descritos, ainda, outros novos marcadores diagnósticos como a progesterona, creatinocinase (CK), VEGF e CA 125. A punção do fundo de saco de Douglas (culdocentese), a curetagem

Quadro 7-4 Parâmetros ultra-sonográficos encontrados nas gestações iniciais

	US abdominal		*US transvaginal*	
	IG	*DMSG*	*IG*	*DMSG*
Reação decidual	5 sem.	= 10 mm	4 sem.	5 mm
Saco vitelino	5,5 sem.	= 20 mm	4,5 sem.	8 mm
BCE +	6 sem.	= 25 mm	5,5 sem.	11,5 mm

A

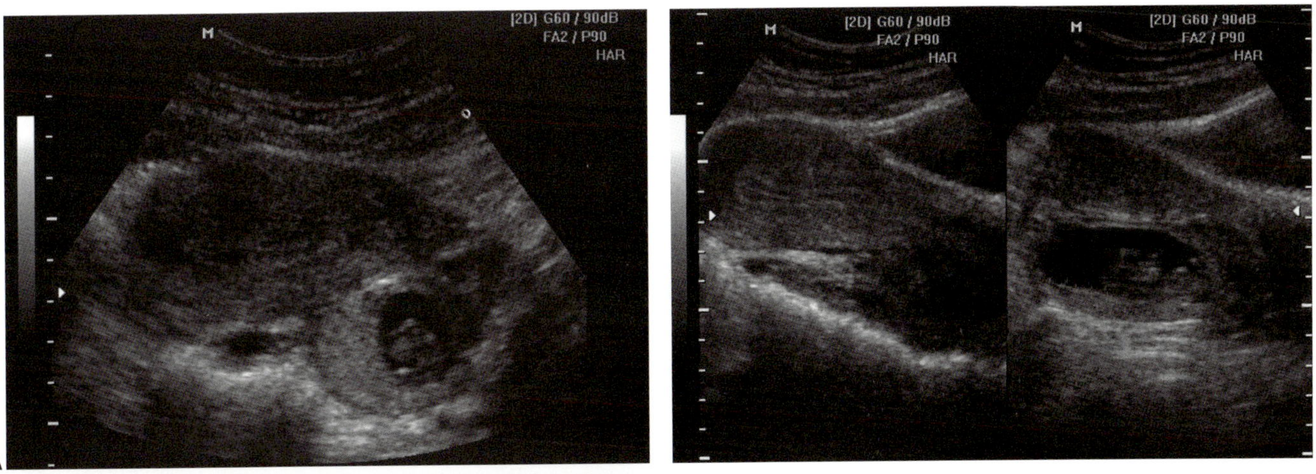

B

C

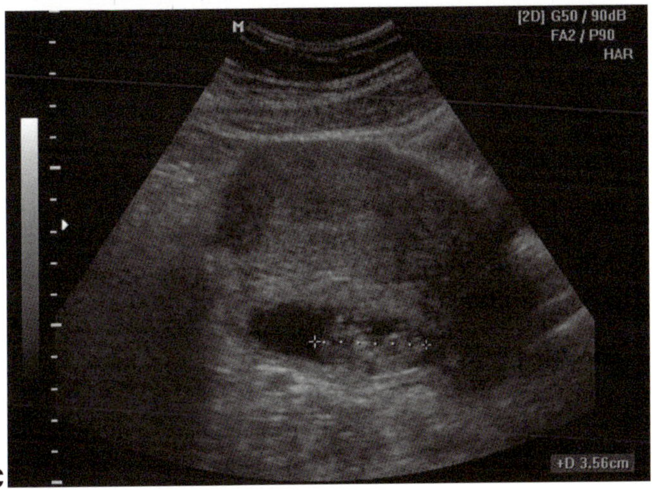

Fig. 7-9. Ultra-sonografia pélvica evidenciando uma massa retrouterina esquerda que corresponde a uma gravidez ectópica. (**A**) Corte axial mostrando a massa posterior e a esquerda do útero. (**B**) Corte sagital. (**C**) Medida do comprimento cabeça-nádega (CCN) do embrião.

uterina, a histeroscopia e a laparoscopia são também utilizadas como métodos de diagnóstico na PE.[32]

Os critérios ecográficos mais precisos para o diagnóstico de gravidez ectópica são baseados no aspecto do útero e na presença de um teste bioquímico positivo para gravidez. O simples fato de não se visibilizar o saco gestacional intra-útero à ecografia não justifica o diagnóstico de gravidez ectópica. Esse critério não pode ser aplicado, exceto se for associado à dosagem sanguínea do βhCG. Esses testes bioquímicos são mais sensíveis que a sonda de ultra-som, para identificar gravidezes em idades gestacionais mais precoces. Porém, a utilização da "zona discriminatória do hCG" descrita e comentada por Kadar *et al.*[31] tem grande valor no diagnóstico precoce da PE, quando associada à ecografia endovaginal. Essa zona está entre 3.000 e 4.000 UI/L (PRI). A ausência do saco gestacional, associada aos valores de hCG acima desse nível, significa gestação ectópica; entretanto, a ausência do saco gestacional intra-útero, associada aos níveis de hCG abaixo da zona discriminatória, não tem significância diagnóstica. A presença do saco gestacional intra-útero, associada aos níveis de hCG acima da zona discriminatória, indica uma gestação intra-útero, mas níveis de hCG abaixo da zona discriminatória podem sugerir: ou gestação anormal, ou aborto, ou gravidez ectópica.

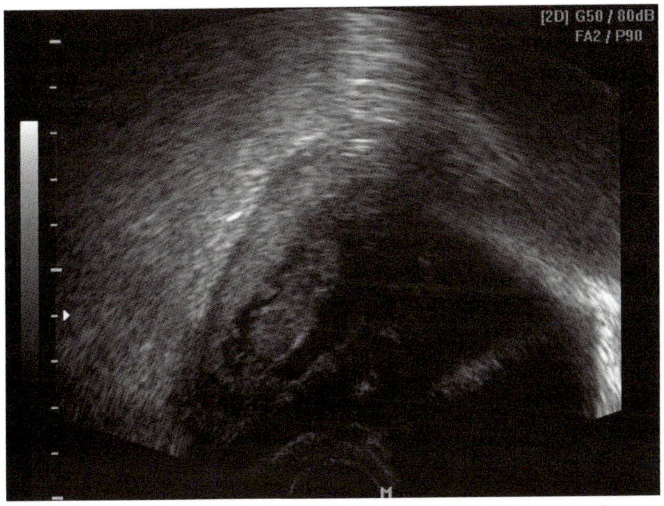

Fig. 7-10. A mesma paciente da Fig. 7-10 avaliada pela ecografia endovaginal.

A introdução da USTV teve importante efeito na avaliação das pacientes com suspeita de gravidez ectópica, eliminando a prática de procedimentos invasivos tais como: dilatação cervical e curetagem uterina e a laparoscopia diagnóstica, possibilitando ao clínico a utilização de propedêuticas mais conservadoras no seguimento da gravidez ectópica.[2]

Quando comparada à laparoscopia, a ecografia transvaginal apresenta especificidade e valor preditivo positivo satisfatórios e, sendo assim, um maior enfoque deve ser dado ao USTV como

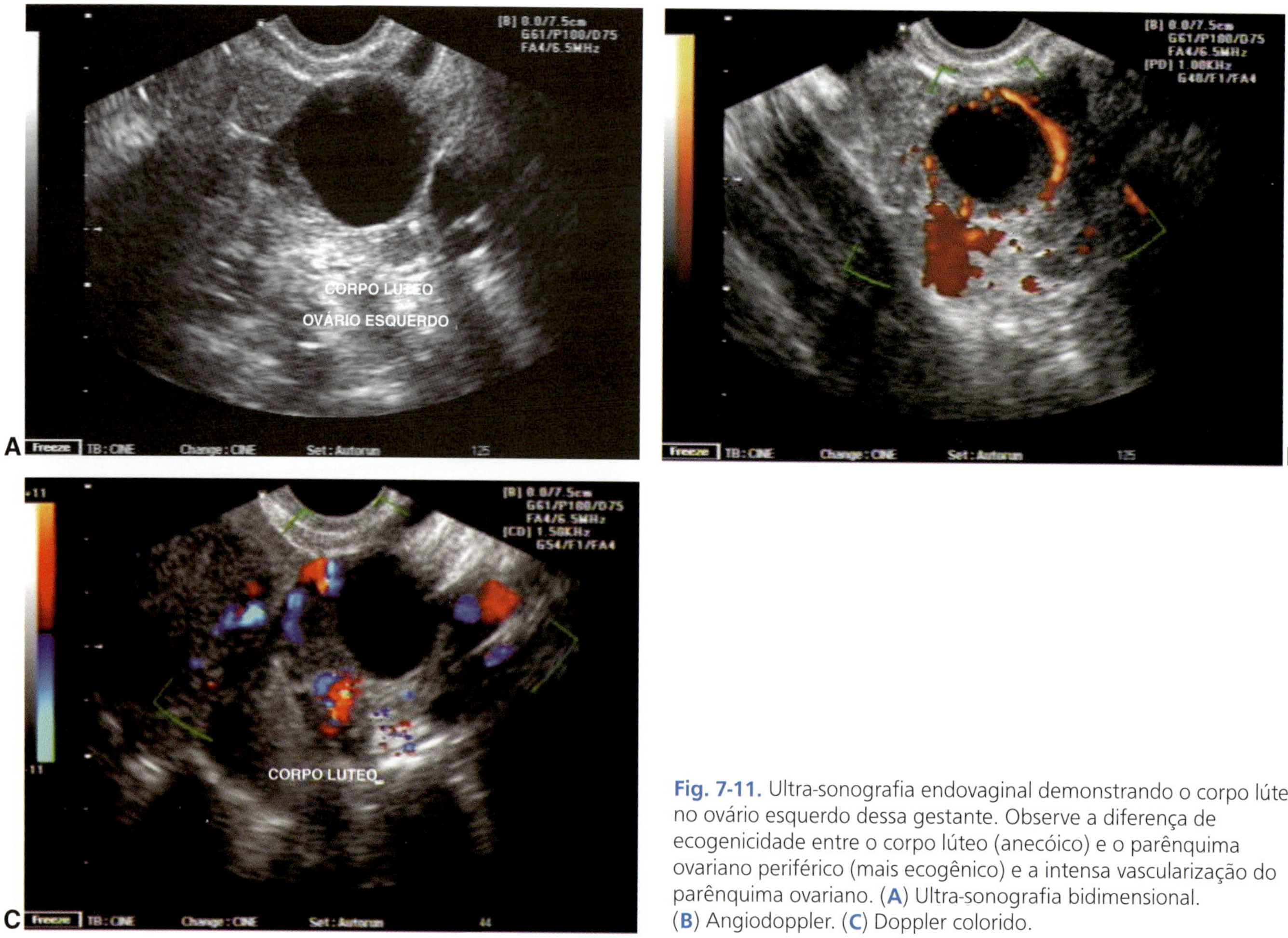

Fig. 7-11. Ultra-sonografia endovaginal demonstrando o corpo lúteo no ovário esquerdo dessa gestante. Observe a diferença de ecogenicidade entre o corpo lúteo (anecóico) e o parênquima ovariano periférico (mais ecogênico) e a intensa vascularização do parênquima ovariano. (**A**) Ultra-sonografia bidimensional. (**B**) Angiodoppler. (**C**) Doppler colorido.

propedêutica diagnóstica, devido a sua maior facilidade técnica, segurança e ao seu menor custo.[39]

A ultra-sonografia transvaginal é capaz de fornecer o diagnóstico exato de gravidez ectópica tubária mais precocemente que a ultra-sonografia transabdominal (Quadro 7-4).[37]

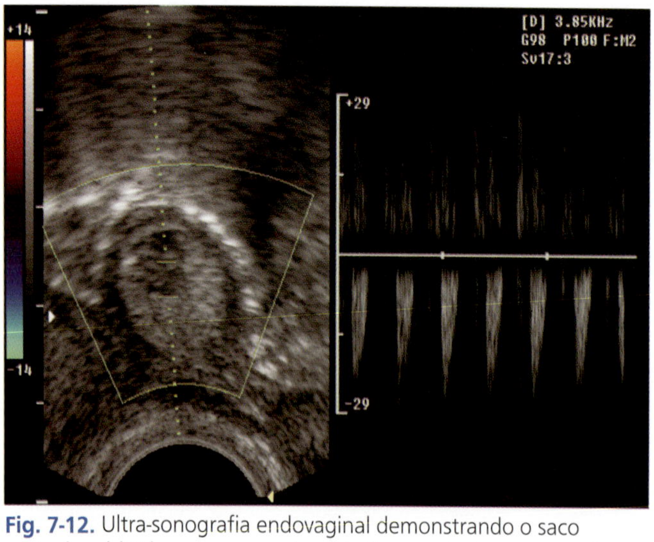

Fig. 7-12. Ultra-sonografia endovaginal demonstrando o saco gestacional (SG) e a presença de embrião com batimentos cardíacos em uma gestação ectópica.

TRATAMENTO

Durante os últimos 25 anos, a incidência de gravidez ectópica tem aumentado progressivamente, enquanto a morbimortalidade tem decrescido substancialmente. O tratamento evoluiu de uma conduta mais invasiva (salpingectomia por laparotomia) para a cirurgia laparoscópica (menos invasiva) e, mais recentemente, para a terapêutica medicamentosa com o metotrexate. Essa transição terapêutica, de emergência cirúrgica para a medicamentosa, tem sido atribuída ao diagnóstico precoce através de métodos mais sensíveis de dosagens de hCG e de ecografia endovaginal de alta definição. Com o auxílio desses métodos diagnósticos mais sensíveis torna-se, relativamente, fácil selecionar, entre as pacientes, aquelas responsivas ao tratamento medicamentoso, em relação àquelas com alto risco de ruptura e subseqüente terapêutica cirúrgica. Além de ser menos invasiva e significativamente de mais baixo risco, a terapêutica medicamentosa com metotrexate é menos onerosa. Estudos recentes têm auxiliado muito na definição dos fatores preditores de sucesso no tratamento com metotrexate, em pacientes com gravidez ectópica.[37]

As taxas de sucesso, descritas na literatura, no tratamento da prenhez ectópica com o uso do metotrexate, variam de 71% a 100%. Os elevados índices de sucesso terapêutico são das instituições que possuem protocolos propedêutico e terapêutico bem delineados, métodos mais sensíveis de dosagem sanguínea de

REFERÊNCIAS BIBLIOGRÁFICAS

1. Ardaens Y, Guerin B *et al.* Contribution of ultrasonography in the diagnosis of ectopic pregnancy. *Journal Gynecology Obstetric Biology Reproduction* 2003;32 Suppl 7:S28-38.
2. Atri M, Valenti DA *et al.* Effect of transvaginal sonography on the use of invasive procedures for evaluating patients with diagnosis of ectopic pregnancy. *J Clin Ultrasound* 2003;31(1):1-8.
3. Bangham DR, Storring PL. Standardization of human chorionic gonadotropin hCG subunits and pregnancy tests. *(Letter) Lancet* 1982;1:390.
4. Batzer FR, Weiner S, Corson SL *et al.* Landmarks during the first forty-two days of gestation demonstrated by the ß-subunit of human chorionic gonadotropin and ultrasound. *Am J Obstet Gynecol* 1983;146:973.
5. Batzer R. Guidelines for choosing a pregnancy test. *Contemp Obstet Gynecol* 1985;30:57.
6. Bello G, Schonholz D, Moshipor J *et al.* Combined pregnancy: The Mt. Sinai experience. *Obstet Gynecol Surv* 1986;41:603.
7. Berger MJ, Taymor ML. Simultaneous intrauterine and tubal pregnancies following ovulation induction. *Am J Obstet Gynecol* 1972;113:812.
8. Bonilla-Musoles F, Pardo G *et al.* Vaginal endosonography in extrauterine pregnancy. *Ultraschall Med* 1989;10(4):215-21.
9. Bouyer J. Epidemiology of ectopic pregnancy: incidence, risk factors a outcomes. *J Gynecol Obstet Biol Reprod* (Paris) 2003 Nov;32 Suppl 7:S8-17.
10. Cacciatore B, Stenman UH, Ylostalo P. Comparison of abdominal and vaginal sonography in suspected ectopic pregnancy. *Obstet Gynecol* 1989;73:770.
11. Cacciatore B. Can the status of tubal pregnancy be predicted with transvaginal sonography? A prospective comparison of sonographic, surgical, and serum hCG findings. *Radiology* 1990;177:481.
12. Cadkin AV, McAlpin J. Detection of fetal cardiac activity between 41 and 43 days'gestation. *J Ultrasound Med* 1984;3:499.
13. Callen PW. Ultrasonography in obstetrics and gynecology. 3rd ed. Philadelphia: WB Saunders, 1994.
14. Campbell MS, Friedel D. Abdominal pain during pregnancy. *Gastroenterol Clin North Am* 2003;32(1):1-58.
15. Cartwright PS, DiPietro DL. Ectopic pregnancy: Changes in serum human chorionic gonadotropin concentration. *Obstet Gynecol* 1984;63:76.
16. Chen PC, Sickler GK *et al.* Sonographic detection of ecogenic fluid and correlation will culdocentesis in the evaluation of ectopic pregnancy. *American Journal Roentgenology* 1998;170(5):1299-302.
17. Dart R, Kaplan B *et al.* Normal intrauterine pregnancy is unlikely in emergency department patients with either menstrual days > 38 days or beta-hCG > 3,000 mIU/ml, but without a gestational sac on ultrasonography. *Acad Emerg Med* 1997;4(10):967-71.
18. Dart R, McLean AS *et al.* Isolated fluid in the cul-de-sac: how well does it predict ectopic pregnancy? *Am J Emerg Med* 2002;20(1):1-4.
19. Dashefsky SM, Lyons EA, Levi CS, Lindsay DJ. Suspected ectopic pregnancy endovaginal and transvesical US. *Radiology* 1988;169:181.
20. Derchi LE, Serafini G *et al.* Ultrasound in gynecology. *Eur Radiol* 2001;11(11):2137-55.
21. Dimitry ES, Subak-Sharpe R, Mills M *et al.* Nine cases of heterotopic pregnancies in 4 years of in vitro fertilization. *Fertil Steril* 1990;53:107.
22. Dorfman SF. Deaths from ectopic pregnancy, United States: 1979 to 1980. *Obstet Gynecol* 1983;62:334.
23. Duarte G *et al.* Protocolos de condutas em gestação de alto risco. 3ª ed. Ribeirão Preto: Scala, 2003.
24. Emerson DS, Cartier MS, Altieri LA *et al.* Diagnostic efficacy of endovaginal color Doppler flow imaging in an ectopic pregnancy screening program. *Radiology* 1992;183:413.
25. Estes JW. The practice of medicine in 18th century Massachusetts. *N Engl J Med* 1981;305:1040.
26. Fauconnier A, Mabrouk A *et al.* Ectopic pregnancy: interest and value of clinical examination management policy. *J Gynecol Obst Biol Reproduction* 2003;32 Suppl 7:S18-27.
27. Filly RA. Ectopic pregnancy: the role of sonography. *Radiology* 1987;162:661.
28. Fleischer AC, Pennell RG, McKee MS *et al.* Ectopic pregnancy: features at transvaginal sonography. *Radiology* 1990;174:375.
29. Frates MC, Visweswaran A *et al.* Comparison of tubal ring and corpus luteum echogenicities: useful differentiating characteristic. *Journal Ultrasound Medicine* 2001;20(1):27-31. Quiz 33.
30. Grant A. The effect of ectopic pregnancy on fertility. *Clin Obstet Gynecol* 1962;5:861.
31. Kadar N, De Vore G *et al.* Discriminatory hCG zone: its use in the sonographic evaluation for ectopic pregnancy. Comment in: *Obst Gynecol* 2003 Oct;102(4):672 / original: OG 1981;58(2):156-61.
32. Kimata P, Amar N *et al.* Diagnosis of ectopic pregnancy. *Rev Prat* 2002 15;52(16):1781-4.
33. Kupesic S, Aksamija A *et al.* Ultrasonography in acute pelvic plain. *Acta Medica Croatica* 2002;56(4-5):171-80.
34. Lazarus E. What's new in first trimester ultrasound. *Radiol Clin North Am* 2003;41(4):663-79.
35. Lebolt SA, Grimes DA, Cates W. Mortality from abortion and childbird: are the populations comparable? *JAMA* 1982;248:188.
36. Luciano AA, Roy G *et al.* Ectopic pregnancy from surgical emergency to medical management. *Ann NY Acad Sci* 2001;943:235-54.
37. Luo GX, Wang SS *et al.* Transvaginal sonography and transabdominal sonography in the diagnosis of ectopic pregnancy in the fallopian tubal: a comparative study in 38 cases. *Di Yi Da Xue Xue Bao* 2002;22(11):1046.
38. Mauad-Filho F, Baracchini JAA *et al.* Manual e coletânea de tabelas em ultra-sonografia. Ribeirão Preto: Scala, 1997.
39. M Chama JY, Obed IA *et al.* Transvaginal ultrasound scan versus laparoscopy in the diagnosis of suspected ectopic pregnancy. *J Obstet Gynaecol* 2001;21(2):184-186.
40. Molloy D, Deambrosis W, Keeping D *et al.* Multi-sited (heterotopic) pregnancy after in vitro fertilization and gamete intrafallopian transfer. *Fertil Steril* 1990;53:1068.
41. Nagami M, London S, St. Amand P. Factors influencing fertility after ectopic pregnancy. *Am J Obstet Gynecol* 1984;149:533.
42. Nyberg DA, Filly RA, Mahony BS *et al.* Early gestation: correlation of hCG levels and sonographic identification. *AJR* 1985;144:195.
43. Nyberg DA, Filly RA, Duarte-Filho DL *et al.* Abnormal pregnancy: Early diagnosis by US and serum chorionic gonadotropin levels. *Radiology* 1986;158:393.
44. Nyberg DA, Laing FC, Filly RA *et al.* Ectopic pregnancy: Diagnosis by sonography correlated with quantitative hCG levels. *J Ultrasound Med* 1987;156:150.

45. Nyberg DA, Mack LA, Brooke Jeffrey R Jr, Laing FC. Endovaginal sonographic evaluation of ectopic pregnancy: a prospective study. *AJR* 1987;149:1181.
46. Nyberg DA, Mack LA, Laing FC, Jeffrey RB. Early pregnancy complications: Endovaginal sonographic findings correlated with human chorionic gonadotropin levels. *Radiology* 1988;167:619.
47. Olson CM, Holt JA, Alenghat E *et al.* Limitations of qualitative serum ß-hCG assays in the diagnosis of ectopic pregnancy. *J Reprod Med* 1983;28:838.
48. Pellerito JS, Taylor KJW, Quendens-Case C *et al.* Ectopic pregnancy: Evaluation with endovaginal color flow imaging. *Radiology* 1992;183:407.
49. Pennel RG, Baltarowich OH, Kurtz AB *et al.* Complicated first-trimester pregnancies: Evaluation with endovaginal US versus transabdominal technique. *Radiology* 1987;165:79.
50. Randal S. Ectopic pregnancy. *IPPF Med Bull* 1986 Dec:20(6).
51. Reece EA, Petrie RH, Sirmans MF. Combined intrauterine and extrauterine gestations: A review. *Am J Obstet Gynecol* 1983;146:323.
52. Rempen A. Vaginal sonography in ectopic pregnancy: A prospective evaluation. *J Ultrasound Med* 1988;7:381.
53. Romero R, Kadar N, Jeanty P *et al.* A prospective study of the value of the discriminatory zone in the diagnosis of ectopic pregnancy. *Obstet Gynecol* 1985;66:357.
54. Romero R, Kadar N, Copel JA *et al.* The effect of different human chorionic gonadotropin assay sensitivity on screening for ectopic pregnancy. *Am J Obstet Gynecol* 1985;153:72.
55. Savey L, Colau JC. Acute pelvic pain in women. *Rev Prat* 2001;51(15):1657-60.
56. Stein MW, Ricci ZJ *et al.* Sonographic comparison of the tubal ring of ectopic pregnancy with the corpus luteum. *Journal Ultrasound Medicine* 2004;23(1):57-62).
57. Szabo I, Csabay L *et al.* Assessment of uterine circulation in ectopic pregnancy by transvaginal color Doppler. *Eur J Obstet Gynecol Reprod Biol* 2003;106(2):203-8).
58. Timor-Tritsch IE, Rottem S. Diagnosis and management of ectopic pregnancy using transvaginal sonography. In: Fredericks CM, Paulson JD, Holtz G (eds). *Ectopic pregnancy: pathophysiology and clinical management*. Washington, DC: Hemisphere, 1989. p. 71.
59. Wherry KL, Dubinsky TJ *et al.* Low-resistance endometrial arterial flow in the exclusion of ectopic pregnancy revisited. *Journal Ultrasound Méd* 2001;20(4):335-42.

CAPÍTULO 8

ULTRA-SONOGRAFIA NA DOENÇA TROFOBLÁSTICA GESTACIONAL

José Mauro Madi
José Roberto Festugatto

INTRODUÇÃO

É inegável que os grandes avanços obtidos no trato das patologias do trofoblasto estão vinculados, de alguma forma, às melhorias desenvolvidas e implementadas pela promissora área da ultra-sonografia (US). A acuidade no diagnóstico e a facilidade de execução, aliadas ao custo baixo e à inocuidade, tornaram o método acessível, de grande aceitação e de importante valor preditivo. Definitivamente e em curto espaço de tempo, o método substituiu com vantagens inequívocas a arteriografia e a amniografia.

Na prática, o papel da US na doença trofoblástica gestacional (DTG) parece ser muito mais amplo do que simplesmente firmar o diagnóstico de mola hidatiforme (MH), através da característica básica do edema vilositário;[18] muito mais, e em consonância com a dopplervelocimetria, ela também possibilita a identificação da invasão do tecido miometrial, ao avaliar o fluxo sanguíneo anormal naquele folheto, a monitoração da resposta tumoral à quimioterapia, e o diagnóstico de sítios metastáticos no abdome e na pelve da paciente acometida.[6]

Merece ênfase o fato de que a diferenciação absoluta entre as várias nuanças das patologias trofoblásticas não podem ser sempre feitas simplesmente com base nas imagens ultra-sonográficas, ainda que essas permitam a determinação do significado e importância clínica, posto ser conhecido o potencial maligno da mola hidatiforme completa (MHC) maior que o da mola hidatiforme parcial (MHP) ou da degeneração hidrópica.[10] Os achados ultra-sonográficos podem ter significante impacto clínico sobre o tratamento e manejo dessas entidades nosológicas.

Feitas essas considerações iniciais, torna-se importante destacar que a DTG representa um grupo heterogêneo de lesões inter-relacionadas, resultantes de uma fertilização aberrante por um ou dois espermatozóides, e que podem ocorrer após qualquer evento gestacional, a saber: abortos, gestações ectópicas ou gravidezes de termo. Do ponto de vista histológico, pode ser dividida em: a) mola hidatiforme completa (MHC) ou parcial (MHP); b) doença trofoblástica persistente (DTP); c) coriocarcinoma (CCA); d) tumor trofoblástico do sítio placentário (TTSP).[1,10,11,12]

A DTG maligna, também chamada de tumor trofoblástico gestacional, tem maior ocorrência após gravidez molar, mas também pode ser vista após outros tipos de gestação.

Teores aumentados da fração beta da gonadotrofina coriônica plasmática (βhCG) estão associados a todas as formas de DTG.

Em contraste com outras patologias malignas de ocorrência na mulher, a DTG é curável em 85% dos casos, quando precocemente diagnosticada e tratada; mesmo na presença de doença avançada, o êxito, ainda que em menor escala, também pode ser alcançado.[13]

A possibilidade de DTG deveria ser considerada em todas as gestantes que apresentassem sangramento vaginal, aumento excessivo do volume uterino e ovariano, hiperêmese incoercível, pré-eclâmpsia leve, ausência de batimentos cardiofetais e βhCG elevado.

O diagnóstico laboratorial está, fundamentalmente, calcado na dosagem do β-hCG e na avaliação ultra-sonográfica.

ASPECTOS ULTRA-SONOGRÁFICOS

O aspecto ultra-sonográfico de uma MH apresenta-se, freqüentemente, de maneira distinta. O padrão originado pelo tecido molar é proveniente da grande massa de tecido frouxo, representado por imagens moderadamente ecogênicas, entremeadas por numerosas imagens ecotransparentes e puntiformes (pequenos espaços císticos vesiculares), a preencher a cavidade uterina; esses achados parecem variar com o tempo de amenorréia e com o tamanho das vilosidades hidrópicas.[2]

As MH que cursam com períodos de amenorréia de oito a 12 semanas apresentam-se como tecido intraluminal homogeneamente ecogênico, posto que as vilosidades com esta idade gestacional apresentam diâmetro máximo de 2 mm; aquelas compatíveis com 18 a 20 semanas apresentam-se como espaços císticos, já que as vesículas exibem-se com diâmetro máximo de 10 mm. Em oposto a MHC, onde se costuma identificar massa molar a ocupar toda ou parcialmente a cavidade uterina, a inexistência de segmento embrionário e ausência de fluido amniótico, a MHP costuma cursar com degeneração hidrópica placentária focal e a presença de produto conceptual, morto na maior parte das vezes.[2]

Assim, o diagnóstico ultra-sonográfico da MHC apresenta substancial acurácia após a 12ª semana de amenorréia e menor exatidão em gestações incipientes.[22,9,23]

Lazzarus *et al.*, em 1999, publicaram série de 21 casos de MHC diagnosticadas por métodos histológicos, entre a 4ª e a 18ª semana de amenorréia, sem cistos tecaluteínicos; as cinco molas que se apresentaram com 13 ou mais semanas foram diagnosticadas prospectivamente, comparadas com 8 das 16 que ocorreram no período inicial da gestação.[9]

Os aspectos ultra-sonográficos da MHP incluem: a) tecido embrionário ou fetal presente, eventualmente viável, mas com crescimento freqüentemente restrito, em virtude de anomalias graves compatíveis com triploidias e trissomias; b) fluido amniótico presente, ainda que eventualmente reduzido; c) edema focal do tecido placentário e/ou ecogenicidade aumentada da vilosidade coriônica – imagem "em queijo suíço"; d) aumento do diâmetro transverso do saco gestacional; e) ausência de cistos tecaluteínicos.

Se a gravidez molar é detectada precocemente, no primeiro trimestre, ou em casos de detecção precoce de doença persistente ou localmente invasiva, as vesículas que dão à MH suas características e aparência facilmente reconhecíveis podem não estar presentes ou podem ser muito pequenas para serem reconhecidas. Portanto, as gravidezes molares de primeiro trimestre podem freqüentemente ser confundidas com o aborto retido e a DTP. Como a gravidez molar pode evoluir, as vesículas patognomônicas e os cistos tecaluteínicos tornam-se evidentes. Esta progressão é ajuizada por Szulman e Surti,[15] que estabeleceram uma relação irregular entre a idade gestacional da gravidez molar e o tamanho microscópico da vilosidade coriônica edemaciada.

Áreas irregulares de sonolucência podem ocorrer secundariamente a um quadro de hemorragia interna ou a uma área da cavidade uterina não ocupada. O sangue coletado na cavidade uterina determina modificações no quadro clássico descrito e acrescenta novos achados. Apresenta-se como formação anecóica, de localização central ou periférica, podendo ser única ou múltipla e tendo tamanho variado.[20] Quando periférica, costuma apresentar configuração semilunar e quando central, ovalar. A realização do exame em diferentes momentos permite contemplar mudanças dos aspectos registrados, porquanto as áreas correspondentes ao acúmulo de sangue sofrem modificações quando da eliminação transvaginal, momento em que reduzem de tamanho, ou, inversamente, poderão aumentar quando a elas forem acrescidas novas quantidades de sangue.[20] Quando o volume tumoral é pequeno, o miométrio pode ser percebido como tecido frouxo menos ecogênico, ao redor de massa mais ecogênica que preenche a luz uterina.

Várias são as formas descritas de apresentação da MH. O aspecto mais conhecido é o clássico "flocos de neve", descrito pela primeira vez por Gottesfeld *et al.*, e que resulta da reflexão do ultra-som nas interfaces das múltiplas hidátides situadas de permeio ao material amorfo (Fig. 8-1A e B).[4]

Embora possa ser difícil fazer diferenciação entre MHP e MHC, com feto vivo e baseado na US, estas duas entidades podem ser diferenciadas pela presença de organismo fetal.[7] Além disto, a MHP, quando da existência de produto conceptual, apresenta placenta normal, separada da massa molar, em contraste com a MHC, na qual só uma porção da placenta é normal e muito disto tem aspecto vesicular.

A US pode também lobrigar a presença de cistos tecaluteínicos, resultantes da influência dos altos níveis de βhCG sobre a teca gonadal; esses cistos, uni ou bilaterais, de diâmetros variáveis, e que na experiência do Serviço de Obstetrícia do Hospital Geral de Caxias do Sul – Fundação Universidade de Caxias do Sul tem incidência de aproximadamente 80%, costumam exibir-se como massas císticas multiloculadas e localizam-se, geralmente, em região superior ao fundo uterino, ou, menos comumente, no fundo de saco posterior. Deve-se frisar que raramente observa-se aumento dos ovários em gravidezes normais (Fig. 8-2A e B).

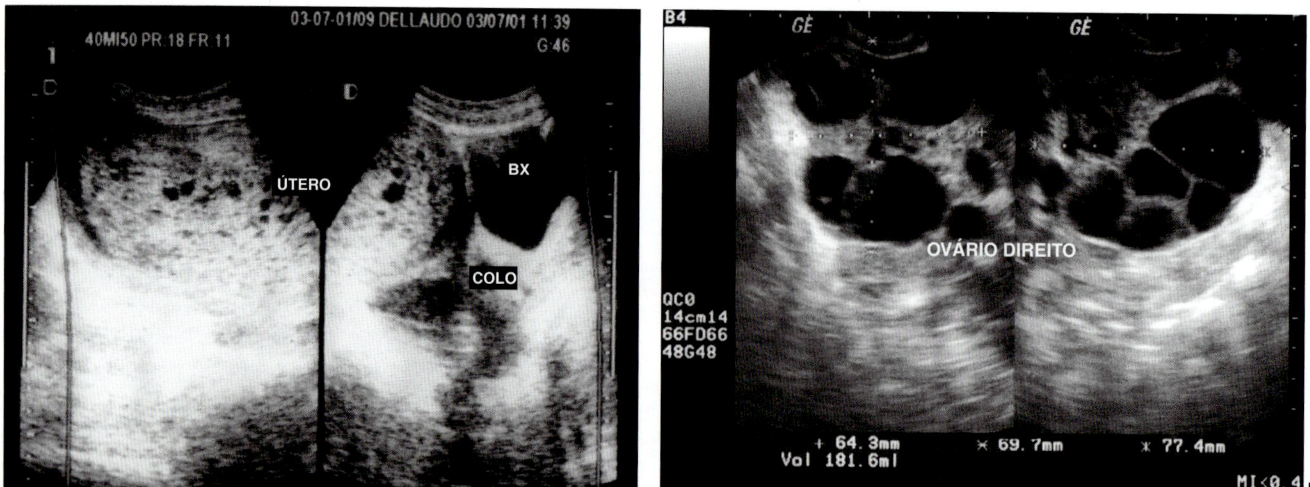

A B

Fig. 8-1. Ultra-sonografia de útero preenchido por massa molar. (**A**) Caracterizada por ausência de embrião e material amorfo e moderadamente ecogênico. (**B**) Ovários com cistos tecaluteínicos por hiperestimulação com aproximadamente 13 semanas de amenorréia – e caracterizada por ausência de embrião e imagens ecotransparentes e puntiformes. A dopplervelocimetria colorida mostra fluxo de baixa impedância.

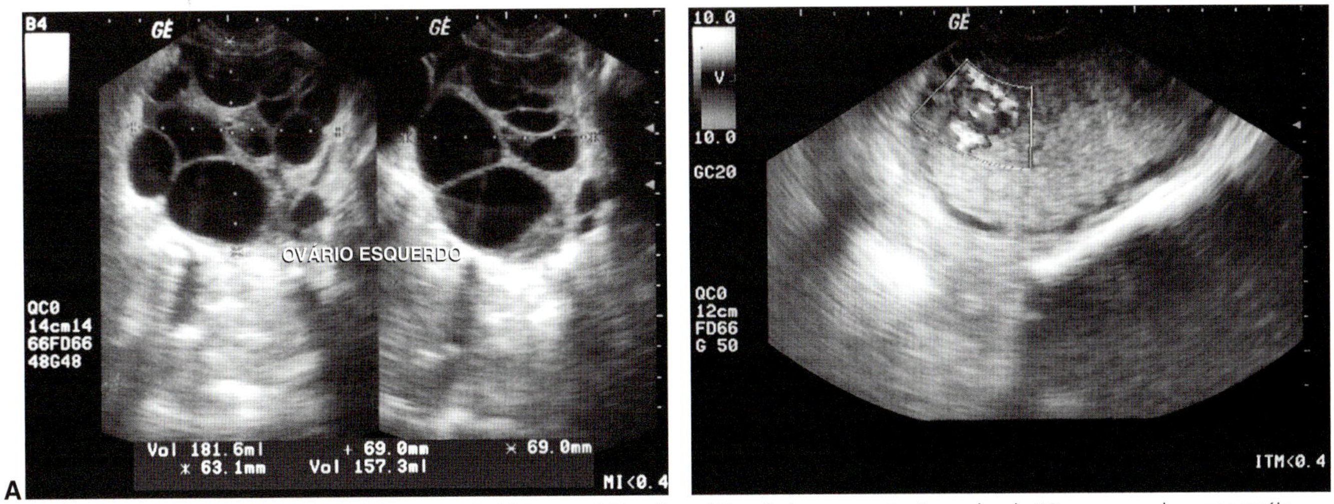

Fig. 8-2. (**A** e **B**) Volumoso cisto de ovário esquerdo (6,9 cm × 7,7 cm), multiloculado, em gestação molar de 12 semanas de amenorréia. A regressão foi total após três séries de metotrexate e negativação do β-hCG.

O ultra-sonografista deve ser advertido que o desaparecimento dessas neoplasias pode levar de dois a quatro meses, ainda que o β-hCG esteja negativo e a doença debelada.

A DTP ou doença trofoblástica invasora (DTI) pode ser suspeitada mediante ultra-sonografia com Doppler colorido demonstrando aumento do volume dos vasos miometriais, que apresentam baixa impedância e alto fluxo diastólico (Fig. 8-3A e B).

DIAGNÓSTICOS DIFERENCIAIS

Deve o médico ultra-sonografista atentar para alguns aspectos de importância clínica e ultra-sonográfica.

A degeneração hidrópica da placenta, com incidência de 1% a 3%, que se apresenta com ou sem a presença de segmento fetal e que pode estar associada a abortamentos incompletos ou retidos, é a afecção mais comumente visualizada, simulando o aspecto de uma gravidez molar. Áreas hidrópicas podem ser focais ou difusas e aparecem como espaço anecóico dentro da placenta. Isso se deve à similaridade sonográfica da placenta hidrópica com o acentuado edema vilositário do tecido molar. Os níveis de βhCG encontram-se, em geral, mais baixos na degeneração hidrópica do que nas MHC e MHP, provavelmente devido à quantidade reduzida de tecido trofoblástico. Saliente-se que a característica hidrópica da placenta pode estar associada à triploidia.[19] Exige técnica e habilidade à distinção entre MHC e degeneração hidrópica.[14] O exame endovaginal pode ser útil nos casos em que o tecido molar não puder ser adequadamente delimitado pela via abdominal; usando essa técnica, a textura vesicular típica do tecido molar pode ser corretamente diferenciada de produtos da concepção mortos e retidos ou de leiomiomas.[23]

Ocasionalmente, o aspecto ultra-sonográfico de um leiomioma uterino pode simular o de uma MH, mesmo que os leiomiomas apresentem uma consistência interna verticilada, distinta do padrão vesicular observado na MH.

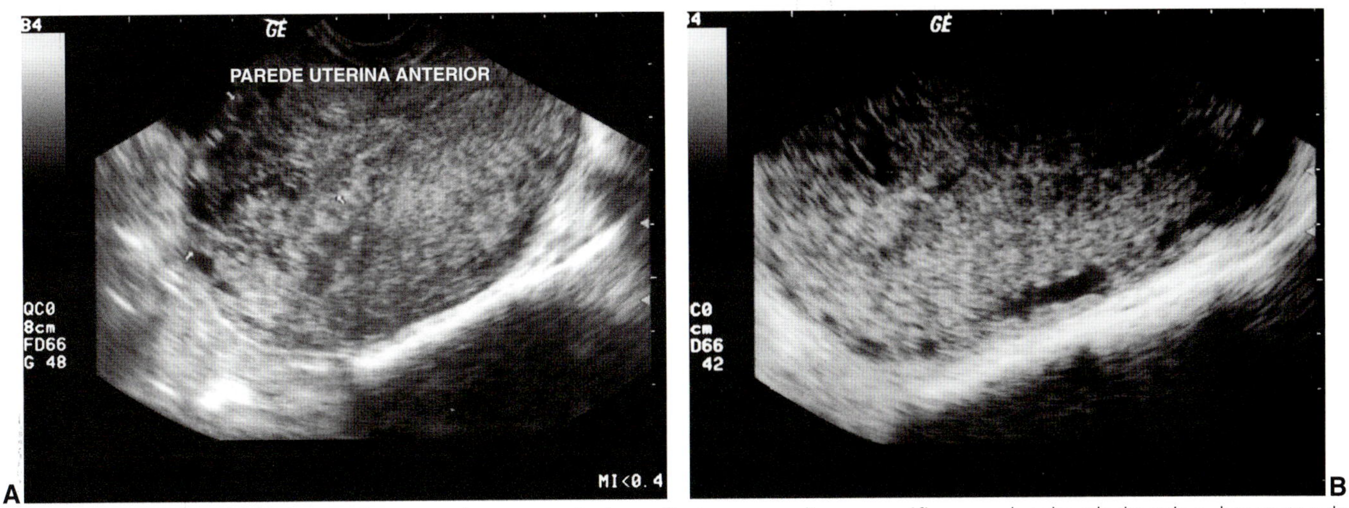

Fig. 8-3. (**A**) Doença trofoblástica persistente pode ser suspeitada mediante exame ultra-sonográfico com dopplervelocimetria a demonstrando aumento do volume dos vasos miometriais, que apresentam baixa impedância e alto fluxo diastólico. (**B**) Observada na mesma paciente, invasão miometrial no fundo uterino, que originou a imagem de dopplervelocimetria.

Alguns tumores ovarianos parcialmente sólidos podem simular a MH; nesses casos, a dosagem quantitativa do βhCG diferençará a imagem.

Em recente estudo realizado no Departamento de Histologia do Imperial College School of Medicine, em Londres, evidenciou-se que uma parte dos casos de MH apresentava-se à US como abortamento retido ou gestação anembrionada; os autores salientam a importância do exame histológico para diagnóstico das doenças do trofoblasto.[17]

DOENÇA TROFOBLÁSTICA PERSISTENTE E CORIOCARCINOMA

A maior parte das pacientes que desenvolveram o coriocarcinoma teve antecedentes de gravidez molar. Em uma série de pacientes tratadas na Duke University, 86% das que desenvolveram doença maligna, o fizeram após gravidez molar, aproximadamente 10% após gravidez de termo e 5% após um aborto ou outra forma de gravidez; nas pacientes que se apresentaram com doença molar de alto risco, observou-se uma grande incidência da doença ocorrida após gravidez de termo, aborto, ou outros eventos gestacionais.[8]

Histologicamente, a DTP difere do CCA. A literatura é pródiga em relacionar a existência de uma estrutura vilosa quando da DTP, bem como a sua inexistência no CCA. Ambos os distúrbios associam-se à excessiva proliferação trofoblástica e invasão do miométrio. Em geral, o CCA está associado à hemorragia e necrose.

Deve-se suspeitar de DTP em pacientes que apresentem história de MH (50% das vezes) e que, subseqüentemente, apresentam-se com sangramento vaginal continuado e persistente, queda do estado geral, níveis de hCG mantidos ou em elevação, e presença de cistos ovarianos uni ou bilaterais. Esses sinais também podem ser vistos também no CCA.

Em adição à avaliação do útero, a US pode determinar se há evidência de extensão da doença para os paramétrios ou metástase hepática. Pacientes com CCA que se estende além da matriz uterina podem apresentar-se com manifestações de metástases nos pulmões, fígado, ou cérebro.

O aspecto ultra-sonográfico do tecido trofoblástico invasivo é de uma região ecogênica, irregular e focal no interior do miométrio. Áreas hipoecogênicas irregulares podem circundar o tecido trofoblástico mais ecogênico, correspondendo às áreas de hemorragia no miométrio. Devido a sua proximidade do útero, os implantes miometriais podem ser mais bem delineados com exame endovaginal (Fig. 8-4).

A US pode ser útil na avaliação do fígado de pacientes com doença metastática[16,21] Tipicamente, as metástases de CCA apresentam-se como focos ecogênicos dentro do fígado. Os rins podem ser também avaliados pela presença de uropatias obstrutivas, importantes na adequação das doses de agentes quimioterápicos, adequados que deverão estar à função renal alterada.

A dopplermetria tem sido utilizada na identificação de implantes miometriais, evidenciando-se aumento do fluxo tipicamente turbulento, de baixa impedância e alta velocidade diastólica. Admite-se a presença de doença ativa, quando as ondas Doppler das artérias uterinas mostram aumento do fluxo sistólico e diastólico de baixa resistência, semelhante ao encontrado no terceiro trimestre da gravidez.[3,19]

Avaliações seriadas do volume tumoral podem ser realizadas com o US; volumes reduzidos acompanham de perto a queda do hCG em pacientes tratadas com sucesso.[3]

Hammond *et al.*, em 1980, descreveram a sensibilidade das técnicas de Doppler pulsátil para detecção do crescimento ou regressão do tumor.[5]

PAPEL DO ULTRA-SONOGRAFISTA, QUANDO DO DIAGNÓSTICO DE DTP

A despeito das informações descritas, é fato cediço entre todos os que lidam com os tumores do trofoblasto no dia-a-dia que, raramente, nos dias atuais, pode-se ver útero aumentado de volume, preenchido por massa molar exuberante, conforme citações do início dos anos 1970. A precocidade dos exames de imagem, associados ou não a sintomas hemorrágicos, permite diagnósticos cada vez mais precoces, liberando o médico assistente para imediato esvaziamento da cavidade uterina. Paradoxalmente, persistem as evoluções histológicas no sentido da malignidade, posto que, independentemente do laudo ultra-sonográfico, freqüentemente, é o material obtido com as curetagens e aspirações uterinas, desprezado e inutilizado, deixando-se a paciente abandonada à própria sorte.

O ultra-sonografista envolvido no caso, a nosso ver, estaria apto a ampliar a sua atuação nesse ciclo diagnóstico-tratamento-cura, posto que, em tendo o conhecimento das várias manifestações da DTG, bem como da evolução diagnosticada pelo ultra-som, poderia: a) determinar se o aparecimento de hCG está relacionado a uma gravidez normal ou de uma DTP; b) determinar eventuais sítios de doença metastática; c) informar ao médico assistente, com clareza, a relação dos achados de imagem às nuanças clínicas; d) fornecer diagnóstico objetivo, com mínimas chances de erro, sobre a possibilidade da existência de coriocarcinoma, já que, ao reduzirem-se as indicações de ablação da matriz uterina, também se restringiu o diagnóstico histológico do estágio maligno.

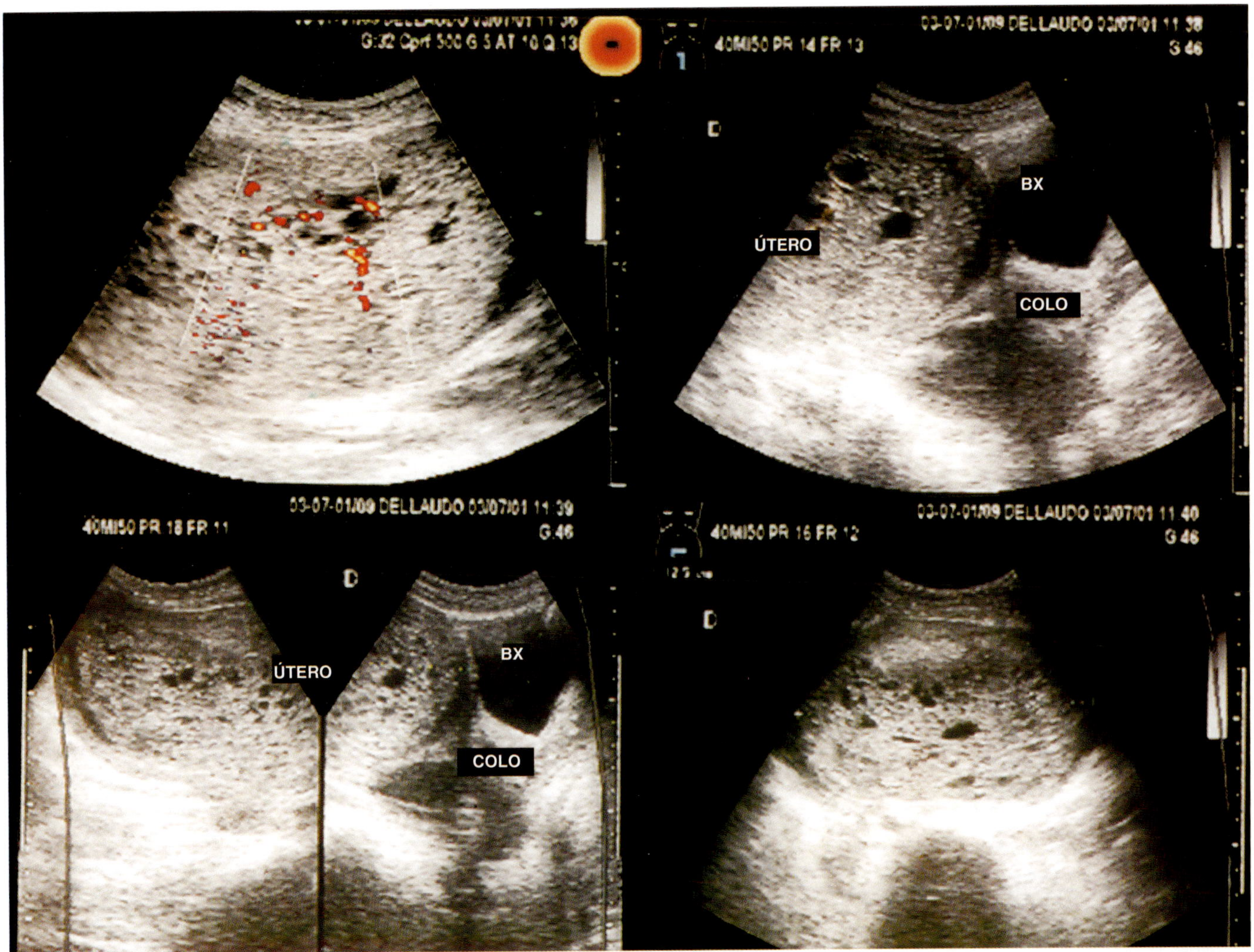

Fig. 8-4. Áreas hipoecogênicas irregulares podem circundar o tecido trofoblástico mais ecogênico, correspondendo às áreas de hemorragias no miométrio.

REFERÊNCIAS BIBLIOGRÁFICAS

1. American College of Obstetricians and Gynecologists. *Management of gestational trophoblastic disease*. ACOG technical bulletin 178. Washington, DC, 1993.
2. Brown J, Shah D, Thieme G *et al*. Evaluation of the cervix with transabdominal and transvaginal US. *Am J Obstet Gynecol* 1986;155-721.
3. Desai RK, Desberg AL. Diagnosis of gestational trophoblastic disease: value of endovaginal color flow Doppler sonography. *AJR* 1991;157:787-788.
4. Gottesfeld KE *et al*. Diagnosis of hydatidiform mole by ultrasound. *Obstet Gynecol* 1967;30:163.
5. Hammond CB, Weed JC, Currie JL. The role of operation in the current therapy of gestational trophoblastic disease. *Am J Obstet Gynecol* 1980;136:844.
6. Harrisson RG. The urogenital system. In: Romanes GF. *Cunningham's textbook of anatomy*. 10th ed. London: Oxford University Press, 1964. p. 514.
7. Hertzberg BS, Bowie JD, Weber TM *et al*. Sonography of the cervix during the third trimester of pregnancy: value of the transperineal approach. *AJR* 1991;157-73.
8. Jones W, Lauerson N. Hydatidiform mole with coexistent fetus. *Am J Obstet Gynecol* 1975;122:267.
9. Lazarus E *et al*. Sonographic appearance of early complete molar pregnancies. *J Ultrasound Med* 1999;18-589.
10. Lurain JR. Gestational trophoblastic tumors. *Semin Surg Oncol* 1990;6:347.
11. Madi JM. *Prognóstico da mola hidatiforme pela citometria digital*. Rio de Janeiro, 1999. Tese de Doutorado em Obstetrícia – Universidade Federal do Rio de Janeiro.
12. Madi JM, Grillo BM. *Neoplasia trofoblástica gestacional*. 1ª ed. Rio de Janeiro: Colina – Revinter, 1995.
13. Newlands ES *et al*. Developments in chemotherapy for medium- and high-risk patients with gestational trophoblastic tumours (1979-1984). *Br J Obstet Gynaecol* 1986:93-63.
14. Requard C, Mettler F. Use of ultrasound in the evaluation of trophoblastic disease and its response to therapy. *Radiology* 1980;135:419.
15. Surti U, Szulman AE, O'Brien S: Complete (classic) hydatidiform mole with 46XY kariotype of paternal origin. *Hum Genet* 1979;51:153.

16. Szulman A, Surti N. The syndromes of hydatidiform mole. II: Morphologic evaluation of the complete and partial mole. *Am J Obstet Gynecol* 1978;132:20.
17. Sebire NJ, Rees H, Paradinas F *et al*. The diagnostic implications of routine ultrasound examination in histologically confirmation. *Ultrasound Obstet Gynecol* 2001;18(6):662-5.
18. Talsitz N. Anatomy of the female reproductive system. In: Iffy L, Kaminetzky HA. Principles and practice of obstetrics and perinatology. 1st ed. New York: Wiley, 1981. p. 43-64.
19. Taylor KJW, Schwartz PE, Kohorn EI. Gestational trophoblastic neoplasia: Diagnosis with Doppler US. *Radiology* 1987;165:445-448.
20. Tourinho EK, Belfort P. Neoplasia trofoblástica gestacional. In: Rocha DC *et al*. Ultra-sonografia obstétrica. 1ª ed. São Paulo: Sarvier, 1986.
21. Tourinho EK. Ultra-sonografia. In: Madi JM, Grillo BM. Neoplasia trofoblástica gestacional. 1ª ed. Rio de Janeiro: Colina – Revinter, 1995. p. 129-140.
22. Wagner BJ *et al*. From the archives of the AFIP. Gestational trophoblastic disease: radiologic-pathologic correlation. *Radiographics* 1996;16:131.
23. Woodward *et al*. First trimester molar pregnancy: non-specific ultrasonic appearance. *Obstet Gynecol* 1980;55:315.

CAPÍTULO 9

ULTRA-SONOGRAFIA DA PLACENTA

Francisco Mauad Filho
Nilton Onari

INTRODUÇÃO

Na obstetrícia clássica enfatizava-se a importância do estudo cuidadoso da placenta e seus anexos após o seu delivramento.[37] Até o advento da ultra-sonografia, a avaliação da diversidade, morfologia e função placentárias somente eram possíveis *in vitro*[22,26] após a resolução da gravidez. O uso do ultra-som na avaliação placentária foi descrito pela primeira vez por Gottesfeld *et al.*, em 1966,[12] para a determinação da localização da placenta. Nos dias atuais, faz parte da rotina de avaliação pré-natal.[26] Os aparelhos comercialmente disponíveis permitem o exame detalhado das características morfológicas e funcionais da placenta, com impactos importantes no seguimento de gestações normais e de alto risco, conseqüentemente no prognóstico fetal.[26] Tem particular importância quando há envolvimento de patologias placentárias, como nos desvios de crescimento fetal e na determinação da corionicidade nas gestações gemelares.

Nesse capítulo serão discutidos os aspectos ecográficos normais e as principais patologias que envolvem a placenta.

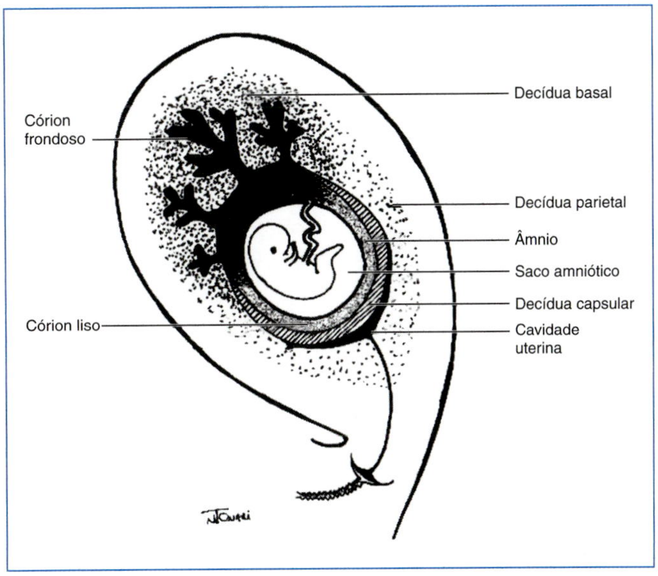

Fig. 9-1. Diagrama da formação placentária. Decíduas e córion.

DESENVOLVIMENTO DA PLACENTA

A placenta junto com o cordão umbilical e as membranas são anexos do feto; fundida à mucosa uterina, permite as trocas nutritivas materno-ovulares.[34]

A nidificação do ovo ocorre entre o sétimo e o 10° dia após a fertilização, quando o ovo penetra a mucosa uterina. O endométrio modificado pela gravidez denomina-se decídua (Fig. 9-1). A completa invasão do endométrio ocorre entre o 12° e o 14° dia da fertilização, quando ocorrem a proliferação do trofoblasto e a diferenciação das vilosidades coriais. O trofoblasto é a porção do ovo que estabelece o intercâmbio com o ambiente. Após a nidificação ele prolifera, diferenciando-se em uma porção interna, o citotrofoblasto, e outra externa, o sinciciotrofoblasto, este com grande poder invasor. Concomitantemente e por volta do 20° dia após a fertilização, completa-se a diferenciação das vilosidades coriais, com estabelecimento de uma rede vascular. Na oitava semana de idade menstrual ocorre o desenvolvimento do cório junto com a decídua basal, constituindo o cório frondoso, o principal componente da futura placenta. As demais porções do cório, junto a decídua capsular, regridem, formando o cório liso, que, acolado ao âmnio, formarão as membranas do ovo.[33,37]

O desenvolvimento normal das artérias uteroplacentárias depende de dois tipos de invasão trofoblástica. A primeira é a invasão da decídua e miométrio pelo trofoblasto estromal. A segunda é a invasão das artérias espiraladas pelo trofoblasto endovascular. Acredita-se que essa invasão ocorra em duas ondas.[40] A primeira onda termina por volta da 10ª semana de gestação. A segunda onda começa por volta de 14-16 semanas e geralmente é completada em quatro semanas.[35] Desenvolvimentos incompletos dessas duas ondas podem estar relacionados com riscos aumentados para restrição de crescimento fetal, doença hipertensiva específica da gravidez e óbito fetal.[26]

ULTRA-SONOGRAFIA DA PLACENTA NORMAL

O córion frondoso, que dará origem à placenta, pode ser visibilizado na gestação inicial entre 7-9 semanas pela via transabdominal (Fig. 9-2B) e em torno de seis semanas pela via transvaginal (Fig. 9-2A).[26] Nessa fase é identificado como um espessamento ecogênico da reação decidual. A partir do final do primeiro trimestre e início do segundo trimestre, a placenta é identificada com uma textura granular, homogênea, de ecogenicidade aumentada e com nítida definição em relação ao miométrio hipoecóico.[14] Essa ecotextura da transição placenta-miométrio é devido à extensa rede vascular. A face placentária em contato com o miométrio é chamada de placa basal e a face fetal da placenta é denominada placa corial (Fig. 9-3).[14] A nítida identificação da placa basal é importante na diferenciação com falsas inserções, simuladas por contrações miometriais focais (Fig. 9-4A) ou na presença de nódulos de leiomiomas (Fig. 9-4B e C). Também em situações de risco para acretismo placentário, como inserções anteriores em cesarianas anteriores, a placa basal pode estar pouco nítida e essa hipótese deve ser considerada.[48] Artefato de reverberação no campo proximal pode simular uma inserção placentária anterior. Nesse caso, o miométrio hipoecóico não é bem delimitado.[26]

A

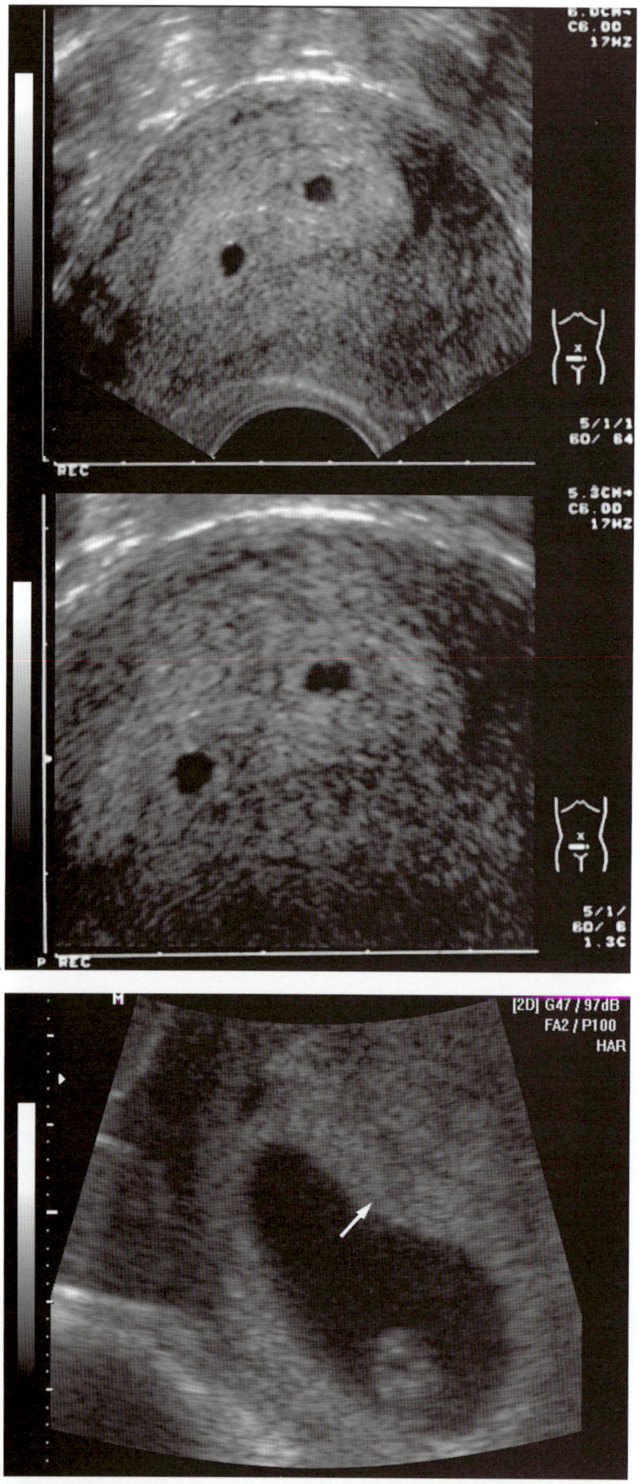

B

Fig. 9-2. Gestação inicial. (A) Gestação gemelar em exame por via transvaginal evidencia sacos gestacionais de 4-5 semanas com anel hiperecogênico. (B) Espessamento focal de tecido ecogênico correspondente a decídua e cório frondoso no local de implantação em gestação de nove semanas vista por via transabdominal.

Com o evolver da gestação, depósitos hiperecóicos, possivelmente calcificações, áreas hipoecóicas ou anecóicas, e irregularidades na placa corial são achados habituais. Essas mudanças são idade gestacional-dependentes e serviram de base para a classificação proposta por Grannum *et al.*,[13] em graus 0, I, II e III (Fig. 9-5).

O grau zero (Fig. 9-6A) é caracterizado como uma placenta com parênquima finamente granular e homogêneo. A placa corial é lisa e linear. A placa basal é homogênea e tem a mesma textura do restante da placenta. É achado predominante no primeiro e segundo trimestres.

O grau I (Fig. 9-6B) é a primeira manifestação de alteração de textura, com aparecimento de pontos hiperecogênicos de distribuição difusa na massa placentária e discretas ondulações da placa corial. A placa basal apresenta-se ainda destituída de calcificações.

O grau II (Fig. 9-6C) é a evolução do grau I, com aumento nas ondulações da placa corial. Presença de calcificações em forma de vírgula, delimitando incompletamente o cotilédone e calcificações lineares aparecendo na placa basal.

O grau III (Fig. 9-6D) apresenta septo hiperecogênico ligando a placa corial até a basal, dividindo a placenta em compartimentos ou lobos.

Estudos iniciais mostraram 100% das placentas grau III com relação lecitina/esfingomielina maior ou igual a 2, portanto com maturidade pulmonar fetal.[13] Porém, grandes estudos posteriores provaram que a placenta grau III falha em 8-42% dos casos.[10,16,43] Com isso, um achado de placenta grau III não é garantia de maturidade pulmonar fetal.[21] Por outro lado, segundo Proud e Grant,[39] gestações que apresentam placenta grau III em idade gestacional entre 34 e 36 semanas têm riscos aumentados para complicações no trabalho de parto e esses recém-nascidos têm riscos aumentados para baixo peso, insuficiência placentária e óbito perinatal. Esse estudo demonstrou também que esse risco é diminuído se o obstetra tem conhecimento do grau placentário.

TAMANHO DA PLACENTA

A placenta normal tem crescimento proporcional ao crescimento do feto. Técnica para a mensuração do volume placentário foi desenvolvida, porém devido à complexidade do método não é fac-

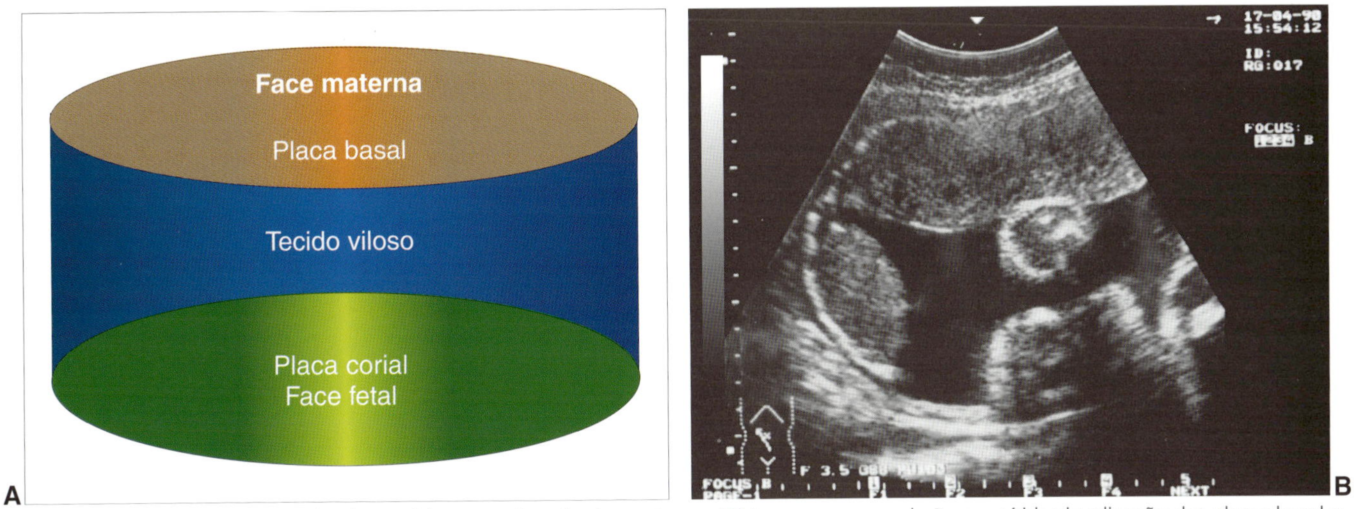

Fig. 9-3. (**A**) Esquema da anatomia placentária com a face fetal e materna. (**B**) Imagem em modo B com nítida visualização das placas basal e corial.

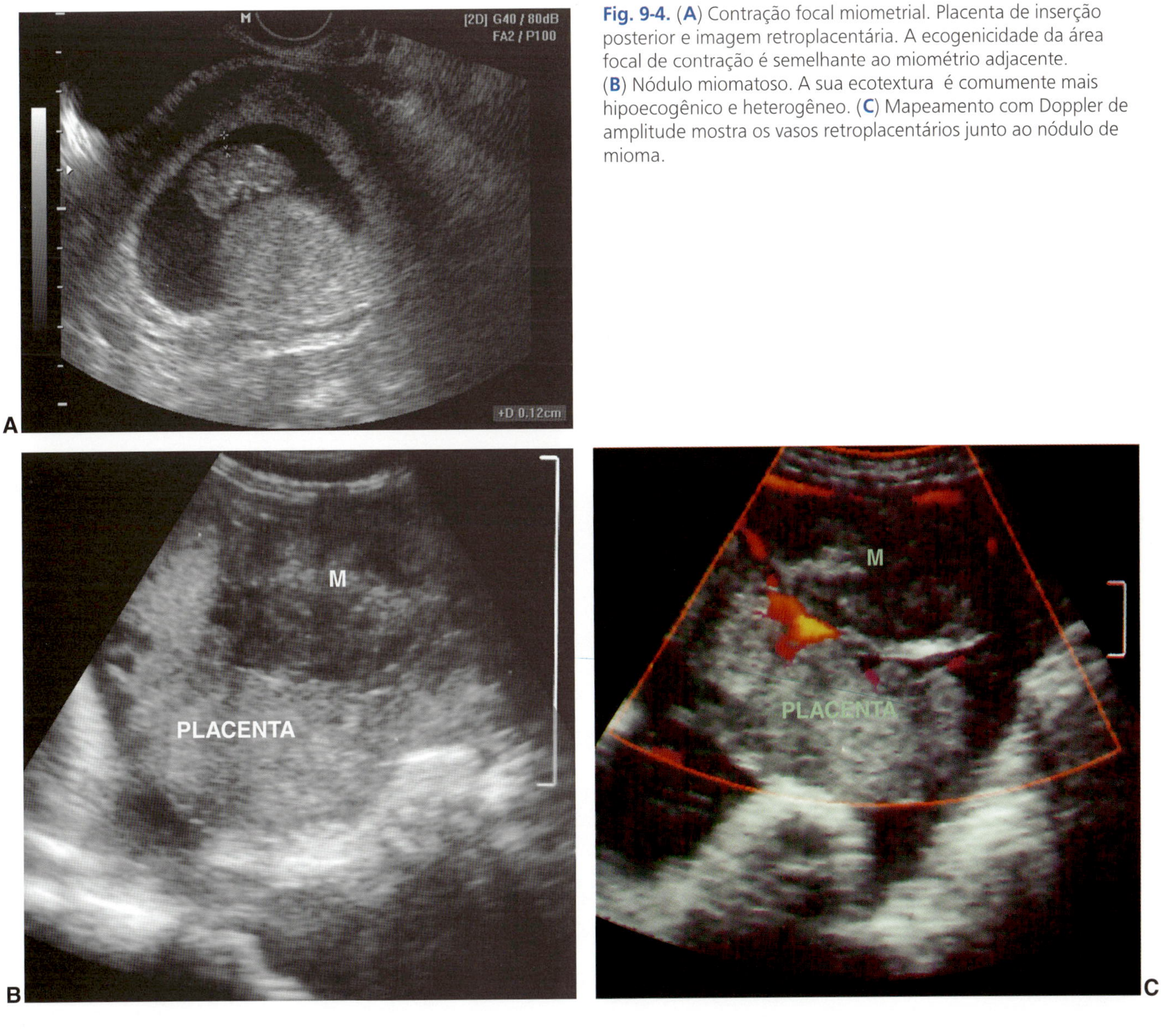

Fig. 9-4. (**A**) Contração focal miometrial. Placenta de inserção posterior e imagem retroplacentária. A ecogenicidade da área focal de contração é semelhante ao miométrio adjacente. (**B**) Nódulo miomatoso. A sua ecotextura é comumente mais hipoecogênico e heterogêneo. (**C**) Mapeamento com Doppler de amplitude mostra os vasos retroplacentários junto ao nódulo de mioma.

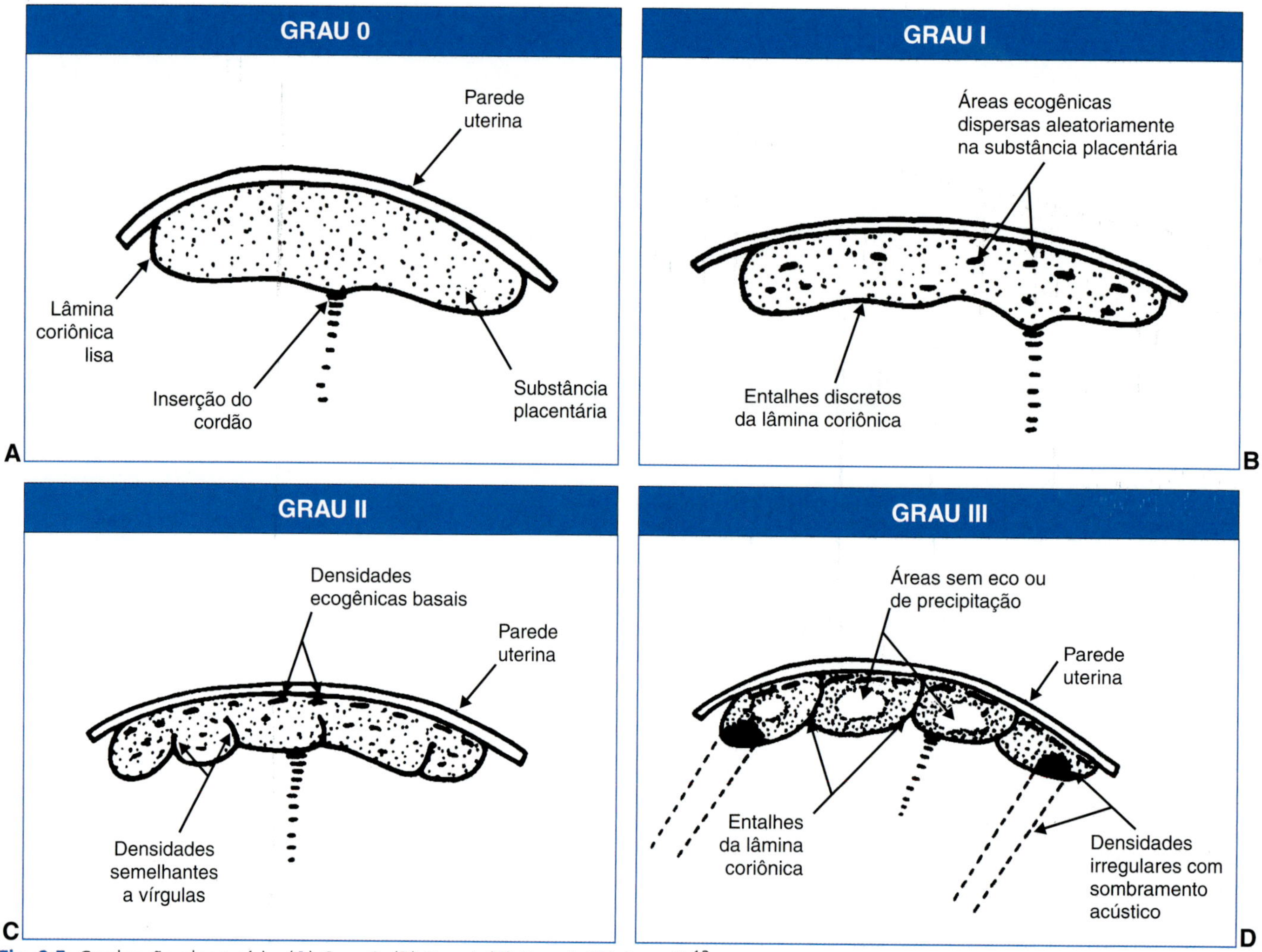

Fig. 9-5. Graduação placentária. (**A**) Grau 0. (**B**) Grau I. (**C**) Grau II. (**D**) Grau III.[13]

tível na rotina diária.[22] Um modo mais simples foi padronizado por Hoddick e cols.,[19] através da medida da espessura. A medida é obtida no meio da placenta, num plano perpendicular à massa placentária. A espessura tem crescimento linear até aproximadamente 30 semanas, quando a taxa de crescimento diminui discretamente. Nesse mesmo trabalho, observou-se correlação entre a idade gestacional em semanas e a espessura em milímetros (23 semanas = 23 mm de espessura) e raramente a espessura ultrapassa 4 cm.[19]

A base de inserção placentária tem influência na espessura. Placenta com menor base de inserção tem espessura maior para a correspondente idade gestacional. Placenta com ampla área de inserção tende a ter espessura menor, porém dentro da faixa de normalidade.[19]

Placenta com menos de 2,5 cm de espessura está associada a restrição de crescimento intra-uterino. Hiperplacentose (Fig. 9-7), placenta com espessura maior que 4 cm, está associada a patologias que levam a edema placentário, como na infecção perinatal, diabetes melito e hidropisia imune e não imune.[14]

FORMATOS ANORMAIS DA PLACENTA

Formatos anormais da placenta ocorrem secundários a involução incompleta das vilosidades coriônicas ao redor do saco gestacional, longe da sua implantação habitual.[9] São descritos lobos acessórios ou placenta sucenturiada, placenta membranácea e placenta extracorial.

O achado de lobo acessório (Fig. 9-8) é muito freqüente e a sua identificação é importante, pois há risco de hemorragia e infecção pós-natal caso este lobo não seja removido junto com o corpo principal.[24] Há também risco de hemorragia durante o trabalho de parto, por ruptura de vasos que conectam o lobo acessório à placenta principal.[24]

A placenta membranácea, uma condição rara, é caracterizada pela distribuição de tecido placentário em praticamente toda a superfície do útero.[32] A espessura é anormalmente delgada, entre 1 e 2 cm. Está associado freqüentemente a sangramento, placenta prévia, trabalho de parto prematuro e placenta acreta.[26]

Placenta extracorial ocorre quando a placa corial não se estende até a margem placentária,[9] ou seja, a placa corial é menor que

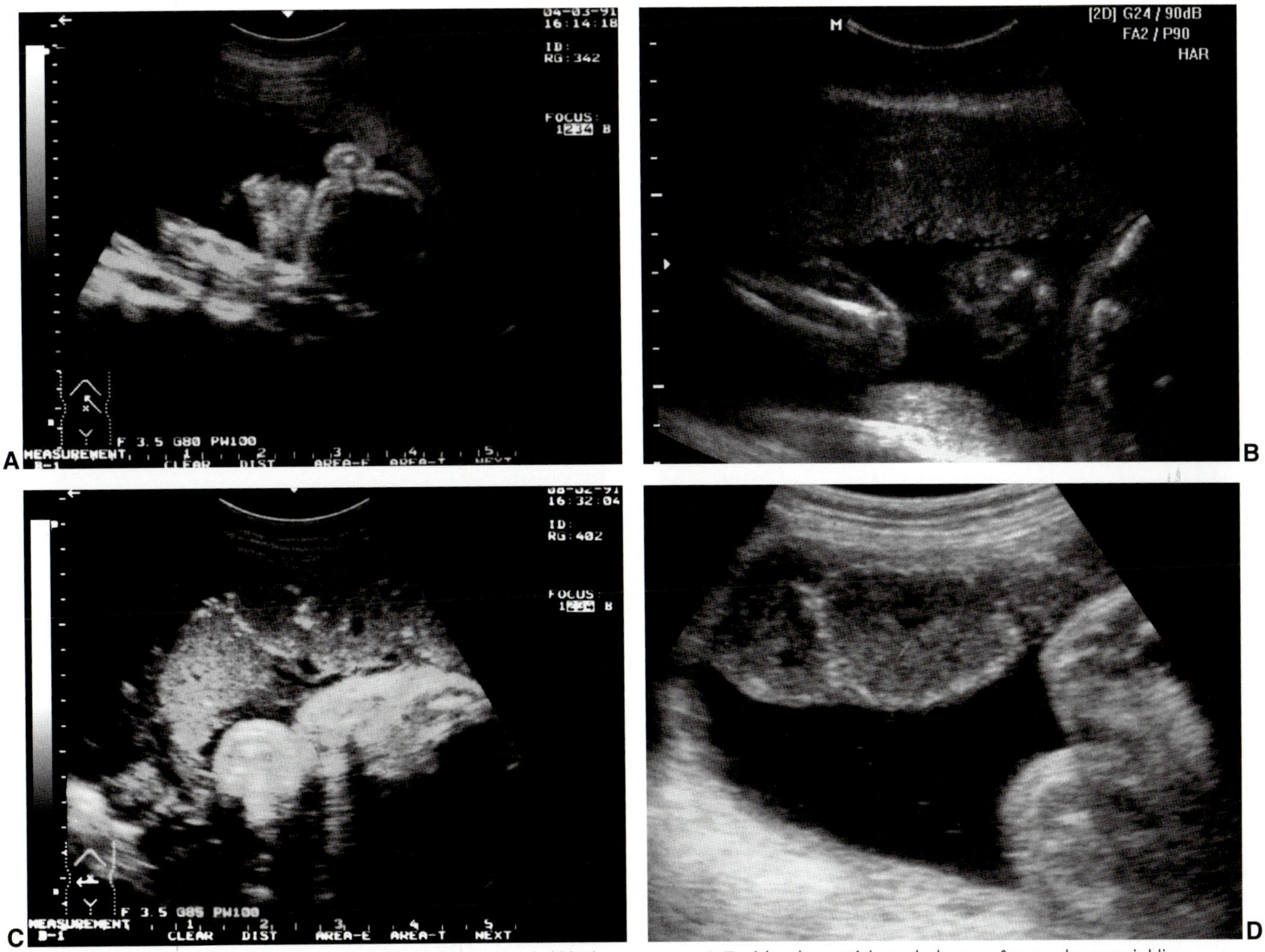

Fig. 9-6. Graus placentários à ultra-sonografia bidimensional. (**A**) Placenta grau I. Tecido placentário todo homogêneo, placa corial lisa. (**B**) Placenta grau I. Pontos hiperecogênicos difusamente distribuídas. (**C**) Placenta grau II. Densidades hiperecogênicas contínuas e em vírgula na placa basal. (**D**) Placenta grau III. Linha hiperecogênica completa da placa corial até a placa basal.

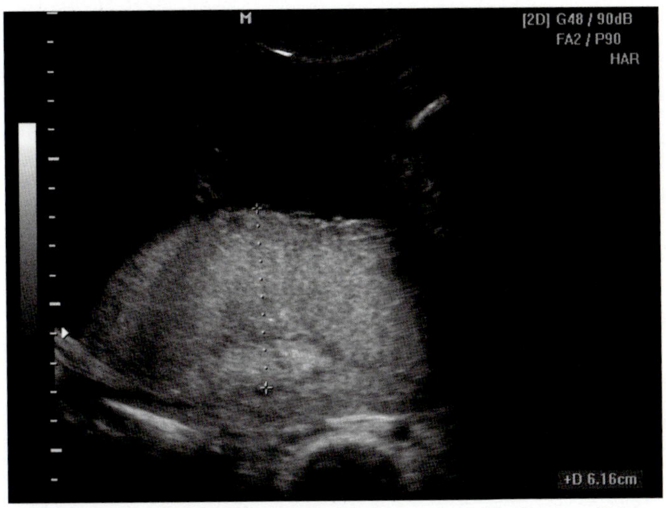

Fig. 9-7. Hiperplacentose. Placenta de inserção posterior com 6,1 cm de espessura em feto com arritmia cardíaca (*Flutter atrial*).

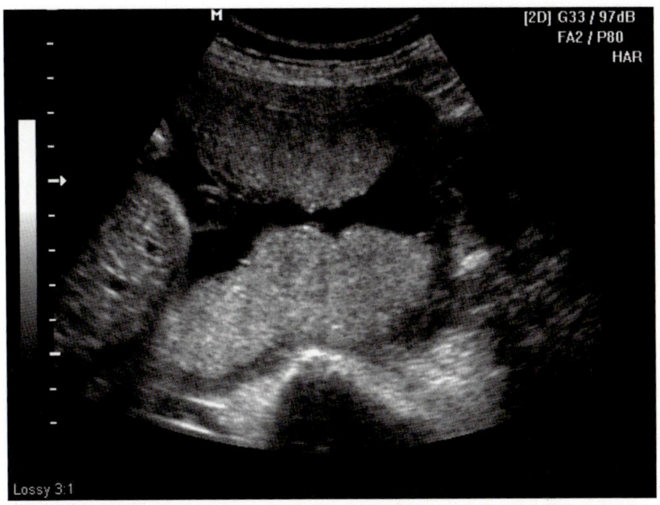

Fig. 9-8. Placenta sucenturiada. Corte transversal na lateral esquerda do útero materno. Placenta de inserção posterior e lobo acessório anterior. Note a separação nítida do corpo principal e o lobo acessório.

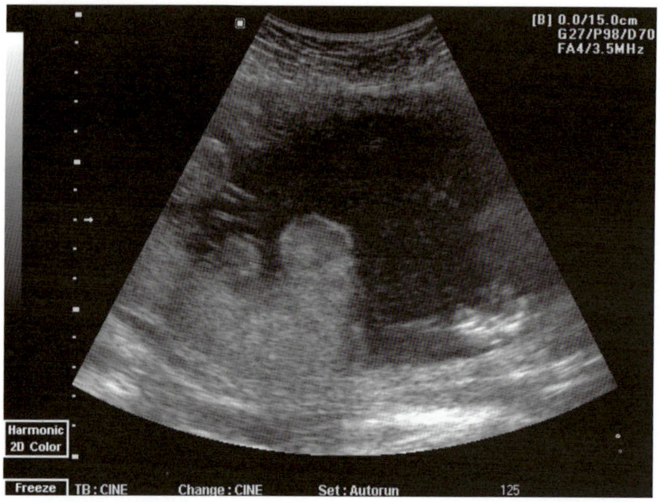

Fig. 9-9. Placenta circunvalada. Note o típico espessamento na margem placentária. Esse espessamento circunda toda a extensão da margem da placenta.

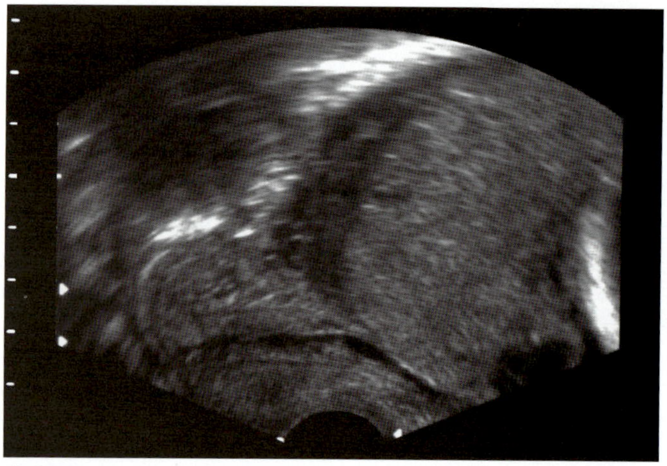

Fig. 9-10. Placenta prévia completa ou total. Imagem obtida via endovaginal, corte sagital, mostrando o colo uterino à esquerda da figura, o canal cervical e a placenta cobrindo o orifício interno.

a placa basal. Há dois tipos de placenta extracorial: circumarginada, quando as membranas formam um anel plano no local da inserção membranosa, e circunvalada (Fig. 9-9), quando há a formação de pregas espessas no local da inserção membranosa. As placentas circumarginadas não apresentam manifestações clínicas.[9] As placentas circunvaladas podem apresentar riscos aumentados de sangramentos, ameaça de aborto e trabalho de parto prematuro.[1]

LOCALIZAÇÃO DA PLACENTA

A placenta pode se implantar em qualquer local na cavidade uterina. A sua precisa localização é importante nos casos de sangramentos. A diferenciação entre placenta prévia e o descolamento prematuro da placenta normalmente inserida deve ser feito. Tem importância também quando se torna necessário procedimento invasivos como: amniocentese, coleta de sangue fetal e transfusão intra-útero.

A ultra-sonografia detecta com grande precisão a placenta prévia, conforme a localização da placenta em relação ao orifício interno do canal cervical. Assim, a placenta prévia é classificada em:[38] prévia total ou completa, prévia parcial ou incompleta, prévia marginal.

Na placenta prévia do tipo completa (Fig. 9-10), a placenta cobre totalmente o orifício interno do canal cervical. Na prévia incompleta, essa cobertura é parcial e na prévia marginal a borda inferior da placenta alcança a margem do orifício cervical. É reconhecida também a placenta de inserção baixa, quando a borda placentária encontra-se próximo ao orifício interno. Embora não seja considerada placenta prévia, pode apresentar sangramento, porém geralmente de pequena monta.

A incidência de placenta prévia varia conforme a idade gestacional em que é feito o diagnóstico.[26] O conceito de "migração placentária", descrito pela primeira vez por King,[25] pode explicar a mudança de localização com o desenvolvimento da gestação. Segundo King, a migração ocorre por meio de um processo dinâmico em que a placenta procura alojar-se num local de melhor suprimento sanguíneo, através de deslocamentos microscópicos, seguidos de novos reajuntamentos da parte descolada em outro lugar. Um crescimento maior e diferenciado do segmento inferior do útero em relação aos segmentos médio e superior pode contribuir para o fenômeno.[8] Segundo Towsend *et al.*,[45] placentas prévias incompletas e marginais no segundo trimestre migram para longe do orifício interno do colo uterino, como conseqüência do crescimento do segmento inferior do útero. Por outro lado, as placentas prévias completas encontradas no segundo trimestre permanecem prévias no termo da gravidez. A placenta prévia é observada em aproximadamente 0,6% na ocasião do parto.[38]

É conveniente que o diagnóstico suspeitado de placenta prévia feito no primeiro e segundo trimestres seja confirmado no terceiro trimestre. Em nosso serviço, à placenta visualizada como prévia ou inserção baixa no primeiro e segundo trimestres chamamos de placenta heterotópica (Fig. 9-11), em oposição à placenta normalmente inserida, a qual chamamos de tópica.

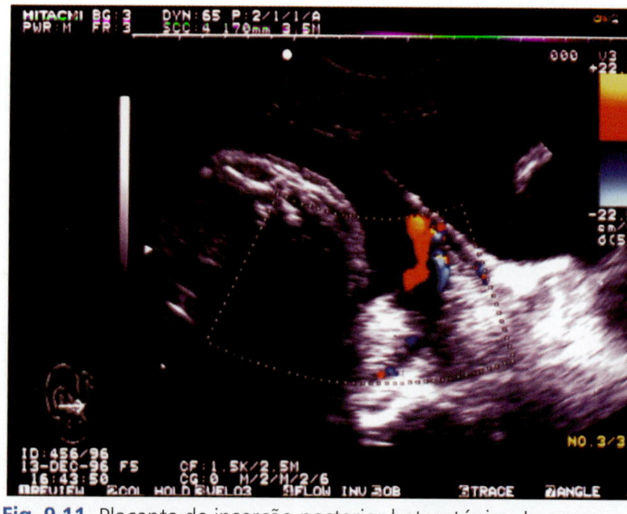

Fig. 9-11. Placenta de inserção posterior heterotópica. Imagem transabdominal sagital suprapúbica com bexiga repleta e mapeamento com Doppler colorido evidenciando parte do cordão umbilical e margem inferior da placenta próximo do orifício interno do colo uterino.

Clinicamente, a placenta prévia manifesta-se com sangramento uterino indolor. Várias situações clínicas estão associadas: idade materna avançada, multiparidade, cesariana anterior ou outra cicatriz uterina, leiomiomas, infecções uterinas, gestações múltiplas.[6]

A ultra-sonografia transvaginal é uma arma importante para a confirmação diagnóstica, pois apresenta melhor acurácia que a via transabdominal.[8] Alguns fatores contribuem para falsos diagnósticos por essa via. A bexiga hiperdistendida pode alongar artificialmente o colo do útero, dando a falsa impressão de placenta prévia.[2] A hiperdistensão da bexiga, associada à rotação do útero, placenta de inserção lateral e cortes sonográficos parassagitais também levam a diagnósticos errôneos.[11] Portanto, o exame deve ser realizado com a bexiga cheia; após, reavaliar com pequeno volume urinário e, se necessário, complementar com exame transvaginal.

A vasa prévia, um achado raro, correspondente à inserção velamentosa do cordão umbilical numa placenta situada no segmento inferior, deve ser suspeitada quando da presença de cordão umbilical entre o colo uterino e a apresentação fetal. A ruptura da vasa prévia pode ter desfecho trágico. Esse evento pode ocorrer na ocasião da ruptura das membranas. O uso do Doppler colorido pode auxiliar na identificação da vasa prévia.[11]

O descolamento prematuro da placenta normalmente inserida é diagnosticado clinicamente. Quando o diagnóstico não é claro e a situação clínica permitir, a ultra-sonografia pode ser realizada. Os achados sonográficos vão depender do tempo de evolução,[29,34] desde hematomas isoecóicos a hipoecóicos (Fig. 9-12). São descritos também placentas anormalmente espessadas e formato esférico, provavelmente devido à isoecogenicidade do hematoma em relação à massa placentária. Descolamento de margem placentária geralmente tem prognóstico mais favorável.[34] O descolamento iniciado centralmente pode levar a formação e aumento de volume do hematoma, com progressão para descolamento total da placenta e conseqüente óbito fetal (Fig. 9-13). A mortalidade fetal é diretamente proporcional à extensão da superfície descolada.[34] Contrações miometriais focais, leiomiomas, alterações vasculares retroplacentárias podem simular descolamento.[26] Embora tenha etiologia desconhecida, várias condições clínicas estão associadas ao descolamento placentário: hipertensão crônica, doença hipertensiva específica da gravidez, trauma, ruptura prematura das membranas, tabagismo, abuso de cocaína, leiomiomas e malformação uterina.[38]

PLACENTA ACRETA, INCRETA, PERCRETA

Placenta acreta é a aderência anormal da placenta no miométrio. O mecanismo primário de desenvolvimento da placenta acreta é a deficiência ou ausência da decídua basal, com invasão dos vilos placentários no interior do miométrio.[3,48] Teoricamente, qualquer trauma endometrial prévio é um fator predisponente para o desenvolvimento de uma placenta acreta, e o mais freqüente é a cesariana anterior.[48] Mulheres com placenta prévia de inserção anterior e cicatriz de cesárea têm risco de 20-30% de desenvolver placenta acreta nas gestações seguintes.[3,48] Esta condição está associada a 25% de mortalidade materna,[48] daí a importância do diagnóstico antes do parto. Outros fatores predisponentes associados são: endometrite, curetagem uterina e adenomiose. Jauniaux *et al.*, em 1996,[23] relataram um caso de placenta increta em paciente sem aparente trauma endometrial e placenta de inserção não prévia.

O termo placenta acreta é utilizado quando as vilosidades placentárias aderem ao miométrio sem invadi-lo.[9] Se as vilosidades invadirem o miométrio, denominamos placenta increta. Se as mesmas vilosidades atingem a superfície da serosa do útero, usa-se o termo placenta percreta. Na prática, utilizamos o termo genéri-

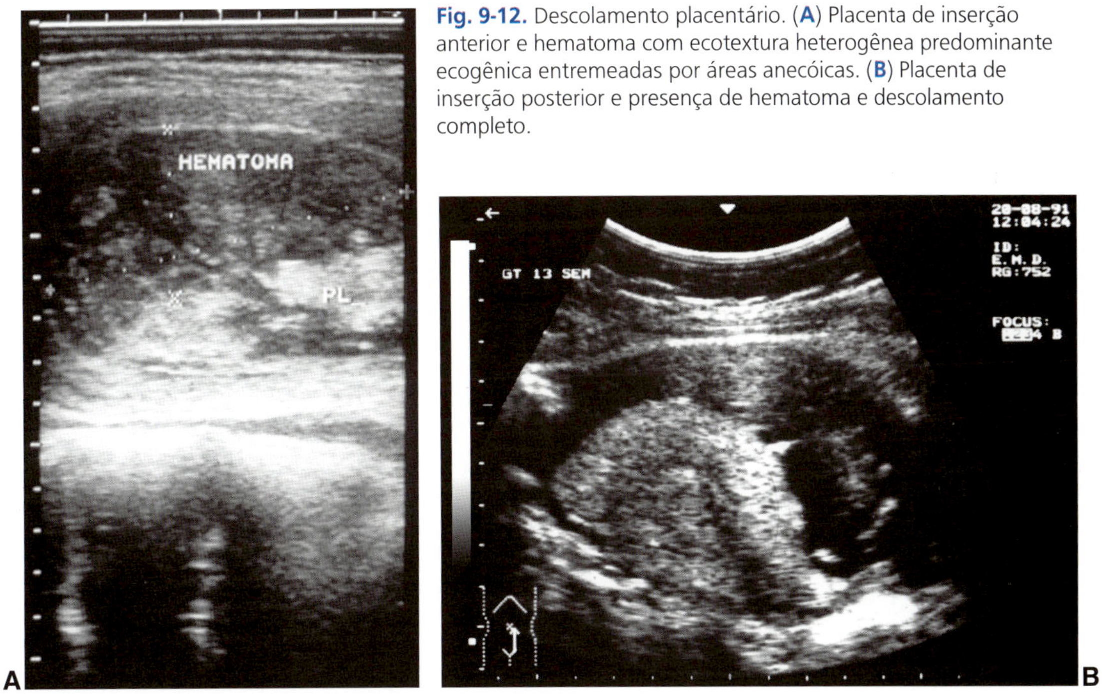

Fig. 9-12. Descolamento placentário. (**A**) Placenta de inserção anterior e hematoma com ecotextura heterogênea predominante ecogênica entremeadas por áreas anecóicas. (**B**) Placenta de inserção posterior e presença de hematoma e descolamento completo.

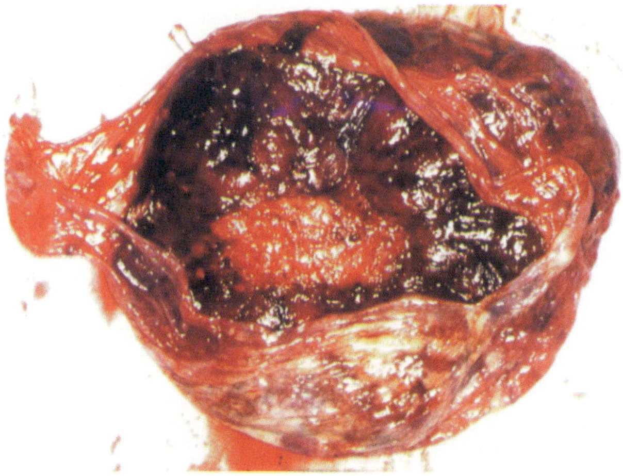

Fig. 9-13. Descolamento placentário. Foto obtida logo após o parto. Note a grande quantidade de coágulos, correspondente à imagem ecográfica de hematoma.

co placenta acreta para designar todos os tipos de acretismo, já que a comprovação exata nem sempre é possível.

Clinicamente, a placenta acreta é assintomática no transcorrer da gestação, exceto naqueles casos de invasão mais profunda (percreta), que estão associadas a ruptura uterina e hemoperitônio.[3]

Os achados sonográficos incluem a ausência da interface entre a placenta e o miométrio e dilatação anormal dos vasos abaixo do sítio de implantação.[7,44] O uso do Doppler colorido (Fig. 9-14) na identificação desses vasos anômalos é proposto por vários autores.[5,27]

TUMORES PLACENTÁRIOS NÃO TROFOBLÁSTICOS

Tumores primários da placenta são pouco freqüentes. São dois os tumores conhecidos: corioangioma, também chamado de hemangioma placentário, e o teratoma, este muito raro.

O corioangioma (Fig. 9-15) é o mais freqüente tumor benigno que acomete a placenta, com incidência aproximada de 1% em todas as gestações.[47] As manifestações clínicas são raras e geralmente associadas a grandes tumores, maiores que 5 cm de diâmetro. Incluem o poliidrâmnio, a insuficiência cardíaca, anemia, restrição de crescimento, prematuridade e óbito intra-útero.[9,47] Em recente revisão de literatura, Zalel *et al.*[45] relatam complicações perinatais em mais da metade dos casos, ocorrendo ou óbito ou parto pré-termo.

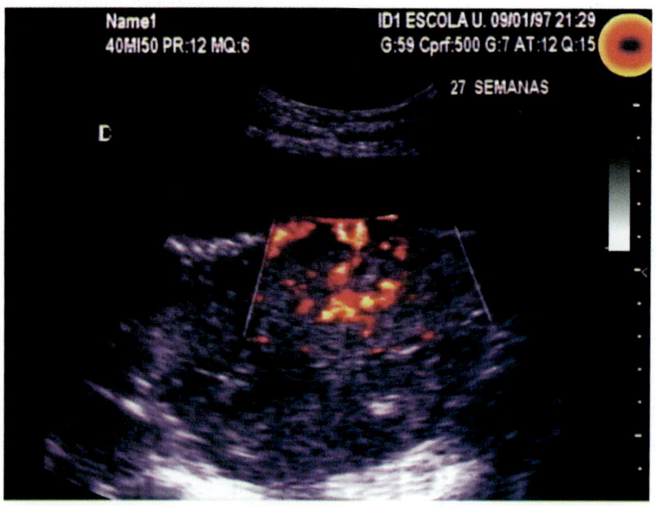

Fig. 9-14. Placenta acreta de inserção anterior. Mapeamento Doppler de amplitude evidenciando vasos invadindo o miométrio.

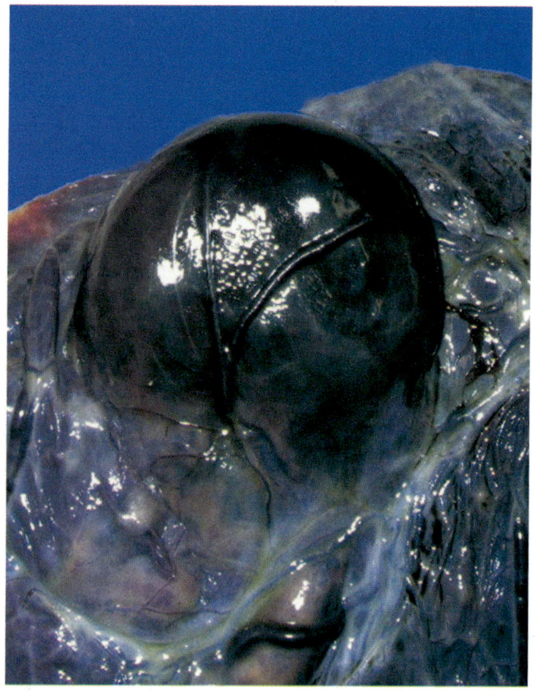

Fig. 9-15. Corioangioma. Fotografia do tumor mostrando o abaulamento da superfície placentária

À ultra-sonografia, essa lesão é bem circunscrita e tem ecogenicidade diferente do restante da placenta (Fig. 9-16). Grandes tumores podem ter formas variáveis, apresentarem septos fibrosos e geralmente protruem para a cavidade amniótica a partir da superfície fetal, próximo da inserção do cordão umbilical.[9] O uso do Doppler colorido auxilia em muito o diagnóstico, pois essas lesões podem ser indistinguíveis de outros achados não tumorais ao ultra-som em escala de cinzas. Vários autores[36,42] têm relatado ou abundante fluxo no interior do tumor ou vaso único alimentando a lesão.[49] O aparecimento de calcificações no interior do tumor e a diminuição de fluxo sanguíneo parecem melhorar o prognóstico da gestação. Provavelmente devido à diminuição de fluxo para a lesão, com conseqüente melhora do fluxo para o feto. Portanto, grandes tumores requerem ultra-sonografias seriadas e intensa vigilância da vitalidade fetal.

CISTOS PLACENTÁRIOS

São freqüentemente encontrados na placenta. São chamados de cistos septais aqueles localizados no interior do tecido placentário, e cistos subcoriônicos quando localizados na face fetal da placenta, sob os vasos coriônicos. Geralmente são únicos, arredondados ou ovalados e contêm material gelatinoso (Fig. 9-17).[21] Apresentam

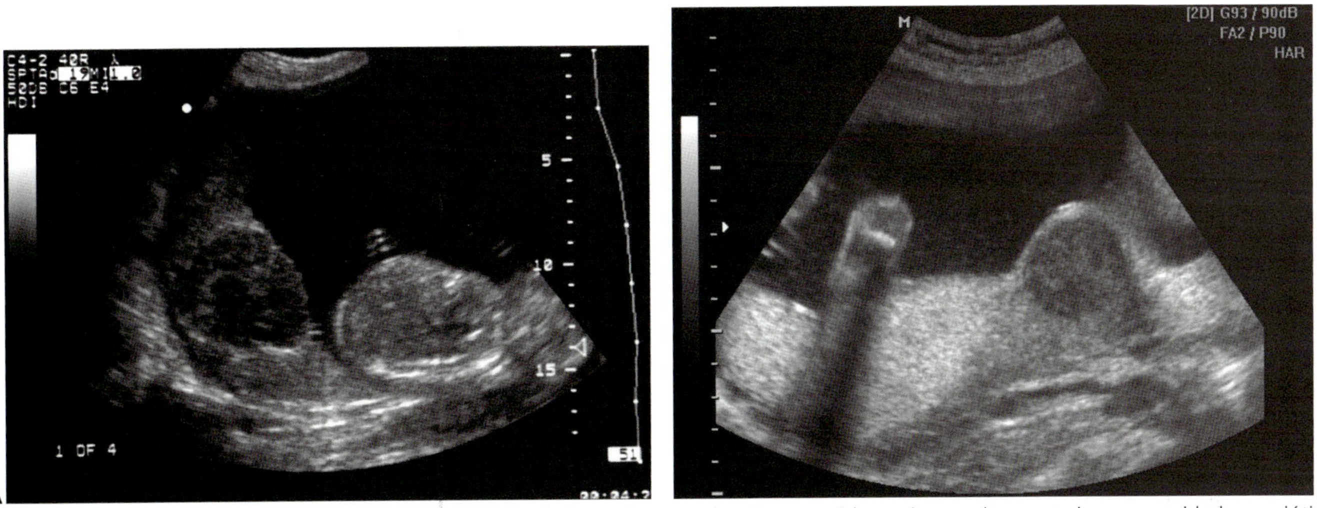

A B

Fig. 9-16. Corioangioma. Dois casos distintos em placenta de inserção posterior. O tumor é bem circunscrito, protrui para a cavidade amniótica e tem ecogenicidade diferente do restante da placenta.

ausência de fluxo ao mapeamento Doppler colorido. A sua incidência está aumentada no diabetes melito e na isoimunização RH.[21] A presença de fluxo ao mapeamento Doppler no interior da imagem cística fala a favor de lago venoso, também achado freqüente e sem significado patológico.

HEMATOMAS SUBAMNIÓTICOS

São lesões secundárias a ruptura de vasos fetais antes ou durante o trabalho de parto e localizam-se abaixo da membrana amniótica, na face fetal da placenta. Provavelmente são provocados por excessiva tração do cordão umbilical.[21]

A ultra-sonografia mostra massa ecogênica única, protruindo da placa fetal e recoberta por uma fina membrana. O coágulo recente é ecogênico, porém com a resolução torna-se hipoecogênico. O estudo Doppler mostra ausência de fluxo na lesão. Caso ocorra no segundo e terceiro trimestres, pode levar a restrição de crescimento fetal e alterações nos parâmetros Doppler.[21]

TROMBOSE INTERVILOSO

São lesões resultantes da coagulação focal do sangue no espaço interviloso, geralmente no último trimestre da gestação. A trombose pode ser encontrada em até 40% das placentas e contém mistura de sangue fetal e materno. A sua incidência está aumentada na isoimunização RH. A ultra-sonografia evidencia lesões anecóicas ou hipoecóicas de tamanhos variados e com fluxo turbulento ao Doppler.[21]

INFARTO PLACENTÁRIO

São lesões resultantes da obstrução de ramos arteriais uteroplacentários, levando a degeneração focal do tecido viloso. Pequenos infartos são encontrados em até 25% das placentas normais. Comprometimentos mais extensos estão associados às síndromes hipertensivas.[21] Normalmente não são lesões detectáveis à ultra-sonografia, exceto quando complicadas por hemorragias.[17] Ao mapeamento Doppler, mostra ausência de fluxo no interior da lesão (Fig. 9-18).

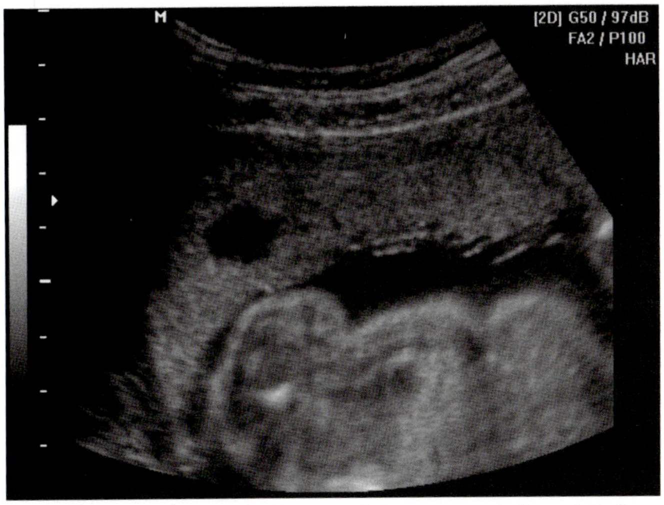

Fig. 9-17. Cisto placentário tipo septal. Imagem ovalada no interior do parênquima placentário.

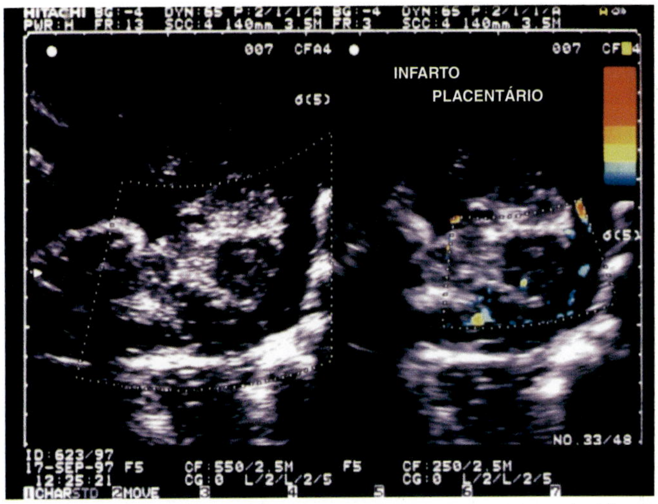

Fig. 9-18. Infarto placentário. Mapeamento com Doppler colorido evidenciando ausência de vasos no interior da lesão hipoecóica.

PLACENTA E MEMBRANAS NAS GESTAÇÕES GEMELARES

A determinação da corionicidade numa gestação gemelar é importante devido a complicações fetais que podem acometer as gestações monocoriônicas (placenta única), como a síndrome de transfusão feto-fetal e o óbito de um ou ambos os fetos.

Uma gestação dizigótica, cujos fetos são também chamados gêmeos fraternos, é resultado de fertilização de dois óvulos distintos por dois espermatozóides, funcionando como duas gestações se desenvolvendo juntas, cada uma com a sua placenta e seu saco amniótico. Então, uma gestação dizigótica é dicoriônica (duas placentas) e diamniótica (dois sacos amnióticos).

Uma gestação monozigótica, cujos fetos são também chamados de gêmeos idênticos, é resultado da divisão de um óvulo fertilizado por um único espermatozóide. Dependendo da fase em que ocorrer a divisão poderemos ter gêmeos monozigótico dicoriônico e diamniótico (divisão precoce, quatro dias após a fertilização) ou monocoriônico e diamniótico (divisão entre o quarto e o oitavo dia após a fertilização). Se a divisão ocorrer quando o âmnio estiver formado (em torno do oitavo dia após a fertilização), formarão dois embriões em saco amniótico único, ou seja, monocoriônico e monoamniótico. Se a divisão é posterior, depois de formado o disco embrionário, se faz de modo incompleto e formarão os gêmeos siameses.

A visualização de duas placentas separadas confirma o diagnóstico de gestação dicoriônica. Mesmo placenta aparentemente única pode ser dicoriônica se elas estiverem juntas, acoladas.

Nas gestações diamnióticas com placenta aparentemente única podem ser mono ou dicoriônica. A avaliação das membranas pode auxiliar na diferenciação.[18,28,46] As gestações monocoriônicas/diamnióticas apresentam a membrana com apenas duas camadas de âmnios, enquanto as dicoriônicas/diamnióticas apresentam dois âmnios e duas camadas de córion. Um achado de membrana espessa sugere duas placentas (Fig. 9-19A), enquanto uma membrana fina sugere placenta única (Fig. 9-19B).

DOPPLER

A importância da tecnologia Doppler em obstetrícia já está bem estabelecida, principalmente na avaliação do bem-estar fetal e é discutida detalhadamente em capítulo específico. O mapeamento Doppler colorido e de amplitude facilita a rápida identificação dos vasos de interesse a fim de aquisição da onda de velocidade de fluxo espectral através do Doppler pulsado. Na onda espectral são realizadas avaliações qualitativas e semiquantitativas. Na avaliação qualitativa é observado o formato da onda, o pico sistólico, a diástole e a velocidade diastólica final. Um exemplo de avaliação qualitativa é a presença ou não de incisura pré-diastólica nas artérias uterinas. Na avaliação semiquantitativa utilizamos os diversos índices de perfusão descritos na literatura.

Em relação à placenta, avaliam-se as circulações uteroplacentária e fetoplacentária, tanto arterial quanto venosa. Para o estudo da circulação uteroplacentária avaliam-se as artérias uterinas e os seus ramos arqueados e retroplacentário (Fig. 9-20), sempre bilateralmente. Na circulação fetoplacentária são estudados os vasos do cordão, as artérias umbilicais (Fig. 9-21) e a veia umbilical.

A

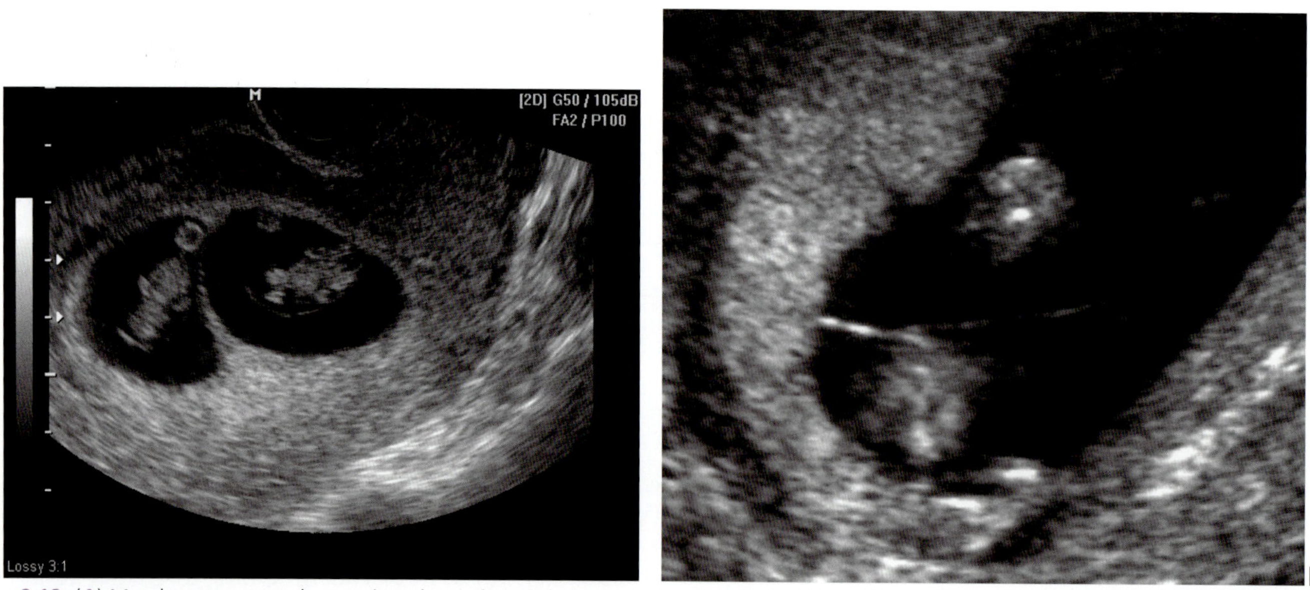

B

Fig. 9-19. (A) Membrana espessada, terminando em forma de λ. Gestação dicoriônica/diamniótica. (B) Membrana fina, terminando em forma de T. Gestação monocoriônica/diamniótica.

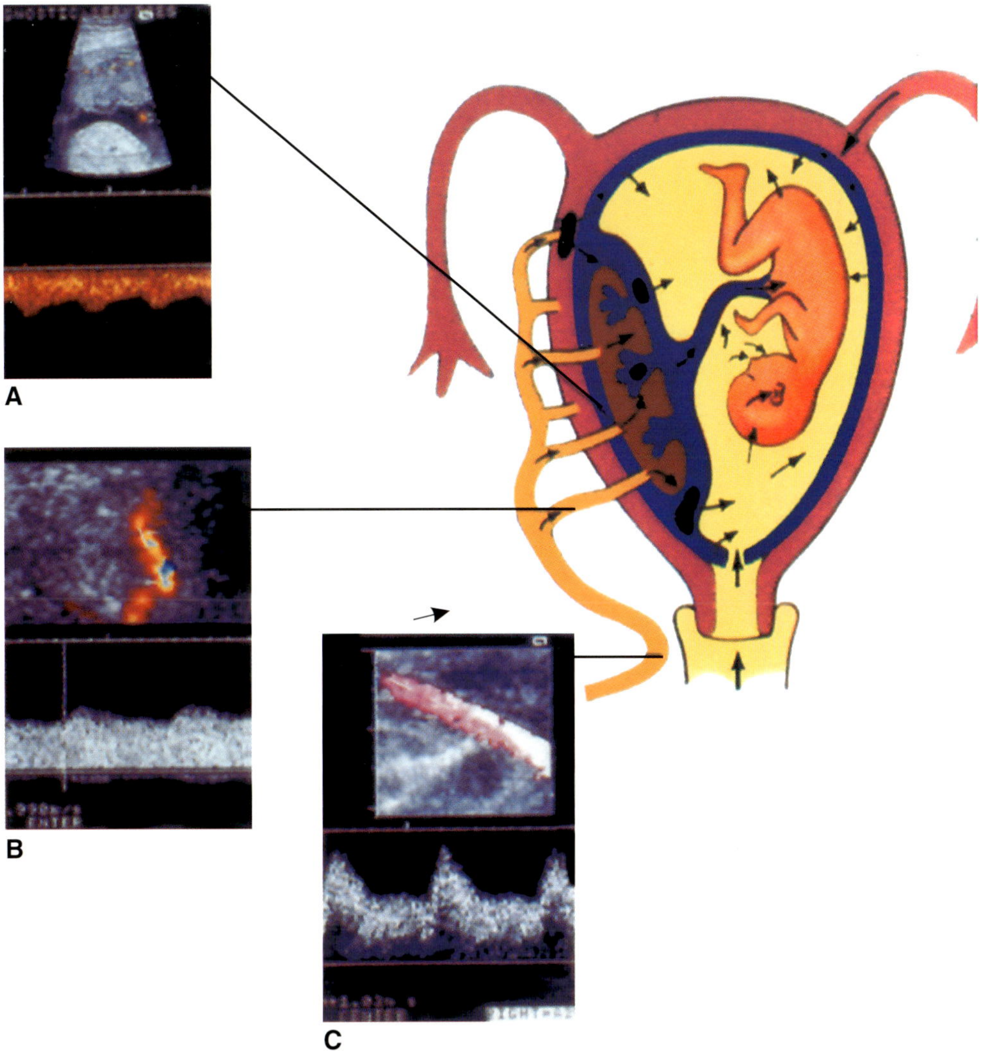

Fig. 9-20. Mapeamento Doppler colorido e espectral. Achados normais nos diversos segmentos da artéria uterina. (**A**) Artéria retroplacentária, radial e/ou espiralada. (**B**) Artéria arqueada. (**C**) Ramo principal ascendente da artéria uterina. Na medida que se distancia da sua origem e penetra no útero há uma nítida diminuição da impedância vascular, demonstrada pelo aumento da diástole.

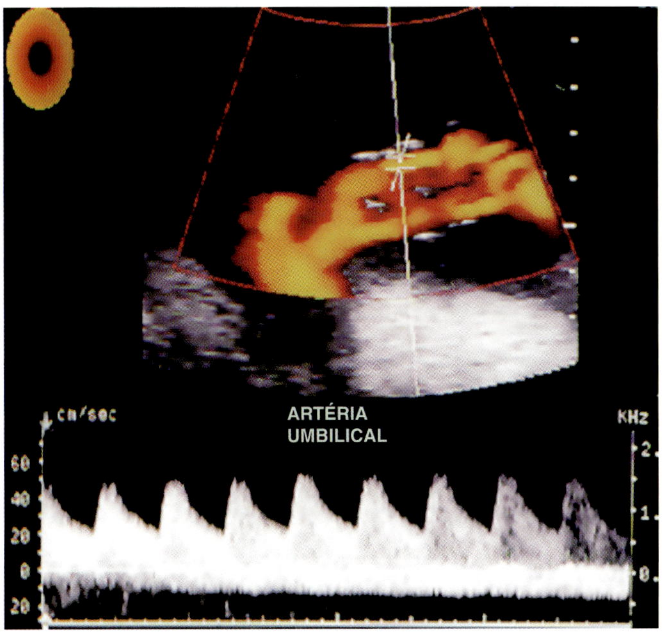

Fig. 9-21. Mapeamento Doppler de amplitude e espectral da artéria umbilical mostrando traçado típico de baixa resistência (diástole ampla) visto no último trimestre da gestação.

REFERÊNCIAS BIBLIOGRÁFICAS

1. Bey M, Dott A, Miller JM Jr. The sonographic diagnosis of circumvallate placenta. *Obstet Gynecol* 1991;78:515.
2. Bowie JD, Rochester D, Cadkin AV, Cooke WT, Kunzmann E. Accuracy of placenta localization by ultrasound. *Radiology* 1978;128:177-80.
3. Breen JL, Neubecker R, Gregori CA, Franklin JE. Placenta accrete, increta and percleta: a survey of 40 cases. *Obstet Gynecol* 1977;49:43-7.
4. Bromley B, Benacerraf BR. Solid masses on the fetal surface of the placenta: differential diagnosis and clinical outcome. *J Ultrasound Med* 1994;13(11)883-6.
5. Chou MM, Ho ESC, Lu F, Lee YL. Prenatal diagnosis of placenta previa/accreta with color Doppler ultrasound. *Ultrasound Obstet Gynecol* 1992;2:293-6.
6. Clark SL, Kooning PP, Phelan JP. Placenta previa/acreta and prior cesarean section. *Obstet Gynecol* 1985;66:89.
7. Cox SM, Carpenter RJ, Cotton DB. Placental percreta: ultrasound diagnosis and conservative surgical management. *Obstet Gynecol* 1988;71:454-6.
8. Farine D, Fox HE, Jakobson S, Timor-Trisch IE. Vaginal ultrasound for the diagnosis of placenta previa. *Am J Obstet Gynecol* 1988;159:566.

9. Fox H. *Pathology of the placenta*. Philadelphia: W B Saunders Co, 1978.
10. Gast MJ, Ott W. Failure of ultrasonic placental grading to predict severe respiratory distress in neonate. *Am J Obstet Gynecol* 1983;146(4):464-5.
11. Gianopoulos J. Diagnosis of vasaprevia with ultrasonography. *Obstet Gynecol* 1987;69:488.
12. Gottesfeld KR, Thompson HE, Holmes JH, Taylor ES. Ultrasonic placentography: a new method for placental localization. *Am J Obstet Gynecol* 1966;96:538-47.
13. Grannum PA, Berkowitz RL, Hobbins JC. The ultrasonic changes in the maturing placenta and their relation to fetal pulmonic maturity. *Am J Obstet Gynecol* 1979;133(8):915-22.
14. Grannum PA, Hobbins JC. The placenta. *Radiol Clin North Am* 1982;20(2):353-65.
15. Grannum PA. The placenta. *Clin Diagn Ultrasound* 1989;25:203-19.
16. Harman CR, Manning FA, Stearns E, Morrinson I. The correlation of ultrasonic placental grading and fetal pulmonary maturation in five hundred sixty-three pregnancies. *Am J Obstet Gynecol* 1982;143(8):941-3.
17. Harris RD, Simpson WA, Pet LR *et al.* Placental hipoechoic/anechoic areas and infarction: sonographic pathologic correlation. *Radiology* 1990;176:75-80.
18. Hertzberg BS, Kurtz AB, Choi HY, *et al.* Significance of membrane thickness in the sonographic evaluation of twin gestations. *AJR* 1987;148:151-3.
19. Hoddick WK, Mahony BS, Callen PW, Filly RA. Placental thickness. *J Ultrasound Med* 1985;4(9):479-82.
20. Jaffe MH. Sonographic of abruption placentae. *AJR* 1981;137:1049.
21. Jauniaux E, Campbell S. Ultrasonographic assessment of placental abnormalities. *Am J Obstet Gynecol* 1990;163:1650-8.
22. Jauniaux E, Ramsay B, Campbell S. Ultrasonographic investigation of placental morphologic characteristics and size during the second trimester of pregnancy. *Am J Obstet Gynecol* 1994;170:130-7.
23. Jauniaux E, Toplis PJ, Nicolaides KH. Sonographic diagnosis of a non-previa placenta accreta. *Ultrasound Obstet Gynecol* 1996;7(1):58-60.
24. Jeanty P, Kirkpatrick C, Verhoogen C, Struyven J. The succenturiate placenta. *J Ultrasound Med* 1983;2:9.
25. King DL. Placental migration demonstrated by ultrasonography: a hypothesis of dynamic placentation. *Radiology* 1973;109:167.
26. Kuhlmanm RS, Warsof S. Ultrasound of the placenta. *Clin Obstet Gynecol* 1996;39(3):519-34.
27. Lerner JP, Deane S, Timor-Trisch IE. Characterization of placenta accreta using transvaginal sonography and color Doppler imaging. *Ultrasound Obstet Gynecol* 1995;5:198-201.
28. Mahony BS, Filly RA, Callen PW. Amnionicity and chorionicity in twin pregnancy: prediction using ultrasound. *Radiology* 1985;155:205-9.
29. Mc Gahan JP, Phillips HE, Reid MH, Oi RH. Sonographic spectrum of retroplacental hemorrhage. *Radiology* 1982;142:481.
30. Megier P, Desroches A. Prenatal color Doppler diagnosis of placenta previa accreta. *Ultrasound Obstet Gynecol* 1994;4:437.
31. Mintz MC, Kurtz AB, Arenson R, *et al.* Abruptio placentae: apparent thickening of the placenta caused by hiperechoic retroplacental clot. *J Ultrasound Med* 1986;5:411.
32. Molloy CE. Ultrasound diagnosis of placenta membranacea in utero. *J Ultrasound Med* 1983;2:277.
33. Nahoun JC, Barcellos JM. Placenta. Cordão umbilical. Sistema amniótico. In: de Rezende J. *Obstetrícia*. 5ª ed. Rio de Janeiro: Editora Guanabara Koogan S.A, 1987. p. 20-46.
34. Nyberg DA, Mack LA, Benedetti TJ, Cyr DR, Schuman WP. Placental abruption and placental hemorrhage: correlation of sonographic findings with fetal outcome. *Radiology* 1987;164(2):357-61.
35. Pijnenborg R, Bland JM, Robertson WB *et al.* Uteroplacental arterial changes related to interstitial trophoblast migration in early pregnancy. *Placenta* 1983;4:397-414.
36. Prapas N, Liang RI, Hunter D, Copel JA, Lu LC, Pazkash V, Mari G. Color Doppler imaging of placental masses: differential diagnosis and fetal outcome. *Ultrasound Obstet Gynecol* 2000;16(6):559-63.
37. Pritchard JA, MacDonald PC, Gant NF. Placenta y membranes fetales. In: Willians. *Obstetricia*. 3ª edición. Barcelona, España: Salvat Editores S.A, 1986. p. 93-132.
38. Pritchard JA, MacDonald PC, Gant NF. Placenta y membranes fetales. In: Williams. *Obstetricia*. 3ª edición. Barcelona, España: Salvat Editores S.A, 1986. p. 383-395.
39. Proud J, Grant AM. Third trimester placental grading by ultrasonography as a test of fetal wellbeing. *Br Med J* 1987;294:1641-4.
40. Robertson WB, Brosens I, Dixon G. Uteroplacental vascular pathology. *Eur J Obstet Gynecol Reprod Biol* 1975;5:47-65.
41. Rosemond RL, Kepple DM. Transvaginal color Doppler sonography in the prenatal diagnosis of placenta accreta. *Obstet Gynecol* 1992;80:508-10.
42. Sepulveda W, Aviles G, Carstens E, Corral E, Peres N. Prenatal diagnosis of solid placental masses: The value of color flow imaging. *Ultrasound Obstet Gynecol* 2000;16:554-58.
43. Spirit BA, Gordon LP. The placenta as an indicator of fetal maturity: fact and fancy. *Seminars in Ultrasond* 1984;5:290-97.
44. Tabsk KMA, Brinkman CR, King H. Ultrasound diagnosis of placenta increta. *J Clin Ultrasound* 1982;10:288-90.
45. Townsend RR, Laing FC, Nyberg DA, Jeffrey RB, Wing VW. Technical factors responsible for "placental migration": sonographic assessment. *Radiology* 1986;160(1):105-8.
46. Towsend RR, Simpson GF, Filly RA. Membrane thickness in ultrasound prediction of chorionicity of twin gestations. *J Ultrasound Med* 1988;7:327-332.
47. Wallenburg HC. Chorioangioma of the placenta: thirteen news cases and a review of the literature from 1939 to 1970 with special reference to the clinical complications. *Obstet Gynecol Surv* 1971;26:411-25.
48. Welkstein LN, Masserman JSH, Garite TJ. Placenta accreta: a problem of increasing clinical significance. *Obstet Gynecol* 1986;69:480-482.
49. Zalel Y, Gamzu R, Weiss Y, Schiff E, Shalmon B, Dolizky M, Achiron R. Role of color Doppler imaging in diagnosing and managing pregnancies complicated by placental chorioangioma. *J Clin Ultrasound* 2002;30(5):264.

CAPÍTULO 10

ULTRA-SONOGRAFIA NA PLACENTA PRÉVIA

Francisco Mauad Filho
Nilton Onari

INTRODUÇÃO

Denomina-se placenta prévia quando sua inserção ocorre total ou parcialmente sobre o segmento inferior, na chamada zona perigosa de Barnes. Seu estudo, dentre as patologias hemorrágicas do terceiro trimestre, constitui-se em um dos mais importantes focos de interesse. O interesse em sua avaliação deriva da freqüência, visto que a placenta prévia contribui com 11% a 38% das hemorragias da segunda metade da gestação, quanto em decorrência dos fenômenos dinâmicos que acarretam a maturação e a dilatação do colo uterino e sua relação com o descolamento parcial da placenta. Adicionalmente, apesar da ultra-sonografia obstétrica ter proporcionado incrementos na taxa de diagnósticos de placenta prévia, não houve, por outro lado, melhora importante nas estratégias de manejo para redução da mortalidade materna e perinatal.[1,2]

A freqüência real da placenta prévia é difícil de ser estabelecida. Baseados em dados de literatura estima-se que sua freqüência oscile entre 0,4% a 0,6% em gestantes não selecionadas.[3-5] Salienta-se que taxas de 14,6% de inserção baixa de placenta são encontradas por meio de avaliação ecográfica no período gestacional de 12 a 14 semanas. Observou-se, no entanto, que 85% dessas gestações seguidas prospectivamente apresentavam placenta normoinserida no termo. Por outro lado, quando o diagnóstico de placenta prévia for realizado com 30 semanas de gestação, 60% a 75% dessas persistem como placenta prévia até o termo.[6]

ASPECTOS EPIDEMIOLÓGICOS

As causas reais de inserção baixa de placenta são pouco conhecidas. Dentre os fatores que podem estar relacionados diretamente ao seu aparecimento destacam-se por sua relevância a idade materna e multiparidade, os abortamento anteriores, as cicatrizes uterinas prévias, a gemelaridade e o tabagismo.[7,8] Considerações sobre cada situação serão sucintamente comentadas a seguir.

A valorização da paridade e idade materna na gênese da placenta prévia é incontestável. A placenta prévia é quatro a cinco vezes mais freqüente em multíparas. O risco de placenta prévia é duas vezes maior quando a idade for superior a 29 anos e três vezes maior quando a idade ultrapassa 34 anos.[4,9]

Em países onde o aborto é legalizado, é possível relacionar o aumento na ocorrência de placenta prévia em pacientes com antecedentes de interrupção voluntária da gestação. Considera-se que o antecedente de aborto aumenta em duas vezes o risco de placenta prévia, notavelmente naqueles associados a curetagens uterinas.[9,10]

A placenta insere-se de 67% a 80% das vezes na parede anterior do útero cesariado. O risco de placenta prévia é máximo se a gravidez ocorre imediatamente após uma operação cesariana. Observa-se um risco duas vezes maior dessa situação nestas pacientes.[9,11]

Parecem ser as gestações duplas com fetos de sexos diferentes, as mais predisponentes à placenta prévia. O risco de placenta prévia em gestações gemelares é duas vezes maior. O sexo fetal pode ter relação com a placenta prévia. Varia de 52% a 61,8% a preponderância do sexo masculino. Entretanto, essa observação não é consensual.[8]

Estudos têm demonstrado associação consistente entre o consumo de cigarro e a ocorrência de placenta prévia, observando-se um risco relativo que varia de 1,9 a 4,4 vezes. Os autores demonstram a tendência maior ao desenvolvimento da placenta prévia diretamente associada à quantidade consumida de cigarros.[12,13]

Outros fatores também têm sido mencionados na etiopatogenia da placenta prévia. Destacam-se fatores como malformações uterinas, fibromas submucosos, subevolução uterina e hipoplasia endometrial. Adicionalmente, o uso de drogas ilícitas por parte da gestante, como a cocaína, tem levado alguns autores a associarem essa condição à ocorrência de placenta prévia.[14]

ULTRA-SONOGRAFIA NA PLACENTA PRÉVIA

Durante a gestação, o diagnóstico será firmado pela localização placentária por meio da ultra-sonografia. Esse método permite a visibilização e o grau de inserção placentária com toda a clareza, com a parede uterina e o orifício cervical externo facilmente identificáveis. A adequada classificação da placenta prévia é imprescindível, uma vez que sua avaliação tem importância na avaliação do sucesso da gravidez. Placentas marginais e centroparciais não diferem em relação ao prognóstico. Por outro lado, a placenta prévia centrototal tem o pior prognóstico gestacional, com maior taxa de partos pré-termo e histerectomia no momento da cesárea.[15]

Na placenta prévia do tipo completa, a placenta cobre totalmente o orifício interno do canal cervical (Fig. 10-1). Na prévia incompleta, essa cobertura é parcial e na prévia marginal a borda inferior da placenta alcança a margem do orifício cervical (Fig. 10-2). É reconhecida também a placenta de inserção baixa, quando a borda placentária encontra-se próximo ao orifício interno estando a uma distância de até 5 cm. Embora não seja considerada placenta prévia, pode apresentar sangramento, porém geralmente de pequena monta.

A incidência de placenta prévia varia conforme a idade gestacional em que é feito o diagnóstico. O conceito de "migração ou conversão placentária", descrito pela primeira vez por King em 1973,[16] pode explicar a mudança de localização com o desenvolvimento da gestação. O crescimento maior e diferenciado do segmento inferior do útero em relação aos segmentos médio e superior pode contribuir para o fenômeno. Esse fenômeno ocorre quando aquela placenta diagnosticada como prévia no segundo trimestre gestacional pode estar em situação normal no período a termo. A probabilidade de persistir prévia no termo da gestação aumenta significativamente se ao exame ecográfico realizado entre 11 e 14 semanas a placenta recobrir o orifício cervical interno em pelo menos 2,3 cm. Nessa situação, a probabilidade de ocorrer placenta prévia ao termo é de 8%. A sensibilidade desse achado atinge 83,3% e sua especificidade a 86,1%.[17] Placentas prévias incompletas e marginais no segundo trimestre migram para longe do orifício interno do colo uterino como conseqüência do crescimento do segmento inferior do útero. Por outro lado, as placentas prévias completas encontradas no segundo trimestre permanecem prévias no termo da gravidez.

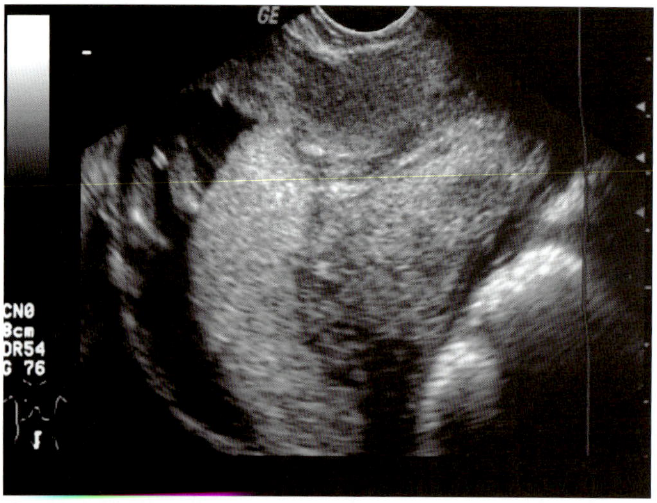

Fig. 10-1. Placenta prévia completa.

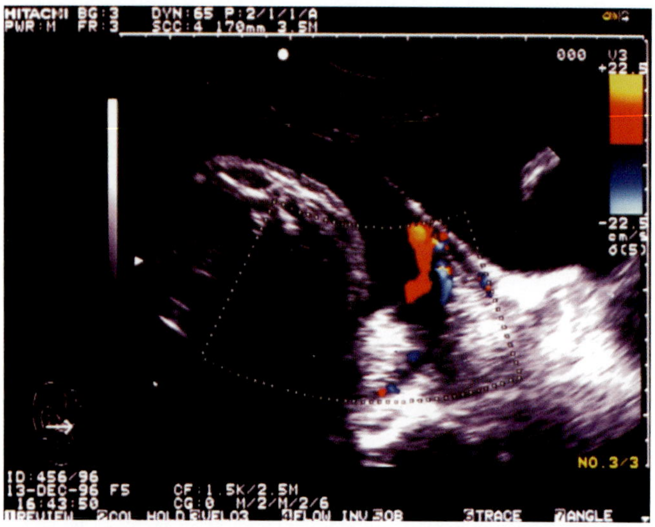

Fig. 10-2. Placenta prévia incompleta.

É conveniente que o diagnóstico suspeitado de placenta prévia feito no primeiro e segundo trimestres seja confirmado no terceiro trimestre. A placenta visibilizada como prévia ou inserção baixa no primeiro e segundo trimestres chamamos de placenta heterotópica, em oposição à placenta normalmente inserida, a qual chamamos de tópica.

A ultra-sonografia transvaginal destaca-se na avaliação diagnóstica, pois apresenta melhor acurácia que a via transabdominal. Alguns fatores contribuem para falsos diagnósticos por essa via. A bexiga hiperdistendida pode alongar artificialmente o colo do útero, dando a falsa impressão de placenta prévia. Além disso, a hiperdistensão desse órgão associada à rotação do útero, a presença de placenta de inserção lateral e cortes sonográficos parassagitais também levam a diagnósticos errôneos (Fig. 10-3).

PROGNÓSTICO MATERNO E PERINATAL

A hemorragia é o fator mais importante referente ao prognóstico materno e perinatal em gestações com placenta prévia. Em apenas 7,3% a 18% dos casos, o sangramento não está presente no cortejo sintomatológico da placenta prévia, manifestando-se então no trabalho de parto. A primeira hemorragia aparece, em regra, após a 32ª semana. No entanto, até 40% das mulheres referem uma primeira perda hemorrágica no primeiro ou segundo trimestres. Habitualmente, o quadro é moderado e cessa em dois ou três dias sob efeito de sedativos e repouso. Entretanto, se a perda se prolonga por mais de cinco dias, as taxas de mortalidade perinatal triplicam.[12,18]

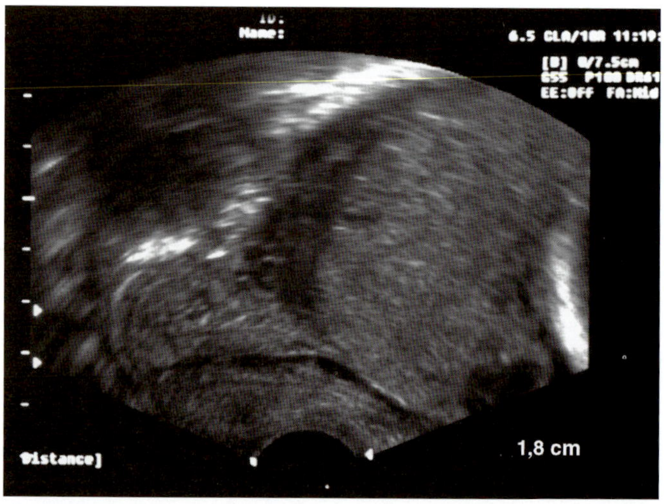

Fig. 10-3. Estudo endovaginal de uma placenta prévia.

Especificamente quanto ao prognóstico perinatal, verifica-se que a ausculta fetal mostra freqüentemente feto vivo e sem alterações da freqüência cardíaca. Entretanto, se o sangramento se intensificar pode expor o feto a um estado de hipoxemia progressiva e acidose fetal. Tal quadro pode se instalar progressivamente ou de forma fulminante. Adicionalmente, sabe-se que há dois picos de mortalidade: um entre 20 e 30 semanas, à custa de complicações por prematuridade, outro a partir do termo, em função do excesso de expectativa. A multiparidade, cirurgias ginecológicas anteriores, antecedentes de parto pré-termo e de morte materna são alguns dos fatores que podem concorrer para o óbito intra-uterino ou neonatal.[12,18,19]

A mortalidade perinatal varia, conforme os autores, de 4% a 28,7%. O óbito perinatal decorre em função da prematuridade (23,2%), compressão funicular (16%) e choque hemorrágico materno. Na vigência de gestações abaixo de 28 semanas a sua prevalência aumenta significativamente, em algumas situações em até 12 vezes.[18] Acima de 37 semanas, o risco de mortalidade neonatal também é significativamente maior para crianças nascidas de mães que apresentaram placenta baixa em contraposição a mães que tiveram uma gestação normal.[12,18]

Considerando o prognóstico materno, é inevitável que a associação da gestação e placenta prévia derive para uma acentuação da morbidade materna durante o período gestacional e puerperal. As principais causas que concorrem para o aumento da morbidade materna são anemia, infecções (principalmente endometrite), tromboembolismo e estados de choque.[20] Felizmente, com a indicação mais liberal e da operação cesariana em casos de placenta prévia, a freqüência de choque hipovolêmico reduziu-se de forma significativa.

O futuro reprodutivo da paciente não raro encontra-se comprometido. Esse fato decorre da freqüente associação entre placenta prévia e acretismo. A placenta prévia acreta e a placenta prévia exclusiva são responsáveis por 35,5% dos casos de histerectomia puerperal.[21]

Em função de complicações hemorrágicas e por coagulação intravascular disseminada, o óbito materno decorrente da placenta prévia representa cerca de 0,4% de todas as mortes maternas. Felizmente, o recurso das transfusões e da cesárea melhora consideravelmente o prognóstico.[22,23]

CONSIDERAÇÕES FINAIS

Das patologias hemorrágicas dos segundo e terceiro trimestres da gestação, a placenta prévia ocupa lugar destacado, quer pelas características com que se apresenta clinicamente, quer pelas formas do seu tratamento, que leva o obstetra a tangenciar entre conduta que vai desde uma simples observação até a realização de procedimentos muitas vezes revestidos de dramático desfecho. Há necessidade de franca interação entre obstetras, pediatras, anestesistas, intensivistas e pessoal de enfermagem com conhecimento e experiência apropriados. O prognóstico materno e perinatal melhoram na razão direta a um manejo adequado. O tratamento de casos graves envolve a reposição das perdas, a correção de possíveis problemas hemostáticos e extração fetal. O parto é uma fase crítica, com riscos de hemorragia severa e descompensação materna. Este momento requer cuidados e terapia intensiva sem qualquer demora, pois pode significar a perda da mãe e de seu filho, ou o sucesso de um trabalho realizado em equipe.[24,25]

REFERÊNCIAS BIBLIOGRÁFICAS

1. Bhide A & Thilaganathan B. Recent advances in the management of placenta previa. *Curr Opin Obstet Gynecol* 2004;16:447-51.
2. Getahun D, Amre D, Rhoads GG & Demissie K. Maternal and obstetric risk factors for sudden infant death syndrome in the United States. *Obstet Gynecol* 2004;103:646-52.
3. Sheiner E, Shoham-Vardi I, Hallak M *et al.* Placenta previa: obstetric risk factors and pregnancy outcome. *J Matern Fetal Med* 2001;10:414-9.
4. Tuzovic L, Djelmis J & Ilijic M. Obstetric risk factors associated with placenta previa development: case-control study. *Croat Med J* 2003;44:728-33.
5. Bhat SM, Hamdi IM & Bhat SK. Placenta previa in a referral hospital in Oman. *Saudi Med J* 2004;25:728-31.
6. Chama CM, Wanonyi IK & Usman JD. From low-lying implantation to placenta praevia: a longitudinal ultrasonic assessment. *J Obstet Gynaecol* 2004;24:516-8.
7. Ananth CV, Demissie K, Smulian JC & Vintzileos AM. Placenta previa in singleton and twin births in the United States, 1989 through 1998: a comparison of risk factor profiles and associated conditions. *Am J Obstet Gynecol* 2003;188:275-81.
8. Francois K, Johnson JM & Harris C. Is placenta previa more common in multiple gestations? *Am J Obstet Gynecol* 2003;188:1226-7.
9. Eniola AO, Bako AU & Selo-Ojeme DO. Risk factors for placenta praevia in southern Nigeria. *East Afr Med J* 2002;79:535-8.
10. Sheiner E, Levy A, Katz M & Mazor M. Pregnancy outcome following recurrent spontaneous abortions. *Eur J Obstet Gynecol Reprod Biol* 2005;118:61-5.
11. Rizvi F, Mackey R, Barrett T *et al.* Successful reduction of massive postpartum haemorrhage by use of guidelines and staff education. *BJOG* 2004;111:495-8.
12. Ananth CV, Smulian JC & Vintzileos AM. The effect of placenta previa on neonatal mortality: A population-based study in the United States, 1989 through 1997. *Am J Obstet Gynecol* 2003b;188:1299-1304.
13. Cnattingius S. The epidemiology of smoking during pregnancy: smoking prevalence, maternal characteristics, and pregnancy outcomes. *Nicotine Tob Res* 2004;6:S125-40.
14. Faiz AS & Ananth CV. Etiology and risk factors for placenta previa: an overview and meta-analysis of observational studies. *J Matern Fetal Neonatal Med* 2003;13:175-90.
15. Dola CP, Garite TJ, Dowling DD *et al.* Placenta previa: does its type affect pregnancy outcome? *Am J Perinatol* 2003;20:353-60.
16. King DL. Placental migration demonstrated by ultrasonography: a hypothesis of dynamic placentation. *Radiology* 1973;109:167.
17. Mustafa SA, Brizot ML, Carvalho MH *et al.* Transvaginal ultrasonography in predicting placenta previa at delivery: a longitudinal study. *Ultrasound Obstet Gynecol* 2002;20:356-9.
18. Salihu HM, Li Q, Rouse DJ & Alexander GR. Placenta previa: Neonatal death after live births in the United States. *Am J Obstet Gynecol* 2003;188:1305-9.
19. Buambo-Bamanga SF, Oyere-Moke P, Makoumbou P *et al.* Placenta previa: maternal and fetal prognosis covering 128

consecutive cases from the Brazzaville University Hospital Center. *Sante* 2004;14:177-81.

20. Hazra S, Chilaka VN, Rajendran S & Konje JC. Massive postpartum haemorrhage as a cause of maternal morbidity in a large tertiary hospital. *J Obstet Gynaecol* 2004;24:519-20.
21. Bai SW, Lee HJ, Cho JS *et al*. Peripartum hysterectomy and associated factors. *J Reprod Med* 2003;48:148-52.
22. Iyasu S, Saftlas AK, Rowley DL *et al*. The epidemiology of placenta previa in the United States, 1979 through 1987. *Am J Obstet Gynecol* 1993;168:1424-9.
23. Ruano R, Dumez Y, Cabrol D & Dommergues M. Second- and third-trimester therapeutic terminations of pregnancy in cases with complete placenta previa. Does feticide decrease postdelivery maternal hemorrhage? *Fetal Diagn Ther* 2004;19:475-8.
24. Besinger RE, Moniak CW, Paskiewicz LS *et al*. The effect of tocolytic use in the management of symptomatic placenta previa. *Am J Obstet Gynecol* 1995;172:1770-5.
25. Sharma A, Suri V & Gupta I. Tocolytic therapy in conservative management of symptomatic placenta previa. *Int J Gynaecol Obstet* 2004;84:109-13.

CAPÍTULO 11

MARCADORES ECOGRÁFICOS DE CROMOSSOMOPATIAS – PRIMEIRO TRIMESTRE

Manuel Gallo Vallejo
Ernesto Fabre Gonzalez
Luciano Silveira Pinheiro Filho

INTRODUÇÃO

A ultra-sonografia constitui atualmente em Medicina Fetal uma das principais ferramentas para permitir o avanço no conhecimento tanto da anatomia como na fisiologia fetal e embrionária, permitindo que o feto deixe de ser um desconhecido ao obstetra e seja analisado como um verdadeiro paciente. O exame ecográfico da anatomia fetal de modo detalhado permite detectar possíveis malformações, anomalias morfológicas ou estruturais de um órgão ou sistema resultante de um desenvolvimento intrinsecamente anormal[1], ou inclusive marcadores ecográficos de cromossomopatias, alterações que não podem ser catalogadas como malformações, mas constituem sinais de alerta que obrigam a descartar a presença de uma alteração cromossômica fetal.[2] A estreita associação entre as anomalias cromossômicas e as malformações justifica que um alto porcentual de fetos com cariótipo anormal possa ser identificado no curso de um estudo ecográfico detalhado.

A ecografia é considerada como técnica de *screening* para a avaliação fetal. Um de seus objetivos é a seleção de um subgrupo da população sobre a quem aplicar as técnicas de estudo citogenético fetal. Portanto, depois do estudo ecográfico, poderemos assinalar um risco teórico individual de albergar um feto cromossomicamente anormal e indicar a necessidade de um procedimento invasivo a partir de um valor arbitrário decidido previamente.

PRIMEIRO TRIMESTRE

O avanço tecnológico alcançado nos novos aparelhos de ecografia tem permitido visibilizar estruturas fetais com maior precocidade, permitindo adiantar o diagnóstico de muitas das malformações fetais. Por este motivo está cada vez mais presente a tendência a indicar uma exploração morfológica antes do período classicamente indicado, entre as semanas 18 e 25.

Este avanço tem permitido também que a informação que se possa obter ao final do primeiro trimestre seja ainda maior. Quando se sabe da existência de marcadores ecográficos, transitórios em 50% dos casos de aneuploidias e presentes nesta idade gestacional se justifica então plenamente a indicação de uma exploração ecográfica e sua realização no período de tempo entre as semanas 11 e 14. A detecção de malformações e de marcadores ecográficos de cromossomopatias permite antecipar a indicação e realização de técnicas invasivas e orientar a paciente a centros de referência em caso que seja considerado oportuno.

Malformações maiores ou estruturais

A alta definição dos aparelhos de ecografia disponíveis no mercado consegue a detecção de numerosas anormalidades fetais quando são expressamente procuradas ou ao menos suspeitadas no primeiro trimestre da gestação por profissional capacitado. Assim será possível detectar algumas anormalidades em fetos inclusive aneuplóides, considerando que exames ecográficos positivos aumentariam o risco de se tratar de um feto aneuplóide, ao passo que exames aparentemente normais diminuiriam este risco.

O grupo de Whitlow *et al.*, em 1999, fazendo uso de transdutores abdominal e endovaginal, reportou a detecção de 59% de fetos com anormalidades estruturais entre as semanas 11 e 14.[3] Entre estas anormalidades, foram capazes de reconhecer 35% das malformações em fetos aneuplóides (excluindo três casos de XXY) e destes, 9% em fetos com trissomia 21. Outros autores mostraram casuísticas semelhantes.[4] Todavia quando se comparam os valores obtidos por outras trissomias como a 13, de 46 casos de holoprosencefalia, foi detectada em 11 deles (24%) e a onfalocele em 11%.[5]

Higroma cístico

Durante muito tempo foi considerado como um marcador do segundo trimestre. Hoje se nota que sua visibilização é possível nas semanas finais do primeiro trimestre. Apresenta-se como uma estrutura cística, posterior e bilateral com tabiques grossos em seu interior,[6] devendo então ser corretamente diferenciada de uma translucência nucal aumentada (Fig. 11-1).

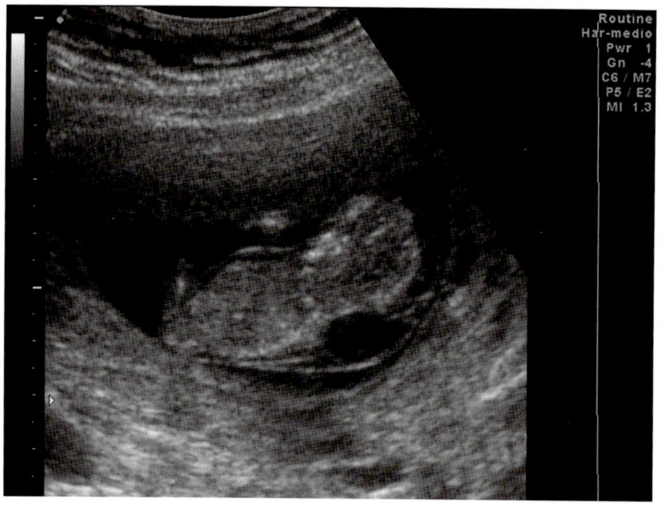

Fig. 11-1. Higroma cístico por estudo ecográfico em primeiro trimestre.

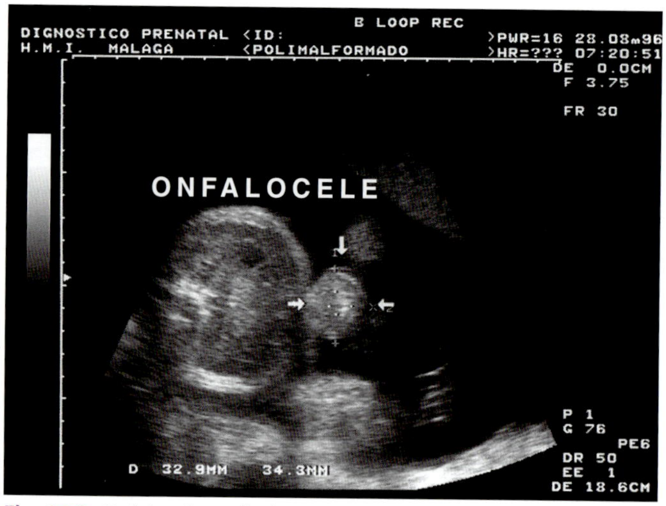

Fig. 11-2. Onfalocele avaliado por ecografia em primeiro trimestre.

O grupo de Bronshtein *et al.*, em 1993, por meio de uma série de 125 higromas císticos observados no início do primeiro trimestre, determinou que ao comparar as imagens císticas que não continham tabiques (translucência nucal) com aquelas que continham (higromas verdadeiros) estes últimos foram persistentes em 56% contra 2% dos primeiros, com maior associação a aneuplodias (75% contra 5,5%), sendo a mais freqüente a síndrome de Turner. Além disso, foram mais freqüentes a visibilização de hidropisia fetal (40% contra 1,7%), outras anomalias (52% contra 15%) e evolução não favorável da gravidez (88% perdas contra 6%).[7]

Onfalocele

Constitui achado freqüente nas trissomias 13 e 18. Pode facilmente ser confundida com a herniação fisiológica do intestino a qual faz parte de sua migração normal.[8] O intestino médio normalmente hernia-se até o cordão umbilical como um processo fisiológico entre as semanas 8 e 10 da gravidez. Em circunstâncias normais, ele regressa à cavidade abdominal até a semana 12 da gravidez em todos os casos.[9] A persistência da emigração intestinal depois deste período leva a um diagnóstico de onfalocele que podem conter intestino delgado ou exonfalo (Fig. 11-2). Este tipo de onfalocele está altamente associado com aneuploidias fetais.[10]

Em contraste, o fígado em circunstâncias normais nunca está herniado. Quando uma onfalocele apresenta fígado em seu conteúdo, acredita-se que apresenta um risco mais baixo de se tratar de uma aneuploiidia, especialmente quando não existem outras anomalias fetais.[11] O grupo de Snijders *et al.*, estudando esta patologia, encontrou aneuploidia fetal em 61% de exônfalos detectados entre as semanas 11 e 14. Encontraram também esta anormalidade em 22,5% das trissomias 18, 9,1% das trissomias 13 e 12,5% das triploidias.[12]

Outras malformações

Durante a exploração ecográfica entre as semanas 11 e 14 da gravidez é possível identificar outras malformações maiores como as correspondentes ao sistema nervoso central, anomalias de extremidades e alguns defeitos cardíacos maiores. Uma vez sabido que estas malformações são importante e potencialmente detectáveis, uma ecografia durante este período da gravidez deve incluir um estudo da anatomia fetal. Assim um exame minucioso durante o primeiro trimestre deve servir como uma complementação à mesma minuciosa avaliação durante o segundo trimestre, sempre se tendo em conta na necessidade de uma curva de aprendizagem para alcançar níveis aceitáveis de detecção de malformações.[13,14]

É importante recordar a enorme dependência do operador, do aparelho escolhido para esta avaliação e das particularidades maternas e fetais. Estes elementos alteram a capacidade diagnóstica, tanto de malformações como de marcadores ecográficos de cromossomopatias.

Translucência nucal

Representa o espessamento do espaço econegativo localizado entre a pele e o tecido subcutâneo do embrião ao nível cervical. É visualizado entre as semanas 10 e 14 de gestação (Fig. 11-3). Sugerido inicialmente por Szabo *et al.*, em 1990,[15] sugeriu como marcador pre-

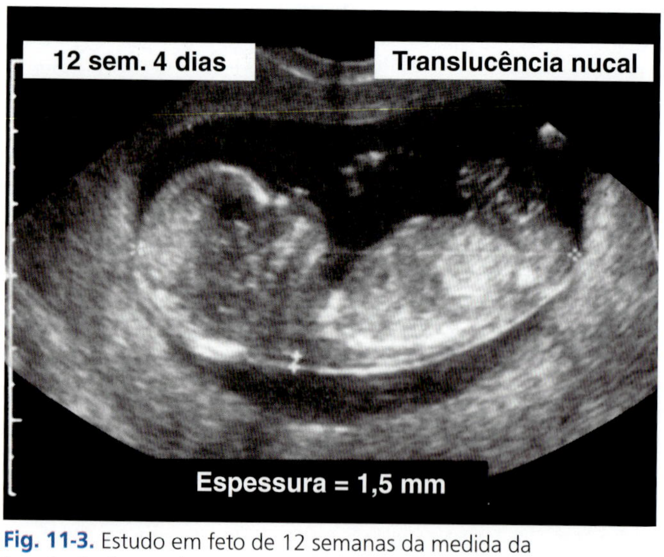

Fig. 11-3. Estudo em feto de 12 semanas da medida da translucência nucal.

coce de trissomia 21. Atualmente tem se mostrado efetivo marcador de *screening* global das principais trissomias autossômicas, as 21, 18 e 13 e nas menos freqüentes como a trissomia 10 e nas cromossomopatias sexuais e poliploidias. Além disso está relacionado a outros tipos de alterações como cardiopatias, displasias esqueléticas e síndromes genéticas não cromossômicas, entre outras.[16]

Ao longo do tempo recebeu várias denominações como edema nucal ou sonulecência nucal, mas foi a partir de Nicolaides *et al.*, em 1992,[17] que foi introduzida a terminologia atual. Constitui o único marcador de cromossomopatia do primeiro trimestre que se mostrou útil como *screening* populacional, tanto como de alto como de baixo risco e em gestações únicas ou múltiplas.[18,19]

É um marcador que pode desaparecer ao longo do segundo trimestre. Todavia em alguns fetos poderá progredir como um engrossamento da nucal ou a também chamada de prega nucal, ainda que os marcadores translucência nucal e prega nucal se comportem como marcadores independentes.[20]

O grupo de Zoppi *et al.*, em 2003,[21] analisando translucências nucais aumentadas entre as semanas 11 e 14 em duas medidas separadas pelo menos por uma semana, mostrou, que em fetos com cromossomopatias, a segunda medida poderia estar igual ou inclusive maior, ao passo que, em fetos cromossomicamente normais, a segunda medida tende a ser inferior a primeira.

Fisiopatologia

O líquido nucal fetal procede embriologicamente do sistema linfático paracervical, o qual desemboca na veia jugular interna, podendo-se encontrar em forma de coleção fisiológica (espessura inferior a 3 mm) em aproximadamente 40% dos fetos durante o primeiro trimestre.[22] Mesmo assim ainda há dúvidas sobre o mecanismo de produção de coleções patológicas nesta zona. Alguns autores propõem que simplesmente seja uma variação do desenvolvimento normal do sistema linfático, falha em sua drenagem e/ou ausência ou diminuição dos movimentos fetais com acúmulo transitório de líquido.[23,24] Outros autores, sabendo que apresenta uma relação com defeitos cardíacos, propõem que dependeria da diminuição da circulação e da função cardíaca, o que se deve a uma congestão venosa, compressão mediastínica, a alterações na composição da matriz extracelular, anemia ou hipoproteinemia do embrião ou bem a infecções congênitas. Todavia todas estas hipóteses ainda não foram confirmadas.[25-31]

Metodologia

A fim de obter resultados homogêneos em suas medições, a Fetal Medicine Foundation definiu critérios que se converteram como padrão para medição do marcador em questão.[32] Sugerem que sua medição deva ser realizada entre as semanas 11 e 14 da gestação (comprimento cabeça-nádegas entre 45 e 84 mm). O equipamento escolhido para esta medição deverá ser capaz de aumentar a imagem a fim de que o feto ocupe 3/4 do monitor e que tenha ainda a sensibilidade de cálculo de pelo menos 0,1 mm. Podem ser usadas a via abdominal ou a via endovaginal. A primeira permite maiores variações de ângulo de insonação facilitando sua medição (Fig. 11-3). Todavia a via endovaginal permite melhores imagens uma vez que fatores como adiposidade materna não é importante para a sua formação, apesar de que a sua escolha seja importante em menos de 5% das vezes.[33]

A medição deve realizar-se estando o feto em corte sagital e mediano, indistintamente se o dorso esteja superior ou inferior, sobretudo que o feto esteja em posição indiferente, não podendo a calota craniana estar flexionada nem deflexionada. Trabalho de Whitlow *et al.*, em 1998 mostrou que poderá ocorrer um incremento de 0,62 mm quando a cabeça fetal se encontra deflexionada, e uma diminuição de 0,4 mm se essa se encontra flexionada.[34]

Os marcadores ou *calipers* devem estar localizados em posição dentro-dentro, medindo-se a maior zona econegativa entre o osso occipital e o tecido blando que precede a coluna cervical. Devem ser realizadas várias tentativas, sendo considerada somente a maior delas. Um dos cuidados a se considerar seria distinguir a pele do feto e o âmnio. Entre as semanas 11 e 14, ambas aparecem como membranas delgadas, podendo originar falsos negativos quando mal analisados. Neste caso é necessário provocar movimentos fetais para que modifique sua posição e seja possível identificar estas duas estruturas.

Finalmente deve-se ter em conta a possibilidade de que o cordão umbilical se encontre muito próximo ao pescoço fetal, 5% a 10% das vezes, podendo originar falsos negativos com incremento de até 0,8 mm.[35] Se não se consegue mediante estimulação fetal afastar o cordão, será mais apropriado considerar a medida menor obtida.

Ultra-sonografia tridimensional e translucência nucal

A aplicação da ecografia tridimensional para a determinação da translucência nucal foi proposta por alguns autores já que permite obter uma vista médio-sagital quase perfeita na maior parte dos casos.[36] Esta tecnologia oferece uma medida volumétrica da região nucal em uma diferenciação clara sobre a membrana amniótica.[37] Permite realizar uma rotação sobre o volume obtido em três planos ortogonais, armazenando e inspecioná-lo posteriormente, se assim é desejado (Fig. 11-4). É importante ainda considerar o menor tempo necessário para sua aquisição e medição.[38]

Em muitos trabalhos na literatura tem sido reportada uma variação das medidas realizadas por meio da ecografia convencional bidimensional e a tridimensional, oscilando entre 0,1 e 0,2 mm. Somente em medidas muito limítrofes que poderiam criar alguma dúvida.[39,40]

Valores de referência

Os critérios para determinar o ponto de corte a partir do qual se deve considerar como ideal mudaram com os últimos trabalhos. Antes se consideravam valores absolutos que estavam em geral entre 2,5 e 3 mm. Apresentava resultados globais de detecção de aneuploidias muito variável, entre 12% e 88%. Esta grande dispersão era fundamentalmente devida aos diferentes critérios diagnósticos utilizados.[41] Posteriormente se mostrou que a translucência nucal aumenta com a idade gestacional, podendo ser encontrados durante a semana 10 valores próximos de 0,7 mm até 1,5 mm durante a semana 13. Portanto o grau de risco deveria aumentar em função deste aumento.[42]

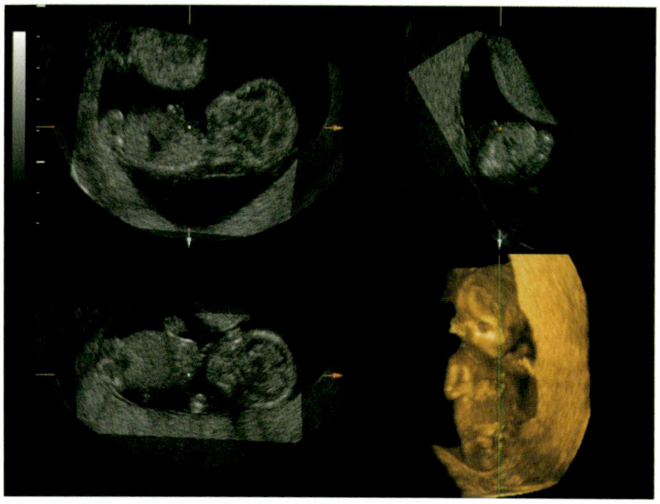

Fig. 11-4. Avaliação tridimensional da medição da translucência nucal em feto de 12 semanas.

A partir deste conhecimento foram confeccionadas curvas de normalidade para cada população, elaboradas por semana de gestação (Fig. 11-5). Elas expressaram os intervalos normais como derivados da média das populações analisadas, escolhendo-se como ponto de corte o percentil 95. Neste sentido, o grupo de Pandya *et al.*[43] em 1995 reportou intervalos com média de 1,3 mm quando o comprimento cabeça-nádegas do embrião/feto era de 38 mm e de 1,9 mm quando correspondia a 84 mm. O percentil 95 neste estudo encontrou-se em 2,2 mm para a primeira idade gestacional e de 2,8 mm para a segunda. Outro grupo, Comas *et al.,*[44] em 1998 mostrou valores de 1,52 mm durante a semana 11 como média e de percentil 95 em 2,82 e para a semana 14, os valores eram de 2,04 e 3,1 respectivamente. Estas diferenças nos achados conduziram a considerar as alternativas na quantificação dos valores considerados como normais. Alguns autores adotaram valores relativos de acordo com a idade gestacional ou medida do comprimento cabeça-nádegas como valor delta ou múltiplos da mediana (MoM), sendo utilizado atualmente pela maioria dos autores. Seu uso pôde estimar o risco específico para cada paciente e permite integrar o risco baseado na translucência nucal com dados bioquímicos.

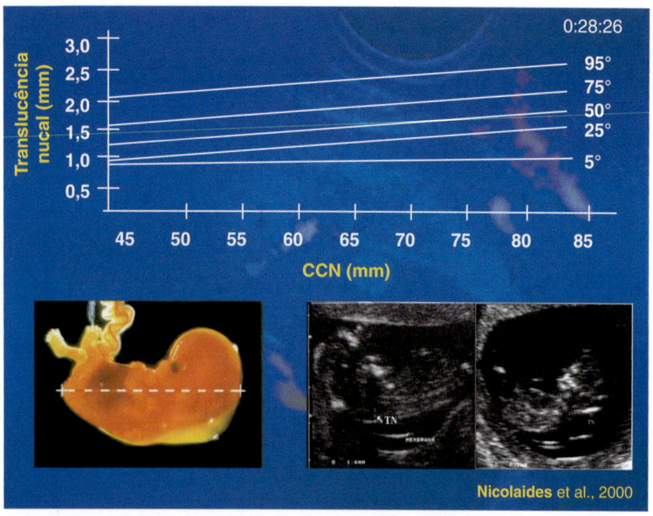

Fig. 11-5. Representação da curva da translucência nucal de acordo com o comprimento cabeça-nádegas.

Resultados do screening

Muitos autores têm publicado a importância da medição da translucência nucal na detecção precoce de cromossomopatias, especialmente referente a trissomia 21. A referência mais importante, principalmente pelo número de casos, homogeneidade na medição e pelos resultados obtidos está presente no estudo multicêntrico dirigido pelo grupo de Nicolaides.[45] Analisando 96.127 fetos em 30 centros do Reino Unido, onde estavam incluídas 326 trissomias 21 e outras 325 trissomias, encontraram uma taxa de detecção de 77% (72-82% intervalo de confiança de 95%) para uma taxa de falsos positivos de 5%, quando a translucência nucal se encontrava acima do percetil 95. Além disso, manifestaram uma taxa de detecção de 79% para a trissomia 18, 72% para a trissomia 13 e 66,7% para as triploidias. É importante considerar que nesses resultados o higroma cístico não foi diferenciado do aumento na medição da translucência nucal.

Em outros estudos não foi possível alcançar resultados com tão alta taxa de detecção, mas mesmo assim se pode considerar que a translucência nucal isolada constitui o marcador ecográfico mais precoce, sensível e específico para a detecção de anomalias cromossômicas.

Críticas a translucência nucal

O uso deste marcador tem gerado diversas críticas baseadas fundamentalmente em dois aspectos. O primeiro deles se refere a sua medição precoce que, ainda que possuindo as vantagens mencionadas, poderá detectar gestações destinadas a sua interrupção espontânea, dada a considerável letalidade das cromossomopatias. O segundo aspecto se refere à subjetividade na medição e ao equipamento escolhido para sua medição, uma vez que a sistemática empregada e a experiência do operador são importantes para avaliar sua efetividade.[46]

Em um trabalho prospectivo onde foram incluídas 200 gestantes em que a translucência nucal foi medida entre dois e quatro exploradores para estudar a variação intra-observador e interobservador, comprovaram que em 95% as diferenças eram inferiores a 0,5 mm e que se deviam mais ao lugar que os marcadores ou *calipers* eram posicionados do que à própria obtenção do corte adequado.[47] Outros autores confirmaram então que a reprodutibilidade é elevada e destacaram a importância da aprendizagem e seguimento dos critérios metodológicos que foram descritos.[48,49]

Translucência nucal aumentada e cariótipo normal (Fig. 11-6)

Durante a década de 90 numerosos estudos tentaram mostrar a associação entre uma translucência nucal aumentada e cardiopatias fetais, todavia pelo pequeno tamanho amostral não foram alcançadas conclusões definitivas.[50-52] O grupo de Souka *et al.,* em 1998, por meio de um seguimento a 4.116 fetos com cariótipo normal e

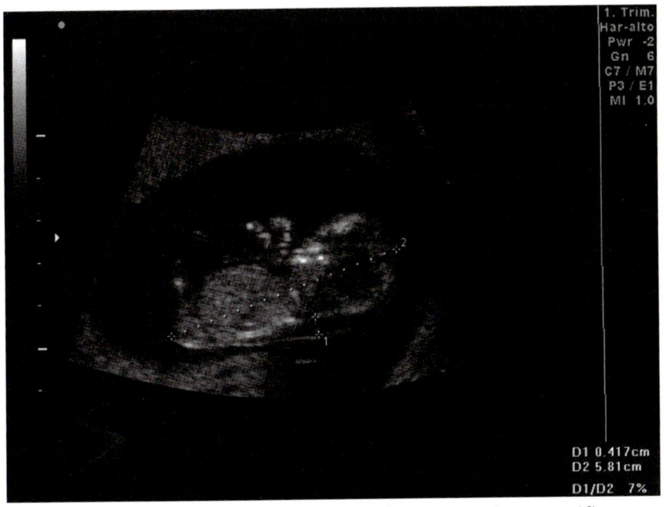

Fig. 11-6. Translucência nucal aumentada por estudo ecográfico.

translucência nucal superior ao percentil 95, mostrou que a taxa de sobrevivência e de recém-nascidos normais diminui à medida que aumenta o valor da translucência nucal. Há uma elevada taxa de abortos e mortalidade perinatal ocasionados por um aumento significativo no número de síndromes genéticas pouco freqüentes e de anomalias estruturais, especialmente cardiopatias.[53]

O grupo de Hyett *et al.*[54] em 1999 analisou retrospectivamente 29.153 gestações únicas onde estavam incluídas 50 malformações cardíacas maiores e de grandes vasos. Reportaram uma prevalência destes defeitos em torno de 0,8 por 1.000 nascidos vivos quando a translucência nucal se encontrava inferior ao percentil 95 (≤ 2,7 mm), em torno de 5,3 por 1.000 nascidos vivos quando a translucência nucal se encontrava superior ou igual ao percentil 95 (2,8 a 5,4 mm) e de 63,5 por 1.000 nascidos quando a translucência nucal se encontrava acima do percentil 99 (≥ 5,5 mm). Os índices de sensibilidade, especificidade, valores preditivos positivos e negativos variam de acordo com o ponto de corte nos percentis 95 e 99 como mostrado no Quadro 11-1. Ainda que não se sabia realmente que cardiopatias se correlacionariam a valores de translucência nucal elevada, no estudo do grupo de Hyett as que tiveram maior prevalência foram a tetralogia de Fallot, a hipoplasia de cavidades esquerdas, a transposição de grandes vasos, a coarctação aórtica, a estenose ou atresia aórtica e os defeitos septais e atrioventriculares.

Em 2003 o grupo de Galindo *et al.*[55] corroboraram esta associação reportando uma prevalência de 9,1% de cromossomopatias em 352 fetos euplóides com translucência nucal aumentada. Todavia havia uma variação de 5,3% quando a translucência era igual ou superior ao percentil 95 (≥ 3,9 mm) a 24% quando se encontrava superior ao percentil 99 (≥ 6 mm).

A aplicação prática destas observações estabelece a recomendação de um seguimento de estes fetos e a uma nova indicação de ecocardiografia fetal. Outras anomalias podem apresentar-se em fetos aneuplóides com translucência nucal aumentada como a hérnia diafragmática, onfalocele, defeitos do tubo neural, entre outros, assim como displasias esqueléticas, atrofias musculoespinhais ou síndromes genéticas raras como a de Smith-Lemli-Opitz, de Noonan, de Pena-Shokeir, de Jarcho-Levin, artrogripose, displasias tanatofóricas ou talassemias, entre outras.[16,56]

Translucência nucal e gestações múltiplas

As gestações múltiplas apresentam um comportamento peculiar em relação ao *screening* de cromossomopatias. Uma das dificuldades estaria na dificuldade de interpretação dos valores dos marcadores séricos, mostrando que o crivado bioquímico possa ser menos preciso quando se compara a uma gestação única.

Em gestações dicoriônicas a sensibilidade e a taxa de falsos positivos para a trissomia 21 são similares às encontradas em gestações únicas. Nestes casos a translucência nucal apresenta os mesmo valores de referência. Assim a aplicação de programas de *screening* baseados na medição da translucência nucal representa o melhor recurso disponível para selecionar fetos com um maior risco de aneuploidias neste tipo de gestação.[18]

Em relação a gestações monocoriais, pelo baixo número de casos avaliados, ainda não é possível afirmar conclusões similares, devendo-se, quando no cálculo de risco da trissomia 21, fazer a média de ambas as medidas18. Não obstante constitui de interesse a predição da síndrome de transfusão feto-fetal. O grupo de Sebire *et al.*, em 1997, estudando 132 gestações monocoriais, incluídas 16 transfusões graves com idade gestacional entre 15 e 22 semanas, mostrou que o aumento da translucência nucal acima do percentil 95 estava associado a um aumento de quatro vezes mais de probabilidade de desenvolver transfusões feto-fetais.[57] Estes autores consideram que o possível aumento na translucência nucal no feto receptor se deve a uma manifestação de falha cardíaca por congestão hipervolêmica. Posteriormente, com o avançar da gestação e com a conseqüente diurese, favoreceria tanto a correção da hipervolemia como na redução da pressão cardíaca com a conseqüiente melhoria da falha cardíaca e o desaparecimento da translucência nucal.

Quadro 11-1 Translucência nucal aumentada e cardioapatia em fetos euplóides.[54]

	TN 95 percentil% (IV 95%)	***TN 99 percentil% (IC 95%)***
Sensibilidade	56,0 (42,0-70,0)	40,0 (26,0-54,0)
Especificidade	93,8 (93,6-94,1)	99,9 (98,9-99,1)
Valor preditivo positivo	1,5 (1,0-2,1)	6,3 (3,7-9,0)
Valor preditivo negativo	99,9 (99,8-100,0)	99,9 (99,8-100,0)

Onda de velocidade de fluxo do ducto venoso (DV)

A utilização da metodologia Doppler mostra mudanças hemodinâmicas associadas a aneuploidias fetais. Essas mudanças têm sugerido a sua introdução como um parâmetro adicional na detecção das anormalidades cromossômicas no primeiro trimestre da gestação.

Anatomia

O ducto venoso é uma pequena veia que se origina ao nível do seio portal. Descreve uma trajetória para cima, para trás e para a esquerda entrando na veia cava inferior ao nível de sua borda esquerda. Apresenta uma forma ístmica ou em trompete com sua extremidade proximal mais angulosa. Ele se oblitera após o nascimento. Com esta disposição, o sangue que transporta avita o coração direito e a circulação pulmonar, indo diretamente a aurícula esquerda através do forame oval. Então se dirige às cavidades esquerdas e aos troncos supra-aórticos, permitindo levar sangue oxigenado ao território cerebral e às coronárias.

A identificação anatômica do ducto venoso em fases precoces da gestação pode ser realizada por meio dos equipamentos de ecografia de alta resolução. O Doppler colorido facilita sua localização por meio da identificação de área de alta velocidade.

Metodologia

O registro da onda de velocidade de fluxo do ducto venoso pode ser obtido segundo duas técnicas classicamente descritas.[58] Se o feto se encontra situado com o dorso anterior ou posterior opta-se pela técnica sagital, onde o ducto venoso poderá ser apreciado em toda a sua extensão, partindo do seio portal e dirigindo-se até a veia cava inferior. Quando o feto se encontra com o dorso à direita ou à esquerda, opta-se pela técnica transversal, colocando-se o volume da amostra na borda do seio portal. A fim de se obter uma onda adequada é fundamental evitar movimentos fetais, sobretudo os respiratórios, por produzirem mudanças nas diferentes pressões intratorácicas: aumento nas velocidades de fluxo durante a inspiração e diminuição durante a expiração.[59]

É requerido um correto ângulo de insonação para avaliar as velocidades absolutas, como em qualquer vaso que esteja sendo estudado por estudo Doppler. Assim mesmo deve-se utilizar um volume de amostra adequado, entre 1 e 2 mm pela proximidade anatômica com a veia cava. Seguindo esta metodologia pode-se evitar a contaminação da onda, que poderá aparecer como ondas confusas e com resultados contraditórios (Fig. 11-7).

Características da onda (Fig. 11-8)

Por meio do estudo Doppler pulsado o ducto venoso mostra uma onda de velocidade de fluxo que traduz o ciclo cardíaco. É caracterizada por apresentar sempre fluxo anterógrado em que se identificam: um primeiro pico de máxima velocidade que representa a sístole ventricular ou onda S; um segundo pico durante a diástole precoce, enchimento ventricular passivo ou onda D; um vale, enchimento ativo dos ventrículos ou contração auricular ou onda A.

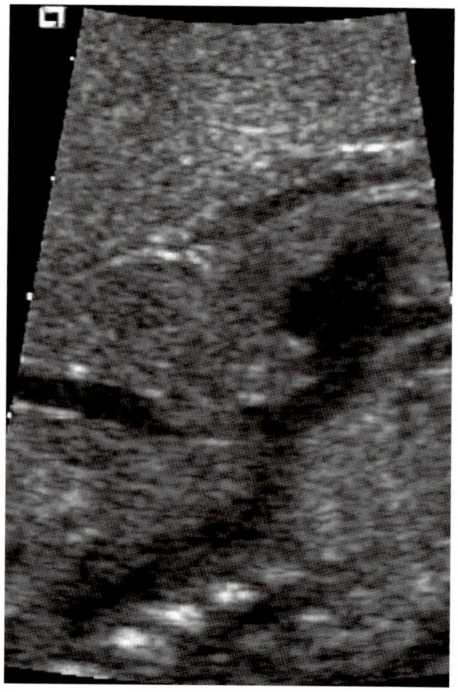

Fig. 11-7. Representação ecográfica do ducto venoso.

Valores de referência

Entre os diversos parâmetros que se pode obter por meio da onda de velocidade de fluxo do ducto venoso, ainda não está totalmente claro qual deles é considerado o de maior utilidade. Em 1998 Borrel *et al.*, encontraram, por meio de um estudo que incluiu 436 gestantes e entre elas 22 com cromossomopatias, um incremento no índice de pulsatilidade igual ou superior ao percentil 95 com uma taxa de detecção para a trissomia 21 de 73%, muito superior a obtida mediante estudo qualitativo. Encontraram ainda ausência ou fluxo reverso na onda A em 27%, achados independentes da medida da translucência nucal.[60] Outros autores consideram como principal parâmetro a ausência ou inversão do fluxo na onda A.[61]

Screening *de cromossomopatias*

Para o *screening* de cromossomopatias, Matias *et al.*, em 1998 propuseram uma estratégia em duas escalas: inicialmente se analisaria o marcador translucência nucal. Nos casos em que esta fosse superior ou igual ao percentil 95 para a idade gestacional avaliada, era estudada a onda de velocidade de fluxo do ducto venoso.[62] Neste sentido observaram que no grupo de fetos com valores de translucência nucal aumentada, em torno de 93% das anomalias cromossômicas tiveram ducto venoso alterado. Ao passo que quando esta era normal, somente 3% eram aneuplóides.

Outros autores como Zoppi *et al.*, em 2002, seguiram estas mesmas recomendações e analisaram 330 fetos (34 com cromossomopatias), concluindo que a probabilidade de encontrar fetos aneuplóides quando a medida da translucência nucal está aumentada é maior quando a onda de velocidade de fluxo do ducto venoso está ausente ou reversa.[63]

Ducto venoso nas gestações euplóides e em gestações múltiplas

Assim como foi demonstrado que uma translucência nucal aumentada em fetos euplóides estaria relacionada a cardiopatias, estudos preliminares têm reportado achados semelhantes quando se analisam também as ondas de velocidade de fluxo do ducto venoso (Fig. 11-9).[64,65] De igual maneira, a associação entre translucência nucal aumentada e a alteração no ducto venoso em gestações monocoriais podem ser uma manifestação precoce de alterações hemodinâmicas entre o feto doador e o receptor, sendo especialmente úteis também na predição de uma síndrome transfusão feto-fetal grave.[66]

Índice de pulsatilidade da artéria umbilical

A artéria umbilical durante o primeiro trimestre é caracterizada por uma ausência de fluxo telediastólico e diminuição progressiva dos valores do índice de pulsatilidade. Isso é reflexo da impedância vascular das arteríolas vilositárias de terceira geração em que, devido à angiogênese, o número de vilosidades e vasos aumenta à medida que as resistências vasculares placentárias diminuem conforme avança a gestação (Fig. 11-10).

Entre as semanas 12 e 14 começa a ser detectado fluxo telediastólico, ainda que de um modo variável e descontínuo. Este achado passa a ser considerado constante a partir da semana 14.[67] Neste sentido, a detecção do fluxo diastólico reverso na artéria umbilical, expressão máxima de um incremento na resistência vascular, é pouco freqüente na primeira metade da gestação. Tem sido referido na literatura em algumas oportunidades, todavia sempre sendo qualificado como patológico.[68-70] Ainda que seja encontrado como achado isolado, sugere a indicação de provas invasivas a fim de se conhecer o cariótipo fetal.[71,72]

Detecção de cromossomopatias

A tendência das gestações afetadas por uma anomalia cromossômica de apresentar um incremento nas resistências vasculares ao nível umbílico-placentário, em especial nas severas, foi aproveitado por alguns autores para incluí-las.

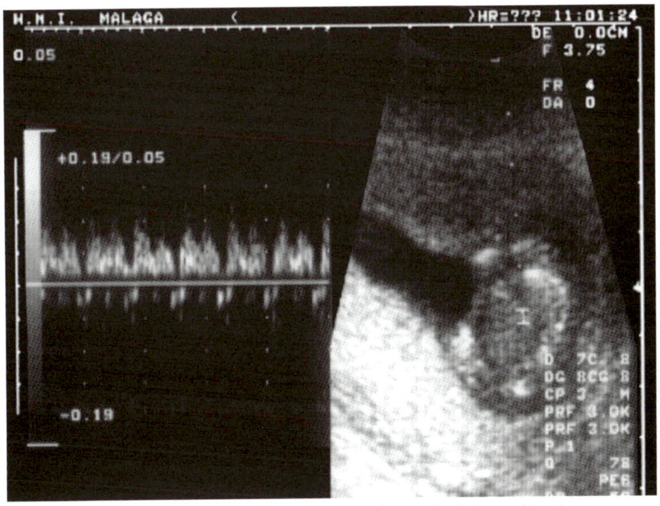

Fig. 11-9. Ducto venoso em feto com trissomia 21 analisado por estudo Doppler.

Etiopatogenia

A alteração precoce do índice de pulsatilidade nas trissomias pode estar relacionada a uma inadequada vascularização placentária e invasão trofoblástica que não permitiria uma queda nas resistências vasculares, impedindo, além disso, o intercambio materno-fetal de oxigênio e nutrientes. Este fenômeno justificaria um atraso no potencial de crescimento intra-uterino. Esta associação entre o incremento das resistências umbílico-placentárias e o crescimento intra-uterino retardado precoce poderia também explicar porque ambos achados se apresentam preferentemente nas cromossomopatias de maior letalidade, como as trissomias 13, 18 e triploidias. Outro fator que poderia explicar estas alterações hemodinâmicas precoces seria a alta prevalência de defeitos cardíacos em fetos afetados por uma anomalia cromossômica.[69]

Freqüência cardíaca fetal

A atividade cardíaca embrionária se obtém geralmente em torno da quinta semana de gestação e com intervalo entre 80 e 90 batimentos

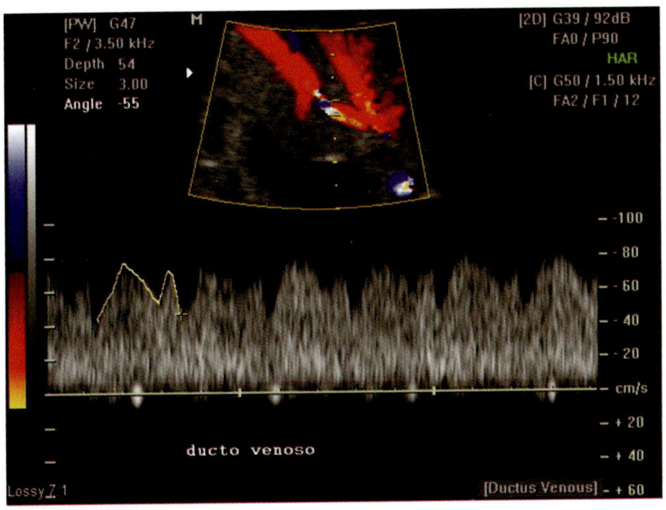

Fig. 11-8. Dopplemetria normal do ducto venoso.

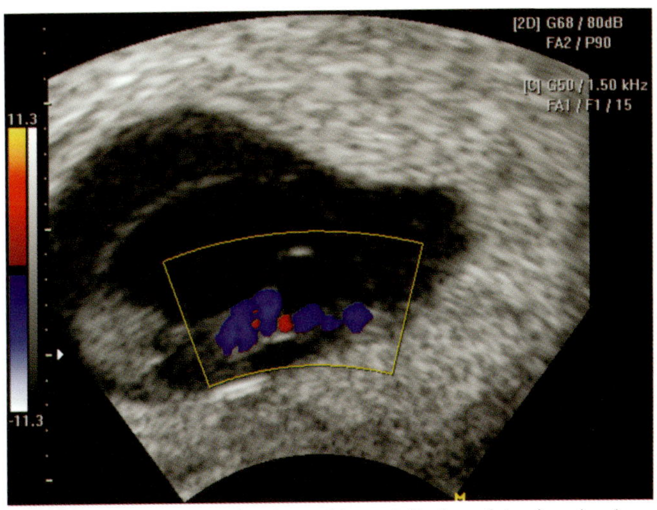

Fig. 11-10. Estudo Doppler da artéria umbilical em feto do primeiro trimestre.

por minuto. O desenvolvimento embrionário posterior leva a um aumento nesta freqüência para em torno de 170 e 180 batimentos por minuto nas semanas 9 e 10 e estabiliza-se entre 140 e 150 batimentos por minutos nas semanas 14 e 15 (Fig. 11-11).

A obtenção de uma freqüência cardíaca basal anormal durante uma gestação precoce foi inicialmente relacionada com um risco aumentado de aborto[78] e foi este provavelmente o ponto de partida para seu estudo associado a detecção de cromossomopatias. O grupo de Hyett *et al.,* em 1996[79] por meio de uma série de 6.903 gestantes procedentes de uma população não selecionada entre as semanas 10 e 14, relacionada aos casos de trissomia 21, trissomia 13 e monossomia X com valores significativamente altos de freqüência cardíaca fetal e os de trissomia 18 e triploidia com valores significativamente baixos, todavia sempre com baixas taxas de detecção. A freqüência cardíaca como marcador e isolado não apresenta boa aplicação.

A medição da freqüência cardíaca poderia ser útil em caso de combiná-la com outro marcador independente como a translucência nucal, sobretudo em grupos de anomalias que não sejam as trissomias 21 ou 18. Neste grupo ocorre um aumento na taxa de detecção de 27,2% quando se usa somente o marcador translucência nucal para até 81,8%, quando associada ao marcador freqüência cardíaca fetal.[80] A causa que explique esta associação ainda é incerta. Entre os mecanismos propostos é citada a alteração do desenvolvimento normal da função parassimpática fetal com a conseqüente desregularização do ritmo cardíaco e o atraso na bradicardização fisiológica que existiria em torno das semanas 9 e 10. Outra possível causa por se tratar de um achado pré-terminal, por uma insuficiência cardíaca pré-aborto ou também reflexo de uma cardiopatia de estrutura subjacente.[81]

Crescimento intra-uterino retardado

A modalidade simétrica e grave tem sido associada com as trissomias 18 e 13 assim como as triploidias 82, 83, 84. Bahado-Singh *et al.*[85] em 1997 reportaram que o risco de aneuploidias era significativamente maior quando o comprimento cabeça-nádegas obtido tinha valores inferiores a 14 mm ou mais que a idade gestacional estimada. No entanto, a trissomia 21 não evidenciou esta associação. Esta observação deve-se provavelmente ao fato de que a placenta aneuplóide proporciona um inadequado suporte nutricional e respiratório que impede o normal desenvolvimento embriofetal. Outros ainda consideram que existiria um efeito inerente

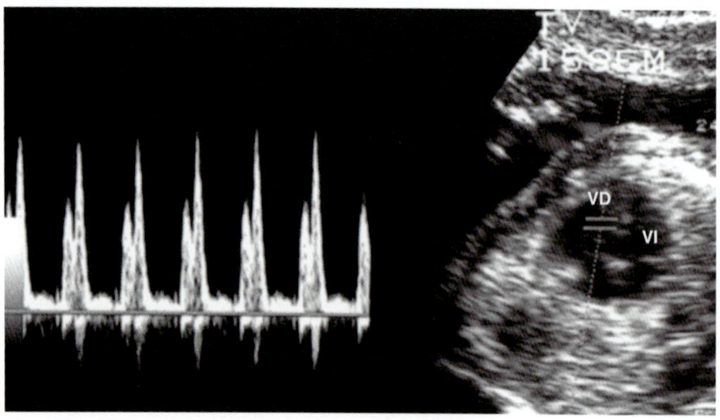

Fig. 11-11. Freqüência cardíaca fetal detectada por estudo Doppler.

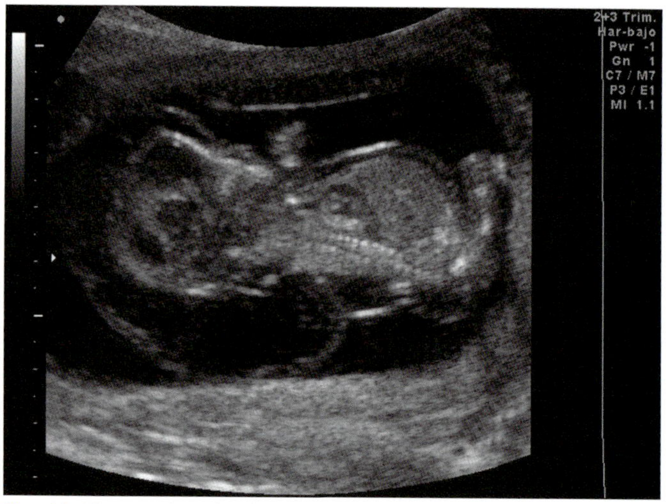

Fig. 11-12. Feto do primeiro trimestre com alteração em seu crescimento (RCIU precoce).

da própria cromossomopatia sobre o crescimento e a proliferação celular, traduzindo-se em uma redução sobre os parâmetros de crescimento embrionário (Fig. 11-12).

Osso nasal

A presença de um osso nasal hipoplásico foi reconhecida em 1861 como um dos sinais de síndrome de Down.[86] Todavia apenas recentemente, em 2001, Cícero *et al.,* foram quem demonstraram sua presença em fetos entre as semanas 11 e 14. Observaram que o osso nasal se encontrava ausente em 43 de 58 fetos (73%) portadores de trissomia 21 e em 3 de 603 (0,5%) dos fetos aneuplóides. Estes resultados foram independentes da idade materna e de outras variáveis.[87]

A partir de então foi proposta a inclusão deste marcador ecográfico. É certo que diminui ligeiramente a sensibilidade, mas seu maior potencial como marcador está na diminuição na taxa de falsos positivos e com isso consegue reduzir o número de técnicas invasivas, em especial para a trissomia 21 (Fig. 11-13).

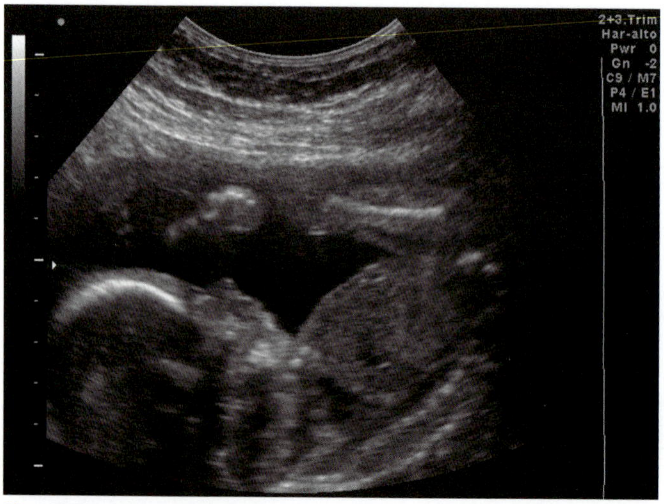

Fig. 11-13. Osso nasal diminuído em feto com trissomia 21.

Outra linha de investigação foi a sua medição. Foi estabelecido então que para o primeiro e segundo trimestres medidas menores que 2,5 a 4 mm sugeririam a necessidade de provas invasivas.[88] Para sua correta avaliação entre as semanas 11 e 14, é imprescindível que o feto se encontre localizado na linha média como se estivesse olhando para o transdutor. Deste modo, o osso nasal é identificado como uma linha final ecogênica e de características similares à pele que o rodeia. Portanto, deve ser claramente identificado como uma segunda linha ecogênica abaixo da pele. Todavia em algumas ocasiões se observam também outras linhas ecogênicas que poderiam corresponder à cartilagem nasal e a partes do osso vômer.[89] Deve-se considerar ainda o ângulo de insonação. A Fetal Medicine Foundation determina que um ângulo de 45 graus em respeito a uma linha de referência, traçada a partir da frente ao mento fetal, é considerado como ideal para a medição deste marcador.[89]

Considerações

O rastreio ecográfico nas semanas 11 a 14 em busca de aneuploidias fetais tem experimentado avanços importantes, especialmente a partir de quando a ecografia foi reconhecida como uma técnica inócua capaz de identificar um subgrupo de gestantes e considerá-las de risco. Dada a tendência generalizada a adiantar o momento ideal na gestação para a realização de programas de diagnóstico pré-natal pelas vantagens que estes programas proporcionam, o primeiro trimestre seria o momento ideal, em especial as idades entre 11 e 14 semanas, para iniciar esta avaliação.

A translucência nucal se comporta como um marcador primário por excelência neste período de tempo não somente para discriminar as cromossomopatias, como também por sua importante associação a fetos aneuplóides com maior probabilidade de padecerem de malformações severas, sobretudo cardíacas. Todavia a avaliação considerada como ótima de risco inclui a consideração de outros fatores, entre eles a idade materna, antecedentes familiares e marcadores bioquímicos.

Os dados obtidos pela exploração ecográfica realizada durante o intervalo entre 11 e 14 semanas, especialmente os referidos como marcadores de cromossomopatias, são úteis para incorporar novas pacientes a técnicas invasivas. Naquelas em que exista indicação por outros motivos, a presença de marcadores incrementa o seu risco, e sua ausência provavelmente o diminui. Esta informação deve transmitir-se ao casal para que tome a decisão pessoal de submeter-se ou não a uma técnica invasiva. Todavia, devemos ter presente que ainda que existam publicações suficientemente contrastadas, ainda que os marcadores não estejam presentes, a partir do ponto de vista médico e, sobretudo legal, não podemos deixar de seguir indicando a técnica invasiva neste grupo de pacientes.

REFERÊNCIAS BIBLIOGRÁFICAS

1. Díaz Recaséns J, Plaza Arranz J, Fernandez Moya JM. Malformaciones congénitas: clasificación y formas comunes. *In*: Cabero Roura L. *Tratado de ginecología, obstetricia y medicina de la reproducción*. Madrid: Editora Médica Panamericana, 2003. p. 977-94.
2. Carreras Moratonas E, Higueras Sanz T. Marcadores ecográficos de cromosomopatías. *In*: Cabero Roura L. *Tratado de ginecología, obstetricia y medicina de la reproducción*. Madrid: Editora Médica Panamericana, 2003. p. 1016-23.
3. Whitlow BJ, Chatzipapas IK, Lazanakis ML, Kadir RA, Economices DL. The value of sonography in early pregnancy for the detection of the fetal abnormalities in an unselected population. *Br J Obstet Gynaecol* 1999;106:929-36.
4. Economides DL, Whitlow BJ, Kadir R, Lazanakis M, Verdin SM. First trimester sonographic detection of chromosomal abnormalities in an unselected population. *Br Obstet Gynaecol* 1998;105:58-62.
5. Snidjers RJ, Sebire NJ, Nayar R, Souka A, Nicolaides KH. Increased nuchal translucency in trisomia 13 fetuses at 10-14 weeks of gestation. *Am J Med Genet* 1999;86:205-7.
6. Souter V, Nyberg D. Sonographic screening for fetal aneuploidy: first trimester. *J Ultrasound Med* 2001;20:775-90.
7. Bronshtein M, Bar-Hava I, Blumenfeld I, Bejar J, Toder V, Blumenfeld Z. The difference between septated and nonseptated nuchal cystic hygroma in the early second trimester. *Obstet Gynecol* 1993;81:683-7.
8. Sherod C, Sebire NJ, Soares W, Snijders RJ, Nicolaides KH. Prenatal diagnosis of trisomia 18 at the 10-14 week ultrasound scan. *Ultrasound Obstet Gynecol* 1997;10:387-90.
9. Timor-Tritsch IE, Warren WB, Peisner DB, Pirrone E. First-trimester midgut herniation: a high frequency sonographic study. *Am J Obstet Gynecol* 1989;161:831-3.
10. van Zalen-Sprock RM, Vugt JM, van Geijn HP. First trimester sonography of physiological midgut herniation and early diagnosis of onphalocele. *Prenat Diagn* 1997;17:511-8.
11. St-Vil D, Shaw KS, Lallier M, Yazbeck S, Di Lorenzo M, Grignon A. Chromosomal anomalies in newborns with onphalocele. *Pediatr Surg* 1996;31:831-4.
12. Snijders RJ, Sebire NJ, Souka A, Santiago C, Nicolaides KH. Fetal exomphalos and chromosomal defects: relationship to maternal age and gestation. *Ultrasound Obstet Gynecol* 1995;6:250-5.
13. Carvalho MH, Brizot ML, Lopes LM, Chiba CH, Miyadahira S, Zugaib M. Detection of fetal structural abnormalities at the 11-14 ultrasound scan. *Prenat Diagn* 2002;22:1-4.
14. Taipale P, Ämmälä M, Salonen R, Hiilesmaa V. Learning curve in ultrasonographic screening for selected fetal structural anomalies in early pregnancy. *Obstet Gynecol* 2003;101:273-8.
15. Szabo J, Gellen J. Nuchal fluid accumulation in trisomia 21 detected by vaginosonography in first trimester. *Lancet* 1990;336:1133.
16. Bilardo CM, Müller MA, Pajkrt E. Outcome of fetuses with increased nuchal translucency. *Curr Opin Obstet Gynecol* 2001;13:169-74.
17. Nicolaides KH, Azar G, Byrne D, Mansur C, Marks K. Fetal nuchal translucency: ultrasound screening for chromosomal defects in first trimester of pregnancy. *BMJ* 1992;304:867-9.
18. Nicolaides KH, Health V, Cirelo S. Increased fetal nuchal translucency at 11-14 weeks. *Prenat Diagn* 2002;22:308-15.
19. Sebire NJ, Snijders JM, Hughes K, Sepulveda W, Nicolaides KH. Screening for trisomia 21 in twin pregnancies by maternal age and fetal nuchal translucency thickness at 10-14 weeks of gestation. *Br J Obstet Gynecol* 1996;103:999-1003.
20. Solomon LJ, Bernard JP, Taupin P, Bernard C, Ville Y. Relationship between nuchal translucency at 11-14 weeks and nuchal fold at 20-24 weeks of gestation. *Ultrasound Obstet Gynecol* 2001;18:636-7.
21. Zoppi MA, Ibba RM, Floris M, Manca F, Axiana C, Monni G. Changes in nuchal translucency thickness in normal and abnormal karyotype fetuse. *BJOG* 2003;110:584-8.

22. Wilson RD, Venir N, Farquharson DF. Fetal nuchal fluid – physiological or pathological? – in pregnancies less than 17 menstrual weeks. *Prenat Diagn* 1992;12:755-63.
23. von Kaisenberg CS, Nicolaides KH, Brand-Saberi B. Lymphatic vessel hypoplasia in fetus with Turner syndrome. *Hum Reprod* 1999;14:823-6.
24. Hyett JA, Noble PL, Sebire NJ, Snijders RJ, Nicolaides KH. Lethal congenital artrogryposis presents with increased nuchal translucency at 10-14 weeks of gestation. *Ultrasound Obstet Gynecol* 1997;9:310-3.
25. Mol BWJ. Down's syndrome, cardiac anomalies and nuchal translucency. Fetal heart failure might link nuchal translucency and Down's syndrome. *BMJ* 1999;318:70-1.
26. Daskalakis G, Sebire NJ, Jurkovic D, Snijders RJ, Nicolaides KH. Body stalk anomaly at 10-14 weeks of gestation. *Ultrasound Obstet Gynecol* 1997;10:416-7.
27. Sebire NJ, Snijders RJ, Davenport M, Greenough A, Nicolaides KH. Fetal nuchal translucency thickness at 10-14 weeks' gestation and congenital diaphragmatic hernia. *Obstet Gynecol* 1997;90:943-6.
28. Lam YH, Tang MH, Lee CP, Tse HY. Nuchal translucency in fetuses affected by homozygous alpha-thalassemia – 1 at 12-13 weeks of gestation. *Ultrasound Obstet Gynecol* 1999;13:238-40.
29. von Kaisenberg CS, Brand-Saberi B, Christ B, Vallian S, Farzaneh F, Nicolaides KH. Collagen type VI gene expression in the skin of trisomy 21 fetuses. *Obstet Gynecol* 1998;91:319-23.
30. Bohlandt S, von Kaisenberg CS, Wewetzer K, Christ B, Nicolaides KH, Brand-Saberi B. Hyaluronan in the nuchal skin of chromosomally abnormal fetuses. *Hum Reprod* 2000;15:1155-8.
31. Sebire NJ, Bianco D, Snijders RJ, Zuckerman M, Nicolaides KH. Increased fetal nuchal translucency thickness at 10-14 weeks: is screening of maternal-fetal infection necessary? *Br J Obstet Gynecol* 1997;104:212-5.
32. Pandya P. Nuchal translucency thickness. In: Nicolaides KH, Sebire NJ, Snijders RJ editors. The 11-14 weeks scan. *The diagnosis of fetal abnormalities (Diploma in fetal medicine series).* Carnforth, England: Parthenon Publishing Group, 1999. p. 15.
33. Braithwaite JM, Morris RW, Economides DL. Nuchal translucency measurements: frequency distribution and changes with gestation in a general population. *Br J Obstet Gynaecol* 1996;103:1201-4.
34. Whitlow BJ, Chatzipapas IK, Economides DL. The effect of fetal neck position on nuchal translucency measurements. *Br J Obstet Gynaecol* 1998;105(8):872-6.
35. Schaefer M, Laurichesse-Delmas H, Ville Y. The effect of nuchal coord on nuchal translucency measurement at 10-14 weeks. *Ultrasound Obstet Gynecol* 1998;11:271-3.
36. Kurjak A, Kupesic S, Ivancic-Kosuta MJ. Three-dimensional transvaginal ultrasound improves measurements of nuchal translucency. *J Perinat Med* 1999;27:97-102.
37. Hull AD, James G, Salerno CC, Nelson T, Pretorius DH. Three-dimensional ultrasonography and assessment of the first-trimester fetus. *J Ultrasound Med* 2001;20:287-93.
38. Clementschitsch G, Hasenöhrl G, Schaffer H, Steiner H. Comparison between two and three-dimensional ultrasound measurements of nuchal translucency. *Ultrasound Obstet Gynecol* 2001;18:475-80.
39. Eppel W, Worda C, Frigo P, Lee A. Three-versus two-dimensional ultrasound of nuchal translucency thickness measurements: Comparison of feasibility and levels of agreement. *Prenat Diagn* 2001;21:596-601.
40. Pinheiro-Filho LS. Contribución de la Ecografía Tridimensional al Estudio del Primer Trimestre. *Revista Española de Ginecología y Obstetricia* 2001;10:1-11.
41. Chitty LS, Pandya PP. Ultrasound screening for fetal abnormalities in the first trimester. *Prenat Diag* 1997;17:1269-81.
42. Pajkrt E, Bilardo CM, Van Lith JM, Mol BW, Blecker OP. Nuchal translucency measurement in normal fetuses. *Obstet Gynecol* 1995;86:994-7.
43. Pandya PP, Snijders RJ, Johnsohn SP, Brisot, ML, Nicolaides KH. Screening for fetal trisomies by maternal age and fetal nuchal translucency thickness at 10-14 weeks of gestation. *Br J Obstet Gynecol* 1995;102:957-62.
44. Comas C, Muñoz A, Torrents M, Antolín E, Palacio M, Devesa R, Carrera JM. Screening precoz de cromosomopatías mediante ecografía y Doppler. *Prog Diagn Prenat* 1998;10:450-63.
45. Snijders RJ, Noble P, Sebire N, Souza A, Nicolaides KH. UK multicentre Project on assessment of risk of trisomy 21 by maternal age and fetal nuchal translucency thickness at 10-14 weeks of gestation. *Lancet* 1998;351:343-6.
46. Hyett JA, Sebire NJ, Snijders RJ, Nicolaides KH. Intrauterine lethality of trisomy 21 fetuses with increased nuchal thickness. *Ultrasound Obstet Gynecol* 1996;7:101-3.
47. Pandya PP, Altman DG, Brizot ML, Pettersen H, Nicolaides KH. Repeatability of measurement of fetal nuchal translucency thickness. *Ultrasound Obstet Gynecol* 1995;5:334-7.
48. Thilaganathan B, Sairam S, Michailidis G, Wathen NC. First trimester nuchal translucency: effective routine screening for Down's syndrome. *Br J Radiol* 1999;72:946-8.
49. Jackson M, Rose NC. Diagnosis and measurement of fetal nuchal translucency. *Semin Roentgenol* 1998;33:33-8.
50. Bronshtein M, Siegler E, Yoffe N, Zimmer EZ. Prenatal diagnosis of ventricula septal defect and overriding aorta at 14 weeks gestation, using transvaginal sonography. *Prenatal Diagn* 1990;10:697-702.
51. Gembruch U, Knopfle G, Chatterjee M, Bald R, Hasmann M. First trimester diagnosis of fetal congenital heart disease by transvaginal two-dimensional and Doppler echocardiography. *Obstet Gynecol* 1990;75:496-8.
52. Achiron R, Rotstein Z, Lipitz S, Mashiach S, Hegesh J. First trimester diagnosis of fetal congenital heart disease by transvaginal ultrasonography. *Obstet Gynecol* 1994;84:69-72.
53. Souka AP, Snijders RJ, Novakov A, Soares W, Nicolaides KH. Defects and syndromes in chromosomally normal fetuses with increased nuchal translucency thickness at 10-14 weeks of gestation. *Ultrasound Obstet Gynecol* 1998;11:391-400.
54. Hyett JA, Perdu M, Shaland GK, Snijders RJ, Nicolaides KH. Using fetal nuchal translucency to screen for major congenital cardiac defects at 1-14 weeks of gestation: population based cohort study. *BMJ* 1999;318:81-5.
55. Galindo A, Comas C, Martinez JM, Gutierrez-Larraya F, Carrera JM, Puerto B. Cardiac defects in chromosomally normal fetuses with increased nuchal translucency at 10-14 weeks of gestation. *J Matern Fetal Neonatal Med* 2003;13:163-70.
56. Snijders R, Smith E. The role of fetal nuchal translucency in prenatal screening. *Curr Opin Obstet Gynecol* 2002;14:577-85.
57. Sebire NJ, D'Ercole C, Hughes K, Carvalho M, Nicolaides KH. Increased fetal nuchal translucency thickness at 10-14 weeks

of gestation as a predictor of severe twin-to-twin transfusion syndrome. *Ultrasound Obstet Gynecol* 1997;10:86-9.

58. Kiserud T, Eik-Nes SH, Hellvik LR, Blaas HG. Ductus venosus – a longitudinal Doppler velocimetry study of the human fetuses. *J Matern Fetal Invest* 1992;2:5-11.
59. Kiserud T, Hellvik LR, Eik-Nes SH, Angelsen BA, Blass HG. Estimation of pressure gradient across ductus venosus based on Doppler velocimetry. *Ultrasound Med Biol* 1994;20:225-32.
60. Borrell A, Antolín E, Costa D, Farré MT, Martinéz JM, Fortuny A. Abnormal ductus venosus blood flow in trisomy 21 fetusus during early pregnancy. *Am J Obstet Gynecol* 1998;179:1612-7.
61. Montenegro N, Matias A, Areias JC, Castedo S, Barros H. Increased fetal nuchal translucency: possible involvement of early cardiac failure. *Ultrasound Obstet Gynecol* 1997;10:265-8.
62. Matias A, Gomes C, Flack N, Montenegro N, Nicolaides KH. Screening for chromosomal abnormalities at 10-14 weeks: the role of ductus venosus blood flow. *Ultrasound Obstet Gynecol* 1998;12:380-4.
63. Zoppi MA, Putzolu M, Ibba RM, Floris M, Monni G. First-trimester ductus venosus velocimetry in relation to nuchal translucency thickness and fetal karyotype. *Fetal Diagn Ther* 2002;17:52-7.
64. Matias A, Huggon I, Areias JC, Montenegro N, Nicolaides KH. Cardiac defects in chromosomal normal fetuses with abnormal ductus venosus blood flow at 10-14 weeks. *Ultrasound Obstet Gynecol* 1999;14:307-10.
65. Haak M, Twisk J, Bartelings M, Guttenberger-de Groot A, van Vugt J. Ductus venosus flow velocities in relation to the cardiac defects in first-trimester fetuses with enlarged nuchal translucency. *Am J Obstet Gynecol* 2003;188:727-33.
66. Matias A, Montenegro N, Areias JC. Anticipating twin-twin transfusion syndrome in monochorionic twin pregnancy. Is there a role for nuchal translucency and ductus venosus blood flow evaluation at 11-14 weeks? *Twin Res* 2000;3:65-70.
67. Jauniaux E, Jurkovic D, Campbell S, Hustin J. Doppler ultrasonographic features of the developing placental circulation: correlation with anatomic findings. *Am J Gynecol* 1992;166:585-7.
68. Borrel A, Costa D, Martínez JM, Farré MT, Palacio M, Mortera C. Reversed end-diastolic umbilical flow in a first trimester fetus with congenital heart disease. *Prenat Diagn* 1998;18:1001-5.
69. Murta CG, Moron AF, Ávila MA. Reversed diastolic umbilical artery flow in the first trimester associated with chromosomal fetal abnormalities or cardiac defects. *Obstet Gynecol* 2000;95:1011-3.
70. Borrel A, Martínez JM, Farré MT, Azulay M, Cararach V, Fortuny A. Reversed end-diastolic flow in first trimester umbilical artery: an ominous new sign for fetal outcome. *Am J Obstet Gynecol* 2001;185:204-7.
71. Martínez JM, Comas C, Borrell A, Puerto B, Antolín E, Ojuel J. Reversed end-diastolic umbilical artery velocity in two cases of trisomy 18 and 10 weeks of gestation. *Ultrasound Obstet Gynecol* 1996;7:447-9.
72. Comas C, Carrera M, Devesa R, Muñoz A, Torrents M, Cusi V. Early detection of reversed diastolic umbilical flow: should we offer karyotyping? *Ultrasound Obstet Gynecol* 1997;10:40-2.
73. Ariyuki Y, Hata T, Kitao M. Reverse end-diastolic umbilical artery velocity in a case of intrauterine fetal death at 14 weeks of gestation. *Am J Obstet Gynecol* 1993;169:1621-2.
74. Montenegro N, Beires J, Pereira Leite L. Reverse end-reverse diastolic umbilical artery blood flow at 11 weeks of gestation. *Ultrasound Obstet Gynecol* 1995;5:141-2.
75. Martínez JM, Comas C, Ojuel J, Puerto B, Borrell A, Fortuny A. Umbilical artery pulsatility index in early pregnancies with chromosome anomalies. *Br J Obstet Gynecol* 1996;103:330-4.
76. Comas C, Antolín E, Figueras F, Torrents M, Muñoz A, Echevarría M. Screening precoz de cromosomopatías: nuevas estrategias. *Prog Diag Prenat* 2001;13:3-17.
77. Martínez JM, Borrel A, Antolín E, Puerto B, Casals E, Ojel J. Combining nuchal translucency with umbilical Doppler velocimetry for detecting fetal trisomies in the first trimester of pregnancy. *Br J Obstet Gynecol* 1997;104:11-4.
78. Benson CB, Doubilet PM. Show embryonic heart rate in early first trimester: indicator of poor pregnancy outcome. *Radiology* 1994;192:343-4.
79. Hyett JA, Noble PL, Snijders RJ, Montenegro N, Nicolaides KH. Fetal heart rate in trisomy 21 and other chromosomal abnormalities at 10-14 weeks of gestation. *Ultrasound Obstet Gynecol* 1996;7:239-44.
80. Martínez JM, Echevarría M, Borrel A, Puerto B, Ojuel J, Fortuny A. Fetal Heart rate and nuchal translucency in detecting chromosomal abnormalities other than Down syndrome. *Obstet Gynecol* 1998;92:68-71.
81. Puerto B, Martínez JM. Screenig ecográfico y hemodinámica de aneuploidías. *Cuad Med Reprod* 2001;7(1):79-101.
82. Snijders RJ, Sebire NJ, Nayar R, Souza A, Nicolaides KH. Increased nuchal translucency in trisomy 13 fetuses at 10-14 weeks of gestation. *Am J Med Genet* 1999;86:205-7.
83. Sherod C, Sebire NJ, Soares W, Snijders RJ, Nicolaides KH. Prenatal diagnosis of trisomy 18 at 10-14 week ultrasound scan. *Ultrasound Obstet Gynecol* 1997;10:387-390.
84. Jauniaux E, Brown R,Snijders RJ, Noble P, Nicolaides KH. Early prenatal diagnosis of triploidy. *Am J Obstet Gynecol* 1997;176:550-4.
85. Bahado-Singh RO, Lynch L, Deren O. First trimester growth restriction ad fetal aneuploidy: the effect of type and gestation age. *Am J Obstet Gynecol* 1997:176:976-980.
86. Down LJ. *Observations on an ethnic classification of idiots.* London Hospital: Clinical Lectures and Reports, 1886. p. 259-62.
87. Cicero S, Curcio P, Papageorghiou A, Sonek J, Nicolaides KH. Absence of nasal bone in fetuses with trisomy 21 at 11-14 weeks of gestation: an observational study. *Lancet* 2001;358:1665-67.
88. Sonek J, Mckenna D, Webb D, Croom C, Nicolaides KH. Nasal bone length throughout gestation: normal ranges based on 3537 fetal ultrasound measurements. *Ultrasound Obstet Gynecol* 2003;21:152-5.
89. Sonek JD. Nasal bone evaluation with ultrasonography: a marker for fetal aneuploidy. *Ultrasound Obstet Gynecol* 2003;22:11-5.

CAPÍTULO 12

MARCADORES ECOGRÁFICOS DE CROMOSSOMOPATIAS – SEGUNDO TRIMESTRE

Luciano Silveira Pinheiro Filho
Manuel Gallo Vallejo

INTRODUÇÃO

A ultra-sonografia constitui atualmente em Medicina Fetal uma das principais ferramentas para permitir o avanço no conhecimento tanto da anatomia como na fisiologia fetal e embrionária, permitindo que o feto deixe de ser um desconhecido ao obstetra e seja analisado como um verdadeiro paciente. O exame ecográfico da anatomia fetal de modo detalhado permite detectar possíveis malformações, anomalias morfológicas ou estruturais de um órgão ou sistema resultante de um desenvolvimento intrinsecamente anormal,[1] ou inclusive marcadores ecográficos de cromossomopatias, alterações que não podem ser catalogadas como malformações, mas constituem sinais de alerta que obrigam a descartar a presença de uma alteração cromossômica fetal.[2] A estreita associação entre as anomalias cromossômicas e as malformações justificam que um alto porcentual de fetos com cariótipo anormal possa ser identificado no curso de um estudo ecográfico detalhado.

A ecografia é considerada como técnica de *screening* para a avaliação fetal. Um de seus objetivos é a seleção de um subgrupo da população sobre a quem aplicar as técnicas de estudo citogenético fetal. Portanto, depois do estudo ecográfico, pode-se assinalar um risco teórico individual de albergar um feto cromossomicamente anormal e indicar a necessidade de um procedimento invasivo a partir de um valor arbitrário decidido previamente.

SEGUNDO TRIMESTRE

O avanço tecnológico alcançado nos novos aparelhos de ecografia tem permitido visibilizar estruturas fetais com maior precocidade, permitindo adiantar o diagnóstico de muitas das malformações fetais. Por este motivo está cada vez mais presente a tendência a indicar uma exploração morfológica antes do período classicamente indicado, entre as semanas 18 e 25.

Este avanço tem permitido também que a informação que se possa obter no início do segundo trimestre seja ainda maior. A detecção de malformações e de marcadores ecográficos de cromossomopatias permite antecipar a indicação e realização de técnicas invasivas e orientar a paciente a centros de referência em caso que seja considerado oportuno.[3]

MARCADORES CRANIANOS

Diâmetro occipitofrontal diminuído

O diâmetro occipitofrontal se obtém em um plano axial no mesmo plano de medida do diâmetro biparietal (Fig. 12-1). Compreende o maior diâmetro que realize um ângulo de 90 graus ao diâmetro biparietal. Uma vez realizadas as medidas destes dois diâmetros, determinarão a relação entre eles que corresponde ao índice cefálico (DBP/DOF). Quando esta relação encontra-se inferior, estamos diante de uma braquicefalia. Esta variação da normalidade apresenta alguma relação a defeitos cromossômicos, devendo estão ser considerada como um marcador ecográfico menor, devendo-se então buscar excluir a presença de outros marcadores ecográficos.[3,4]

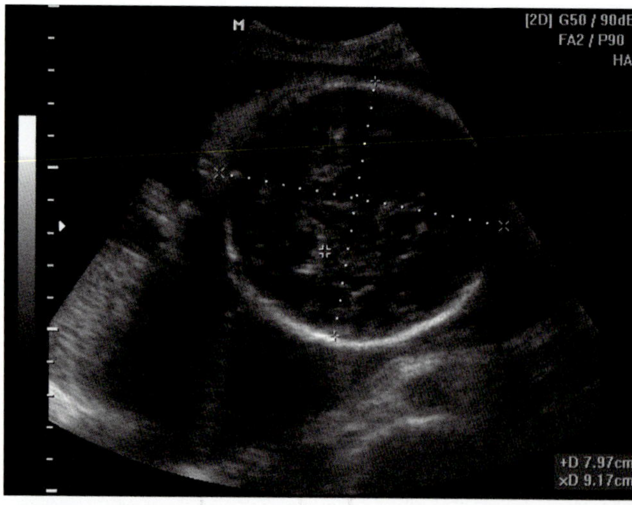

Fig. 12-1. Diâmetro biparietal por estudo ecográfico em feto de 25 semanas.

Cisto de plexo coróide

Os plexos coróides são estruturas localizadas no interior dos ventrículos laterais cerebrais. São visíveis a partir da 10ª semana da gravidez e sua função está na manutenção da estabilidade do sistema nervoso central e o bom estado das estruturas por meio da produção da maioria do líquido cefalorraquidiano. Eles estão presentes em aproximadamente 2% dos fetos até a 20ª semana de gravidez, todavia em mais de 90% dos casos não são mais detectados após a 26ª semana de gestação (Fig. 12-2).

A bilateralidade constitui achado importante na sua determinação como marcador verdadeiro de cromossomopatia. Em 1986 foi descrita por primeira vez sua associação a aneuploidias. Mesmo assim, é conhecido que se acompanha de cromossomopatia em 1% das vezes onde destes aproximadamente 60% a 80% constituem trissomia 18 e outras trissomias como a 21, sendo inclusive em alguns casos como marcador único de cromossomopatia.[6]

Assim, atualmente, quando de sua detecção, deverá ser considerado somente como um marcador importante e como indicador de um procedimento invasivo quando: são bilaterais; crescem com a evolução da gestação; apresentam um diâmetro superior a 10 mm; não desaparecem ao redor das semanas 24 a 26; são acompanhados por outros marcadores ecográficos. Sua detecção primariamente deverá estar acompanhada por estudo ecográfico morfológico à procura de outros marcadores.[4,5]

Microcefalia

A entidade microcefalia é considerada quando o valor determinado pela medição do diâmetro biparietal encontra-se abaixo do percentil 10 para a idade gestacional estimada por ecografia mais precoce ou por comprimento do fêmur (Fig. 12-3). Também é considerada quando a relação perímetro cefálico e comprimento do fêmur encontrar-se abaixo do percentil 25 para a idade gestacional. É encontrada em aproximadamente 1 em cada 1.000 nascidos vivos. Poderá ser resultado de uma anormalidade cromossômica ou genética, assim como a hipoxia fetal, infecção congênita ou exposição à radiação ou a teratogênios.[4]

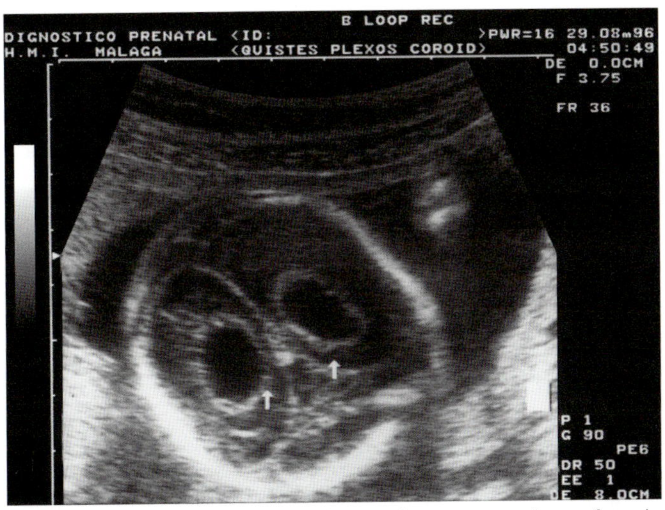

Fig. 12-2. Cisto de plexo coróide detectado por ecografia em feto de 21 semanas.

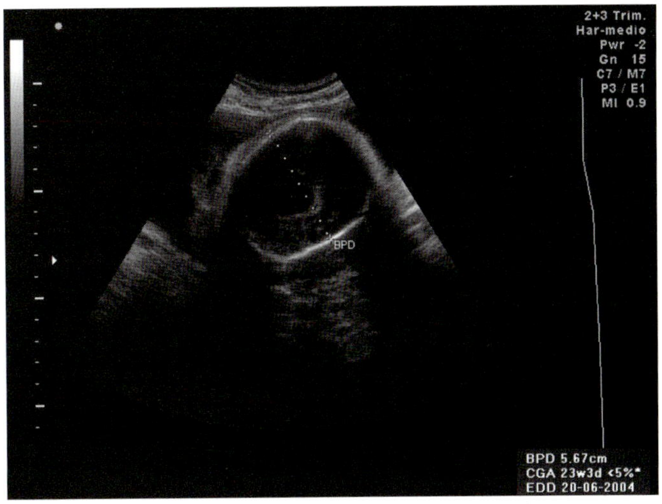

Fig. 12-3. Microcefalia em feto de 23 semanas estudado por ecografia.

Em alguns casos menos evidentes, o diagnóstico de microcefalia se daria quando se observa um decrescimento de sua medida progressivamente para valores inferiores ao percentil 50 quando o crescimento do perímetro abdominal e comprimento do fêmur sejam considerados adequados. Comumente à sua detecção, são observadas anormalidades cerebrais como encefalocele ou holoprosencefalia.[4,5]

Constitui um marcador quase que exclusivamente durante o segundo trimestre. Sua detecção precoce é excepcional. Mais comumente é considerado como achado da segunda metade da gestação, sendo, mais tardiamente, uma preocupação neonatal.[2]

Lábio leporino

A entidade lábio leporino e/ou palato fendido são secundários a uma falha na fusão das proeminências nasais mediais com as proeminências maxilares. Ainda que na grande maioria os casos sejam considerados como idiopáticos, há sido descrita sua associação a enfermidades cromossômicas. É encontrada em aproximadamente 1 em cada 800 nascidos. Em torno de 50% dos casos, ambos os lábios e o palato são defeituosos, em torno de 25% somente o lábio e nos 25% restantes somente o palato está comprometido (Fig. 12-4).[2,4]

O lábio leporino é encontrado em menos de 1% dos casos de enfermidade cromossômica comprovada. Todavia quando alguma das duas entidades são detectadas pré-natalmente, existe um aumento na possibilidade de que exista uma alteração cromossômica. Na trissomia 13, a fenda facial está normalmente localizada medialmente (fenda média) e são detectados lábio leporino bilateral e palato fendido em aproximadamente 65% dos casos. A fenda facial é detectada em aproximadamente 30% dos casos de triploidia, em 15% dos casos de fetos com trissomia 18 e em 0,5% nas trissomias 21.

A alta prevalência de anomalias cromossômicas nos estudos pré-natais reflexa a baixa sensibilidade da ecografia para detectar as fendas labiais e do palato, assim como a alta freqüência de anomalias nas séries pré-natais. Um estudo ecográfico mais cuidadoso auxilia na sua mais precoce detecção.[5]

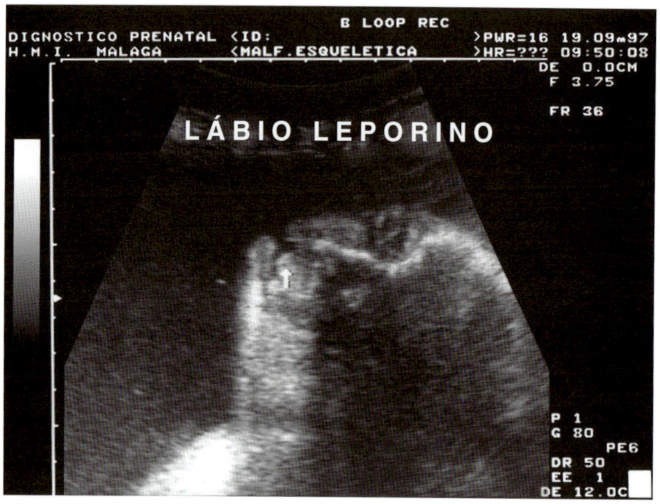

Fig. 12-4. Lábio leporino em feto de 25 semanas estudado por ecografia.

Micrognatia

A entidade micrognatia constitui um achado inespecífico que se apresenta em um grande número de defeitos cromossômicos e genéticos. É caracterizada por hipoplasia mandibular e mento reduzido. Apresenta uma freqüência de 1 ente 1.000 nascidos vivos. É visualizado com um lábio inferior proeminente e um mento de tamanho diminuído (Fig. 12-5). O diagnóstico poderá ser confirmado pela demonstração da mandíbula curta por ecografia.[2,4]

Encontra-se mais freqüentemente associada a trissomia 18, aparecendo em 18% dos casos afetados. É freqüente em triploidias, sendo detectada em aproximadamente 40% dos casos afetados. Poderá estar presente na trissomia 13, porém em menor percentual de casos.[6]

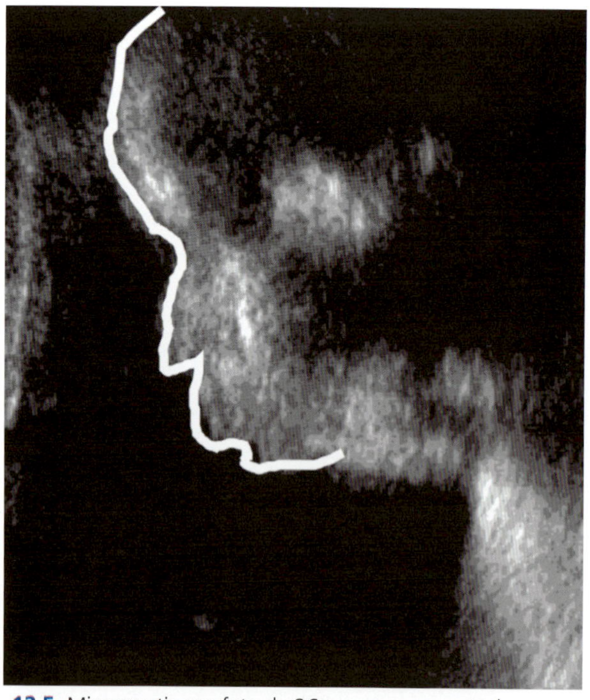

Fig. 12-5. Micrognatia em feto de 26 semanas por estudo ecográfico.

O grupo de Nicolaides *et al.*, ao publicar um conjunto de 146 casos de anomalias faciais detectadas pré-natalmente, encontrou 56 casos de micrognatia. Todos os casos apresentavam outras anormalidades associadas e se encontrou enfermidade cromossômica em 66% deles. Foi descrito neste trabalho que apenas um dos casos com cariótipo normal sobreviveu, indicando mau prognóstico nos achados ecográficos.[7]

A causa de morte em muitos casos está relacionada a problemas de origem respiratória secundários a micrognatia e a complicações secundárias a malformações associadas. É importante ressaltar que a micrognatia de tipo severa está associada normalmente a poliidramnia. Esta associação está possivelmente relacionada a que a glossoptose evitaria a correta deglutição fetal.

Hipertelorismo

Os olhos durante as fases iniciais do desenvolvimento embrionário encontram-se localizadas lateralmente na cara primitiva. Com o avançar da gestação, migram até a linha média proporcionando condições favoráveis para o desenvolvimento da visão estereoscópica, típica dos seres humanos. O hipertelorismo é caracterizado por um aumento na distância de separação das órbitas, sendo detectada por meio de um aumento na distância intrapupilar esperada. A simples separação do canto interno dos párpados (telecanto) não deve ser confundida com a verdadeira separação orbitária. Esta anormalidade poderá aparecer de modo isolado ou como parte de múltiplas síndromes ou pode associar-se a alterações cromossômicas.[2,4,5]

MARCADORES EM PESCOÇO FETAL

As coleções anormais de líquido ou engrossamentos da prega nucal posterior se associam a um elevado risco de aneuploidias, mesmo quando não são encontrados outros achados ecográficos. Todos os achados formam um amplo espectro de anomalias denominadas higroma cístico, engrossamento nucal ou aumento da prega nucal e sonolência ou translucência nucal, também conhecida como edema nucal ou membrana nucal.

Higroma cístico

Constitui a anomalia cervical mais freqüente. Está presente em 1 entre 700 fetos de gestações de baixo risco. Está presente em 0,5% dos abortos espontâneos. É uma malformação linfática que dá lugar a uma massa cística multisseptada na área cervical posterior. Parece representar uma sobredistensão dos sacos linfáticos jugulares como conseqüência de uma falha na comunicação com a veia jugular interna. A dilatação é originada dos canais linfáticos que drenam o tórax e os membros dando lugar a uma linfedema periférico e ao desenvolvimento de uma hidropisia não-imune.[2,4,5]

Ecograficamente se apresenta como uma massa cística multiseptada em região posterior cervical. Sempre existe um septo na linha média que se estende até o higroma propriamente dito (Fig. 12-6). O grupo de Bronshtein *et al.*, descreveu dois tipos de higromas:[8]

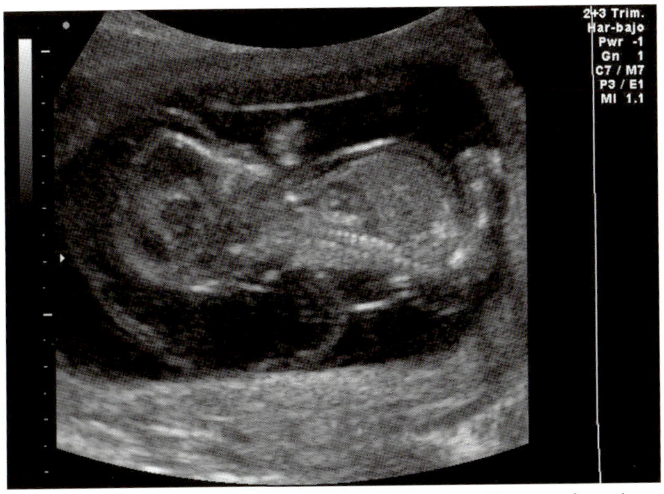

Fig. 12-6. Higroma cístico por estudo ultra-sonográfico em feto de 15 semanas.

1. Septados (os clássicos).
2. Não septados, descritos como pequenos sacos uniloculares anecóicos de localização periférica na região cervical ântero-lateral.

Os septados apresentam um melhor prognóstico e uma menor incidência de anomalias cromossômicas associadas.

Os higromas se associam a uma elevada incidência de patologias cromossômicas, sendo a mais freqüente a síndrome de Turner, que corresponde a 75% dos casos. Estão presentes também a trissomia 18, correspondendo a 5% dos casos e a trissomia 21, 5% dos casos. O restante poderá apresentar um cariótipo normal.[9]

O prognóstico dos fetos acometidos pela associação higroma e hidropisia é muito ruim, calculando uma mortalidade entre 80% e 90% dos casos. Os higromas com cariótipo normal podem apresentar um bom prognóstico, realizando-se uma extirpação cirúrgica durante o período neonatal. Apresentam igualmente bom prognóstico os casos que foram somente detectados durante o terceiro trimestre.

Prega nucal

Representa uma prega cutânea redundante na região posterior do pescoço. Em 80% dos fetos afetados por trissomia 21 apresentam esta anormalidade. Foi Benacerraf em 1985 que primeiro utilizou a sua mensuração como detector de fetos acometido por esta síndrome.[10]

A medida da prega nucal deve ser realizada entre a região externa da calota e a superfície cutânea com o transdutor em um plano axial e através do tálamo, cerebelo e osso occipital (Fig. 12-7). Uma angulação incorreta poderá levar a valores equivocados, podendo inclusive aumentar o número de falsos positivos. A espessura da prega aumenta com a idade gestacional, foi estabelecido que entre as semanas 14 e 18 não poderá ultrapassar um valor limite de 5 mm. Também é considerado um limite de 6 mm quando a medida for realizada entre as semanas 16 e 20.[10,11]

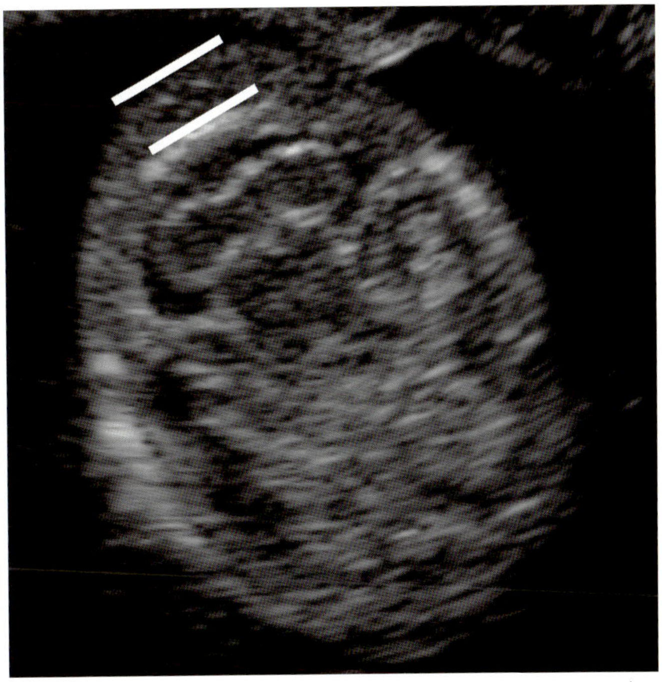

Fig. 12-7. Plano correto para a medição ecográfica da prega nucal.

Algumas séries publicadas detectaram síndrome de Down em 20% a 40% dos fetos que apresentavam um aumento na espessura da prega nucal. Assim deverá ser oferecido a todas as gestações de baixo risco em que este parâmetro seja considerado anormalmente aumentado um procedimento invasivo para estudo do cariótipo fetal. O aumento na espessura da prega nucal constitui um achado inespecífico para a síndrome de Down. Poderá estar presente em casos de displasias esqueléticas, hidropisia precoce e em aproximadamente 2% a 8,5% da população normal. Deve-se estudar com muita cautela quando presente em busca de outros marcadores. Recentemente foi comprovado que fetos com este marcador de espessura aumentada e cariótipo normal apresentam um bom prognóstico, ao passo que, quando anomalias associadas são encontradas, um pior prognóstico é estabelecido.[10,11]

MARCADORES EM TÓRAX FETAL

Foco ecogênico intracardíaco

A prevalência deste marcador em uma ecografia de rotina no segundo trimestre está entre 1% e 3%, apresentando um tamanho variável entre 1 a 6 mm. Ainda que normalmente este marcador seja mais comumente encontrado no interior do ventrículo esquerdo, poderá ser detectado no direito ou em ambos, podendo ser únicos ou múltiplos. Estas áreas focais hiper-refringentes ao nível dos ventrículos estão associadas a tumores cardíacos e a cromossomopatias, ainda que a maioria dos casos se trata de um sinal benigno, detectado tardiamente e ocasionado por uma variação da normalidade do desenvolvimento dos músculos papilares e cordas tendíneas (Fig. 12-8). Em aproximadamente 95% dos casos desaparecem no terceiro trimestre.[2,4,5]

É sugerida que mesmo que possa existir uma associação a síndrome de Down, ainda não está claro que haja necessidade de um

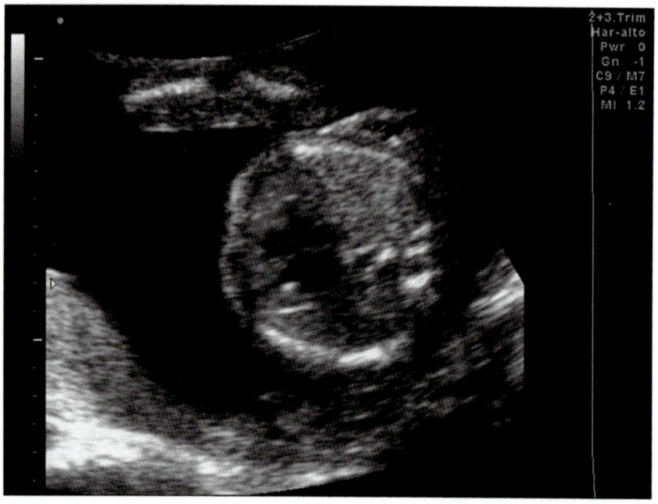

Fig. 12-8. Foco ecogênico intracardíaco em ventrículo esquerdo em feto de 22 semanas.

estudo do cariótipo fetal quando encontrado como marcador isolado. Todavia é citado na literatura que, mesmo quando encontrado isoladamente, o risco de uma possível síndrome de Down é duplicado.[12]

Cardiopatias

As anormalidades do coração e das grandes artérias são anormalidades de origem congênita em sua maioria. Todavia, deve-se considerar que em aproximadamente 5% das vezes existe um defeito genético, mutações específicas ou anormalidades cromossômicas associadas. Os defeitos cardíacos são encontrados em 90% dos fetos com trissomia 18, em 13,5% dos fetos com trissomia 21 e em 40% dos fetos acometidos pela síndrome de Turner, deleções cromossômicas ou trissomias parciais.[2,4,5,12]

As anormalidades cardíacas mais freqüentemente encontradas são, de acordo com cada anormalidade cromossômica:[12]

- Trissomia 13:
  - Defeitos do septo interventricular.
  - Defeitos do septo atrioventricular.
  - Coração esquerdo hipoplásico.
- Trissomia 18:
  - Defeito do septo interventricular.
  - Defeito do septo atrioventricular.
  - Ventrículo direito com saída dupla.
- Trissomia 21:
  - Defeito do septo atrioventricular.
  - Defeito do septo interventricular.
  - Defeito do septo inter-auricular.
  - Presença isolada de derrame pericárdico.
- Síndrome de Turner.
  - Coarctação aórtica:

O estudo ecográfico rotineiro detecta entre 38% e 40% das anomalias cardíacas maiores. A visualização adicional dos ramos de saída aumenta esta cifra para 78%. Ainda que as anomalias cardíacas sejam freqüentes em patologias cromossômicas, é muitas vezes um dos locais de maior dificuldade de estudo. Quando existe uma suspeita de anormalidade cromossômica, deverá sempre ser avaliado.[3]

Hérnia diafragmática

A hérnia diafragmática apresenta uma freqüência de 1 em cada 3.000 nascido vivos. Poderá apresentar-se em vários locais: através dos canais pleuroperitoneais, das hérnias do forame de Bochdalek (posteriores) e do forame de Morgagni (anteriores). Nas de localização posterior, a mais freqüente é do lado esquerdo (75%). Há um deslocamento do coração ao lado direito. Pode-se ainda haver uma herniação gástrica e intestinos, sendo visíveis por ecografia como estruturas anecóicas intratorácicas. Nas hérnias direitas comumente estão associadas a herniações hepáticas e intestinais. São mais difíceis de diagnosticar porque as diferenças de ecogenicidade do pulmão direito, fígado e intestino delgado são sutis (Fig. 12-9).[2,4,5,13]

Uma complicação tardia da hérnia diafragmática é a polidramnia, usualmente após a 25ª semana de gravidez. É encontrada em torno de 75% dos casos e pode ser conseqüente a uma alteração na deglutição fetal devido a uma compressão esofágica pelos órgãos abdominais herniados. Apresentam uma freqüência aumentada nas trissomias 21 e 18 e na deleção do braço curto do cromossomo 12 ou síndrome de Pallister-Killian. A suspeita de uma hérnia diafragmática justifica a realização de um estudo do cariótipo fetal.[2,4,13]

MARCADORES EM ABDOME FETAL

Ectasia pielocalicial

É definido como diâmetro pélvico renal ântero-posterior igual ou superior a 3 mm no primeiro trimestre, igual ou superior a 4 mm entre as semanas 15 e 20, igual ou superior a 5 mm entre as semanas 20 e 30 e igual ou superior a 7 mm entre as semanas 30 e 40. Valores superiores a 10 mm constituem sinal de suspeita de comprometimento da função renal (Fig. 12-10). Quando se identificam defeitos renais, o risco de serem encontradas anomalias cromossômicas aumenta de modo significativo em relação ao risco associado somente a idade materna. Quando é encontrada como um achado isolado, o risco é multiplicado pelo fator 3 e quando há outras anomalias associadas, o risco é multiplicado pelo fator 30.[2,4,5]

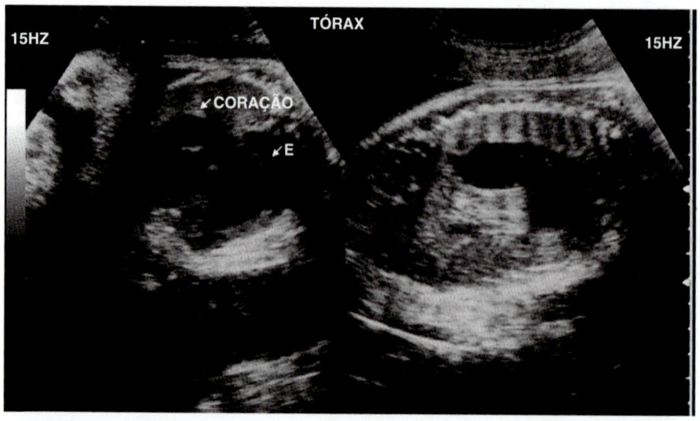

Fig. 12-9. Hérnia diafragmática diagnosticada por ecografia, onde se observa em mesmo plano o coração e estômago fetais.

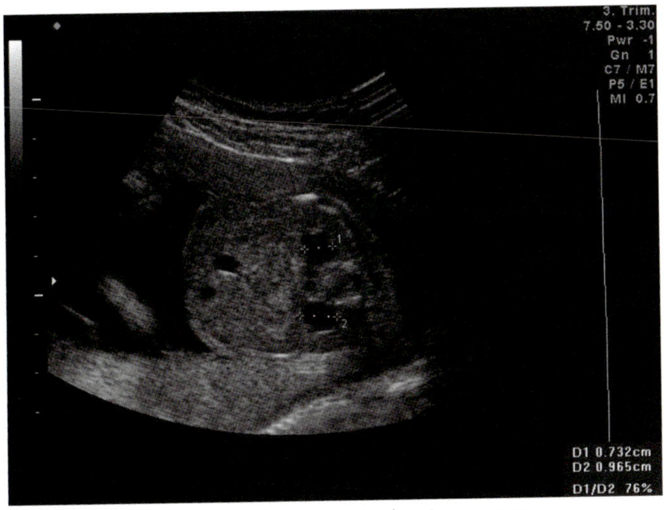

Fig. 12-10. Ectasia pielocalicial em feto de 20 semanas.

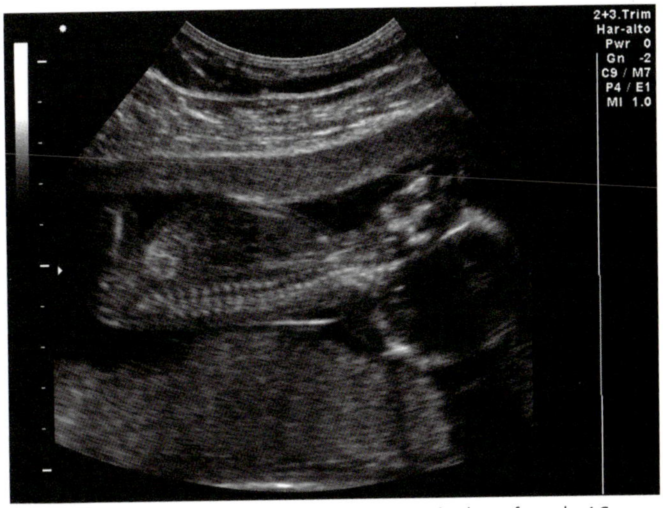

Fig. 12-11. Aumento da ecogenicidade intestinal em feto de 16 semanas e trissomia 21.

O tipo de cromossomopatia e de suas malformações associadas varia segundo o tipo de acometimento renal. A hidronefrose leve é mais freqüente na trissomia 21. A hidronefrose moderada ou grave, rins multicísticos ou agenesia renal se apresentam com maior freqüência nas trissomias 18 e 13.[2,4,12]

Até o momento não parece existir uma evidência clara sobre a necessária realização de cariótipo fetal em gestações de alto risco. Não obstante, deve-se considerar a obtenção quando estão presentes outras anormalidades associadas.

Aumento da ecogenicidade intestinal

O aumento da ecogenicidade intestinal foi descrito pela primeira vez pelo grupo de Lince *et al.*, em 1985. Apresenta uma incidência de 0,2% a 0,6% de acordo com a literatura. Existem distintas definições para este aumento na ecogenicidade, mas a mais confiável a define quando está próxima da ecogenicidade óssea. A causa desta hiperecogenicidade ainda não está completamente clara, mas poderá ser devido a uma diminuição na peristalse ou pela diminuição do conteúdo líquido do mecônio, pela ingestão de líquido amniótico contaminado por sangue ou ainda por isquemia intestinal.

Apresenta uma associação significativa a um aumento no risco de aneuploidias, ainda que possa atribuir-se a outras entidades clínicas como íleo meconial, preferentemente a casos de fibrose cística, infecção viral fetal, hemorragia intra-amniótica. Mesmo assim poderá ser considerado como um achado em fetos euplóides ou de alto risco perinatal (Fig. 12-11).[2,4,5,14]

O grupo de Nyberg descreveu sua associação na trissomia 21. Durante o segundo trimestre a presença de um intestino hiperecogênico nos deve alertar sobre possíveis anomalias. Ainda que seja encontrado como marcador isolado, existe um risco de 5,5 vezes se não existisse qualquer marcador.[3]

Gastrosquise

A gastrosquise é um defeito da região ventral paraumbilical localizado à direita da linha média. Apresenta uma freqüência de 1 em cada 1.000 nascidos vivos e geralmente constitui um achado esporádico, sendo rara sua associação com anomalias cromossômicas. É devida a um comprometimento precoce da veia umbilical direita ou da artéria onfalomesentérica, que causa uma isquemia mesodérmica e endodérmica da parede abdominal. Durante a sétima semana de gestação poderá aparecer uma herniação fisiológica do intestino médio, mas quando há gastrosquise existe uma ruptura do abdome fetal no lado paramedial direito, região onde houve dano isquêmico prévio. Esta anomalia se diferencia da onfalocele pela falta de saco envoltório dos intestinos, pois as alças bóiam livremente no líquido amniótico e a inserção do cordão umbilical é normal (Fig. 12-12).[2,4,5,13,15,17]

Atresia duodenal

Durante as primeiras cinco semanas de vida embrionária, o lúmen do duodeno está obliterado pelo epitélio proliferante. A perviedade deste lúmen usualmente é restaurada em torno das 11 semanas. A falha nesta vacuolização poderá levar a uma estenose ou atresia. Apresenta uma incidência de 1 em cada 5.000 nascidos vivos.[2,4,5]

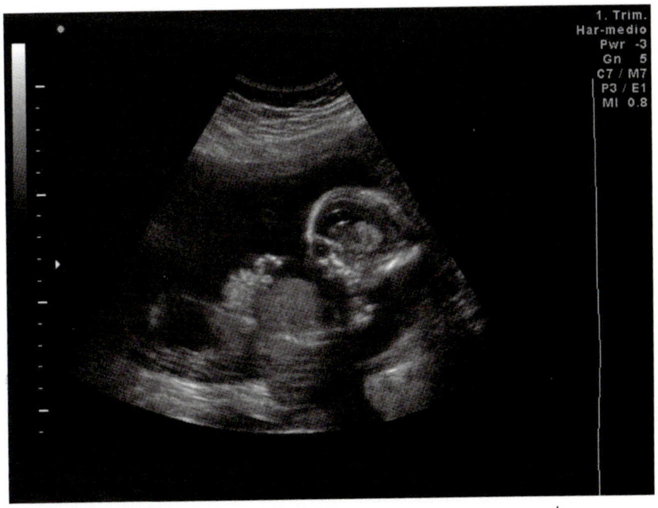

Fig. 12-12. Gastrosquise em feto de 15 semanas por estudo ecográfico.

Anomalias cromossômicas estão associadas em até 30% dos fetos comprometidos. Infelizmente os achados ecográficos indiretos a uma atresia duodenal como o sinal da dupla bolha e a polidramnia não se encontram evidentes até antes da 24ª semana de gestação (Fig. 12-13). De todas as formas, o conhecimento do cariótipo fetal é útil, sendo sempre oferecido este estudo quando detectado este marcador.[3]

Ângulo pubiano aumentado

A pelve dismórfica constitui um sinal de trissomia 21 em Pediatria. Ela é caracterizada como ossos ilíacos planos e que se abrem provocando um aplainamento da pelve. O ângulo ilíaco se mede em um plano axial da pelve fetal e se define como aquele que se forma pela convergência de duas linhas que traçam através da região póstero-lateral das asas do ilíaco.[2,4,5]

Restrição precoce de crescimento intra-uterino

Quando é detectada uma restrição de crescimento precoce, devem ser buscadas malformações associadas. Quando estão presentes, deve-se oferecer um estudo do cariótipo fetal, pois um risco de anomalia de origem cromossômica é maior. É ainda maior quando existe associação de um líquido amniótico normal e curvas de fluxo arteriais normais. Ainda que não existam anomalias associadas, se deve considerar um cariótipo fetal já que mesmo assim o risco de uma cromossomopatia estaria em 2% a 4%.[2,4,5,16]

Este achado está presente em aproximadamente 50% de fetos acometidos por trissomia 18. Nestes casos este achado é mais evidente no terceiro trimestre e existe uma associação a polidramnia. Por outro lado, nos fetos triplóides que sobrevivem, o achado mais freqüente é o retardo precoce de crescimento associado a oligoidramnia.[16]

Ambigüidade de genitais externos

No início da gestação, o critério considerado como mais importante na detecção do sexo masculino é a visão do falo em direção cranial e o sinal da cúpula, que representa o escroto. No sexo feminino, este falo está em direção caudal e a presença de dois ou quatro linhas paralelas que correspondem aos lábios vulvares.[2,4]

Os estados intersexuais podem se dividir em anomalias mediadas por hormônios e não mediados por hormônios. A este último grupo pertencem as aberrações cromossômicas ou podem corresponder a uma das numerosas síndromes de malformações múltiplas.[3,16]

MARCADORES EM EXTREMIDADES FETAIS

Fêmur curto

Já é considerado que os fetos acometidos pela trissomia 21 apresentam um encurtamento dos ossos longos (Fig. 12-14). Todavia ainda existem controvérsias no uso deste conhecimento para a detecção destes fetos. Existe uma sensibilidade variável quando se usa este marcador na detecção de fetos acometidos por esta síndrome, podendo variar de uma sensibilidade de até 69% e valores de falsos positivos entre 2% e 7% até sensibilidades inferiores a 20%. Na atualidade este marcador, quando isolado, não indica um estudo invasivo para determinação do cariótipo fetal.[2,3,5,16]

Pé equinovaro

Esta anormalidade está presente em 0,1% a 0,2% da população. O diagnóstico se baseia no reconhecimento de um pé invertido com flexão plantar em que o comprimento axial do metatarso se encontra no mesmo plano que a tíbia e o perônio (Fig. 12-15). O ângulo de união entre o pé e o extremo inferior das pernas está inferior a 90 graus. Encontra-se freqüente em anormalidades cromossômicas como as trissomias 18 e 21. Quando além de sua detecção são visíveis outras anormalidades, deve ser indicada uma realização de estudo do cariótipo fetal. O conhecimento de que algumas anomalias associadas possam passar despercebidas faz com que o achado isolado desta anomalia seja considerado igualmente como uma indicação de estudo cromossômico.[2,3,5]

Pé em sandália

O marcador pé em sandália é caracterizado por uma separação ampla entre o primeiro e o segundo dedos do pé (Fig. 12-16). Está presente em até 45% dos fetos acometidos por síndrome de Down. Sua busca deve estar limitada a grupos de alto risco.[2,3,5,16]

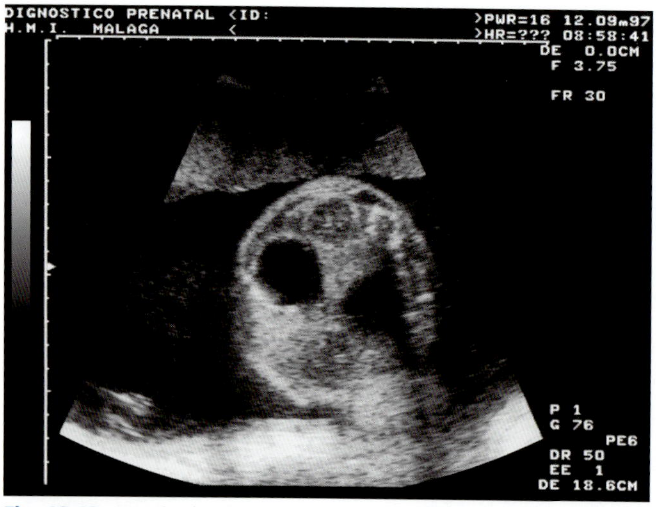

Fig. 12-13. Atresia duodenal em feto por estudo ecográfico de 21 semanas.

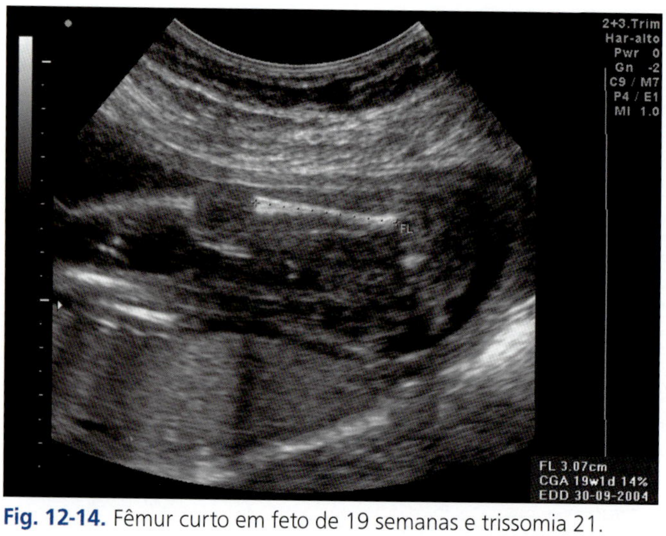

Fig. 12-14. Fêmur curto em feto de 19 semanas e trissomia 21.

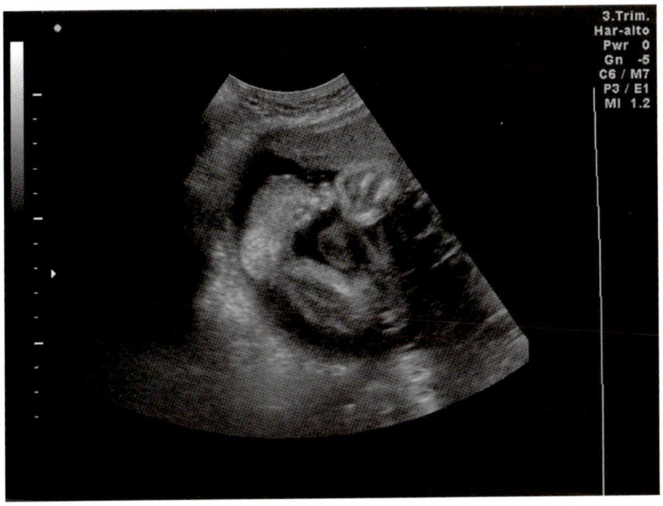

Fig. 12-15. Pé equinovaro em feto de 23 semanas por estudo ecográfico.

Polidactilia

A polidactilia é caracterizada pela detecção de dedos supranumerários que variam desde estruturas constituídas somente por tecido mole até um dedo completo com, inclusive, possibilidade de flexão e extensão. É dividida em dois:[16]

1. **Pré-axial**: quando o dedo extra está localizado na região radial da mão e região tibial no pé.
2. **Pós-axial**: quando o dedo extra está localizado na região cubital da mão ou peroneal do pé.

Esta anormalidade apresenta um caráter geralmente hereditário, sendo muitas vezes bilateral e associando-se a uma grande variedade de anomalias e síndromes. A forma pós-axial constitui achado freqüente na trissomia 13, estando presente em até 60% dos fetos acometidos e pode ser detectada em pés e mãos. Poderá ser detectada na trissomia 18, porém com muito menor freqüência.

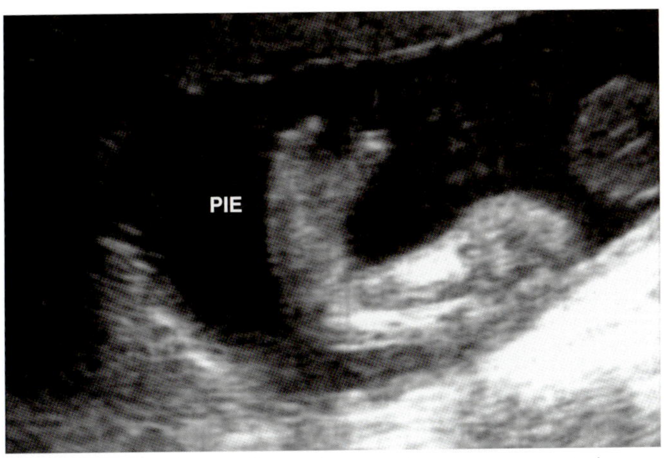

Fig. 12-16. Sinal da sandália em feto de 23 semanas por estudo ecográfico.

Clinodactilia

A clinodactilia ou superposição de dedos consiste na curvatura de um dedo digital, média ou lateral do plano radiocubital. O dedo mais freqüentemente afetado é o mindinho. Com muita freqüência a trissomia 21 se acompanha de hipoplasia da segunda falange do quinto dedo, provocando uma clinodactilia. Este achado poderá encontrar-se em 6% dos neonatos com esta síndrome. Todavia ainda que exista esta associação, este marcador não deve ser considerado como marcador de trissomia 21 em população de baixo risco.[2-4,16]

ANEXOS

Oligoidramnia precoce

Quando um oligoidrâmnio precoce está associado a uma restrição de crescimento ou a uma malformação renal, poderá ser reflexo de uma anomalia cromossômica (Fig. 12-17). Quando é observado durante o segundo trimestre, constitui um achado indicativo de um risco maior de mortalidade perinatal em torno de 80% a 90%. Quando o líquido se encontra ausente, é observada uma mortalidade perinatal de 90%, e a natureza letal das formas mais graves de oligoidramnia seria resultado da hipoplasia pulmonar resultante deste estado.[2-4,16]

Artéria umbilical única

A artéria umbilical única constitui um achado freqüente que ocorre em aproximadamente 1% de todos os partos (Fig. 12-18). Quando presente, está indicado um estudo ecográfico minucioso a fim de tentar excluir a presença de outros marcadores, bem como um estudo ecocardiográfico. Quando está presente de forma isolada não constitui fator de preocupação em relação a um risco maior de cromossomopatia, ainda que a maioria indique um estudo mais completo desta gravidez a fim de excluir qualquer anormalidade.[2-4]

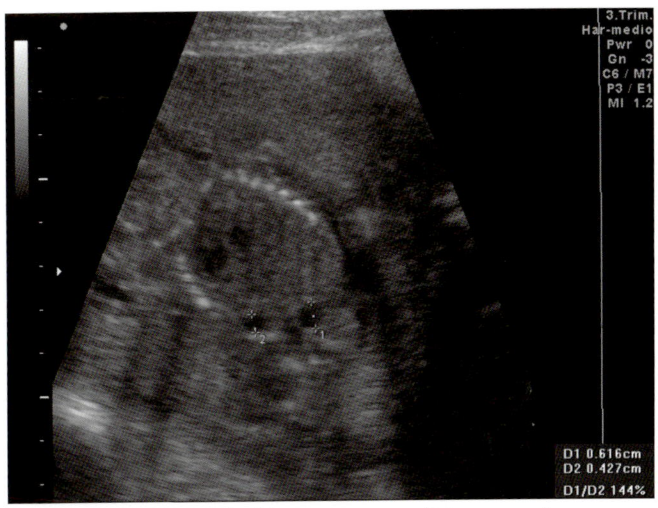

Fig. 12-17. Feto com oligoidramnia precoce (18 semanas) e alteração em rins (dilatação pielocalicial).

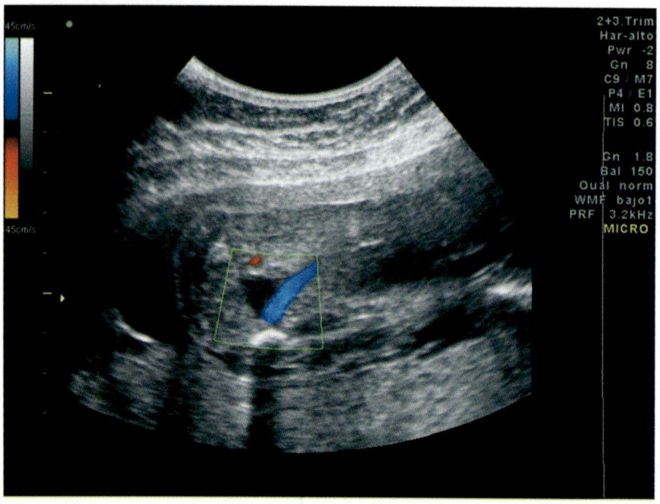

Fig. 12-18. Artéria umbilical única em feto de 20 semanas.

Patologia placentar

Apresentam uma associação a triploidias. Nestes casos a placenta poderá estar aumentada de tamanho e espessura e as mudanças hidroscópicas oscilam entre a detecção de grande cistos solitários a múltiplos cistos pequenos.[2-4]

REFERÊNCIAS BIBLIOGRÁFICAS

1. Díaz Recaséns J, Plaza Arranz J, Fernandez Moya JM. Malformaciones congénitas: clasificación y formas comunes. *In*: Cabero Roura L. *Tratado de ginecología, obstetricia y medicina de la reproducción*. Madrid: Editora Médica Panamericana, 2003. p. 977-94.
2. Carreras Moratonas E, Higueras Sanz T. Marcadores ecográficos de cromosomopatías En: Cabero Roura L. *Tratado de ginecología, obstetricia y medicina de la reproducción*. Madrid: Editora Médica Panamericana, 2003. p. 1016-23.
3. Rumack C, Wilson S, Charboneau JW. *Ecografía obstétrica y fetal*. Espanha: Editora Marban, 2000.
4. Twining P, McHugo J, Pilling D. *Anomalías fetales. Diagnóstico ecográfico*. Espanha: Editora Marban, 2002.
5. Whitlow BJ, Chatzipapas IK, Lazanakis ML, Kadir RA, Economices DL. The value of sonography in early pregnancy for the detection of the fetal abnormalities in an unselected population. *Br J Obstet Gynaecol* 1999;106:929-36.
6. Sherod C, Sebire NJ, Soares W, Snijders RJ, Nicolaides KH. Prenatal diagnosis of trisomia 18 at the 10-14 week ultrasound scan. *Ultrasound Obstet Gynecol* 1997;10:387-90.
7. Nicolaides KH, Pilu G. *Diploma in fetal medicine series diagnosis of fetal abnormalities*. The 18-23 Week Scan. London: The Parthenon Publishing Group, 1999.
8. Bronshtein M, Bar-Hava I, Blumenfeld I, Bejar J, Toder V, Blumenfeld Z. The difference between septated and nonseptated nuchal cystic hygroma in the early second trimester. *Obstet Gynecol* 1993;81:683-7.
9. von Kaisenberg CS, Nicolaides KH, Brand-Saberi B. Lymphatic vessel hypoplasia in fetus with Turner syndrome. *Hum Reprod* 1999;14:823-6.
10. Solomon LJ, Bernard JP, Taupin P, Bernard C, Ville Y. Relationship between nuchal translucency at 11-14 weeks and nuchal fold at 20-24 weeks of gestation. *Ultrasound Obstet Gynecol* 2001;18:636-7.
11. Wilson RD, Venir N, Farquharson DF. Fetal nuchal fluid – physiological or pathological? – in pregnancies less than 17 menstrual weeks. *Prenat Diagn* 1992;12:755-63.
12. Mol BWJ. Down's syndrome, cardiac anomalies and nuchal translucency. Fetal heart failure might link nuchal translucency and Down's syndrome. *BMJ* 1999;318:70-1.
13. Timor-Tritsch IE, Warren WB, Peisner DB, Pirrone E. First-trimester midgut herniation: a high frequency sonographic study. *Am J Obstet Gynecol* 1989;161:831-3.
14. Puerto B, Martínez JM. Screening ecográfico y hemodinámica de aneuploidías. *Cuad Med Reprod* 2001;7(1):79-101.
15. van Zalen-Sprock RM, Vugt JM, van Geijn HP. First trimester sonography of physiological midgut herniation and early diagnosis of onphalocele. *Prenat Diagn* 1997;17:511-8.
16. Twining, P, McHugo J, Pilling D. *Anomalías fetales. Diagnóstico ecográfico*. Espanha: Editora Marban, 2002.
17. St-Vil D, Shaw KS, Lallier M, Yazbeck S, Di Lorenzo M, Grignon A. Chromosomal anomalies in newborns with onphalocele. *Pediatr Surg* 1996;31:831-4.

CAPÍTULO 13

TRANSLUCÊNCIA NUCAL

Maria de Lourdes Brizot
Fátima Aparecida Targino Saldanha
Marcelo Zugaib

INTRODUÇÃO

A medida da translucência nucal (TN) entre 11-14 semanas de gestação constitui o melhor marcador ultra-sonográfico isolado para rastreamento da trissomia do cromossomo 21 nos dias atuais. A sensibilidade é de 70% a 80% para uma taxa de procedimento invasivo em torno de 5%.[1-4] Quando o cariótipo fetal é normal, a translucência nucal aumentada também está associada a maior freqüência de defeitos cardíacos graves, um vasto número de displasias esqueléticas e síndromes gênicas.[5]

Este capítulo tem por objetivo salientar a importância da medida da translucência nucal no rastreamento de anomalias cromossômicas e outras condições clínicas.

TRANSLUCÊNCIA NUCAL

Translucência nucal (TN) é a denominação que se dá ao acúmulo de fluido na região posterior do pescoço fetal, localizado entre a pele e o tecido celular subcutâneo que recobrem a coluna cervical. Ela está presente em todos os fetos no período entre 11 e 13 semanas completas de gestação e sua medida aumenta com o evoluir da gestação.

Está bem estabelecida a relação entre medidas aumentadas da espessura da TN e o aumento do risco de aneuploidias, malformações fetais e síndromes genéticas. De forma que, atualmente, a medida da espessura da TN constitui um método efetivo de rastreamento para a trissomia do cromossomo 21. Para uma taxa de procedimento invasivo de 5%, cerca de 75% das gestações com fetos trissômicos podem ser identificadas.[3] Na nossa casuística, empregando-se o *software* fornecido pela The Fetal Medicine Foundation – Londres e considerando-se os casos com risco acima de 1 em 300, a taxa de detecção para trissomia do 21 foi de aproximadamente 90%, e 75% para outras anomalias cromossômicas. Empregando-se apenas a medida da TN acima do 95º percentil como nível de corte, a taxa de detecção foi de 70% para trissomia do cromossomo 21 e 75% para outras anomalias cromossômicas.[4]

Para o cálculo do risco corrigido, são considerados o risco basal (o qual depende da idade materna, idade gestacional e história prévia de gestação acometida por trissomia do 21) e a medida da espessura da TN. Para um determinado valor de comprimento crânio-nádegas (CCN) e TN, o programa de cálculo de risco determina um fator de correção pelo qual se multiplica o risco basal.[5] Quanto maior a medida da TN, maior o fator de multiplicação e, portanto, maior o risco final corrigido. Em contraste, quanto menor a medida da TN, menor o fator de multiplicação e menor o risco corrigido.

Translucência nucal e idade gestacional

A medida da TN aumenta com o evoluir da gestação.[6] O valor médio varia de 1,2 mm no início da 11ª semana até atingir 1,9 mm no final da 13ª semana. Desta forma, abandonou-se o critério de TN aumentada empregado no passado com um valor único de corte (acima de 3,0 mm, por exemplo) para adoção de diferentes limites superiores da normalidade de acordo com a idade gestacional (CCN). A Fig. 13-1 ilustra os percentis 5, 50 e 95 para diferentes medidas do comprimento crânio-nádegas.

Técnica da medida da translucência nucal

Habitualmente, a espessura da TN envolve medidas de poucos milímetros. Desta forma, é essencial que se adotem critérios e técnica uniformizados para a medida da TN com o intuito de minimizar as diferenças interoperadores e a fim de se reproduzir os resultados da literatura. Dentre as publicações disponíveis, aquela envolvendo a maior casuística e metodologia estrita foi realizada pela The Fetal Medicine Foundation – Londres. A metodologia descrita baseia-se nos seguintes critérios:

1. A medida do comprimento crânio-nádegas (CCN) fetal deve estar entre 45 e 84 mm. Isto equivale a uma idade gestacional entre 11 semanas e 13 semanas + 6 dias.
2. É necessário obter um corte estritamente sagital do feto, aquele mesmo necessário para a medida do CCN.

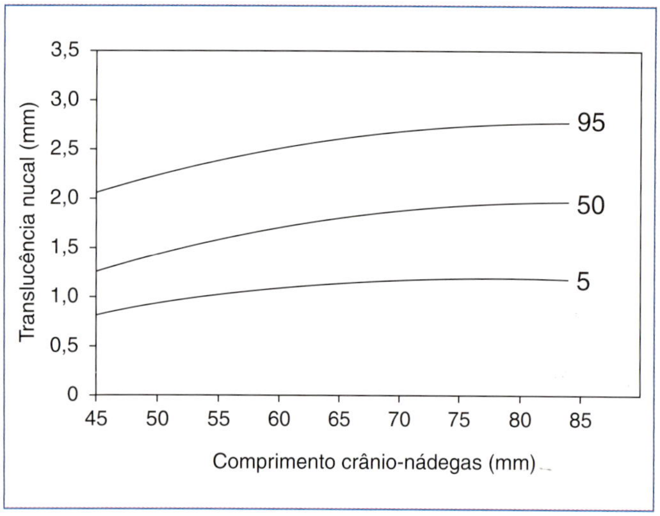

Fig. 13-1. Percentis 5, 50 e 95 da medida da translucência nucal em relação ao comprimento crânio-nádegas.[6]

3. A medida da TN deve ser realizada com o feto em posição neutra. Evitando-se hiperextensão (que pode levar a um falso aumento da TN de até 0,6 mm) e hiperflexão (que pode diminuir a medida da TN em até 0,4 mm) fetais.[7]
4. A imagem do feto deve ser magnificada de tal forma que ocupe pelo menos 75% da tela, desta forma, pequenos movimentos no posicionamento dos *calipers* correspondem a mudanças de apenas 0,1 mm nas medidas.
5. É importante distinguir a pele fetal da membrana amniótica, uma vez que ambas as estruturas se apresentam como finas membranas nesta fase da gestação. A distinção entre estas duas estruturas ocorre durante a movimentação corpórea fetal espontânea ou podem-se empregar alguns artifícios tais como: pedir à paciente que tussa e/ou utilizar o transdutor para provocar movimentos de "balanço" no abdome materno.
6. A medida deve ser realizada na região de maior espessura do espaço anecóico (translucência) entre a pele e o tecido celular subcutâneo que recobre a coluna cervical.
7. A Fig. 13-2 ilustra o posicionamento correto dos *calipers*. Vale ressaltar que se dá preferência aos marcadores do tipo (+) ao invés de (x) e a sua linha horizontal deve margear a linha que delimita a translucência nucal. As Figs. 13-3 e 13-4 demonstram exemplos de medidas de translucência nucal normal e aumentada, respectivamente.
8. Ao menos três medidas adequadas devem ser obtidas durante o exame e a maior delas é considerada no cálculo do risco.
9. Em aproximadamente 5% dos casos, o cordão umbilical pode estar ao redor do pescoço fetal; frente a este achado, é mais adequado que a medida da TN seja realizada abaixo da região do pescoço fetal que é envolta pela alça do cordão.[8]
10. Em aproximadamente 95% dos casos, a medida da TN pode ser obtida com sucesso pela via transabdominal; no restante dos casos pode ser necessária complementação com exame transvaginal. Os resultados obtidos pelas duas vias são semelhantes.[9]

A habilidade para obter medidas confiáveis da TN depende da motivação do ultra-sonografista. Treinamento apropriado, alta motivação e aderência estrita às técnicas padronizadas para medida da translucência nucal são pré-requisitos essenciais para a aplicação na rotina prática. Estes aspectos são enfatizados nos estudos citados a seguir.

Braitwaite *et al.*, observaram que um operador não experiente adquire a habilidade em medir a TN com resultados reprodutíveis após a realização de 80 exames pela via transabdominal e 100 exames pela via transvaginal.[10] Resultado de estudo onde a medida da TN foi obtida de forma intervencional (utilizada na rotina prática) com medida observacional (não utilizada na prática) relata que no primeiro grupo a medida da TN foi obtida com sucesso em 100% dos casos enquanto no grupo observacional apenas em 85% dos casos.[11,12] Monni *et al.*, também relataram que após modificação da técnica da medida da translucência nucal, seguindo as orientações estabelecidas pela The Fetal Medicine Foundation, a taxa de detecção para trissomia do cromossomo 21 aumentou de 30% para 84%.[13]

Implementação do rastreamento pela TN na rotina pré-natal

Vários estudos avaliaram a implementação do rastreamento através da medida da TN na rotina pré-natal e apresentaram taxas de detecção e falso positivo que variaram de 50%-91% e 0,8%-6,3% respectivamente.[4,14-18] Uma explicação para esta larga variação

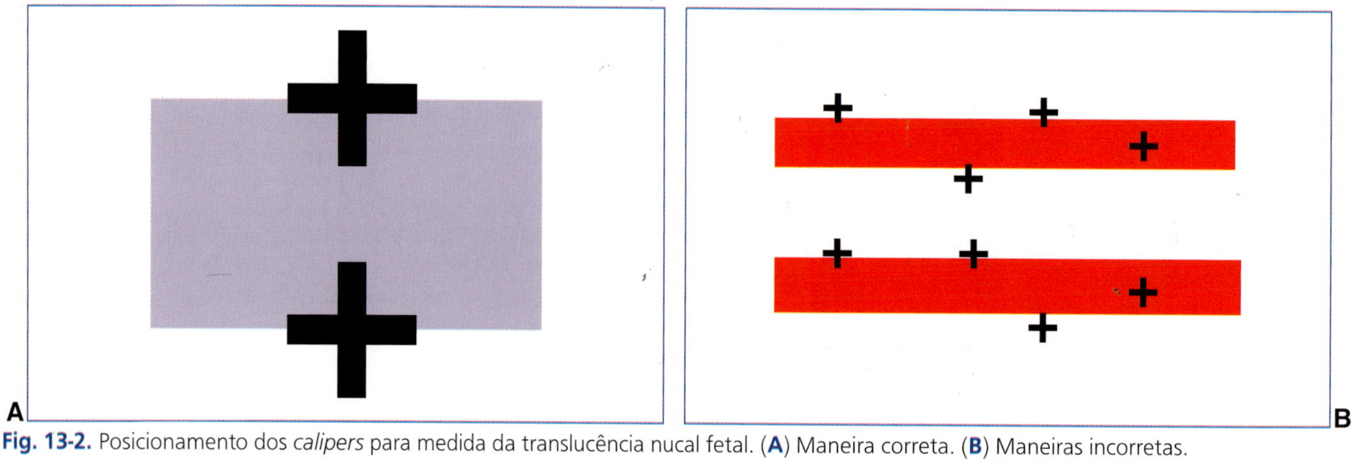

Fig. 13-2. Posicionamento dos *calipers* para medida da translucência nucal fetal. (**A**) Maneira correta. (**B**) Maneiras incorretas.

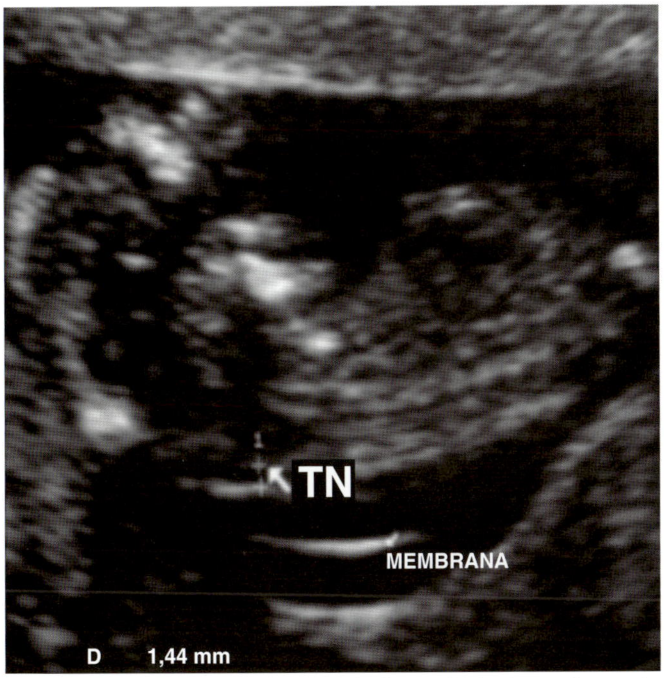

Fig. 13-3. Feto de 12 semanas e medida da translucência nucal normal.

entre os estudos é que em muitos deles a TN aumentada foi definida por uma medida fixa e independente da idade gestacional. Os estudos que associaram a idade materna e a medida da TN para o cálculo de riscos observaram melhores taxas de detecção com menores falsos positivos.

Apenas o estudo da Fetal Medicine Foundation examinou número suficiente de casos que permitisse avaliar a sensibilidade do método.[3] Neste estudo os exames foram realizados por 306 ultra-sonografistas, adequadamente treinados, pertencentes a 22 centros.[3] O resultado da gestação foi obtido em 96.127 casos, incluindo 326 fetos com trissomia do 21 e 325 com outras anomalias cromossômicas. A idade gestacional média foi de 12 semanas (variação de 10-14 semanas) e a idade materna média foi de 31 anos (variação de 14-49 anos). A translucência nucal esteve

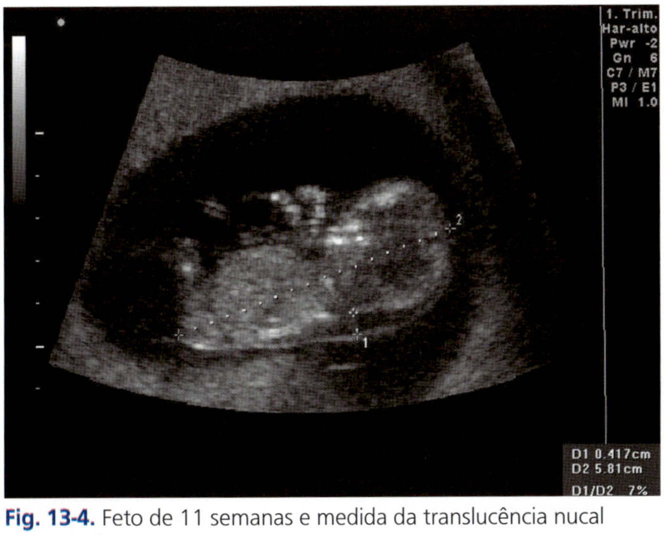

Fig. 13-4. Feto de 11 semanas e medida da translucência nucal aumentada.

acima do 95° percentil para o CCN em 4,4% dos fetos normais e em 72% dos fetos com trissomia do cromossomo 21. O risco estimado para a trissomia do cromossomo 21, baseado na idade materna e translucência nucal fetal, foi maior que 1 em 300, em 8,3% das gestações normais e em 82% das gestações com trissomia do 21. Para uma taxa de rastreamento positivo de 5%, a sensibilidade foi de 77% (intervalo de confiança 95% = 72-82%).[3]

OUTRAS ANOMALIAS CROMOSSÔMICAS

No estudo multicêntrico da Fetal Medicine Foundation foram identificados 325 fetos com anomalias cromossômicas diferentes da trissomia do 21, tais como a trissomia dos cromossomos 13, 18, triploidia, síndrome de Turner, Klinefelter, 47,XXX, 47,XYY e várias outras.[3] Em 71% destas gestações, a translucência nucal estava acima do 95° percentil para o comprimento crânio-nádegas.

Além da translucência nucal aumentada, existem outros marcadores ultra-sonográficos nestes fetos. Na trissomia do cromossomo 18, existe crescimento intra-uterino retardado precoce, bradicardia relativa e, em cerca de 30% dos casos, onfalocele.[19] A trissomia do 13 é caracterizada pela taquicardia fetal (observada em cerca de dois terços dos casos), crescimento intra-uterino retardado precoce e holoprosencefalia ou onfalocele (presente em cerca de 30% dos casos).[20] A síndrome de Turner é caracterizada pela taquicardia fetal, observada em cerca de 50% dos casos, e crescimento intra-uterino retardado precoce.[21] Na triploidia observa-se crescimento intra-uterino retardado assimétrico precoce, bradicardia relativa, holoprosencefalia, onfalocele ou cisto de fossa posterior, em cerca de 40% dos casos, além da degeneração molar da placenta, em cerca de um terço dos casos.[22]

TRANSLUCÊNCIA NUCAL AUMENTADA COM CARIÓTIPO NORMAL

Os possíveis mecanismos implicados na fisiopatologia da TN aumentada incluem:[5]

1. Insuficiência cardíaca associada a anomalias cardíacas e dos grandes vasos.
2. Congestão venosa na cabeça e no pescoço, devido à compressão do corpo fetal ou mediastino como ocorre nos casos de síndrome da banda amniótica, hérnia diafragmática ou tórax estreito nas displasias esqueléticas.
3. Alteração na composição da matriz extracelular.
4. Anormalidade ou atraso no desenvolvimento do sistema linfático.
5. Deficiência na drenagem linfática devido à diminuição dos movimentos fetais, como em doenças neuromusculares.
6. Anemia fetal ou hipoproteinemia.
7. Infecção congênita devido à anemia ou disfunção cardíaca.

Vários estudos estabeleceram que, em fetos cromossomicamente normais, a translucência nucal aumentada está associada com um grande número de malformações fetais e síndromes genéticas.[23] A prevalência destes defeitos aumenta com a medida da translucência nucal: 2,4% para TN entre 95° percentil e 3,4 mm; 7,1% entre 3,5 e 4,4 mm; 12,3% entre 4,5 e 5,4 mm; 16,7% entre

5,5 e 6,4 mm e 35,6% para medidas acima de 6,5 mm.[23] Além disso, TN aumentada também está associada com taxas aumentadas de abortamento e óbito perinatal.

Entretanto, é importante enfatizar aos pais que TN aumentada *per se* não constitui uma malformação fetal e, uma vez excluídas as anomalias cromossômicas, cerca de 90% das gestações com feto apresentando TN menor do que 4,5 mm resultarão em recém-nascidos vivos e saudáveis; as taxas para TN de 4,5-6,4 mm e ≥ 6,5 mm são de cerca de 80% e 45%, respectivamente.[23]

A prevalência de defeitos cardíacos aumenta com a medida da translucência nucal, variando de 0,8 em 1.000 quando a translucência nucal está abaixo do 95° percentil, para 63,5 em 1.000 quando a medida da TN está acima do 99° percentil.[24] Translucência nucal aumentada entre 11 e $13^{6/7}$ semanas constitui indicação para ecocardiografia fetal especializada durante a gestação.

Conduta frente a translucência nucal aumentada

Frente ao achado ultra-sonográfico de TN aumentada (> 95° percentil) no primeiro trimestre, deve-se proceder a uma detalhada avaliação da anatomia fetal para excluir malformação estrutural associada e discutir a possibilidade de teste invasivo para determinação do cariótipo fetal.

O seguimento destes casos se faz com exames morfológicos detalhados associados a ecocardiografia fetal especializada na 16ª e 20ª semanas para excluir defeitos estruturais não detectados nos exames anteriores e avaliar a evolução do edema de nuca.

Nos casos em que o edema nucal persiste, inicia-se a investigação de infecção fetal através de exames sorológicos maternos e, naqueles casos em que ocorre suspeita de síndrome genética ou que existe história familiar de síndrome genética, uma avaliação especializada por geneticista clínico pode ser benéfica.

Nos casos em que ocorre regressão do edema nucal, o prognóstico é muito favorável e pode-se tranqüilizar os pais.

TRANSLUCÊNCIA NUCAL NAS GESTAÇÕES GEMELARES

A medida da espessura da TN constitui o método de rastreamento mais efetivo para trissomia do cromossomo 21 nas gestações gemelares. Para tanto, é fundamental a determinação da corionicidade.

Em gestações dicoriônicas, determina-se a medida da TN e calcula-se o risco corrigido para cada feto separadamente. A sensibilidade e a taxa de falsos positivos do método são similares àquelas encontradas em gestações únicas.[25]

Nas gestações gemelares monocoriônicas, a taxa de falsos positivos é maior do que em gestações únicas e o achado de translucência nucal aumentada em somente um dos fetos não deve induzir à conclusão errônea de risco discordante para anomalia cromossômica. Nestes casos, a discordância da medida da TN pode constituir sinal precoce de síndrome da transfusão feto-fetal. Até o presente momento, o número de casos examinados é ainda muito pequeno para concluir se a menor medida, a maior ou a média entre as duas deva ser considerada para o cálculo do risco.

OUTROS MARCADORES ASSOCIADOS À MEDIDA DA TRANSLUCÊNCIA NUCAL

A medida da espessura da translucência nucal fetal, combinada com a idade materna, constitui método efetivo atual de rastreamento da trissomia do cromossomo 21. Com o intuito de melhorar a taxa de detecção e reduzir o índice de falso positivo deste método, outros marcadores bioquímicos e ultra-sonográficos foram estudados.

Translucência nucal e bioquímica no soro materno

Na trissomia do cromossomo 21, durante o primeiro trimestre da gestação, a concentração sérica da fração livre da βhCG é maior do que nas gestações com fetos cromossomicamente normais, enquanto a concentração da PAPP-A *(pregnancy associated plasma protein-A)* nos fetos afetados é baixa. Não existe associação significativa entre TN e concentração sérica de β-hCG livre ou PAPP-A nas gestações com fetos normais ou com trissomia do 21.[26,27] A taxa de detecção estimada para trissomia do 21 pela combinação da idade materna, TN e concentração sérica de PAPP-A e β-hCG livre é de cerca de 90% para uma taxa de falso positivo de 5%.[28]

Um importante avanço, na análise bioquímica, foi a introdução de novas técnicas *(random access immunoassay analyzer using time-resolved-amplified-cryptate-emission),* que provêm medidas automatizadas, precisas e reprodutíveis em 30 minutos, após a coleta do sangue.[28] Isto tornou possível a combinação dos testes bioquímicos e ultra-sonográficos, assim como o aconselhamento, em uma única consulta, para avaliação precoce dos riscos fetais (OSCAR *clinic*). O desempenho do teste combinado (OSCAR *clinic*) foi avaliado em estudo prospectivo recente envolvendo 15.030 casos mantendo a taxa de detecção para trissomia do 21 de 90,2% para um falso positivo de 5%.[29]

Ducto venoso

O ducto venoso constitui *shunt* vascular que comunica a porção intra-hepática da veia umbilical com a veia cava inferior. Um estudo envolvendo 486 fetos examinados entre 11 e 14 semanas, e submetidos à avaliação Doppler fluxométrica deste vaso prévia à realização de procedimento invasivo para determinação do cariótipo fetal constatou que a onda 'a' (correspondente à fase de contração atrial do ciclo cardíaco) apresentava fluxo ausente ou reverso em 57 (90,5%) dos 63 casos com cariótipo anormal. No grupo com cariótipo normal, este achado estava presente em 3,1% (13/423) dos casos.[30] Estudos subseqüentes confirmaram a associação de ducto venoso alterado e anomalias cromossômicas com sensibilidade na detecção destas que varia de 65% a 93% para falsos positivos de 4,3-20%.[31-35]

Na nossa casuística,[35] onde foi realizada avaliação do ducto venoso em 1.217 casos no período de 11-13 semanas de gestação, observamos taxa de detecção de 68,2% das anomalias cromossômicas para um falso positivo de 6,4%. Entretanto, em todos os casos de ducto alterado e cariótipo anormal a medida da TN também estava aumentada. Quando combinado à translucência nucal o ducto reduz a taxa de falso positivo da TN, porém a sensibilidade é menor do que a utilização da TN isolada. Nesta casuística, no grupo com cariótipo normal, observamos uma associação do ducto alterado com cardiopatia, entretanto em todos os casos a

TN estava aumentada.[35] Portanto, nos parece que o ducto venoso alterado não apresenta contribuição maior do que a TN aumentada, em relação ao rastreamento de anomalias cromossômicas e cardiopatias fetais. Estudos com casuísticas maiores são necessários para apresentar o real valor do ducto venoso nestas condições.

Osso nasal

A calcificação do osso nasal se inicia antes da 11ª semana e é possível identificá-lo em corte sagital estrito, semelhante àquele necessário para a medida da translucência nucal, como estrutura linear hiperecogênica situada imediatamente abaixo da linha da pele do nariz (Fig. 13-5).

Em um estudo prospectivo, o perfil da face fetal foi examinado, imediatamente antes da realização de biópsia de vilo corial para determinação do cariótipo fetal, e o osso nasal foi classificado de acordo com a possibilidade ou não de sua visibilização. Este não foi identificado em 72,9% (43/59) dos casos de trissomia do cromossomo 21 e somente 0,5% (3/603) dos casos normais.[36] Caso este achado seja confirmado em futuros estudos prospectivos envolvendo maior casuística e população de baixo risco, a incorporação do exame do osso nasal na rotina do exame ultrassonográfico morfológico do primeiro trimestre poderá vir a reduzir significativamente a taxa de falsos positivos com melhora dos índices de detecção. Segundo o modelo matemático proposto pelos autores deste estudo, o índice de detecção pode atingir 92,9% para uma taxa de falso positivo de 2,9%.[36]

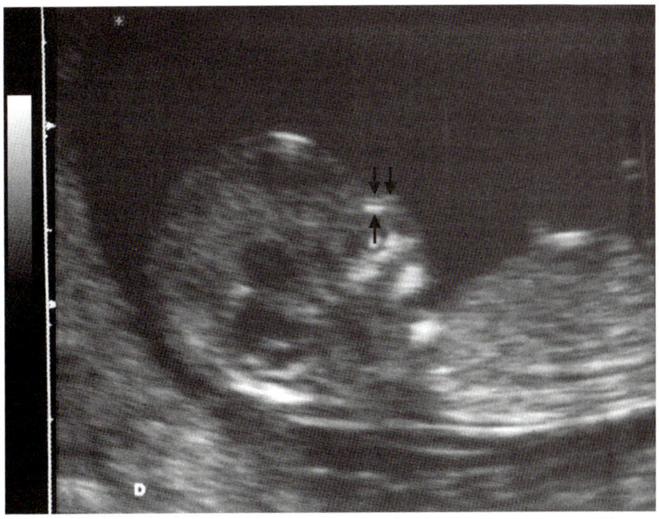

Fig. 13-5. Demonstração da imagem fetal adequada para medida do osso nasal em feto com 12 semanas. Observam-se três linhas.

REFERÊNCIAS BIBLIOGRÁFICAS

1. Szabo J, Gellen J, Szemere G. First-trimester ultrasound screening for fetal aneuploidies in women over 35 and under 35 years of age. *Ultrasound Obstet Gynecol* 1995;5:161-3.
2. Pandya PP, Goldberg H, Walton B, Riddle A, Shelley S, Snijders RJM, Nicolaides KH. The implementation of first-trimester scanning at 10-13 weeks' gestation and the measurement of fetal nuchal translucency thickness in two maternity units. *Ultrasound Obstet Gynecol* 1995;5:20-5.
3. Snijders RJM, Noble P, Sebire N, Souka A, Nicolaides KH. UK multicentre project on assessment of risk of trisomy 21 by maternal age and fetal nuchal translucency thickness at 10-14 weeks of gestation. *Lancet* 1998;351:343-46.
4. Brizot ML, Carvalho MH, Liao AW, Reis NS, Armbruster-Moraes E, Zugaib M. First-trimester screening for chromosomal abnormalities by fetal nuchal translucency in a Brazilian population. *Ultrasound Obstet Gynecol* 2001 Dec;18(6):652-5.
5. Nicolaides KH, Sebire NJ, Snijders RJM. Nuchal translucency and chromosomal defects. In: Nicolaides KH (ed). *The 11-14-week scan; the diagnosis of fetal abnormalities.* London: Parthenon publishing, 1999. p. 3-65.
6. Pandya PP, Snijders RJM, Johnson SJ, Brizot M, Nicolaides KH. Screening for fetal trisomies by maternal age and fetal nuchal translucency thickness at 10 to 14 weeks of gestation. *Br J Obstet Gynaecol* 1995;102:957-62.
7. Whitlow BJ, Chatzipapas IK, Economides DL. The effect of fetal neck position on nuchal translucency measurement. *Br J Obstet Gynaecol* 1998;105:872-6.
8. Schaefer M, Laurichesse-Delmas H, Ville Y. The effect of nuchal cord on nuchal translucency measurement at 10-14 weeks. *Ultrasound Obstet Gynecol* 1998;11:271-31.
9. Braithwaite JM, Economides DL. The measurement of nuchal translucency with transabdominal and transvaginal sonography – success rates, repeatability and levels of agreement. *Br J Radiol* 1995;68:720-3.
10. Braithwaite JM, Kadir RA, Pepera TA, Morris RW, Thompsom PJ, Economides DL. Nuchal translucency measurement: training of potential examiners. *Ultrasound Obstet Gynecol* 1996;8:192-195.
11. Bower S, Chitty L, Bewley S *et al.* First trimester nuchal translucency screening of the general population: data from three centres [abstract]. Presented at the *27th British Congress of Obstetrics and Gynaecology.* Dublin: Royal College of Obstetrics and Gynaecology, 1995.
12. Roberts LJ, Bewley S, Mackinson AM, Rodeck CH. First trimester fetal nuchal translucency: Problems with screening the general population 1. *Br J Obstet Gynaecol* 1995;102:381-85.
13. Monni G, Zoppi MA, Ibba RM, Floris M. Fetal nuchal translucency test for Down's syndrome. *Lancet* 1997;350:1631.
14. Kornman LH, Morssink LP, Beekhuis JR, DeWolf BTHM, Heringa MP, Mantingh A. Nuchal translucency cannot be used as a screening test for chromosomal abnormalities in the first trimester of pregnancy in a routine ultrasound practice. *Prenat Diagn* 1996;16:797-805.
15. Taipale P, Hiilesmaa V, Salonen R, Ylostalo P. Increased nuchal translucency as a marker for fetal chromosomal defects. *N Engl J Med* 1997;337:1654-8.
16. Hafner E, Schuchter K, Liebhart E, Philipp K. (1998) Results of routine fetal nuchal translucency measurement at 10-13 weeks in 4,233 unselected pregnant women. *Prenat Diagn* 1998;18:29-34.
17. Pajkrt E, van Lith JMM, Mol BWJ, Bleker OP, Bilardo CM. (1998) Screening for Down's syndrome by fetal nuchal translucency measurement in a general obstetric population. *Ultrasound Obstet Gynecol* 1998;12:163-169.
18. Theodoropoulos P, Lolis D, Papageorgiou C, Papaioannou S, Plachouras N, Makrydimas G. (1998) Evaluation of first-trimester screening by fetal nuchal translucency and maternal age. *Prenat Diagn* 1998;18:133-137.

19. Sherrod C, Sebire NJ, Soares W, Snijders RJ, Nicolaides KH. Prenatal diagnosis of trisomy 18 at the 10-14-week ultrasound scan. *Ultrasound Obstet Gynecol* 1997;10:387-90.
20. Snijders RJM, Sebire NJ, Nayar R, Souka A, Nicolaides KH. Increased nuchal translucency in trisomy 13 fetuses at 10-14 weeks of gestation. *Am J Med Genet* 1999;86:205-7.
21. Sebire NJ, Snijders RJ, Brown R, Southall T, Nicolaides KH. Detection of sex chromosome abnormalities by nuchal translucency screening at 10-14 weeks. *Prenat Diagn* 1998;18:581-84.
22. Jauniaux E, Brown R, Snijders RJ, Noble P, Nicolaides KH. Early prenatal diagnosis of triploidy. *Am J Obstet Gynecol* 1997;176:550-54.
23. Souka AP, Snidjers RJM, Novakov A, Soares W, Nicolaides KH. Defects and syndromes in chromosomally normal fetuses with increased nuchal translucency thickness at 10-14 weeks of gestation. *Ultrasound Obstet Gynecol* 1998;11:391-400.
24. Hyett JA, Perdu M, Sharland GK, Snijders RJM, Nicolaides KH. Using fetal nuchal translucency to screen for major congenital cardiac defects at 10-14 weeks of gestation: population based cohort study. *Br Med J* 1999:318:81-5.
25. Sebire NJ, Snijders RJM, Hughes K, Sepulveda W, Nicolaides KH. Screening for trisomy 21 in twin pregnancies by maternal age and fetal nuchal translucency thickness at 10-14 weeks of gestation. *Br J Obstet Gynaecol* 1996;103:999-1003.
26. Brizot ML, Snijders RJM, Butler J, Bersinger NA, Nicolaides KH. Maternal serum hCG and fetal nuchal translucency thickness for the prediction of fetal trisomies in the first trimester of pregnancy. *Br J Obstet Gynaecol* 1995;102:127-32.
27. Brizot ML, Snijders RJM, Bersinger NA, Kuhn P, Nicolaides KH. Maternal serum pregnancy associated placental protein A and fetal nuchal translucency thickness for the prediction of fetal trisomies in early pregnancy. *Obstet Gynecol* 1994;84:918-22.
28. Spencer K, Souter V, Tul N, Snijders R, Nicolaides KH. A screening program for trisomy 21 at 10-14 weeks using fetal nuchal translucency, maternal serum free-human chorionic gonadotropin and pregnancy-associated plasma protein-A. *Ultrasound Obstet Gynecol* 1999;13:231-37.
29. Bindra R, Heath V, Liao AW, Spencer K, Nicolaides KH. One-stop clinic for assessment of risk for trisomy 21 at 11-14 weeks: a prospective study of 15.030 pregnancies. *Ultrasound Obstet Gynecol* 2002;20:219-225.
30. Matias A, Gomes C, Flack N, Montenegro N, Nicolaides KH. Screening for chromosomal abnormalities at 10-14 weeks: the role of ductus venosus blood flow. *Ultrasound Obstet Gynecol* 1998 Dec;12(6):380-4.
31. Bilardo CM, Muller MA, Zikulnig L, Schipper M, Hecher K: Ductus venosus studies in fetuses at high risk for chromosomal or heart abnormalities: relationship with nuchal translucency measurement and fetal outcome. *Ultrasound Obstet Gynecol* 2001;17:288-294.
32. Zoppi MA, Putzolu M, Ibba RM, Floris M, Monni, G: First-trimester ductus venosus velocimetry in relation to nuchal translucency thickness and fetal karyotype. *Fetal Diagn Ther* 2002;17:52-57.
33. Antolin E, Comas C, Torrents M, Munoz A, Figueras F, Echevarria M, Cararach M, Carrera JM: The role of ductus venosus blood flow assessment in screening for chromosomal abnormalities at 10-16 weeks of gestation. *Ultrasound Obstet Gynecol* 2001;17:295-300.
34. Murta CG, Moron AF, Avila MA, Weiner CP: Application of Ductus venosus Doppler Velocimetry for the Detection of Fetal Aneuploidy in the First Trimester of Pregnancy. *Fetal Diagn Ther* 2002;17:308-314.
35. Toyama JM, Brizot ML, Liao AW, Lopes LM, Nomura RMY, Saldanha FAT, Zugaib M. Ductus Venosus bllood flow assessment at 11 to 14 weeks of gestation and fetal outcome. *Ultrasound Obstet Gynecol* 2002 submitted.
36. Cicero S, Curcio P, Papageorghiou A, Sonek J, Nicolaides K. Absence of nasal bone in fetuses with trisomy 21 at 11-14 weeks of gestation: an observational study. *Lancet* 2001;358:1665-67.

CAPÍTULO 14

ULTRA-SONOGRAFIA DO DUCTO VENOSO

Carlos Geraldo Viana Murta

INTRODUÇÃO

A introdução da técnica ultra-sonográfica favoreceu a investigação direta, não invasiva da condição humana *in utero*. A compreensão da circulação fetal foi um processo lento, ao longo dos séculos. Indubitavelmente, a técnica Doppler deu novo ritmo à aquisição dos conhecimentos sobre a hemodinâmica fetal, normal e anormal.

O ducto venoso (DV) é uma pequena veia localizada abaixo do hilo hepático, em área de grande densidade vascular. É surpreendente que tenha sido descrito como uma veia especial em meados do século XVI. Esse foi o período do despertar da medicina moderna, quando o conhecimento minucioso da anatomia foi introduzido como o fundamento para todos os problemas médicos. A descrição do DV foi atribuída ao famoso anatomista flamengo Andreas Vesalius (1514-1564), que a publicou no Anatomicarum Gabrielis Falloppio Observationum Examen em 1563.[11] Em curto lapso, o italiano Giulio Cesare Arantius (1530-1580) faz referência ao DV numa versão alargada da sua obra publicada em 1579, cerca de 18 anos depois da primeira contribuição de Vesalius.[26,33,40] Assim é que o DV foi designado para a posteridade como ducto de Arantius, em lugar de ducto de Vesalius.

Em 1766, Haller descreveu experimentos em que tanto o ar quanto o fluido injetado na veia umbilical (VU) ou na veia cava inferior (VCI) ultrapassavam o forame oval (FO), de modo que se revelou o entendimento quanto ao sangue umbilical transferir-se diretamente para a circulação esquerda.[47]

ASPECTOS EMBRIOLÓGICOS E ANATÔMICOS

Com sete semanas de gestação, o sistema venoso e o tecido hepático formam um emaranhado plexiforme. Especifica-se que o sangue com origem no saco vitelino é transportado pelos sinusóides hepáticos através dos vasos vitelinos ou onfalomesentéricos até ao seio venoso; o sangue proveniente das vilosidades coriônicas ultrapassa o fígado através das veias umbilicais direita e esquerda e alcança o mesmo seio venoso. À medida que o fígado se desenvolve, a circulação umbilical diverge predominantemente através da VU esquerda, de modo a irrigar preferencialmente o parênquima hepático, em detrimento de um conduto central que se dirige ao coração, o futuro DV. Deste modo, durante a quinta semana de gestação a VU direita e a porção proximal da VU esquerda estão sujeitas ao processo degenerativo, bem como a veia vitelina esquerda. A porção restante da VU esquerda perde o seu contato com o corno esquerdo do seio venoso e, em conseqüência das anastomoses com os sinusóides hepáticos, forma um novo vaso, designado **ducto venoso.**[9] Portanto, o embrião de sete semanas de gestação apresenta drenagens venosas, umbilical e vitelina, pareadas no seio venoso. Na oitava semana, encontra-se o DV bem definido. Durante o restante da gravidez, o DV mostra crescimento contínuo, embora mantenha a suposta forma de trompete com orifício proximal estreito.[9] O fluxo de sangue, através das anastomoses precoces, parece desempenhar função decisiva na organogênese das estruturas venosas e na segmentação do fígado humano.[40]

O DV atravessa o fígado fetal a meia distância entre os lobos direito e esquerdo. Tem a sua origem na porção ventral do seio umbilical e cursa, no sentido caudo-cranial, da região ventral para a região dorsal, ligeiramente oblíquo para a direita ou para a esquerda.[40,47] Macroscopicamente comporta-se como a continuação da porção intra-abdominal da VU (Fig. 14-1).

Trata-se de uma estrutura sem ramificações, que apresenta um estreitamento à semelhança de um esfíncter na zona de entrada. A sua porção terminal tem uma desembocadura variável, sendo que mais freqüentemente desemboca na porção terminal da VCI.

Quanto aos padrões anatômicos de normalidade, no primeiro trimestre, Murta[40,43] em 2001 e 2002 propõe, por vez primeira, nova forma geométrica do DV, agora em forma de cilindro, tendo o mesmo diâmetro na região ístmica e terminal, média de 2 mm. Na regressão linear houve nítida correlação positiva entre essas duas medidas. Essa nova forma geométrica proposta está em contraposição às afirmações de Kiserud,[26] concernente à segunda metade da prenhez, e de Matias,[33] concernente ao primeiro trimestre. Ambos afirmam ter o DV forma de trompete. Para Kiserud,[26] em 20 semanas, a medida da largura do DV na região ístmica é em torno de 0,8 mm, raramente excede 2 mm durante toda a gestação. Matias[33] não realizou estudo de casos mas apenas exemplificou a forma em funil do DV em imagem à luz do *power* Doppler. Murta[43] documentou que no primeiro trimestre (entre 10 e 14 semanas) a média de ambas as larguras foi de 2 mm; a largura ini-

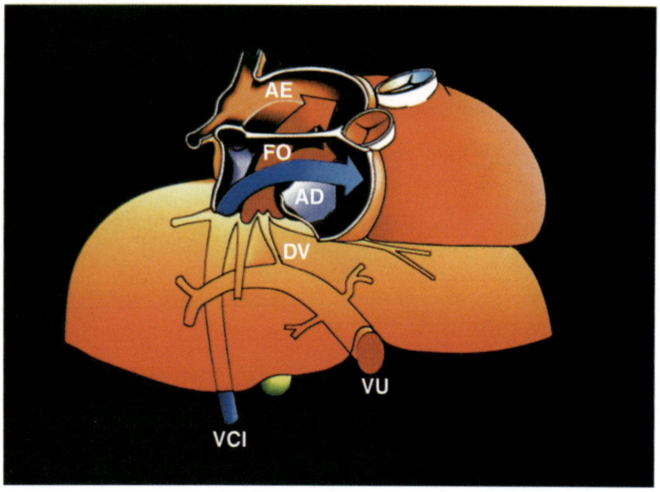

Fig. 14-1. Representação diagramática do retorno venoso no feto: trajeto esquerdo (via sinistra) do sangue oxigenado (em vermelho) que se inicia na veia umbilical (VU), passa através do ducto venoso (DV), em forma de trompete, e atravessa o compartimento esquerdo da veia cava inferior (VCI) em direção ao átrio esquerdo (AE), através do forame oval (FO); trajeto direito (via dextra) do sangue pouco oxigenado (em azul) que se inicia na VCI em nível abdominal e passa através do compartimento direito da VCI para direcionar o sangue anteriormente para a átrio direito (AD). Extraído, com permissão, de Kiserud.[26]

cial atingiu até 2,8 mm. Quanto ao comprimento, a média foi de 3 mm (variando de 1,8 a 4,4 mm). Ao contrário da largura, a ANOVA revelou aumento progressivo do comprimento, com diferença estatística significante entre 10 e 14 semanas. Entre 18 e 23 semanas de gestação, o comprimento do DV é de 7,1 ± 1,7 mm; e entre 31 e 40 semanas, 13,6 ± 3,3 mm.[26] Apesar de a acurácia das medidas ser passível de questionamentos pelo provável erro, devido ao pequeno calibre e comprimento do DV, obviamente as mensurações têm limitações. Assim, é plausível considerar que tanto a pesquisa de Kiserud[26] quanto a de Murta[43] estejam corretas. Realizaram-se as medidas à luz do Doppler colorido, que evidenciou, claramente, semelhante diâmetro da VU e do DV (Fig. 14-2).

ASPECTOS FISIOLÓGICOS

O DV é um dos vasos mais interessantes do corpo humano e, não obstante a origem venosa, apresenta característica arterial, porque transporta sangue ricamente oxigenado. Ao contrário da maioria das veias, que se originam de sistemas capilares, o DV emerge diretamente da VU e seu diâmetro encontra-se sob controle específico e ativo.

O DV é um *shunt* venoso que une a VU à VCI, permitindo que grande parte do sangue, vindo da placenta, passe diretamente para o coração fetal, sem ter que passar pelas redes capilares do fígado, notadamente no primeiro trimestre.

Atualmente, o DV na sua nova versão anatomofuncional constitui-se em uma das três derivações exclusivas da circulação fetal com a função de conduzir diretamente o sangue bem oxigenado da VU para o coração. Mediante o emprego do Doppler colorido, o DV é contemplado como um vaso pequeno e estreito, que possui fluxo de alta velocidade, quase idêntico ao das artérias. Esse incremento da velocidade no DV possibilita atingir o FO, mesclando-se, minimamente, com o fluxo remanescente no átrio direito, pouco oxigenado. Até bem pouco, concluía-se que aproximadamente 50% do sangue oxigenado da VU era veiculado ao sistema venoso hepatoportal e o restante direcionado à VCI torácica por meio do DV. Esse aspecto foi demonstrado em experiências em primatas, ovelhas e em fetos humanos. Dessa forma, a saturação de hemoglobina no DV é a mesma da VU. Recentemente, Kiserud *et al.*[28] demonstraram pela dopplervelocimetria em fetos humanos que aproximadamente 28% do sangue bem oxigenado oriundo da VU toma como preferência o DV, na 20ª semana de gestação, a seguir diminui, atingindo o mínimo de aproximadamente 18% na 34ª semana. O DV assume um papel crucial neste conceito de fluxo privilegiado através do FO. Fatores como

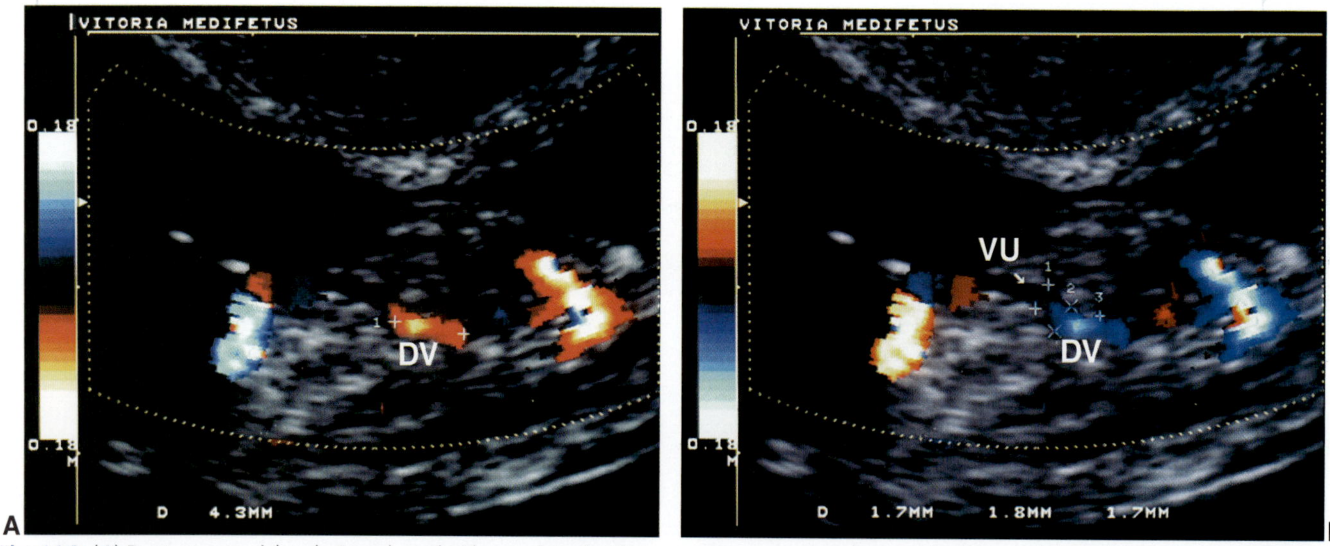

Fig. 14-2. (**A**) Ducto venoso à luz do Doppler colorido, em feto de 13 semanas, com o comprimento de 4,3 mm. (**B**) Medida da largura proximal de 1,8 mm e da largura final de 1,7 mm, caracterizando sua nova forma cilíndrica. Observa-se largura semelhante da veia umbilical (1,7 mm).

a elevada viscosidade sanguínea, a baixa pressão umbilical e a reduzida secção vascular do fígado fetal constituem condicionantes importantes, que desviam o sangue umbilical do fígado para o DV.[40]

Por algum motivo, o sistema nervoso central do feto, no primeiro trimestre, necessita de maior quantidade de oxigênio, proporcionalmente às demandas do segundo e terceiro trimestres. É nítido que, mais de 50% do fluxo toma como via preferencial o DV nessa época, em detrimento da circulação hepática.[40,43] Nesse período da gravidez, o esfíncter atribuído ao DV não existe ou encontra-se relaxado, permitindo o maior aporte de fluxo ascendente e maior pulsação retrógrada transmitida à VU. Dessa forma, o DV no primeiro trimestre não se constitui vaso estreito, "estenose fisiológica". Ao contrário, ocorre uma dilatação fisiológica onde o gradiente de pressões existente entre a VU e o átrio direito faz com que o fluxo acelere, já que o sangue na VU tem uma velocidade média bastante inferior à encontrada no DV. Uma outra hipótese para explicar o aumento da velocidade no DV aplica-se à menor distensibilidade de suas paredes.

ASPECTOS ULTRA-SONOGRÁFICOS E DOPPLERVELOCIMÉTRICOS

O plano ecográfico ideal para identificar o DV no seu maior comprimento é o longitudinal médio-sagital do tronco fetal. Seu curso é de caudal a cranial, de ventral a dorsal e ligeiramente oblíquo para o lado esquerdo. A sua origem também pode ser avaliada mediante corte transversal, ligeiramente oblíquo, da parte superior do abdome, particularmente na segunda metade da gravidez. Para garantir correta identificação, as conexões com a VU e com a VCI devem ser visíveis. O fluxo sanguíneo na porção ístmica tem alta velocidade e torna o Doppler colorido muito útil na sua caracterização. No primeiro trimestre da gravidez, para controlar o ângulo de insonação, o Doppler é preferivelmente realizado no plano sagital, coluna posteriormente localizada e com o feto no centro do monitor (Fig. 14-3).[40] Neste plano, obrigatoriamente, o ângulo será menor que 30°, o que evita a necessidade de correção do ângulo.

No primeiro trimestre, o DV foi identificado à luz do Doppler colorido, na maioria das vezes, aproximadamente entre os lobos hepáticos direito e esquerdo, plano sagital e ventral, à direita do tronco fetal, logo acima da VU, onde o fluxo se torna mais brilhante e com tonalidade mais clara, caracterizando aumento da velocidade.

A onda de velocidade de fluxo do DV é considerada unidirecional e bifásica por alguns autores[26,33,37] e unidirecional e trifásica por outros,[14,41] conforme exemplifica a Fig. 14-4. O primeiro pico surge durante a sístole ventricular (onda S) e o segundo, na diástole ventricular (onda D). Entre dois ciclos observa-se o final da diástole ventricular e a contração atrial (onda A). A velocidade é elevada durante todo o ciclo cardíaco, incluindo a onda "A". No terceiro trimestre, em 11% dos fetos normais, a onda "D" não é detectável e, em 3%, o padrão velocimétrico não apresenta a forma de onda pulsátil usual, assemelhando-se a forma de onda da veia umbilical.[24] O último componente da onda de velocidade de fluxo do DV (onda A) parece ser mais sensível a alterações hemodinâmicas, traduzindo de forma indireta uma parte importante da capacidade funcional do coração.

O Doppler venoso deve ser realizado em momento de apnéia e repouso fetal, pois foi demonstrado que, durante movimentos expiratórios, o fluxo sanguíneo nas ondas "S" e "A" do DV diminuem, podendo apresentar fluxo ausente ou reverso e, durante a inspiração, a velocidade pode atingir valores acima de 200cm/s.[24] Na presença de atividade fetal, ocorre um aumento de 30% nas velocidades sistólica e diastólica, em comparação ao verificado durante o sono fetal. É provável que a atividade fetal requeira maior quantidade de sangue bem oxigenado para o compartimento direito do coração.[33]

Particularmente no DV, os índices, além de serem ângulo-independentes, não se alteram em relação ao local de amostra. Penatti *et al.*[52] demonstraram que as velocidades aferidas na entrada do DV (junção com a veia umbilical) eram maiores que as da sua saída (junção com a veia cava inferior); no entanto, os índices calculados mantinham-se constantes ao longo de todo o DV.

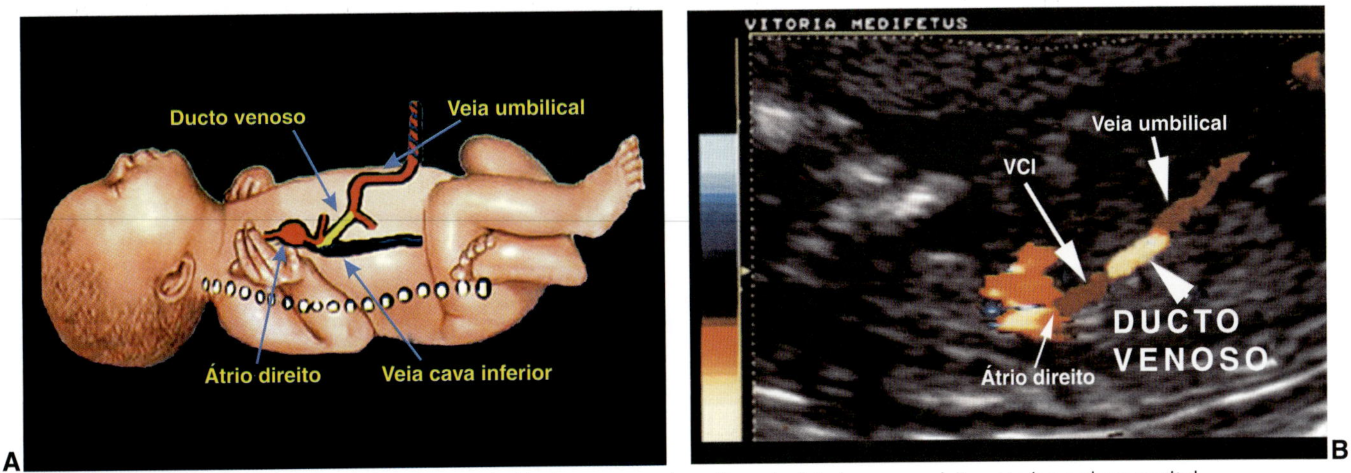

Fig. 14-3. (**A**) Representação diagramática da vascularidade venosa pré-cardíaca do feto humano, visão anterior e plano sagital. (**B**) Ultra-sonografia de feto com 12 semanas em plano sagital. Ducto venoso evidenciado com tonalidade mais clara e mais brilhante entre a veia umbilical e a veia cava inferior.

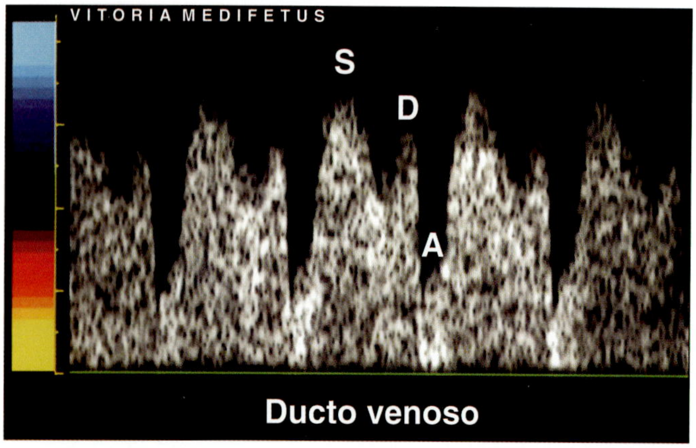

Fig. 14-4. Onda de fluxo obtida por Doppler pulsátil no ducto venoso de um feto com 12 semanas, evidenciando padrão normal, traduzido por uma onda trifásica e pela presença da onda "A" positiva (fluxo anterógrado) durante o ciclo cardíaco.

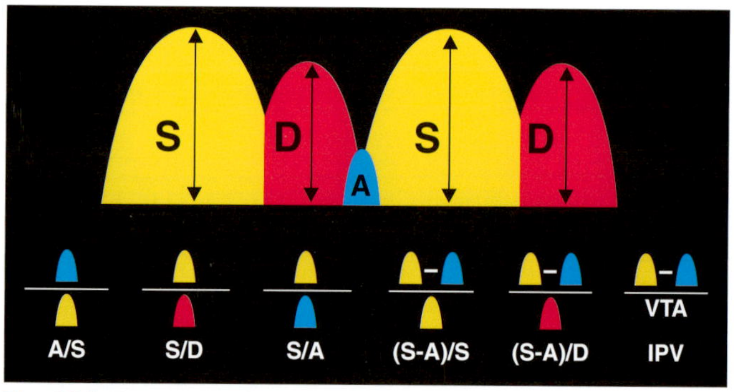

Fig. 14-5. Representação esquemática dos índices dopplervelocimétricos do ducto venoso.
*VTA = Tempo de velocidade média.

Vários índices dopplervelocimétricos foram introduzidos ao longo dos anos. A mais simples relação é calculada pela maior (onda S) e pela menor (onda A) velocidades: S/A. No entanto, a velocidade durante a contração atrial pode ser zero ou reversa, o que propicia relação de difícil aplicação. A melhor relação seria, provavelmente, aquela que contemplasse todas as seções da velocidade de fluxo e oferecesse informações sobre o grau de pulsação. Índices sugeridos na literatura para descrever velocidades de fluxo venoso: A/S;[22] S/D;[17] S/A;[50] (S-A)/S;[10] (S-A)/D e (S-A)/TAV (tempo de velocidade média) ou índice de pulsatilidade venoso (IPV) descrito por Hecher *et al.*[14] em 1994 (Fig. 14-5).

Quando se utilizam índices, é importante ter suas limitações em mente. O índice, usualmente, reflete modificações no ciclo cardíaco avaliadas de maneira semiquantitativa. Portanto, indicarão aumento na pressão diastólica final ou aumento no efeito inotrópico no miocárdio. Aumento nas velocidades, devido a estados circulatórios hipercinéticos, tais como anemia, não será detectado.

O primeiro estudo caracterizando o comportamento da onda de velocidade de fluxo do DV em fetos humanos foi publicado por Kiserud *et al.*[23] Foram avaliadas 29 gestantes saudáveis, na segunda metade da gravidez, e os autores encontraram aumento progressivo no TAV e nas velocidades máxima (onda S) e mínima (onda A) com o evolver da gestação. Não encontraram fluxo ausente ou reverso durante a contração atrial em nenhuma ocasião.

Considerando-se o pequeno comprimento do DV, na análise da contração atrial, há de se tomar bastante cuidado com a amostra de volume do Doppler pulsátil, que deve ser posicionada de forma sistemática na porção média do DV, de modo a evitar contaminação com o fluxo do componente intra-hepático da VU, da veia cava inferior (Fig. 14-6) e das veias hepáticas, notadamente da veia hepática esquerda.[40,41]

PADRÕES DE NORMALIDADE DO FLUXO

A circulação venosa fetal apresenta modificações hemodinâmicas durante as várias fases da vida intra-uterina. É óbvio que o conhecimento dessas alterações em fetos normais pode contribuir para a compreensão do desenvolvimento cardiovascular, podendo prever anormalidades no padrão da onda de velocidade de fluxo no DV associadas com patologias fetais, notadamente anomalias cromossômicas e/ou cardíacas.

Huisman *et al.*[17] avaliaram 48 gestantes, também na segunda metade da prenhez. Dividiram em três grupos: entre 19 e 22, entre 27 e 30 e entre 36 e 39 semanas. Os autores verificaram que, com a avançar da gestação, ocorre aumento nas velocidades dos picos sistólico e diastólico e no TAV. Não houve diferença estatís-

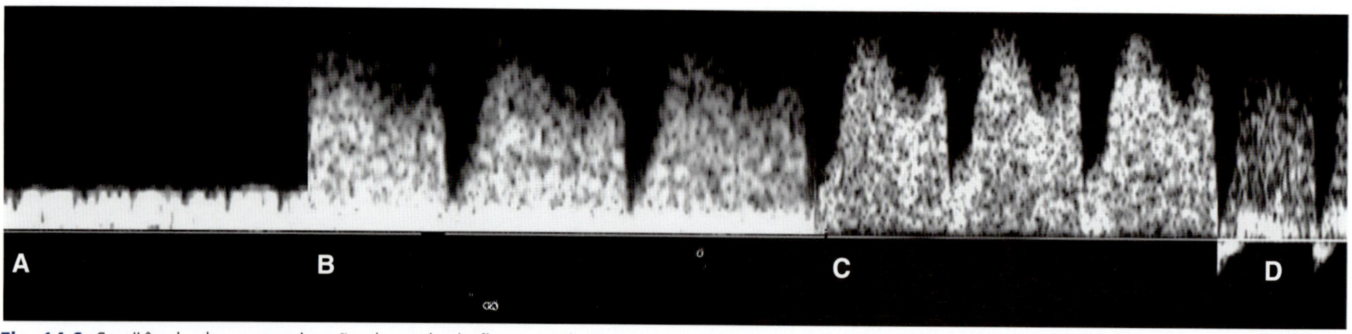

Fig. 14-6. Seqüência de contaminação da onda de fluxo no ducto venoso pelo fluxo dos vasos adjacentes. (**A**) Onda de fluxo na veia umbilical. (**B**) Onda de fluxo no ducto venoso com sobreposição do fluxo da veia umbilical. (**C**) Padrão "limpo" de fluxo no ducto venoso. (**D**) Onda de fluxo no ducto venoso com sobreposição do fluxo da veia cava inferior.

tica em relação ao índice S/D. Constataram que os achados são devidos ao incremento da quantidade de sangue circulante, ao aumento da contratilidade, à complacência cardíaca e à redução da pós-carga. A diminuição da pós-carga está bem estabelecida, devido ao decréscimo fisiológico da resistência vascular placentária no segundo trimestre.

No ano seguinte, Huisman *et al.*[18] avaliaram 45 fetos normais entre 12 e 15 semanas de gestação. O objetivo do estudo era determinar o padrão normal da onda de velocidade de fluxo na VU, no DV e na veia cava inferior (VCI). Detectou-se, no DV, padrão pulsátil com picos sistólico e diastólico e um componente sempre positivo na contração atrial. O TAV foi 2,7 e 3,2 vezes maior que aqueles encontrados na VCI e VU, respectivamente. A onda de velocidade de fluxo, convém referir, não era essencialmente diferente daquela encontrada na gravidez avançada. Nenhuma correlação, estatisticamente significante, pode ser estabelecida entre as velocidades do fluxo e a duração do ciclo cardíaco.

Hecher *et al.*[14] analisaram o Doppler no DV, na VCI, na veia hepática direita e fluxos mitral e tricúspide de 143 mulheres entre 20 e 40 semanas de gestação. No estudo do DV foi encontrado aumento das velocidades (S, D e A) e diminuição do IPV com o avanço da idade gestacional.

Van Splunder *et al.*,[55] avaliando o Doppler arterial e venoso de gestações normais entre 8 e 20 semanas, verificaram que, no DV, ocorre aumento estatisticamente significativo, não-linear, na velocidade do ápice sistólico e diastólico, além de redução no IPV com o aumento da idade gestacional. Não foi mencionado o comportamento da velocidade mínima no DV durante a contração atrial. A onda velocimétrica no DV foi identificada a partir de nove semanas, uma vez que o desenvolvimento anatômico se completa na oitava semana. O DV foi o vaso que apresentou maior aumento da velocidade de fluxo, o que pode sugerir a existência do esfíncter nesse vaso.

Em 1997, Montenegro *et al.*[38] estudaram 61 fetos normais entre 10 e 13 semanas de gestação. Os pesquisadores não encontraram variação entre as diferentes idades gestacionais quanto à velocidade dos picos sistólico e diastólico ventriculares ou durante contração atrial no DV. De maneira similar, o IPV e a relação S/D mantiveram-se constantes. O valor da velocidade máxima durante a sístole foi de 24,8 (± 10,0) cm/s, na diástole de 18,8 (± 8,4) cm/s e o TAV de 16,5 (± 2,0) cm/s. A média dos valores da velocidade máxima durante a contração atrial de 3,4 (± 1,9) cm/s. Esse fato pode ser explicado pela ausência de modificações importantes na volemia ou complacência cardíaca antes de 13 semanas.

Bahlmann *et al.*[3] avaliaram os padrões de normalidade em 696 fetos de gestações de baixo risco entre 14 e 41 semanas. Foram analisados os valores de referência para as velocidades das ondas e os índices dopplervelocimétricos. Evidenciou-se aumento linear, estatisticamente significante, para as velocidades nas ondas S, S-D, D e A com o evoluir da gravidez. Para o IPV e os índices S-A/S, S-A/D e S/A, houve uma diminuição também linear, correlacionada negativamente com a idade gestacional. A relação S/D permaneceu constante ao longo das idades gestacionais estudadas.

Carvalho,[8] em 2001, estudou o padrão de normalidade da dopplervelocimetria do DV em 276 fetos (gestantes entre 10 e 14 semanas de gravidez). Foi observado somente aumento na velocidade durante a contração ventricular (onda S) e durante a diástole ventricular precoce (onda D). As outras velocidades, incluindo a onda "A", bem como todos os índices estudados permaneceram constantes ao longo das idades gestacionais analisadas. A ausência de modificações importantes na onda de velocidade de fluxo no DV deve-se ao fato de a redução da resistência placentária e a maturação na função diastólica ventricular (aumento na complacência) só ocorrerem após o período estudado. Os valores de referência, estabelecidos por esse estudo, podem servir como base para acompanhamento de gestações normais, no diagnóstico de insuficiência cardíaca fetal precoce ou rastreamento de anomalias cromossômicas.

Em relação à quantidade de fluxo, devido à ampla largura ístmica do DV no primeiro trimestre, convém supor que quantidade substancial, muito mais da metade, provenha da veia umbilical e tenha como influxo preferencial o DV, no primeiro trimestre da gestação. Portanto, supõe-se ocorrer uma centralização fisiológica nessa altura da gestação.[40,43]

A não-existência de fluxo nulo ou invertido no DV em condições de normalidade, mas presente na VCI, pode ser conseqüência indireta do gradiente de pressões entre o DV e a VU e, eventualmente, da menor distensão das paredes do DV em relação à VCI. A inversão do fluxo, durante a diástole tardia no DV, foi sistematicamente relacionada com situações de patologia fetal com comprometimento cardíaco subjacente.[40] No entanto, é necessário grande rigor técnico na exploração do DV já que o posicionamento demasiadamente distal do volume da amostra pode superestimar essa onda, pela contaminação do fluxo da VU, enquanto a colocação demasiadamente proximal do volume da amostra pode criar a falsa impressão de haver fluxo retrógrado na fase tardia da diástole, subestimando a velocidade durante a contração atrial. Essa dificuldade foi recentemente posta em evidência com os estudos de Matias *et al.*[32] e Bilardo *et al.*,[4] além da descrição de um vestíbulo subdiafragmático que corresponde à dilatação da porção terminal da VCI.[40] Nessa estrutura, situada junto à entrada do átrio direito, desembocam as três veias hepáticas, a VCI, a veia frênica e o DV, condição anatômica que desfavorece a individualização dos fluxos nessa região.

A quase constância notada nos vários parâmetros velocimétricos, avaliados no DV no primeiro trimestre, pode ser atribuída à ausência de alterações importantes no volume do fluxo, na distensão cardíaca e no débito cardíaco antes das 14 semanas. Alterações mais significativas foram descritas na transição entre a 13ª e 14ª semana, à semelhança do aumento de fluxo no DV, descrito entre o primeiro e o segundo trimestres,[24] época em que se verificou um aumento de velocidades no DV. Vale lembrar que estudamos fetos até 84 mm, ou seja, até 14 semanas, sem frações de dias.[41] Em contraste, registrou-se apenas um aumento modesto de 1,5 vez das velocidades no DV do segundo para o terceiro trimestre.[27]

Vale referir que o fluxo no DV é influenciado pelos estados comportamentais do feto. Huisman *et al.*[19] demonstraram uma diminuição de cerca de 30% nos ápices das velocidades sistólica e diastólica, durante diferentes estágios do sono fetal. Do mesmo modo, os movimentos respiratórios fetais têm influência na velocidade do fluxo do DV e podem ser detectados precocemente com 11 semanas. As velocidades na sístole e na contração atrial estão marcadamente diminuídas durante a expiração, podendo ocasionalmente notar-se fluxo ausente durante a contração atrial. Já as velocidades sistólicas, de cerca de 200 cm/s, foram registradas durante movimentos inspiratórios.[24]

Alguns trabalhos demonstraram os valores de referência normais para a velocidade registrada no DV, na fase final do primeiro trimestre da gravidez. Kiserud *et al.*,[24] Hecher *et al.*[14] e Bahlmann *et al.*[3] publicaram os valores de referência correspondentes a esses parâmetros em fases mais tardias da gestação. Verifica-se um aumento da velocidade durante a contração atrial (onda A) entre o final do primeiro e o terceiro trimestres da gravidez: 3,4 cm/s com 10-13 semanas; 30 cm/s com 18 semanas; e 50 cm/s com 40 semanas.[24] Nossos dados[41] referem velocidade média, entre 10 e 14 semanas, de 6,3 cm/s ± 2,9, sem variabilidade entre 10 e 13 semanas e acrescida para 8,3 cm/s na 14ª semana. Ao contrário, na experiência de Carvalho,[8] a velocidade da onda "A" permaneceu constante entre 10 e 14 semanas. Considerando que na pesquisa de Carvalho[8] e o nosso estudo,[41] os exames foram realizados pelo mesmo examinador (CGVM), atribui-se essa discrepância às diferentes tabelas utilizadas de idade gestacional para o comprimento cabeça-nádegas.[41] Na pesquisa de Carvalho,[8] muitos fetos de 13 semanas foram considerados como sendo de 14 semanas.

O interesse na onda "A" do DV deve-se à sua relação direta com o volume telediastólico, refletindo assim, indiretamente, a distensão e a maturação ventricular. Além disso, essa "onda" parece ser um sensor eficaz da função atrial e do retorno venoso umbilical (pré-carga). Sendo assim, parece útil explorar esse parâmetro, utilizando-o como um indicador potente de alteração hemodinâmica, nomeadamente de insuficiência cardíaca. No primeiro trimestre, na nossa experiência,[41] a exemplo de Carvalho[8] e de Montenegro *et al.*[37] o IPV permaneceu constante entre 10 e 14 semanas, com valor médio de 1,1 ± 02.

APLICAÇÃO CLÍNICA

Até recentemente, fluxo reverso durante contração atrial no DV havia sido observado somente em gravidez avançada em casos de defeitos cardíacos e restrição ao crescimento intra-uterino com comprometimento importante da vitalidade, apontando no sentido de falência cardíaca. Evidência *in vivo*, precoce, de quadro semelhante, foi relatada primeiro por Montenegro *et al.*,[38] que demonstraram fluxo anormal no DV (velocidade inferior a 2cm/s durante contração atrial) em fetos com anomalias cromossômicas e translucência nucal aumentada.

Matias *et al.*[30] relataram três casos de fetos entre 12 e 14 semanas com translucência nucal aumentada e Doppler do DV anormal que apresentavam anomalias cromossômicas e defeitos cardíacos (defeito do septo atrioventricular e displasia da valva pulmonar). Onda "A" ausente ou reversa no DV também foi relatada em fetos com translucência nucal alterada e cariótipo normal.[32,46] Em 7 dos 11 que apresentavam fluxo reverso ou ausente durante contração atrial havia defeito cardíaco estrutural. Nenhuma anormalidade cardíaca foi demonstrada nos 131 conceptos com DV normal. Fluxo anormal foi encontrado no DV em todos os fetos com defeito cardíaco, independente se afetava primariamente o lado esquerdo ou direito do coração.[32]

O Doppler venoso mostrou-se de grande utilidade na avaliação do bem-estar fetal, notadamente quando ocorre sofrimento crônico descompensado, no segundo e terceiro trimestres. Assim, caso o feto se encontre em situação de falência miocárdica, o fluxo sanguíneo tem dificuldade de atravessar o átrio direito, decorrente da freqüência cardíaca alterada ou do enchimento ventricular prejudicado. Nessa situação, o Doppler venoso fetal se altera e promove, na VCI, elevação do fluxo reverso durante a contração atrial. Dessa forma, é flagrante no DV a ausência de fluxo durante a contração atrial, ou mesmo a inversão da velocidade, semelhante ao que é encontrado na VCI.[40] Essas alterações foram, antes, observadas em modelos animais na vigência de hipoxemia.[40]

Mauad-Filho *et al.*,[36] em artigo de revisão, ressaltam que fetos com restrição de crescimento podem cursar com alterações ao Doppler venoso tanto pela diminuição da pressão venosa umbilical, quanto pelo aumento da pressão venosa central, o que pode ocasionar desde uma discreta alteração nas velocidades de fluxo: aumento da fluxo reverso na VCI, onda "A" negativa ou ausente no DV (DV zero/reverso), e até situações de comprometimento severo com pulsação do fluxo na VU.

Gudmundsson[13] assinala a importância do Doppler venoso no tocante à escolha do momento mais oportuno para a resolução das gestações com restrição ao crescimento e centralização do fluxo sanguíneo fetal, principalmente no que tange ao DV e à VCI. A interrupção da gravidez, comprometido o feto, poderia ser mais bem decidida com base no Doppler venoso central, que não apresenta alteração tão precoce quanto o arterial, nem tão tardia quanto o Doppler venoso periférico (VU).

Em relação às modificações na circulação venosa fetal, no modelo da insuficiência placentária, pode-se encontrar, no período que antecede a centralização, denominado de período de pré-centralização,[7] um aumento de velocidade do fluxo no DV, devido à sua dilatação. Na fase terminal do período de centralização, devido à insuficiência cardíaca e ao aumento no gradiente atrioventricular, sobressaem as seguintes alterações no retorno venoso: aumento no fluxo reverso na VCI, redução, ausência ou inversão do fluxo no DV, durante a contração atrial e pulsação da VU. Alusivos à condição deletéria, como que progressiva, os gravames na circulação venosa indicam a ineficácia do mecanismo de compensação hemodinâmica e, conseqüentemente, falência cardíaca, seqüência devida à hipoxia do miocárdio de par com o aumento da pré-carga.[56] Portanto, talvez a mais importante alteração do perfil de fluxo no DV seja, nomeadamente, a diminuição da velocidade do componente tardio, que pode preceder as alterações cardiotocográficas na monitorização da insuficiência placentária. Huisman[21], ao atribuir validade ao DV como esteio às decisões voltadas à extração fetal, incorre em noção pretérita, incongruente com as premissas de uma intervenção prévia que, exceto nos primórdios da prematuridade, se destina a liberar o feto submetido aos avessos que contrariam a expectativa e o pressuposto deleite de um mundo uterino e placentário.

Diante de algumas doenças fetais, entretanto, observaram-se modificações no padrão da velocidade no DV. O mais impressionante quadro é a redução ou reversão da velocidade durante a contração atrial, amiúde presente em fetos com defeitos cardíacos congênitos,[10,25] com arritmias,[23] com síndrome da transfusão feto-fetal[15,50] e com restrições do crescimento importantes.[27,53] A pulsatilidade da onda de velocidade das veias centrais aumenta, transmitida de maneira retrógrada pelo sistema venoso, sujeito à deterioração da função cardíaca que se remete à VU, convertida ao padrão pulsátil, contingência de cunho ominoso, prognóstico adverso na primeira[39] e segunda metades da prenhez.[16]

Kiserud *et al.*[23] propuseram-se a descrever, na segunda metade da gravidez, o padrão de normalidade da onda de velocidade de fluxo no DV. Todavia relataram dois eventos a respeito do fluxo reverso durante a contração atrial. Tratava-se de gestação gemelar de 29 semanas com quadro da síndrome de transfusão feto-fetal. O primeiro feto apresentava taquicardia supraventricular (freqüência cardíaca de 220 batimentos por minuto), no qual ressurgiu a positividade da onda "A" após a reversão do quadro. O feto seguinte teve diagnóstico de falência cardíaca congestiva.

Em 1993, DeVore e Hornstein[10] descreveram alterações no padrão da onda velocimétrica no DV, em dois fetos com imperfeições cardíacas no 2° trimestre da gestação. Na mesma linha, Kiserud *et al.*[25] investigaram 30 fetos acometidos de alterações cardíacas sob a leitura da velocidade de fluxo no DV, na contingência de cardiopatia congênita (12 com defeitos septais isolados e 16 com distúrbios de enchimento ou esvaziamento ventricular) e em apenas dois, a taquicardia supraventricular. As avaliações feitas entre 17 e 35 semanas foram concludentes quanto à redução da velocidade durante a contração atrial em 19 casos (inclusive fluxo reverso em 13 deles).

As reflexões e os estudos a propósito das distorções na onda de velocidade do fluxo no DV, no primeiro trimestre e no início do segundo, permitiram o acúmulo de evidências relacionadas às anomalias cromossômicas e/ou aos defeitos cardíacos.[26-51] Os caracteres sonográficos reproduzem o espaço-tempo do complexo venoso, a compleição cardiovascular, e exprimem a qualidade do ritmo vital. A insuficiência cardíaca, em estágio avançado ou seqüente ao lapso da perfeição morfológica, intrínseca ou circunjacente, diminui o trânsito do fluxo ascensional, ao projetar o DV zero/reverso.[40]

Ainda, no que tange à aplicação clínica no primeiro trimestre da dopplervelocimetria no DV, Matias *et al.*,[34] com o intuito de anteciparem o diagnóstico da síndrome de transfusão feto-fetal (STFF), analisaram 11 gestações monocoriônicas e biamnióticas entre 11 e 14 semanas. Em dois pares de gêmeos, conferiu-se a discrepância na medida da TN e o padrão anormal (onda "A" ausente ou reversa) à dopplervelocimetria no DV. Nesses dois casos deu-se o diagnóstico da STFF na 17ª semana. Em dois pares distintos, ocorreram diferenças na mensuração da TN, porém normal o Doppler do DV e inexistente o diagnóstico da STFF, até o momento do parto. Do mesmo modo, quando não se observou diferença significativa da TN entre os dois fetos e era normal o padrão de fluxo no DV, também não se verificou evolução para a STFF. Contudo, entre os fetos que apresentaram a STFF, sobreveio a interrupção da comunicação anômala, a *laser*, na 18ª semana e, a partir daí, o fluxo venoso reverteu-se no sentido do equilíbrio e da simetria entre as anastomoses. Conclui-se que a imagem, nesse interregno (entre 10 e 14 semanas), de DV zero/reverso no feto receptor, estabelecida a placentação monocoriônica, sendo a diferença entre as translucências nucais superior a 0,7 mm, se revelou prenunciadora do desenvolvimento de STFF.

Contribuição diversa da dopplervelocimetria no DV, entre 12 e 13 semanas de gestação, sobrevém da pesquisa empreendida pelo grupo de Lam *et al.*[29] ao investigarem a predição da alfa-talassemia-1 em 102 fetos chineses (com fatores de risco compatíveis com alta prevalência da doença). As velocidades no DV foram significativamente maiores, e os índices-Doppler, significativamente menores no grupo de 20 fetos que portavam a anemia, sem sinais de hidropisia. Os autores concluem que o aumento da velocidade do fluxo no DV, durante o ciclo cardíaco, é passível de pressagiar a anemia dos fetos homozigóticos relacionados à alfa-talassemia-1, entre 12 e 13 semanas. Provavelmente, em razão de mecanismo idêntico, o aumento da velocidade é comprovado no DV, em fetos com incompatibilidade Rh no segundo e terceiro trimestres.[15,50]

Atinente à detecção das aneuploidias no primeiro trimestre, os nossos resultados,[40] correspondentes a 606 fetos, estudados entre 10-14 semanas, mostraram que o DV zero/reverso foi identificado em 33 dos 37 fetos com cariótipos anormais (sensibilidade de 89,2%). Dos 569 fetos normais, oito apresentavam DV anormal (especificidade de 98,6%). O valor preditivo positivo (80,5%), cumpre salientar, esteve aquém do valor preditivo negativo (99,3%). A incidência de falso positivo restringiu-se a 1,4%. Publicamos resultados relativos à detecção isolada da síndrome de Down. Na totalidade de 21 casos, o fluxo no DV, durante a contração atrial, foi ausente (três casos) e reverso (17 casos), sensibilidade de 95,2%. No grupo de fetos normais (470 casos) oito avaliações apresentaram alterações do Doppler do DV (especificidade de 98,2%, valor preditivo positivo e negativo de 71,4% e 99,8%, respectivamente, e razão de probabilidade positiva e negativa de 56 e 0,1, respectivamente). Conclui-se que a presença de síndrome de Down pode ser fortemente suspeitada se houver fluxo reverso ou ausente no DV. E aludem que as distorções velocimétricas no DV é, provavelmente, expressões iniciais, indiretas, reflexões alusivas ao aumento de pressão ventricular durante a fase diastólica final e a contração atrial.

No nosso estudo,[40] em apenas um feto com provável agenesia não foi possível identificar o DV; não se verificou restrição do crescimento, hidropisia ou qualquer outra malformação. A parturição transcorreu como de hábito; sucedeu-se a higidez, as imagens sonográficas e o perfil bioquímico hepático condizentes com a natureza, que antes se pressagiava.[2] Portanto, o presente estudo permite-nos discordar de Kiserud *et al.*,[28] que sugerem prevalência de 1/203 da agenesia do DV. Na nossa casuística, em 693 casos avaliados consecutivamente (pelo mesmo examinador), apenas em um não foi possível documentar sua presença, sendo, então, a prevalência de 1/693. Faz-se necessário estudo multicêntrico para definir a verdadeira prevalência da ausência do DV. A maior parte dos relatos de agenesia do DV transcorre com hidropsia fetal, asfixia e óbito. Além da agenesia do DV, na maioria das vezes coexistem malformações outras, em destaque no coração e na vascularidade pré-cardíaca. Merece detida atenção o manuscrito de Gembruch *et al.*[12] a propósito de dois fetos humanos com agenesia do DV. A exemplo do nosso caso,[40] em ambos os relatos de Gembruch *et al.*[12] o fluxo que advém da VU percorre as veias aferentes nos segmentos dos lobos esquerdo e direito do fígado. Na primeira descrição (ultra-sonografia com 36 semanas), a veia hepática esquerda encontra-se dilatada e exibe onda de fluxo bifásico, com índices de velocidade máxima elevados, especialmente durante a diástole; as veias direita e média, contudo, conservam-se trifásicas, com componente reverso durante a contração atrial; sugestivo é o achado de padrão hemodinâmico diferenciado nos segmentos esquerdo e direito. No segundo caso (ultra-sonografia com 20 semanas), a imagem trifásica da forma da onda de velocidade foi contemplada nas veias hepáticas esquerda, direita e média. O remate das gestações deu-se sem intercorrências, com conceptos hígidos.

A conclusão sobre a viabilidade humana, reiterada nas investigações em laboratório, assume a tese que atribui ao DV função secundária no início e nas seqüências derradeiras da prenhez. Entretanto, no terceiro trimestre (26-36 semanas), em fetos com nítida restrição do crescimento, a pulsação na VU foi o episódio incidente, alheio à integridade do fluxo no DV.[51] O encontro de pulsações na VU, em ausência de DV zero/reverso, sugere a interferência dos sinusóides hepáticos, como os canais adequados ao fluxo que retroage, decorrente do aumento da pressão na aurícula direita. Em tais aspectos, a trama vascular hepática destina-se, como percurso alternativo, ao provimento cardíaco (agenesia do DV) ou é sensível às redistribuições consecutivas ao enchimento ventricular direito prejudicado (sofrimento fetal/insuficiência cardíaca direita). Ressalta-se o ingresso preferencial pela via de maior ímpeto, o DV.[2] Diferencia-se, assim, a homeostase segundo a profusão ou a intenção da orientação sanguínea à câmara esquerda: o enfoque no que tange ao DV, como trajeto adjuvante, em um dado momento de agravo ao ambiente fetal, implica os desvios do fluxo, em razão do encadeamento dos estímulos hemodinâmicos que, por intermédio de variantes bioquímicas e biofísicas, com intermitências agudas ou crônicas, asseguram o suprimento temporário às funções vitais. Desse modo, talvez lícito seja especular, em conseqüência de dimanar-se o sangue através do DV, a dualidade quase simultânea do acréscimo da distribuição sanguínea ao coração esquerdo e ao cérebro constitui-se o primeiro tempo hemodinâmico, interregno por vezes fugaz, de infusão mais acelerada.[2] Diante da suposição de agenesia do DV e das proposições precitadas, incluindo o recente estudo de Kiserud *et al.*,[28] é lícito supor que o DV, apesar de importante na hemodinâmica fetal, não é um vaso imprescindível, vital, como afirmam Bilardo *et al.*[4] Muito provavelmente, trata-se de vaso coadjuvante da vida intra-uterina, contudo essencial, se necessário à distribuição de fluxo e se os sinusóides hepáticos não conseguem suprir a ausência. O argumento sustenta-se, talvez, em razão do estudo em animais (ovelhas), quando a oclusão experimental do DV propiciou aumento da pressão do fluxo hepático e da VU, porém não teve impacto na distribuição regional. Conclui-se que a ausência do DV possa se compatibilizar com desenvolvimento normal, sem relevantes distúrbios da circulação e oxigenação do feto.

DUCTO VENOSO NA DETECÇÃO DA SÍNDROME DE DOWN

Quantidade apreciável de estudos recentes promoveu o enlace no primeiro trimestre da medida da translucência nucal (TN), com a idade materna e os marcadores séricos, com a finalidade de rastrear anomalias cromossômicas.[48,54] Nesse estágio da formação fetal, o desenvolvimento cardíaco caracteriza-se pela força contrátil limitada pelo reduzido número de sarcômeros. No tocante ao sistema renal, evidencia-se a incapacidade de filtrar o excesso de líquido. A insuficiência cardíaca precoce e transitória tem sido apontada como primordial no que tange à associação da TN aumentada com aneuploidias. Por outro lado, a evidência bioquímica advém do aumento do fator natriurético atrial, produzido no tecido cardíaco de fetos estigmatizados pela síndrome de Down, conquanto, em regra, extensivo a outras trissomias. Nesse particular, o aumento da TN faz supor a possibilidade de cardiopatia, dado incontestável vigente em cromossomopatias. Estudos anatomopatológicos demonstraram, no primeiro trimestre da gestação, que 65% dos fetos portadores da síndrome de Down apresentavam defeitos septais e 49% exibiam estreitamento do istmo aórtico. Investigação semelhante revelou que todos os fetos portadores da trissomia do cromossomo 18 evidenciaram defeito do septo ventricular e anormalidades polivalvares.

Desde o início dos anos 90, diversos trabalhos com pequenas casuísticas e com populações de alto risco demonstraram a possível associação do aumento da TN, entre 10 e 14 semanas, com a presença de anomalias cromossômicas. Entretanto, no final dessa década, Snijders *et al.*,[54] em estudo multicêntrico envolvendo 96.127 gestações, verificaram que em 72% dos fetos com trissomia do 21 a medida da TN encontrava-se acima do 95° percentil da curva de normalidade; por outro lado, a idade materna associada à TN permitiu identificar 77% dos fetos anormais, com 5% de resultado falso positivo.

A utilização do efeito Doppler, em nível clínico, permitiu o estudo não invasivo da fluxometria vascular em diferentes circuitos do feto. No entremeio do retorno venoso, atribuiu-se relevância ao DV, foco principal que prevalece no presente estudo. O destaque envolve tanto a normalidade quanto plausível, em tese, a insuficiência cardíaca precoce, por vezes efêmera (anomalias cromossômicas), no espaço de 10 a 14 semanas.

O grupo da Universidade do Porto (Portugal) descreve sinais de insuficiência cardíaca em fetos com TN aumentada e cariótipo anormal mediante o emprego da velocimetria-Doppler dos vasos que integram o retorno ao coração, consignado o fluxo anormal no DV durante a contração atrial, DV zero/reverso (Fig. 14-7).[30-33,38]

No tocante à síndrome de Down, nossos resultados[40,42] foram similares aos relativos à detecção das aneuploidias em geral. Ao considerarem-se apenas os casos de síndrome de Down, a medida da TN variou de 1,3 a 7,5 mm (média de 4,4 mm). No grupo de fetos normais, a TN variou de 0,6 a 6,5 mm (média de 1,7 mm, $p < 0{,}001$). Os valores que denotam a acurácia da ultra-sonografia e da dopplervelocimetria do DV na detecção da trissomia do 21 encontram-se no Quadro 14-1. Vale salientar que a freqüência cardíaca fetal (FCF) na discriminação da síndrome de Down não se mostrou eficaz. A tabela sob apreciação mostra o melhor ponto de corte da maioria das variáveis analisadas no DV, definido na curva ROC, com seus respectivos parâmetros que caracterizam o teste de rastreamento. Tal análise refere-se à prevalência da síndrome de Down na população estudada ($P = 3{,}9\%$).

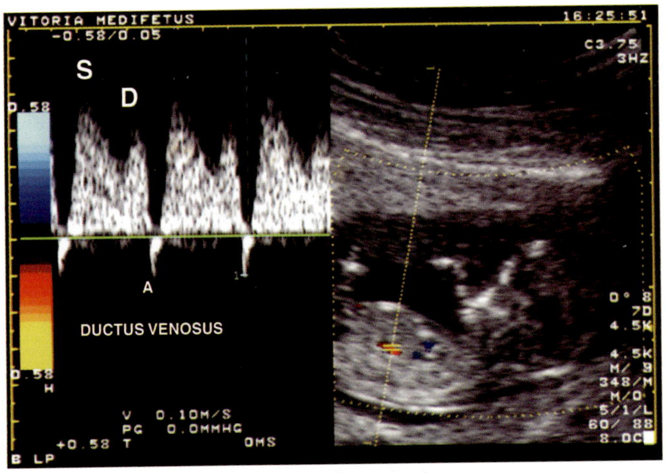

Fig. 14-7. Onda de velocidade do fluxo do ducto venoso evidenciando fluxo reverso durante a contração atrial em feto com 12 semanas. O estudo citogenético concluiu por trissomia do cromossomo 21.

Dessa forma, os valores que conferem acurácia na detecção da síndrome de Down referentes a dopplervelocimetria do DV (velocidade durante a contração atrial) são: sensibilidade (S) = 91,3%; especificidade (E) = 98,6%; valor preditivo positivo (VPP) = 72,4%; valor preditivo negativo (VPN) = 99,6%; probabilidade de falso positivo (PFP) = 27,6%; razão de probabilidade positiva (RP+) = 64,9; e razão de probabilidade negativa (RP-) = 0,1. A distribuição desses resultados está na Fig. 14-8.

No tocante ao fluxo no DV, ainda que o IPV e os índices que dependem da velocidade "A" se tenham mostrado válidos, o fluxo ausente ou reverso no DV, durante a contração atrial, foi o que melhor assinalou as aneuploidias, assim como a trissomia do 21. A alteração velocimétrica, observada em 33 dos 37 fetos que exibiram cromossomopatia, limitou-se a oito dos 569 fetos com cariótipo e/ou fenótipo normal, entre os quais foi detectado apenas um caso de anomalia cardíaca (hipoplasia de coração esquerdo), constante a TN de 6,2 mm.

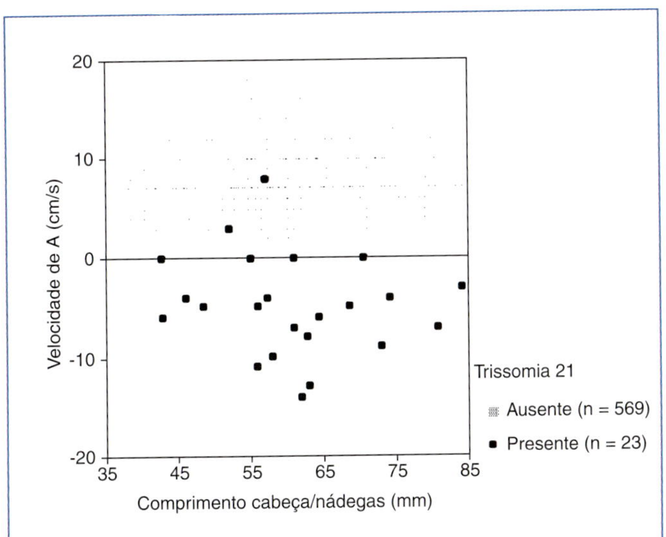

Fig. 14-8. Distribuição da amplitude da velocidade "A" em relação ao comprimento cabeça-nádegas nos 592 casos estudados, 23 trissomias do 21 (círculo fechado) e 569 fetos normais (ponto).

Nenhum feto com TN aumentada e fluxo normal no DV apresentou cardiopatia, apenas um exibiu trissomia do 21; neste caso a TN mediu 3 mm.

Quanto à detecção da síndrome de Down, os resultados encontram-se no Quadro 14-1. Para efeito de cálculo do novo risco para a trissomia do 21, adotaram-se as razões de probabilidade referentes à velocidade "A", RP+ = 65,0 e a RP- = 0,1, como fatores multiplicadores do risco corrigido da Fetal Medicine Foundation (FMF), agora risco basal. Vale exemplificar: caso o risco da FMF seja de 1/300 e o Doppler no DV for normal (velocidade positiva durante a contração atrial), o fator multiplicador encontrado de 0,1, produz um novo risco corrigido de 1/3.000. Ao contrário, na eventualidade de Doppler positivo, DV zero/reverso, o fator multiplicador seria de 65, e o risco final atingiria cerca de 1/5.[40,42]

Os resultados, ora apresentados, no tocante aos parâmetros que conferem a eficácia dos métodos de rastreio, o IPV e outros índices dependentes da velocidade "A" mostraram o apuro na detecção das cromossomopatias (a taxa de detecção variou entre 81,2 e 91,9%); entretanto, à semelhança do que dizem Matias *et al.*[31] em regressão logística multivariada, a velocidade na contração atrial foi a única variável que contribuiu de forma independente no discrime de fetos com cariótipo anormal em relação aos normais. Assim, a dopplervelocimetria do DV, notadamente a velocidade durante a contração atrial, aferida por uma simples análise qualitativa da "onda" (DV zero/reverso), foi capaz de detectar 89,2% das anomalias cromossômicas em geral, com E de 98,6%, VPP de 80,5%, VPN de 99,3% e PFP de 19,5%, com base na fórmula 1-VPP, e de 1,4%, quando usada a fórmula 1-E. A RP+ foi de 63,4 e a RP- de 0,1.

Na experiência relatada,[40,42] o distúrbio mencionado (DV zero/reverso) ocorreu em oito casos dos 569 fetos livres de cromossomos anormais. Ressalta-se que em dois desses oito casos a TN estava aumentada, e em um desses dois fetos foi detectado um defeito cardíaco de grande porte entre 14 e 16 semanas: hipoplasia das câmaras esquerdas. Acentua-se a hipótese de a alteração velocimétrica refletir disfunção cardíaca, ainda que transitória, haja vista o exemplo único de síndrome de Down, descrito por Matias *et al.*[31] em que a medida da TN e a velocidade do fluxo no DV se normalizaram na 15ª semana de gestação. Vigente a trissomia do 18, na nossa experiência, assinalou-se a normalidade velocimétrica observada no DV, duas semanas depois de consignado o padrão reverso durante a contração atrial. É presumível que a falta de harmonia no desenvolvimento morfológico seja decorrente dos erros inatos, a exemplo do retardo no amadurecimento funcional do miocárdio, em especial quanto ao surgimento de unidades contráteis (sarcômeros). De acordo com o determinismo cromossômico, supõe-se que a insuficiência cardíaca precoce, combinada ao aumento da TN, promova perturbação temporária do retorno sanguíneo ao coração. Caso semelhante foi publicado por Huisman e Bilardo,[20] e é condizente com a trissomia do 18 combinada ao fluxo reverso no DV e aumento da TN com 13 semanas em gravidez gemelar, na qual o outro gêmeo não evidenciava nenhuma alteração. Na 20ª semana, tanto a velocidade no ducto quanto a TN voltaram à normalidade. Tais situações sinalizam a hipótese de que a alteração velocimétrica no DV,

Quadro 14-1 Valores de sensibilidade (S), especificidade (E), valor preditivo positivo (VPP) e negativo (VPN), probabilidade de falso positivo (PFP), calculado por 1 – VVP, probabilidade de falso negativo (PFN), taxa de falso positivo (TFP), calculado por 1 – E, razão de probabilidade positiva (RP+) e negativa (RP-) para os diversos parâmetros estudados, inclusive o risco calculado de 1/250 e 1/50 com base no programa da Fetal Medicine Foundation na detecção da trissomia do 21

Variável	*Percentil*	*Ponto de corte*	*S*	*E*	*VPP*	*VPN*	*PFP*	*PFN*	*TFP*	*RP+*	*RP-*
Id. materna	80	35 anos	69,6	80,3	12,5	98,5	87,5	1,5	19,7	3,5	0,4
TN	88	2,5 mm	91,3	89,5	25,9	99,6	74,1	0,4	10,5	8,7	0,1
TN	93	3,0 mm	91,3	95,4	44,7	99,6	55,3	0,4	4,6	20,0	0,1
TN*	–	IC 90%	91,3	94,9	42,0	99,6	58,0	0,4	5,1	17,9	0,1
Risco 1/250	15	1/250	100,0	87,7	24,7	100,0	75,3	0,0	12,3	8,1	0,0
Risco 1/50	8	1/50	95,7	95,6	46,8	99,8	53,2	0,2	4,4	21,8	0,0
Vel. A	5	0 cm/s	91,3	98,6	72,4	99,6	27,6	0,4	1,4	64,9	0,1
IPV	93	1,40	87,0	96,1	47,6	99,5	52,4	0,5	3,9	22,5	0,1
S/A	5	1,40	91,3	98,8	75,0	99,6	25,0	0,4	1,2	74,2	0,1
D/A	5	1,50	91,3	98,8	75,0	99,6	25,0	0,4	1,2	74,2	0,1
(S-A)/S	93	0,90	95,7	96,1	50,0	99,8	50,0	0,2	3,9	24,7	0,0
(S-A)/D	85	1,10	91,3	88,0	23,6	99,6	76,4	0,4	12,0	7,6	0,1
(S-D)/A	5	0,10	91,3	98,2	67,7	99,6	32,3	0,4	1,8	52,0	0,1
S-D/A	5	1,30	91,3	98,8	75,0	99,6	25,0	0,4	1,2	74,2	0,1
FCF	–	IC 90%	13,0	88,6	4,4	96,2	95,6	3,8	11,4	1,1	1,0

Obs: Outros parâmetros que apresentaram baixa taxa de detecção não foram expostos neste Quadro, como a velocidade S, D, S-D, e os índices S/D, S-D/S.
*Limite superior do intervalo.

eventualmente, possa ser transitória. Nesse particular, vale referir caso único de trissomia do 21 com fluxo (onda "A") normal e TN aumentada (3 mm). O estudo velocimétrico foi realizado com 14 semanas, no dia da biopsia de vilo corial, duas semanas após a medida da TN. Ainda que diante da possibilidade de normalização do fluxo, optamos por incluir este caso, em prol da credibilidade do estudo.

Borrell *et al.*[5] avaliaram a velocimetria no DV em 534 fetos entre a 10ª e a 18ª semanas de gestação. Entre os parâmetros estudados, o aumento do IPV teve maior importância na detecção da síndrome de Down. Proporção substancial de fetos portadores de trissomia do 21, 73% (8/11), apresentou aumento do IPV. A detecção, na experiência sobre a qual ora se discorre, no que concerne à trissomia do 21 – 91,3% (21/23), assemelhou-se à de Matias *et al.*[19] – 89,4% (34/38). Referente ao IPV, a diferença se acentua, índice de 87%. A crítica que se faz ao trabalho de Borrell *et al.*[5] decorre de o estudo ter sido realizado em idade fetal mais avançada, ou seja, entre 10 e 18 semanas. Na identificação do DV, Borrell *et al.*[5] não lograram o refinamento técnico necessário ao estado da arte no primeiro trimestre. Delinear o DV em 82% dos fetos entre 10 e 18 semanas não ombreia com os índices superlativos de Matias *et al.*[19] e da pesquisa ora relatada, respectivamente, 100% e 99,8%.

Em 2001 e em 2002 surgiram cinco novas pesquisas alusivas à detecção das aneuploidias por meio do Doppler do DV.[1,4,35,40,49]

Matias e Montenegro[35] confirmaram os resultados de três anos antes,[31] acrescidos de 29 casos, agora com 515 fetos estudados consecutivamente entre 10 a 14 semanas. Das 69 anomalias cromossômicas, o fluxo anormal no DV (DV zero/reverso) foi capaz de detectar 89,9%, com incidência de falso positivo menor do que 1%, com base na fórmula 1-E. Defeitos cardíacos e dos grandes vasos estiveram presentes em sete dos 17 com fluxo anormal, conquanto ausentes nos 429 casos com fluxo normal. Rememora-se aqui a nossa experiência: dois dos 29 casos com TN acima do limite superior ao IC de 90%, com cariótipo normal, exibiram fluxo reverso na contração atrial; um deles apresentava hipoplasia de coração esquerdo. A exemplo de Matias e Montenegro,[35] Bilardo *et al.*[4] investigaram, por intermédio do Doppler no DV, 186 fetos com elevado risco, 112 investidos da expansão relativa à TN, entre 10 e 17 semanas. Utilizando-se cinco minutos como tempo de exposição máxima, de modo a obter onda de velocidade de fluxo, foi possível estudar o DV em 86% dos casos, à semelhança de Borrell *et al.*[5] que estudaram 82% (tempo máximo de 10 minutos). A taxa de detecção, com base no IPV ou no DV zero/reverso, foi de 65% para as anomalias cromossômicas e de 68%, quando inclusos outros resultados desfavoráveis, ao passo que a especificidade assinalou 79%. Sabe-se que existe associação entre a TN aumentada e um expressivo número de anomalias fetais, destoantes das aneuploidias.

Bilardo *et al.*,[4] na restrita experiência, não advogam a utilização da dopplervelocimetria do DV como variável independente na redução da indicação de procedimentos invasivos, em contraste com Matias *et al.*,[31] Borrell *et al.*,[5] Murta *et al.*,[40,42,49] Antolín *et al.*[1] e Matias e Montenegro.[35]

A experiência que se transcreve reitera a hipótese de Matias *et al.*[32] assim como a de Bilardo *et al.*,[4] que relataram maior incidência de cardiopatia diante do quadro de TN e DV alterados. Na maioria das pesquisas quanto maior a medida da TN, maior a prevalência de cardiopatia.

Antolín *et al.*[1] estudaram 1.371 fetos entre 10 e 16 semanas. Utilizaram o IPV estimado no DV como parâmetro de discriminação entre os fetos normais e os 20 casos de anomalias cromossômicas. A opção pelo IPV deveu-se à possibilidade da sua maior reprodutibilidade, pelo fato de ser ângulo-independente. Destaca-se, nesse estudo, a detecção de 65% que aumentou para 69,2% quando analisados apenas os fetos entre 10 e 13 semanas e taxa de falso positivo de 0,7%. Considerado o intervalo gestacional entre 14 e 16 semanas, a sensibilidade do IPV diminuiu para 28,6% na detecção das anomalias cromossômicas. A exemplo de Bilardo *et al.*,[4] que estudaram o Doppler do DV até 17 semanas, Antolín *et al.*,[1] talvez tenham cometido um grave erro de prolongar a investigação até 16 semanas, como também ocorreu com Borrell *et al.*,[5] que analisaram o DV até 18 semanas, tempo em que o coração fetal melhora seu desempenho, não só pelo aumento da elasticidade ventricular mas também pela subtração da pós-carga devido ao aumento da vascularidade placentária. Os resultados que fomentam a presente discussão são categóricos: entre 13 e 14 semanas, ocorre aumento da velocidade da onda "A". Por conseguinte, esse viés da época em que se realizaram as pesquisas de Borrell *et al.*,[5] Bilardo *et al.*[4] e Antolín *et al.*[1] pode traduzir-se na não confiabilidade dos resultados.

Com o empenho de cristalizar a experiência que se relata, na oportunidade da utilização em paralelo (medida da TN e dopplervelocimetria do DV), a taxa de detecção da trissomia 21 aumentaria de 91,3% para 99,2%, sem ao menos diminuir a probabilidade de resultados falsos positivos, mas, ao contrário, aumentar. Portanto, como não se testou o Doppler do DV em populações exclusivas, de baixo risco, os resultados não permitem propor o teste múltiplo em paralelo, e, sim, em série, sendo o Doppler do DV o procedimento de nível 2. Dessa forma, a opção alternativa seria realizar a avaliação no DV entre 11 e 14 semanas de gestação, em 1.000 de 20.000 gravidezes (apenas nos casos de elevado risco, TN aumentada) e reservar o procedimento invasor apenas para os fetos que apresentem DV zero/reverso – análise qualitativa. De acordo com Matias *et al.*,[31] tal medida poderá vir a reduzir a necessidade de procedimentos invasores de 5% para menos de 0,5% da população total inicial rastreada (20.000), a serem efetuados em cerca de 3%, ou seja, em 29 das 995 gravidezes de alto risco, todavia em fetos cromossomicamente normais, e em 90%, ou seja, 41 das 45 gravidezes, com fetos investidos da trissomia 21. Assim, ocorreria pequena perda da sensibilidade em cerca de 10%, isto é, um pequeno decréscimo dos estimados 90% para 80% na detecção de trissomia 21 e um acentuado decréscimo de procedimentos invasores de 5% para menos que 0,5%.[31] Num estudo de proporção numérica pouco superior, em 2001, Matias e Montenegro[35] atribuem diminuição na taxa de detecção de 9% (de 90% para 81%). Sob a ótica do nosso estudo[40,42] que se pretende mais confiável, visto que considera a probabilidade de falso positivo (PFP) como o resultado obtido por intermédio da fórmula 1-VPP, estima-se a importância do Doppler no DV a fim de revelar a síndrome de Down mediante testes múltiplos. No teste em série, observa-se que a taxa de detecção diminuiria de

91,3% para 83,4%, e a PFP seria de apenas 2,1% (para detecção da trissomia do 21), ou seja, o procedimento invasor desnecessário em cerca de apenas 21 gestantes na população inicial de 20.000; esse cálculo levou em conta a prevalência da síndrome de Down no estudo em apreço (1/26). Dessa forma, na população referida, subtraem-se mais de 900 procedimentos invasivos inúteis.[40,42]

Não existem estudos em populações de baixo risco que nos autorizam realizar procedimentos invasores com base, apenas, na dopplervelocimetria do DV. Entretanto, Campbell *et al.*[6] (2001) referem o moisacismo da trissomia 8 em gestante de 35 anos, cujo feto apresentava TN de 0,8 mm e DV reverso. O risco corrigido para anomalias cromossômicas, com base no programa da FMF, foi de 1:1.395, portanto, categorizado como baixo risco. Doze dias após o primeiro exame, persistia o DV reverso e o IPV de 2,45. A ecocardiografia concluiu pela normalidade. Decidiu-se realizar estudo citogenético e, uma vez evidente o resultado (trissomia 8), optou-se pela interrupção da gestação. O estudo anatomopatológico comprovou, tão-somente, o defeito do forame oval (septo *secundum*), alteração estrutural incapaz de causar esse distúrbio hemodinâmico. Na experiência que se enuncia,[40,42] três dos 37 fetos com aneuploidias exibiram TN normal e DV reverso. Em um desses casos (trissomia 21), gestante de 40 anos e TN de 2,3 mm, o risco praticamente permaneceu o mesmo, de 1:56 para 1:55. Os outros dois casos diziam respeito a gestante de 22 anos, TN de 1,6 mm, risco corrigido de 1:5.176 e gestante de 29 anos, TN de 2,5 e risco calculado de 1:298; os cariótipos foram compatíveis com trissomia 18 e 22, respectivamente. Portanto, a exemplo de Campbell *et al.*[6], indicou-se procedimento invasor ao se tratar de trissomia do 18, apenas com base na dopplervelocimetria do DV. A segunda gestante, embora consciente e concordando com o estudo do Doppler do DV na identificação de anomalias cromossômicas, não aceitou a proposta da realização de estudo citogenético. Deu-se o óbito fetal na 18ª semana, sendo então realizado o cariótipo que concluiu pela trissomia do 22. O estudo anatomopatológico não evidenciou defeitos cardíacos. Vale lembrar que a disfunção cardíaca pode ser decorrente de infarto do miocárdio, displasias de válvulas e outras alterações nem sempre diagnosticadas no exame anatomopatológico sistemático. Matias e Montenegro[35] observaram TN menor que o percentil 95 e DV reverso em quatro dos 69 casos de cromossomopatias, provavelmente em gestantes com idade avançada, pois esse estudo foi composto de gestações de alto risco. Faz-se necessária uma investigação em populações de baixo risco para definir a real prevalência de DV zero/reverso em gravidezes normais.

A avaliação velocimétrica no DV tende a ser utilizada como um método de seleção daquelas grávidas consideradas de alto risco para cromossomopatia (após o rastreio combinado do primeiro trimestre) a quem deveria ser oferecido um teste invasivo. Tal medida poderá assim identificar cerca de 80% dos fetos acometidos pela trissomia 21 ou outro tipo de cromossomopatia. O teste de rastreio, em série, bem pouco diminuiria a taxa de detecção, de 91,3% para 83,4%, e, em muito, aumentaria o valor preditivo positivo, de 42% (com base na medida da TN), de 72,4%, e, sob o esteio do Doppler no DV para 97,9%, o que resultaria em probabilidade confiável de falso positivo de 2,1, especificamente para a síndrome de Down. Conclui-se que o Doppler no DV é apropriado ao rastreamento das anomalias cromossômicas, no decurso de 10 a 14 semanas. De vez que, não experimentado em populações de baixo risco, a proposta é utilizá-lo de forma múltipla, em série, como método secundário no rastreio das cromossomopatias. Considerados os aspectos funcionais de coração fetal e da placenta, jamais deve ser empregado após 14 semanas. Adicionalmente, poderá vir a ser empregado como método de rastreio de defeitos cardíacos.

Os resultados referenciados nesse histórico assinalam o interesse da avaliação combinada da TN e do fluxo no DV, entre 10 e 14 semanas, já que ambos traduzem o desequilíbrio hemodinâmico fetal, capaz de antecipar indícios das anomalias cromossômicas. Do exposto, depreende-se que basta a análise qualitativa, DV zero/reverso para categorizar o risco das anomalias cromossômicas no primeiro trimestre. Portanto, ainda que seja necessário treinamento e habilidade do operador, trata-se de método factível de aplicabilidade clínica.

PERSPECTIVA

Para que haja justificativa na procura dessas alterações fetais, faz-se necessário um estudo "multicêntrico", bem como um amplo protocolo de rastreamento. Na experiência que ora se discute,[40,42,46,49] como na de Matias *et al.*,[32] todos os fetos com defeitos cardíacos, independentemente do valor da TN, apresentaram fluxo no DV anormal. Considera-se que a velocimetria do DV talvez possa combinar-se com a mensuração da TN, notadamente com a propensão de diminuir a taxa de resultados falsos positivos respectiva à síndrome de Down. Intuito inegável, o esmero na seleção dos casos a serem submetidos aos procedimentos invasores e à ecocardiografia. Aliás, o rastreamento das aneuploidias, em especial, a trissomia do 21, no primeiro trimestre da gravidez, poderá atenuar o fardo emocional e, no proveito do casal, possibilitar a realização de aconselhamento precoce e mais condizente com a idealização de uma qualidade de vida que se exterioriza no período neonatal e, dele, mais além.

A perspectiva da aplicação clínica da dopplervelocimetria do DV, na detecção da síndrome de Down, está na hipótese de que a realização do Doppler do DV associado à medida da TN possa subtrair a exigência do estudo citogenético em certos casos. Os resultados aqui referidos, correspondentes a 606 fetos, mostram que, por intermédio do DV zero/reverso, se identificaram 91,3% das trissomias do 21, com especificidade de 96,1%, valor preditivo positivo de 72,4% e valor preditivo negativo de 99,6%. A baixa incidência de falso positivo de 1,4% (oito fetos), bem como as porcentagens que denotam a eficácia conferem supremacia relativa ao procedimento germinante. Ressalta-se que todo método de rastreamento tem resultado falso positivo e falso negativo; caso único de trissomia do 21 em nossa casuística cursou com TN de 3 mm e DV com fluxo anterógrado. Outro critério avaliado no desempenho do Doppler do DV e da medida da TN no rastreamento da síndrome de Down foi a razão de probabilidades (RP), de 64,9 e 17,9, respectivamente. No estudo em apreço, a RP indicou ser o Doppler do DV (DV zero/reverso) cerca de 65 vezes mais presumível de ser positivo nos casos de síndrome de Down em relação aos fetos normais. Não obstante o Doppler do DV esteja no limiar das conferências, não vale a pena comparar métodos, mas sugerir que a associação de ambos, quanto usados em série, denote tendência de diminuição da probabilidade de resultado falso positivo e de proficiência do valor preditivo positivo.[40,42]

Como se sabe, a gravidez incorre no risco, maioria das vezes imponderável, de infringir-se pela fortuita combinação gênica sujeita ao defeito cromossômico. A fim de calcular o risco individual, é necessário considerar o risco basal *(background)*, dependente da idade materna, da idade gestacional e da história prévia de anomalias cromossômicas, e multiplicá-lo por uma série de fatores que são vinculados ao resultado do teste de rastreamento realizado. Toda vez que um teste de rastreio é realizado, o risco basal é multiplicado pelo fator de correção do teste e um novo risco é obtido e, assim, torna-se o risco basal para o novo teste. O cálculo do novo risco para síndrome de Down será obtido com base no fator multiplicador (razão de probabilidade) do presente estudo (RP+ = 65 e RP- = 0,1). Em face de as razões de probabilidades permanecerem inalteradas, depreende-se a condição imutável do fator multiplicador. Salienta-se, nesse novo cálculo de risco para trissomia 21, a simplicidade da avaliação qualitativa (DV zero/reverso) da dopplervelocimetria do DV. Assim, esse novo risco, combinado ao Doppler no DV, deve ser calculado, multiplicando-se o risco corrigido, agora risco basal, relativo ao critério da Fetal Medicine Foundation (medida do comprimento cabeça-nádegas, idade materna, antecedentes de filho com trissomia do 21 e medida da TN) pelo fator de correção do Doppler do DV (razão de probabilidade). Vale exemplificar: caso o risco corrigido pelo programa da Fetal Medicine Foundation seja de 1/300 e o Doppler no DV apresentar-se normal (velocidade positiva durante a contração atrial), o fator multiplicador encontrado será de 0,1, o que produz um novo risco corrigido de 1/3.000. Ao contrário, na eventualidade de teste positivo (DV zero/reverso) o fator multiplicador será de 65, e o risco final atingiria cerca de 1/5. Tal processo é denominado de rastreamento seqüencial.[40]

As descrições dos nossos estudos,[39-49] nesse lance derradeiro, empreendido sob a senha de resultados que conduzem ao debate das verdades que se constroem intermitentes, assim como as pesquisas elaboradas pelo grupo da Universidade do Porto,[30-38] tendem as conseqüências humanas, nas amplitudes inéditas que não se refreiam na procura do novo, noção em permanente litígio com os números e a velocidade das urgências que permeiam essa emergente e promissora especialidade da medicina fetal.

A proposta de novo cálculo de risco para a trissomia 21, ainda que singela, considerado o vasto campo da especulação científica, remete a renovadas reflexões mediadas pela excelência de estudos extensivos. A percepção quanto aos fatores multiplicadores referencia-se indeclinável no engenho dos primeiros passos, conforme a proposição contida nestas linhas, que por ora permanecem.

A aparente falta de informação acerca do DV não deve, porém, desencorajar o especialista de usar o método na prática clínica, devendo, sim, aconselhar precaução na interpretação dos resultados e induzir novos resultados de certificação científica e clínica.

REFERÊNCIAS BIBLIOGRÁFICAS

1. Antolín E, Comas C, Torrents M, Muñoz A, Fegueras F, Echevarría M, Cararach M, Carrera JM. The role of ductus venosus blood flow assessment in screening for chromosomal abnormalities at 10-16 weeks of gestation. *Ultrasound Obstet Gynecol* 2001;17:295-300.
2. Ávila MAP, Murta CGV, Moron AF. Duto Venoso: curso primordial. *Femina* 2001;29:9-13.
3. Bahlmann F, Wellek S, Reinhardt I, Merz E, Steiner E, Welter C. Reference values of ductus venosus flow velocities and calculated waveform indices. *Prenat Diagn* 2000;20:623-34.
4. Bilardo CM, Müller L, Zikulnig M, Schipper M, Hecher K. Ductus venosus studies in fetuses at high risk for chromosomal or heart abnormalities: relationship with nuchal translucency measurement and fetal outcome. *Ultrasound Obstet Gynecol* 2001;17:288-94.
5. Borrell A, Antolin E, Costa D, Farre MT, Martinez JM, Fortuny A. Abnormal ductus venosus blood flow in trisomy 21 fetuses during early pregnancy. *Am J Obst Gynecol* 1998;179:1612-17.
6. Campbell S, Mavrides E, Prefumo F, Presti F, Carvalho JS. Prenatal diagnosis of mosaic trisomy 8 in a fetus with normal nuchal translucency thickness and reversed end-diastolic ductus venosus flow. *Ultrasound Obstet Gynecol* 2001;17:341-3.
7. Carrera JM, Devessa R, Torrents M, Muñoz C, Mortera C, Serra B. Natural history of fetal compromise in intrauterine growth retardation. In: Kurjak A. *Textbook of perinatal medicine*. Casterton Hall, Carnforth, UK: The Parthenon Publishing Group Inc, 1998. p. 1226-43.
8. Carvalho FHC. *Dopplervelocimetria do duto venoso entre 10 e 14 semanas de gestação curva de normalidade* [dissertação]. São Paulo: Universidade Federal de São Paulo, 2001.
9. Chacko AW, Reynolds SRM. Embryonic development in the human of the sphincter of the ductus venosus. *Anat Rec* 1953;115:151-73.
10. DeVore GR, Hornstein J. Ductus venosus index: a method for evaluation right ventricular preload in the second trimester fetus. *Ultrasound Obstet Gynecol* 1993;3:338-42.
11. Franklin KJ. Ductus venosus Arantii and ductus arteriosus Botalli. *Bull Hist Med* 1941;9:580-4.
12. Gembruch U, Baschat AA, Caliebe A, Gortner L. Prenatal diagnosis of ductus venosus agenesis: a report of two cases and review of literature. *Ultrasound Obstet Gynecol* 1998;11:185.
13. Gudmundsson S. Importance of venous flow assessment for clinical decision making. *Eur J Obstet Gynecol Rep Biol* 1999;84:173-8.
14. Hecher K, Campbell S, Snijders R, Nicolaides K. Reference ranges for fetal venous and atrioventricular blood flow parameters. *Ultrasound Obstet Gynecol* 1994;4:381-90.
15. Hecher K, Snijders R, Campbell S, Nicolaides K. Fetal venous, arterial and intracardiac blood flows in red blood cell isoimmunization. *Obstet Gynecol* 1995;85:122-8.
16. Heyl W, Funk A, Reineke T, Rath W. Pulsation of blood flow in the umbilical vein during the second trimester of pregnancy correlated to fetal malformation and chromosomal alteration. *J Perinat Med* 1998;26:278-83.
17. Huisman TWA, Stewart PA, Wladimiroff JW. Ductus venosus blood flow velocity waveforms in the human fetus a Doppler Study. *Ultrasound Med Biol* 1992;18:33-7.
18. Huisman TWA, Stewart PA, Wladimiroff JW, Stijnen T. Flow velocity waveforms in the ductus venosus, umbilical vein and

inferior vena cava in normal human fetuses at 12-15 weeks of gestation. *Ultrasound Med Biol* 1993;19:441-5.

19. Huisman TWA, Brezinka C, Stewart PA, Stijnen,T, Wladimiroff JW. Ductus venosus flow velocity waveforms in relation to fetal behavioural states. *Br J Obstet Gynecol* 1994;101:220-4.
20. Huisman TWA, Bilardo CM. Transient increase in nuchal translucency thickness and reversed end-diastolic ductus venosus flow in a fetus with trisomy 18. *Ultrasound Obstet Gynecol* 1997;10:397-9.
21. Huisman TWA. Doppler Assessment of the fetal venous system. *Semin Perinatol* 2001;25:21-31.
22. Kanzaki T, Chiba Y. Evaluation of the preload condition of the fetus by inferior vena caval blood flow pattern. *Fetal Diagn Ther* 1990;5:168-74.
23. Kiserud T, Eik-Nes S, Blass HG, Hellevik LR. Ultrasonographic velocimetry of the fetal ductus venosus. *Lancet* 1991;338:1412-4.
24. Kiserud T, Eik-Nes SH, Hellevik LR, Blaas HG. Ductus venosus: a longitudinal Doppler velocimetry study of the human fetus. *J Matern Fetal Invest* 1992;2:5-11.
25. Kiserud T, Eik-Nes SH, Hellevik LR, Blaas HG. Ductus venosus blood velocity changes in fetal cardiac diseases. *J Matern Fetal Invest* 1993;3:15-20.
26. Kiserud T. *The ductus venosus in the human fetus: an ultrasonographic study of its functional anatomy, normal blood flow velocity and its changes during fetal disease* [tese – doutoramento]. Noruega: Universidade de Trondheim, 1994.
27. Kiserud T, Eik-Nes SH, Blaas HG, Hellevik LR, Simensen B. Ductus venosus blood velocity and the umbilical circulation in the seriously growth-retarded fetus. *Ultrasound Obstet Gynecol* 1994;4:109-14.
28. Kiserud T, Rasmussen S, Skulstad SM. Blood flow and degree of shunting through the ductus venosus in the human fetus. *Am J Obstet Gynecol* 2000;182:147-50.
29. Lam YH, Tang MHY, Tse HY. Ductus venosus Doppler study in fetuses with homozygous alfa-thalassemia-1 at 12 to 13 weeks of gestation. *Ultrasound Obstet Gynecol* 2001;17:30-3.
30. Matias A, Montenegro N, Areias JC, Brandão O. Anomalous fetal venous return associated with major chromosomopathies in the late first trimester of pregnancy. *Ultrasound Obstet Gynecol* 1998;11:209-13.
31. Matias A, Gomes C, Flack N, Montenegro N, Nicolaides KH. Screening for chromosomal abnormalities at 10-14 weeks: the role of ductus venosus blood flow. *Ultrasound Obstet Gynecol* 1998;12:380-4.
32. Matias A, Huggon I, Areias JC, Montenegro N, Nicolaides KH. Cardiac defects chromosomally normal fetuses with abnormal venosus blood flow at 10-14 weeks. *Ultrasound Obstet Gynecol* 1999;14:307-10.
33. Matias A. *Retorno venoso na avaliação da função cardíaca fetal* [tese – doutoramento]. Porto: Faculdade de Medicina da Universidade do Porto, 2000.
34. Matias A, Montenegro N, Areias JC. Anticipating twin-twin transfusion in monochorionic twin pregnancy. Is there a role for nuchal translucency and ductus venosus blood flow evaluation at 11-14 weeks? *Twin Research* 2000;3:65-70.
35. Matias A, Montenegro N. Ductus venosus blood flow in chromosomally abnormal fetuses at 11 to 14 weeks of gestation. *Semin Perinatol* 2001;25:32-7.
36. Mauad-Filho F, Freitas-Júnior RAO, Casanova MS, Ferreira AC, Pinheiro-Filho LSP. Doppler do ducto venoso: conceitos correntes e seu papel na obstetrícia moderna. *Femina* 2001;29:659-63.
37. Montenegro N, Matias A, Areias JC, Barros H. Ductus venosus revisited: a Doppler blood flow evaluation in the first trimester of pregnancy. *Ultrasound Med Biol* 1997;23:171-6.
38. Montenegro N, Matias A, Areias JC, Castelo S, Barros H. Increased fetal nuchal translucency: possible involvement of early cardiac failure. *Ultrasound Obstet Gynecol* 1997;10:265-8.
39. Murta CGV, Moron AF, Avila MAP, França LC, Vargas P. Reverse blood flow in umbilical vein in a case of trisomy 9. *Ultrasound Obstet Gynecol* 2000;16:575-7.
40. Murta CGV. *Dopplervelocimetria aplicada ao duto venoso no primeiro trimestre: ênfase na detecção das aneuploidias* [tese – doutoramento]. São Paulo: Universidade Federal de São Paulo, 2001.
41. Murta CGV. Padrões de normalidade do Doppler do duto venoso no primeiro trimestre. In: Murta CGV. *Doppler do duto venoso: ênfase na detecção da síndrome de Down*. 1ª ed. Vitória: EDUFES, 2002. p. 49-69.
42. Murta CGV. Doppler do duto venoso na detecção da síndrome de Down. In: Murta CGV. *Doppler do duto venoso: ênfase na detecção da síndrome de Down*. 1ª ed. Vitória: EDUFES, 2002. p. 85-111.
43. Murta CGV. Nova forma geométrica do duto venoso no primeiro trimestre. In: Murta CGV. *Doppler do duto venoso: ênfase na detecção da síndrome de Down*. 1ª ed. Vitória: EDUFES, 2002. p. 127-39.
44. Murta CGV, Ávila MAP, Moron AF. Dopplervelocimetria do duto venoso no cálculo de risco para síndrome de Down no primeiro trimestre. *Radiol Bras* 2002;35:15-25.
45. Murta CGV, Moron AF, Avila MAP. Síndrome de Down: novo critério de risco com base no doppler do duto venoso entre 10 e 14 semanas de gestação. *Rev Soc Bras Med Fetal* 2002;8:5-4.
46. Murta CGV, Ávila MAP, Moron AF. Associação entre translucência nucal e doppler do duto venoso na detecção de malformações cardíacas fetais. *Rev Imagem* 2002;24:31-38.
47. Murta CGV, Ávila MAP, Moron AF. A circulação fetal: ênfase no duto venoso. *Femina* 2002;30:749-55.
48. Murta CGV, França LC. Medida da translucência nucal no rastreamento das anomalias cromossômicas. *Rev Bras Ginecol Obstet* 2002;3:20-31.
49. Murta CGV, Moron AF, Avila MAP, Weiner CP. The application of ductus venosus Doppler velocimetry to the detection of fetal aneuploidy in the first trimester of pregnancy. *Fetal Dign Ther* 2002;17:308-14.
50. Oepkes D, Vandenbussche FP, Van Bel F, Kanhai HHH. Fetal ductus venosus blood flow velocities before and after transfusion in red-cell alloimmunized pregnancies. *Obstet Gynecol* 1993;82:237-41.
51. Ozcan T, Sbracia M, d'Ancora RI. Copel JA, Mari G. Arterial and venous Doppler velocimetry in the severy growth-restricted fetus and associations with adverse

perinatal outcome. *Ultrasound Obstet Gynecol* 1998;12:39-44.

52. Pennati G, Bellotti M, Ferrazzi E, Rigano S, Garberi A. Hemodynamic changes across the human ductus venosus: a comparison between clinical findings and mathematical calculations. *Ultrasound Obstet Gynecol* 1997;9:383-91.
53. Rizzo G, Capponi AID, Romanini C. Ductus venosus velocity waveforms in appropriate and small for gestational age fetuses. *Early Hum Dev* 1994;39:15-26.
54. Snijders RJM, Noble P, Seberi N, Souka A, Nicolaides KH. UK multicentre project on assessment of risk of trisomy 21 by maternal age and fetal nuchal translucency thickness at 10-14 weeks of gestation. *Lancet* 1998;351:343-6.
55. Van Splunder P, Huisman TWA, Ridder MAJ, Wladimiroff JW. Fetal venous and arterial flow velocity wave forms between eight and twenty weeks of gestation. *Pediatr Res* 1996;40:158-62.
56. Vasques FAP, Moron AF, Murta CGV. Importância clínica do fluxo venoso fetal. *Femina* 2001;29:83-87.

CAPÍTULO 15

ULTRA-SONOGRAFIA MORFOLÓGICA FETAL

Francisco Mauad Filho
Antonio Gadelha da Costa
Patrícia Spara Gadelha
Eduardo Barreto Gadelha

INTRODUÇÃO

A descrição do efeito piezoelétrico por Curie e Curie,[5] em 1880, serviu como base física para a criação da ultra-sonografia, sendo esta introduzida na área médica por Dussik,[7] em 1942. Apesar do desenvolvimento desse método ter ocorrido no final dos anos 40 e início dos anos 50, foi a partir da década de 60 que a ultra-sonografia tornou-se largamente utilizada por obstetras e radiologistas em todo o mundo.[8] As duas últimas décadas serviram para um importante aprimoramento da ultra-sonografia obstétrica, que se tornou um exame de rotina na avaliação pré-natal, trazendo benefícios irreparáveis na determinação da idade gestacional, na avaliação do bem-estar fetal e no diagnóstico de anomalias congênitas. Este fato pode ser demonstrado pelo incremento no número de exames ecográficos realizados durante a gestação, passando de 33% em 1980, para 78% no ano de 1987.[4]

O desenvolvimento de aparelhos ultra-sonográficos de última geração permitiu a utilização de metodologias especializadas na avaliação materno-fetal, como o Doppler e a ultra-sonografia tridimensional. Neste contexto, a ultra-sonografia morfológica fetal começou a fazer parte do grupo de exames complementares realizados na prática clínica pré-natal, contribuindo com o diagnóstico de alterações fetais. O obstetra abandonou sua conduta contemplativa e passou a utilizar a ultra-sonografia como método propedêutico e até mesmo terapêutico, que o conduziu ao diagnóstico precoce e à intervenção intra-útero frente às alterações fetais.

EXAME MORFOLÓGICO NO PRIMEIRO TRIMESTRE

A avaliação da morfologia fetal já pode ser realizada no início da gestação, o que constitui a sonoembriologia. Por meio da ultra-sonografia endovaginal bidimensional e tridimensional, nos sofisticados aparelhos ultra-sonográficos hoje disponíveis, é possível visibilizar malformações fetais grosseiras, até então não detectadas em fases precoces da gestação. Neste particular, estão incluídas as recentes publicações de malformações fetais importantes, como a síndrome de Dandy Walker (dilatação cística do IV ventrículo, ausência do forame de Magendie e Luschka, agenesia parcial ou total do *vermis*), holoprosencefalia (ausência de divisão ou divisão parcial do prosencéfalo) e ciclopia, passíveis de serem detectadas no primeiro trimestre da gestação.[9,25]

Translucência nucal

Sem dúvida, um grande achado da década passada foi a aplicabilidade da medida da translucência nucal como um eficaz método de rastreamento de malformação fetal. Os relatos de Langdon Down[13] sobre o excesso de pele em relação ao corpo nos indivíduos portadores da trissomia do cromossomo 21 contribuíram para que, no início da década de 1990, fosse verificado que o aumento da translucência nucal no primeiro trimestre da gestação estava relacionado à síndrome de Down.

A transluscência nucal é uma área hipoecóica situada entre a pele e o tecido celular subcutâneo que recobre a coluna cervical fetal, correspondente ao acúmulo de líquido nessa região. Aumenta com o crescimento do comprimento cabeça-nádegas, vindo a regredir usualmente no segundo trimestre, de forma que, para uma correta avaliação, faz-se necessário obediência a alguns parâmetros, quais sejam idade gestacional entre 10 e 14 semanas e comprimento cabeça-nádegas de no mínimo 45 mm e no máximo 84 mm (Fig. 15-1). Utilizando essa metodologia é possível obter-se uma taxa de sucesso na sua aferição de 98% a 100%.[19] Os valores obtidos são analisados de acordo com um ponto de corte, que para a maioria dos autores é de 3 mm,[14,27,28] entretanto Nicolaides, no *Fetal Medicine Foundation*, considera o ponto de corte de 2,5 mm.[19]

Por outro lado, a avaliação da translucência nucal parece ser mais precisa quando se utiliza a correlação entre sua medida e o comprimento cabeça-nádegas, estabelecendo-se, desta forma, uma curva, cuja variabilidade encontra-se entre os percentis 5 e 95. Pandya *et al.*,[21] em 1994, relataram que a translucência nucal estava acima do percentil 95 da curva de distribuição normal em

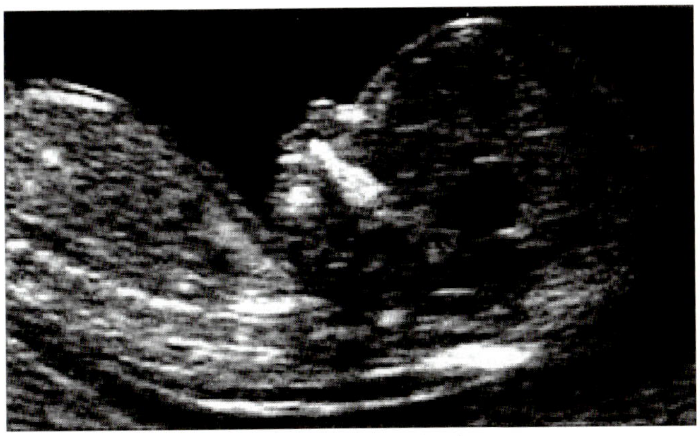

Fig. 15-1. Translucência nucal, sem medidas (para mostrar o espaço virtual).

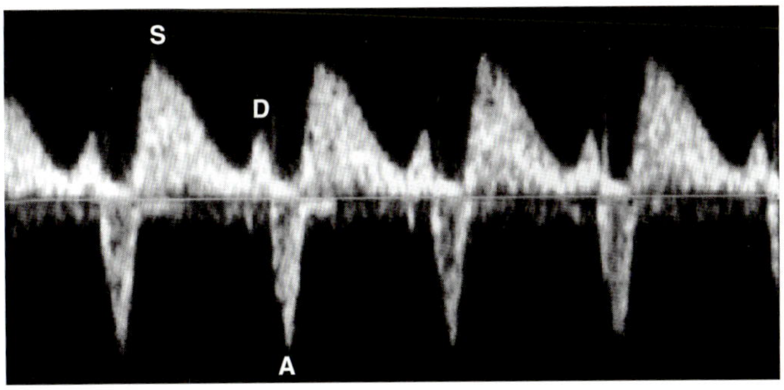

Fig. 15-2. Ducto venoso patológico em feto com trissomia 21.

77% dos fetos com trissomia do cromossomo 21. Utilizando essa mesma correlação, o estudo multicêntrico coordenado pela Fetal Medicine Foundation[19] mostrou, em 1998, que a translucência nucal aferida entre 10 e 14 semanas de gestação esteve acima do percentil 95 em apenas 4,4% dos fetos normais, 71,8% dos fetos com trissomia do cromossomo 21 e em 70,5% dos fetos com outras alterações cromossômicas, entre elas, trissomia do 18, trissomia do 13, síndrome de Turner e triploidias. Estes dados mostram que esse método é um marcador importante de malformação fetal, passando a ser amplamente utilizado nos exames ultra-sonográficos de primeiro trimestre em todo o mundo.

A metodologia Doppler e as cromossomopatias

A busca por metodologias que, de forma não invasiva, pudessem contribuir no diagnóstico de malformações fetais fizeram com que o Doppler dos vasos fetais fosse utilizado como um importante marcador de cromossomopatias, com acuidade maior, quando associado a translucência nucal. Nessa associação, estão incluídos o aumento do índice de pulsatilidade da artéria umbilical[16] e a presença de fluxo pulsátil na veia umbilical.[2] Entretanto, na atualidade, o ducto venoso é o compartimento vascular fetal de maior investigação nessa área. Um estudo realizado por Matias *et al.*[17] em fetos com translucência nucal aumentada revelou fluxo ausente ou reverso no ducto venoso, durante a contração atrial, em 90,5% dos fetos com anomalias cromossômicas e em apenas 3,1% dos fetos com cromossomos normais. Em concordância com esses dados, Murta *et al.*[18] relataram que a detecção das anormalidades encontradas no Doppler do ducto venoso dos fetos com aneuploidias apresentava uma sensibilidade de 89,2%, enquanto que dentre os fetos normais, apenas 1,4% apresentou fluxo anormal. Ao se considerar os casos de síndrome de Down, a taxa de detecção de fluxo anormal no ducto venoso durante a contração atrial foi de 91,3%, com especificidade de 98,6%, valor preditivo positivo e negativo de 72,4% e 99,6%, respectivamente (Fig. 15-2).

Outra alteração observada ao nível da coluna cervical do feto é o higroma cístico, que corresponde a um acúmulo de líquido na nuca fetal, decorrente de uma alteração na junção do sistema linfático com o sistema venoso jugular, impedindo a drenagem linfática para o sistema venoso, com conseqüente formação de cistos simples ou múltiplos nesta região.[6] O higroma cístico está associado a malformações fetais em 56,6% dos casos, sendo as mais freqüentes, a síndrome de Turner e a trissomia do 18.[29] A melhor resolução obtida nos aparelhos ultra-sonográficos atuais possibilitou visibilização do higroma cístico, a partir da 10ª semana de gestação, contribuindo com o diagnóstico precoce de anomalias fetais e conseqüentemente com o prognóstico neonatal, devido à relação deste com alterações morfológicas e com a presença de cromossomopatias (Fig. 15-3).[23]

EXAME MORFOLÓGICO NO SEGUNDO E TERCEIRO TRIMESTRES

No segundo e terceiro trimestres da gestação a avaliação da morfologia fetal passa a depender da visibilização direta dos órgãos fetais, na qual a resolução ultra-sonográfica somada ao desenvolvimento fetal permite detectar malformações fetais não observadas em fases mais precoces da gestação.

A acurácia no diagnóstico de malformações fetais, utilizando a ultra-sonografia, depende do perfil da população estudada, de forma que a sensibilidade no diagnóstico das anomalias fetais nas gestações de baixo risco varia de 14% a 85% para uma especificidade de 93% a 99%. Por outro lado, quando a avaliação é feita nas gestantes de alto risco, a sensibilidade do método varia de 27% a 99%, com especificidade de 96% a 100%.[22] Isso demonstra que a ultra-sonografia morfológica fetal é mais útil na exclusão de anomalias fetais do que na sua detecção e que sua sensibilidade e especificidade estão relacionadas às suas indicações.[3]

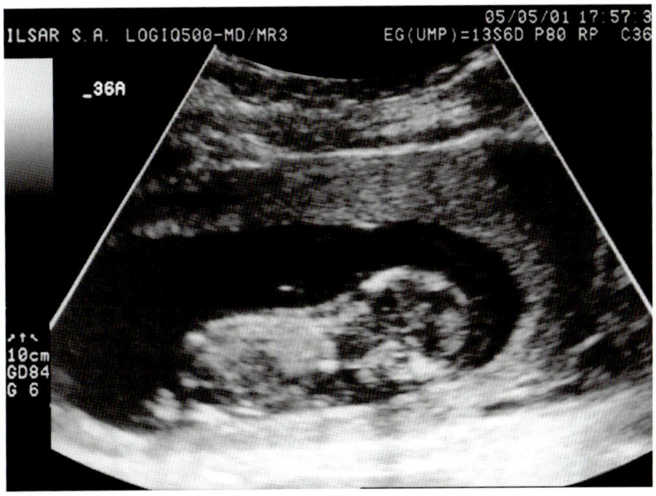

Fig. 15-3. Higroma cístico.

Em nosso meio,[15] a avaliação morfológica fetal utilizando exames ultra-sonográficos por um período de um ano, com indicações de doença materna, suspeita de malformações neurológicas, gestação gemelar, suspeita de infecção fetal, suspeita de malformações urológicas, história de patologia em filho anterior, malformação prévia e alteração no volume do líquido amniótico, mostrou-se em 41,7% alterada e em 58,3% morfologia feto-placentária normal. As alterações fetais encontradas com maior freqüência foram as inerentes ao sistema neurológico (22,2%), urológico (12,4%), gastrointestinais (10,4%) e cardíacas (7,2%). Dentre as malformações do sistema neurológico a hidrocefalia foi a mais freqüente (29,4%), seguida pela anencefalia (26,4%) e holoprosencefalia (20,6%). No sistema urológico, a síndrome de Prune-Belly foi a mais encontrada (26,3%), seguida por cisto renal e pieloectasia, cada um com freqüência de 21%. A diminuição do volume do líquido amniótico esteve em 47,6% das vezes relacionada às malformações fetais.

É importante salientar que a avaliação da morfologia fetal pela ultra-sonografia nem sempre corresponde à avaliação física do recém-nascido, de modo que malformações fetais menores podem passar despercebidas ao ultra-sonografista. Por outro lado, os resultados falsos positivos não são freqüentes, mas preocupam, porque podem levar a avaliações invasivas fetais desnecessárias e interrupções obstétricas precoces.[22]

O período ideal para o estudo da morfologia fetal deve ser aquele em que já é possível ter-se uma avaliação concisa das estruturas fetais. A avaliação ultra-sonográfica realizada entre a 20ª e a 22ª semana de gestação permite mostrar com mais detalhes estruturas fetais como cérebro, tórax, sistema digestivo, abdome, rins, membros e extremidades. A anencefalia e outros defeitos de fechamento do tubo neural, por exemplo, podem ser detectados em 100% dos exames ultra-sonográficos realizados no segundo trimestre.[22]

A onfalocele e a gastrosquise, principais defeitos da parede anterior do abdome fetal, são mais bem diagnosticadas a partir do segundo trimestre, porque nesta idade gestacional não se encontra mais a herniação fisiológica dos intestinos, devido ao fato de esta estrutura apresentar regressão espontânea após a 11ª semana de idade gestacional.[20] Um estudo multicêntrico europeu mostrou, em 2001, que a média de idade gestacional para a primeira detecção da onfalocele foi de 18 (± 6) e para a gastrosquise, 20 (+/-7) semanas de gestação.[1]

O ultra-som morfológico da 26ª a 28ª semana de gestação complementa o estudo da morfologia cardíaca e facial, como também permite melhor visibilização das estruturas renais e do sistema digestivo.[10] Sua importância reside no fato das malformações cardíacas serem consideradas as mais comuns anomalias congênitas com uma incidência de oito casos por 1.000 nascimentos e 10,3 casos por 1.000 exames ultra-sonográficos realizados, de forma que a avaliação das quatro câmeras cardíacas e do batimento cardíaco fetal deveria ser incluída em todos os exames ultra-sonográficos de rotina, tendo em vista estas anomalias estarem significativamente relacionadas à morbidade e mortalidade perinatal.[22]

Embora se saiba que a identificação dos rins utilizando a ultra-sonografia endovaginal ocorre em 80% das vezes, na 11ª, 86% na 12ª e 92% na 13ª semana de gestação,[24] anomalias do trato urinário, como hidronefrose, agenesia renal bilateral e muitas anomalias unilaterais, são freqüentemente diagnosticadas no pré-natal.[22] Portanto, por meio da ultra-sonografia endovaginal é possível detectar precocemente anomalias do trato urogenital e neste contexto, podemos relatar o diagnóstico da síndrome de Prune Belly (distensão abdominal, hipotonicidade vesical, criptorquidia), numa gestação de 11 semanas.[30]

Quadro 15-1 Sensibilidade diagnóstica ultra-sonográfica na detecção de malformação fetal

Malformação	*Sensibilidade diagnóstica*
Anencefalia	100%
Espinha bífida	89%
Hidrocefalia	98%
Microcefalia	92%
Holoprosencefalia	89%
Rins policísticos	91%
Agenesia renal	85%
Hidronefrose	100%
Válvula de uretra	100%
Atresia de esôfago	33%
Atresia intestinal	90%
Hérnia diafragmática	83%
Onfalocele	92%
Gastrosquise	88%
Malformações cardíacas	41%
Malformações de membros	85%
Anomalias cromossômicas	50%

Assim sendo, a sensibilidade da ultra-sonografia na detecção de anomalias fetais varia de acordo com o tipo de anomalia fetal existente. O Quadro 15-1 mostra a sensibilidade ultra-sonográfica em relação às principais malformações fetais encontradas durante as avaliações materno-fetais.[11]

A ULTRA-SONOGRAFIA TRIDIMENSIONAL E O ESTUDO MORFOLÓGICO FETAL

A ultra-sonografia tridimensional, de uso ainda limitado na prática médica diária, porém com indícios de um futuro promissor, parece melhorar a possibilidade de se visibilizar estruturas fetais de difícil detecção na ultra-sonografia bidimensional, principalmente quando a gestação acompanha-se de oligoidrâmnio.[10] Em concordância com este fato estão os relatos de Kurjak *et al.*,[12] que relataram uma falha de apenas 1,8% na avaliação tridimensional de anomalias fetais, quando não foi possível definir claramente a anatomia fetal pela ultra-sonografia bidimensional.

EXAME MORFOLÓGICO FETAL

A ultra-sonografia morfológica fetal está contida nos exames ultra-sonográficos em nível terciário e o operador destinado a realizar esse procedimento deve estar habilitado para atuar em centros de referências, como também ter profundo conhecimento sobre morfologia fetal.

Por outro lado, as indicações da ultra-sonografia morfológica fetal devem envolver gestantes de alto risco nas quais os fetos necessitem de avaliação acurada. De uma forma geral as principais indicações da ultra-sonografia morfológica fetal são:

- Gestantes com antecedentes pessoais e familiares de malformação fetal.[11]
- Idade materna maior ou igual a 35 anos.[26]
- Patologias maternas, indução da ovulação, risco de contaminação viral ou parasitária e uso de medicamentos potencialmente teratogênicos.[31]
- Sangramento no primeiro trimestre, altura uterina anormal, poliidrâmnio e oligoâmnio.[11]
- Anomalias na freqüência cardíaca fetal.[11]
- Dosagens de alfa-fetoproteína, βhCG e estriol livre alteradas.[11]

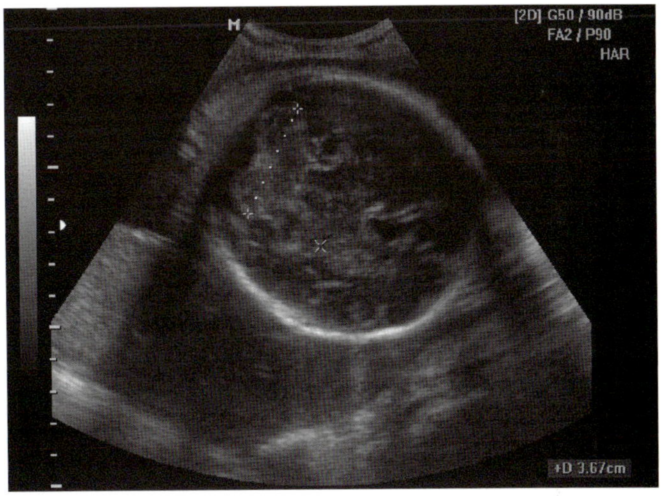

Fig. 15-4. Pólo cefálico.

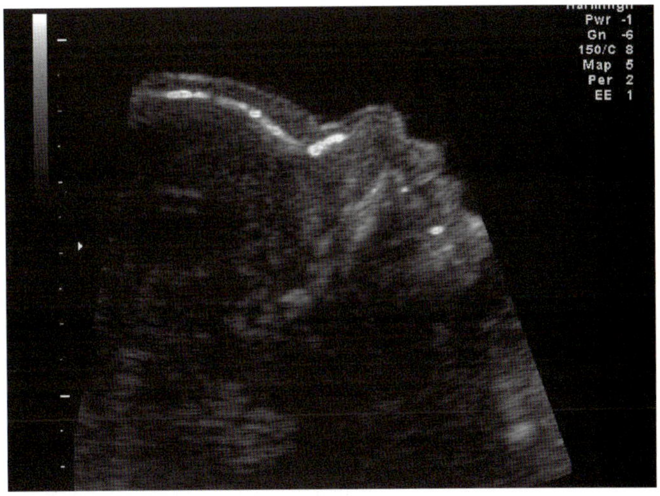

Fig. 15-5. Perfil fetal.

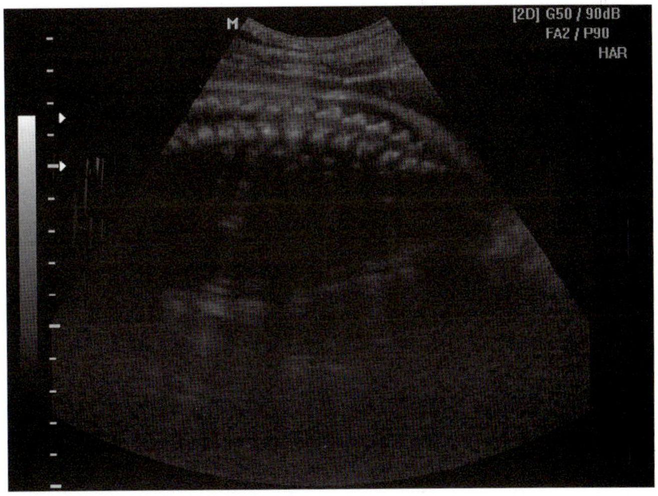

Fig. 15-6. Coluna, porção terminal.

Considerando a época ideal para a realização da ultra-sonografia fetal, no intuito de diagnosticar anomalias que comprometam a estrutura morfofuncional do feto, é necessário que o primeiro exame ultra-sonográfico seja realizado entre 10 e 14 semanas, quando, para este fim, mede-se a translucência nucal e avalia-se o comportamento do ducto venoso. O segundo exame deve ser realizado entre 20 e 22 semanas, época na qual se pode ter uma avaliação precisa das estruturas fetais, e o terceiro, entre 26 e 28 semanas, permitindo detectar ou confirmar anomalias em órgãos que apresentam melhor visibilização, nesta idade gestacional, como é o caso do coração, da face e das extremidades. A partir daí, os exames ultra-sonográficos devem ser direcionados para a avaliação da vitalidade fetal, utilizando o Doppler dos vasos fetais e o perfil biofísico fetal, como também para a detecção oportuna de anomalias não diagnosticadas em etapas anteriores.

O exame morfológico fetal deve obedecer a uma seqüência didática, de forma a permitir uma completa avaliação fetal. Em nosso serviço, procuramos seguir a seguinte seqüência nos exames morfológicos fetais:

- *Cabeça/face:* diâmetro biparietal (DBP), diâmetro occipitofrontal (DOF), circunferência craniana (CC), diâmetro interorbitário (DIO), ventrículo lateral (VL), plexo coróide, fossa posterior, cerebelo, vérmix, corpo caloso, pálpebras, narinas, maxilares, germes dentários, palato, língua, orofaringe, orelhas, perfil (Figs. 15-4 e 15-5).
- *Coluna:* vértebras, canal medular, pele e subcutâneo (Fig. 15-6).
- *Pescoço:* pele e subcutâneo, espessura da nuca.
- *Tórax:* caixa torácica, pulmões, coração (Figs. 15-7 e 15-8).
- *Abdômen:* diâmetros ântero-posterior e transverso (DAP e DTA), circunferência abdominal, pele e subcutâneo, parede, bolha gástrica, intestinos, fígado, vesícula biliar, baço, pâncreas, rins, bexiga, órgãos genitais externos (Figs. 15-9 e 15-10).
- *Extremidades:* comprimento do fêmur (CF), relação CF/pé, tíbia, fíbula, pés, úmero, rádio e ulna, mãos e dedos (Fig. 15-12).

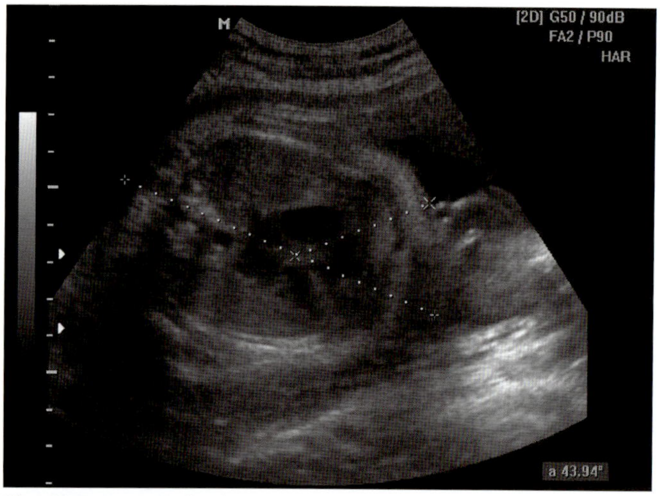

Fig. 15-7. Coração fetal.

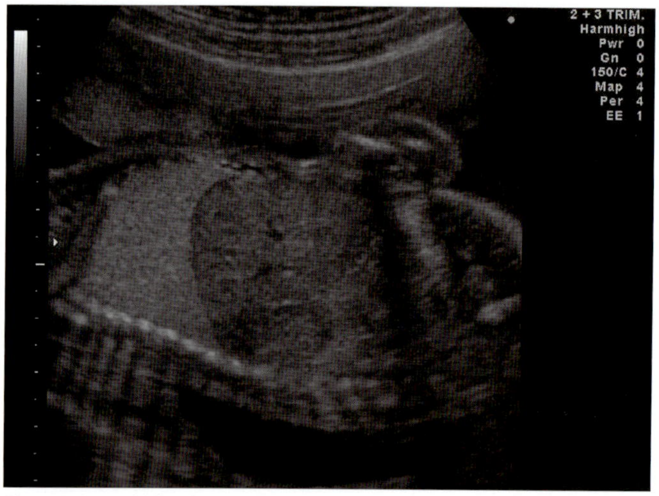

Fig. 15-8. Perfil fetal com demonstração da diferença em ecogenicidade de fígado e pulmão.

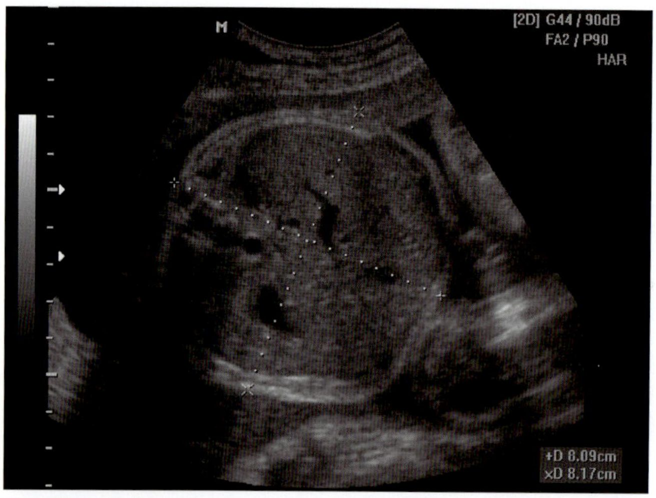

Fig. 15-9. Abdome fetal em corte transversal.

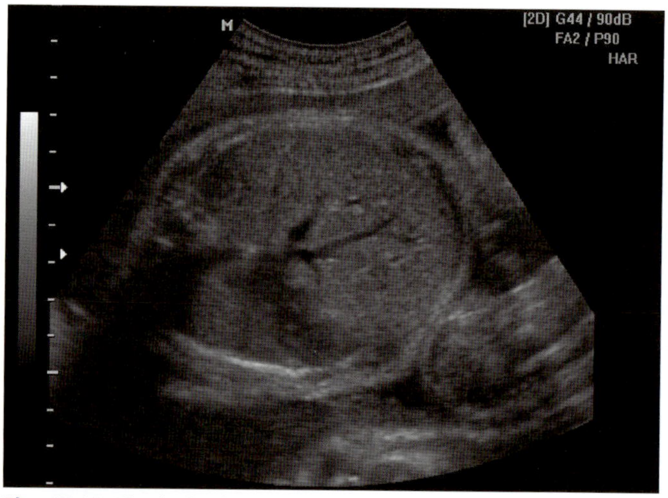

Fig. 15-10. Fígado fetal em corte transverso do abdome.

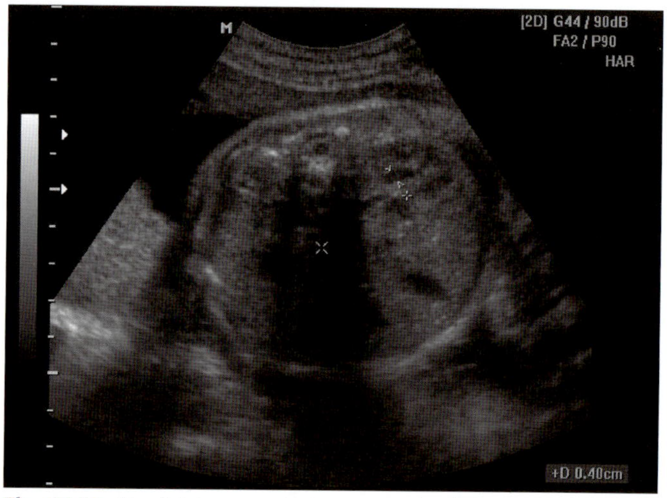

Fig. 15-11. Rins fetais em corte transverso do abdome.

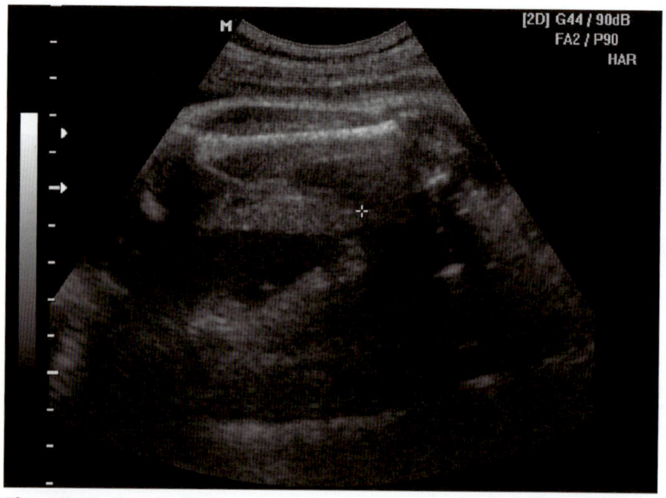

Fig. 15-12. Fêmur fetal.

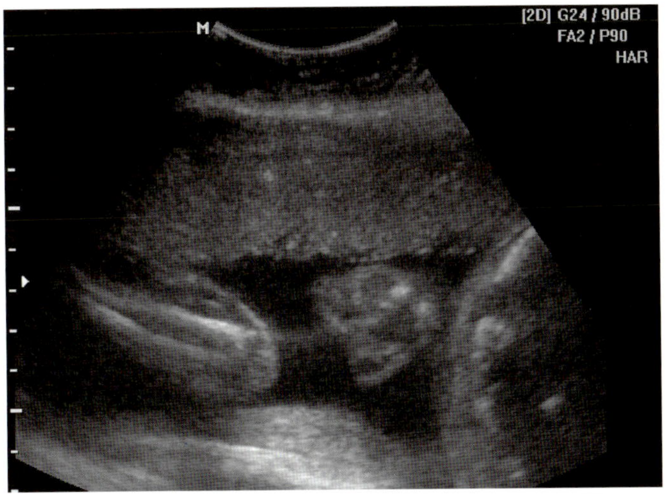

Fig. 15-13. Placenta fetal.

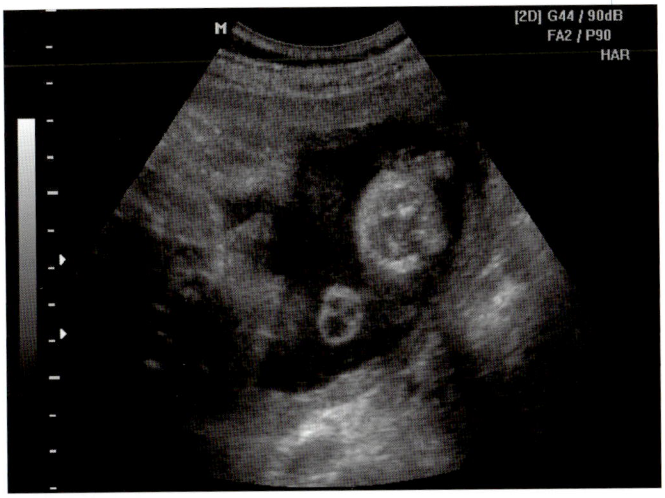

Fig. 15-14. Cordão umbilical.

- *Anexos:* cordão umbilical, placenta, líquido amniótico (Figs. 15-13 e 15-14).

Concluímos que a ultra-sonografia é um método propedêutico que trouxe benefícios imensuráveis para a obstetrícia moderna por se tratar de um procedimento não invasivo, inócuo e capaz de visibilizar com detalhes estruturas fetais não identificadas por outros métodos complementares. Da mesma forma, é indiscutível sua importância no acompanhamento pré-natal e nas indicações de parto, como também na morbidade e mortalidade perinatal. Além disso, a ultra-sonografia obstétrica possibilitou a detecção precoce de malformações fetais e a introdução de procedimentos invasivos que, juntos, culminaram com o desenvolvimento da medicina fetal. Acreditamos que a rápida evolução tecnológica trará benefícios relevantes na avaliação do binômio materno-fetal.

REFERÊNCIAS BIBLIOGRÁFICAS

1. Barisic I, Clementi M, Hausler M, Gjergja R, Kern J, Stoll C. Evaluation of prenatal ultrasound diagnosis of fetal abdominal wall defects by 19 European registries. *Ultrasound Obstet Gynecol* 2001;18(4):309-16.
2. Brown RN, Di Luzio L, Gomes C, Nicolaides KH.. First trimester umbilical venous Doppler sonography in chromosomally normal and abnormal fetuses. *J ultrasound Med* 1999;18(8):543-6.
3. Buskens E, Grobbee DE, Frohn-Mulder IM, Stewart PA, Juttmann RE, Wladimiroff JW, Hess J. Efficacy of routine fetal ultrasound screening for congenital heart disease in normal pregnancy. *Circulation* 1996;94(1):67-72.
4. Cromie WJ. Implications of antenatal ultrasound screening in the incidence of major genitourinary malformations. *Semin Pediatr Surg* 2001;10(4):204-11.
5. Curie P & Curie P. Dévelopment par pression de l'electricité polarie dans les cristaux hémièdres à face indiniées. Compt Rend 1880;91:294. In: Pastore AR, Cerri GG. Ultra-Sonografia Obstetrícia – Ginecologia. 1ª ed. São Paulo: Sarvier, 2000. p. 239-45.
6. Dumez Y, Mandelbrot L, Radunovic N, Revillon Y, Dommergues M, Aubry MC, Aubry JP, Narcy F, Sonigo P. Prenatal management of congenital cystic adenomatoid malformation of the lung. *J Pediatr Surg* 1993;28(1):36-41.
7. Dussik KT. Uber die Moglichkeit, hochfrequente mechaniche Schuingunguem als diagnostisches Hilfsmittel zu verwenden. *Z* Ges Neurol Phychiatry 1942;174:153. In: Pastore AR, Cerri GG. Ultra-Sonografia Obstetrícia – Ginecologia. 1ª ed. São Paulo: Sarvier; 2000. p. 239-45.
8. Goldberg BB. Obstetric US imaging: the past 40 years. *Radiology* 2000;215(3):622-9.
9. Hsu TY, Chang SY, Ou CY, Chen ZH, Tsai WL, Chang MS, Soong YK. First trimester diagnosis of holoprosencephaly and cyclopia with triploidy by transvaginal three-dimensional ultrasonography. *Eur J Obstet Gynecol Reprod Biol* 2001;96(2):235-7.
10. Isfer EV, Gaspar Júnior JC. Sistematização do exame morfológico. In: Pastore AR, Cerri GG. *Ultra-sonografia obstetrícia – ginecologia*. 1ª ed. São Paulo: Sarvier, 2000. p. 239-45.
11. Isfer EV, Sanchez RC, Saito M. Ultra-som e sua importância na medicina fetal. In: Isfer EV, Sanchez RC, Saito M. *Medicina fetal*.1ª ed. Rio de Janeiro: Revinter, 1996. p. 72-82.
12. Kurjak A, Hafner T, Kos M, Kupesic S, Stanojevic M. Three-dimensional sonography in prenatal diagnosis: a luxury or a necessity? *J Perinat Med* 2000;28(3):194-209.
13. Langdon Down J. Observations on an ethnic classification of idiots. Clin Lectures and Reports, London Hospital 1866;3:259-62. In: Nicolaides KH, Sebire NJ, Snijders RJM. *O exame ultra-sonográfico entre 11-14 semanas: diagnóstico de anomalias fetais*.1ª ed. London: Pathernon Publishing; 1999. p. 1-69.
14. Mangione R, Guyon F, Taine L, Wen ZQ, Roux D, Vergnaud A, Maugey-Laulom B, Horovitz J, Saura R. Pregnancy outcome and prognosis in fetuses with increased first-trimester nuchal translucency. *Fetal Diagn Ther* 2001;16(6):360-3.
15. Marcolin AC, Machado JC, Mendes MC, Duarte G, Nogueira AA, Cunha SP, Berezowski AT. Avaliação do serviço de ultra-sonografia morfológica obstétrica. *Rev Bras Ginecol Obstet* (suplemento) 2001:23(1).
16. Martinez JM, Borrell A, Antolin E, Puerto B, Casals E, Ojuel J, Fortuny A. Combining nuchal translucency and umbilical Doppler velocimetry for detecting fetal trisomies in the first trimester of pregnancy. *Br J Obstet Gynaecol* 1997;104(1):11-4.
17. Matias A, Gomes C, Flack N, Montenegro N, Nicolaides KH. Screening for chromosomal abnormalities at 10-14 weeks: the

role of ductus venosus blood flow. *Ultrasound Obstet Gynecol* 1998;12(6):380-4.
18. Murta CGV. Dopplerfluxometria Aplicada ao Duto Venoso no Primeiro Trimestre: Ênfase na Detecção das Aneuploidias. *Rev Bras Ginecol Obstet* 2002;24(2):136.
19. Nicolaides KH, Sebire NJ, Snijders RJM. *O exame ultra-sonográfico entre 11-14 semanas: diagnóstico de anomalias fetais.* 1ª ed. London: Pathernon Publishing, 1999. p. 1-69.
20. Nielsen LB, Bang J, Norgaard-Pedersen B. Prenatal diagnosis of omphalocele and gastroschesis by ultrasonography. *Prenat Diag* 1985;5(6):381-92.
21. Pandya PP, Brizot ML, Kuhn P, Snijders RJ, Nicolaides KH.. First trimester fetal nuchal translucency thickness and risk for trisomies. *Obstet Gynecol* 1994;84(3):420-3.
22. Park YW. Diagnosis of fetal anomalies by sonography. *Yonsei Med J* 2001;42(6):660-8.
23. Rosati P, Guariglia L. Prognostic value of ultrasound findings of fetal cystic hygroma detected in early pregnancy by transvaginal sonography. *Ultrasound Obstet Gynecol* 2000;16(3):245-50.
24. Rosati P, Guariglia L. Transvaginal sonographic assessment of fetal urinary tract in early pregnancy. *Ultrasound Obstet Gynecol* 1996;7(2):95-100.
25. Sherer DM, Shane H, Anyane-Yeboa K. First-trimester transvaginal ultrasonographic diagnosis of Dandy-Walker malformation. *Am J Perinatol* 2001;18(7):373-7.
26. Snijders RJ, Sundberg K, Holzgreve W, Henry G, Nicolaides KH. Maternal age- and gestation-specific risk for trisomy 21. *Ultrasound Obstet Gynecol* 1999;13(3):167-70.
27. Szabo J, Gellen J, Szemere G. First-Trimester ultrasound screening for fetal aneuploidies in women over 35 and under 35 years of age. *Ultrasound Obstet Gynecol* 1995;5:161-3.
28. Taipale P, Hiilesmaa V, Salonen R, Ylostalo P. Increase nucal tranlucency as a marker for fetal chromosomal defects. *N Engl J Med* 1997;337(23):1654-8.
29. Tanriverdi HA, Hendrik HJ, Ertan AK, Axt R, Schmidt W. Hygroma colli cysticum: prenatal diagnosis and prognosis. *Am J Perinatol* 2001 Dec;18(8):415-20.
30. Yamamoto H, Nishikawa S, Hayashi T, Sagae S, Kudo R. Antenatal diagnosis of prune belly syndrome at 11 weeks of gestation. *J Obstet Gynaecol Res* 2001;27(1):37-40.
31. Wladimiroff JW, Stewart PA, Reuss A, van Swaay E, Lindhout D, Sachs ES. The role of ultrasound in the early diagnosis of fetal structural defects following maternal anticonvulsant therapy. *Ultrasound Med Biol* 1988;14(8):657-60.

CAPÍTULO 16

A IMPORTÂNCIA DA GENÉTICA MÉDICA NAS MALFORMAÇÕES FETAIS

Thomaz Rafael Gollop
Ivan Salzo

INTRODUÇÃO

A incidência de anomalias congênitas ao nascimento corresponde a pelo menos 3%.[39] Quanto mais próximo do início da gravidez, maior será a freqüência observada desses defeitos.[38] Nos exames ultra-sonográficos de rotina, haverá ocasiões que sugerirá a presença de alguma alteração morfológica na gestação. Em muitas dessas ocasiões, causas genéticas estarão relacionadas ao quadro observado. Por um lado, ao obstetra e ao ultra-sonografista (tendo em vista os limites da atuação de cada um) cabe assessorar a paciente, munindo-a de informações claras e compreensíveis.[39] Por outro lado, esses profissionais devem saber identificar os casos em que se tornam necessários os serviços de um centro especializado ou munir-se do conhecimento para a melhor assistência possível dentro da realidade de cada caso.[16] Mesmo quando um encaminhamento é realizado para exames mais sofisticados, ainda pode ser do obstetra a responsabilidade final pelo assessoramento. Nas últimas décadas, com o enorme acúmulo de conhecimento a respeito da hereditariedade, a formação dos clínicos e ultra-sonografistas da assistência pré-natal de rotina deve abranger aspectos básicos da genética médica; porém a assistência a casos de risco é idealmente multidisciplinar.[13,16] A cada anomalia encontrada em um exame de ultra-sonografia associam-se diversas hipóteses quanto à sua etiologia. Existem obras inteiras dedicadas a discriminar todas as possibilidades de diagnóstico associadas a determinado defeito.[13] Neste capítulo, pretendemos fornecer uma síntese dos principais aspectos genéticos relacionados às anomalias congênitas.

Ao pensar-se em anomalias congênitas no sentido amplo da palavra, a ultra-sonografia pode ser encarada em diferentes níveis, como por exemplo o do rastreamento, o do diagnóstico preliminar, o do acompanhamento e o da monitoração de punções para a coleta de tecidos.[1,40] De maneira análoga, é possível estabelecer duas distinções a respeito das gestantes atendidas: a presença ou não de um ou mais fatores de risco genético conhecidos. Em uma proporção das gestações a própria anamnese já fornecerá parâmetros para o oferecimento de diagnóstico pré-natal especializado, como por exemplo:

- Gestantes com idade igual ou superior a 35 anos.
- Casais com gestação anterior em cujo feto ou recém-nascido foi detectada aberração cromossômica.
- Pelo menos um dos membros do casal portador de rearranjo cromossômico equilibrado.
- Casais com histórico de doenças ligadas ao sexo.
- Casais com filho anterior portador de doença gênica de herança autossômica recessiva.
- Pacientes com filho (feto) anterior que apresenta (ou) múltiplas malformações.
- Gestantes expostas a drogas.
- Casais consanguíneos.
- Gestantes aloimunizadas (Rh negativas expostas ao contato com sangue Rh positivo).
- Gestantes com suspeita de infecção durante a gestação (toxoplasmose, rubéola ou citomegalovírus).

Nas gestações em que se encontraram anomalias anatômicas fetais, alterações da quantidade de líquido amniótico, anomalias placentárias ou retardo de crescimento intra-uterino, a ultra-sonografia de rotina no pré-natal apresenta o papel de selecionar os casos que necessitam de exames mais específicos.[40,15]

As principais anomalias congênitas observáveis em exames ultra-sonográficos podem apresentar fatores genéticos que devem ser considerados, conforme exemplificado no Quadro 16-1. Contudo, os genes não estão exclusivamente envolvidos no surgimento de anomalias congênitas. A ultra-sonografia permite analisar alguns aspectos do fenótipo do feto.[9] O fenótipo pode ser considerado como o conjunto de características físicas que desenvolveu um indivíduo devido à expressão de seus genes em um ambiente particular.[51] No desenvolvimento intra-uterino, as condições ambientais correspondem principalmente à fisiologia e ao comportamento materno. A expressão gênica só ocorre corretamente den-

Quadro 16-1 Alguns defeitos fetais detectáveis pela ultra-sonografia e possíveis correlações com causas hereditárias[1,11,24,26,34,41,48]

Anomalia	*Alguns aspectos da Importância da Genética*
Acondroplasia (pelo menos 0,5/10.000 nascidos vivos)	Mutações no gene FGFR3 (receptor de fator de crescimento de fibroblasto 3) são responsáveis por essa doença de herança autossômica dominante. É letal quando os dois alelos desse gene apresentam mutações
Agenesia do corpo caloso (pelo menos 7/10.000 nascidos vivos)	Pode ser indicativa das trissomias dos cromossomos 8 ou 18, bem como de diversas síndromes gênicas ou distúrbios metabólicos
Anencefalia (1/1.000 nascidos vivos)	O risco de recorrência é de 5%; apresenta herança multifatorial, não havendo associação clara com aberrações cromossômicas
Artrogripose (1/3.000 nascidos vivos)	Condição presente em várias síndromes genéticas
Cistos de plexos coróides (aproximadamente 1% das gestações)	Quando associados a outras anomalias, podem ser indicativos de aneuploidias, especialmente trissomia do cromossomo 18
Condrodisplasia *puntata* (1/10.000 nascidos vivos)	Em algumas formas dessa anomalia, foram identificadas as mutações responsáveis. Alguns padrões de herança podem ser identificados
Craniossinostoses	Síndromes genéticas conhecidas abrangem cerca de 20% dos casos. Há modalidades de herança autossômica dominante e recessiva
Defeitos cardíacos	A freqüência da associação com aberrações cromossômicas é próxima a 30%
Displasia campomélica (0,02/10.000 nascidos vivos)	Causada por mutações em um de 3 genes relacionados evolutivamente
Displasia renal multicística	Sendo bilateral e/ou apresentando uma ou mais anomalias morfológicas associadas, associa-se a aberrações cromossômicas
Displasia tanatofórica (0,5/10.000 nascimentos)	Doença letal. A maioria dos casos apresenta mutações no gene do receptor 3 para o fator de crescimento de fibroblasto
Displasias esqueléticas	Em geral associadas às genopatias, com algumas destas bem caracterizadas
Fissuras labiais e/ou palatinas	Quando associadas a outras anomalias, podem ser indicativas de centenas de síndromes, cromossômicas ou gênicas
Hidrocefalia	Pode apresentar herança ligada ao sexo (cromossomo X) ou integrar diversas síndromes gênicas e cromossômicas. É prudente oferecer o cariótipo fetal
Higroma cístico (1/6.000 – 1/12.000 nascidos vivos)	São comuns nas aneuploidias; cerca de 60% dos casos de higroma cístico apresentam aberrações cromossômicas
Holoprosencefalia (1/16.000 nascidos vivos; 1/200 abortos espontâneos)	Até 41% dos casos apresentam cariótipo anormal, principalmente a trissomia do 13 e pelo menos 18% deles integram alguma síndrome monogênica reconhecida. Indicado o oferecimento de cariótipo fetal
Malformação de Arnold-Chiari	Pode ser autossômica recessiva
Osteogênese imperfeita, tipos II e III	São as formas mais severas, de etiologia gênica heterogênea. O tipo II apresenta predominantemente herança autossômica dominante; o tipo III apresenta padrões recessivos e dominantes
Talassemias	Recessivas; a alfa-talassemia é bastante comum em populações do sudeste asiático

tro de limites das condições ambientais, os quais variam caso a caso. Como se sabe, anomalias congênitas podem surgir da exposição a drogas ou de infecções. Nesses casos, as condições ambientais não seriam propícias à correta expressão gênica embrionária. No entanto, condições ambientais adversas para o desenvolvimento de um indivíduo podem ser inócuas para outros. Por exemplo, certas drogas como as anticonvulsivas podem apresentar ou não efeitos teratogênicos.[18] Várias infecções podem causar um espectro de defeitos, sem que os genes fetais apresentem algum problema. A detecção de uma anomalia congênita por ultra-sonografia corresponde a uma primeira etapa no processo de investigação desejável. A partir daí, a própria equipe de apoio, ou profissionais que façam parte da rede de relacionamentos por ela mantida, deverá decidir juntamente com o casal quais procedimentos serão adequados[16] para analisar os componentes do fenótipo (genótipo + ambiente) responsáveis pelo quadro.

O fornecimento de informações é um aspecto polêmico das etapas iniciais de assessoramento do casal ou gestante em cuja gestação o exame de ultra-som tenha detectado anomalias congênitas. Alguns ultra-sonografistas têm a filosofia de não fornecer informações quando trabalham com triagem, deixando essa responsabilidade a cargo do obstetra escolhido pelo casal. Tal abordagem leva em conta a maior familiaridade do obstetra com seus pacientes. Porém, em nossa cultura vários profissionais opõem-se a esse comportamento. Já se propôs o fornecimento de informações do exame à paciente apenas quando os resultados fossem normais. Obviamente, simples conversas na sala de espera poderiam arruinar as boas intenções de tal conduta.[3] Como médicos, diversos ultra-sonografistas recusam a calar-se diante da curiosidade da paciente durante um exame de rotina. Acreditamos não haver problemas em informar o achado de malformação, desde que o ultra-sonografista o faça em condições adequadas: sentados à mesa frente a frente e reconhecendo que naquele momento, a simples transmissão da notícia já causará certo impacto psíquico na paciente ou no casal. Eventuais dúvidas poderão ser levantadas pelos consulentes, mas na impossibilidade de respondê-las, em etapas posteriores do assessoramento haverá mais tempo e, eventualmente, mais experiência para esclarecê-las. O próprio ultra-sonografista pode ser pego de surpresa com um achado anormal que nunca presenciou, mas não há por que se inibir, tentando demonstrar erudição aos pacientes. Afinal, não é possível ser médico hoje em dia sem recorrer constantemente aos colegas e a materiais de apoio como a literatura e os programas computadorizados.[13,16]

Sendo reconhecida uma anormalidade no feto, a ultra-sonografia é condição necessária, mas nem sempre suficiente, para o fechamento do diagnóstico pré-natal. Em casos rastreados por defeito congênito à ultra-sonografia, utilizam-se recursos ecográficos dispendiosos como o Doppler e a ultra-sonografia tridimensional em tempo real para estudar em maiores detalhes a morfologia e a fisiologia do feto. O estudo ultra-sonográfico cuidadoso poderá fornecer dados que, ao serem analisados (preferencialmente em âmbito multidisciplinar), serão compatíveis com algum defeito genético caracterizado. Programas de computadores específicos auxiliam essa análise. Em grande proporção de achados anormais no feto será oferecido ao casal algum exame invasivo para a obtenção de um diagnóstico laboratorial.[13]

Além de fornecer parâmetros relacionados à anatomia, morfologia e fisiologia, a ultra-sonografia é utilizada para acompanhar e orientar as punções visando à obtenção de líquido amniótico (amniocentese) e vilo corial (amostra de vilo corial), os dois procedimentos de rotina para o diagnóstico pré-natal. Em todos esses materiais é possível a realização de exames citogenéticos, bioquímicos e moleculares, mas há de se considerar a razão do exame e as particularidades de cada caso, inclusive as preferências do casal.[2,19,32,40,45,52] Um procedimento mais arriscado, utilizado quando a informação por ele proporcionada é imprescindível para a eventual melhora do prognóstico fetal, é a cordocentese. Em uma grande proporção dos casos atendidos por risco de anomalias cromossômicas ou genopatias, tanto a amniocentese quanto a amostra de vilo corial fornecem material celular adequado para exames. No entanto, a amniocentese é realizada normalmente após a 14ª semana de gestação. Já o vilo corial é realizado a partir de 10 semanas de gestação.[40] Quando o objeto de investigação for a presença de mutações, a extração de DNA para análise é possível tanto em material fresco como em células cultivadas.[36]

O objetivo da Genética Médica é proporcionar aos casais ou indivíduos todas as informações possíveis para que planejem da melhor maneira possível o seu futuro reprodutivo.[39] As malformações não são necessariamente entidades isoladas; tampouco seriam as únicas anormalidades de interesse à Genética Médica. Alguns conceitos são fundamentais. Uma malformação pode ser definida como um defeito morfológico de um órgão, parte de um órgão ou região mais ampla do corpo, resultante de um processo intrinsecamente anormal. Essa definição pressupõe o surgimento das malformações na organogênese e leva em conta que a anormalidade estava predestinada a acontecer. Para Opitz, essa seria uma definição de malformação primária. Na malformação secundária ou disrupção, o desenvolvimento intrinsecamente normal seria perturbado por algum agente, passando a ser anormal. As malformações são fenômenos do tipo "tudo ou nada": estão presentes em um indivíduo ou não. Não deveriam ser confundidas com variações fenotípicas normais na população. O termo deformação denota a existência de forma ou posição anormal de uma parte do corpo, causada por forças mecânicas. As displasias envolvem anormalidades da diferenciação dos tecidos. As hipoplasias ou hiperplasias são o sub ou superdesenvolvimento de indivíduos, órgãos ou tecidos devido à diminuição ou aumento do número de células, respectivamente. As hipotrofias e hipertrofias constituem na diminuição ou no aumento do número de células, tecidos ou órgãos, respectivamente. A ausência de uma parte do corpo devido à inexistência de um primórdio inclui-se nas agenesias. Nas aplasias, no entanto, há um primórdio, que não se desenvolveu. Já a atrofia refere-se ao decréscimo de uma massa desenvolvida de tecido devido a uma redução do tamanho das células, do número destas ou ambos. Define-se campo de desenvolvimento como uma parte do embrião na qual o processo de desenvolvimento das estruturas complexas próprias desta parte é controlado e coordenado. Os processos que ocorrem em cada campo têm três atributos importantes: eles são ordenados no espaço, sincronizados no tempo e hierarquizados epimorficamente. Os componentes de um campo ficam, em geral, bem contíguos, formando um campo monotópico. Todavia, em alguns campos, eles podem ficar distanciados, como se vê no defeito do campo acrorrenal. Tais campos são conhecidos como campos politópicos. Seqüências são defeitos múltiplos derivados de um único fator estrutural ou mecânico, conhecido ou presumido. Um exemplo é a seqüência de Pierre-Robin. Síndrome é definida como um padrão de anomalias múltiplas consideradas patogeneticamente relacionadas, que não formam uma seqüência. Por outro lado, associação é a ocorrência não causal, em um ou mais indivíduos, de anomalias múltiplas não reconhecidas como um defeito de campo, uma seqüência ou uma síndrome. Um exemplo conhecido é a associação VATER.[38]

ABERRAÇÕES CROMOSSÔMICAS – CONCEITOS BÁSICOS

Os cromossomos são estruturas lineares impossíveis de visualização individual durante a maior parte do ciclo celular. O conjunto de filamentos cromossômicos observáveis no núcleo é chamado de cromatina. Quando visível, na fase de divisão celular, o cromossomo pode apresentar um braço curto denominado p, um braço longo denominado q (a próxima letra depois de p) e um centrômero. Na espécie humana, as células somáticas apresentam normalmente dois conjuntos de 23 cromossomos, sendo, nessas condições, denominadas diplóides euplóides. Os gametas, por sua vez, apresentam em geral 23 cromossomos, denominados haplóides euplóides. O núcleo do zigoto resulta da união de dois conjuntos haplóides presentes nos gametas. Define-se que o número haplóide ("n") é igual a 23 na espécie humana. Cada um dos 23 cromossomos presentes no gameta feminino possui um correspondente morfologicamente parecido no gameta masculino, exceto no caso de este último portar um cromossomo Y, que determina o sexo masculino (daí haverá 22 correspondências). Dois cromossomos morfologicamente semelhantes são denominados homólogos. As células somáticas normais, portanto, apresentam 2n.[10,40,50]

Nas doenças de etiologia cromossômica, pode haver incremento do número haplóide (3n, 4n), resultando nas triploidias e tetraploidias. Por outro lado, variações no número de cromossomos tomando por base um determinado par de homólogos resultam nas aneuploidias. Estas fornecem exemplos clássicos de doenças genéticas. Muitas vezes, pode ser atribuída a elas a causa de defeitos observados no exame por ultra-sonografia. Em geral, nos casos clinicamente relevantes de aneuploidias, existe a monossomia ou, principalmente, a trissomia de um dos cromossomos de um par.[10,39,50] Os cromossomos X, Y, 13, 18 e 21 respondem pela maior parte das aberrações numéricas. Os principais achados ultra-sonográficos em fetos acometidos por síndromes envolvendo esses cinco cromossomos encontram-se descritos na literatura. O Quadro 16-2 resume algumas informações conhecidas a respeito da ultra-sonografia em fetos aneuplóides ou triplóides. Os demais cromossomos poderiam igualmente envolver-se em aberrações numéricas, mas não permitiriam a viabilidade do desenvolvimento pós-concepcional, resultando em abortos muito precoces, que passariam despercebidos, ou sem a possibilidade de realização de estudos cromossômicos. As aberrações numéricas surgem em decorrência de um erro de segregação meiótica na gametogênese ou, mais raramente, mitótica nas primeiras divisões celulares da embriogênese.[38,39,50]

Denomina-se mosaicismo cromossômico a coexistência, em um indivíduo, de linhagens celulares cromossomicamente diferentes.[23,43,46] Um erro de segregação em uma das mitoses iniciais

Quadro 16-2 Alterações possíveis no exame ultra-sonográfico em portadores das aberrações cromossômicas mais comuns[1,6,37]

Síndrome	*Achados ultra-sonográficos possíveis*	*Incidência*
S. de Down	Espessamento da prega nucal, ventriculomegalia, braquicefalia, aspecto achatado da face, orelhas pequenas, defeitos cardíacos (defeitos septoventriculares, canal atrioventricular, tetralogia de Fallot) músculo papilar sonoluscente, pieloectasia, intestinos hiperecogênicos, atresia duodenal (após 22 semanas), clinodactilia com hipoplasia da falange média do quinto dedo, úmero e fêmur curtos, ângulo ilíaco aumentado	1/700 nascimentos Cerca de 95% dos casos devido à trissomia simples do 21. Aproximadamente 3% dos casos por translocação e cerca de 2% por mosaicismo
S. de Turner	Grande higroma cístico, podendo ou não ser septado, efusões pleurais, ascite, linfedema grave dos tecidos moles, coarctação da aorta, rins em ferradura, fêmur curto	A maioria dos casos associa-se ao cariótipo 45,X. Porém, pode ocorrer mosaicismo e aberrações cromossômicas estruturais
S. de Patau	Holoprosencefalia, ventriculomegalia, cisterna magna aumentada, microcefalia, agenesia do corpo caloso, fissura labiopalatina, hipoplasia do terço médio da face, ciclopia, microftalmia, hipotelorismo, espessamento nucal, defeito de tubo neural, onfalocele, rins aumentados e ecogênicos, intestinos hiperecogênicos, artéria umbilical única foco cardíaco hiperecogênico, defeitos cardíacos, aplasia radial, polidactilia, deformidade de flexão dos dedos	1/5.000 nascimentos Cerca de 80% dos casos devido a uma trissomia simples do 13. O restante devido a translocações
S. de Edwards	Agenesia do corpo caloso, cistos de plexo coróide, anormalidades da fossa craniana posterior, micrognatia, implantação baixa das orelhas, microftalmia, hipertelorismo, hipoplasia do rádio, punhos fechados com sobreposição do indicador, pés tortos, hidronefrose, onfalocele, hérnia diafragmática, criptorquidismo, defeitos cardíacos, artéria umbilical única, CIUR, poliidrâmnio, translucência nucal aumentada	3/10.000 nascimentos Aproximadamente 80% dos casos devido a trissomia simples; os restantes devido a mosaico ou translocações
Triploidia	CIUR assimétrico, hipertelorismo, microftalmia, micrognatia, ventriculomegalia, agenesia do corpo caloso, malformação de Dandy-Walker, holoprosencefalia, meningomielocele, higroma cístico, defeitos cardíacos, onfalocele, hidronefrose, hipospadia, sindactilia dos terceiro e quarto dígitos, Doppler da artéria umbilical anormal, placenta aumentada ou pequena e calcificada, oligoidrâmnio com ou sem placenta hidrópica. Molas hidatiformes parciais estão comumente associadas à concepção de um zigoto triplóide	0,1-1/10.000 gestações Os casos de triploidia associam-se à presença de 3 lotes haplóides e cromossomos

presenciadas no embrião poderá ocasionar o surgimento de duas células embrionárias contendo aberrações numéricas dos cromossomos. Dependendo do cromossomo envolvido na aberração, uma ou ambas as células poderão originar linhagens viáveis.[10,39] Teoricamente, quanto menor o número de células apresentado por um embrião que sofreu erro de segregação em uma de suas divisões celulares, maior será a proporção de uma ou mais linhagens celulares anormais (caso sejam viáveis) em meio às normais e, conseqüentemente, maior o risco de comprometimento fenotípico no feto. Até 10% dos indivíduos com sintomas das síndromes de Down, Edwards e Patau apresentam mosaicismo cromossômico (Quadro 16-2). Em geral, quanto menor a proporção de células anormais, mais amenos serão os sintomas e sinais da síndrome correspondente. O mosaicismo pode estar restrito à placenta, ao feto ou a ambos. Uma vez restrito à placenta pode ser responsável por insuficiência placentária, retardo de crescimento intra-uterino e maior freqüência de perdas gestacionais.[15,21,24,54] Por essas razões, o achado de mosaicismo cromossômico em vilo corial requer a realização de uma amniocentese para verificar se o feto encontra-se acometido pelo mesmo problema. Nos casos de vilo corial estudados no Instituto de Medicina Fetal e Genética Humana encontramos 1,7% de mosaicismo cromossômico, dos quais cerca de 23% foram confirmados na amniocentese, representando casos de mosaicismo verdadeiro (Nadyr Naccache, comunicação pessoal).[15] O mosaicismo pode surgir durante a proliferação das células cultivadas sob condições laboratoriais. Porém, os protocolos utilizados atualmente permitem identificar com segurança se o mosaicismo é verdadeiro ou restrito à placenta.[40,44,46]

Os erros de segregação podem causar a condição conhecida como dissomia uniparental.[8,22] Em uma das hipóteses para explicar o fenômeno, quando de um gameta dissômico para determinado cromossomo (com duas cópias dele, sendo que o normal é apenas uma), origina-se um zigoto trissômico, um erro de segregação cromossômica precoce na mitose embrionária pode restaurar a dissomia do cromossomo em questão. Isso pode resultar em um embrião cujas duas cópias dos cromossomos anteriormente em trissomia provieram do mesmo genitor, isto é, um embrião com dissomia uniparental na maior parte de suas células. Existem, no entanto, outras hipóteses para o surgimento da dissomia uniparental. Por exemplo, um gameta nulissômico para determinado cromossomo poderia unir-se a um gameta cromossomicamente normal. Uma falha de segregação poderia restaurar a dissomia do embrião monossômico, resultando em uma linhagem celular viável, mas com dissomia uniparental. Esta não é considerada uma aberração numérica, mas já se sabe que a dissomia biparental de vários dos cromossomos é necessária à normalidade fenotípica. A dissomia uniparental pode associar-se a anomalias se o cromossomo ou segmento cromossômico envolvido possuir genes apresentando *imprinting* ou ainda se houver a homozigose de um gene com mutação para uma doença de herança autossômica recessiva. *Imprinting* (marcação) é um termo utilizado para a ativação diferencial de certos alelos, dependendo de sua origem (materna ou paterna). Os estudos moleculares estão indicados quando ocorre a detecção de mosaico envolvendo trissomias de alguns dos cromossomos ou de cromossomos marcadores.[7,8,22,25,42] Eventualmente, esses estudos podem ser aplicados quando o feto apresenta certas translocações herdadas, principalmente as robertsonianas (em que há risco de dissomia uniparental de algum segmento cromossômico). A dissomia uniparental, completa ou parcial, foi demonstrada em pacientes com síndrome de Angelman (herança de dois cromossomos 15 paternos), Prader-Willi (dois cromossomos 15 maternos), Beckwith-Wiedemann (cromossomos 11 paternos), Russel Silver (cromossomos 7 maternos) e outras. Além disso, a dissomia uniparental dos cromossomos 7, 11 e 14 associa-se a retardo de crescimento intra-uterino e pós-natal.[4,27,33,35] Portanto, o achado de mosaicismo envolvendo esses cromossomos, seja restrito à placenta ou extensível ao feto, requer a extração de DNA para o estudo de dissomia uniparental.

Um outro tipo de aberração cromossômica são as estruturais. As aberrações cromossômicas estruturais decorrem da quebra de um ou mais segmentos cromossômicos, seguida por um erro no mecanismo de reparo. As translocações são as principais aberrações estruturais dos cromossomos, podendo ser divididas em recíprocas e robertsonianas. Nas primeiras, segmentos de cromossomos não homólogos são intercambiados. Nas segundas, os braços longos de dois cromossomos fundem-se em um único cromossomo derivado. Diz-se que a translocação é equilibrada quando o seu portador apresenta fenótipo normal. Translocações recíprocas equilibradas em um dos pais podem resultar em rearranjos complexos, não equilibrados na descendência. Ao detectar-se translocações recíprocas em fetos fenotipicamente anormais, é prudente conhecer o cariótipo dos pais. Quando a causa de anormalidades fetais está relacionada a uma translocação ou outra aberração cromossômica, as quais podem ser atribuídas a uma translocação recíproca equilibrada em um dos pais, o aconselhamento genético levará em conta como a anormalidade afetará os modelos de segregação cromossômica na gametogênese parental para o fornecimento dos riscos de recorrência.[10,50] Outro embasamento para a estimativa dos riscos reprodutivos em pacientes com translocações são os compêndios contendo bancos de dados a respeito das translocações descritas na literatura. As translocações robertsonianas são as aberrações estruturais mais freqüentes. Verificou-se que na espécie humana todos os cromossomos acrocêntricos (cromossomos 13, 14, 15, 21 e 22) podem envolver-se em translocações robertsonianas. Destas, as mais comuns são entre os cromossomos 13 e 14. Uma proporção dos fenótipos associados às aberrações numéricas dos cromossomos pode ser atribuída às aberrações estruturais como as translocações robertsonianas, por exemplo. O fato de um dos genitores ser portador de uma translocação equilibrada pode acarretar a formação de gametas aneuplóides. Por isso, quando o feto apresenta uma síndrome ou outros distúrbios atribuíveis a uma translocação, deve-se fazer o cariótipo dos pais para saber se um deles é portador de uma forma equilibrada ou se a aberração surgiu *de novo*. Se um dos pais transmitiu a translocação, pode haver recorrência com risco de até 100% (caso das translocações 21q21q e 13q13q). Existem outras aberrações estruturais mais raras como as inversões, os cromossomos marcadores, os isocromossomos e as trissomias e monossomias parciais.[10,14,39,50]

IMPORTÂNCIA DAS ABERRAÇÕES CROMOSSÔMICAS NAS ANOMALIAS CONGÊNITAS

É por vezes imprópria a conclusão de um diagnóstico somente com base em achados ultra-sonográficos. Dos numerosos defeitos que a ultra-sonografia é capaz de evidenciar, vários demandam o oferecimento de investigações cromossômicas (Quadro 16-2). As células são obtidas por coleta de vilo corial ou líquido amniótico e então submetidas a condições de cultura. Decorrido um período apropriado, tratam-se amostras das culturas com agentes que impedem a progressão da divisão celular de modo que cerca de 25% das células estarão "congeladas" no estágio do ciclo celular conhecido como metáfase, no qual a condensação cromossômica é máxima. Os cromossomos bem condensados são visíveis ao microscópio óptico após a elaboração de preparações citológicas. Analisa-se uma amostra de aproximadamente 25 metáfases, dependendo da padronização estabelecida em cada instituição. Se pelo menos uma apresentar anormalidade cromossômica, analisam-se mais metáfases para firmar o diagnóstico.[10,40,47]

Diversos marcadores fenotípicos foram estudados com o objetivo de rastrear o maior número possível de síndromes cromossômicas. Até hoje, o marcador mais bem sucedido para a triagem de aberrações cromossômicas no primeiro trimestre tem sido a translucência nucal. Acima de um determinado valor de corte (que varia entre diferentes escolas), em conjunto ou não com testes bioquímicos do soro materno, pode haver a indicação para o diagnóstico cromossômico pré-natal.[11,17] Marcadores mais tardios como intestinos ecogênicos, foco ecogênico intracardíaco e cistos de plexo coróide não revelaram uma associação tão clara com aberrações cromossômicas. No entanto, esses achados deveriam sempre motivar um exame mais cauteloso para excluir a hipótese de haver outras anormalidades. Em pacientes com fatores de risco conhecidos como a idade, constitui uma indicação para o oferecimento de diagnóstico pré-natal o achado de pelo menos três marcadores de menor importância.[6]

As malformações mais severas costumam ser um indício consistente para a realização de estudo cromossômico do feto. A onfalocele, por exemplo, é uma malformação em que até metade dos casos apresentam aberrações cromossômicas (trissomias do 13 e do 18, principalmente). O Quadro 16-2 mostra as alterações mais comuns em ultra-sonografia das principais aberrações cromossômicas.[1] Nicolaides *et al.*, dão uma idéia das freqüências de aberrações cromossômicas de acordo com o número de anomalias estruturais que apresentavam 2.086 fetos estudados cromossomicamente, conforme demonstra o Quadro 16-3.[37]

Quadro 16-3 Freqüência de aberrações cromossômicas em amostra de 2.086 fetos com pelo menos uma anomalia estrutural identificada por ultra-sonografia[37]

Número de anomalias estruturais	*Freqüência de aberrações cromossômicas*
1	2%
2	11%
3	32%
4	52%
5	66%
6	63%
7	69%
8	92%
Todos os casos	**14%**

MECANISMOS DE HERANÇA – CONCEITOS BÁSICOS

Ao longo da história da genética foram elaborados modelos de herança que facilitam o reconhecimento da transmissão de determinadas características hereditárias, em especial aquelas passíveis de mensuração e observação. As características de interesse ao geneticista clínico são aquelas capazes de comprometer o bem-estar e o papel social do indivíduo que as herdou, ou seja, são características patológicas. Para diversas doenças genéticas, é possível reconhecer um modelo de herança.[13,38,39] É comum contudo o desconhecimento de antecedentes familiares para certas doenças e, neste caso, a ultra-sonografia é capaz de encontrar diversos quadros sugestivos de doenças genéticas ainda no desenvolvimento e crescimento pré-natal.[13] Exceto por alguns rearranjos estruturais e algumas cromossomopatias raras, as aberrações cromossômicas são esporádicas. No entanto, muitas doenças gênicas podem ser inseridas em um destes modelos de herança, quando a mutação de um ou dois alelos do mesmo loco é a responsável pelo desenvolvimento da moléstia. Alelo é um termo que denota um tipo existente de gene. Na população, ao se conhecer *n* variações normais de um determinado gene, diz-se que ele tem *n* alelos. Trata-se de um fato denominado polimorfismo gênico.[28,31]

No âmbito da genética médica, a herança autossômica recessiva refere-se a uma doença desenvolvida em indivíduo que recebeu, em dois autossomos, dois alelos mutantes (um de cada genitor). Quando a herança de um autossomo contendo determinado alelo mutado, mesmo na presença de outro autossomo contendo um alelo normal, é responsável pelo desenvolvimento da doença, diz-se que a herança é autossômica dominante. Se o alelo mutado estiver no cromossomo X, diz-se que a herança é ligada ao sexo (ou ao X). A herança de genes ligados ao X é um pouco mais complexa em mulheres pelo fato de um dos dois cromossomos de cada célula ser inativado aleatoriamente. Assim, em parte das células de uma mulher o cromossomo X herdado do pai estará inativo e, nas células restantes, o mesmo estará ativado. O oposto ocorrerá com o cromossomo herdado da mãe: este estará inativado nas células em que o X paterno estiver ativado. Se a presença de um alelo mutado é associada a um quadro intermediário entre a normalidade (dois alelos normais) e a doença (dois alelos mutados), a herança é acompanhada de codominância. Por fim, se os alelos mutados encontrarem-se nas mitocôndrias, tem-se a herança mitocondrial.[22,38]

Penetrância é um conceito utilizado para determinar a proporção dos portadores em que um gene mutado se manifestará. Assim, se um gene mutado apresenta penetrância completa, todos os portadores apresentarão manifestações da doença a ele associada. Em muitas doenças gênicas observa-se que a expressividade é variável, isto é, nem todas as características associadas à doença podem se manifestar clinicamente.[22,38,39]

Na prática, os modelos de herança possuem aplicabilidade às cerca de 10.000 doenças monogênicas catalogadas. Quando vários pares de genes atuam na expressão de uma característica que apresenta variação contínua na população, tem-se a herança poligênica. A herança é denominada multifatorial quando a manifestação da afecção correlaciona-se com a interação entre genes e fatores ambientais como os raciais, sazonais e geográficos.[22,39]

O estudo cada vez mais abrangente de síndromes há muito descritas adiciona novos subsídios aos modelos clássicos de herança. Uma única síndrome, bem caracterizada macroscopicamente e descrita há muito tempo, pode ser causada por diferentes fenômenos moleculares. Por exemplo: em complexos protéicos cujas subunidades são codificadas por diferentes genes, a mutação em qualquer um deles poderá causar variações fenotípicas tão sutis a ponto de somente um exame bioquímico ou molecular poder fornecer a resposta acerca da etiologia do quadro observado, como é o caso das talassemias.[22,34]

BIOLOGIA MOLECULAR – CONCEITOS BÁSICOS DE INTERESSE

As doenças gênicas são causadas por mutações que são transmitidas à descendência. Muitos genes acabam recebendo informalmente o nome da doença que causam quando estão mutados. No entanto, os genes não existem para causar doenças. Uma mutação é qualquer mudança na seqüência do DNA em um genoma. Em nível molecular, as mutações podem ser divididas em pontuais, quando há a troca de um único par de bases, ou rearranjos, quando fenômenos mais complexos alteram a seqüência original dc DNA (inserções e deleções, por exemplo).[22,28,31]

Genes são definidos como segmentos de uma molécula de DNA que contêm a informação para a produção de um peptídeo ou de uma molécula de RNA.[28] Lembremos que a unidade de comprimento da molécula de DNA é o par de bases e, nos genes, cada três pares de bases correspondem a um aminoácido na cadeia do peptídeo.[39] Nos cromossomos, existe uma grande proporção de DNA que não está relacionada a essa produção, apresentando papéis diversos, muitos deles ainda desconhecidos. No processo conhecido como transcrição, um complexo enzimático (a DNA polimerase) liga-se a uma molécula de DNA dupla fita no núcleo e produz uma molécula de RNA (conhecida como transcrito primário) com seqüência de bases complementar à de uma das duas fitas (assim chamada fita "com sentido"). O destino da molécula de RNA pode ser a produção de ribossomos ou de peptídeos, por exemplo. Neste último caso, vários segmentos da molécula de RNA são eliminados antes de seu transporte para o citoplasma. Aos segmentos do gene correspondentes aos segmentos eliminados na molécula de RNA dá-se o nome de íntrons (do inglês *intragenic regions*). Aos segmentos gênicos que serão utilizados no processo de tradução do RNA em peptídeos dá-se o nome de éxons *(expressed regions)*. Na maior parte das doenças a que se associaram mutações gênicas, estas afetam os éxons e, por isso, pode ser mais fácil correlacioná-las diretamente com a alteração na seqüência de aminoácidos de um peptídeo defectivo ou com a ausência deste. Quando as mutações alteram a seqüência nos íntrons, a correlação com um peptídeo defectivo depende de como essas mutações poderão afetar a transcrição, a tradução ou a eliminação dos segmentos de RNA (o *splicing* ou processamento de RNA) que não serão utilizados na tradução. Os surgimentos de doenças por causa de mutações em íntrons integram um conhecimento ainda muito novo.[22,28,39,31]

COMO OS ASPECTOS MOLECULARES SÃO AVALIADOS NA PRÁTICA CLÍNICA

Em casais sem histórico familiar ou outros fatores de risco, quando a ultra-sonografia de rotina rastreia positivamente uma ou mais malformações, haverá a possibilidade de se levantar uma suspeita sindrômica em estudos ultra-sonográficos mais sofisticados. Com a utilização da ultra-sonografia tridimensional, a grande resolução da morfologia do feto aumentou sobremaneira a precisão das hipóteses diagnósticas. Detalhes da anatomia externa apresentam-se bem mais evidentes, auxiliando no diagnóstico. Se houver correlação do quadro encontrado com alguma doença gênica conhecida, para a qual haja estudo molecular, a confirmação poderá ser feita com uma análise molecular do DNA do casal e do feto. A extração de DNA é facilmente realizada a partir de sangue periférico dos pais e de qualquer um dos materiais fetais coletados (em geral, líquido amniótico ou vilo corial). Normalmente, as doenças monogênicas que causam comprometimento fenotípico no feto de casais sem histórico familiar são originadas por mutações novas na linhagem germinativa de um dos pais e apresentam herança dominante. Na acepção atual de acondroplasia, por exemplo, esta é uma doença de herança autossômica dominante em que 80% dos casos se devem a mutações novas (Romero *et al.*, 1988) e a compatibilidade com a vida só é possível se o gene mutado estiver em heterozigose. A displasia tanatofórica, condição letal, causada por uma mutação no gene para o receptor 3 do fator de crescimento de fibroblasto, apresenta herança autossômica dominante, sendo a maioria dos casos atribuíveis a mutações novas. A síndrome de Apert, à qual se associa amplo espectro de retardo mental, é causada por uma mutação no gene para o receptor 2 do fator de crescimento de fibroblasto. Os casos dessa síndrome são na maioria esporádicos. Diferentes alelos desse mesmo gene podem causar as síndromes de Crouzon e Pfeiffer, ambas com herança autossômica dominante.[1,34]

Independentemente da ultra-sonografia, havendo histórico familiar de alguma genopatia, aos pais deve-se oferecer o estudo de DNA caso haja exame disponível para a doença em questão. O resultado desse exame trará um diagnóstico preciso e permitirá orientação adequada. Nesta categoria, são comuns os casos de doenças com herança autossômica recessiva, dominante com expressividade variável ou ligada ao sexo. As talassemias e a fibrose cística são exemplos comuns de doenças recessivas freqüentes em nossa população. A síndrome de Marfan e a neurofibromatose, por exemplo, constituem condições autossômicas dominantes de expressividade variável que podem motivar uma assistência pré-natal especializada. Algumas distrofias musculares, a hidrocefalia ligada ao X e a síndrome do X-frágil fornecem exemplos de doenças ligadas ao sexo, afetando preponderantemente indivíduos do sexo masculino.[1,34,38]

MÉTODOS MOLECULARES DE ESTUDO DAS DOENÇAS GENÉTICAS

Aberrações cromossômicas

Além da abordagem citogenética tradicional, que consiste na análise por microscopia de uma amostra de metáfases em células fetais anteriormente cultivadas, na década de 90 foi introduzida a hibridação *in situ* por fluorescência (FISH) para o rastreamento das principais aberrações numéricas dos cromossomos.[53] Essa técnica não necessita do cultivo de células fetais e proporciona resultados em até 48 horas (Weremowic *et al.*, 2001). Além disso, as células analisadas podem ser interfásicas (não necessitam estar no estágio de metáfase do ciclo celular).[49] A FISH foi introduzida rotineiramente em algumas instituições de países desenvolvidos. Nessas instituições, o volume de exames realizados tornou economicamente viável a utilização da FISH, bem como propiciou que se encarasse a detecção das aberrações cromossômicas sob um enfoque de saúde pública.[29] O *kit* comercialmente disponível para a FISH permite rastrear as aberrações numéricas envolvendo os cromossomos X, Y, 13, 18 e 21.[49,30] Juntas, as aberrações envolvendo esses cromossomos respondem por aproximadamente 78% das síndromes cromossômicas diagnosticadas em amniocenteses.[20] Diversos estudos têm encontrado sensibilidade e especificidade próximas a 100% no rastreamento das aberrações numéricas envolvendo esses cinco cromossomos.[49,53] Métodos que utilizam a FISH na análise de outros cromossomos e de aberrações estruturais ainda estão restritos às pesquisas. Somente a análise citogenética tradicional, que pressupõe o cultivo de células e o trabalho de citogeneticistas especializados, permite o diagnóstico definitivo de aberrações numéricas e estruturais. Nas instituições onde a análise por FISH foi implantada na rotina, há a necessidade de complementar o estudo com a citogenética convencional. Ao contrário disso, em nosso meio, a FISH comercialmente disponível é utilizada em casos selecionados, quando há urgência na obtenção de um resultado cromossômico, por exemplo com a presença de higroma cístico no qual desejamos estudar a monossomia do X (45,X) ou em situações de dados ultra-sonográficos compatíveis com a trissomia do 13 ou do 18.[29] O volume de exames realizado pelas instituições brasileiras ainda não justificou a adoção da FISH como um método de rastreamento das aberrações numéricas dos cromossomos. No entanto, no âmbito da pesquisa, há diversos grupos que vêm utilizando a FISH em seus estudos.

Além da FISH, outro método que merece atenção é a reação em cadeia da polimerase fluorescente quantitativa (QF-PCR). Trata-se de um método sob pesquisa para o rastreamento de aneuploidia de cromossomos específicos. O DNA dos cromossomos apresenta algumas regiões altamente polimórficas denominadas repetições curtas em tandem (STR, *short tandem repeat*). Quando corantes fluorescentes são incorporados aos produtos da amplificação por PCR, STRs específicos a cada cromossomo (mesmo que sejam homólogos) podem ser rapidamente analisados e quantificados utilizando um seqüenciador de DNA apropriado.[5,22] A PCR quantitativa tem sido utilizada de maneira bastante promissora no estudo das infecções congênitas, de modo que já existem evidências de que esse método seja fundamental para o prognóstico fetal em casos de risco de infecção pelo citomegalovírus, embora esse método ainda não esteja disponível em nosso meio.

Doenças gênicas

O diagnóstico molecular está disponível somente para algumas dezenas de doenças monogênicas. Antes do oferecimento de um teste, é necessário um trabalho de pesquisa para saber se há exame disponível e onde. Para o estudo do DNA, utilizam-se diversas metodologias que se relacionam ao grau de conhecimento e ao(s) tipo(s) de mutação(ões) responsáveis pelo defeito gênico. O Quadro 16-4 enumera alguns métodos e fornece um sumário de sua

Quadro 16-4 Exemplos de métodos utilizados no diagnóstico de doenças gênicas[22,39]

Técnica	*Aplicação*
PCR	A reação em cadeia da polimerase (PCR) permite gerar milhões de cópias de um segmento de DNA a partir de quantidades muito pequenas, facilitando a análise de um gene por outros métodos. Trata-se do método mais utilizado nos testes diretos, em que uma amostra do paciente é testada para a verificação de uma mutação patogênica. Em associação com a PCR, outros métodos são utilizados como a digestão com enzimas de restrição, a hibridação por *dot-blot* ou por *chip* gênico, o seqüenciamento e outros
Seqüenciamento	Se o gene estiver mapeado, pode-se utilizar esse método para encontrar mutações com alta precisão. É o método de escolha quando a doença não se associa a poucas mutações na população (caso da fibrose cística, em que uma única mutação é responsável pela maioria dos casos)
Southern Bloting	Deleções ou inserções invisíveis ao microscópio, porém maiores do que 50 pares de base (pb), podem ser avaliadas por esse método, eventualmente capaz de detectar diferenças em uma única base
RFLP, VNTR	A análise de polimorfismos de comprimento em fragmentos de restrição (RFLPs, *restriction fragments lenght polymorphism*) ou do número variável de repetições em tandem (VNTR, *variable number of tandem repeats*) pode permitir a identificação de portadores de alelos mutados quando se tem pouco conhecimento a respeito do gene em questão, mas se sabe que está próximo de um RFLP ou de um VNTR. Um histórico bem elaborado de transmissão da doença na família é necessário
ASO	Quando são poucas e bem caracterizadas as mutações gênicas responsáveis pelo desenvolvimento de uma doença, pode-se utilizar o método conhecido como ASO (do inglês *alelle specific oligonucleotide*). Nesse método, hibridam-se sondas sintéticas com seqüência complementar às regiões onde normalmente ocorrem mutações no gene

aplicação. Para cada doença gênica, existem laboratórios especializados em análises clínicas, bem como grupos de pesquisa ao redor do mundo que eventualmente realizam o diagnóstico em amostras de origem fetal. Em grande parte das doenças com diagnóstico disponível, o DNA de genitores ou outros familiares é necessário. O Brasil possui diversas instituições capazes de realizar o diagnóstico de doenças gênicas a partir da análise de DNA, como por exemplo, o Centro de Estudos do Genoma Humano da USP (http://genoma.ib.usp.br) que oferece exames para as doenças gênicas de importância na nossa população como, por exemplo, as craniossinostoses, as miopatias congênitas, as hemofilias A e B, as talassemias, a hiperplasia congênita da supra-renal, as displasias ectodérmicas, as ataxias espinocerebelares, as neuropatias periféricas, a hidrocefalia ligada ao X, a fibrose cística do pâncreas, as distrofias musculares, as síndromes do X frágil, Prader-Willi, Angelman, Rett, Treacher-Collins, velocardiofacial e outras. Algumas vezes, deve-se recorrer a laboratórios sediados no exterior.[13,22]

Assim, uma vez concluído o estudo familiar ou obtidos os dados de ultra-sonografia que levantaram a suspeita sindrômica, poderá haver interesse de testar o feto para confirmação do diagnóstico e aconselhamento dos pais. A partir daí, o primeiro passo consistirá no levantamento de informações a respeito de exames moleculares realizados no Brasil em amostras pré-natais. Se testes para a doença em questão não forem oferecidos no Brasil, pode-se tentar alguma instituição em outro país. Entre as opções para saber onde determinado exame é oferecido, destacamos a Internet. Esta pode ser um bom ponto de partida para o levantamento de informações a respeito de casos de malformação fetal.

DOCUMENTAÇÃO DO FETO MALFORMADO

Quanto mais grave for a malformação, maiores serão as possibilidades de que a gestação termine em aborto espontâneo. Um exame pós-morte abrangente poderá corroborar os achados da ultra-sonografia. Por vezes, a perda espontânea ocorre antes mesmo da realização de exames mais sofisticados, que avaliariam a(s) malformação(ões) e suas possíveis causas genéticas. Uma conduta médica apropriada poderá atender as necessidades do casal na obtenção de dados que possam ser utilizados no seu aconselhamento genético.[13]

Um feto malformado deve ser fotografado e radiografado. Amostras representativas da placenta, pele e sangue devem ser recolhidas e enviadas para a análise citogenética em soro fisiológico refrigerado. Cerca de 50% dos abortos espontâneos de primeiro trimestre apresentam aberrações cromossômicas. Destas, aproximadamente 6% podem ser estruturais, havendo risco de recorrência.[12] Se o quadro for sugestivo de alguma genopatia, a extração de DNA de alguns tecidos é um procedimento simples e barato. Mesmo que se descubra posteriormente não existir exame disponível no momento para a genopatia sob suspeita, a simples precaução terá sido recompensadora, pois o diagnóstico poderá ser realizado posteriormente quando o método molecular tiver sido desenvolvido. Feito isso, o feto deve ser enviado para um exame pós-morte em que serão detalhados os achados patológicos. Os dados obtidos com todos esses exames serão de propriedade do casal. Uma conduta como essa auxilia no aconselhamento genético dos pacientes à medida que pode ser uma das poucas fontes de informação disponíveis para a estimativa dos riscos reprodutivos.[48]

REFERÊNCIAS BIBLIOGRÁFICAS

1. Benacerraf BR. *Ultrasound of fetal syndromes*. 1st ed. Philadelphia: Churchill Livingstone, 1998.
2. Brambati B, Tului L, Cislaghi C, Alberti E. First 10,000 chorionic villus samplings performed on singleton preg. nancies by a single operator. *Prenat Diagn* 1998;18(3):255-66.
3. Chervenak F, Mcullough L. Ethical issues in obstetric ultrasonography. *Clinical Obstetrics and Gynecology* 1992;35(4):758-62.
4. Christian SL, Smith AC, Macha M, Black SH, Elder FF, Johnson JM, Resta RG, Surti U, Suslak L, Verp MS, Ledbetter DH. Prenatal diagnosis of uniparental disomy 15 following trisomy 15 mosaicism. *Prenat Diagn* 1996;16(4):323-32.
5. Cirigliano V, Sherlock J, Conway G, Quilter C, Rodeck C, Adinolfi M. Rapid detection of chromosomes X and Y aneuploidies by quantitative fluorescent PCR. *Prenat Diagn* 1999;19(12):1099-1103.
6. DeVore GR. The genetic sonogram: its use in the detection of chromosomal abnormalities in fetuses of women of advanced maternal age. *Prenat Diagn* 2001;21(1):40-45.
7. Engel E, Delozier-Blanchet CD. Uniparental disomy, isodisomy, and imprinting: probable effects in man and strategies for their detection. *Am J Med Genet* 1991;40(4):432-439.
8. Engel E. A new genetic concept: uniparental and its potential effect, isodisomy. *Am J Med Genet* 1980;6:137-143.
9. Farina A, Sekizawa A, Ralston SJ, D'Alton ME, Bianchi DW. Latent class analysis applied to patterns of fetal sonographic abnormalities: definition of phenotypes associated with aneuploidy. *Prenat Diagn* 1999;19(9):840-5.
10. Fetal Medicine Foundation. Ultra-sonografia de Primeiro Trimestre: Translucência Nucal. Curso Teórico, 1998
11. Gardner RJM, Sutherland GR. *Chromosome abnormalities and genetic counseling*. 2nd ed. New York: Oxford University Press, 1996.
12. Goddijn MAU, Leschot NJ. Genetic aspects of miscarriage. *Baillieres Best Pract Res Clin Obstet Gynaecol* 2000;14(5):855-65.
13. Gollop TR, Salzo I, Rovigatti EV, Zanforlin SM. A experiência concreta do trabalho multidisciplinar em medicina fetal. *Femina* 1998;26(7):615-618.
14. Gollop TR, Salzo I. Genética e infertilidade masculina. In: Neves PA, Netto Jr. NR. *Infertilidade masculina*. 1ª ed. São Paulo: Editora Atheneu, 2002. p. 219-225.
15. Gollop TR. Amostra de vilo corial. In: Morais EN, Mauad Filho F. *Medicina materna e perinatal*. 1ª ed. Rio de Janeiro: Revinter, 2000. p. 414-417.
16. Gollop TR. Genética: Principais doenças detectadas no pré-natal: orientações para ultra-sonografistas e pais diante de malformações fetais. In: Pastore AR. *Ultra-sonografia em obstetrícia e ginecologia*. Rio de Janeiro: Revinter, 2006.
17. Gollop TR. Marcadores pré-natais sorológicos. In: Benzecry R. *Tratado de obstetrícia da FEBRASGO*. 1ª ed. Rio de Janeiro: Revinter, 2000. p. 768-770.
18. Gollop TR, Salzo I. A case of prenatal diagnosis of fetal hydantoin syndrome by ultrasound. *Genetics and Molecular Biology* 1999;22(2):147-150.
19. Gollop, TR. Ética e assessoramento em medicina fetal. In: Guariento A, Mamede JAV. *Medicina materno-fetal*. 1ª ed. São Paulo: Atheneu, 2001. p. 1149-1156.
20. Hsu LYF. Prenatal diagnosis of chromosomal abnormalities. In: Milunsky A. *Genetic disorders and the fetus: diagnosis, prevention, and treatment*. 2nd ed. New York: Plenum Press, 1988. p. 115-183.

21. Johnson A, Wapner RJ, Davis GH, Jackson LG. Mosaicism in chorionic villus sampling: an association with poor perinatal outcome. *Obstet Gynecol* 1990;75(4):573-577.
22. Jorde LB. *Genética Médica*. 2ª ed. Rio de Janeiro: Guanabara-Koogan, 2000.
23. Kalousek DK, Dill FJ. Chromosome mosaicism confined to the placenta in human conceptions. *Science* 1983;221(4611):665-667.
24. Kalousek DK, Howard-Peebles PN, Olson SB, Barret IJ, Dorfman A, Lack SH, Shulman JD, Wilson RD. Confirmation of CVS mosaicism in term placentae and high freqüency of intrauterine growth retardation association with confined placental mosaicism. *Prenat Diagn* 1991;11(10):743-750.
25. Kalousek DK, Langlois S, Robinson WP, Telenius A., Bernard L, Barret IJ, Howard-Peebles PN, Wilson RD. Trisomy 7 CVS mosaicism: pregnancy outcome, placental and DNA in 14 cases. *Am J Med Genet* 1996;65 (4):348-352.
26. Lazebnik N, Bellinger MF, Ferguson JE, Hogge JS, Hogge WA. Insights into the pathogenesis and natural history of fetuses with multicystic dysplastic kidney disease. *Prenat Diagn* 1999;19(5):418-23.
27. Ledbetter DH, Engel E. Uniparental disomy in humans: development of an imprinting map and its implications for prenatal diagnosis. *Human Molecular Genetics* 1995;4:1757-1764.
28. Lehninger AL, Nelson DL, Cox MM. *Principles of biochemistry*. 2nd ed. New York: Worth Publishers, 1993.
29. Leung WC, Chitayat D, Seaward G, Windrim R, Ryan G, Barret J, Winsor EJT. Role of amniotic fluid interphase fluorescence *in situ* hybridization (FISH) analysis in patient management. *Prenat Diagn* 2001;21(4):327-332.
30. Lewin P, Kleinfinger P, Bazin A, Mossafa H, Szpiro-Tapia S. Defining the efficiency of fluorescence in situ hybridization on uncultured amniocytes on a retrospective cohort of 27407 prenatal diagnoses. *Prenat Diagn* 2000;20(1):1-6.
31. Lewin B. *Genes V*. 1st ed. Oxford: Oxford University Press, 1994.
32. Lippman A, Tomkins DJ, Shime J, Hamerton JL. Canadian multicenter randomized clinical trial of chorion villus sampling and amniocentesis. *Prenatal Diagnosis* 1992;12:385-476.
33. Markovic VD, Chitayat DA, Ritchie SM, Chodakowski BA, Hutton EM. Trisomy 15 mosaic derived from trisomic conceptus: report of a case and a review. *Am J Med Genet* 1996;61(4):363-370.
34. McKusick VA. *Mendelian inheritance in man: catalogs of autosomal dominant, autosomal recessive, and X-linked phenotypes*. 10th ed. Vol. 2. Baltimore: Johns Hopkins University Press, 1992.
35. Miozzo M, Grati FR, Bulfamante G, Rossella F, Cribiu M, Radaelli T, *et al.* Post-zygotic origin of complete maternal chromosome 7 isodisomy and conseqüent loss of placental PEG1/MEST expression. *Placenta* 2001;22(10):813-82.
36. Moraes EA. Análise do DNA fetal. In: Zugaib M. *Medicina fetal*. 2ª ed. São Paulo: Atheneu, 1998. p. 435-440.
37. Nicolaides KH, Snijders RJ, Gosden CM, Berry C, Campbell S. Ultrasonographically detectable markers of fetal chromosomal abnormalities. *Lancet* 1992;340(8821):704-7.
38. Opitz JM. *Tópicos recentes de genética clínica*. Frota-Pessoa O, Grosso NSL. (trad.). 1ª ed. Ribeirão Preto: Sociedade Brasileira de Genética, 1984.
39. Otto PG, Otto PA, Frota-Pessoa O. *Genética Humana e Clínica*. 1ª ed. São Paulo: Roca Ltda, 1998.
40. Parra LMB. *Avaliação da amniocentese precoce no diagnóstico citogenético pré-natal* [Tese de Doutorado]. São Paulo: Instituto de Biociências da Universidade de São Paulo, 2000.
41. Perrotin F, de Poncheville LM, Marret H, Paillet C, Lansac J, Body G. Chromosomal defects and associated malformations in fetal cleft lip with or without cleft palate. *Eur J Obstet Gynecol Reprod Biol* 2001;99(1):19-24.
42. Robinson WP, Barret IJ, Bernard L, Telenius A, Bernasconi F, Wilson RD, Best RG, Howard-Peebles PN, Langlois S, Kalousek DK. Meiotic origin of trisomy in confined placental mosaicism is correlated with the presence of fetal uniparental disomy, high levels of trisomy in trophoblast, and increased risk of fetal intrauterine growth restriction. *Am J Hum Genet* 1997;60(4):917-27.
43. Schreck RR, Falik Borenstein Z, Hirata G. Chromosomal mosaicism in chorionic villus sampling. *Clinics in Perinatology* 1990;17(4):867-885.
44. Sikkema-Raddatz B, Bouman K, Verschuuren-Bemelmans CC, Stoepker M, Mantingh A, Beekhuis JR, de Jong B. Four years' cytogenetic experience with the culture of chorionic villi. *Prenat Diagn* 2000;20(12):950-955.
45. Smidt Jansen S, Permin M, Philip J, Lundsteen C, Zachary JM, Fowler SE, Gruning K. Randomized comparison of amniocentesis and transabdominal and transcervical chorionic villus sampling. *Lancet* 1992;340(8830):1237-44.
46. Souza, IC. *O mosaicismo cromossômico na amostra de vilo corial* [Tese de Doutorado]. São Paulo: Instituto de Biociências da Universidade de São Paulo, 1997.
47. Sundberg K, Lundsteen C, Philip J. Comparison of cell cultures, chromosome quality and karyotypes oblained after chronic villus sampling and early amniocentesis with filter technique. *Prenat Diagn* (England) 1999;19(1):12-6.
48. Tennstedt C, Hufnagl P, Korner H, Vogel M, Dietel M, Chaoui R. Fetal autopsy: the most important contribution of pathology in a center for perinatal medicine. *Fetal Diagn Ther* 2001;16(6):384-93.
49. Tepperberg J, Pettenati P, Rao PN, Lese CM, Rita D, Wyandt H, Gersen S, White B, Schoonmaker MM. Prenatal diagnosis using interphase fluorescence *in situ* hybridization (FISH): 2-year multi-center retrospective study and review of the literature. *Prenat Diagn* 2001;21(4):293-301.
50. Therman E, Susman M. *Human chromosomes: structure, behavior, and effects*. 3rd ed. New York: Springer Verlag, 1993.
51. Thompson JS, Thompson MW. *Genética médica*. 2ª ed. Trad. Motta PA. Rio de Janeiro: Atheneu, 1976.
52. Wapner RJ. Chorionic villus sampling. *Obstet Gynecol Clin North Am* 1997;24(1):83-110.
53. Witters I, Devriendt K, Legius E, Matthijs G, Van Schoubroeck D, Van Assche FA, Fryns JP. Rapid prenatal diagnosis of trisomy 21 in 5049 consecutive uncultured amniotic fluid samples by fluorescence *in situ* hybridization (FISH). *Prenat Diagn* 2002;22(1):29-33.
54. Wolstenholme J, Rooney DE, Davidson EV. Confined placental mosaicism, IUGR, and adverse pregnancy outcome: a controlled retrospective UK collaborative survey. *Prenat Diagn* 1994;14(5):345-361.

CAPÍTULO 17

NEUROSSONOGRAFIA TRANSFONTANELAR

Gerson Cláudio Crott

INTRODUÇÃO

A neurossonografia transfontanelar apresenta-se hoje como método de escolha na investigação de imagens de grande número de afecções do sistema nervoso central pediátrico e neonatal, por ser de fácil realização, de baixo custo quando comparado a seus similares, poder ser realizada de forma seriada sem prejuízos ao paciente, condição determinante na Unidade de Terapia Intensiva Neonatal, ser realizada à beira do leito, sem necessidade de transporte, vez que isto se apresenta como dificuldade de monta nos pacientes prematuros vinculados a respiradores, bombas de infusão, monitores de vitalidade e controle térmico rigoroso provido por incubadoras (Fig. 17-1).

Dessa forma, descreveremos algumas técnicas que tornam a ultra-sonografia transfontanelar essencial ao bom desempenho da atividade de ecografistas, neonatologistas e à qualidade dos serviços prestados nos modernos serviços de Terapia Intensiva Neonatal e Pediátrica.

INSTRUMENTAÇÃO

Os transdutores adequados ao exame transfontanelar são convexos ou setoriais mecânicos de cabeça pequena, que possibilitam o acoplamento perfeito à fontanela dos recém-nascidos prematuros. Transdutores lineares ou convexos de raio grande não permitem adequado ajuste na maioria dos casos, gerando dificuldades na obtenção de imagens. A maioria dos transdutores destinados ao uso transfontanelar deve apresentar freqüências que possibilitem a observação do encéfalo adequadamente.

A avaliação neurossonográfica deve ser realizada através das fontanelas, sendo a mais utilizada a bregmática. A utilização de outras janelas acústicas é descrita por vários autores, sendo mais comuns a fontanela lambdóide, as suturas sagitais e o exame transcraniano, através do osso temporal. Neste caso, a calcificação óssea é determinante na obtenção da imagem, sendo que esta só se apresenta com qualidade em prematuros extremos e crianças desnutridas, onde o processo de calcificação encontra-se incipiente. No exame convencional, porém, salientamos que a utilização da fontanela bregmática é suficiente para o fornecimento de imagens que possibilitem diagnóstico inequívoco da grande maioria das afecções neurológicas neonatais, sendo que as outras janelas acústicas devem servir como forma alternativa de avaliações de lesões de localizações específicas no encéfalo. O fechamento das fontanelas se inicia por volta do nono mês, concluindo-se por volta do décimo quinto mês de vida.

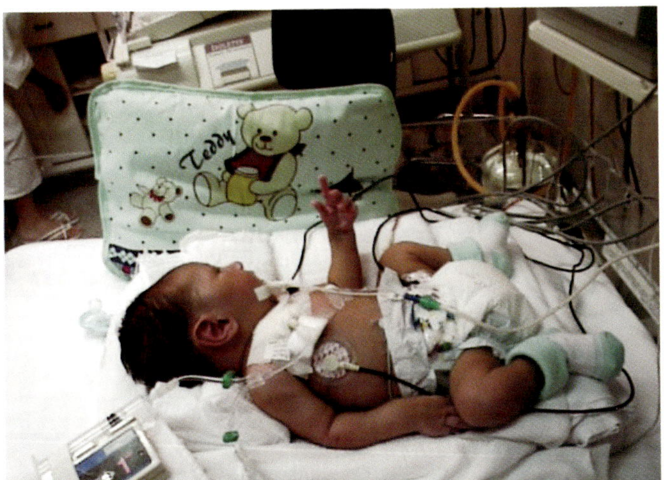

Fig. 17-1. Recém-nascido em unidade de terapia intensiva.

TÉCNICA

Os cortes utilizados para a avaliação do sistema nervoso central são os coronais e os sagitais, utilizando-se a fontanela anterior. Inicialmente, no exame, procede-se à colocação do transdutor sobre a fontanela anterior sem que haja pressão, que pode levar a alterações no exame dopplervelocimétrico, obtendo-se cortes na orientação coronal. Angulando-se anteriormente e seqüencialmente no sentido posterior obtém-se cortes da região anterior à média e desta à posterior (Fig. 17-2A a C). A seguir, girando o transdutor em 90 graus obtém-se o corte sagital mediano (Fig. 17-3A). Com angulação lateral do feixe sonoro obtêm-se os cortes sagitais paramedianos à direita e à esquerda, seqüencialmente (Fig. 17-3B). No Quadro 17-1 e figuras enumeramos uma lista de estruturas que devem ser observadas quando da realização dos cortes sonográficos durante o exame, bem como a incidência do feixe sonoro.[27]

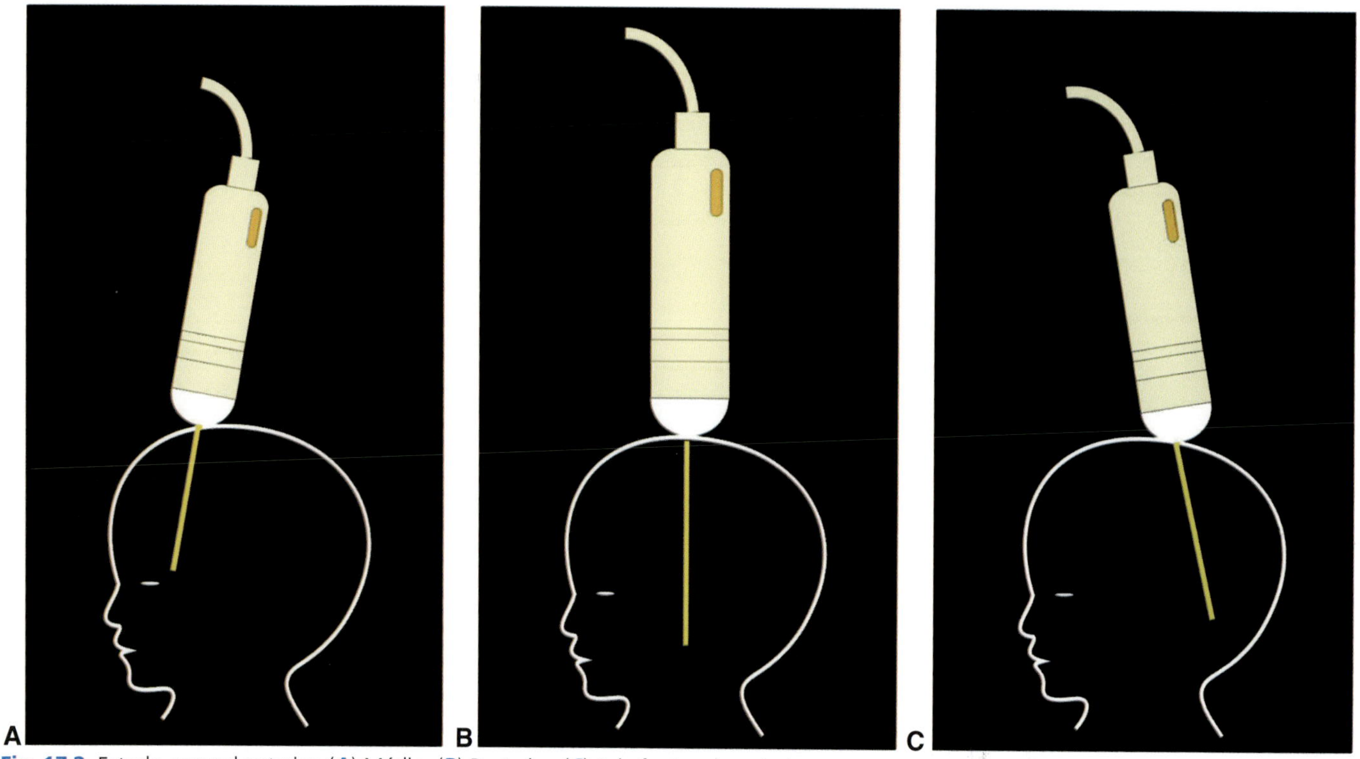

Fig. 17-2. Estudo coronal anterior. (**A**) Médio. (**B**) Posterior. (**C**) Pela fontanela anterior.

SISTEMA NERVOSO CENTRAL

O sistema nervoso origina-se da placa neural, uma área espessada do ectoderma embrionário, que por sua vez dá origem seqüencialmente às pregas neurais, ao tubo neural e à crista neural. O tubo neural diferencia-se no sistema nervoso central, que consiste de encéfalo e medula espinhal. As cristas neurais vão formar a maior parte dos sistemas nervoso periférico e autônomo.

A formação do tubo neural, neurulação, começa durante a parte inicial da quarta semana da embriogênese (22 a 23 dias). Neste estágio, os dois terços craniais do tubo neural representam o futuro encéfalo enquanto o terço caudal dará origem à futura medula espinhal. A fusão das pregas neurais progride da região média para as extremidades, sendo que neste ponto somente pequenas áreas permanecem abertas, o neuroporo rostral e o neuroporo cau-

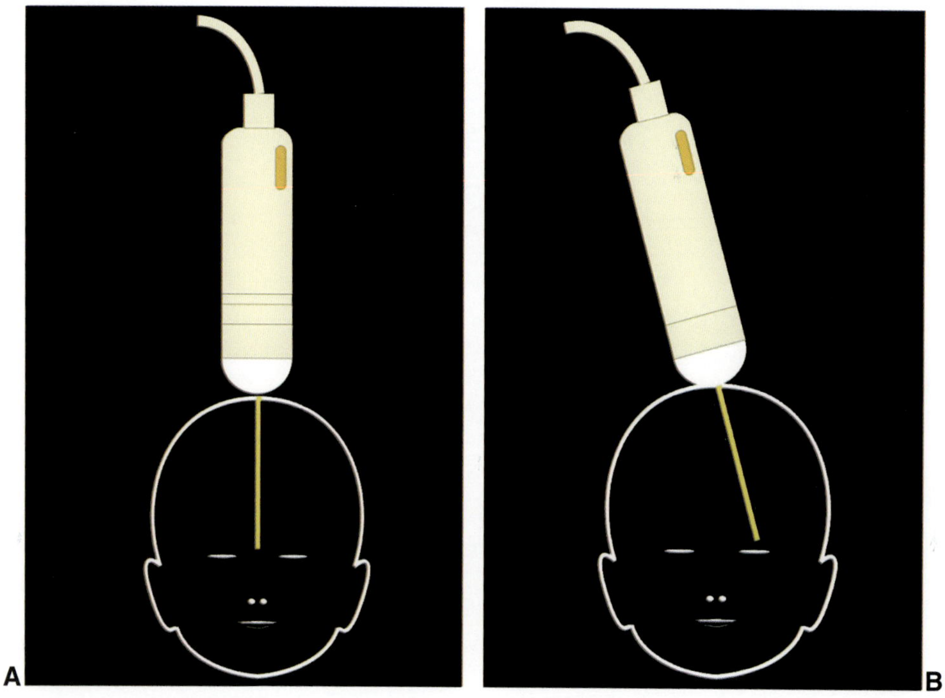

Fig. 17-3. (**A**) Estudo sagital mediano. (**B**) E paramediano pela fontanela anterior.

Quadro 17-1 Estruturas que devem ser observadas no exame ultra-sonográfico transfontanelar

Cortes	*Estruturas*
Coronal	
Anterior (Fig. 17-4A e B)	Placa crivosa do etmóide Órbitas Parênquima frontal Cornos anteriores dos ventrículos laterais
Médio (Fig. 17-5A e B)	Fissura inter-hemisférica Corpo caloso *Cavum* do septo pelúcido Forames de Monro Terceiro ventrículo Plexos coróides dos ventrículos Matriz germinativa *Caput* do núcleo caudado Tálamos Fissura de Sylvius Ínsula, globo pálido e putâmen Regiões parietais e temporais do parênquima cerebral.
Posterior (Fig. 17-6A e B)	Região atrial dos ventrículos laterais Plexos coróides Cornos occipitais dos ventrículos laterais Região posterior ao átrio dos ventrículos laterais Cerebelo Cisterna magna Lobo occipital
Sagital	
Mediano (Fig. 17-7A e B)	Fissura inter-hemisférica Corpo caloso *Cavum* do septo pelúcido Terceiro ventrículo Quarto ventrículo e cisterna magna Aqueduto cerebral *Vermis* cerebelar Ponte e bulbo
Paramediano (Fig. 17-8A e B)	Cornos anteriores, temporais e occipitais dos ventrículos laterais Liquor cefalorraquidiano Plexos coróides dos ventrículos laterais Matriz germinativa Tálamos, hipotálamos e núcleos da base Fissura de Sylvius Regiões temporal, parietal e occipital do parênquima cerebral

dal. Assim, a luz do tubo neural, canal neural, permanece aberta, com livre comunicação com a cavidade amniótica, fechando-se apenas no 27º dia. As paredes do tubo se espessam formando o encéfalo e a medula, e o canal neural dá origem ao sistema ventricular encefálico e à medula espinhal.

MALFORMAÇÕES DO SISTEMA NERVOSO CENTRAL

As malformações do sistema nervoso central podem ser causadas por erros na citogênese (desenvolvimento das moléculas nas células), histogênese (desenvolvimento das células nos tecidos), organogênese (desenvolvimento dos tecidos em órgãos), ou podem ser resultado de uma lesão destrutiva (como um insulto hipóxico-isquêmico). Alterações na histogênese e na organogênese podem provocar alterações anatômicas facilmente detectáveis através da ultra-sonografia. Baseados na fase em que surgem, os defeitos de organogênese podem ser classificados em defeitos de fechamento do tubo neural (3-4 semanas de idade gestacional), defeitos de diverticulação (5-10 semanas), de proliferação neuronal (de 2 a 6 meses), do desenvolvimento dos sulcos e migração neuronal (2 a 5 meses) e de mielinização (de 7 meses intra-útero aos 2 anos pós-natal).[4-7,26]

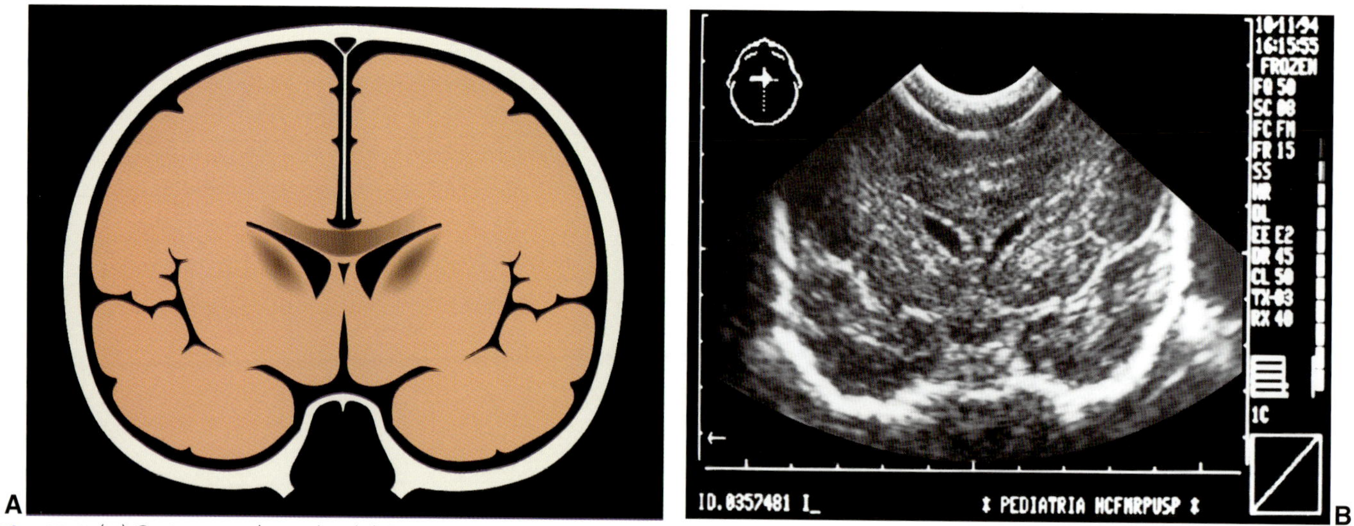

Fig. 17-4. (**A**) Corte coronal anterior. (**B**) E sua representação ecográfica.

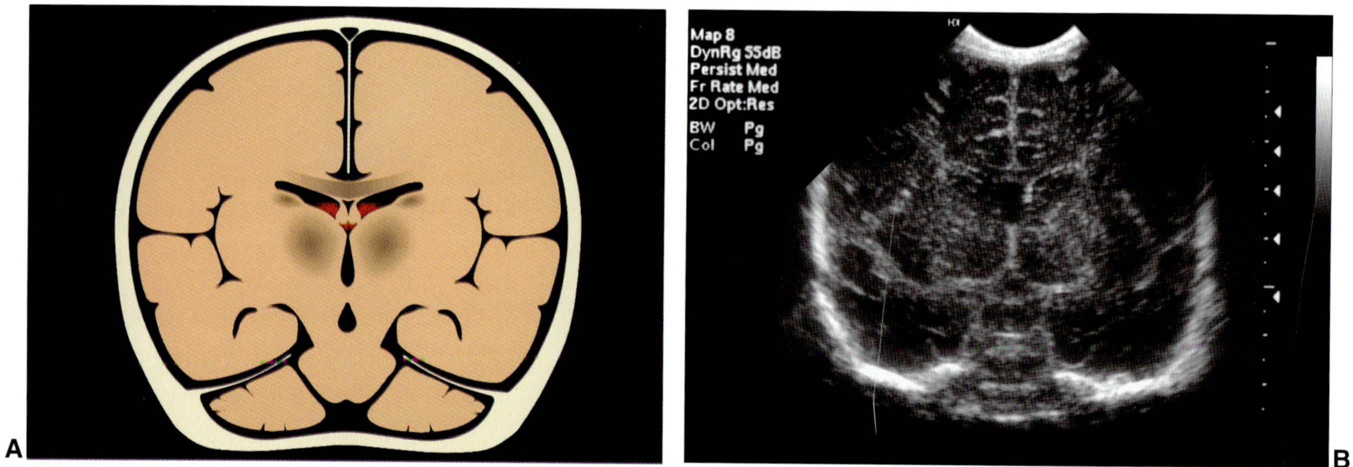

Fig. 17-5. (**A**) Corte coronal médio. (**B**) E sua representação ecográfica.

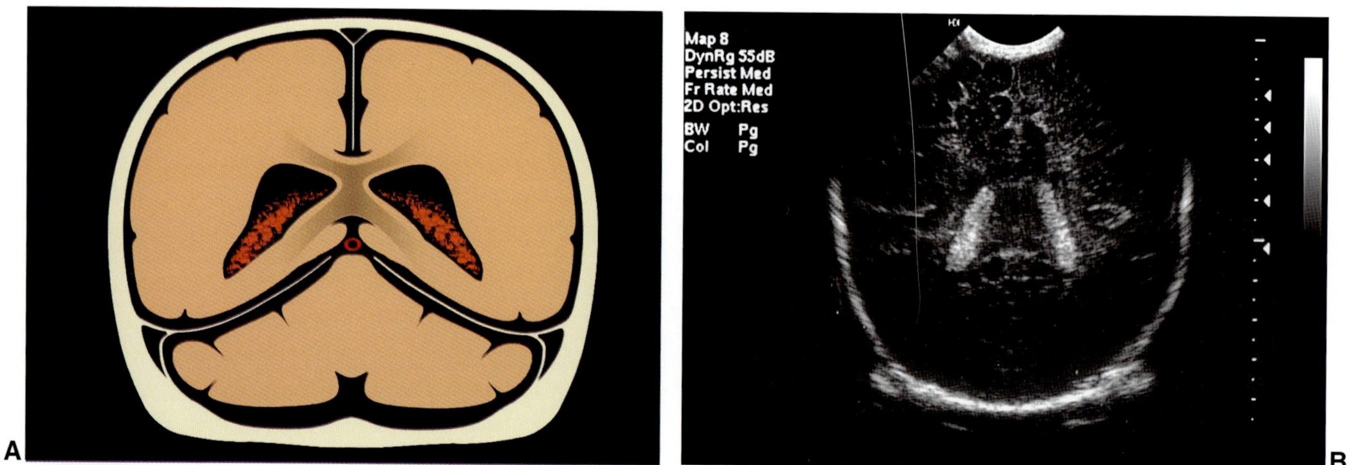

Fig. 17-6. (**A**) Corte coronal posterior. (**B**) E sua representação ecográfica.

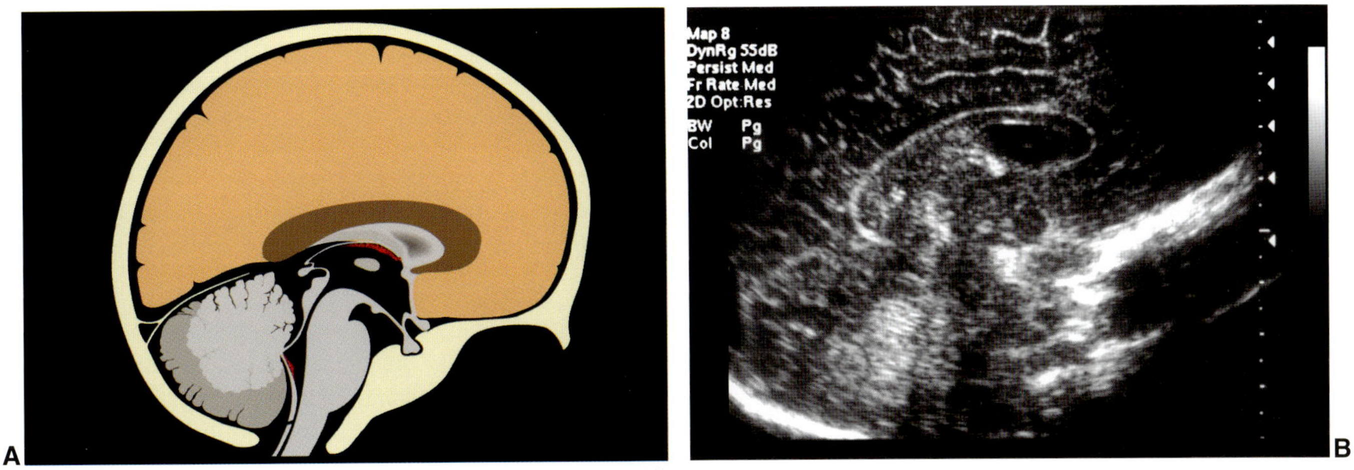

Fig. 17-7. (**A**) Corte sagital mediano. (**B**) E sua representação ecográfica.

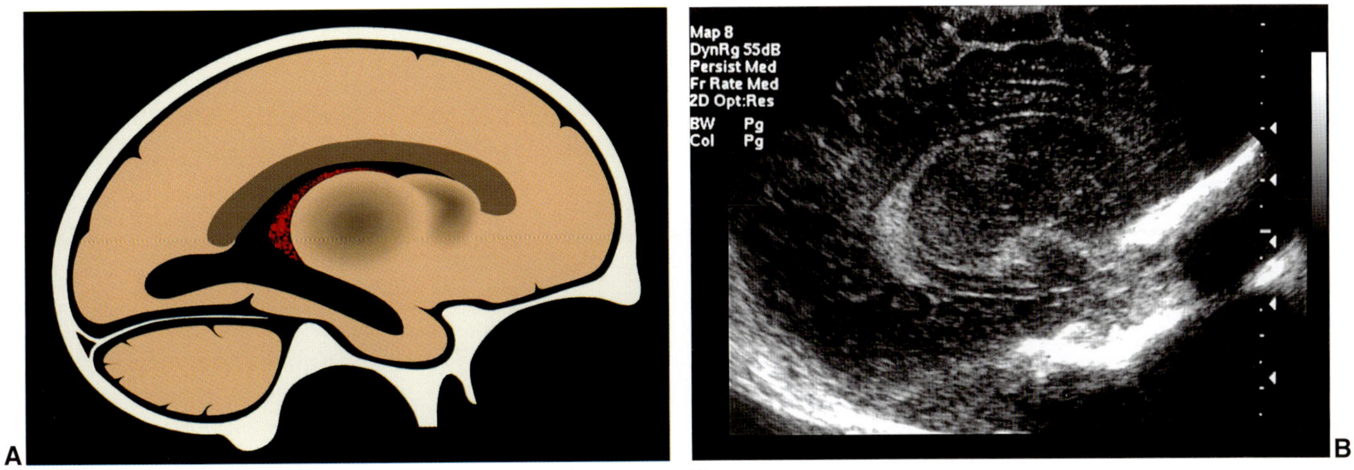

Fig. 17-8. (**A**) Corte sagital paramediano. (**B**) E sua representação ecográfica.

Defeitos de histogênese

Malformação da veia de Galeno

A malformação da veia de Galeno é uma malformação vascular caracterizada pelo aumento do fluxo sanguíneo do sistema arterial para o venoso profundo. São conhecidos dois tipos: a fístula arteriovenosa direta, que é caracterizada pela presença de fluxo arterial da artéria carótida ou da artéria basilar diretamente para dentro da veia de Galeno, levando à dilatação aneurismática, e o segundo tipo, uma malformação arteriovenosa, com alargamento da veia de Galeno. É freqüentemente diagnosticada no período neonatal. A apresentação clínica varia com a idade e o paciente,[1] sendo que a maioria se apresenta logo após o nascimento com insuficiência cardíaca de alto débito, resultado do *shunting* arteriovenoso. A hidrocefalia presente nestes casos é provavelmente causada pelo "efeito massa" sobre as estruturas contíguas, entre elas o aqueduto cerebral, levando à obstrução extrínseca do fluxo liquórico. O aspecto sonográfico típico da veia de Galeno dilatada no corte coronal é de imagem anecóica, homogênea, bem delimitada, na linha mediana posterior ao terceiro ventrículo. No corte sagital, observa-se caracteristicamente imagem anecóica, homogênea, de aspecto cilíndrico, em direção à fossa posterior, superiormente ao cerebelo. A dilatação aneurismática pode conter coágulos, apresentando imagem hipoecogênica e heterogênea em seu interior. A dopplervelocimetria pode ser útil na demonstração do fluxo sanguíneo na imagem e na presença de trombos em seu interior, embora a ausência de fluxo não afaste o diagnóstico, uma vez que o aneurisma pode apresentar-se trombosado, portanto sem fluxo sanguíneo, em alguns casos. O prognóstico depende do volume do *shunting*. A mortalidade total para todos os pacientes é de 55%.[1]

Defeitos de fechamento do tubo neural

Anomalias congênitas da medula espinhal

A maioria das anomalias congênitas da medula espinhal ocorre durante a quarta semana de vida embrionária resultante de defeitos de fechamento do tubo neural. Estes defeitos do fechamento do tubo neural afetam também os tecidos sobrepostos, ossos, músculos e pele. Os defeitos que afetam os arcos vertebrais são chamados de espinha bífida, que significa falha na fusão dos semi-arcos vertebrais na linha mediana. De acordo com a gravidade, mais estruturas são acometidas, como meninges e medula.

A falha de fusão dos semi-arcos vertebrais em sua linha mediana sem o acometimento de outras estruturas recebe o nome de espinha bífida oculta, que ocorre nas vértebras L5 ou S1 em cerca de 10% das pessoas normais. Em sua forma menor, a única evidência pode ser uma leve depressão na pele com um tufo de pêlos sendo que, freqüentemente, não apresenta sintomas.

Quando a espinha bífida apresenta protrusão de meninges ou tecido nervoso, recebe o nome de espinha bífida cística, em decorrência da semelhança encontrada com cistos na sua apresentação. Quando o saco herniário apresenta meninges e liquor cefalorraquidiano, é denominado espinha bífida com meningocele. Se apresentar além de meninges e liquor no tecido nervoso, recebe a denominação de espinha bífida com meningomielocele. Em comparação com as meningomieloceles as meningoceles são raras. Casos graves de meningomieloceles envolvendo várias vértebras estão freqüentemente associados à ausência parcial do encéfalo, a meroanencefalia ou anencefalia.

O tipo mais grave de espinha bífida é a espinha bífida com mielosquise. Nestes casos, a medula na área afetada encontra-se aberta e achatada em decorrência da não fusão das pregas neurais.

A espinha bífida cística apresenta graus variáveis de acometimento neuromotor, dependendo da posição e extensão da lesão. Comumente há perdas sensitivas no dermátomo e motoras da musculatura esquelética, que pode ser completa ou parcial. Nas meningomieloceles lombossacrais é freqüente a paralisia de esfíncteres.

A presença de alfa-fetoproteína elevada no líquido amniótico gera forte suspeita de espinha bífida. Dessa forma, pacientes com níveis elevados de alfa-fetoproteínas séricas devem ser submetidas a amniocentese para determinação dos níveis amnióticos. O exame ultra-sonográfico oferece alta sensibilidade e especificidade nos defeitos de fechamento do tubo neural.

Não há dúvidas de que fatores nutricionais e ambientais desempenham papel na produção dos defeitos de fechamento do tubo neural. Estudos demonstraram que suplementação vitamínica e de ácido fólico reduzem a incidência destes defeitos. Algumas drogas aumentam o risco de meningomieloceles, como, por exemplo, ácido valpróico. Altos níveis de vitamina A parecem associar-se aos defeitos de fechamento do tubo neural.

Malformação de Arnold-Chiari

A malformação de Arnold-Chiari é um conjunto de anomalias associadas com disrafismo espinhal, meningocele e meningomielocele. Três tipos de malformações são descritos: tipos I, II e III. O tipo I é caracterizado pelo alongamento e deslocamento posterior das tonsilas e do cerebelo em direção ao forame magno sem deslocamento da medula e do quarto ventrículo. Este tipo é infreqüente em crianças. O tipo II é o tipo mais freqüente, sendo evidenciado pelo deslocamento do cerebelo e tonsilas inferiormente em sentido do forame magno que está alargado, acompanhado pelo deslocamento caudal de ponte, bulbo e quarto ventrículo, com perda da observação da cisterna magna. Também é observada a massa intermédia do terceiro ventrículo, que o preenche parcial ou totalmente. Os ventrículos encontram-se dilatados e, no corte coronal, podem apresentar o aspecto de "asa de morcego". O tipo III é uma deformidade rara e consiste no deslocamento da medula, do quarto ventrículo e de todo o cerebelo para uma encefalomeningocele cervical alta ou occipital.[19-21]

Complexo de Dandy-Walker

O complexo de Dandy-Walker é caracterizado pela dilatação do quarto ventrículo, agenesia inferior do *vermis* cerebelar e hemisférios cerebelares hipoplásicos. Há variantes de menor gravidade, com o alargamento moderado da fossa posterior e um pequeno cisto retrocerebelar que se comunica com o quarto ventrículo através de estreito canal. Pacientes com esta alteração freqüentemente apresentam disfunções cerebelares, aumento do crânio e retardo no desenvolvimento neurológico. Podem também estar presentes outras alterações como agenesia completa ou parcial do corpo caloso, polimicrogirias, encefaloceles occipitais e holoprosencefalias. Os sinais sonográficos são mais bem observados no corte sagital mediano, com a observação de uma fossa posterior cística freqüentemente ligada ao quarto ventrículo que se encontra dilatado, *vermis* cerebelar de visualização difícil e hipoplasia dos hemisférios cerebelares, com elevação do tentório.[14] O diagnóstico diferencial de Dandy-Walker inclui o cisto aracnóide de fossa posterior e a cisterna magna alargada. Nestes casos a observação cuidadosa do *vermis* cerebelar intacto pode auxiliar na exclusão do diagnóstico de Dandy-Walker.

Agenesia do corpo caloso

O corpo caloso é uma comissura inter-hemisférica que permite trocar memórias e aprendizado. Na agenesia, suas fibras não cruzam a linha mediana. Sua porção anterior se forma antes das porções média e posterior, com o *genu* se formando antes do corpo e *splenum*. A formação do corpo caloso se dá até a 20ª semana embrionária, sendo que a agenesia pode ser completa ou parcial. A agenesia completa se dá quando o fator desencadeante, freqüentemente eventos hipóxico-isquêmicos, ocorre precocemente na gestação, no período embrionário. A agenesia parcial ocorre tardiamente no desenvolvimento e pode afetar a porção anterior ou posterior do corpo caloso. A ausência parcial anterior é provavelmente causada por lesões destrutivas, inflamatórias ou anóxicas, enquanto a ausência posterior é resultado de agenesia focal.[4,5]

A agenesia do corpo caloso pode estar presente isoladamente ou em associação com outras alterações, incluindo lipomas de linha média, cistos inter-hemisféricos, malformação de Dandy-Walker, malformação de Arnold-Chiari tipo II, heterotopias e porencefalias. Pacientes com agenesia de corpo caloso isolada são freqüentemente assintomáticos.

Os achados sonográficos são a ausência do corpo caloso e acentuada separação dos cornos anteriores. Há também alongamento e um variável grau de deslocamento posterior do terceiro ventrículo e distorção do padrão dos sulcos. Os sulcos e giros parietal medial e occipital, bem como o cíngulo cursam paralelamente ao corpo caloso, sendo mais bem observados no corte sagital mediano. Na agenesia do corpo caloso freqüentemente encontramos estes sulcos dirigidos perpendicularmente ao teto do terceiro ventrículo.[3,9]

Distúrbios de diverticulação

Holoprosencefalia

É uma malformação de linha média, caracterizada pela falha da separação entre o prosencéfalo e o telencéfalo, que formam os hemisférios cerebrais, e o diencéfalo, que forma o tálamo e o hipotálamo. Este evento ocorre entre a quarta e a oitava semana de desenvolvimento embrionário. A gravidade da lesão é dependente do grau de separação dos hemisférios cerebrais. Várias síndromes cromossômicas, incluindo a trissomia do 13, 18 e a síndrome de Meckel, também têm sido relatadas com holoprosencefalia.[16]

Há três tipos de holoprosencefalia descritos, dependentes da gravidade da lesão: alobar, semilobar e lobar.

1. **Alobar**: na holoprosencefalia alobar, a forma mais grave, há completa ausência de diverticulação. Pacientes têm defeitos característicos de linha média, como ciclopia (uma órbita, com probóscide e nariz ausente), hipertelorismo, fenda labial e micrognatia. No exame sonográfico há cavidade ventricular única na linha mediana, tálamos ecogênicos fundidos na linha mediana e um manto cortical indiferenciado cobrindo a cavidade monoventricular. O terceiro ventrículo, foice e fissura inter-hemisférica estão ausentes. Cerebelo e tronco cerebral permanecem, todavia, relativamente normais.
2. **Semilobar**: na holoprosencefalia semilobar, uma forma intermediária, uma separação parcial dos hemisférios cerebrais pode ocorrer. Alterações faciais moderadas estão presentes, incluindo hipotelorismo, lábio leporino e palato fendido. Os achados sonográficos incluem um corpo ventricular único com tálamos fundidos, rudimentos da fissura inter-hemisférica. O corpo caloso pode estar ausente ou incompleto. O terceiro ventrículo está normal ou ausente. Quarto ventrículo, tronco cerebral e cerebelo freqüentemente estão normais.
3. **Lobar**: a holoprosencefalia lobar é a forma menos grave. Anomalias faciais não se encontram presentes. Os cornos frontais permanecem fundidos e o septo pelúcido está ausente ou incompleto. Na ultra-sonografia os ventrículos são alargados e os cantos, angulados. A fissura inter-hemisférica está presente e alargada. A porção posterior encontra-se freqüentemente normal.

Distúrbios da proliferação neuronal

Distúrbios do desenvolvimento dos sulcos e da migração neuronal

Entre o terceiro e o sexto mês de desenvolvimento, neuroblastos e matriz subependimária migram radialmente para o córtex cerebral. Concorrente com esta migração, os neuroblastos desenvolvem uma migração tangencial. Erros na migração podem resultar em lissencefalia, esquizencefalia, heterotopias de substância cinzenta e polimicrogiria.[8,23]

Lissencefalia

Lissencefalia ou agiria é o resultado da falha de migração neuronal normal. Conseqüentemente o cérebro se apresenta liso, com completa ausência de giros cerebrais. Clinicamente estes pacientes se apresentam com fácies dismórficas, convulsões, retardo mental grave e microcefalia. Os achados sonográficos incluem fissura de Sylvius e espaço subaracnóideo alargados, córtex cerebral liso e homogêneo sem sulcos ou giros e dilatação ventricular leve ou moderada. Os achados devem ser confirmados por tomografia computadorizada ou ressonância nuclear magnética.[6,11]

Esquizencefalia

É uma forma de migração neuronal anormal caracterizada pelo desenvolvimento de fendas que se estendem da camada subependimária dos ventrículos até a superfície cerebral.

Dois tipos de esquizencefalia têm sido descritos: aberto e fechado. No exame sonográfico, a esquizencefalia de bordas abertas produz espaços bilaterais preenchidos com fluido dentro dos hemisférios cerebrais que se comunicam com os ventrículos laterais dilatados.

Hemorragias intracranianas

Hemorragias intracranianas são as mais freqüentes causas de morte e morbidade neurológica em recém-nascidos. Embora a hemorragia possa ocorrer em crianças de termo, a grande maioria ocorre em pré-termos. A freqüência de hemorragia em crianças a termo é de 2-4% enquanto em crianças pré-termo a freqüência varia entre 19% e 50% abaixo de 1.500 g. A ultra-sonografia tem-se mostrado como método eficiente na detecção das hemorragias do sistema nervoso central e suas complicações.

Os tipos de hemorragias variam de acordo com a idade gestacional. O tipo de maior importância clínica, pela incidência e complicações, é a hemorragia periventricular-intraventricular e a hemorragia cerebelar, que ocorrem em pré-termos. Em crianças de termo, os locais mais comuns de hemorragia são os espaços subdurais e subaracnóideos, o parênquima cerebral e o plexo coróide.

- Hemorragias da prematuridade.
- Hemorragia periventricular-intraventricular.

Desde sua descrição por Willis em 1667, a ocorrência de hemorragia intracraniana tem ocupado lugar de destaque nos relatos das afecções mais freqüentes do período neonatal, sendo considerada a principal patologia neurológica do recém-nascido pré-termo. Sua forma mais comum é a hemorragia periventricular-intraventricular (HPIV), com alta incidência no pré-termo, sendo rara nas crianças a termo. As outras formas de hemorragias intracranianas como as subdurais, subaracnóideas, cerebelares e intraparenquimatosas mistas são menos freqüentes.

Até a década de 70 o diagnóstico clínico da HPIV em vida era de difícil realização, pela falta de um método de baixo custo, seguro, com sensibilidade e especificidade elevadas. Com o surgimento da ultra-sonografia, esses obstáculos ao diagnóstico foram ultrapassados. O avanço tecnológico progressivo permitiu o surgimento do exame sonográfico em tempo real, a escala de tons de cinza, transdutores de tamanho adequado à observação transfontanelar e de freqüências maiores, que permitiam observação mais detalhada do parênquima. Dessa forma, a ultra-sonografia consolidou-se como o exame de escolha para o diagnóstico neonatal da HPIV.

Com incidência elevada, a HPIV apresenta-se ainda hoje como uma grave patologia do período neonatal, por sua mortalidade alta e complicações freqüentes, como a hidrocefalia pós-hemorrágica em curto prazo e as deficiências motoras e cognitivas em longo prazo.

Nas últimas décadas, observamos importante evolução dos cuidados oferecidos nas enfermarias de terapia intensiva neonatal. Com melhores recursos técnicos, o controle das crianças tornou-se mais seguro, o diagnóstico de várias doenças mais preciso e o tratamento mais precoce. Em decorrência disso observou-se maior sobrevida de recém-nascidos prematuros, que teve seu contingente muito aumentado e conseqüentemente maior número de prematuros expostos a patologias próprias deste período, inclusive a HPIV. Esse fato trouxe a vários serviços preocupação quanto ao controle das patologias neurológicas, como a modernização das Unidades de Terapia Intensiva Neonatal e à regionalização da assistência perinatal.

O trabalho investigativo da incidência da hemorragia periventricular-intraventricular em vivos se iniciou em 1978 com Papile *et al.*, que através da tomografia axial computadorizada mostrou que 43% das crianças com peso inferior a 1.500 gramas e 40% das com idade gestacional abaixo de 35 semanas tinham HPIV, sendo a forma mais comum de hemorragia intracraniana em recém-nascidos pré-termos.[22]

Na literatura nacional, a incidência de HPIV foi descrita como sendo de 51% entre 138 recém-nascidos com peso inferior a 1.500 gramas. Outros estudos encontraram incidência de 37% em 169 prematuros abaixo de 1.750 gramas.

A fisiopatologia da HPIV no recém-nascido prematuro está intimamente ligada às características anatômicas da matriz germinativa, local considerado como o mais freqüente ponto de origem do processo hemorrágico. Nesta estrutura anatômica ocorre a ruptura de vasos sanguíneos, com o eventual extravasamento de sangue para os ventrículos, sendo algumas vezes associado a lesões do parênquima. A ocorrência de hemorragias a partir dos plexos coróides é mais rara, surgindo mais freqüentemente na criança de termo.[15]

A HPIV pode também se originar dos plexos coróides, que se situam dentro dos ventrículos sobre o assoalho ventricular, circundando o tálamo. O plexo coróide é recoberto por vasos sanguíneos finos e sinuosos, provenientes da pia-máter, e pelo epêndima, que reveste o sistema ventricular, produzindo liquor cefalorraquidiano. É menos freqüente e ocorre na maioria das vezes associada à hemorragia da matriz germinativa. Ao contrário da matriz germinativa, a hemorragia do plexo coróide é mais freqüente em recém-nascidos com maturidade mais avançada, acima de 36 semanas de gestação.

Em cerca de 80% dos casos em que há extravasamento do sangue para dentro dos ventrículos laterais ocorre espalhamento desse sangue através do sistema ventricular. Graves ocorrências neuropatológicas podem advir da presença do sangue dentro do ventrículo, entre elas, em seqüência temporal de aparecimento, destruição da matriz germinativa, infarto hemorrágico periventricular e hidrocefalia pós-hemorrágica. A presença de coágulos intraventriculares e o surgimento da aracnoidite em decorrência do acúmulo de sangue na cisterna basilar, podem levar ao surgimento de obstrução à drenagem liquórica normal e ao aparecimento da hidrocefalia pós-hemorrágica.

O acometimento parenquimatoso concomitante a HPIV ocorre em cerca de 15% dos casos, exibindo lesão parenquimatosa característica, com necrose hemorrágica em extensa região da substância branca periventricular, dorsal e lateral ao ângulo externo dos ventrículos laterais. Em 67% dos casos, a lesão é unilateral e a necrose é assimétrica. Em 80% dos casos, há associação com grandes hemorragias intraventriculares e freqüentemente a lesão hemorrágica parenquimatosa é descrita como uma extensão da hemorragia intraventricular. Vários estudos neuropatológicos têm mostrado que a extensão simples do sangue para dentro da substância branca cerebral, a partir da matriz germinativa, não ocorre sem a necrose hemorrágica periventricular. O estudo microscópico desta necrose hemorrágica indica que a lesão é um infarto hemorrágico. Estudos de Takashima *et al.*[25] mostraram que o componente hemorrágico segue estreitamente a forma de distribuição do território da veia medular na substância branca periventricular e que o componente hemorrágico tende a ser mais concentrado próximo ao ângulo onde estas veias se confluem e se fundem na veia terminal na região subependimária. Sugerem, então, que a necrose hemorrágica periventricular ocorre em associação com uma grande hemorragia intraventricular e que é, de fato, um infarto venoso.

A possibilidade de que a ingestão materna de drogas como a aspirina e o uso da heparina para a manutenção do cateter umbilical pérvio atuem na homeostase neonatal e provoquem HPIV é discutida por alguns autores, porém essa hipótese permanece controversa.

A interação de vários fatores patogênicos é a mais possível causa da HPIV. Com certeza todos os fatores não operam concomitantemente em todos os casos, mas, de acordo com a variação individual, uns podem ser preponderantes em algumas crianças e coadjuvantes em outras.

CARACTERÍSTICAS CLÍNICAS E TEMPO DE SURGIMENTO

A verdadeira freqüência e a idade de surgimento da HPIV em recém-nascidos pré-termo têm sido difíceis de estimar. Nem estudos de autópsia nem sinais clínicos têm refletido a verdadeira incidência da hemorragia periventricular-intraventricular. Os recém-nascidos com HPIV muitas vezes são assintomáticos. Em um estudo prospectivo utilizando tomografia computadorizada para o diagnóstico das hemorragias periventricular-intraventricular, encontrou que 81% das hemorragias graves e somente 30% a 36% das leves ou moderadas foram suspeitas clinicamente. Em geral, não se considerando a gravidade da hemorragia, apenas a metade dos casos apresenta sinais clínicos da presença da hemorragia.[18]

Partridge *et al.*, com o auxílio da ultra-sonografia, verificaram que 65,7% de seus casos de HPIV ocorreram nas primeiras 24 horas, 91,4% até 72 horas, 97,1% até sétimo dia de vida e 100% delas até o 14º dia de vida extra-uterina.

Para a caracterização da gravidade da hemorragia periventricular-intraventricular é mais freqüentemente utilizada a classificação proposta por Papile.[22]

- *Grau I*: hemorragia confinada à matriz germinativa também chamada subependimária, caracterizada pelo aumento da ecogenicidade na região subependimária.
- *Grau II*: hemorragia subependimária acompanhada de hemorragia intraventricular (HIV) sem aumento do ventrículo, que se caracteriza pela presença de imagem ecogênica dentro da cavidade ventricular. Devem ser incluídos os casos de hemorragia de plexo coróide, quando o mesmo mede mais que 12 mm ou quando há assimetria maior que 5 mm entre os lados direito e esquerdo.
- *Grau III*: hemorragia subependimária com HIV acompanhada de dilatação ventricular. Caracteriza-se por uma imagem ecogênica que preenche grande parte do ventrículo, levando a uma dilatação do mesmo.
- *Grau IV*: hemorragia subependimária com HIV sendo acompanhada por comprometimento parenquimatoso. Caracterizada por uma região ecogênica no parênquima cerebral, freqüentemente na borda lateral dos ventrículos laterais.

DIAGNÓSTICO

O diagnóstico da HPIV pode ser feito por meio das manifestações clínicas do recém-nascido, por exames laboratoriais e pelo estudo das imagens. Devido à alta incidência da patologia e, como apenas metade dos pacientes apresenta características clínicas evidentes, todos os recém-nascidos de uma Unidade de Terapia Intensiva Neonatal devem ser avaliados. Assim, é aceito que a ultra-sonografia deve ser utilizada como exame de *screening* na avaliação dessas crianças.

A forma mais precisa de diagnóstico da HPIV é o seu estudo através de imagens. A ultra-sonografia é o exame de escolha para o diagnóstico da HPIV no neonato. Desde que relatos iniciais demonstraram o valor desta técnica para o diagnóstico, uma vasta e crescente experiência tem mostrado a confiabilidade e a praticidade desse método. A ultra-sonografia é efetiva na identificação de todos os graus de hemorragia, com ou sem infarto hemorrágico periventricular, do grande cisto, único, que se forma após o infarto hemorrágico periventricular e que difere dos múltiplos pequenos cistos da leucomalacia periventricular e na dilatação pós-hemorrágica, seqüela freqüente da HPIV. O exame ultra-sonográfico tem fornecido informações no que concerne ao tempo de início do sangramento, e essa informação é crítica para se decidir quando efetuar a triagem para a presença de hemorragia.

PROGNÓSTICO

Os prognósticos devem ser considerados para curto prazo, através da mortalidade e do desenvolvimento da dilatação ventricular progressiva, e para longo prazo, através das seqüelas neurológicas decorrentes da patologia. A mortalidade em recém-nascidos com HPIV varia entre 27% e 50%, correlacionando-se com sua gravidade. Como complicações neurológicas de curto prazo encontra-se a hidrocefalia pós-hemorrágica, definida como o aumento progressivo do tamanho dos ventrículos secundário a uma hemorragia intraventricular. A hidrocefalia ocorre em decorrência da obstrução do fluxo liquórico e seu aspecto sonográfico auxilia na identificação do nível em que se localiza o processo obstrutivo. Ela mantém íntima relação com a gravidade da lesão hemorrágica, com incidência variando desde semelhante ao normal para o grau I, cerca de 20% no grau II, cerca de 56% no grau III até 89% no grau IV, associado com lesões parenquimatosas. Seu diagnóstico precoce é feito através da ultra-sonografia, já que suas manifestações clínicas, como o abaulamento de fontanelas, suturas disjuntas e aumento do perímetro cefálico, ocorrem tardiamente.

O prognóstico em longo prazo depende fundamentalmente do grau de acometimento do parênquima associado. Existe somente uma relação aproximada entre quantidade de sangue nos ventrículos e resultados neurológicos.

Hemorragia intracerebelar

Hemorragia intracerebelar é mais freqüente em pré-termos e tem sido encontrada em necropsias de recém-nascidos abaixo de 32 semanas de idade gestacional com incidência de 15% a 25%. Acredita-se que as causas mais comuns da hemorragia sejam a variação do fluxo sanguíneo cerebelar e a isquemia. Também se observa incidência aumentada nos partos pélvicos e fórceps. No exame ultra-sonográfico a hemorragia cerebelar é melhor identificada no corte coronal, sendo vista como massa hiperecogênica dentro do hemisfério cerebelar. Ela pode se resolver completamente ou deixar áreas de encefalomalacia. As seqüelas neurológicas variam de acordo com a extensão da lesão e a presença de lesões corticais cerebrais (Quadro 17-2).

Indicações complementares

Estresse intra-uterino, pneumotórax, queda do hematócrito, instabilidade na pressão arterial, hipoxia, apnéia e bradicardia, surgimento de sinais neurológicos localizatórios e deterioração geral.

Quadro 17-2 Exames propostos para crianças abaixo de 33 semanas

Avaliação conservadora	Exame 1	3 a 5 dias após o nascimento (exame inicial)
	Exame 2	4 a 5 dias após o primeiro exame (evolução)
	Exame 3	7 a 10 dias após o exame de evolução (seqüelas)
Avaliação liberal	Exame 1	1 semana de vida
	Exame 2	1 mês de vida

DOENÇAS HIPÓXICO-ISQUÊMICAS

As lesões cerebrais hipóxico-isquêmicas são causas importantes da morbimortalidade neonatal e perinatal. Hipoxia refere-se à falta de oxigênio no sangue que irriga a região, enquanto isquemia indica a diminuição do fluxo sanguíneo cerebral. A causa mais freqüente de lesões hipóxico-isquêmicas no período neonatal é a asfixia. Ela pode ser resultado de trauma obstétrico, aspiração de mecônio, doença da membrana hialina ou cardiopatias cianosantes, resultando em crises convulsivas, retardo mental grave e paralisia cerebral.[24]

A hipoxia e a isquemia podem levar a várias formas de lesões cerebrais, que variam de acordo com a idade do paciente. No prematuro, o insulto hipóxico-isquêmico resulta na leucomalacia periventricular. No recém-nascido de termo, a lesão é a necrose neuronal seletiva, focal ou multifocal.

LEUCOMALACIA PERIVENTRICULAR

Leucomalacia periventricular representa um infarto da substância branca periventricular.[2] É resultado de um evento isquêmico no cérebro neonatal que afeta a área adjacente à borda lateral dos ventrículos laterais. O cérebro neonatal, muito ativo metabolicamente, é deficiente em capacidade de armazenamento de energia, sendo, portanto, rapidamente afetado com condições de oxigenação deficientes. Anteriormente ao advento da ultra-sonografia, este diagnóstico era feito na maioria das vezes durante a necropsia pelo patologista; com a maior freqüência de utilização da ultra-sonografia, o diagnóstico é realizado nas primeiras semanas de vida. A auto-regulação deficiente do prematuro associada à hipotensão sistêmica compromete a irrigação sanguínea destas regiões, ou seja, o trígono do ventrículo lateral, adjacente ao forame de Monro e a *corona radiata*. Agudamente, as lesões se apresentam como focos de necrose, resultando em cavitação do tecido duas a três semanas após.

Os sinais e sintomas dos pacientes variam dependendo da localização anatômica da lesão, variando desde alterações visuais a deficiências motoras e cognitivas, estas menos freqüentes. O exame ultra-sonográfico pode ser útil no diagnóstico, embora não detecte lesões recentes. Freqüentemente os achados são vistos na segunda ou terceira semanas após o nascimento, podendo apresentar-se de tamanho, formas e localização variáveis, unilateral ou simétricos. As grandes lesões tendem a associarem-se com graves hemorragias peri-intraventriculares. Em sua fase inicial a LPV é observada como um aumento da ecogenicidade, sendo que após duas a três semanas as lesões irão desenvolver imagens císticas. As grandes lesões freqüentemente são seguidas por cistos em sua fase crônica. Em alguns casos o diagnóstico poderá ser firmado após o reconhecimento das lesões císticas.[10]

Embora a verdadeira incidência seja desconhecida, séries de necropsias têm mostrado LPV variando entre 7% e 22% dos recém-nascidos. Recém-nascidos prematuros são afetados, sendo o segundo evento adquirido mais freqüente no sistema nervoso central, superado somente pela hemorragia periventricular-intraventricular. Geralmente seguido por deficiências neuromotoras significativas, o diagnóstico desta condição auxilia o clínico e a família a terem expectativas mais realísticas.

O prognóstico de crianças com grandes e pequenas lesões diferem. Aqueles com pequenas lesões freqüentemente não apresentam deficiências neurológicas enquanto aqueles com lesões maiores apresentam deficiências moderadas a graves.

NECROSE NEURONAL SELETIVA COM LESÃO DIFUSA

Lesão cerebral difusa ocorre primariamente em crianças de termo, embora possa ocorrer em pré-termos.[7] A lesão difusa envolve o córtex cerebral, o cerebelo, os tálamos e o tronco cerebral. No estudo patológico há necrose neuronal e gliose. Os fatores predisponentes são cardiopatias congênitas, êmbolos, meningites, traumas e hipoxias prolongadas. O exame ultra-sonográfico mostra ecogenicidade parenquimatosa aumentada, pobre definição das imagens de sulcos e giros e ausência de pulsações arteriais. Os ventrículos podem se apresentar de tamanho reduzido pelo edema. Sinais tardios da lesão difusa incluem atrofia cortical, encefalomalacia cística, aumento do tamanho dos ventrículos e calcificações parenquimatosas.[16]

Recentemente a avaliação dopplervelocimétrica tem auxiliado na predição do prognóstico do edema causado por hipoxia.[13] Há três grupos incluídos: grupo 1, com velocidades e índice de resistência de Pourcelot normais; grupo 2, aumento na velocidade diastólica final, no pico sistólico e diminuição do índice de resistência de Pourcelot e o grupo 3, com pico sistólico e velocidade diastólica final diminuídas, bem como o índice de resistência. Pacientes do grupo 1 evoluem bem, sem comprometimentos neurológicos; do grupo 2, freqüentemente desenvolvem retardo mental e psicomotor e aqueles do grupo 3 têm os piores resultados, levando a morte ou dano cerebral grave.

LESÃO CEREBRAL ISQUÊMICA FOCAL OU MULTIFOCAL

Afeta em maior número crianças de termo e está associada à oclusão das artérias cerebrais médias ou, ocasionalmente, de obstrução venosa. Os sinais sonográficos mostram perda da definição de sulcos e giros, aumento da ecogenicidade parenquimatosa, ausência de pulsações vasculares, compressão ventricular e desvio da linha média para o lado contralateral do acometimento. Achados tardios mostram o desenvolvimento de lesões císticas.

HIDROCEFALIAS

Hidrocefalia é a dilatação do sistema ventricular associada a aumento da pressão do liquor cefalorraquidiano, freqüentemente causada por diminuição da drenagem liquórica. Ventriculomegalia, em contraste, é tema menos específico, implicando a dilatação ventricular de qualquer causa, podendo ser causada por aumento da pressão liquórica ou atrofia cortical. O conhecimento da circulação do liquor cefalorraquidiano é essencial para o entendimento da hidrocefalia. Cerca de 80% a 90% do liquor cefalorraquidiano é produzido nos plexos coróides dos ventrículos laterais, terceiro e quarto ventrículos, sendo o restante produzido pelo epêndima e pelo aracnóide. Dos ventrículos laterais, através dos forames de Monro, chegam ao terceiro ventrículo. Daí, através do aqueduto cerebral vão ao quarto ventrículo e, pelos forames de Luschka e Magendie, atingem o espaço subaracnóideo. Preenchendo as cisternas subaracnóideas e envolvendo os hemisférios, o liquor cefalorraquidiano chega às granulações subaracnóideas, nos seios venosos onde é reabsorvido para a circulação venosa. A maioria dos casos é causada por obstrução mecânica do fluxo, sendo divididas em dois grupos: a obstrução intraventricular (hidrocefalia não comunicante) e a extraventricular (hidrocefalia comunicante). Na hidrocefalia intraventricular, a obstrução se dá dentro dos ventrículos, no forame de Monro, aqueduto cerebral ou forames de Luschka e Magendie. O aspecto sonográfico revela dilatação da porção anterior à obstrução, podendo servir de guia para a identificação do local obstruído. A obstrução do forame de Monro é rara e a dilatação ventricular assimétrica do ventrículo lateral é mais freqüentemente associada à retração parenquimatosa, resultado de hemorragias parenquimatosas e infecções congênitas. Na obstrução extraventricular, a obstrução ocorre em qualquer local externo ao sistema ventricular no caminho do liquor cefalorraquidiano. É freqüentemente associada a hemorragias intraventriculares e meningites levando a aracnoidites obliterativas. Os achados sonográficos incluem a dilatação dos ventrículos laterais, terceiro e quarto ventrículos e da cisterna magna.

Infreqüentemente a hidrocefalia está associada ao aumento funcional da produção de liquor cefalorraquidiano e ao papiloma de plexo coróide. Outras causas menos freqüentes incluem a obstrução da veia cava superior, a obstrução da veia jugular e *shunts* arteriovenosos de alto débito. O aspecto sonográfico é similar àquele da hidrocefalia extraventricular.

A avaliação do tamanho ventricular pode ser realizada de várias formas. A análise quantitativa leva em consideração o tamanho ventricular. A medição do tamanho dos ventrículos pode ser feita de várias formas. Primariamente utiliza-se a razão ventricular que é obtida através de um corte coronal mediano, evidenciando a cabeça do núcleo caudado e ambos os forames de Monro. A razão é obtida entre a distância da linha mediana até a porção mais lateral dos ventrículos laterais pela distância entre a linha mediana e o crânio. Na análise qualitativa a observação do ventrículo é importante, pois, mesmo com valores normais na medição, alguns sinais como o abaulamento das bordas laterais dos ventrículos laterais e a dilatação dos cornos occipitais indicam o início da dilatação. Freqüentemente estes achados precedem a dilatação mensurável.

O exame ultra-sonográfico pode ser útil para dirigir a colocação de derivações liquóricas, a colocação de cateteres e detectar complicações, incluindo hemorragias intraventriculares e obstruções recorrentes.

CISTOS, NEOPLASIAS E MASSAS VASCULARES

Cistos

Lesões císticas intracranianas podem ser congênitas, inflamatórias, neoplásicas, vasculares ou traumáticas. Cistos aracnóideos são os mais freqüentes, sendo responsável por cerca de 1% de todas as massas intracranianas na infância. Cistos congênitos podem estar associados a malformações congênitas. Agenesia do corpo caloso e holoprosencefalia alobar são duas malformações mais freqüentemente associadas a cistos de linha média. Cistos também podem ser observados em associação com malformação de Dandy-Walker.

Neoplasias

Cerca de 15% a 20% dos tumores cerebrais ocorrem na infância. A grande maioria desses tumores é diagnosticada após a idade de dois anos, sendo que apenas 10% destes tumores são diagnosticados antes de dois anos de vida. Destes, 35% são vistos antes do primeiro ano de vida. Em recém-nascidos os tumores supratentoriais são mais freqüentes, manifestando-se pelo aumento da circunferência craniana. Sinais de hipertensão intracraniana são infreqüentes já que ocorre acomodamento das suturas cranianas ao aumento do volume. Teratoma é o tumor mais comum em recém-nascidos, sendo responsável por um terço a metade dos tumores nesta idade, seguido pelos tumores neuroectodérmicos, astrocitomas e papilomas de plexo coróide. Os tumores podem se manifestar sonograficamente pela presença de calcificações, imagens heterogêneas com áreas císticas, sombras acústicas, hidrocefalias e deslocamentos da linha mediana. O papiloma de plexo coróide se manifesta por um aumento da ecogenicidade e aumento do tamanho do plexo coróide nos ventrículos laterais. O exame ultra-sonográfico não é específico para a identificação do tipo de tumor, tendo sua utilidade na identificação da presença da lesão. Tomografia axial computadorizada e ressonância nuclear magnética devem complementar a avaliação.

LESÕES DESTRUTIVAS

Hidroanencefalia

Hidroanencefalia é uma condição caracterizada pela ausência do manto cortical e substância branca adjacente, com o córtex sendo substituído por uma membrana delgada contendo liquor cefalorraquidiano. A patogênese desta lesão permanece incerta. Em alguns casos parece estar relacionada a infecções congênitas; em outros, provavelmente representa a oclusão das artérias carótidas. Os achados sonográficos são a completa ausência dos hemisférios cerebrais, uma grande cavidade supratentorial, tálamos normais e cerebelo normal. O maior problema diagnóstico é na diferenciação da hidroanencefalia com a hidrocefalia máxima. Nesta há uma fina camada de parênquima cerebral envolvendo os ventrículos, não havendo tecido periférico na hidroanencefalia. Esta diferenciação pode ser importante, uma vez que a criança com hidrocefalia máxima tende a responder às derivações liquóricas e, quando feitas precocemente, podem ter desenvolvimento normal. Ao contrário, a hidroanencefalia não apresenta qualquer evolução com a derivação liquórica. Tomografia axial computadorizada e ressonância nuclear magnética estão indicadas na diferenciação destas situações.

Porencefalia

Este termo pode ser utilizado para indicar cavidades dentro do parênquima cerebral, sejam elas congênitas ou adquiridas. O aspecto sonográfico é de uma cavidade anecóica e homogênea. Diferenciação entre porencefalia e área de encefalomalacia é difícil se não houver septações presentes.

INFECÇÕES INTRACRANIANAS

Inflamações das meninges, do cérebro e dos ventrículos podem ser adquiridas antes ou depois do nascimento. Os mais comuns agentes causadores de meningite fetal são o citomegalovírus, o *Toxoplasma gondii*, o vírus da rubéola e o herpes simples vírus (grupo TORCH). Quase todos os casos de infecção são causados pela passagem transplacentária de microorganismos. O resultado dos vários tipos de infecção são encefalites, meningites e ventriculites.

Estes vírus produzem um processo inflamatório freqüentemente extenso, resultando em necrose do tecido encefálico, podendo levar a hidrocefalias, calcificações cerebrais, hidroanencefalias, porencefalias e microcefalias. Os achados sonográficos mais freqüentes são calcificações no parênquima, aumento do tamanho ventricular e o aumento da ecogenicidade perivascular nos gânglios basais.

Cerebrites e infartos

Os achados sonográficos são anormais em 60% dos recém-nascidos com meningites bacterianas e podem mostrar sulcos ecogênicos (40% dos casos evidenciando a presença de exsudato inflamatório), abscessos, coleções fluídicas, ventriculites ou aumento do tamanho dos ventrículos. Cerca de 30% das meningites bacterianas em recém-nascidos evoluem com infarto cerebral associado a vasculites e trombose venosa.

Abscessos

Ocorrem como complicação da cerebrite. Os abscessos desenvolvem-se comumente nos hemisférios cerebrais, sendo o lobo frontal o local de maior incidência.

Ventriculites

Ventriculite ou inflamação do fluido ventricular tem sido relatada em 65% a 90% dos casos de meningite neonatal e contribui significativamente para a morbidade e a mortalidade neonatal. O exame sonográfico mostra debris, septações intraventriculares, aumento da ecogenicidade do liquor cefalorraquidiano e perda da definição das margens do plexo coróide. A septação intraventricular pode levar a compartimentação, que, por sua vez, pode complicar a colocação de derivações liquóricas e a administração intratecal ou intraventricular de antibióticos.

REFERÊNCIA BIBLIOGRÁFICAS

1. Abbitt PL *et al.* The role of ultrasound in the management of vein of Galen aneurysms in infancy. *Neuroradiology* 1990;32(2):86-89.
2. Armstrong D & Norman MG. Periventricular leucomalacia in neonates. Complications and sequelae. *Arch Dis Child* 1974;49(5):367-75.
3. Atlas SW, Shkolnik A & Naidich TP. Sonographic recognition of agenesis of the corpus callosum. *AJR Am J Roentgenol* 1985;145(1):167-73.
4. Babcock DS. The normal, absent, and abnormal corpus callosum: sonographic findings. *Radiology* 1984;151(2):449-53.
5. Babcock, DS. Sonography of congenital malformations of the brain. *Neuroradiology* 1986;28(5-6):428-39.
6. Babcock DS. Sonographic demonstration of lissencephaly (agyria). *J Ultrasound Med* 1983;2(10):465-66.
7. Babcock DS & Ball W. Postasphyxial encephalopathy in full-term infants: ultrasound diagnosis. *Radiology* 1983;148(2):417-23.
8. Barkovich AJ & Kjos BO. Normal postnatal development of the corpus callosum as demonstrated by MR imaging. *AJNR Am J Neuroradiol* 9(3):487-91.
9. Boechat MI *et al.* Lipoma of the corpus callosum: sonographic appearance. *J Clin Ultrasound* 1983;11(8):447-48.
10. Bowerman RA *et al.* Periventricular leukomalacia in the pre-term newborn infant: sonographic and clinical features. *Radiology* 1984;151(2):383-88.
11. Cioffi V *et al.* Lissencephaly in two brothers detected by USA pseudo-liver pattern. *Pediatr Radiol* 1991;21(7):512-14.
12. de Vries *et al.* Extensive cystic leucomalacia: correlation of cranial ultrasound, magnetic resonance imaging and clinical findings in sequential studies. *Clin Radiol* 1989;40(2):158-66.
13. Deeg KH, Rupprecht T & Zeilinger G. Dopplersonographic classification of brain edema in infants. *Pediatr Radiol* 1990;20(7):509-14.
14. Funk KC & Siegel MJ. Sonography of congenital midline brain malformations. *Radiographics* 1988;8(1):11-25.
15. Hambleton G & Wigglesworth JS. Origin of intraventricular haemorrhage in the preterm infant. *Arch Dis Child* 1976;51(9):651-59.
16. Herman TE & Siegel MJ. Neurosonographic abnormalities in chromosomal disorders. *Pediatr Radiol* 1991;21(6):398-401.
17. Hernanz, Schulman, Cohen W & Genieser NB. Sonography of cerebral infarction in infancy. *AJR Am J Roentgenol* 1988;150(4):897-902.
18. Lazzara A *et al.* Clinical predictability of intraventricular hemorrhage in preterm infants. *Pediatrics* 1980;65(1):30-34.
19. Naidich TP, McLone DG & Fulling KH. The Chiari II malformation: Part IV. The hindbrain deformity. *Neuroradiology* 1983;25(4):179-97.
20. Naidich TP, Pudlowski RM & Naidich JB. Computed tomographic signs of Chiari II malformation. II: Midbrain and cerebellum. *Radiology* 1980;134(2):391-98.
21. Naidich TP, Pudlowski RM & Naidich JB. Computed tomographic signs of the Chiari II malformation. III: Ventricles and cisterns. *Radiology* 1980;134(3):657-63.
22. Papile LA *et al.* Incidence and evolution of subependymal and intraventricular hemorrhage: a study of infants with birth weights less than 1,500 gm. *J Pediatr* 1978;92(4):529-34.
23. Pollei SR *et al.* Disorders of migration and sulcation. *Semin Ultrasound CT MR* 1988;9(3):231-46.
24. Siegel MJ *et al.* Hypoxic-ischemic encephalopathy in term infants: diagnosis and prognosis evaluated by ultrasound. *Radiology* 1984;152(2):395-99.
25. Takashima S, Mito T & Ando Y. Pathogenesis of periventricular white matter hemorrhages in preterm infants. *Brain Dev* 1986;8(1):25-30.
26. Volpe JJ. Normal and abnormal human brain development. *Clin Perinatol* 1977;4(1):3-30.
27. Worthen NJ, Gilbertson V & Lau C. Cortical sulcal development seen on sonography: relationship to gestational parameters. *J Ultrasound Med* 1986;5(3):153-56.

CAPÍTULO 18

ULTRA-SONOGRAFIA NA RESTRIÇÃO DE CRESCIMENTO INTRA-UTERINO

Jose Maria Carrera
Eugenia Antolín
Margarita Torrents

INTRODUÇÃO

Considera-se crescimento intra-uterino restrito (CIR) todo aquele processo capaz de limitar, na vida intra-uterina, o potencial de crescimento intrínseco do feto, tratando-se, portanto, de uma entidade heterogênea, com múltiplas etiologias.[1] Outro conceito distinto é o de neonato pequeno para a idade gestacional (PIG), o qual se baseia em uma definição estatística, incluindo aqueles neonatos cujo peso está abaixo do 10º percentil correspondente a sua idade gestacional (IG), ainda que o critério não seja unânime e outros autores estabeleçam o 5º percentil como limite. Portanto, por definição, 5-10% dos fetos pesam menos do que o esperado e até 70% são de baixo peso por fatores constitucionais. Do mesmo modo, uma parte dos fetos afetados por CIR têm um peso estimado dentro da normalidade. No entanto, do ponto de vista prático, e segundo a aprovação oficial do National Institute of Child Health and Human Development dos Estados Unidos, tanto para fins médicos de investigação, o CIR deve definir-se como "situação que provoca um peso ao nascimento abaixo do percentil 10 para a idade gestacional". Ainda que CIR e PIG sejam dois conceitos diferentes, na prática, podem ser empregados como sinônimos.

O CIR é, junto com a prematuridade, um dos principais problemas atuais da Medicina Perinatal. Estes fetos apresentam maior risco de problemas durante todas as etapas de sua vida, sobretudo se ambas as patologias ocorrem simultaneamente. A morbimortalidade perinatal e neonatal se encontram incrementadas no CIR, participando, em maior ou menor grau, em aproximadamente 26% das mortes fetais intra-útero. Os recém-nascidos com restrição de crescimento intra-uterino apresentam com maior freqüência síndrome de estresse respiratório, hemorragia intraventricular, leucomalacia periventricular e enterocolite necrosante. Na infância pode haver atraso no desenvolvimento neurológico e motor e na idade adulta se está detectando uma maior incidência de intolerância a glicose, alterações do metabolismo lipídico, hipertensão arterial e enfermidades cardiovasculares.

ETIOLOGIA, FISIOPATOLOGIA E CLASSIFICAÇÃO

Devido a que o CIR não é uma enfermidade específica e sim uma manifestação de diferentes possíveis alterações fetais e maternas e que, portanto, o aconselhamento médico, a conduta clínica e o resultado perinatal serão condicionados pela etiologia, é de suma importância para o clínico conhecer a causa específica da restrição de crescimento. O crescimento fetal tem lugar em três fases bem diferenciadas: em uma primeira fase, que dura até a semana 16 da gestação, se produz um aumento rápido no número de células, é a fase de hiperplasia celular; em uma segunda fase se produz um aumento tanto no número de células como no tamanho celular; a partir da semana 32 predomina o crescimento das mesmas, é a fase de hipertrofia celular. A restrição de crescimento fetal pode aparecer condicionada geneticamente ou ser o resultado de uma anoxia sobre o feto ou a placenta. Se esta atua na fase de hiperplasia celular, todos os órgãos se encontrarão reduzidos por igual, o CIR será tipo I, simétrico ou precoce, habitualmente associado, se severo, a alterações congênitas e, se leve, tratar-se-á de um feto constitucionalmente pequeno; se a anoxia atua mais tarde na gestação, afetará o crescimento celular, com maior redução do perímetro abdominal que do cefálico, o CIR será tipo II, hipotrófico assimétrico ou tardio, sendo secundário, principalmente, a uma insuficiência uteroplacentária; nas ocasiões em que os mecanismos que levam a restrição de crescimento fetal são mistos e atuam em uma fase relativamente inicial da gestação, o feto apresentará um crescimento semi-harmônico e um aspecto hipotrófico, o CIR será tipo III, secundário a embriopatias infecciosas ou tóxicas (Quadro 18-1). Esta classificação clássica de CIR está sendo reavaliada na atualidade, já que existem dados biométricos, hemodinâmicos, gasométricos e histológicos que se combinam nestes três tipos de CIR. Deste modo, o paradigma de CIR precoce associado a defeitos congênitos, pode iniciar como um CIR simétrico, entretanto é habitual que à medida que avance a gestação apareça um componente de assimetria; por outro lado, o CIR assimétrico secundário a insuficiência uteroplacentária pode ser de início precoce como sucede

Quadro 18-1 Classificação integrada do CIR[1]

	CIR I	*CIR II*	*CIR III*
Biometria alterada	Peso, altura e PC	Peso	Peso e altura
Etiologia	Intrínseco	Extrínseco patológico	Extrínseco carencial
Início	Precoce	Tardio	Semiprecoce
Morfologia	Harmônico simétrico	Desarmônico assimétrico	Semi-harmônico
Trofismo	Eutrófico hipoplásico	Distrófico desnutrido	Hipotrófico malnutrido

na pré-eclâmpsia severa, na síndrome antifosfolipídio primário e nas trombofilias hereditárias.

Se excluirmos o feto constitucionalmente pequeno, em 80% dos casos encontraremos um CIR tipo II secundário a uma insuficiência uteroplacentária. Nestes casos o processo de invasão trofoblástica está alterado, a resistência vascular uterina não diminui e não se produz o incremento adequado de fluxo sanguíneo. A diminuição do fluxo sanguíneo uterino e/ou a redução do intercâmbio placentário levam a uma diminuição do aporte de oxigênio e de nutrientes ao feto. Hemodinamicamente esta insuficiência uteroplacentária se detecta mediante estudo Doppler da onda de velocidade de fluxo (OVF) da artéria umbilical, registrando-se habitualmente um incremento no índice de resistência (IR) com redução de fluxo telediastólico, que pode ficar anulado ou inclusive revertido. Estudos histológicos de placentas humanas têm podido corroborar a base etiopatogênica de uma insuficiência placentária em fetos com resistência aumentada na artéria umbilical. Assim, nestes casos, o número de vilosidades terciárias por campo é menor que em placentas do grupo-controle, encontrando-se lesões de esclerose com obliteração das pequenas arteríolas musculares do sistema vilositário terciário.[2-3] Estudos, tanto em modelos animais como em modelos físicos, têm manifestado que deve existir uma importante reserva placentária, de modo que é necessária a obliteração de mais de 50% das vilosidades terciárias para que se produza um aumento no IR da artéria umbilical, uma vez se supera este grau de obliteração o IR aumenta de maneira brusca.[4] Estudos recentes postulam que no CIR com alteração na OVF da AU existe uma falha no transporte de oxigênio desde o espaço interviloso a veia umbilical (VU).[5] Esta dificuldade para extrair o oxigênio se explicaria por um valor de PO_2 no espaço interviloso similar, ou inclusive superior, ao que existe na circulação arterial materna. Assim, longe de estar diante de uma hipoxia placentária, estes autores apóiam que as vilosidades placentárias estão expostas a uma tensão de oxigênio mais elevada que em circunstâncias fisiológicas e propõem, portanto, o termo de hiperoxia placentária. Os achados histológicos dos capilares terminais nas arteríolas seriam devidos a uma exposição anormalmente elevada de PO_2.

DIAGNÓSTICO ULTRA-SONOGRÁFICO DE RISCO DE CIR

Este apartado, habitualmente pouco desenvolvido nos textos clássicos sobre ultra-sonografia e CIR, tem sido preenchido de conteúdo nos últimos anos graças ao Doppler. A possibilidade de predizer, e, portanto, possivelmente prevenir algumas das complicações do CIR é um dos aspectos mais ilusórios da Medicina Perinatal atual.

O **estudo Doppler da circulação uterina**, especialmente quando se faz de forma precoce, permite predizer a aparição posterior de uma restrição de crescimento com uma sensibilidade que, segundo os estudos disponíveis, oscila entre 10% e 60%.[6-7] Ao se considerar os CIR severos acompanhados de pré-eclâmpsia a sensibilidade pode alcançar 80%.[8] Existe controvérsia sobre o impacto que pode ter esta exploração sobre os resultados perinatais, porém, como mínimo, nos permitiria a classificação em alto e baixo risco de CIR, nos ajudando a adotar um seguimento diferenciado nos dois grupos.

Na atualidade contamos com uma informação muito extensa sobre este aspecto diagnóstico, porém é preciso avaliar com precaução os resultados obtidos na literatura, já que não é o mesmo estudar a circulação uterina na população geral que nas gestações de alto risco. E, por outra parte, deve diferenciar-se entre os estudos baseados em uma única exploração e os seqüenciais (com pelo menos duas explorações).

Estudos realizados em gestações de alto risco (Quadro 18-2)

Os estudos disponíveis referem-se não somente ao CIR como também a pré-eclâmpsia, dado que ambas as patologias transcorrem freqüentemente unidas. Arduini *et al.*,[9] baseados em 60 pacientes com antecedentes de hipertensão essencial, patologia renal ou DHEG em gestação prévia e tomando como ponto de corte um IR > 0,57 nas artérias arqueadas entre as 18-20 semanas, obtiveram uma sensibilidade de 64% para pré-eclâmpsia e CIR com uma especificidade, valor preditivo positivo e valor preditivo negativo de 94%, 70% e 80%, respectivamente (Quadro 18-2). De modo similar, Jacobson *et al.*,[10] em uma população com uma prevalência de pré-eclâmpsia de 29%, e tomando o mesmo ponto de corte nas 24 semanas, encontrou sensibilidade para pré-eclâmpsia de somente 44%, e de 71% para CIR (Quadro 18-2). Zimmermann *et al.*,[11] baseando-se em 172 gestantes com prevalência de pré-eclâmpsia de 18%, obtiveram sensibilidade de 56%, quando se definiu como resultado patológico um IR > 0,68 nas artérias uterinas avaliadas entre as 21 e as 24 semanas (Quadro 18-2).

Quadro 18-2 *Screening* da hipertensão induzida pela gestação mediante estudo Doppler da circulação uteroplacentaria (artérias uterinas ou arqueadas) em população de alto risco[8]

	Arduini et al.[9]	*Jacobson et al.*[10]	*Zimmermann et al.*[11]
IG Doppler (sem.)	18-20	24	21-24
Pacientes (n)	60	91	172
Prevalência de pré-eclâmpsia (%)	37	29	18
Sensibilidade (%)	64	44	56
Especificidade (%)	94	73	83
VPP (%)	70	33	43
VPN (%)	80	81	89

IG = idade gestacional; sem. = semanas; n = número de casos; VPP = valor preditivo positivo; VPN = valor preditivo negativo.

Em metanálise realizada por Chien *et al.*,[12] foram incluídos 12 estudos em que o Doppler da artéria uterina foi avaliado em gestações de alto risco, a *likelihood ratio* global para o CIR obtida para um teste positivo foi de 2,7 (95% IC 2,1-3,4), e de 0,7 (95% IC 0,6-0,9) para um teste negativo. Tomando como variável a mortalidade perinatal, a *likelihood ratio* global obtida para um teste positivo alcançou 4,0 (95% IC 2,4-6,6), e de 0,6 (95% IC 0,4-0,9) para um teste negativo.

Estudos realizados na população geral (Quadros 18-3 a 18-5)

O valor do Doppler da circulação uteroplacentária tem sido analisado em múltiplos estudos baseados na população geral.[13-26]

Screening *em uma única exploração* (one-stage screening)

Artérias arqueadas

Campbell *et al.*[13] examinaram as artérias arqueadas em 126 gestações, onde 12% desenvolveram pré-eclâmpsia e 14% CIR. A exploração se realizou em somente uma ocasião entre 16-18 semanas. Tomou-se como ponto de corte IR > 0,58%, sendo a sensibilidade de 67% e a especificidade de 65% tanto para pré-eclâmpsia como para CIR. No entanto, Hanretty *et al.*,[14] estudando a artéria arqueada entre 26-30 semanas em 291 gestantes e, tomando como ponto de corte IR > 0,52, não encontraram diferenças nos resultados perinatais em função do resultado do Doppler.

Quadro 18-3 Características dos estudos de *screening* mediante Doppler uteroplacentário em população não selecionada[8]

	N	*Doppler*	*Vaso estudado*	*Resultado anormal*	*IG (sem.)*
One-stage screening					
Campbell *et al.*[13]	126	DP	A. *arqueadas*	IR > 0,58	16-18
Hanretty *et al.*[141]	291	DC	A. arqueadas	IR > 0,52	26-30
Bewley *et al.*[15]	925	DC	A. uterinas e arqueadas	IR médio > p° 95	16-24
Bower *et al.*[16]	2.058	DC	A. uterinas	IR > p° 95 ou incisura	18-22
Valensise *et al.*[17]	272	Color	A. uterinas	IR médio > 0,58	22
North *et al.*[18]	457	Color	A. uterinas (lado placentário)	IR > 0,57	19-24
Chan *et al.*[19]	334	DC	A. uterinas	IR > p° 90 ou incisura bilateral	20
Irion *et al.*[20]	1.159	Color	A. uterinas (lado placentário)	IR médio > 0,57	26
Kurdi *et al.*[21]	946	Color	A. uterinas	IR > 0,55 ou incisura bilateral	19-21
Two-stage screening					
Steel *et al.*[22]	1.014	DC	A. uterinas	IR > 0,58	18-24
Bower *et al.*[23]	2.437	DC/color	A. uterinas	IR > p° 95 ou incisura	20-24
Harrington *et al.*[24]	1.233	DC/color	A. uterinas	IR > p° 95 ou incisura	20-24
Frusca *et al.*[25]	419	DC/color	A. uterinas	IR médio > 0,58	20-24

n = número de casos; IG = idade gestacional; sem. = semanas; DP = Doppler pulsado; DC = Doppler contínuo; IR = índice de resistência; p° = percentil.

Quadro 18-4 Resultados de *screening* mediante Doppler uteroplacentário para a predição de pré-eclâmpsia em população não selecionada[8]

	Prevalência (%)	Sensibilidade (%)	Especificidade (%)	VPP (%)	VPN (%)
One-stage screening					
Campbell *et al.*[13]	11,9	67	64	20	93
Hanretty *et al.*[14]	24,1	7	94	26	76
Bewley *et al.*[15]	4,6	24	95	20	96
Bower *et al.*[26]	2,5	75	86	12	99
Valensise *et al.*[17]	3,3	89	93	31	99
North *et al.*[18]	3,3	27	90	8	97
Chan *et al.*[19]	6,9	22	97	36	94
Irion *et al.*[20]	4,0	26	88	7	–
Kurdi et al.[21]	2,2	62	89	11	99
Two-stage screening					
Steel *et al.*[22]	1,9	63	89	10	99
Bower *et al.*[23]	1,8	78	95	22	99
Harrington *et al.*[24]	3,6	77	94	31	99
Frusca *et al.*[25]	1,9	50	92	11	99

VPP = valor preditivo positivo; VPN = valor preditivo negativo.

Artérias arqueadas e uterinas

Bewley *et al.*,[15] estudando 925 gestações entre 16-24 semanas, e utilizando como variável preditora a média dos IR de ambas as artérias uterinas e arqueada, encontraram um risco 10 vezes superior para resultado perinatal adverso (incluindo morte fetal, *abruptio* placenta, pré-eclâmpsia ou CIR) quando o valor médio era superior ao percentil 95. No entanto, a sensibilidade do teste foi somente de 24% para pré-eclâmpsia e de 19% para CIR.

Artérias uterinas

Bower *et al.*[16] estudaram a OVF nas artérias uterinas em 2.058 gestantes entre 18-22 semanas. Definiram como valor patológico IR superior ao percentil 95 ou a presença de uma incisura protodiastólica em ambas uterinas, achado que se apresentou em 16% das gestantes. A sensibilidade do teste foi de 75% para pré-eclâmpsia e de 46% para CIR, sendo a especificidade de 86% para ambos.

Quadro 18-5 Resultados de *screening* mediante Doppler uteroplacentário para predição de CIR em população não selecionada[8]

	Tipo de CIR	P (%)	S (%)	E (%)	VPP (%)	VPN (%)
One-stage screening						
Campbell *et al.*[13]	< p° 10	14,3	67	65	24	92
Hanretty *et al.*[14]	< p° 5	5,5	6	93	5	95
Bewley *et al.*[15]	< p° 5	5,7	19	95	19	95
Bower *et al.*[16]	< p° 5	5,2	46	86	15	97
Valensise *et al.*[17]	< p° 10	7,7	67	95	54	97
North *et al.*[18]	< p° 10	6,6	47	91	27	96
Irion *et al.*[20]	< p° 10	11	29	89	25	–
Kurdi *et al.*[21]	< p° 5	6,0	37	89	22	95
Two-stage screening						
Steel *et al.*[22]	< p° 5	7,2	37	90	23	95
Bower *et al.*[23]	< p° 5	4,9	30	95	23	96
Harrington *et al.*[24]	< p° 10	10,6	32	94	38	92
Frusca *et al.*[25]	< p° 10	7,2	43	94	36	96

P = prevalência; S = sensibilidade; E = especificidade; VPP = valor preditivo positivo; VPN = valor preditivo negativo; p° = percentil.

Valensise *et al.*,[17] baseados no estudo de 272 primigestas na semana 22 onde 9,6% apresentavam um IR médio de ambas uterinas superior a 0,58, valor que se tomou como ponto de corte, encontraram uma sensibilidade para pré-eclâmpsia e CIR de 89% e de 67% com especificidades de 93% e de 95%, respectivamente.

North *et al.*,[18] sobre 457 nulíparas onde foram estudadas as artérias uterinas entre 19-24 semanas, encontraram uma impedância elevada, definida por IR > 0,57 na artéria uterina do lado placentário, em 11% dos casos. A sensibilidade do teste foi de 27% para pré-eclâmpsia e de 47% para CIR, sendo as especificidades respectivas de 90% e de 91%. A sensibilidade alcançou 83%, com uma especificidade de 88%, quando a patologia requereu finalização da gestação antes da semana 37.

Chan *et al.*[19] estudaram as artérias uterinas na semana 20 em 334 gestantes. Em 4,2% das gestantes o teste foi positivo, definido por um IR médio superior ao percentil 90 e a presença de *notch* protodiastólico em ambas as uterinas. A sensibilidade do teste para pré-eclâmpsia e CIR foi de 22%, com uma especificidade de 97% e um valor preditivo positivo de 35,7%.

Irion *et al.*,[20] baseados no estudo de 1.159 nulíparas com 26 semanas e considerando como teste positivo IR na artéria uterina > 0,57, valor presente em 13% das gestantes, obtiveram sensibilidade de 26% para pré-eclâmpsia e de 29% para CIR.

Kurdi *et al.*[21] estudaram as artérias uterinas em 946 gestantes não selecionadas entre 19-21 semanas. Em 12,4% dos casos apresentavam uma incisura bilateral, com uma *odds ratio* de 12,8 para pré-eclâmpsia, que alcançava 52,6% quando a pré-eclâmpsia condicionava uma finalização da gestação antes da semana 37. Se a OVF das artérias uterinas era normal, então a *odds ratio* para pré-eclâmpsia era de 0,11 e para CIR severo (peso fetal estimado inferior ao percentil 5) de 0,3. Ao se tomar como teste positivo a presença de incisura bilateral e um IR médio > 0,55, as sensibilidades para pré-eclâmpsia e CIR eram de 62% e de 37%, respectivamente, sendo de 88% para ambos se a complicação requeria uma finalização da gestação antes da semana 37.

Screening seqüencial em duas explorações (two-stage screening)

Steel *et al.*[22] estudaram as artérias uterinas mediante Doppler contínuo nas 18 semanas em 1014 gestantes nulíparas, repetindo o estudo Doppler na semana 24 em aqueles casos com um IR > 0,58. O teste resultou positivo na semana 24 em 12% das gestantes, alcançando uma sensibilidade de 63% para pré-eclâmpsia e de 43% para CIR severo.

Bower *et al.*[23] realizaram um estudo das artérias uterinas utilizando Doppler contínuo na semana 20 em 2.437 gestantes não selecionadas. Quando o IR era superior ao percentil 95 ou uma das duas uterinas mostrava uma incisura protodiastólica, a exploração se repetia com Doppler colorido na semana 24. O teste foi positivo na semana 20 em 16% das gestantes, persistindo uma impedância elevada nas 24 semanas somente em 5,4% das pacientes. A persistência de uma OVF patológica na semana 24 era um bom preditor de pré-eclâmpsia e de CIR severo, porém não de hipertensão gestacional sem proteinúria nem de CIR leve.

Harrington *et al.*[24] estudaram as artérias uterinas de 1.233 gestantes de baixo risco mediante Doppler contínuo na semana 20, repetindo a exploração na semana 24 mediante Doppler colorido, quando na semana 20 o IR era superior ao percentil 95 ou uma das duas uterinas mostrava uma insicura protodiastólica. Em 8,9% das gestantes houve persistência de impedância elevada nas artérias uterinas na semana 24. Esta persistência alcançava sensibilidade de 77% para pré-eclâmpsia e de 32% para CIR. Em 3,9% das pacientes ocorreu incisura bilateral, sendo a sensibilidade de 55% e de 22% para pré-eclâmpsia e CIR, respectivamente. Estas sensibilidades se elevaram a 81% e 58%, respectivamente, quando estas complicações obrigavam a finalização da gestação antes da semana 35.

Frusca *et al.*[25] estudaram a circulação uterina mediante Doppler contínuo em 419 gestantes nulíparas de 20 semanas. Quando o IR era superior a 0,58 a exploração se repetia mediante Doppler colorido nas 24 semanas. Em 8,6% das gestantes o IP persistia elevado na semana 24. A sensibilidade para pré-eclâmpsia era de 50% e para CIR de 43%.

Em trabalho de metanálise realizado por Chien *et al.*,[12] foram incluídos 15 estudos em que o Doppler da artéria uterina foi avaliado em gestantes de baixo risco, a *likelihood ratio* global para pré-eclâmpsia foi de 6,4 (95% IC 5,7-7,1) para um teste positivo e de 0,7 (95% IC 0,6-0,8) para um teste negativo. Para CIR, a *likelihood ratio* global obtida para um teste positivo foi de 3,6 (95% IC 3,2-4,0) e de 0,8 (95% IC 0,8-0,9) para um teste negativo. Tomando como variável a mortalidade perinatal, a *likelihood ratio* global obtida para um teste positivo foi de 1,8 (95% IC 1,2-2,9) e de 0,9 (95% IC 0,8-1,1) para um teste negativo.

Screening *em uma única exploração nas 23 semanas*

Albaiges *et al.*[26] estudaram a OVF da artéria uterina mediante Doppler colorido em 1.757 gestantes não selecionadas nas 23 semanas. Tanto a presença de incisura bilateral como IP médio > 1,45 (percentil 95) foram considerados como patológicos. Em 89 pacientes (5,1%) o IP médio foi > 1,45 e em 77 pacientes (4,4%) se constatou a presença de uma incisura bilateral. Em 35,3% das gestantes que posteriormente desenvolveram pré-eclâmpsia foram identificadas quando o IP médio foi superior a 1,45, alcançando 80% quando a pré-eclâmpsia condicionou uma finalização da gestação antes das 34 semanas. A presença de incisura bilateral detectou 32,3% das pré-eclâmpsias, sendo a cifra de 80% quando a gestação teve de finalizar-se antes da semana 34, devido a esta patologia. A sensibilidade de IP médio superior a 1,45 foi de 21% para o CIR e de 70% quando o CIR obrigou a finalizar a gestação antes das 34 semanas. Estas cifras foram de 13,3% e 50%, respectivamente, para a presença de incisura bilateral. Portanto, de acordo com estes resultados, o *screening* mediante uma única avaliação da OVF das artérias uterinas na semana 23 nos permite identificar a maioria de pacientes que desenvolverão complicação severa secundária a uma anomalia da placentação que condicionará a finalização da gestação antes da semana 34.

Recentemente, este mesmo grupo de trabalho,[27] teve seus resultados publicados baseados no estudo Doppler colorido das artérias uterinas na semana 23 em 5.121 gestantes não selecionadas. A *likelihood ratio* para um resultado perinatal adverso (incluindo morte fetal, *abruptio* placenta e parto antes da semana 34 devido à pré-eclâmpsia ou CIR) aumenta em quatro vezes o IP médio da artéria uterina. Utilizando como ponto de corte um IP médio > 1,45 (percentil 95), a *likelihood ratio* para resultado perinatal adverso é de 5, duplicando-se no caso de gestantes fumantes. Devido à relação quadrática entre o IP médio da artéria umbilical e resultado perinatal adverso, pode-se calcular o risco individualizado para cada gestante, de maneira que diante de risco elevado, se faça controles obstétricos mais estritos. Resultados similares têm sido obtidos (percentil 95) e não a presença de incisura bilateral, já que apesar das sensibilidades serem parecidas, somente 5,1% da população apresentava IP médio elevado frente a 9,3% com incisura bilateral.

Doppler uterino precoce (11-16 semanas)

Em um intento por introduzir medidas profiláticas efetivas para reduzir o risco de pré-eclâmpsia e CIR, a semelhança da administração precoce de doses baixas de aspirina, tem-se valorizado a possível vantagem de analisar o Doppler da artéria uterina em estádios iniciais da gestação. O primeiro trabalho neste sentido foi publicado por Elzen *et al.*, em 1995.[28] Harrington et al.[29] analisaram a OVF da artéria uterina por via endovaginal em 652 gestantes não selecionadas entre 12 e 16 semanas. Utilizando modelo que incluía sete parâmetros (IP, velocidade média, velocidade sistólica, volume de fluxo e ausência ou presença de incisura bilateral na artéria uterina e IP na artéria umbilical) a sensibilidade para pré-eclâmpsia alcançava 92,9% com uma especificidade de 85,1%. Se os parâmetros se reduziam a três (ausência ou presença de incisura bilateral, IR em artéria uterina e IP em artéria umbilical) a sensibilidade era comparável com uma redução na especificidade. Recentemente, o grupo de Nicolaides[30] analisou a OVF na artéria uterina por via transabdominal em 3.324 gestantes de baixo risco entre 11 e 14 semanas. Tomando como ponto de corte IP médio > 2,35 (percentil 95), a sensibilidade para pré-eclâmpsia com ou sem CIR associado foi de 27%, sendo de 11,7% para o CIR isolado. Quando estas complicações requeriam finalizar a gestação antes da semana 32 os valores alcançavam 60% e 27,8%, respectivamente. Portanto, o Doppler uterino precoce parece ser útil na identificação de pacientes com risco elevado de complicações severas secundárias a uma anomalia de placentação. Estes achados estão em consonância com os conhecimentos do processo de invasão trofoblástica comentados anteriormente, em forma de duas ondas, tendo lugar a primeira entre 6 e 12 semanas.

Novas perspectivas

Avaliação combinada de risco

Uma das estratégias propostas para melhorar o valor preditivo positivo do *screening* foi a combinação do Doppler uterino com parâmetros bioquímicos. A elevação da α-fetoproteína está associada a alterações placentárias antes que se desenvolvam os sinais clínicos. Nestas pacientes, a presença de incisura da artéria uterina seleciona um subgrupo de gestantes com risco elevado de resultado perinatal adverso.[31] Outros marcadores bioquímicos de utilidade foram βhCG,[32] peptídeo N-terminal do fator natriurético atrial[33] e inibina A.[34] A combinação de valores altos destes parâmetros bioquímicos em segundo trimestre com Doppler patológico da artéria uterina melhora a eficácia do *screening*.

Por último, está claramente estabelecido que a lesão endotelial e a ativação são os principais mecanismos fisiopatológicos da pré-eclâmpsia. Recentemente, foi descrito um incremento do volume em pacientes com incisura da artéria uterina; no entanto, parece que o volume, apesar da análise de regressão logística, não é útil como parâmetro isolado na predição de um mau resultado perinatal.[35]

De acordo com o que foi anteriormente exposto, a seleção de diferentes parâmetros Doppler em combinação com parâmetros hemodinâmicos maternos, marcadores bioquímicos e hematológicos parece ser a estratégia mais adequada em um futuro próximo. Ele nos permitiria, por meio do *screening* biofísico mediante Doppler uterino, selecionar as gestantes "verdadeiramente positivas" que desenvolveriam patologia severa associada a anomalias na placentação.

DIAGNÓSTICO ULTRA-SONOGRÁFICO DO CIR

O diagnóstico de CIR é patrimônio da ecografia, mediante os procedimentos atuais de ecobiometria que não somente nos permitem a medição dos diversos segmentos corporais fetais, como também seguir o ritmo de seu crescimento.

Agora, para que a ecobiometria seja útil, é preciso que as medições sejam padronizadas (cortes ecográficos precisos, pontos de referência claros etc.), a discriminação coerente (*cut-off* idênticos para discriminar fetos e neonatos), que se usem curvas adequadas a cada população e que as interprete de forma correta. Deve ter-se em conta que a variável independente, a partir da qual se calcula a dependente, está situada no eixo das abscissas.

Assim mesmo para minimizar os erros é preciso conhecer com segurança a idade gestacional. Se esta não é confiável clinicamente, deve determinar-se ecograficamente recorrendo à medição de estruturas fetais pouco ou nada afetadas pelo atraso de crescimento, como o diâmetro transverso do cerebelo (DTC).

O diagnóstico ecobiométrico do CIR, na prática, se efetua com os seguintes parâmetros:

- *Comprimento cabeça-nádegas ou* "crown-rump length" *(CRL):* trata-se de um parâmetro precoce e sensível.[36] A única limitação técnica é a progressiva encurvação do embrião, que torna o CRL menos fidedigno a partir de 10-12 semanas. O CRL sofre um crescimento exponencial entre 6 e 12 semanas e após o crescimento é linear (Fig. 18-1).

  O erro máximo que se comete com este parâmetro, com respeito a idade da gestação, é de ± 5 dias em 95% dos casos. Isto porque entre 6 e 14 semanas o crescimento é muito rápido e os limites de confiança, muito estreitos.
- *Diâmetro biparietal (DBP)*: a partir das 13-14 semanas já é possível medir com precisão este parâmetro que demonstra grande reprodutibilidade.

  Até a semana 30, o crescimento do DBP é praticamente linear, com um incremento semanal de 3 mm, que é aproxi-

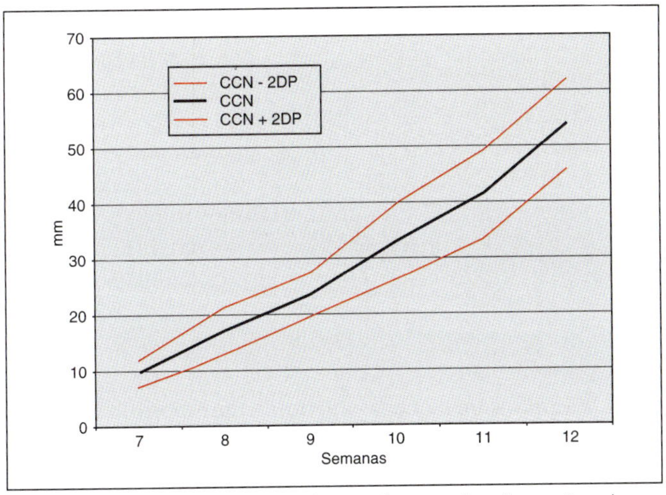

Fig. 18-1. Curva média e ±2DP do crescimento das dimensões do embrião (comprimento cabeça-nádegas) entre as 7 e 12 semanas.[36]

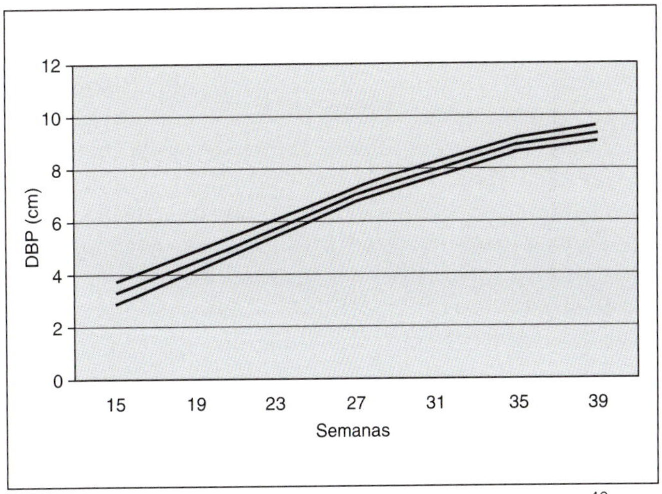

Fig. 18-2. Curva de crescimento do diâmetro biparietal (DBP).[40]

madamente igual ao desvio padrão dos valores médios neste período.[37,38] A partir da semana 30 e até a semana 38, o crescimento diminui gradualmente, sendo o incremento semanal ao redor de 1,5 mm.[38-40] A partir da semana 38 até o término, o incremento é de 1 mm semanal e praticamente nulo passadas as 42 semanas. Devido à soma das diferentes velocidades de crescimento, os desvios padrões aumentam à medida que a gravidez chega ao final (Fig. 18-2).

Campbell e Dewhurst[39] observaram que quando o DBP se situava abaixo do P-5, o diagnóstico de CIR se confirmava em 68% das ocasiões. A maior parte dos erros se produzia quando o valor do DBP se situava entre o 5.º e 10.º percentil. Então, 69% dos recém-nascidos apresentavam um peso normal.

A sensibilidade do DBP como parâmetro biométrico único não supera 50%[41] para detectar fetos situados abaixo do P-10. Assim, Rosendahl e Kivinen[42] detectaram somente 26,9%, Arias[43] 43% e Kurjak *et al.*[44] 48%. Em nossa experiência, entre as semanas 33 e 35 a sensibilidade do DBP é de 45% (Quadro 18-6).

Provavelmente estas cifras poderiam melhorar se levasse em conta a "curvatura de crescimento do DBP" próprio de cada feto, mediante a prática de, pelo menos, duas determinações seriadas.

A identificação deste padrão de crescimento é importante porque, dada a variabilidade do DBP, a cada valor é possível assinalá-lo teoricamente pelo menos três semanas diferentes. A sistemática proposta por Sabbagha,[45] denominada *growth-adjusted-sonar age* (GASA), estabelece com exatidão a idade sonográfica e melhorar a predição das anomalias de crescimento.

Na atualidade e apesar de o DBP continuar sendo o parâmetro biométrico mais utilizado, se considera que é pouco confiável no diagnóstico do CIR, porque o crânio fetal pouco se altera em muitas restrições de crescimento (especialmente nas de tipo II, que são as mais freqüentes), e por-

Quadro 18-6 Capacidade de detecção ecográfica de um feto pequeno para a idade de gestação, utilizando um único parâmetro ecográfico

			Valor preditivo (%)	
Parâmetros*	***Sensibilidade***	***Especificidade***	***Positivo***	***Negativo***
DBP	45	74,5	23	81,5
PC	52	80	26	94,3
AC	60	80	23	95,2
PA	83	87,7	43	97,8
AA	85	88	44	98,1
CF	58	81	23,3	95

*Medidas nas 34-36 semanas de gestação. DPB = diâmetro biparietal; PC = perímetro cranial; AC = área cefálica; PA = perímetro abdominal; AA = área abdominal; CF = comprimento do fêmur.

que além disso, ao final da gestação, quando os incrementos semanais são mínimos, é muito difícil decidir se o feto está crescendo bem ou não. Além do mais o DBP somente deveria ser usado quando o *índice cefálico*, ou seja, o resultado de dividir o diâmetro frontoccipital (DFO) e o DBP, e multiplicar por 100, se situar entre 70 e 85.

- *Perímetro e/ou área cranial*: a avaliação do perímetro cranial (PC) ou da área cefálica (AC) é algo mais complexo que o DBP, pois, para que o cálculo seja correto, é preciso que o corte ecográfico inclua tanto o diâmetro biparietal como o frontoccipital. A determinação do perímetro ou área cefálicos tem algumas vantagens sobre o DBP:
  - Corrige os erros do DBP por braquicefalia ou dolicocefalia exageradas. Este é o caso, por exemplo, da craniossinostose.
  - Na apresentação podálica, que muitas vezes está acompanhada de uma placenta fúndica, o DBP é, em fetos de desenvolvimento correto, anormalmente pequeno, enquanto que o perímetro ou a área cranial são normais.

  Como se pode observar no Quadro 18-6 a sensibilidade do perímetro cefálico é de 52%; portanto, algo maior que a do DBP. No entanto, sua especificidade é semelhante (80%).
- *Diâmetros abdominais:* têm sido utilizados para avaliar o desenvolvimento fetal, tanto o *diâmetro abdominal* ânteroposterior como o transverso. Macler *et al.*[46] e Zoltan[47] consideram que sua medição tem vantagem sobre o cálculo da circunferência ou a área abdominal, de que sua avaliação é muito mais simples e apresenta menos probabilidade de erros de cálculo.
- *Perímetro ou área abdominal:* a medição do perímetro ou área abdominal fetal (PA e AA) é facilitada pela forma cilíndrica deste segmento corporal e pela existência de um excelente ponto de referência (a veia umbilical). A curva dos valores do perímetro abdominal ao longo da gestação mostra um crescimento quase linear até a semana 36, com uma redução muito moderada a partir deste momento. Não se observa, portanto, neste caso, tendência à queda no final, que é típica dos parâmetros cefálicos.

  Ao compararmos o comportamento do perímetro abdominal (PA) com o cefálico (Fig. 18-3) observa-se que, inicialmente, a média das medições do perímetro abdominal é inferior ao cefálico, se igualam ao redor da semana 36, e a partir deste momento a média do perímetro abdominal é superior àquele.[48] Mais adiante mostraremos a importância que tem este dado.

  Em nossa experiência, este parâmetro mostra uma sensibilidade global de 83%, com uma especificidade de 87,7%. Assim os resultados são muito melhores que ao realizar o mesmo tipo de medição na cabeça fetal (Quadro 18-6).

  Em respeito à *área abdominal* (AA), os resultados obtidos são semelhantes, ainda que alguns autores[8] tenham obtido, utilizando uma curva própria, cifras melhores (sensibilidade: 85%, especificidade: 88%) (Fig. 18-4).

  Em todo caso há que se ter em conta que tanto a sensibilidade como o VPP aumenta com a idade gestacional, considerando-se que o momento ótimo para a discriminação dos fetos com CIR é ao redor das 34 ± 1 semanas.[49]

  Lamentavelmente, tanto o perímetro como a área cefálica têm maior variabilidade intra e interobservador que o DBP, devido as mudanças impostas nas medições pelos movimentos respiratórios e a posição fetal.[50]

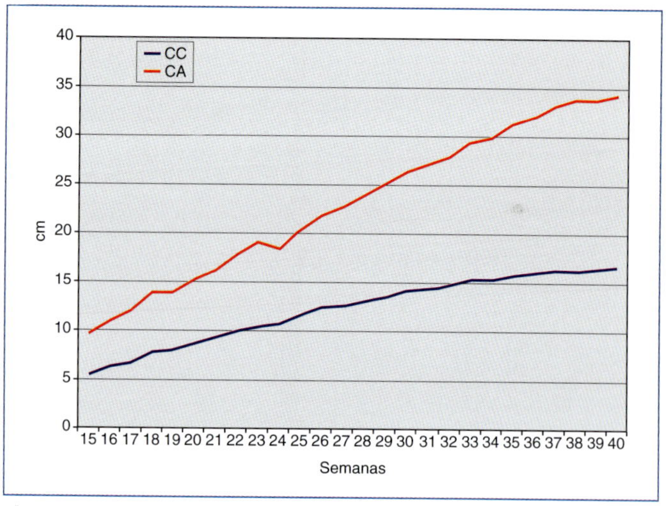

Fig. 18-3. Comparação do comportamento, ao longo da gestação, das curvas dos perímetros cefálico (PC) e abdominal (PA).[48]

- *Comprimento do fêmur (CF)*: é um osso de idenficação e medida fácil. Sua típica imagem em «taco de golfe» e sua moderada curvatura a partir da semana 18 o torna inconfundível. Sua curva de normalidade, de forma semelhante aos parâmetros abdominais, não sofre o brusco aplanamento próprio dos parâmetros cefálicos no final da gestação (Fig. 18-5).

  O'Brien e Queenan[51] observaram que em 60% dos CIR pode demonstrar-se um valor de CF situado abaixo do limite inferior de confiança. Como é lógico, este parâmetro cefálico é afetado especialmente nas restrições de crescimento simétricas (tipo I), todavia pouco ou nada nas assimétricas.

  Hadlock *et al.*[52] concederam grande importância ao índice *comprimento do fêmur/perímetro abdominal* (CF/PA)

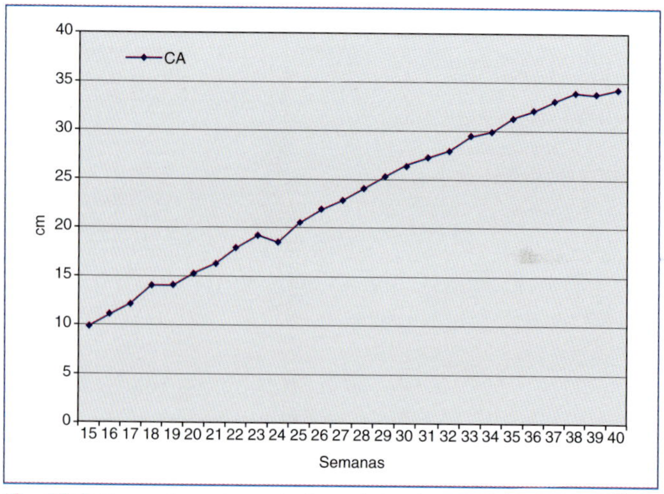

Fig. 18-4. Curva dos valores da área abdominal (média ± 2 DP).[48]

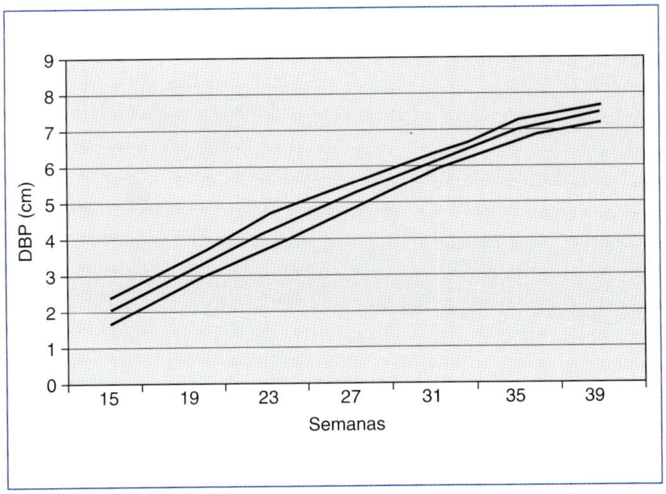

Fig. 18-5. Curva dos valores de comprimento do fêmur (CF) ao longo da gestação.[40]

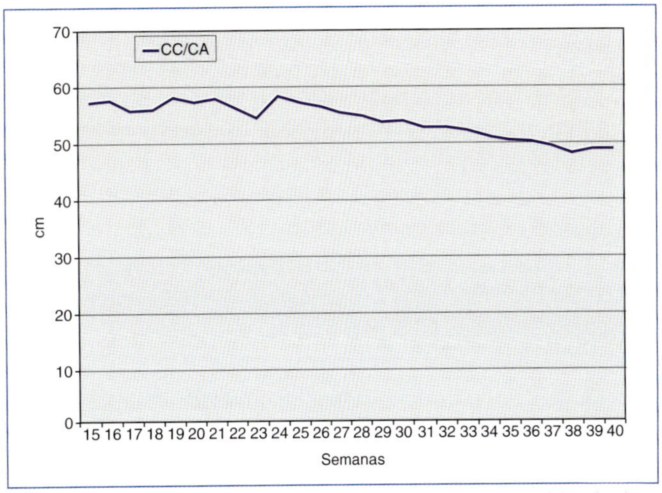

Fig. 18-6. Relação entre o perímetro cefálico e abdominal (PC/PA) ao longo da gestação.[48]

que, além de oferecer uma aceitável sensibilidade (63%), tem a indubitável vantagem de ser independente da idade gestacional. Efetivamente, este índice tem um valor constante (22% ± 2%) a partir da semana 21 de gestação. No entanto, seu valor preditivo positivo é inferior a 30%.[53]

DIAGNÓSTICO DO TIPO DE CIR

A identificação ecográfica biométrica do tipo de restrição de crescimento se baseia em dois procedimentos:

1. **Estudo da curva dos parâmetros cranianos (DBP, PC ou AC)**: o estudo do perfil da curva orienta fundamentalmente sobre o momento em que a anoxia provocou alterações sobre as estruturas craniais fetais, permitindo, portanto, distinguir entre restrições de aparição precoce (tipo I), tardia (tipo II) ou semiprecoce (tipo III).

   No caso de CIR tipo I (simétrico ou intrínseco), a curva dos valores médios se situa precocemente abaixo da média ± 2DP, evoluindo de forma paralela a esta última. É conhecido que a anoxia ou o conjunto de anoxias responsáveis pelo menor crescimento fetal atuam precoce e simultaneamente sobre os três parâmetros que definem o desenvolvimento fetal: peso, comprimento e perímetro cranial.

   Pelo contrário, no CIR tipo II (assimétrico ou extrínseco), a curva média do DBP ou do PC se confunde com a média da população normal, até praticamente a semana 30, momento a partir do qual se situa abaixo.

   Finalmente, no CIR tipo III (semi-harmônico), resultado geralmente de má nutrição materna, o perfil do DBP, em nossa casuística, tem um comportamento intermediário.
2. **Cálculo da relação cabeça/abdome**: o estudo desta relação proporciona informação sobre a morfologia global do feto ajudando a definir seu crescimento como harmônico (tipo I), desarmônico (tipo II) ou semi-harmônico (tipo III).

Podem relacionar-se os diâmetros, circunferências ou áreas cefálicas com suas contrapartidas abdominais.

A relação entre o perímetro cefálico e o abdominal (PC/PA) diminui, como se observa na Fig. 18-6[39,40] ao longo da gestação. De valores superiores a 1,2 que se observam entre as semanas 14 e 16, passam a valores inferiores a 1 a partir aproximadamente da 36 semanas, e se situam em 0,9 e 1 ao término da gestação. A razão deste acontecimento é o rápido acúmulo no tórax e no abdome fetal de gordura subcutânea e tecidos moles durante o último trimestre da gestação.

Os fetos de peso normal invertem, a partir da semana 36 da gestação, a relação PC/PA, que passa de maior que 1 a menor que 1 a partir desta data. Somente 7% de fetos normais não cumprem esta norma.[8]

Os fetos pequenos para a idade gestacional se comportam de forma diferente segundo a causa que tenha motivado a restrição do crescimento intra-uterino:

- Se há inversão do quociente e, portanto, os valores são praticamente normais, situando-se dentro dos limites de confiança da curva normal, pode-se considerar que se trata de uma limitação do crescimento fetal de tipo harmônico ou simétrico (CIR tipo I).
- Quando o valor da relação PC/PA se situa acima do limite superior de confiança desta curva e, portanto, não tem lugar a inversão do quociente, muito provavelmente se trata de uma restrição do crescimento de tipo extrínseco ou assimétrico (CIR tipo II).

Finalmente, em caso de um CIR tipo III, ou semi-harmônico, o índice é maior que 1 em 41,7% dos casos, menor que 1 em 52,94% e igual a 1 em 5,82%.

DIAGNÓSTICO ULTRA-SONOGRÁFICO DA CONDIÇÃO FETAL

O grau de bem-estar ou mal-estar fetal pode ser investigado mediante a avaliação dos seguintes parâmetros:

- *Estudo da curva cefalométrica*: é evidente que, quanto maior a desaceleração do crescimento do DBP, ou da circunferência cranial, maior é a possibilidade de insuficiência placentária.

- *Índice horário de produção urinária fetal (IH-PUF)*: trata-se de um método introduzido por Campbell e Wladimiroff,[54] que permite calcular a urina emitida pelo feto durante um período de tempo determinado, a partir da determinação do volume vesical.

Em caso de restrição do crescimento fetal, o decréscimo da perfusão no território da aorta e especialmente na renal diminui a filtração renal e, portanto, a produção urinária fetal. Então, Wladimiroff e Campbell[55] comprovaram que em alguns casos de restrição de crescimento intra-uterino os valores ficavam abaixo dos limites de confiança que se espera obter em uma semana determinada.

- *Volume de líquido amniótico*: em caso de CIR, a diminuição do volume de líquido amniótico deve alertar a respeito da existência de centralização de fluxo, que induz uma diminuição da produção urinária fetal.
- *Estudo da cinética fetal*: a ecografia, em sua aplicação de tempo real, pode ajudar a precisar as características da cinética fetal.

Quando o atraso de crescimento é suficientemente importante para provocar insuficiência respiratória, a ecografia, registros cardiotocográficos e o auto-registro materno denunciam habitualmente diminuição da mobilidade fetal. Este achado também está relacionado aos movimentos respiratórios.

Aparentemente, antes que se estabeleça redução quantitativa, observa-se incremento dos movimentos chamados «individuais», em detrimento dos mais complexos e fortes.

- *Estudo ecográfico da arquitetura placentária*: o estudo ecográfico da estrutura placentária, avaliando a heterogeneidade do parênquima placentário e especialmente a presença de «áreas transônicas» intraplacentárias, tem sido considerado de interesse por diversos autores[56-58] na avaliação do bem-estar fetal no CIR. A partir de 1980, ordenamos as imagens placentárias de acordo com a classificação proposta por Grannum, Berkowitz e Hobbins.[59] Em especial, consideramos de interesse a aparição da espessura do parênquima placentário de imagens em «círculos econegativos», que são próprias do tipo III de Grannum *et al.*
- *Estudo Doppler:* uma vez efetuado o diagnóstico ecobiométrico da restrição de crescimento, o estudo Doppler da circulação umbilical é um bom procedimento para ajudar a discernir se estamos diante de um CIR harmônico (tipo I) ou não harmônico (tipo II). Enquanto no primeiro caso a perfusão umbilical se objetivará como normal, no segundo se obterão freqüentemente valores patológicos dos índices velocimétricos. Em todo caso a constatação de uma onda de velocidade de fluxo (OVF) umbilical normal não se acompanha de um incremento de risco fetal, enquanto que os fetos com restrição de crescimento e OVF umbilical patológica apresentam um incremento estatisticamente significativo da mortalidade perinatal (fetal e neonatal), sofrimento fetal e necessidade de extração fetal urgente.

Finalmente, o estudo Doppler da circulação fetal, que em trabalhos anteriores foram denominados "perfil hemodinâmico",[8] permite, no caso de CIR com diminuição da perfusão umbilical, o seguimento das diversas etapas da deterioração fetal e da centralização do fluxo, possibilitando a extração fetal no momento mais conveniente. Avaliaremos adiante as possibilidades atuais.

ESTUDO DOPPLER DO CIR

O estudo Doppler da artéria umbilical (AU) permite selecionar dentro dos fetos pequenos para a idade gestacional aqueles em que a causa da alteração de seu crescimento seja provavelmente uma função placentária inadequada, associada a elevada morbimortalidade perinatal, daquela com fetos pequenos constitucionais, habitualmente de boa evolução, com mínimo risco de complicações e com resultado perinatal favorável. No entanto, o estudo da AU não informa como o feto está respondendo a um aporte insuficiente de oxigênio e nutrientes e, portanto, não permite identificar o feto comprometido, que seria essencial para uma correta decisão terapêutica. O que realmente interessa é o quanto está afetando o feto, e isto somente poderá ser conhecido mediante o estudo hemodinâmico dos vasos arteriais e venosos fetais.

Está bem estabelecido que no CIR assimétrico existe uma insuficiência uteroplacentária que condiciona a um déficit no aporte de nutrientes.[60] Ao ponto de vista hemodinâmico, supõe-se um aumento de impedância no leito vascular placentário.

Nas gestações de curso normal o aporte sanguíneo uterino aumenta a partir de 50 ml/min no primeiro trimestre a 500 ml/min a termo.[61] O crescimento fetal está diretamente relacionado ao incremento de fluxo uterino ao longo da gestação.

Este incremento de fluxo sanguíneo uterino vem condicionado não somente pela expansão da volemia e aumento do gasto cardíaco materno, mas também pela diminuição da resistência vascular. A segunda onda de invasão trofoblástica, que se inicia no segundo trimestre, provoca uma destruição da lâmina elástica e fibra muscular lisa das artérias espirais, fazendo do leito uterino um sistema vascular de baixa resistência.[62] Está comprovado que no CIR assimétrico este processo de invasão trofoblástica está alterado, a resistência vascular uterina não diminui e não se produz o incremento adequado de fluxo sanguíneo.[63] A diminuição do fluxo sanguíneo uterino e/ou a redução do intercâmbio placentário levam a diminuição do aporte de oxigênio e de nutrientes ao feto.

Hemodinamicamente, esta insuficiência placentária se reflete, mediante estudo Doppler da onda de velocidade de fluxo (OVF) da AU, em incremento do índice de resistência (IR) com redução do fluxo telediastólico que pode ser anulado ou inclusive revertido.[64]

Estudos histológicos de placentas humanas têm podido corroborar com a base etiopatogênica de uma insuficiência placentária em fetos com resistência aumentada na AU.[65,66] Assim, nesses casos, o número de vilosidades terciárias por campo é menor que em placentas do grupo-controle, encontrando-se lesões de esclerose com obliteração das pequenas arteríolas musculares do sistema vilositário terciário. Do mesmo modo, em gestações com ausência de fluxo telediastólico ou fluxo revertido na AU, tem-se podido comprovar um menor peso placentário e um menor calibre das vilosidades terminais com respeito àqueles casos com OVF normal na AU.[67,68]

Estudos tanto em modelos animais[69-71] como em modelos físicos[72] propõem importante reserva placentária, de modo que é necessária a obliteração de mais de 50% das vilosidades terciárias para que se produza um aumento no IR da AU; acima deste grau de obstrução, o IR aumenta de maneira brusca. Se o correlacionarmos com a clínica, é compreensível que tenha maior significado patológico a tendência a elevação progressiva no IR da AU em explorações seriadas do que em única determinação elevada, já que está indicando obliteração vascular progressiva.[73]

Estudos recentes postulam que em CIR com alteração na OVF da AU existe uma falha no transporte de oxigênio desde o espaço interviloso até a veia umbilical (VU).[74,75] Esta dificuldade para extrair o oxigênio se explicaria por um valor de PO_2 no espaço interviloso similar, ou inclusive superior, ao que existe na circulação arterial materna. Assim pois, longe de estar ante uma hipoxia placentária, estes autores apóiam que as vilosidades placentárias estejam expostas a uma tensão de oxigênio mais elevada que em circunstâncias fisiológicas e propõe, portanto, o termo hiperoxia placentária.

Os achados histológicos dos capilares terminais nas arteríolas seriam devidos a uma exposição anormalmente elevada de PO_2.

Estudo Doppler da artéria umbilical no CIR

Como já tem sido comentado anteriormente, diante de uma suspeita ecográfica de feto pequeno para a idade gestacional, o estudo da OVF na AU pode ser de grande ajuda, já que, independentemente das biometrias, nos permitirá discernir se existe uma alteração no aporte de nutrientes e oxigênio, secundária a um maior ou menor grau de insuficiência placentária. Se o estudo Doppler da AU é normal, o resultado perinatal será, muito provavelmente, favorável[76] e, portanto, estas gestações não requererão um estrito controle do bem-estar fetal.[77]

A OVF da AU pode ser avaliada quantitativamente, mediante o IR ou o índice de pulsatilidade (IP), ou bem qualitativamente, avaliando a presença ou ausência de fluxo telediastólico ou, inclusive, a existência de fluxo revertido em casos de CIR com severo comprometimento hemodinâmico. A progressiva piora da OVF da AU é conseqüência direta do processo de obliteração das arteríolas musculares do sistema vilositário terciário.[65,66,69] Portanto, dependendo do grau de comprometimento placentário, nos encontraremos com um amplo intervalo de comprometimento fluxométrico, desde OVF normais a fluxo revertido telediastólico na AU (Fig. 18-7). Temos de insistir que, mais que uma única exploração Doppler patológica da AU, é a tendência a aumento progressivo da resistência no território umbilical em explorações seriadas, que realmente se relaciona com o incremento de morbimortalidade perinatal.[78] É essencial seguimento longitudinal com estudo Doppler, estabelecendo-se controles semanais ou, inclusive, mais freqüentes, dependendo do grau de severidade de comprometimento da OVF na AU.

Para conhecer o significado clínico da alteração da AU tem-se realizado estudos de correlação gasométrica mediante cordocentese.[79-84] Apesar de se encontrarem valores mais baixos de pH e PO_2 em casos de alteração severa na OVF da AU, os autores concluem que o estudo gasométrico não é útil para o manejo obstétrico do CIR com IR AU elevado de forma isolada, e, portanto, não está indicada a prática de cordocentese nestes casos.

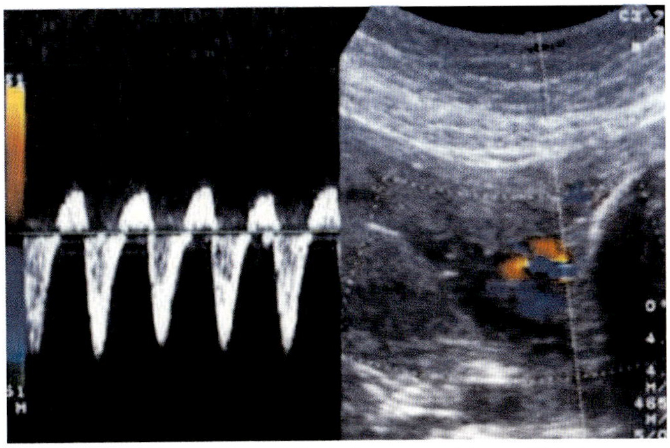

Fig. 18-7. OVF da artéria umbilical: fluxo revertido na diástole.

Apesar de a velocimetria Doppler da AU ter sido amplamente utilizada no estudo e controle do CIR, faz poucos anos que começaram a se realizar trabalhos prospectivos e randomizados para considerar sua utilidade clínica.

Estudos prospectivos[85-88]

Em estudo multicêntrico baseado em 459 gestações de alto risco, as pacientes foram subdivididas em três grupos, dependendo da OVF na AU: presença de fluxo telediastólico (n = 214), ausência de fluxo telediastólico (n = 178), fluxo reverso na telediástole (n = 67). A mortalidade perinatal global foi de 28%, sendo o risco relativo (RR) de 1,0 quando existia fluxo telediastólico, de 4,0 quando o fluxo telediastólico estava ausente e de 10 naqueles casos em que se registrou fluxo reverso. Além disso, os fetos com fluxo ausente ou reverso na telediástole apresentavam um incremento significativo do risco de hemorragia cerebral, anemia e hipoglicemia.[86] Tem sido descrita maior incidência de seqüelas neurológicas, a longo prazo nos casos com fluxo ausente ou reverso na telediástole.[87]

Marsal *et al.*, a partir da revisão de 20 trabalhos, que incluíam 683 casos de fetos com ausência ou fluxo reverso na telediástole, encontraram mortalidade perinatal de 35%, sendo de 25% quando se excluíam as malformações.[88]

Com base nestes estudos prospectivos, podemos concluir que a ausência ou o fluxo reverso na telediástole é um sinal evidente de iminente asfixia fetal que pode tornar aconselhável a extração fetal inclusive antes que a CTG apresente alterações. As mudanças na velocimetria Doppler parecem preceder às alterações cardiotocográficas, de maneira que em seguimentos longitudinais tem-se comprovado piora progressiva na OVF da AU, estimando-se um intervalo médio entre o desaparecimento de fluxo telediástolico e a aparição de desacelerações no teste não-estressante (TNS) de 12 dias (intervalo 0-49 dias).[89]

Estudos randomizados e controlados

O primeiro trabalho randomizado que considerou a utilidade clínica do Doppler na AU, em pacientes de alto risco, foi realizado por Trudinger *et al.*[90] Posteriormente, tem-se realizado múltiplos estudos tanto em populações não selecionada,[91-94] como em populações de alto risco.[95-99]

Destes estudos se desprende que a incorporação da velocimetria Doppler no controle clínico das gestações de baixo risco não comporta aparentemente melhores resultados perinatais. Tampouco se observam diferenças significativas entre o grupo-controle e o estudado mediante Doppler, com respeito ao número de intervenções, nem com a evolução neonatal. No entanto, quando o Doppler se aplica em gestações de alto risco (principalmente no CIR e na enfermidade hipertensiva da gravidez), as diferenças são significativas, observando-se diminuição da mortalidade perinatal sem incrementar o intervencionismo obstétrico nem a prematuridade.

Metanálises de estudos randomizados

A dificuldade de reunir em um único estudo randomizado um número suficiente de casos para chegar a conclusões válidas sobre a utilidade clínica do Doppler umbilical tem levado à prática de metanálises de estudos randomizados.[100-105] Neilson *et al.*, analisando 11 estudos randomizados que incluíam cerca de 7.000 casos de gestações de alto risco, concluíram que a aplicação clínica do Doppler na AU se associa a redução da mortalidade perinatal (*odds ratio* (OR) = 0,71), das induções (OR = 0,83) e das admissões hospitalares (OR = 0,56), sem existir evidência de que tenha efeito na incidência de sofrimento fetal intraparto nem no número de cesáreas.[102]

Estudo Doppler da circulação fetal. Teoria da redistribuição do fluxo vascular fetal *(brain sparing effect)*

O principal mecanismo de resposta do feto frente a hipoxia consiste na redistribuição vascular ou *Brain sparing effect*, produzindo incremento no aporte sanguíneo ao cérebro, miocárdio e glândulas supra-renais e redução na perfusão dos rins, trato gastrointestinal e extremidades inferiores. É conseguido mediante vasodilatação cerebral e vasoconstrição periférica. Desta maneira se priorizou sangue bem oxigenado aos órgãos vitais, compensando a redução do aporte placentário. No entanto, este mecanismo compensatório tem limite, claudicando a capacidade de vasodilatação cerebral cerca de duas semanas antes de o feto ser seriamente comprometido.[106]

Estas mudanças de perfusão nos diversos órgãos estão mediadas especialmente por estimulação neuronal, seja diretamente sobre o centro vagal ou mediante quimiorreceptores aórticos e carotídeos. Na vasoconstrição periférica parece participar o efeito direto da hipoxemia e a acidemia sobre certos tecidos mediante a liberação de substâncias vasoativas, secreção de catecolaminas e incremento global da atividade do sistema nervoso autônomo.

Ainda que o padrão cronológico não seja sempre o mesmo, na maioria dos casos este processo de redistribuição hemodinâmica segue a seguinte seqüência:

A) Período silencioso de incremento das resistências.
B) Redução do fluxo umbilical.
C) Centralização do fluxo.
D) Descentralização do fluxo.

Período silencioso de incremento das resistências

A deterioração progressiva da microcirculação vilositária não se reflete no estudo Doppler da AU até que a obstrução funcional alcance 50% do sistema arteriolar vilositário.[69-72] Portanto, durante certo tempo, em geral 3-6 semanas, o perfil hemodinâmico fetal será completamente normal, apresentando a OVF da AU fluxo anterógrado ao longo de todo o ciclo cardíaco, mantendo-se o IR e o IP dentro dos limites de confiança. Nesta etapa inicial, o estudo Doppler dos vasos fetais, artéria cerebral média (ACM), aorta (Ao) descendente, renal e femoral estará também dentro da normalidade. O restante de provas de bem-estar fetal, TNS e perfil biofísico não mostrará alterações e o resultado perinatal será favorável.[107]

Redução do fluxo umbilical

Se o problema placentário se mantém e compromete mais de 50% da microcirculação vilositária, o único sinal evidente de comprometimento fetal será a alteração da OVF na AU, com incremento dos IR e IP, todavia persistindo fluxo anterógrado durante todo o ciclo cardíaco. O Doppler dos vasos fetais, o TNS e o perfil biofísico serão também normais.[107]

O incremento das resistências umbilicais é habitualmente o primeiro sinal hemodinâmico no CIR assimétrico. No entanto, em alguns casos, o descenso brusco da PO_2 pode condicionar, através dos quimiorreceptores aórticos e carotídeos, modificação na OVF da Ao e/ou da ACM que preceda a alteração hemodinâmica no território umbilical.

Recentemente, alguns trabalhos têm proposto que a alteração Doppler no istmo aórtico, evidenciada por ausência de fluxo telediastólico, pode preceder o aumento de resistência na AU, sendo considerado como um marcador mais sensível e precoce ante uma situação de hipoxia.[108-110] Isso é lógico se tivermos em conta que o istmo aórtico é o único segmento arterial que une os dois sistemas vasculares perfundidos pelo ventrículo esquerdo e direito, respectivamente. Portanto, sua OVF será sensível a mudanças tanto na pós-carga do território vascular cerebral como do placentário. Em condições normais, devido à baixa resistência na circulação placentária, existe fluxo anterógrado no istmo aórtico durante toda a diástole. À medida que a resistência placentária vai aumentando e a pós-carga no território umbilical e cerebral se igualam, o fluxo anterógrado telediastólico desaparece.

Também se tem apreciado que a porção mais subcortical da ACM (M_2) é mais sensível à diminuição de aporte de oxigênio que a porção proximal (M_1), de maneira que pode vasodilatar-se em estados muito iniciais, com um incremento na relação M_1/M_2. Este fenômeno, conhecido como *cerebral sparing effect* precederia ao *brain sparing effect*, ainda que sua aplicação clínica seja duvidosa.

Centralização do fluxo

Progressivamente, a diminuição da PO_2 na VU condiciona o início da centralização de fluxo mediante a redistribuição do gasto cardíaco, com um incremento relativo do gasto cardíaco esquerdo para garantir adequado aporte de oxigênio e nutrientes ao sistema nervoso central fetal. Desde o momento em que a redistribuição vascular se inicia, o novo balanço hemodinâmico condiciona diminuição da pós-carga no VL, devido à vasodilatação cerebral, e aumento da pós-carga no VD secundária à vasoconstrição periférica. Ainda que estas modificações possam ser observadas em todo o território arterial, por sua simplicidade se tem generalizado o uso da ACM e da Ao descendente.

Vasodilatação cerebral

O estudo Doppler da ACM mostra incremento do fluxo na diástole com redução no IR e no IP (Fig. 18-8).[111,112] O feto, neste momento, está compensando a situação de hipoxia não se observando piores resultados perinatais nesta fase.[113] Além disso, o seguimento neurológico até os dois anos de vida, naqueles casos em que o feto havia apresentado vasodilatação cerebral intra-útero, não têm demonstrado alterações significativas.[114]

Estudos transversais mediante cordocentese em fetos com CIR têm demonstrado associação entre vasodilatação cerebral e hipoxia, mas não com acidose.[83,84]

Arduini *et al.*, realizando estudos longitudinais, estabeleceram uma relação curvilinear entre a impedância no território vascular cerebral e o estado de oxigenação fetal, de modo que a impedância diminuía progressivamente até alcançar um valor mínimo, momento em que claudicava a capacidade de auto-regulação cerebral, o que precedia, em aproximadamente duas semanas, a aparição de desacelerações tardias no registro cardiotocográfico.[106] Vyas *et al.*, encontraram que quando a hipoxemia era severa (PO_2 < 2DE), acompanhada habitualmente de acidose, se produzia incremento brusco no IP da ACM, sugerindo que a capacidade de vasodilatação cerebral ficava anulada pela aparição de edema.[111] A elevação do PI na ACM é indicador tardio de hipoxia, a que reflete uma situação fetal comprometida, sendo o resultado perinatal desfavorável. Alguns autores têm sugerido que antes desta elevação brusca do IP, ocorra diminuição do fluxo no território da ACM. Este decréscimo de fluxo parece ser mais precoce e de mais lenta progressão, de maneira que sua determinação poderia ser útil para indicar o momento da finalização da gestação antes que a capacidade de auto-regulação cerebral claudique.[115]

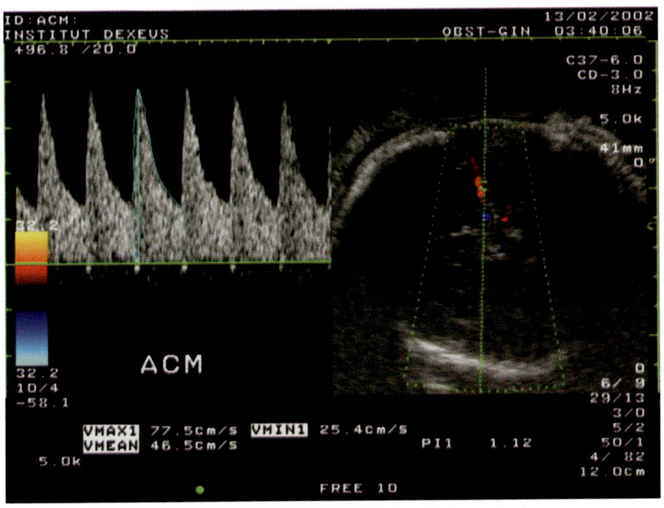

Fig. 18-8. OVF na artéria cerebral média em um caso de vasodilatação cerebral. Note-se o incremento de fluxo na diástole.

Incremento das resistências periféricas

- *Ao descendente*: o fluxo na Ao torácica é um balanço entre o gasto cardíaco e as resistências periféricas, condicionada por sua vez pela resistência placentária. Tem sido descrito aumento no IR da Ao torácica em fetos submetidos a hipoxia.[116] Este aumento de resistência pode chegar a ausência de fluxo telediastólico. A alteração da OVF da Ao torácica precede às alterações no registro cardiotocográfico, estimando-se intervalo médio de aproximadamente oito dias.[117] Estudos gasométricos encontram correlação entre a ausência de fluxo telediastólico na Ao torácica e a presença de acidemia, ainda que isso não seja aceito por todos os autores. O que parece claro é que em situações avançadas de vasoconstrição na Ao torácica, o risco de enterocolite está aumentado, provavelmente secundário à hipoperfusão do intestino fetal.[118] Em trabalho recente, a elevação do IP na Ao torácica em fetos com CIR resulta ser uma variável preditora independente associada a resultado perinatal desfavorável, sofrimento fetal e alta taxa de cesárea.[119]
- *Artéria renal*: de modo similar à Ao torácica se tem descrito aumento de resistência no território renal de fetos com CIR; no entanto, não se tem encontrado correlação entre o IR da artéria renal e o estado gasométrico.[120,121]

Nesta fase inicial de centralização do fluxo, o IP da AU está elevado e o IP da ACM reduzido, de maneira que a relação IP AU/IP ACM se encontra patologicamente aumentada.[122-126] Bahado-Singh *et al.*, encontraram que um índice cérebro-placentário patologicamente diminuído se associa a incremento na morbimortalidade perinatal e que esta relação melhora a predição do resultado perinatal com respeito ao uso isolado do IP da AU.[127] Isso sucede especialmente em gestações com mais de 34 semanas, que podem apresentar centralização, porém com OVF normal na AU, sendo o Doppler da ACM superior para o seguimento dos fetos com CIR a partir desta idade gestacional.[128]

Vários trabalhos têm comparado a utilidade clínica do estudo Doppler dos diferentes vasos fetais.[129-131] A capacidade diagnóstica da ACM, com respeito à predição de resultado perinatal adverso, é 11% mais baixa que a combinação do estudo Doppler da AU e a Ao torácica.[130] A ausência de fluxo telediastólico na AU se associa a 39% de mortalidade perinatal, alcançando 50% quando se combina com a ausência de fluxo telediastólico na Ao torácica.[131]

Não há evidência de que a incorporação do estudo Doppler de outros vasos arteriais periféricos, como a artéria esplênica[132] ou as artérias pulmonares periféricas,[133] aportem alguma vantagem no controle do CIR.

Na etapa inicial de centralização, os registros obtidos mediante CTG podem ser aparentemente normais, e o perfil biofísico normal ou duvidoso. À medida que se progride nesta etapa, pode aparecer diminuição nos movimentos fetais, tanto somáticos como respiratórios, assim como diminuição do tono fetal. O líquido amniótico pode estar reduzido, encontrando valores de ILA entre 5 e 8.

Descentralização do fluxo

Se a hipoxia persiste, acaba produzindo um fenômeno de vasoplegia fetal generalizada. A aparição de edema cerebral e o incremento da pressão intracranial dificultam de forma mecânica a perfusão sanguínea do cérebro. O edema parece ser secundário ao acúmulo local de ácido láctico, produto de metabolismo anaeróbico, que é capaz de alterar a permeabilidade da membrana celular, incrementar a pressão osmótica intracelular e conduzir finalmente a necrose e edema tissular. A diminuição do gasto cardíaco também participa na redução do fluxo cerebral. Como resultado de tudo isso, além da hipoxia dos centros cerebrais, produz-se interferência progressivamente irreversível dos mecanismos de controle do tono arterial. Esta situação parece apresentar-se antes, quando a hipoxia é severa e geralmente acompanhada de acidose.

Hemodinamicamente, a alteração do Doppler é mais severa, desaparecendo o fluxo telediastólico na AU ou tornando-se inclusive reverso. Ele se acompanha do desaparecimento de fluxo telediastólico na Ao torácica e a perda de auto-regulação cerebral, incrementando-se o IP na ACM e, inclusive, aparecendo fluxo reverso. Nesta etapa avançada, diferentes autores têm descrito um aumento de fluxo nas cápsulas supra-renais. A este fenômeno se conhece como *adrenal sparing effect*, o qual apresenta correlação positiva com o IP na AU e parece ser melhor preditor do resultado perinatal.[134] Neste mesmo sentido, recentemente tem-se descrito na literatura a detecção de fluxo coronário mediante Doppler em fetos com CIR.[135,137] Em condições normais o fluxo coronário não pode ser visualizado, já que o diâmetro das artérias coronárias está abaixo da capacidade de resolução dos equipamentos ecográficos que dispomos na atualidade. No entanto, diante da hipoxia mantida, produz-se vasodilatação coronária para manter o aporte de oxigênio miocárdico, sendo possível sua visualização mediante Doppler. Além do processo de vasodilatação, em hipoxemias severas e crônicas, tem-se descrito fenômeno de angiogênese pré-capilar no território coronário. Estas modificações, conhecidas como *heart sparing effect*, aparecem em fases avançadas de comprometimento fetal. À medida que a resistência periférica aumenta e se esgota a capacidade de compensação, o coração claudica fracassando tanto a função miocárdica diastólica como a sistólica. O fracasso da função diastólica se reflete na alteração dos fluxos no território venoso, detectando-se aumento do porcentual de fluxo reverso durante a contração auricular na veia cava inferior (VCI), desaparecimento do fluxo anterógrado durante a contração auricular no ducto venoso (DV) (Fig. 18-9) e presença de pulsações sincrônicas com a freqüência cardíaca fetal na VU (Fig. 18-10).[138-143] A falha da função cardíaca sistólica leva a diminuição do gasto cardíaco e, finalmente, a fracasso biventricular.[144-147]

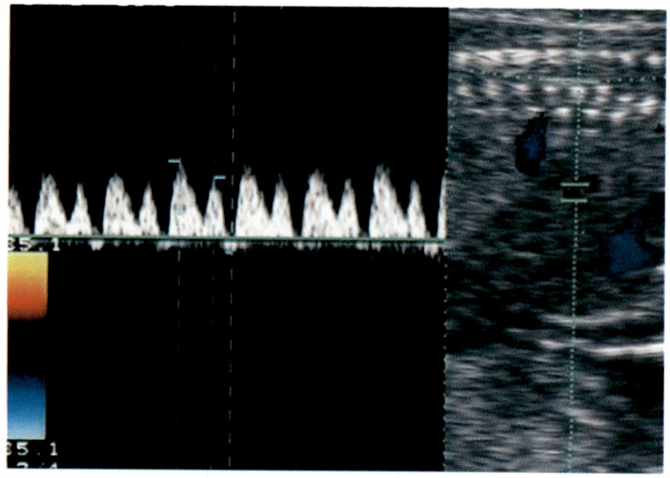

Fig. 18-9. OVF patológica em ducto venoso: observa-se ausência de fluxo durante a contração auricular.

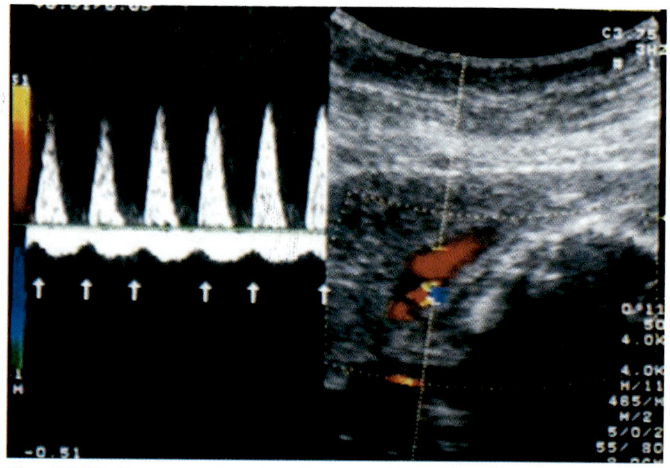

Fig. 18-10. Presença de pulsações na veia umbilical.

Estudos gasométricos por cordocenteses têm demonstrado boa correlação entre a alteração do padrão Doppler no território venoso e a presença de hipoxemia extrema (PO_2 > 4 DE) e acidemia.[83,148]

Nesta fase de descentralização, o TNS pode mostrar padrão silencioso com desacelerações tardias devido à perda do automatismo cardíaco. Ecograficamente, ao realizar o perfil biofísico, encontraremos feto imóvel, hipotônico ou atônico e, habitualmente, com oligoâmnio severo.

Na prática, cada feto pode apresentar reações particulares pela interação de múltiplos fatores maternos e fetoplacentários. Assim, a seqüência cronológica estabelecida que por meio da redistribuição arterial, apareceriam alterações dos fluxos venosos e posteriormente intracardíacos, nem sempre se confirma e, além disso, a progressão das etapas também é variável. Parece claro que, na maior parte dos casos, as alterações hemodinâmicas arteriais precedem as venosas e estas as anomalias da freqüência cardíaca fetal. O intervalo de tempo entre as alterações venosas e a presença de desacelerações no TNS não está claramente estabelecido, se bem parece estar em relação inversa com a idade gestacional, enquanto que a presença de uma patologia materna severa, como por exemplo a pré-eclâmpsia, poderia provocar falha placentária aguda ocasionando brusca deterioração hemodinâmica.[149,150]

Assim, enquanto que a redistribuição arterial é um sinal de adaptação fetal à hipoxemia, as mudanças venosas aparecem quando estão esgotados os mecanismos adaptativos. Portanto, o estudo Doppler da circulação venosa pode ser útil no controle e seguimento do CIR, ajudando-nos a decidir o momento correto para a finalização da gestação. Isso é especialmente importante no feto pré-termo, no qual o prolongamento da gestação comporta melhora importante do resultado perinatal, pois permite tempo necessário para a administração de corticóides, acelerando o processo de maturação pulmonar. Neste sentido, há alguns trabalhos que analisam o resultado perinatal no CIR com alteração hemodinâmica venosa. Ozcan *et al.*, baseando-se no estudo de 19 CIR severos e precoces, encontraram associação estatisticamente significativa entre uma OVF patológica no DV e resultado perinatal adverso. O IP do DV foi o único parâmetro fluxométrico associado a morte perinatal e Apgar baixo aos 5 minutos.[151] De forma similar, Baschat at al., analisando o resultado perinatal em função da alteração hemodinâmica arterial e venosa em 121 fetos afetados por CIR com impedância elevada na AU, encontraram que a mortalidade perinatal era mais alta no grupo de fetos com sístole atrial reversa no DV e/ou VCI > 2DP e as mortes intra-uterinas somente se produziram nos fetos que apresentavam alterações fluxométricas venosas.[152]

Recentemente, Senat *et al.*, avaliando o resultado perinatal de 70 fetos com CIR, encontraram associação estatisticamente significativa entre o IP no DV e a presença de resultado perinatal adverso, quando se ajusta para a idade gestacional.[153] Segundo nossa própria experiência, baseada no estudo de 58 fetos com CIR, a presença de IP no DV > percentil 95º se associava a incremento na incidência de resultado perinatal adverso (Quadro 18-7). Nos fetos com CIR e OVF no DV patológica, o ingresso na unidade de cuidados intensivos neonatal (UCIN) foi significativamente superior que nos fetos com CIR e OVF normal no DV (OR = 4,29), encontrando também incremento significativo na mortalidade perinatal (OR = 9,75) (154). De acordo com estes trabalhos, o estudo dos fluxos venosos, concretamente do DV, parece associar-se com incremento de maus resultados perinatais, podendo ser, portanto, de utilidade no controle clínico do CIR.

Quadro 18-7 Resultado perinatal adverso em fetos com CIR e IP e DV > 95º percentil (n = 20)

Resultado perinatal	*OR (IC)*
Apgar 1 min. = 7*	3,86 (1-15,3)
Apgar 5 min. = 7*	13 (1,27-320)
UCIN	4,29 (0,96-26,14)
Mortalidade perinatal	9,75 (0,84-492)

O risco para cada resultado perinatal adverso em fetos com CIR e IP no DV > 95º percentil está expresso em forma de *odds ratio* (OR) e no 95% intervalo de confiança (IC); UCIN: ingresso na unidade de cuidados intensivos neonatal.
*Se excluem duas mortes fetais intra-útero.

CARDIOTOCOGRAFIA "VERSUS" DOPPLER

O objetivo tanto da cardiotocografia como do Doppler é a avaliação do estado fetal, ao fim de detectar o feto em situação comprometida e ajudar-nos a decidir o momento idôneo para a finalização da gestação, sempre avaliando o equilíbrio prematuridade-comprometimento fetal.

O registro CTG é de interpretação subjetiva, sendo baixa sua reprodutibilidade, com considerável variabilidade inter e intra-observador.[155] Ademais, em até 10-15% dos casos, como sucede diante da presença de hidrâmnios e gestação múltipla, o registro é insatisfatório e, portanto, sua interpretação difícil.[156] Não existe unanimidade com respeito aos parâmetros que melhor se correlacionam com o resultado perinatal. A avaliação do registro da FCF é especialmente complexa nos fetos prematuros, onde a redução no "*short term variation*" (micro-oscilação) um dos parâmetros de mais baixa reprodutibilidade, parece ser melhor preditora da acidemia que as desacelerações.[157] Apesar de a taxa de falsos negativos ser muito baixa, os falsos positivos podem alcançar 50-80%. A introdução dos métodos computadorizados parece melhorar a reprodutibilidade, diminuindo a subjetividade, no entanto não existem estudos que demonstrem que o TNS computadorizado melhore a mortalidade perinatal.

A análise da OVF da AU é objetiva, reprodutível e com mínima variabilidade inter e intra-observador.[158] Metanálise de estudos randomizados demonstrou que sua aplicação clínica em gestações de alto risco diminui a mortalidade perinatal.[100-105] A incorporação do estudo Doppler da circulação arterial e venosa fetal nos permitem conhecer de forma não invasiva a progressão da deterioração hemodinâmica no feto submetido a hipoxia crônica. Não existem estudos randomizados que nos dêem informação do impacto que a avaliação da redistribuição vascular e as modificações fluxométricas venosas possam ter nos resultados perinatais.

Os estudos comparativos realizados em gestações de alto risco são escassos e se limitam unicamente à comparação entre a CTG e a OVF da AU.[159-162] Os resultados destes trabalhos confirmam maior eficácia do Doppler umbilical para reconhecer fetos em situação comprometida em gestações de alto risco, já que tendo especificidade e valor preditivo comparáveis ao CTG, a sensibilidade praticamente se duplica.[159] Assim, Jensen *et al.*, estudando 94 gestantes de risco elevado, obtêm sensibilidade do Doppler umbilical de 71%, com valor preditivo positivo e especificidade de 57% e 77%, respectivamente. Os correspondentes valores obtidos para o registro CTG foram de 39%, 65% e 90%, respectivamente. Além disso, se combinavam ambas as provas biofísicas, a melhora da sensibilidade era muito limitada, sendo de 79% com isso estes autores concluíram que diante de uma OVF normal na AU, parece pouco justificado o uso da CTG.[160] Almstrom *et al.*, levaram a cabo estudo randomizado para comparar ambos os métodos. Randomizaram 426 fetos com CIR em dois grupos, o grupo controlado com Doppler umbilical (n = 214) e o controlado com CTG (n = 212). O grupo controlado com Doppler obteve menor número de explorações, admissões hospitalares antenatais, diminuindo a taxa de induções e de cesáreas urgentes por perda do bem-estar fetal, assim como de ingressos neonatais na UCIN. Não houve diferenças significativas entre ambos grupos com respeito a idade gestacional no momento do parto, peso do recém-nascido, índice de Apgar e taxa global de cesáreas. Estes autores concluem, portanto, que o controle mediante Doppler umbilical é mais rápido, simples e preciso que a CTG.[161] De maneira similar, Haley *et al.* randomizaram 150 gestações com CIR em dois grupos, o controlado com Doppler umbilical e o controlado por CTG. O uso do Doppler umbilical reduziu o número de controles antenatais e os dias de permanência hospitalar antenatal. Não existiram diferenças significativas em ambos os grupos, nem com respeito a taxa de induções nem de cesáreas, sendo comparável a duração da permanência do recém-nascido na UCIN.[162]

Outro aspecto de interesse é conhecer a correlação destas técnicas biofísicas de controle do bem-estar fetal com o estado gasométrico no cordão umbilical. Sabemos que o feto, diante da hipoxia crônica, põe em marcha uma resposta hemodinâmica progressiva.[163] Nas fases iniciais, fase silenciosa e fase de redução do fluxo umbilical, o equilíbrio ácido-base é normal. Foi tentado estabelecer correlação entre as alterações hemodinâmicas arteriais e venosas e o grau de comprometimento gasométrico.[83,84,148] Neste sentido, Hecher *et al.*, em 1995, estudando 23 casos de CIR mediante Doppler e cordocentese, observaram que nos casos de hipoxemia moderada, entre 2-4 DP, embora a maioria dos fetos apresentassem vasodilatação cerebral, os parâmetros do DV se encontravam dentro dos limites da normalidade. Quando a hipoxemia é severa, mais de 4 DP, e se acompanha de acidemia, a velocidade durante a contração atrial no DV diminui, podendo estar invertida, com conseqüente elevação no IP.[83] De modo similar, Rizzo *et al.*, em 1996, realizando estudo hemodinâmico venoso (no DV e na VCI), e gasométrico (por cordocentese) em 89 fetos com CIR, concluíram que o parâmetro que melhor se correlaciona com a acidemia é o índice de pré-carga na VCI.[148] De acordo com estes resultados, se bem que não exista consenso em que vaso precordial e que parâmetro deve ser valorizado, pode-se concluir que no CIR exista deterioração hemodinâmica progressiva à medida que se acentua a hipoxemia e aparece a acidemia, de maneira que, diante de hipoxemia moderada, ocorram alterações na circulação arterial mantendo-se dentro da normalidade os parâmetros da circulação venosa; todavia quando a hipoxemia se faz severa e se acompanha de acidemia, aparecem alterações hemodinâmicas no território venoso. Posteriormente, já na fase terminal, o registro CTG se altera, diminuindo a variabilidade e aparecendo desacelerações e bradicardia até a perda dos batimentos fetais.[109] As alterações da CTG são, portanto, tardias e não refletem o caráter progressivo do processo de sofrimento fetal crônico. A diminuição da variabilidade e do número de acelerações se associa a maior ou menor grau de hipoxemia, e diante da presença de desacelerações a acidose metabólica é segura.[165,166]

Existem escassos trabalhos que tenham analisado a cronologia das diferentes fases de redistribuição vascular e posterior descompensação hemodinâmica.[30,149,153,154,167,168] Rizzo *et al.*, realizando seguimento longitudinal em fetos com CIR, descrevem deterioração progressiva da VCI e do DV, seguido de posterior aparição de alterações no TNS.[140] Hecher *et al.*, baseando-se no estudo longitudinal de cinco fetos com CIR precoce e severo, encontram que, quando presente redistribuição arterial, se produz incremento no IP do DV com perda de fluxo anterógrado durante a contração auricular. Estas alterações venosas precedem a diminuição da variabilidade em curto prazo na TNS. Estes autores realizaram estudo computadorizado da variabilidade da freqüência cardíaca fetal, para tentar evitar a subjetividade na interpretação do TNS.[149] Senat *et al.*, avaliaram as alterações hemodinâmicas no seio cerebral transverso em 70 fetos com CIR e compararam estas alterações com as que se produziram no DV e no registro CTG. Encontraram correlação positiva entre o IP no seio cerebral transverso e no DV, enquanto que ambos os parâmetros se correlacionaram de maneira negativa com a variabilidade em curto prazo no TNS. A elevação do IP no seio cerebral transverso e no DV é progressiva e precede as alterações no TNS.[153] Areias *et al.*, realizaram seguimento longitudinal em seis fetos prematuros com CIR e ausência de fluxo telediastólico ou reverso na AU, estudando diariamente os fluxos venosos e intracardíacos até finalização da gestação ou morte intra-uterina. Estes autores encontraram que as alterações venosas se correlacionaram com deterioração progressiva da função diastólica do ventrículo direito, devido a aumento das resistências periféricas e diminuição da *compliance* ventricular secundária a hipoxia miocárdica.[167] Também realizando seguimento longitudinal de 53 fetos com CIR, Gramenelli *et al.*, encontraram que a redistribuição vascular arterial precede as alterações venosas e, estas, as anomalias do TNS. Ainda mais, à medida que os vasos venosos precordiais afetados eram mais distais ao coração, o resultado perinatal era pior, sendo o RR para mortalidade perinatal de 5,0 quando a VCI era patológica, de 8,2 quando o DV estava alterado e alcançando 18,0 diante da presença de pulsações na veia umbilical.[168] Segundo nossa própria experiência,[154] realizando seguimento longitudinal mediante Doppler arterial e venoso, assim como CTG, em 36 fetos com CIR (Quadro 18-8), o padrão hemodinâmico mostrou deterioração progressiva, com comprometimento arterial (AU e ACM), seguida de alterações nos fluxos venosos e, já em etapas mais avançadas, anomalias nos testes biofísicos clássicos utilizados habitualmente na clínica (CTG e perfil biofísico). Não encontramos nenhum caso de sofrimento fetal agudo, ingresso na UCIN, nem morte perinatal, naqueles fetos com CIR, hemodinâmica arterial e venosa normal e testes biofísicos clássicos normais (grupo 1). A idade gestacional no momento da suspeita ecográfica de CIR, o intervalo de tempo até a finalização da gestação, a idade gestacional do parto, o peso médio dos recém-nascidos em fetos com CIR e fluxos arteriais patológicos, fluxos venosos normais e testes biofísicos clássicos normais (grupo 2), foram comparáveis aos registrados em fetos com CIR e fluxos venosos patológicos, porém sem comprometimento dos testes biofísicos clássicos (grupo 3). Em ambos os grupos, o CIR foi de início relativamente tardio (32,9 sem. e 32,5 semanas nos grupos 2 e 3, respectivamente),

Quadro 18-8 Resultado perinatal em função do grau de comprometimento hemodinâmica e dos testes biofísicos de bem-estar fetal habituais na clínica (CTG e perfil biofísico) (n = 36)

	Grupo 1 (n = 3)	*Grupo 2 (n = 10)*	*Grupo 3 (n = 8)*	*Grupo 4 (n = 13)*	*Grupo 5 (n = 2)*
Pré-eclâmpsia					
n	0	3	1	7	1
IGd (s) x	35,6	32,9	32,5	28,5	29,5
intervalo	35-36	27-36	28-35	23-34	29-30
intervalo* (s) x	3,34	4,4	4,6	1,61	2,5
intervalo	3-4	1-10	2-9	0-6	2-3
EGp (s) x	39	37,3	37,1	30,1	32
intervalo	38-40	35-40	35-39	24-39	31-33
Peso RN (g) x	2470	2159	2220	1015	1290
intervalo	2410-2500	1425-2450	1940-2500	359-2390	1100-1480
Cesárea					
n	0	3	2	10	2
Teste de Apgar 1-min = 7**					
n	0	1	1	9	1
Teste de Apgar 5-min = 7**					
n	0	0	0	3	0
pH AU < 7,20**					
n	0	0	1	5	0
UCIN**					
n	0	5	2	10	2
Morte fetal					
n	0	0	0	2	0
Morte neonatal					
n	0	0	0	2	0

Os fetos com CIR estão classificados em 5 grupos em função do grau de comprometimento hemodinâmico e dos testes biofísicos de bem-estar fetal habituais na clínica (CTG e perfil biofísico): grupo 1 (hemodinâmica arterial e venosa normal, testes biofísicos clássicos normais); grupo 2 (redistribuição arterial com fluxometria venosa e testes biofísicos clássicos normais); grupo 3 (alteração hemodinâmica arterial e venosa com testes biofísicos clássicos normais); grupo 4 (alterações hemodinâmica arterial e venosa assim como anomalia dos testes biofísicos clássicos) e grupo 5 (hemodinâmica arterial e venosa normal porém com alteração dos testes biofísicos clássicos).
Egd = idade gestacional no momento do diagnóstico de CIR; IGp = idade gestacional no momento do parto; s = semanas de gestação; pH UA = pH na artéria umbilical; UCIN = ingresso na unidade de cuidados intensivos neonatal. Os resultados estão expressos em forma de média (x) e intervalo ou como número de casos (n).
*Intervalo de tempo entre o diagnóstico e a finalização da gestação.
**Se excluem duas mortes fetais intra-útero.

com um longo intervalo de tempo até a finalização da gestação (4,4 semanas e 4,6 semanas nos grupos 2 e 3, respectivamente) e idade gestacional avançada no momento do parto (37,3 semanas nos grupos 2 e 37,1 semanas no 3). Os resultados perinatais foram também similares nestes dois grupos, com relativa baixa incidência de sofrimento fetal agudo (1/18 fetos com CIR valorizando conjuntamente) e sem registro de mortalidade perinatal. Nos fetos com CIR, comprometimento venoso e testes de bem-estar fetal habituais patológicos (grupo 4), a idade gestacional no momento da suspeita ecográfica de CIR foi significativamente mais baixa que nos grupos 2 e 3 (28,5 semanas), com curto intervalo de tempo até o momento de finalização da gestação (1,61 semanas). Os fetos com CIR do grupo 4, portanto, foram de início mais precoce e de caráter mais severo, com deterioração hemodinâmica mais rápida, condicionada, muito provavelmente, pela patologia materna subjacente. Em sete gestações (7/13), a gestante apresentava quadro de pré-eclâmpsia, de maneira que, e de acordo com o trabalho de Hecher,[149] esta patologia de base seria a causa da rápida deterioração hemodinâmica fetal. A incidência de cesáreas nestas 13 gestações do grupo 4 foi muito elevada, sendo esta a via de parto em 10/13 casos, e em quatro deles de caráter urgente. Os resultados perinatais foram, assim mesmo, muito desfavoráveis neste quarto grupo, com 30,7% (4/13) de mortalidade perinatal, 81,1% (9/11) de Apgar ao minuto < 7, 45,5% (5/11) de pH ≤ 7,20 e 90% (10/11) de ingresso na UTIN. Em somente dois casos encontramos alteração dos testes de bem-estar clássicos sem modificações no território venoso (grupo 5). A idade gestacional no momento da suspeita ecográfica de CIR foi de 29 e 30 semanas, respectivamente, finalizando-se a gestação nas 31 semanas no primeiro caso e nas 33 semanas no segundo. O estudo gasométrico de ambos os recém-nascidos foi normal, nenhuma morte perinatal.[154] Estes resultados nos deixam a dúvida da confiabilidade da monitoração da freqüência cardíaca fetal mediante CTG, com alta incidência de falsos positivos, importante subjetividade na interpretação do registro e dificuldade adicionada em idades gestacionais iniciais, nas que, como já foi dito, a redução da micro-oscilação, às vezes de difícil valorização, tem mais importância que a presença de desacelerações.

De acordo com o exposto, poderíamos concluir que a incorporação do estudo Doppler da circulação venosa no controle do feto com CIR poderia ser de grande utilidade para valorizar em que momento deve finalizar-se a gestação. A interpretação do registro CTG está sujeita a grande subjetividade, com ampla variabilidade interobservador e intra-observador e com uma taxa de falsos positivos importante. Os estudos fluxométricos mediante *Doppler* oferecem maior objetividade, melhor valor preditivo com respeito aos resultados perinatais e base mais racional, dando-nos informação de como o feto está se adaptando à situação de hipoxia. Provavelmente, no feto maduro, a informação obtida na exploração do território vascular arterial mediante *Doppler* possa ser suficiente, mas no CIR pré-termo, a informação adicional do território vascular venoso pode ajudar-nos a decidir o momento ótimo da finalização da gestação.[150] No entanto, não deixa claro que vaso venoso é maior valor clínico, nem que parâmetro é mais confiável, tampouco qual o intervalo idôneo entre as explorações fluxométricas. Em vista de nossos resultados,[169] propomos o DV como vaso do território venoso fetal que mais fielmente reflete o estado das modificações hemodinâmicas venosas que põe em marcha o feto quando presente a hipoxia, com boa correlação com resultados perinatais e, portanto, com importante valor clínico. O intervalo entre as explorações é difícil estabelecer, devendo individualizar-se cada caso diante da presença de patologia materna severa subjacente, as explorações fluxométricas devem ser mais freqüentes, pelo risco de deterioração hemodinâmica fetal brusca.

PERSPECTIVAS FUTURAS

Desde que em 1977 Fitzgerald e Drumm obtiveram sinais da circulação umbilical mediante Doppler e apontaram sua possível utilidade no estudo do CIR e pré-eclâmpsia, o Doppler foi se incorporando à investigação da hemodinâmica fetal com a finalidade de conhecer o estado fetal e detectar o concepto em situação comprometida, de maneira que a finalização da gestação possa ser acompanhar de bons resultados perinatais. A análise indireta não invasiva da circulação do feto humano, mediante Doppler colorido e pulsado, permite conhecer respostas hemodinâmicas que somente haviam sido possíveis estabelecer mediante estudos invasivos no campo da ex- perimentação animal.

O que para nós interessa conhecer é o fluxo sanguíneo nos distintos territórios, no entanto, a quantificação do volume de fluxo é complicada de estabelecer, já que depende da velocidade média e da área da secção do vaso estudado, ambas variáveis de imprecisa quantificação. A velocidade média depende do ângulo de insonação e o cálculo da área da secção do vaso depende do quadrado do raio ($a = \pi r^2$, onde "a" é a área da secção do vaso e "r" é o raio), de modo que o mínimo erro na medição do diâmetro do vaso se magnifica ao calcular a área. Por todos estes problemas metodológicos, têm se preferido conhecer de maneira indireta as diferenças hemodinâmicas, analisando a OVF obtida mediante Doppler nos diferentes vasos da circulação fetal. O cálculo de índices ângulo-independentes permite rápida, simples e reprodutível maneira de inferir as modificações circulatórias que acontecem na vida intra-uterina. A primeira medição do fluxo sanguíneo no feto humano mediante Doppler foi realizada por Gill *et al.*, em 1979, os quais calcularam o volume de fluxo na VU.[170] Posteriormente se constatou diminuição do volume de fluxo na VU em fetos com CIR.[171,172] Desde então, devido aos problemas metodológicos antes descritos, praticamente todos os estudos da hemodinâmica fetal investigaram as modificações vasculares de maneira indireta a partir da análise da OVF. No entanto, e graças aos equipamentos ecográficos cada vez de maior resolução, nos últimos anos vêm aparecendo estudos que se têm quantificado o volume de fluxo em território venoso.[173-179] Já que a principal fonte de erros é o diâmetro do vaso, a precisão desta variável pode melho- rar substancialmente, aumentando o número de medições que se incluem na média.[173] Tchirikov *et al.*, mediante estudo Doppler em animais de experimentação, encontrou aumento da porcentagem de fluxo umbilical que passa ao DV em situações de hipoxia. Esta porcentagem aumentou de 36 ml/min ± 5% (média ± DP) em fetos normais a 53 ml/min ± 6% ($p < 0,001$) em situação de hipoxia.[174] Resultados similares foram descritos em fetos humanos com CIR, nos quais a porcentagem de fluxo umbilical dirigido em direção ao DV era de 62% ± 8% comparado com 43% ± 9 no grupo-controle.[175] Recentemente, o grupo de Ferrazi[176] realizou estudos de reprodutibilidade da quantificação do volume de fluxo na VU, calculando os coeficientes de variabilidade intra e interobservador na medição do diâmetro da VU, a velocidade média e o volume de fluxo. Estes coeficientes estão dentro de limites aceitáveis, sendo de 3% para a medição do diâmetro da VU, resultados comparáveis aos obtidos por Lees *et al.*[177] Ainda mais, o tempo requerido para fazer estas medições em ambos os estudos foi realmente curto, oscilando entre 3 e 6 minutos. Seguindo nesta linha, o grupo de Ferrazi publicou trabalho baseado em 37 fetos com CIR, encontrando redução significativa do volume de fluxo por quilograma de peso fetal na VU nos fetos com CIR severo *($p < 0,001$)* quando comparados com fetos normais. Independentemente da severidade do CIR, o volume de fluxo por unidade de circunferência cefálica estava reduzido com respeito ao grupo-controle. A redução do volume de fluxo vinha determinada principalmente por redução da velocidade média, mantendo-se dentro da normalidade a relação diâmetro do vaso/circunferência cefálica.[178] Estes recentes estudos abrem toda uma linha de investigação, que muito possivelmente, em futuro próximo, irá permitir conhecer de maneira direta e não invasiva as mudanças hemodinâmicas no feto humano. No entanto, para que isto seja realidade, é preciso padronizar perfeitamente estas medições.[179]

CONDUTA OBSTÉTRICA DE ACORDO COM OS RESULTADOS ULTRA-SONOGRÁFICOS

A melhor medida terapêutica é a finalização da gestação no momento mais adequado. A correta atuação obstétrica virá determinada pela contraposição dos riscos a que submetemos o feto, deixando-o em ambiente intra-uterino hostil, aos riscos inerentes da prematuridade que o exporemos se finalizarmos eletivamente a gestação. Não existe protocolo rígido neste sentido, pois dependerá de múltiplos fatores como a idade gestacional, a severidade do CIR, o grau de comprometimento hemodinâmico fetal, o resultado das provas de bem-estar fetal, a disponibilidade de uni- dade de cuidados intensivos neonatais e a vontade dos pais.

Os critérios mais aceitos são:

- *CIR sem redistribuição hemodinâmica:* excluídas as causas infecciosas e cromossômicas, os resultados perinatais são bons. Requer controle Doppler (AU e ACM), ecográfico e NST a cada 1-2 semanas.
- *CIR com redistribuição hemodinâmica entre 32 e 34 semanas:* presença de padrão NST desacelerativo, variabilidade diminuída (< 5 batimentos/min), presença de fluxo diastólico ausente ou reverso na AU e alteração dos fluxos venosos são critérios de finalização da gestação.

  No caso de se adotar conduta expectante recomenda-se derivação a um centro com cuidados intensivos neonatais e monitoração do bem-estar fetal semanalmente.
- *CIR com redistribuição hemodinâmica entre 28 e 32 semanas:* presença de padrão NST desacelerativo ou silencioso, presença de fluxo diastólico reverso na AU e alteração severa dos fluxos venosos são critérios de finalização da gestação.

  Em caso de se adotar conduta expectante recomenda-se derivação a um centro com cuidados intensivos neonatais e monitoração do bem-estar fetal cada 3-4 dias.
- *CIR com redistribuição hemodinâmica abaixo de 28 semanas:* neste subgrupo cada caso deve ser avaliado de maneira multidisciplinar por obstetra com conhecimentos em Doppler e neonatólogo, tendo em conta a opinião dos pais.

Somente a presença de fluxos venosos muito alterados ou a presença de um padrão NST desacelerativo parecem critérios justificáveis para finalizar a gestação.

Nos casos em que o grau de comprometimento fetal é muito severo entra, em consideração consensual com os pais, conduta expectante.

REFERÊNCIAS BIBLIOGRÁFICAS

1. Carrera JM. Crecimiento intra-uterino retardado: concepto y frecuencia. In: Carrera JM *et al.* (eds). *Crecimiento fetal normal y patológico*. Barcelona: Editorial Masson, 1997. p. 219-222.
2. Karsdorp VH, Dirks BK, van der Linden JC, van Vugt JM, Baak JP, van Gejin HP. Placenta morphology and absent or reversed end diastolic flow velocities in the umbilical artery: a clinical and morphometrical study. *Placenta* 1996;17:393-399.
3. Salafia CM, Pezzullo JC, Minior VK, Divon MY. Placental pathology of absent and reversed end-diastolic flow in growth restricted fetuses. *Obstet Gynecol* 1997;90:830-836.
4. Galan HL, Hussey MJ, Chung M, Chyu JK, Hobbins JC, Battaglia FC. Doppler velocimetry of growth-restricted fetuses in an ovine model of placental insufficiency. *Am J Obstet Gynecol* 1998;178 (3);451-456.
5. Kingdom JC, Kaufmann P. Oxigen and placental villous development: origins of fetal hipoxia. *Placenta* 1997;18:613-621.
6. Papageorghiou AT, Yu CKH, Bindra R, Pandis G, Nicolaides KH. Multicenter screening for pre-eclampsia and fetal growth restriction by transvaginal uterine artery Doppler at 23 weeks of gestation. *Ultrasound Obstet Gynecol* 2001;18:441-449.
7. Carrera JM, Maeda K, Comas C, Torrents M. Diagnosis of intrauterine growth restriction. In: Carrera JM, Mandruzzato GP, Maeda K (eds). *Ultrasound and fetal growth progress in obstetric and gynecological sonography series*. Series editor: Asim Kurjak. New York: The Parthenon Publishing Group, 1999. p. 35-69.
8. Nicolaides KH, Rizzo G, Hecher K. Screening for placental insufficiency by uterine artery Doppler. In: Nicolaides KH, Rizzo G, Hecher K (eds). Placental and fetal Doppler. Carnforth: The Parthenon Publishing Group Ltda, 2000. p. 89-101.
9. Arduini D, Rizzo G, Romanini C, Mancuso S. Uteroplacental blood flow velocity waveforms as predictors of pregnancy-induced hypertension. *Eur J Obstet Gynaecol Reprod Biol* 1987;26:335-341.
10. Jacobson SL, Imhof R, Manning N, Mannion V, Little D, Rey E, Redman C. The value of Doppler assessment of uteroplacental circulation in predicting preeclampsia or intauterine growth retardation. *Am J Obstet Gynecol* 1990;162:110-114.
11. Zimmermann P, Eirio V, Koskinen J, Kujansuu E, Ranta T. Doppler assessment of the uterine and uteroplacental circulation in the second trimester in pregnancies at high risk for pre-eclampsia and/or intrauterine growth retardation: comparison and correlation between different Doppler parameters. *Ultrasound Obstet Gynecol* 1997;9:330-338.
12. Chien PFW, Arnott N, Gordon A, Owen P, Khan KS. How useful is uterine artery Doppler flow velocimetry in the prediction of pre-eclampsia, intrauterine growth retardation and perinatal death? An overview. *Br J Obstet Gynaecol* 2000;107 (2):196-208.
13. Campbell S, Pearce JM, Hackett G, Cohen-Overbeek T, Hernández C. Qualitative assessment of uteroplacental blood flow: early screening for high-risk pregnancies. *Obstet Gynecol* 1986;68:649-653.
14. Hanretty KP, Primrose MH, Neilson JP, Whittle MJ. Pregnancy screening by Doppler utero-placental and umbilical artery waveforms. *Br J Obstet Gynaecol* 1989;96:1163-1167.
15. Bewley S, Cooper D, Campbell S. Doppler investigation of uteroplacental blood flow resistance in the second trimester: a screening study for pre-eclampsia and intrauterine growth retardation. *Br J Obstet Gynaecol* 1991;98:871-879.
16. Bower S, Schuchter K, Campbell S. Doppler ultrasound screening as part of routine antenatal scanning: prediction of pre-eclampsia and intrauterine growth retardation. *Br J Obstet Gynaecol* 1993;100:989-994.
17. Valensise H, Bezzeccheri V, Rizzo G, Tranquilli AL, Garzetti GG, Romanini C. Doppler velocimetry of the uterine artery as a screening test for gestational hypertension. *Ultrasound Obstet Gynecol* 1993;3:18-22.
18. North RA, Ferrier C, Long D, Townend K, Kincain-Smith P. Uterine artery Doppler flow velocity waveforms in the second trimester for the prediction of preeclampsia and fetal growth retardation. *Obstet Gynecol* 1994;83:378-386.
19. Chan FY, Pun TC, Lam C, Khoo J, Lee CP, Lam YH. Pregnancy screening by uterine artery Doppler velocimetry – which criterion performs best? *Obstet Gynecol* 1995;85:596-602.

20. Irion O, Masse J, Forest JC, Moutquin JM. Prediction of preeclampsia, low birthweight for gestation and prematurity by uterine blood flow velocity waveforms analysis in low risk nulliparous women. *Br J Obstet Gynaecol* 1998;105:422-429.
21. Kurdi W, Campbell S, Aquilina J, England P, Harrington K. The role of color Doppler imaging of the uterine arteries at 20 weeks'gestation in stratifying antenatal care. *Ultrasound Obstet Gynecol* 1998;12:339-345.
22. Steel SA, Pearce JM, McParland P, Chamberlain GV. Early Doppler ultrasound screening in prediction of hypertensive disorders of pregnancy. *Lancet* 1990;335:1548-1551.
23. Bower S, Bewley S, Campbell S. Improved prediction of pre-eclampsia by two-stage screening of uterine arteries using early diastolic notch and color Doppler imaging. *Obstet Gynecol* 1993;82:78-83.
24. Harrington K, Cooper D, Lees C, Hecher K, Campbell S. Doppler ultrasound of the uterine arteries: the importance of bilateral notching in the prediction of pre-eclampsia, placental abruption or delivery of a small-for-gestational-age baby. *Ultrasound Obstet Gynecol* 1996;7:182-188.
25. Frusca T, Soregaroli M, Valcamonico A, Guandalini F, Danti L. Doppler velocimetry of the uterine arteries in nulliparous women. *Early Hum Dev* 1997;48:177-185.
26. Albaiges G, Missfelder-Lobos H, Lees C, Parra M, Nicolaides KH. One-stage screening for pregnancy complications by color Doppler assessment of the uterine arteries at 23 weeks´gestation. *Obstet Gynecol* 2000;96:559-564.
27. Lees C, Parra M, Missfelder-Lobos H, Morgans A, Fletcher O, Nicolaides KH. Individualized risk assessment for adverse pregnancy outcome by uterine artery Doppler at 23 weeks. *Obstet Gynecol* 2001;98:369-373.
28. Van den Elzen HJ, Cohen-Overbeek TE, Grobbee DE, Quartero RW, Wladimiroff JW. Early uterine artery Doppler velocimetry in women aged 35 years and older. *Ultrasound Obstet Gynecol* 1995;5:328-333.
29. Harrington K, Carpenter RG, Goldfrad C, Campbell S. Transvaginal Doppler ultrasound of the uteroplacental circulation in the early prediction of pre-eclampsia and intrauterine growth retardation. *Br J Obstet Gynaecol* 1997;104:674-681.
30. Martin AM, Bindra R, Curcio P, Cicero S, Nicolaides KH. Screening for pre-eclampsia and fetal growth restriction by uterine Doppler at 11-14 weeks of gestation. *Ultrasound Obstet Gynecol* 2001;18:583-586.
31. Bromley B, Frigoletto FD, Harlow BL, Pauker S, Benacerraf BR. The role of Doppler velocimetry in the structurally normal second-trimester fetus with elevated levels of maternal serum α-fetoprotein. *Ultrasound Obstet Gynecol* 1994;4:377-380.
32. Ashour AM, Lieberman ES, Haug LE, Repke JT. The value of elevated second-trimester beta-human chorionic gonadotropin in predicting development of preeclampsia. *Am J Obstet Gynecol* 1977;176:438-442.
33. Pouta AM, Vuolteenaho OJ, Laatikainen TJ. An increase of the plasma N-terminal peptide of proatrial natriuretic peptide in preeclampsia. *Obstet Gynecol* 1997;89:747-753.
34. Aquilina J, Thompson O, Thilaganathan B, Harrington K. Improved early prediction of pre-eclampsia by combining second- trimester maternal serum inhibin-A and uterine artery Doppler. *Ultrasound Obstet Gynecol* 2001;17:477-484.
35. Lees CC, Brown AS, Harrington KF, Beacon HJ, Martin JF, Campbell S. A cross-sectional study of platelet volume in healthy normotensive women with bilateral uterine artery notches. *Ultrasound Obstet Gynecol* 1997;10:277-281.
36. Pinheiro-Filho LS; Mauad-Filho F; Ferreira AC. Contribución de la Ecografía Tridimensional al Estudio del Primer Trimestre. *Revista Española de Ginecología y Obstetricia* 2002;10:1-11.
37. Campbell S. Ultrasonic fetal cephalometry during the second trimester of pregnancy. *Br J Obstet Gynaecol* 1970;77:1057-1062.
38. Varma TR. Prediction of delivery date by ultrasound cephalometry. *Br J Obstet Gynaecol* 1973;80:316.
39. Campbell S, Dewhurst CJ. Diagnosis of the small-for-dates fetus by serial ultrasound cephalometry. *Lancet* 1971;2;1002-1006.
40. Mauad-Filho F, Spara P, Pinheiro-Filho LS, Costa AG, Beitune P, Santana-Netto PV, Vieira LO, Ferreira AC. Curvas de normalidade do diâmetro biparietal, comprimento do fêmur, espessura placentária e índice de liquido amniótico de gestações normais. *RBGO* 2004:2(5):39-46.
41. Seeds JW. Impaired fetal growth: ultrasonic evaluation and clinical management. *Obstet Gynecol* 1984;63:577-582.
42. Rosendahl H, Kivinen S. Routine ultrasound screening for early detection of small for gestational age fetuses. *Obstet Gynecol* 1988;71:518-521.
43. Arias F. The diagnosis and management of intrauterine growth assessment of small-for-dates infants: report of 260 cases. *Obstet Gynecol* 1980;56:281-284.
44. Kurjak A, Kirkinen P, Latin U. Biometric and dynamic ultrasound assessment of small-for-dates infants: report of 260 cases. *Obstet Gynecol* 1980;56:281-284.
45. Sabbagha R, Hughey M, Depp R. Growth adjusted sonographic age. A simplified method. *Obstet Gynecol* 1978;51:383-386.
46. Macler J. Rosenthal C, Burgun P, Renaud R. The interest of the echographic measurement of the transversal abdominal diameter in the poor intrauterine fetal growth. En: Salvadori B, Bacchi-Modena A. (eds.). *Poor intrauterine fetal growth.* Parma: Minerva Médica, 1977. p. 283-285.
47. Zoltan I. En; Salvadori B, Bacchi-Modena A (eds.). *Poor intrauterine fetal growth*. Parma: Minerva Medica, 1977. p. 277.
48. Mauad-Filho F. *Manual e coletânea de tabelas em ultra-sonografia*. São Paulo: Editora Scala, 1997.
49. Warsof SL, Cooper DJ, Little D, Campbell S. Routine ultrasound screening for antenatal detection of intrauterine growth retardation. *Obstet Gynecol* 1986;67:33-39.
50. Campbell S, Thoms A. Ultrasound measurement of the fetal head to abdominal circumference ratio in the assesment of growth retardation. *Br J Obstet Gynaecol* 1977;84:165-174.
51. O'Brien G, Queenan JJ. Growth of the ultrasound fetal femur length during normal pregnancy. *Am J Obstet Gynecol* 1981;141:833-837.
52. Hadlock FP, Deter RL, Harrist RB, Roecker E, Park SK. A date-independent predictor of intrauterine growth retardation: femur length/abdominal circumference ratio. *Am J Roentgenol* 1983;141:979-984.
53. Benson CB, Doubilet PM, Saltzman DH, Jones TB. FL/AC ratio: poor predictor of intrauterine growth retardation. *Invest Radiol* 1985;20:727-730.
54. Campbell S, Wladimiroff JW, Dewhurst CJ. The antenatal measurement of fetal urine production. *Br J Obstet Gynaecol* 1973;80:680-686.
55. Wladimiroff JW, Campbell S. Fetal urine production rates in normal and complicated pregnancy. *Lancet* 1974;1:151-154.
56. Fisher C. Garret W. Placental aging monitored by scale echography. *Am J Obstet Gynecol* 1976;124:483-484.

57. Haney AF, Trought WS. The sonolucent placenta in high risk obstetrcs. *Obstet Gunecol* 1979;55:38-41.
58. Catizone FA. Modelli ecografici di maturazione placentare. In: Borruto F (ed). *Ultrasonografia ostetrica*. Verona: Librería Cortina, 1981.
59. Grannum PAT, Berkowitz RL, Hobbins JC. The ultrasonic changes in the maturing placenta and their relation to fetal pulmonic maturity. *Am J Obstet Gynecol* 1979;133:915-922.
60. Arduini D, Rizzo G, Romanini C. Fetal cardiac function in growth retardation. In: Arduini D *et al.* (eds). *Fetal cardiac function*. 1st ed. Manchester: Parthenon Publishing group, 1995. p. 91-102.
61. Maini CL, Rosati P, Galli G, Bellati U, Bonetti MG, Moneta E. Non-invasive radioisotopic evaluation of placental blood flow. *Gynecol Obstet Invest* 1985;19:196-206.
62. Pijnenborg R, Bland JM, Robertson WB, Brosens I. Uteroplacental arterial changes related to interstitial trophoblast migration in early pregnancy. *Placenta* 1983;4:397-414.
63. Pijnenborg R, Anthony J, Davey DA. Placental bed spiral arteries in the hypertensive disorders of pregnancy. *Br J Obstet Gynecol* 1991;98:648-655.
64. Harrington K, Hecher K, Campbell S. The fetal haemodynamic response to hipoxia. In: Harrington K, Campbell S (eds). *A colour atlas of doppler ultrasonography in obstetrics*. 1st Ed. London: Edward Arnold, 1995:82-93.
65. Giles WB, Trudinger BJ, Baird P. Fetal umbilical artery flow velocity waveforms and placental resistence: Pathological correlation. *Br J Obstet Gynaecol* 1985;92:31-38.
66. Fox RY, Pavlova Z, Bernischke K, Paul RH, Platt LD. The correlation of arterial lesions with umbilical artery Doppler velocimetry in the placenta of small for dates pregnancies. *Obstet Gynecol* 1990;75:578-583.
67. Karsdorp VH, Dirks BK, Van der Linden JC, Van Vugt JM, Baak JP, van Gejin HP. Placenta morphology and absent or reversed end diastolic flow velocities in the umbilical artery: a clinical and morphometrical study. *Placenta* 1996;17:393-399.
68. Salafia CM, Pezzullo JC, Minior VK, Divon MY. Placental pathology of absent and reversed end-diastolic flow in growth restricted fetuses. *Obstet Gynecol* 1997;90:830-836.
69. Trudinger BJ, Stevens D, Connelly A. Umbilical artery flow velocity waveforms and placental resistance: The effects of embolization of the umbilical circulation. *Am J Obstet Gynecol* 1987;157:1443-1449.
70. Morrow RJ, Adamsom SL, Bull SB, Ritchie JWK. Effect of placental embolization of the umbilical arterial velocity waveform in fetal sheep. *Am J Obstet Gynecol* 1989;161:1056-1060.
71. Galan HL, Hussey MJ, Chung M, Chyu JK, Hobbins JC, Battaglia FC. Doppler velocimetry of growth-restricted fetuses in an ovine model of placental insufficiency. *Am J Obstet Gynecol* 1998;178 (3);451-456.
72. Thompson RS, Trudinger BJ. Doppler waveform pulsatility index and resistance, pressure and flow in the umbilical placental circulation: An investigation using a mathematical model. *Ultrasound Med Biol* 1990;16:449-458.
73. Trudinger BJ, Cook CM, Giles WB. Fetal umbilical artery velocity waveforms and subsequent neonatal outcome. *Br J Obstet Gynaecol* 1991;98:378-384.
74. Macara L, Kingdom JC, Kaufmann P, Kohnen G, Hair J, More IA, Lyall F, Greer IA. Structural analysis of placental terminal villi from growth-restricted pregnancies with abnormal umbilical artery Doppler waveforms. *Placenta* 1996;17:37-48.
75. Kingdom JC, Kaufmann P. Oxigen and placental villous development: origins of fetal hipoxia. *Placenta* 1997;18:613-621.
76. Burke G, Stuart B, Crowley P, Scanuill SN, Drumin J. Is intrauterine growth retardation with normal umbilical artery blood flow a benign condition? *Br Med J* 1990;300:1044-1045.
77. Nienhuis SJ, Vles JS, Gerver WJ, Hoogland HJ. Doppler ultrasonography in suspected intrauterine growth retardation: a randomized clinical trial. *Ultrasound Obstet Gynecol* 1997;9:6-13.
78. Arduini D, Rizzo G, Romanini C. Changes of pulsatility Index from fetal vessels preceding the onset of late decelerations in growth-retarded fetuses. *Obstet Gynecol* 1992;79:605-610.
79. Nicolaides KH, Bilardo CM, Soothill PW, Campbell S. Absence of end diastolic frequencies in umbilical artery: A sign of fetal hipoxia and acidosis. *Br Med J* 1988;297:1026-1027.
80. Bilardo CM, Nicolaides KH, Campbell S. Doppler measurements of fetal and uteroplacental circulations: relationship with umbilical venous blood gases measured at cordocentesis. *Am J Obstet Gynecol* 1990;13;289-300.
81. Nicolini U, Nicolaidis P, Fisk NM, Vaughan JI. Limited role of fetal blood sampling in prediction of outcome in intrauterine growth retardation. *Lancet* 1990;336:768-772.
82. Okamura K, Watanabe T, Ando J, Yajima A. Blood gas profiles of fetuses with abnormal Doppler flow in the umbilical artery. *Am J Perinatol* 1996;13:297-300.
83. Hecher K, Snijders R, Campbell S, Nicolaides K. Fetal venous, intracardiac, and arterial blood flow measurements in intrauterine growth retardation: relationship with fetal blood gases. *Am J Obstet Gynecol* 1995;173:10-15.
84. Rizzo G, Capponi A, Arduini D, Romanini C. The value of fetal arterial, cardiac and venous flows in predicting pH and blood gases measured in umbilical blood at cordocentesis in growth retarded fetuses. *Br J Obstet Gynecol* 1995;102:963-969.
85. Gudmunsson S, Marsal K. Umbilical and uteroplacental blood flow velocity waveforms in pregnancies with fetal growth retardation. *Eur Obstet Gynecol Reprod Biol* 1998;27:187-196.
86. Karsdorp VHM, Van Vugt JMG, Van Gejin HP, Kostense PJ, Arduini D, Montenegro N, Trodos T. Clinical significance of absent or reverse end-diastolic velocity waveform in the umbilical artery. *Lancet* 1994;344:1664-1668.
87. Valcamonico A, Danti L, Frusca T, Soregaroli M, Zucca S, Abrami F, Tiberti A. Absent end-diastolic velocity in umbilical artery: risk of neonatal morbidity and brain damage. *Am J Obstet Gynecol* 1994;170:796-801.
88. Marsal K, Gudmunsson S. Doppler velocimetry in monitoring fetal health during late pregnancy. In: Kurjak A, Chervenak FA (eds). *The fetus as a patient*. Carnforth: Parthenon Publishing, 1994. p. 455-475.
89. Bekedam DJ, Visser GHA, van der Zee AGJ, Snijders RJM, Poelmann-Weesjes G. Abnormal velocity waveforms of the umbilical artery in growth retarded fetuses: relatioship to antpartum late heart rate decelerations and outcome. *Early Hum Dev* 1990;24:78-89.
90. Trudinger BJ, Cook CM, Giles WB, Connelly A, Thompson RS. Umbilical artery flow velocity waveforms in high-risk pregnancy: Randomized controlled trial. *Lancet* 1987;1:188-190.
91. Davies JA, Gallivan S, Spencer JAD. Randomised controlled Doppler ultrasound screening of placental perfusion during pregnancy. *Lancet* 1992;340:1299-1303.

92. Mason GC, Lilford RJ, Porter J *et al.* Randomised comparison of routine versus highly selective use of Doppler ultrasound in low risk pregnancy. *Br J Obstet Gynaecol* 1993;100:130-133.
93. Whitle MJ, Hanretty KP, Primrose MH, Neilson JP. Screening for the compromised fetus: a randomised trial of umbilical artery velocimetry in unselected pregnancies. *Am J Obstet Gynecol* 1994;170:555-559.
94. Johnstone FD, Prescott R, Hoskins PR at al. The effect of introduction of umbilical Doppler recordings in obstetrics practice. *Br J Obstet Gynaecol* 1993;100;733-741.
95. Newhahm JP, O´Dea MRA, Reid KP, Diepeveen DA, James I. Doppler waveforms analysis in high risk obstetric cases: A randomized controlled trial: *Br J Obstet Gynaecol* 1991;98:956-963.
96. Omzitg AM, Reuwer PJ, Bruinse HW. A randomized control trial on the clinical value of umbilical Doppler velocimetry in antenatal care. *Am J Obstet Gynecol* 1994;170:625-634.
97. Almastrom H, Axelsson O, Ekman G at al. Umbilical artery velocimetry may influence clinical interpretation of intrapartum cardiotocograms. *Acta Gynecol Scand* 1995;74:526-529.
98. Tyrell SN, Lilford RJ, Mcdonald HN at al. Randomised comparison of routine versus highly selective use of Doppler ultrasound and biophysical scoring to investigate high risk pregnancies. *Br J Obstet Gynaecol* 1990;97:909-916.
99. Pattinson RC, Norman K, Odendaal HJ. The role of Doppler velocimetry in the management of high risk pregnancies. *Br J Obstet Gynaecol* 1994;101:114-120.
100. Giles WB, Bisits A. Clinical use of Doppler ultrasound in pregnancy: information from six randomized trials. *Fetal Diag Ther* 1993:8:247-255.
101. Divon MY. Randomized controlled trials of umbilical artery Doppler velocimetry: how many are too many? *Ultrasound Obstet Gynecol* 1995;6:377-379.
102. Neilson JP, Alfiveric Z. Doppler ultrasound for fetal assessment in high risk pregnancies. *Cochrane Database Sist Rev* 2000;2:CD000073.
103. Bricker L, Neilson JP. Routine Doppler ultrasound in pregnancy. *Cochrane Database Sist Rev* 2000;2:CD001450.
104. Divon MY, Ferber A.Umbilical artery Doppler velocimetry: an update. *Semin Perinatol* 2001;25:44-47.
105. Westergaard HB, Langhoff-Roos J, Lingman G, Marsal K, Kreiner S. A critical appraisal of the use of umbilical artery Doppler ultrasound in high-risk pregnancies: use of meta-analyses in evidenced-based obstetrics. *Ultrasound Obstet Gynecol* 2001;17:466-476.
106. Arduini D, Rizzo G, Romanini C. The development of anormal heart rate patterns after absent end-diastolic velocity in umbilical artery: analysis of risk factors. *Am J Obstet Gynecol* 1993;168:43-50.
107. Carrera JM, Mortera C, Comas C, Torrents M. Sufrimiento fetal crónico: estudio hemodinámico del deterioro fetal. En: Asim K, JM Carrera (eds). *Ecografía en medicina materno-fetal*. Barcelona: Editorial Masson, 2000. p. 743-753.
108. Fouron JC, Skoll A, Sonesson SE, Pfizenmaier M, Jaeggi E, Lessard M. Relationship between flow through the fetal aortic isthmus and cerebral oxygenation during acute circulatory insufficiency in ovine fetuses. *Am J Obstet Gynecol* 1999;181:1102-1107.
109. Brantberg A, Sonesson SE. Central arterial hemodynamics in small-fetuses before and during maternal hyperoxygenation: a Doppler velocimetric study with particular attention to the aortic isthmus. *Ultrasound Obstet Gynecol* 1999;14:237-243.
110. Fouron JC, Gosselin J, Amiel-Tison C, Infante-Rivard C, Fouron C, Skoll A, Veilleux A. Correlation between prenatal velocity waveforms in the aortic isthmus and neurodevelopmental outcome between the ages of 2 and 4 years. *Am J Obstet Gynecol* 2001;184:630-636.
111. Vyas S, Nicolaides KH, Bower S, Campbell S. Middle cerebral artery flow velocity waveforms in fetal hypoxemia. *Br J Obstet Gynecol* 1990;97:797-803.
112. Mari G, Deter RL. Middle cerebral artery flow velocity waveforms in normal and small-for-gestational-age fetuses. *Am J Obstet Gynecol* 1992;166:1262-1270.
113. Dubiel M, Gudmundsson S, Gunnarson G, Marsal K. Middle cerebral artery velocimetry as a predictor of hypoxemia in fetuses with increased resistance to blood flow in the umbilical artery. *Early Hum Dev* 1997;47:177-184.
114. Chan FY, Pun TC, Lam P, Lam C, Lee C, Lam YH. Fetal cerebral Doppler studies as a predictor of perinatal outcome and subsequent neurologic handicap. *Obstet Gynecol* 1996;87:981-988.
115. Konje JC, Bell SC, Taylor DJ. Abnormal Doppler velocimetry and blood flow volume in the middle cerebral artery in very severe intrauterine growth restriction: is the occurence of reversal of the compensatory flow too late? *Br J Obstet Gynecol* 2001;108:973-979.
116. Akalin-Sel T, Nicolaides KH, Campbell S. Understanding the pathophysiology of intrauterine growth retardation: the role of the lower limb reflex in redistribution of blood flow. *Eur J Obstet Gynecol* 1992;46:2-4.
117. Arabin B, Siebert M, Jiménez E, Saling E. Obstetrical characteristcs of a loss of end-diastolic velocities in the fetal aorta and/or umbilical artery using Doppler ultrasound. *Gynecol Obstet Invest* 1988;25:173-180.
118. Hackett GAS, Campbell S, Gamsu H, Cohen-Overbeek T, Pearce JMF. Doppler studies in the growth retarded fetuses and prediction on neonatal necrotising enterocolitis, haemorrhage and neonatal morbidity. *Br Med J* 1987;294:13-16.
119. Onen A, Ark HC. Fetal thoracic aorta Doppler in cases with intrauterine growth restriction. *Clin Exp Obstet Gynecol* 2001;28:168-170.
120. Vyas S, Nicolaides KH, Campbell S. Renal artery flow velocimetry waveforms in normal and hypoxemic fetuses. *Am J Obstet Gynecol* 1989;161:168-172.
121. Arduini D, Rizzo G. Fetal renal artery velocity waveforms and amniotic fluid volume in growth retarded fetuses and post term fetuses. *Obstet Gynecol* 1991;77:370-373
122. Arduini D, Rizzo G. Prediction of fetal outcome in small for gestational age fetuses: comparison of Doppler measurements obtained from different fetal vessels. *J Perinat Med* 1992;20:29-38.
123. Hecher K, Spernol R, Stettner H, Szalay S. Potential for diagnosing imminent risk to appropriate and small-for-gestational-age fetuses by Doppler sonographic examination of umbilical and cerebral arterial blood flow. *Ultrasound Obstet Gynecol* 1992;3:266-271.
124. Gramellini D, Folli MC, Raboni S, Vadora E, Merialdi A. Cerebro-umbilical Doppler ratio as a predictor of adverse perinatal outcome. *Obstet Gynecol* 1992;74:416-420.
125. Arias F. Accuracy of the middle-cerebral-to-umbilical-artery resistance index ratios in the prediction of neonatal outcome in patients at high risk for fetal and neonatal complications. *Am J Obstet Gynecol* 1994;171:1541-1545.
126. Harrington K, Thompson MO, Carpenter RG, Nguyen M, Campbell S. Doppler fetal circulation in pregnancy

complicated by pre-eclampsia or delivery of a small for gestational age baby: 2. Longitudinal analysis. *Br J Obstet Gynecol* 1999;106:453-466.
127. Bahado-Singh RO, Kovanci E, Jeffres A, Oz U, Deren O, Copel J, Mari G. The Doppler cerebroplacental ratio and perinatal outcome in intrauterine growth restriction. *Am J Obstet Gynecol* 1999;180:750-756.
128. Hershkovitz R, Kingdom JPC, Geary M, Rodeck CH. Fetal cerebral flow in late gestation: identification of compromise in small fetuses with normal umbilical artery Doppler. *Ultrasound Obstet Gynecol* 2000;15:209-212.
129. Meyberg GC, Solomayer EF, Grischke EM, Bastert G. Does the measurement of four fetal arteries provide more information than the measurement of just two arteries in prenatal Doppler sonography?. *Ultrasound Obstet Gynecol* 1999;13:407-414.
130. Meyberg R, Hendrik HJ, Ertan AK, Friedrich M, Schmidt W. The clinical significance of antenatal Doppler findings in fetal middle cerebral artery compared to umbilical artery and fetal aorta. *Clin Exp Obstet Gynecol* 2000;27:92-94.
131. Madazli R, Uludag S, Ocak V. Doppler assessment of umbilical artery, thoracic aorta and middle cerebral artery in the management of pregnancies with growth restriction. *Acta Obstet Gynecol Scand* 2001;80:702-707.
132. Capponi A, Rizzo G, Arduini D, Romanini C. Splenic artery velocity waveforms in small for gestational age fetuses: relationship with pH and blood gases measured in umbilical blood at cordocentesis. *Am J Obstet Gynecol* 1997;176:300-307.
133. Rizzo G, Capponi A, Chaoui R, Taddei F, Arduini D, Romanini C. Blood flow velocity waveforms from peripheral pulmonary arteries in normally grown and growth-retarded fetuses. *Ultrasound Obstet Gynecol* 1996;8:87-92.
134. Dubiel M, Breborowicz GH, Marsal K, Gudmundsson S. Fetal adrenal and middle cerebral artery Doppler velocimetry in high risk pregnancies. *Ultrasound Obstet Gynecol* 2000;16:414-418.
135. Gembruch U, Baschat AA. Demonstration of fetal coronary blood flow by color-coded and pulsed wave Doppler sonography: a possible indicator of severe compromise and impending demise in intrauterine growth retardation. *Ultrasound Obstet Gynecol* 1996;8:201-205.
136. Baschat AA, Gembruch U, Reiss I, Gortner L, Diedrich K. Demonstration of fetal coronary blood flow by Doppler ultrasound in relation to arterial and venous flow velocity waveforms and perinatal outcome - the "heart sparing effect". *Ultrasound Obstet Gynecol* 1997;9:162-172.
137. Baschat AA, Gembruch U, Gortner L, Reiss I, Weiner CP, Harman CR. Coronary artery blood flow visualization signifies hemodynamic deterioration in growth-restricted fetuses. *Ultrasound Obstet Gynecol* 2000;16:425-431.
138. Indik JH, Chen V, Reed KL. Association of umbilical venous pulsations with inferior vena cava flow velocities. *Obstet Gynecol* 1991;77:551-557.
139. Kiserud T, Eik-Nes SH, Blaas HG, Hellevik LR, Simensen B. Ductus venosus blood velocity and the umbilical circulation in the seriously growth-retarded fetus. *Ultrasound Obstet Gynecol* 1994;4:109-114.
140. Rizzo G, Capponi A, Arduini D, Romanini C. Ductus venosus velocity waveforms in appropiate and small for gestational age fetuses. *Early Hum Dev* 1994;39:15-26.
141. Gudmundsson S, Tulzer G, Huhta JC, Marsal K. Venous Doppler in the fetus with absent end-diastolic flow in the umbilical artery. *Ultrasound Obstet Gynecol* 1996;7:262-267.
142. Hofstaetter C, Gudmundsson S, Dubiel M, Marsal K. Ductus venosus velocimetry in high -risk pregnancies. *Eur J Obstet Gynecol Reprod Biol* 1996;70:135-140.
143. Van Splunder IP, Stijnen T, Wladimiroff JW. Fetal atrioventricular, venous, and arterial flow velocity waveforms in the small for gestational age fetus. *Pediatr Res* 1997;6:765-775.
144. Rizzo G, Capponi A, Pietropolli A, Bufalino LM, Arduini D, Romanini C. Fetal cardiac and extracardiac flows preceding intrauterine death. *Ultrasound Obstet Gynecol* 1994;4:139-142.
145. Rizzo G, Capponi A, Rinaldo D, Arduini D, Romanini C. Ventricular ejection force in growth-retarded fetuses. *Ultrasound Obstet Gynecol* 1995;5:246-255
146. Achiron R, Orvieto R. Assessment of fetal cardiovascular function: ultrasound study of fetal circulatory compartments. *Curr Opin Obstet Gynecol* 1999;11:119-123.
147. Severi FM, Rizzo G, Bocchi C, D' Antona D, Verzuri MS, Arduini D. Intrauterine growth retardation and fetal cardiac function. *Fetal Diagn Ther* 2000;15:8-19.
148. Rizzo G, Capponi A, Talone PE, Arduini D, Romanini C. Doppler indices from inferior vena cava and ductus venosus in predicting pH and oxygen tension in umbilical blood at cordocentesis in growth-retarded fetuses. *Ultrasound Obstet Gynecol* 1996;77:401-410.
149. Hecher K, Campbell S. Cardiotocogram compared to Doppler investigation of fetal circulation in the premature growth-retarded fetus: longitudinal observations. *Ultrasound Obstet Gynecol* 1997;9:152-161.
150. Black RS, Campbell S. Cardiotocography versus Doppler. *Ultrasound Obstet Gynecol* 1997;9:148-151.
151. Ozcan T, Sbracia M, d´Ancona RL, Copel JA, Mari G. Arterial and venous Doppler velocimetry in the severely growth-restricted fetus and associations with adverse perinatal outcome. *Ultrasound Obstet Gynecol* 1998;12:39-44.
152. Baschat AA, Gembruch U, Reiss I, Gortner L, Weiner CP, Harman CR. Relationship between arterial and venous Doppler and perinatal outcome in fetal growth restriction. *Ultrasound Obstet Gynecol* 2000;16:407-413.
153. Senat MV, Schwärzler P, Alcais A, Ville Y. Longitudinal changes in the ductus venosus, cerebral transverse sinus and cardiotocogram in fetal growth restriction. *Ultrasound Obtet Gynecol* 2000;16:19-24.
154. Antolín E, Carrera JM. Ductus venosus in IUGR: perinatal outcome. In: *The perinatal medicine of the new milennium*. Bolonia: Monduzzi Editore 2001;691-699.
155. Hage ML. Interpretation of nonstress test. *Am J Obstet Gynecol* 1985;153:490-495.
156. Black RS, Campbell S. Cardiotocography versus Doppler. *Ultrasound Obstet Gynecol* 1997;9:148-151.
157. Guzman ER, Vintzileos AM, Martins M, Benito C, Houlihan C, Hanley M. The efficacy of individual computer heart rate indices in detecting acidemia at birth in growth-restricted fetuses. *Obstet Gynecol* 1996;87:969-974.
158. Davies JA, Lee A, Spencer JA. Variability of continuous-wave Doppler flow velocity waveform indices from the umbilical artery. *Obstet Gynecol* 1990;76:366-369.
159. Trudinger BJ, Cook CM, Jones L, Giles WB. A comparison of fetal heart rate monitoring and umbilical artery waveforms in the recognition of fetal compromise. *Br J Obstet Gynaecol* 1986;93:171-175.

160. Jensen OH, Guimarães MS. Prediction of fetal outcome by Doppler examination and by the non-stress test. *Acta Obstet Gynecol Scand* 1991;70:271-274.

161. Almstrom H, Axelsson O, Cnattingius S, Ekman G, Maesel A, Ulmsten U, Arstrom K, Marsal K. Comparison of umbilical-artery velocimetry and cardiotocography for surveillance of small-for-gestational-age fetuses. *Lancet* 1992;340:936-940.

162. Haley J, Tuffnell DJ, Johnson N. Randomised controlled trial of cardiotocography versus umbilical artery Doppler in the management of small for gestational age fetuses. *Br J Obstet Gnaecol* 1997;104:431-435.

163. Carrera JM, Devesa R, Torrents M, Muñoz A, Comas C. Estudio Doppler de la centralización del flujo. In: van Geijn HP, Copray FJA (eds). Procedimientos de control fetal. Barcelona: Editorial Masson, 1997. Cap. 54, p. 387-396.

164. Puerto B, Martínez JM, Canto MJ. Velocimetría Dppler frente a cardiotocografía. In: Asim K, JM Carrera (eds). *Ecografía en medicina materno-fetal.* Barcelona: Editorial Masson 2000. p. 627-639.

165. Ribbert LSM, Snijders RJM, Nicolaides KH, Visser GHA. Relation of fetal blood gases and data from computer-assisted analysis of fetal heart rate patterns in small for gestation fetuses. *Br J Obstet Gynaecol* 1991;98:820-823.

166. Guzman ER, Vintzileos AM, Martins M, Benito C, Houlihan C, Hanley M. The efficacy of individual computer heart rate indices in detecting acidemia at birth in growth-restricted fetuses. *Obstet Gynecol* 1996;87:969-974.

167. Areias JC, Matias A, Montenegro N. Venous return and right ventricular diastolic function in ARED flow fetuses. *J Perinat Med* 1998;26:157-167.

168. Gramellini D, Piantelli G, Verrotti C, Fieni S, Chiaie LD, Kaihura C. Doppler velocimetry and non stress test in severe fetal growth restriction. *Clin Exp Obstet Gynecol* 2001;28:33-39.

169. Antolín E. *Estudio hemodinámico de la circulación venosa fetal en el retraso de crecimiento intrauterino.* Tesis Doctoral, 1999.

170. Gill RW, Kossoff G, Warren PS, Garrett WJ. Umbilical venous flow in normal and complicated pregnancies. *Ultrasound Med Biol* 1984;10:349-363.

171. Jouppila P, Kirkinen P. Umbilical vein blood flow as an indicator of hypoxia. *Br J Obstet Gynaecol* 1984;91:107-110.

172. Jouppila P, Kirkinen P, Puukka R. Correlation between umbilical vein flow and umbilical blood viscosity in normal and complicated pregnancies. *Arch Gynecol* 1986;237:191-197.

173. Kiserud T, Rasmussen S. How repeat measurements affect the mean diameter of the umbilical vein and the ductus venosus. *Ultrasound Obstet Gynecol* 1998;11:419-425.

174. Tchirikov M, Eisermann K, Rybakowski C, Schröder HJ. Doppler ultrasound evaluation of ductus venosus blood flow during acute hypoxemia in fetal lambs. *Ultrasound Obstet Gynecol* 1998;11:426-431.

175. Tchirikov M, Rybakowski C, Huneke B, Schröder HJ. Blood flow through the ductus venosus in singleton and multifetal pregnancies and in fetuses with intrauterine growth retardation. *Am J Obstet Gynecol* 1998;178(5):943-949.

176. Barbera A, Galan HL, Ferrazzi E, Rigano S, Jzwik M, Battaglia FC, Pardi G. Relatioship of umbilical vein blood flow to growth parameters in human fetus. *Am J Obstet Gynecol* 1999;181:174-179.

177. Lees C, Albaiges G, Deane C, Parra M, Nicolaides KH. Assessment of umbilical arterial and venous flow using color Doppler. *Ultrasound Obstet Gynecol* 1999;14:250-252.

178. Ferrazzi E, Rigano S, Bozzo M, Bellotti M, Giovannini N, Galan HL, Battaglia FC. Umbilical vein blood flow in growth – restricted fetuses. *Ultrasound Obstet Gynecol* 2000;16:432-438.

179. Ferrazzi E. Measurement of venous blood flow in the human fetuses: a dream comes true, but now for some standardization. *Ultrasound Obstet Gynecol* 2001;18:1-4.

CAPÍTULO 19

ASPECTOS GERAIS DA MACROSSOMIA FETAL

Fernando Marum Mauad
Francisco Mauad Filho

INTRODUÇÃO

Macrossomia é um termo comumente utilizado para definir um feto ou um recém-nascido muito grande (Fig. 19-1). Embora exista um consenso de que recém-nascido com menos de 4.000 g seja normal, ainda não foi estabelecido um consenso semelhante que permita urna definição precisa de macrossomia. Na literatura contemporânea, recém-nascidos que pesam mais de 4.000 ou 4.500 g têm sido considerados macrossômicos.[7,23,24]

Apontam-se amplas variações nas médias de peso de nascimento em diferentes populações em todo o mundo.[21] Estatísticas americanas referem que 5,3% dos recém-nascidos pesaram mais de 4.000 g, entre mais de 104.000 nascimentos, mas apenas 0,4% atingiram mais de 4.500 g. Na Escola Paulista de Medicina verificou-se que a prevalência de peso maior ou igual a 4.000 g foi de 4,0% entre 3.200 nascimentos.

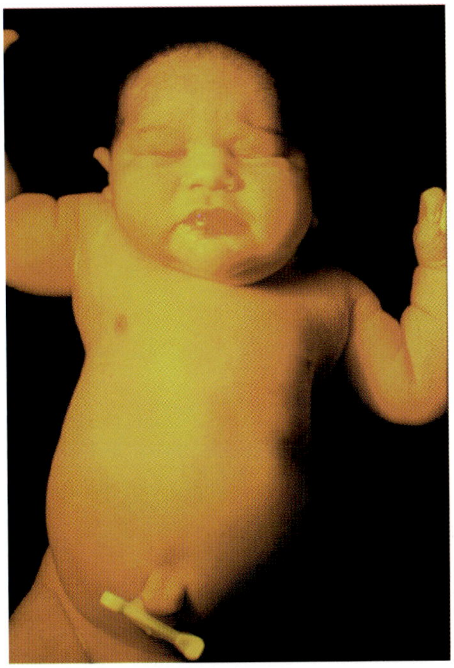

Fig. 19-1. Recém-nascido macrossômico.

O Colégio Americano de Ginecologia e Obstetrícia[3] concluiu, em 1991, que o termo macrossomia é mais apropriado para designar conceptos que pesam 4.500 g ou mais ao nascimento. Julgamos que, em nosso meio, o ponto de corte para definição de macrossomia deva ser de 4.000 g em função de características étnicas da população.

EPIDEMIOLOGIAS

Os fatores de risco mais importantes para o desenvolvimento de macrossomia fetal são o diabetes melito e a obesidade materna, ou ambos. Outros fatores de risco identificados incluem pais de compleição grande (especialmente a mãe); multiparidade; feto masculino; macrossomia em gestação anterior e características étnicas e/ou raciais.[6,10,19,25,30]

Alguns estudos também têm demonstrado que o perfil lipídico materno pode constituir-se em marcador precoce de macrossomia. Bertini *et al.*, verificaram que quando a fração HDL-colesterol esteve baixa, independente da obesidade e do diabetes, constatou-se alta preditividade para conceitos com peso de nascimento superior ou igual a 4.000 g.

A incidência de macrossomia pode variar de 5% a 15% entre gestantes diabéticas obesas e com gestação prolongada.[4,10] Cumpre-se salientar que em apenas 40% dos casos existe algum fator de risco identificável.[7]

FISIOPATOLOGIA

Admite-se que os mecanismos reguladores do crescimento fetal resultem de interação multifatorial, que envolve a herança genética, fatores ambientais e, principalmente, o aporte energético para o feto. [2,6]

O crescimento fetal depende da passagem de nutrientes (glicose, aminoácidos e ácidos graxos livres) e oxigênio através do fluxo uteroplacentário. Em gestantes diabéticas as concentrações de todos esses nutrientes estão elevadas e a transferência fetal aumenta. Elevações moderadas dos níveis de glicose e aminoácidos estimulam as células betas pancreáticas do feto, que secretam insulina, tornando-se hipertrofiadas.

A combinação da maior disponibilidade energética e a secreção elevada de insulina estimulam o crescimento fetal excessivo. A importância da insulina para o crescimento fetal tem sido enfatizada pela observação de que fetos com retardo de crescimento em ratas gravemente hiperglicêmicas, diabéticas insulinodependentes, são também hiperglicêmicos, porem hipoinsulinêmicos.[14]

Além disso, macacos Rhesus que recebem infusões de insulina *in utero* tornam-se macrossômicos sem alterações da glicemia materna,[35] assim como recém-nascidos portadores de insulinoma, diagnosticado no período neonatal.[33] Um paralelo pode ser traçado com fetos macrossômicos nascidos de diabéticas leves, tratadas com derivados de sulfoniluréia durante a gestação; embora o controle glicêmico materno seja satisfatório, estes agentes cruzam a placenta e estimulam a secreção fetal de insulina.

De forma paradoxal, a hiperglicemia grave e persistente (> 20 mmol/l ou 360 mgdl) inibe a secreção de insulina, ao menos em animais. Este mecanismo poderia explicar, teoricamente, a ocorrência de redução do crescimento fetal em tais pacientes, e, parcialmente, a escassa correlação entre o peso de nascimento e o controle glicêmico adequado durante o terceiro trimestre.

DIAGNÓSTICO

O diagnóstico de macrossomia é habitualmente estabelecido após o nascimento, já que as estimativas de peso fetal excessivo são freqüentemente imprecisas e dificultam o diagnóstico pré-natal.

Diversas fórmulas que utilizam várias medidas obtidas por ecografia têm sido propostas para estimativas do peso fetal. De forma geral, tais estimativas alcançaram razoável acurácia quando aplicadas a fetos pequenos, geralmente no período pré-termo, sendo menos precisas ao avaliar macrossômicos. Mesmo as fórmulas mais consagradas como as propostas por Campbell *et al.*,[4] Shepard *et al.*[32] e Hadlock *et al.*[16] têm apresentado relevantes margens de erro no diagnóstico de macrossomia. A falta de acurácia das estimativas clínicas e ultra-sonográficas tem sido parcialmente atribuída à obesidade materna.

A ultra-sonografia permite estimar o peso fetal por meio das fórmulas e sua aplicação a uma curva de crescimento (Fig. 19-2):

Fórmula de Shepard,[32] que faz uso do DBP (diâmetro biparietal) e CA (circunferência abdominal) demonstra um erro de 10%.

Fórmula de Hardlock,[16] que faz uso do CF (comprimento do fêmur) e CA (circunferência abdominal) demonstra um erro de 12%.

Evidenciou-se que, entre os fetos cujos pesos foram estimados como superiores a 4.000 g, a probabilidade de correspondência com o peso de nascimento foi de apenas 50%.[37] Benacerraf *et al.*[5] encontraram sensibilidade de apenas 65%, sendo capazes, entretanto, de excluir 90% de fetos que pesaram menos de 4 kg (valor preditivo negativo).

Pollack *et al.*,[27] ao avaliarem o peso fetal por ecografia em gestações prolongadas, encontraram que somente a metade dos

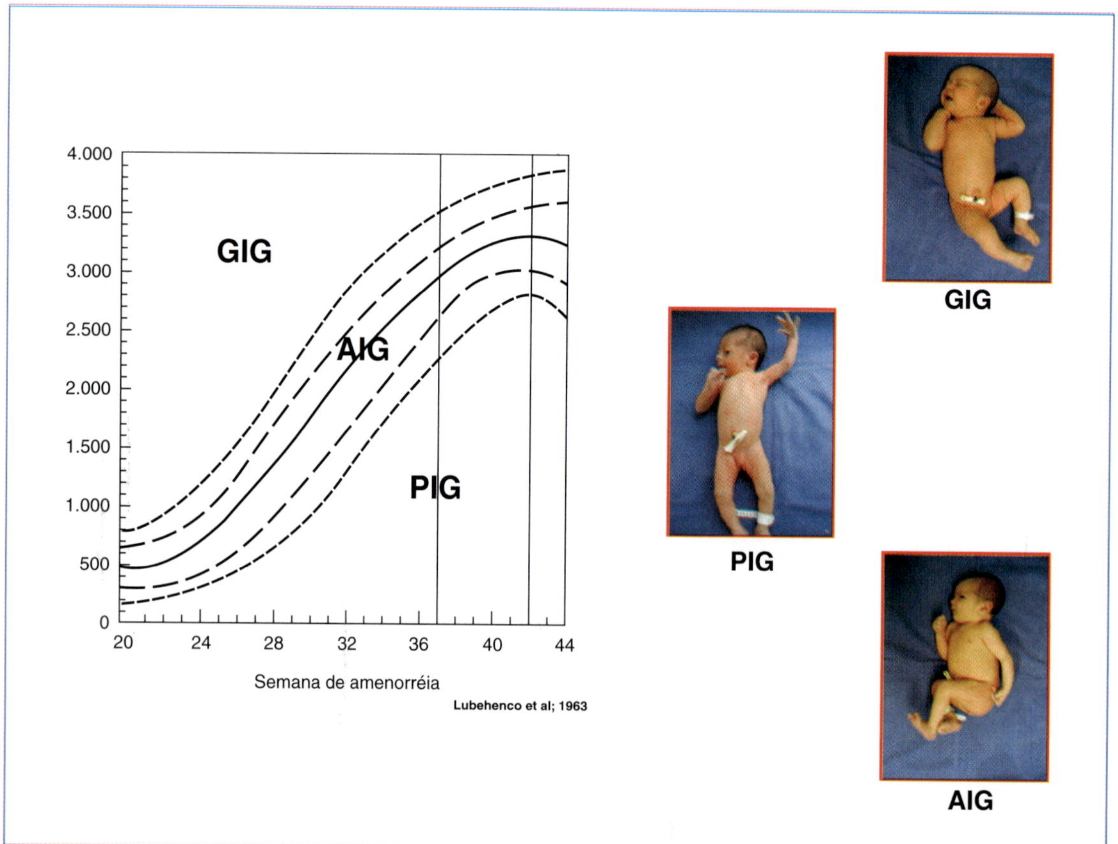

Fig. 19-2. Curvas de crescimento ponderal intra-uterino de acordo com a idade gestacional.

fetos com mais de 4.000 g foram corretamente identificados e que apenas 65% dos considerados macrossômicos realmente pesaram mais de 4 kg ao nascimento. Concluíram que a estimativa ultra-sonográfica de peso devesse ser de 4.750 g ou mais, para incluir 70% dos conceptos realmente macrossômicos.

Do mesmo modo, outros autores ratificaram que os valores preditivos positivos obtidos através das diversas fórmulas ecográficas atingem, em média, 60% a 70%.[11] Assim, questiona-se a utilização de parâmetros ultra-sonográficos, isoladamente, para a decisão sobre a conduta frente a fetos macrossômicos. O raciocínio aplicado é de que possam trazer mais prejuízos do que benefícios para a gestante e para seu concepto.[31]

Finalmente, diferentes pesquisadores admitem que a estimativa ecográfica de macrossomia não representa uma alternativa segura a clássica estimativa de tamanho fetal excessivo através do exame físico (palpação abdominal e medida da altura uterina) realizada por obstetra experiente.[8,17,31,37]

ULTRA-SONOGRAFIA

A avaliação da circunferência abdominal constitui importante parâmetro ecográfico na predição de fetos macrossômicos (Fig. 19-3). De acordo com Gilby *et al.*,[15] a circunferência abdominal constitui importante ajuda na identificação de fetos macrossômicos. Se ela é superior a 35 cm, o risco de fetos acima de 4.500 g é de 1%. Se for maior ou igual a 38 cm, o risco aumentaria para 37% e acima de 50% se esses infantes são identificados (53,6%). Circunferência abdominal maior que 35 cm identifica mais que 90% de fetos macrossômicos.[18] Os erros na estimativa de peso pela ultra-sonografia são devidos ao uso de equações com erros sistemáticos, ao erro humano e ao uso de máquinas/transdutores de ultra-som com capacidade insuficiente.[9]

Além do uso das conhecidas curvas de Hadlock[16] e Shepard,[32] na literatura encontramos outros parâmetros ecográficos para a predição do peso fetal, principalmente relacionados ao diagnóstico de fetos macrossômicos. São estudados a espessura do tecido celular subcutâneo da coxa fetal,[13] a espessura do tecido celular subcutâneo do úmero,[34] a espessura do tecido celular subcutâneo do abdome[26] e o diâmetro da face (distância bochecha-bochecha).[1] Ainda é estudada a relação espessura do tecido celular subcutâneo da coxa e do fêmur.[29] Fazem uso de técnicas específicas para sua mensuração (Fig. 19-4).

Submetendo-se uma comparação dos novos parâmetros descritos (Fig. 19-5A e B) e as curvas de Hadlock[16] e Shepard[32] para a predição de macrossomia fetal, encontramos que a circunferência abdominal é o principal preditor. Logo em seguida a curva de Hadlock[16] e a curva de Shepard[32] se mostram com menores erros para a predição de fetos macrossômicos. Em seguida, as espessuras do tecido celular subcutâneo e a relação da espessura do tecido celular subcutâneo da coxa e do fêmur.[29] A relação da espessura do tecido celular subcutâneo da coxa e do fêmur se mostra como um fraco preditor de macrossomia fetal em gestantes **não** diabéticas.

CONDUTA

A determinação acurada do peso fetal, todavia, é comprovadamente útil para evitar a desproporção cefalopélvica (DCP) e a distócia de ombro, complicações comuns decorrentes da macrossomia fetal.

Além disso, a presença de outras variáveis, como o diabetes materno, podem afetar o desempenho neonatal, independente do peso fetal. Nos macrossômicos filhos de mãe diabética há uma tendência a maiores diâmetros biacromiais e, portanto, maior risco para distocia de ombro (Fig. 19-6) e de cesariana, em comparação a fetos de peso similar, porém de mães não diabéticas.[22,24,30]

A DCP verdadeira, principal etiologia da falta de progressão da descida da apresentação, constitui uma indicação precisa de cesariana. Ocorre que o diagnóstico de DCP exige uma prova de trabalho de parto, já que as variações na forma e no tamanho da bacia óssea, os efeitos variáveis das partes moles sobre o curso do trabalho de parto e a flexibilidade das articulações pélvicas não podem ser avaliados de forma definitiva através de métodos clínicos.

Além disso, admite-se que o trabalho de parto *per se* não cause danos adicionais ao feto macrossômico nem à mãe, desde que sejam criteriosamente monitorados durante a fase ativa. A distocia de rotação e o desprendimento da cintura escapular (diâmetro biacromial), ou distocia de ombro, são uma das mais temidas

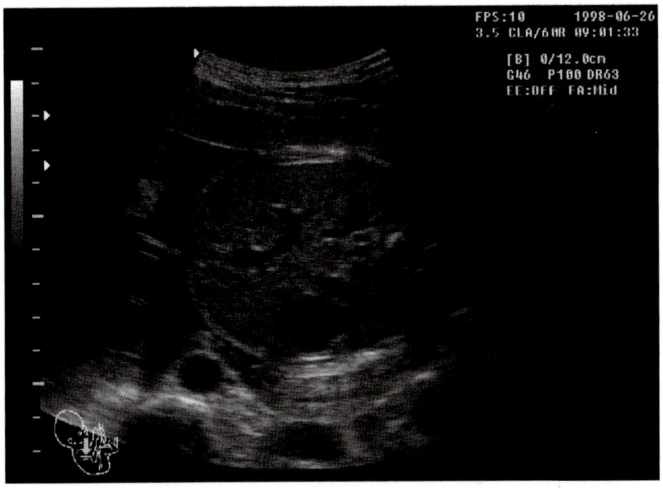

Fig. 19-3. Mensuração da circunferência abdominal para predição de macrossomia fetal.

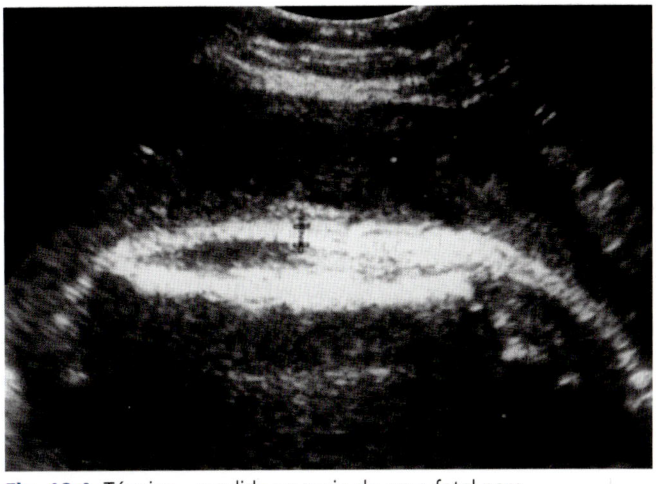

Fig. 19-4. Técnica – medida no meio da coxa fetal para determinação da relação espessura do tecido celular subcutâneo coxa/fêmur.

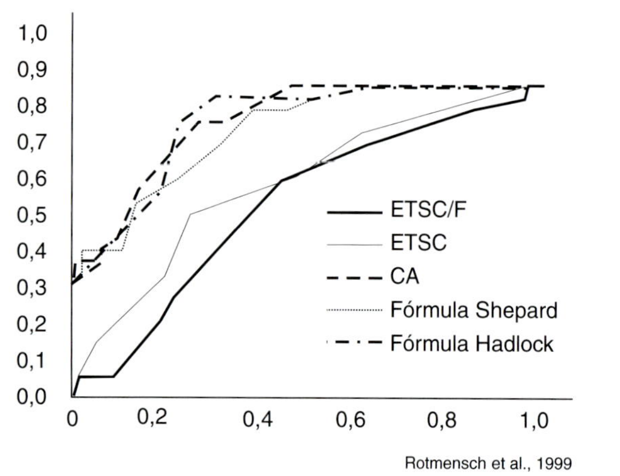

A

	Área sob a curva ROC	ES
Circunferência abdominal	0,8843	0,0354
Estimativa do peso fetal (fórmula de Haldock)	0,8773	0,0357
Estimativa do peso fetal (fórmula de Shepard)	0,8606	0,0439
TSC	0,6872	0,0554
Relação ETSC/F	0,6303	0,0516

B

Fig. 19-5. (**A**) Curvas ROC para predição da macrossomia fetal por parâmetros biométricos. (**B**) Curvas ROC e erros padrões para predição da macrossomia fetal. ETSC = espessura do tecido subcutâneo; CA = circunferência abdominal; F = comprimento do fêmur.

complicações obstétricas intraparto, já que o risco de lesão do plexo braquial e de asfixia perinatal são relevantes. Nesta circunstância, o ombro anterior fica empacado contra a sínfise do púbis, e mesmo um obstetra experiente pode provocar algum dano, temporário ou permanente, ao plexo braquial.

Cumpre salientar, todavia, que o risco aumenta à medida que manobras com tração excessiva são realizadas e que somente 30% dos casos de lesão braquial envolvem fetos macrossômicos.[36] O risco relativo de tal morbidade, entretanto, é significativamente maior em conceitos com 4.000 g ou mais, sendo que muitas destas lesões poderiam ser evitadas através de cesariana eletiva.

Assim, a identificação prospectiva de fetos de risco para macrossomia e distocia de ombro é altamente desejável. Por outro lado, o sucesso do plano terapêutico que inclui cesariana eletiva para o macrossômico está na dependência da estimativa precisa do peso fetal, nem sempre factível. Mesmo assim, muitos autores recomendam que a cesariana seja eletiva sempre que o peso estimado for maior ou igual a 4.000 g em fetos de mães diabéticas, e maior ou igual a 4.500 g em não diabéticas.

De forma contrária, outros investigadores falharam em demonstrar qualquer redução na porcentagem de lesões braquiais permanentes com o emprego de cesariana sistemática, já que grande parcela destes casos ocorre em fetos de peso inferior a 4.000 g.[2,20,31] Argumentam que se o peso fetal pudesse ser estimado com acurácia em macrossômicos, e que a cesariana fosse indicada para estimativa superior a 4.000 g, ainda assim seriam realizadas muitas operações desnecessárias.

Correlação peso fetal × Distocia escapular

- **< 4.000 g → 0,3%**
- **4.000g < 4.500 g → 1,9%**
- **4.500 < 5.000 g → 6,9%**
- **≥ 5.000 g → 20%**

Fig. 19-6. Correlação entre o peso fetal e a freqüência da distocia de ombro.

Ramin e Cunningham[28] verificaram 73% de partos vaginais não complicados entre os 1.162 recém-nascidos com 4.000 g ou mais, e que lesões do plexo braquial ocorreram em somente 4 de 737 conceitos com peso entre 4.000 e 4.500 g. Estes resultados indicaram que 99,5% dos fetos nesta faixa de peso foram parturidos por via baixa sem complicações adicionais. Além disso, diversos estudos têm demonstrado que o incremento nas taxas de cesariana não melhora o prognóstico neonatal ou reduz a prevalência de tocotraumatismo.[7,11,12]

Deste modo, na ausência de benefícios fetais bem definidos, que devem ser obtidos ou não a partir de estudos adequadamente concebidos, julgamos que não se deva indicar cesariana eletiva com base somente na estimativa ecográfica do peso fetal, já que o risco materno decorrente da cirurgia é relevante, sem melhorias para o prognóstico neonatal.

REFERÊNCIAS BIBLIOGRÁFICAS

1. Abramowicz JS, Sherer DM, Woods JR Jr. Ultrasonographic measurement of cheek-to-cheek diameter in fetal growth disturbances. *Am J Obstet Gynecol* 1993 Aug;169(2 Pt 1):405-8.
2. Acker DB, Sachs BP, Friedman EA. Risk factors for shoulder dystocia. *Obstet Gynecol* 1985;66:762.
3. American College of Obstetrician and Gynecologists. *Fetal macrosomia*. Technical Bulletin nº 159, Set 1991.
4. Arias F. Predictability of complications associated with prolongation of pregnancy. *Obstet Gynecol* 1987;70:101.
5. Benacerraf BR, Gelman R, Frigoletto RD. Sonographically estimated fetal weights: Accuracy and limitations. *Am J Obstet Gynecol* 1988;159:1118.
6. Benito CW, Thayer CF, Lake MF, Knuppel RA, Vintzileos AM. Predictors of fetal macrosomia. *Am J Obstet Gynecol* 1996;174:350.
7. Boyd ME, Usher PH, McLean FH. Fetal macrosomia: Prediction, risks and proposed management. *Obstet Gynecol* 1983;61:715.

8. Chauan SP, Lutton TC, Bailey KJ *et al*. Intrapartum clinical, sonographic and parous patient's estimates of newborn birth weight. *Obstet Gynecol* 1992;79:956.
9. Chen CP, Chang FM, Chang CH, Lin YS, Chou CY, Ko HC. Prediction of fetal macrosomia by single ultrasonic fetal biometry. *J Formos Med Assoc* 1993 Jan;92(1):24-8.
10. Chervenak JL. Macrosomia in the postdates *pregnancy. Clin Obstet Ginecol* 1992;35:151.
11. Combs CA, Singh NB, Khoury JC. Elective induction versus spontaneous labor after sonographic diagnosis of fetal macrosomia. *Obstet Gynecol* 1993;81:492.
12. Delpapa EH & Mueller-Heubach E. Pregnancy outcome following ultrasound diagnosis of macrosomia. *Obstet Gynecol* 1991;78:340.
13. Deter RL, Warda A, Rossavik IK, Duncan G, Hadlock FP. Fetal thigh circumference: a critical evaluation of its relationship to menstrual age. *J Clin Ultrasound* 1986 Feb;14(2):105-10.
14. Eriksson U, Andersson A, Efendic S *et al*. Diabetes in pregnancy: effects on the foetal and newborn rat with particular regard to body weight, serum insulin, glucagon and somatostatin. *Acta Endocrinol* 1980;94:354.
15. Gilby JR, Williams MC, Spellacy WN. Fetal abdominal circumference measurements of 35 and 38 cm as predictors of macrosomia. A risk factor for shoulder dystocia. *J Reprod Med* 2001 Jul;46(7):699-700.
16. Hadlock FP, Harrist RB, Carpenter RJ *et al*. Sonographic estimation of fetal weight. *Radiology* 1984;150:535.
17. Hanretty K, Nielson J, Fleming J. Re-evaluation of clinical estimation of fetal weight. A comparison with ultrasound. *Am J Obstet Gynecol* 1990;10:199.
18. Jazayeri A, Heffron JA, Phillips R, Spellacy WN. Macrosomia prediction using ultrasound fetal abdominal circumference of 35 centimeters or more. *Obstet Gynecol* 1999 Apr;93(4):523-6.
19. Johnson JWC, Longmate JA, Frentzen B. Excessive maternal weight and *pregnancy outcome. Am J Obstet Ginecol* 1992;167:353.
20. Langero, Berkus MD, Huff RW *et al*. Shoulder dystocia: Should the fetus weighing> 4.000 grams be delivered by cesarean section? *Am J Obstet Gynecol* 1991;165:831.
21. Meredith HV. Body weight at birth of viable human infants: A worldwide comparative treatise. *Hum Biol* 1970;42:217.
22. Modenlau HD, Komatsu G, Dorchester W *et al*. Large for gestational age neonates: Anthropomorphic reasons for shoulder dystocia. *Obstet Gynecol* 1982;60:417.
23. Modenlau HD, Dorchester WL, Thorosion A *et al*. Macrosomia: Maternal fetal, and neonatal implications. *Obstet Gynecol* 1980;55:420.
24. Neiger R. Fetal macrosomia in the diabetic patient. *Clin Obstet Gynecol* 1992;35:138.
25. Perlow JH, Morgan MA, Montgomery D *et al*. Perinatal outcome in pregnancy complicated by massive obesity. *Am J Obstet Ginecol* 1992;167:958.
26. Petrikovsky BM, Oleschuk C, Lesser M, Gelertner N, Gross B. Prediction of fetal macrosomia using sonographically measured abdominal subcutaneous tissue thickness. *J Clin Ultrasound* 1997 Sep;25(7):378-82.
27. Pollack RN, Hauer-Pollack G, Divon MY *et al*. Macrosomia in postdates pregnancies: The accuracy of routine ultrasonographic screening. *Am J Obstet Gynecol* 1992;167:7.
28. Ramin SM & Cunningham FG. *Obesity in pregnancy*. Raritan, NJ: Williams Obstetrics. 19th ed. Suppl 13, June 1995.
29. Rotmensch S, Celentano C, Liberati M, Malinger G, Sadan O, Bellati U, Glezerman M. Screening efficacy of the subcutaneous tissue width/femur length ratio for fetal macrosomia in the non-diabetic pregnancy. *Ultrasound Obstet Gynecol* 1999 May;13(5):340-4.
30. Sachs DA. Fetal macrosomia and gestational diabetes: What's the problem? *Obstet Ginecol* 1993;81:775.
31. Sandmire HF. Whither ultrasonic prediction of fetal macrosomia? *Obstet Gynecol* 1993;82:860.
32. Shepard MJ, Richards VA, Berkowitz RL. An evaluation of two equations for predicting fetal weight by ultrassound. *Am J Obstet Gynecol* 1982;142:47.
33. Soltesz G, Jenkins PA, A Yansley GA. Hyperinsulinemic hypoglicaemia in infancy and childhood: a practical approach to diagnosis and medical treatment based on experience of 18 cases. *Acta Paediatr Hung* 1984;25:319.
34. Sood AK, Yancey M, Richards D. Prediction of fetal macrosomia using humeral soft tissue thickness. *Obstet Gynecol* 1995 Jun;85(6):937-40.
35. Susal B, Schwatrz R. Effects of hyperinsulinemia in the primate fetus. *Diabetes* 1985;34:36.
36. Walle T & Hartikainen-Sorri AL. Obstetric shoulder injury: Associates risk factors, prediction and prognosis. *Acta Obstet Scand* 1993;72:450.
37. Watson W & Seeds J. Sonographic diagnosis of macrsomia. In: Divon MR(ed):*Abnormal fetal growth*. New York: Elsevier, 1991. p. 237.

CAPÍTULO 20

ULTRA-SONOGRAFIA DO CORDÃO UMBILICAL

Patrícia Spara Gadelha
Francisco Mauad Filho
Antonio Gadelha da Costa
Carlos Eduardo Kampf

INTRODUÇÃO

O cordão umbilical é uma estrutura de aspecto espiralado, composta por duas artérias e uma veia envolvidas por tecido conjuntivo mucóide, de origem mesenquimal, chamada de geléia de Warthom.[22] Tem como função principal fornecer os nutrientes e o oxigênio necessários para um bom desenvolvimento fetal.

O estudo ultra-sonográfico da morfologia do cordão umbilical tornou-se importante método na propedêutica fetal principalmente quando associado ao estudo Doppler, prestando informações adicionais à avaliação de patologias que interferem diretamente na vitalidade e no adequado crescimento fetal.

EMBRIOLOGIA

A formação do cordão umbilical ocorre entre a quinta e décima segunda semana de gestação. É resultado da fusão do ducto onfalomesentérico e o alantóide. O alantóide, originado da extremidade caudal do intestino primitivo do embrião, contém vasos que formarão as artérias e a veia. Com o dobramento caudal do embrião, o alantóide passa a situar-se ventralmente, ficando posterior ao pedículo do saco vitelínico. Com o deslocamento embrionário e a expansão amniótica, o pedúnculo embrionário é deslocado em direção ao pedúnculo do saco vitelínico, fusionando tais estruturas e formando assim o cordão umbilical.[5,12]

A geléia de Warthom é uma substância gelatinosa que envolve o cordão e apresenta uma função protetora em relação aos vasos umbilicais. Evitam-se assim compressões ou torções e, conseqüentemente, o comprometimento da oxigenação fetal.[9] Constitui-se estruturalmente por células musculares lisas e fibroblastos, ou miofibroblastos, que agem na fibrogênese e na contração celular.[21]

Por volta da nona semana é observada uma leve herniação intestinal pelo cordão umbilical. Permanece assim até a 12ª semana de gestação, formando a chamada hérnia umbilical fisiológica (Fig. 20-1).

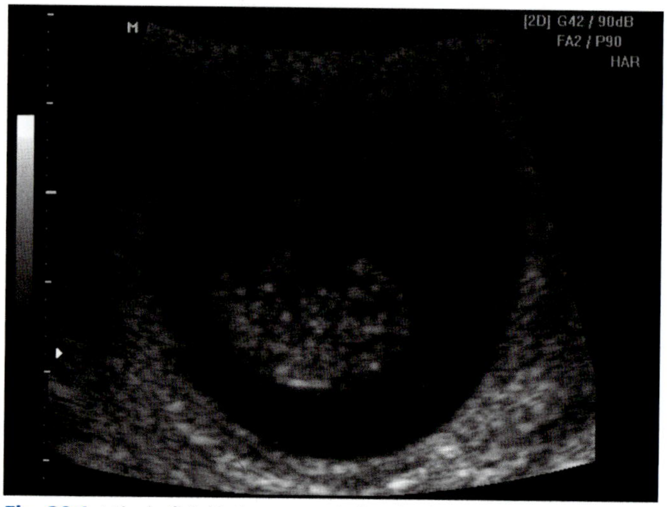

Fig. 20-1. Hérnia fisiológica em embrião de dez semanas.

CIRCULAÇÃO FETAL

O cordão umbilical apresenta tamanho variável. Pode variar de comprimento de 40 a 60 cm e diâmetro de 1 a 2 cm.[23] Está envolvido pelo líquido amniótico e insere-se próximo à região central da placenta. Quanto à circulação que passa pelo cordão umbilical, ao contrário do usual, as artérias carreiam o sangue venoso e a veia o sangue oxigenado. Por meio delas, o sangue flui em direção à placenta, atinge o sistema sincício-capilar das vilosidades coriônicas, onde o sangue é oxigenado, e retorna pela veia umbilical, carreando os nutrientes necessários para um adequado desenvolvimento fetal (Fig. 20-2).

A artéria umbilical origina-se dos vasos ilíacos. A veia umbilical atinge o fígado fetal (circulação portal) e se une ao ducto venoso para desembocar na veia cava inferior. O sangue oxigenado se mistura ao restante do sangue proveniente das partes inferiores do corpo fetal e alcança o coração pela veia cava inferior. A maior parte do sangue oxigenado entra no átrio direito e é direcionado

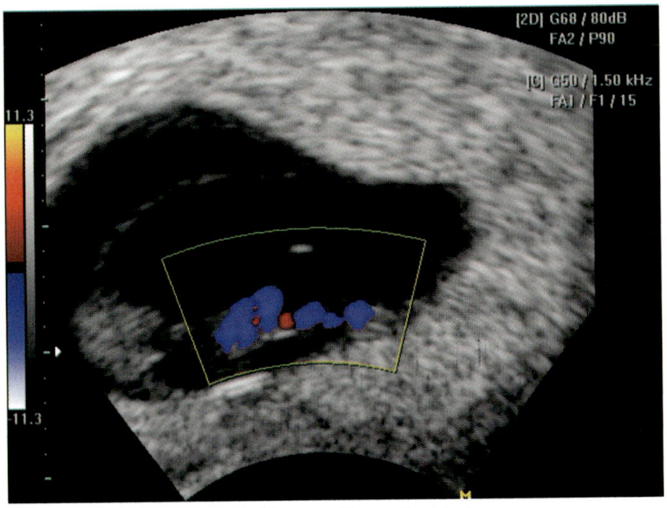

Fig. 20-2. Circulação embrião, cordão e vilosidades.

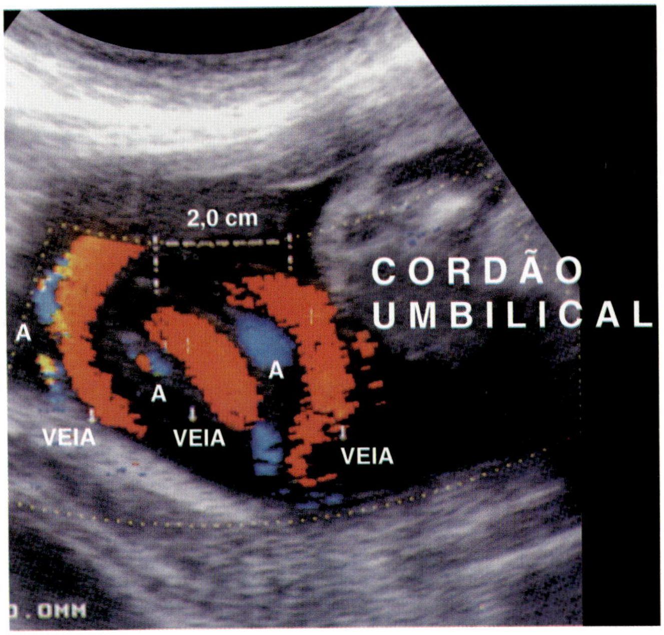

Fig. 20-4. Avaliação Doppler do diâmetro dos vasos umbilicais.

ao átrio esquerdo através do forame oval. O restante se une ao sangue não oxigenado proveniente da veia cava superior, atinge o ventrículo direito, artéria pulmonar e, através do ducto arterioso, é desviado para a aorta e retorna para a placenta pela artéria umbilical.

O ducto venoso tornou-se um importante método na propedêutica fetal, visto que nos casos de hipoxia, há maior quantidade de sangue mais oxigenado da veia umbilical que se desvia para o ducto venoso e entra no átrio direito, passando diretamente para o átrio esquerdo, aumentando assim o débito cardíaco esquerdo fetal.[1]

O estudo Doppler da artéria umbilical é de extrema importância no seguimento de gestações de alto risco, discriminando os casos de insuficiência placentária, reduzindo a mortalidade perinatal (Fig. 20-3).[1]

PATOLOGIAS DO CORDÃO UMBILICAL

O cordão umbilical pode ser identificado pelo ultra-som a partir da oitava semana de gestação, logo após o início da visualização do pólo cefálico. É de fundamental importância a avaliação morfológica de um cordão normal, com as duas artérias e a veia, assim como a avaliação do diâmetro dos vasos umbilicais e da espessura do cordão umbilical (Fig. 20-4).[2,7]

O cordão umbilical normal mede em torno de 40 a 60 cm. Anormalidades no seu tamanho, como o cordão curto, a sua ausência ou até mesmo comprimento exagerado estão associadas a patologias e podem comprometer a evolução da gestação. O cordão umbilical longo pode estar relacionado a situações como o prolapso de cordão (Fig. 20-5), circulares cervicais e nós verdadeiros. Cordões curtos apresentam uma incidência maior de ruptura, inversão uterina na dequitação, descolamento prematuro de placenta, dificuldade no desprendimento fetal durante o parto e sofrimento fetal.[18]

Pajak, 2003, comprovou haver redução da espessura do cordão e do diâmetro da veia umbilical nos casos de gestações complicadas associadas à restrição do crescimento fetal.[16] Em nosso

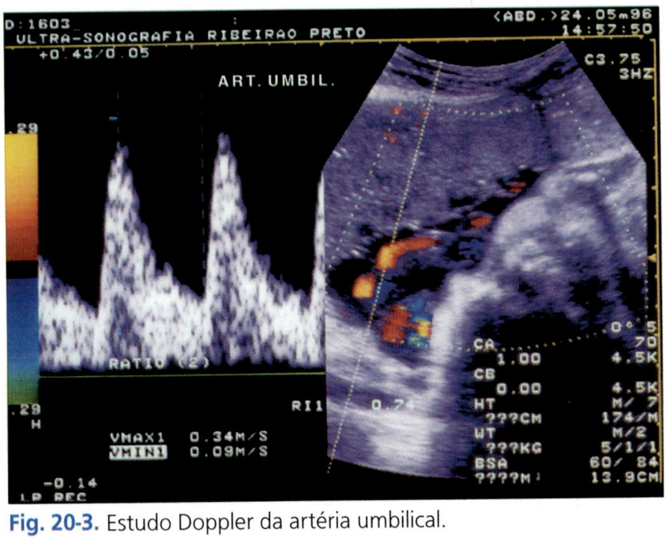

Fig. 20-3. Estudo Doppler da artéria umbilical.

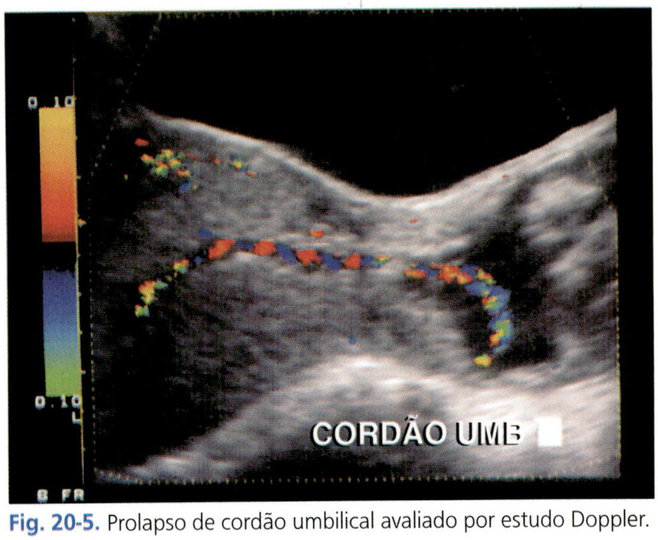

Fig. 20-5. Prolapso de cordão umbilical avaliado por estudo Doppler.

meio, Vasques *et al.*, 2003, correlacionaram a área do cordão umbilical com parâmetros antropométricos em gestantes normais.[22] O diâmetro aumentado está relacionado a patologias como a isoimunização e diabetes materno.

Anormalidades estruturais como a artéria umbilical única (Fig. 20-6), nós de cordão, cistos e os tumores podem estar associados com o sofrimento fetal ou a malformações. A redução da geléia de Warthom vem sendo considerada como a possível causa de óbito fetal na presença de artéria umbilical única.[2] Alterações freqüentes como a circular cervical de cordão umbilical, presentes em cerca de 40% dos partos, podem estar associadas a episódios de bradicardia fetal.

O estudo ultra-sonográfico da morfologia do cordão umbilical tornou-se importante método na propedêutica fetal que, associado ao estudo Doppler, presta informações adicionais na avaliação de patologias como a restrição do crescimento intra-uterino e a síndrome da transfusão fetal.[3] Durante o pré-natal, o ultra-som é amplamente utilizado na orientação de procedimentos diagnósticos e terapêuticos que envolvem a circulação umbilical, além de facilitar a identificação de anomalias funiculares (Fig. 20-6).[20]

ARTÉRIA UMBILICAL ÚNICA

A artéria umbilical única (AUU) é a anomalia de cordão mais freqüente. Apresenta uma incidência na literatura que varia entre 0,2 a 0,9% das gestações. Nos serviços de anatomia patológica, onde ocorre a investigação em natimortos e neomortos, os valores oscilam entre 2,4% e 12%. Se forem analisados apenas as gestações gemelares e abortamentos a incidência é de 5% e 2,5%, respectivamente. Em estudo realizado no Departamento de Ginecologia e Obstetrícia da Faculdade de Medicina de Ribeirão Preto (USP), no qual foram avaliados 4.400 nascimentos, a incidência desta anomalia foi de 0,95%.[17]

O diagnóstico ecográfico é feito pela identificação de dois vasos na secção transversa ou na longitudinal (Fig. 20-6). Na ocasião devem-se avaliar a morfologia fetal em busca de anomalias congênitas, alterações do líquido amniótico, além de procurar identificar possível restrição do crescimento fetal.

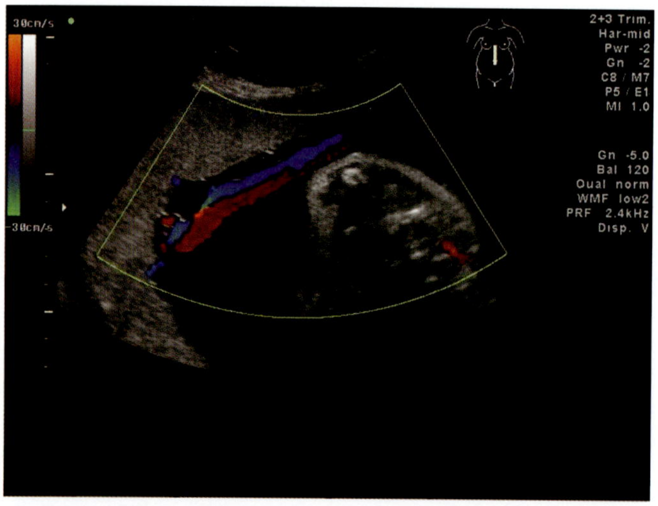

Fig. 20-6. Artéria umbilical única por estudo Doppler.

A causa mais provável da AUU é a atrofia de uma das artérias. Geipel *et al.*, 2000, em estudo prospectivo no qual avaliou 102 fetos com diagnóstico de artéria umbilical única durante o pré-natal, concluíram que é mais comum à ausência da artéria umbilical esquerda do que à direita.[6]

A importância na identificação desta anomalia vascular é que, em 50% dos casos, está associada a malformações fetais, geralmente múltiplas, atingindo diferentes órgãos (sistema cardiovascular, geniturinário, esquelético, nervoso e digestivo). Além disso, há um aumento na incidência de restrição do crescimento intra-uterino e na mortalidade perinatal.[17]

VASA PRÉVIA

Vasa prévia é definida como uma anomalia de inserção do cordão umbilical na placenta, onde os vasos situam-se no segmento inferior, adiante da apresentação fetal.[11] É situação rara, que devido à ruptura dos vasos, apresenta uma alta taxa de mortalidade perinatal, variando de 33% a 100% dos casos, segundo a literatura.[15]

O diagnóstico, quando realizado no trabalho de parto logo após a amniotomia, torna-se uma urgência devido ao sangramento intenso. Eventualmente, no exame de toque pode-se verificar a presença de um vaso tubular e de caráter pulsátil (batimentos cardíacos fetais). Durante o pré-natal, o melhor método de identificação da vasa prévia é através do ultra-som endovaginal com estudo Doppler durante o segundo trimestre de gestação.[10]

Com a utilização do ultra-som nos casos suspeitos ou de risco (placenta de implantação baixa, sucenturiada, circulares, multíparas, casos de fertilização *in vitro*), houve significante redução da mortalidade fetal, permitindo assim, no pré-natal, a indicação de uma cesariana eletiva (Fig. 20-7).[14]

CIRCULARES DE CORDÃO

A circular de cordão é achado comum durante a gestação. O cordão umbilical pode envolver várias regiões do corpo fetal, porém a circular cervical é a mais freqüente, com incidência que varia entre 15,8% e 40%. Cordão umbilical longo associado à intensa movimentação fetal poderia explicar o seu aparecimento.[4]

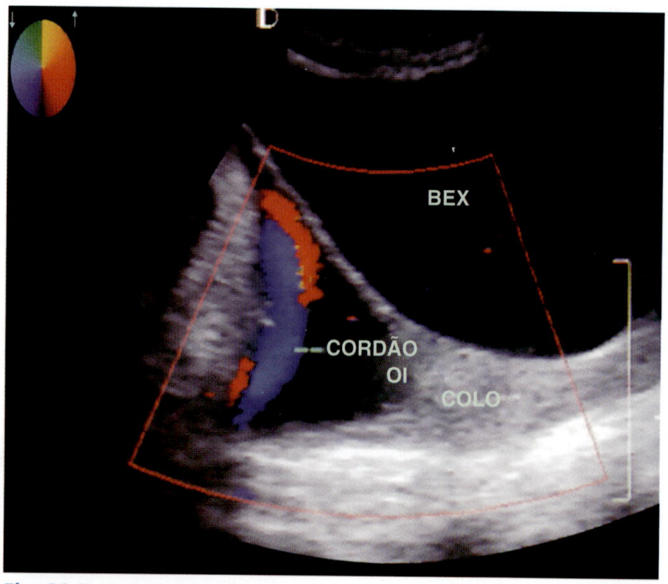

Fig. 20-7. Vasa prévia identificada por estudo Doppler.

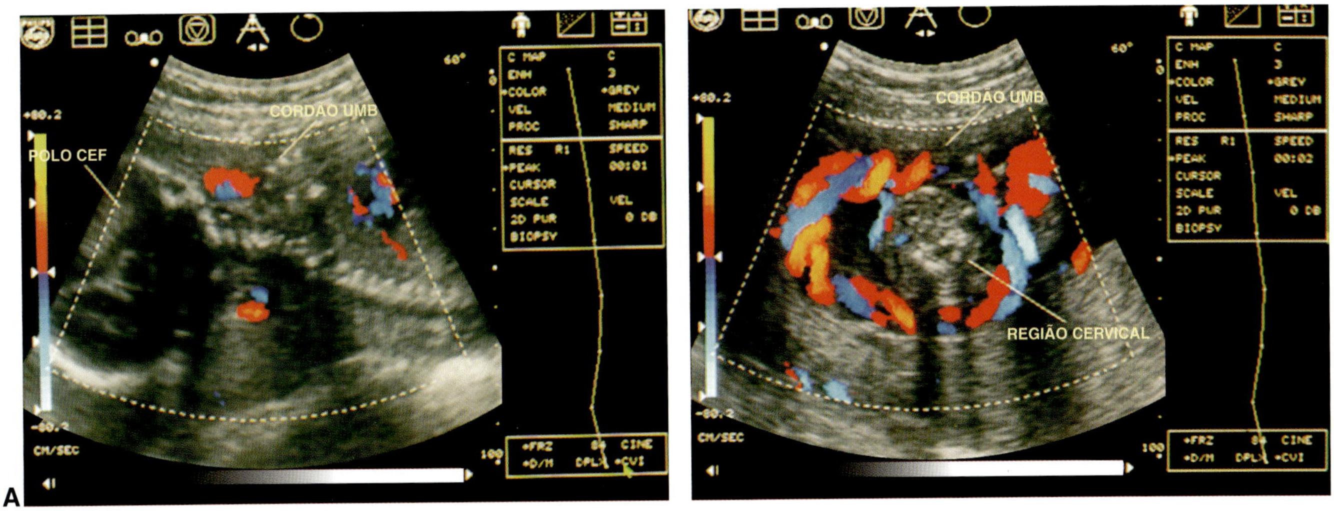

Fig. 20-8. (A e B) Circular de cordão em feto de 32 semanas.

O diagnóstico, na grande maioria dos casos, é realizado durante o trabalho de parto quando detectada bradicardia fetal ou no momento do desprendimento do pólo cefálico ao nascimento. Devido ao aspecto dos vasos umbilicais, o ultra-som associado com o Doppler permite identificar a circular de cordão localizada na região cervical (Fig. 20-8).[4]

CISTOS DE CORDÃO UMBILICAL

É diagnóstico raro, sendo que se devem investigar outras malformações associadas. No caso de cisto alantóide, deve-se investigar onfalocele e aneuploidias (Fig. 20-9).[3] No entanto, Sepulveda *et al.*, 1999, afirmam que a detecção de cistos de cordão umbilical no primeiro trimestre não está associada a uma evolução desfavorável da gestação.[19]

NÓS DE CORDÃO

Os nós verdadeiros de cordão apresentam incidência de 1,2% das gestações.[8] Neste estudo, os autores comprovaram haver aumento do sofrimento fetal por comprometimento vascular e de líquido amniótico com mecônio (7% *versus* 3,6% e 22% *versus* 16%, respectivamente). Deve ser suspeitado ao ultra-som quando houver distensão localizada na veia umbilical ou se a distância entre dois segmentos consecutivos da veia for menor ou igual a 2 cm, sugerindo uma torção ou hiperespiralamento.[8]

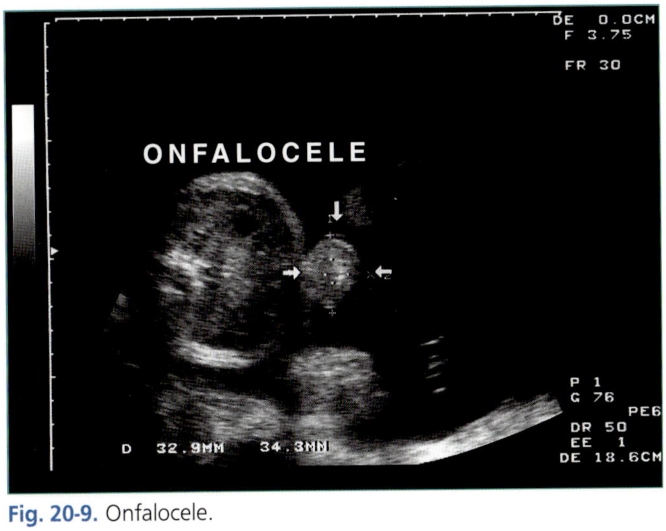

Fig. 20-9. Onfalocele.

INSERÇÃO VELAMENTOSA DO CORDÃO UMBILICAL

É definida como a inserção do cordão umbilical nas membranas antes de atingir o tecido placentário. É mais freqüente em gestações gemelares (12%) e ocorre em 9% dos casos de artéria umbilical única. Devido ao fato de não estar protegido pela geléia de Warthom, podem romper durante o parto, causando hemorragia fetal grave.[13]

CONSIDERAÇÕES FINAIS

A utilização da ultra-sonografia com disponibilização ampla e de crescente resolução pôde identificar um número cada vez maior de anormalidades estruturais do cordão umbilical a um estágio suficientemente precoce de sua instalação. O acompanhamento cuidadoso de fetos portadores de patologias funiculares nos possibilitou definir sua história natural, determinar as características fundamentais que afetam a evolução clínica final, planejar estratégias e a oportuna intervenção visando, em última análise, à melhora do prognóstico do binômio materno-fetal.

REFERÊNCIAS BIBLIOGRÁFICAS

1. Andrade JQ, Miyadahira S, Nomura RMY, *et al.* Dopplervelocimetria dos compartimentos arterial e venoso da circulação fetal e umbilical em gestação de alto risco. Análise dos resultados perinatais. *Rev Bras Ginecol Obstet* 2002;24:153-60.
2. Di Naro E, Ghezzi F, Raio L *et al.* Umbilical cord morphology and pregnancy outcome. *Eur J Obstet Gynecol Reprod Biol* 2001;96:150-7.
3. Dudiak CM, Salomon CG, Posniak HV, *et al.* Sonography of the umbilical cord. *Radiographics* 1995;15:1035-50.
4. França LC & Murta CGV. Circular Cervical Revisitada. *Femina* 2003;31:891-6.

5. Garcia SML & Fernández CG. *Embriologia*. 2ª ed. Porto Alegre: Artmed Editora, 2001.
6. Geipel A, Germer U, Welp T *et al.* Prenatal diagnosis of single umbilical artery: determination of the absent side, associated anomalies, doppler findings and perinatal outcome. *Ultrasound Obstet Gynecol* 2000;15:114-7.
7. Ghezzi F, Raio L, Di Naro E *et al.* First-trimester sonographic umbilical cord diameter and the growth of the human embryo. *Ultrasound Obstet Gynecol* 2001;18:348-51.
8. Hershkovitz R, Silberstein T, Sheiner E, *et al.* Risk factors associated with true knots of the umbilical cord. *Eur J Obst Ginecol Repr Biol* 2001;98:36-9.
9. Kobayashi K, Kubota T, Takeshi ASO. Study on myofibroblast differentiation in the stromal cells of Wharton`s Jelly. *Early Human Development* 1998;51:223-33.
10. Lee W, Lee VL, Kirk JS, *et al.* Vasa previa: prenatal diagnosis, natural evolution and clinical outcome. *Obstet Gynecol* 2000;95:572-6.
11. Macéa JR & Macéa MIM. Ruptura de Vasos Prévios: Relato de Caso. *Rev Bras Ginecol Obstet* 2001;23:465-8.
12. Moore KL & Persaud TVN. *The developing human. Clinically oriented embriology.* 6ª ed. Trad. De Ithamar Vugman, Mira Engelhardt. Rio de Janeiro: Guanabara Koogan, 2000.
13. Nomiyama M, Toyota Y & Kawano H. Antenatal diagnosis of velamentous umbilical cord insertion and vasa previa with color doppler imaging. *Ultrasound Obstet Ginecol* 1998;12:426.
14. Oyelese KO, Schwarzler P, Coates S *et al.* A strategy for reducing the mortality rate from vasa previa using transvaginal sonography with color doppler (see comments). *Ultrasound Obstet Gynecol* 1998;12:434-8.
15. Oyelese KO, Turner M, Lees C, Campbell S. Vasa previa: An avoidable obstetric tragedy. *Obstet Gynecol Surv* 1999;54:138-45.
16. Pajak J, Milnerowicz-Nabzdyk E, Michniewicz J & Fuchs T. Ultrasonographic morphometry of the umbilical cord during physiological and pathological pregnancy. *Gynecol Pol* 2003;74:1536-41.
17. Sala MA & Matheus M. Artéria umbilical única. In: Morais EM, Mauad Filho F (ed). *Medicina materna e perinatal.* Rio de Janeiro: Livraria e Editora Revinter, 2000.
18. Saurbrei EE, NguYen KT & Nolan RL. *A pratical guide to ultrasound in obstetrics and gynecology.* 2 ed. Trad. Rafael De Andrade Duarte. Porto Alegre: Artmed Editora, 2000.
19. Sepulveda W, Leible S, Ulloa A *et al.* Clinical significance of first trimester umbilical cord cysts. *J Ultrasound Med* 1999;18:95-9.
20. Sherer DM & Anyaegbunam A. Prenatal ultrasonographic morphologic assessment of the umbilical cord: A Rewiew. Part I. *Obstetrics & Ginecological Survey* 1997;52:506-14.
21. Vasques FAP & Moron AF. Área de secção transversa do cordão umbilical como parâmetro de detecção da restrição de crescimento intra-uterino. *Femina* 2001;29:387-9.
22. Vasques FAP, Moron AF, Murta CG *et al.* Correlação da área do cordão umbilical com parâmetros antropométricos em gestações normais. *Radiol Bras* 2003;36:299-303.
23. Weissman A, Jakobi P, Bronshtein M & Goldstein I. Sonographic measurements of the umbilical cord and vessels during normal pregnancies. *Journal of Ultrasound in Medicine* 1994;13:11-4.

CAPÍTULO 21

ULTRA-SONOGRAFIA NAS SÍNDROMES HIPERTENSIVAS DA GRAVIDEZ

João de Deus Valadares Neto
Joaquim Vaz Parente

INTRODUÇÃO

Os distúrbios hipertensivos representam uma das principais complicações da gestação, acometem cerca de 9% a 10% das mulheres grávidas e são responsáveis pela maioria das internações em enfermarias de patologia obstétrica. Ao lado das infecções e das hemorragias constituem-se em uma das principais causas de óbito materno, além de determinarem elevadas taxas de morbimortalidade perinatal. Em nosso meio 30% dos óbitos maternos decorrem de complicações da hipertensão na gravidez e o obituário perinatal associado a esta condição chega a alcançar a elevada cifra de 20%.[27,20]

Apesar do grande interesse que a doença hipertensiva específica da gravidez (DHEG) tem despertado ao longo do tempo e das inúmeras pesquisas desenvolvidas na tentativa de esclarecer sua origem, a etiologia da DHEG continua desconhecida. Atribui-se a um processo anômalo de implantação placentária a responsabilidade pelo aparecimento do quadro hipertensivo. Desta forma, nas pacientes que desenvolvem DHEG, a segunda onda de invasão trofoblástica processa-se de forma inadequada o que torna a circulação uteroplacentária um sistema de elevada resistência e baixo fluxo. Como resultado, ocorre aumento na produção de tromboxano A^2 (vasoconstrictor) e redução na produção de prostaciclina (vasodilatador) o que determina vasoespasmo generalizado e elevação dos níveis tensionais.[4,29]

Em conseqüência à baixa perfusão uteroplacentária, o feto desenvolve-se em regime de hipoxia. A má nutrição e oxigenação determinam estado de sofrimento fetal que pode permanecer compensado por período de tempo variável. A persistência do quadro hipertensivo provoca deterioração do estado hemodinâmico fetal elevando-se, desta forma, o risco de óbito intra-útero.

O desfecho favorável das gestações que cursam com DHEG depende de adequada assistência ao binômio mãe-feto. Para o lado materno, o tratamento adequado da hipertensão, o rastreio das complicações dela decorrentes e a interrupção da gestação frente a tais complicações são fundamentais para a redução da morbimortalidade. Em relação ao feto, uma rigorosa vigilância de sua vitalidade constitui medida obrigatória, tendo em vista o nascimento de uma criança em condições adequadas para a vida extra-uterina. Neste particular, a ultra-sonografia ocupa lugar de destaque. Através do exame ultra-sonográfico é possível a determinação precisa da idade gestacional, estimativa do peso fetal, avaliação do grau de maturidade placentária e volume de líquido amniótico, além da averiguação das alterações do fluxo sanguíneo nas circulações fetal e uterina decorrentes da insuficiência placentária, vigente na DHEG.

IMPLANTAÇÃO PLACENTÁRIA NAS GESTAÇÕES NORMAIS E COM DHEG

As artérias uterinas, ramos das ilíacas internas, penetram lateralmente no colo uterino, próximo ao istmo, invadem 1/3 da espessura do miométrio e originam as artérias arqueadas (circundam o útero). Destas emergem as artérias radiadas (penetram no miométrio) as quais dão origem às artérias espiraladas que irrigam as porções profundas do miométrio e o endométrio.

Fora da gravidez, as artérias espiraladas mantêm a integridade de sua camada musculoelástica o que torna a circulação uterina um sistema de elevada resistência e baixo fluxo, quando comparado ao estado gestacional. Durante a gravidez, para que o feto desenvolva-se adequadamente, há necessidade de adaptação da circulação uterina de forma a permitir um suprimento sanguíneo satisfatório ao espaço interviloso. Esta adaptação decorre de uma invasão trofoblástica das artérias espiraladas com destruição de sua camada musculoelástica no terço interno do miométrio. A circulação placentária torna-se, desta forma, um circuito de baixa resistência e elevado fluxo sanguíneo.[12,23]

A invasão trofoblástica das artérias espiraladas processa-se, em condições normais, em duas etapas. Na primeira, que ocorre entre seis e 10 semanas de gestação, o trofoblasto atinge a porção decidual dos vasos espiralados. Na segunda, que se inicia por volta de 10 a 14 semanas e termina quatro a seis semanas depois, a invasão trofoblástica atinge a porção miometrial das artérias espiraladas.[12,23]

Em determinadas circunstâncias, a segunda onda de invasão trofoblástica não ocorre ou acontece de forma inadequada. Como conseqüência, a circulação uteroplacentária permanece como fora da gravidez, com elevada resistência e fluxo sanguíneo reduzido. A insuficiência placentária assim instalada contribui para um desenvolvimento fetal inadequado com maior prevalência de restrição do crescimento, sofrimento crônico e óbito intra-útero. A ocorrência de DHEG também está elevada nestas condições.

As alterações decorrentes desta implantação placentária anômala podem ser identificadas através do exame ultra-sonográfico, por meio da dopplervelocimetria.[16] A resistência aumentada ao fluxo sanguíneo reflete-se na avaliação dopplervelocimétrica das artérias uterinas através da persistência da incisura protodiastólica nestes vasos após a 26ª semana de gestação, assim como pela permanência de índices de resistência e pulsatilidade aumentados nestes vasos na segunda metade da gravidez.[28] Os dados relativos à biometria fetal na determinação da idade gestacional e a estimativa do peso fetal podem sugerir restrição do crescimento intra-útero. Além disso, o fenômeno de centralização, a ausência de fluxo ou fluxo diastólico reverso nas artérias umbilicais refletem as condições de bem-estar fetal. Por fim, as alterações do volume de líquido amniótico (oligoidrâmnio) e a determinação do grau de maturidade placentária completam a avaliação fetal em pacientes cujas gestações cursam com DHEG.

PREDIÇÃO DA DHEG

A DHEG está associada a elevados índices de morbimortalidade materna e perinatal. Em virtude da inexistência de medidas que promovam a cura da doença antes da interrupção da gravidez, uma abordagem profilática poderia exercer papel importante na melhoria do prognóstico da gestação nestas condições. Infelizmente, das medidas profiláticas propostas até o momento (uso da aspirina, cálcio, antioxidantes etc.), nenhuma tem apresentado o sucesso esperado. Assim, a tentativa de diagnóstico pré-clínico, para identificação de gestantes de risco que teriam acompanhamento pré-natal personalizado, pode exercer influência positiva na detecção precoce e prevenção de complicações em gravidezes que cursam com DHEG.

Vários testes têm sido propostos para predizer DHEG. A maioria, no entanto, apresenta baixa sensibilidade, especificidade, e difícil aplicabilidade prática. Atualmente, a ultra-sonografia, através da análise dopplervelocimétrica do fluxo sanguíneo nos vasos uterinos, tem-se mostrado método promissor na predição da DHEG.

A dopplervelocimetria em obstetrícia foi utilizada pela primeira vez em 1977, permitindo a Fitzgerald e Drumm[9] estudo não invasivo da circulação materno-fetal. A partir de então, vários estudos têm relacionado resultados anormais de Doppler a complicações da gravidez associadas a implantação placentária anômala.

Em 1999, Sagol *et al.*,[25] comparando achados anatomopatológicos de biopsias placentárias e os resultados anormais de dopplervelocimetria, realizada 14 dias antes da realização de cesariana, obtiveram os seguintes resultados: 10 entre 17 mulheres (59%) com pré-eclampsia não apresentaram invasão trofoblástica ou alterações fisiológicas nas artérias espiraladas; apenas quatro entre 20 grávidas normais (20%) não apresentaram tais alterações;[5] nove entre 15 grávidas que apresentaram RCI não apresentaram invasão trofoblástica no miométrio. Neste estudo, a relação sístole/diástole e índices de resistência e de pulsatilidade das artérias uterinas em mulheres com pré-eclampsia e RCI foram significativamente maiores que no grupo de gestantes normais. A prevalência de incisura diastólica no grupo com migração trofoblástica inadequada foi significativamente maior que no grupo com migração adequada. Estes achados confirmam a invasão trofoblástica inadequada como determinante de perfusão placentária deficiente em gestações complicadas por pré-eclampsia e RCI, e sua correlação com valores anormais de dopplervelocimetria das artérias uterinas.

Coleman *et al.*[7] analisaram o valor do rastreamento através da dopplerevelocimetria das artérias uterinas em gestantes entre 22 e 24 semanas, na predição de DHEG e RCI. Estudando 116 gestações em 114 mulheres, eles avaliaram o índice de resistência e a presença de incisuras diastólicas. Utilizando como índice de resistência anormal valores acima de 0,58, encontraram sensibilidade de 91% e especificidade de 42% para pré-eclâmpsia e 84% e 39% para RCI. Entre as mulheres com incisura diastólica bilateral das artérias uterinas, 47% e 53% desenvolveram DHEG e RCI, respectivamente.

Albaiges *et al.*[1] estudaram a presença ou ausência de incisura diastólica e o índice de pulsatilidade das artérias uterinas em 1.757 gestações na 23ª semana. Verificaram que 23 de 65 mulheres (35,3%) tinham índice de pulsatilidade aumentado (> 1,45) e mais tarde desenvolveram pré-eclâmpsia e oito entre 10 mulheres com pré-eclâmpsia (80%) tiveram parto com menos de 34 semanas. Em relação ao RCI as respectivas sensibilidades para índice de pulsatilidade aumentado foram 30 de 143 (21%) e sete de 10 (70%). Para a presença de incisura bilateral, as sensibilidades foram 19 de 143 (13,3%) e cinco de 10 (50%). Concluíram que um programa de rastreio com dopplervelocimetria das artérias uterinas realizado na 23ª semana pode identificar as gestantes que posteriormente desenvolverão complicações associadas à baixa perfusão placentária, que necessitam de interrupção da gravidez antes da 34ª semana.

Martin *et al.*[14] analisando ondas de velocidade de fluxo sanguíneo nas artérias uterinas, entre 11 e 14 semanas de gestação em 3.195 mulheres, encontraram os seguintes resultados: índice de pulsatilidade anormalmente elevado (> 2,35) em 155 casos (5%); incisura diastólica bilateral em 1.691 casos(55,5%) e unilateral em 567 casos (18,6%). A sensibilidade do índice de pulsatilidade elevado na predição de pré-eclâmpsia e RCI foi de 27% e 11,7%, respectivamente. Para estas complicações levando à interrupção da gestação antes da 32ª semana, a sensibilidade foi bem maior (60% e 27%). Esta sensibilidade inversamente proporcional à idade gestacional no momento do parto demonstra que a avaliação dopplervelocimétrica das artérias uterinas é melhor para identificar os mais graves e, portanto, clinicamente mais relevantes casos de pré-eclâmpsia.

Os dados apresentados demonstram, portanto, o valor da dopplervelocimetria na predição da DHEG e RCI, patologias obstétricas estritamente ligadas à implantação placentária anômala. Justifica-se, desta forma, a realização de ultra-sonografia com análise dopplervelocimétrica do fluxo sanguíneo nas artérias uterinas, em gestantes de risco para DHEG entre a 23ª e a 24ª semanas de gravidez. Nestas pacientes, a persistência de incisura diastólica bilateral e o índice de pulsatilidade elevado nas artérias uterinas além da 26ª semana representam os principais parâmetros de predição da DHEG.

DIAGNÓSTICO DE RCI

Define-se RCI como a ocorrência de peso fetal abaixo do 10º percentil em curvas de peso para determinada idade gestacional.[15] Relaciona-se, etiologicamente, à maioria das doenças que condicionam aumento do risco gravídico, estando intimamente ligado à hipertensão arterial, sobretudo, DHEG.

Alguns dados clínicos podem sugerir o diagnóstico de RCI. Redução de ganho de peso materno e altura do fundo uterino abaixo da esperada para a idade gestacional são alguns dos parâmetros que podem levar à suspeita diagnóstica. Todavia, estes parâmetros não permitem um diagnóstico de certeza, tendo em vista que podem estar presentes em outras situações que não se associam, necessariamente, a RCI. Além do mais, uma informação inadequada acerca da data da última menstruação reduz o valor da medida da altura uterina no diagnóstico de RCI.

A ultra-sonografia representa o melhor método para avaliação do crescimento fetal. Através do exame ultra-sonográfico é possível uma avaliação criteriosa da idade gestacional e estimativa do crescimento do feto.[8]

Em relação à idade gestacional, a precisão de sua estimativa pela ultra-sonografia é inversamente correlacionada à idade fetal. Quanto mais precoce é a realização do exame, mais preciso é o cálculo da idade da gravidez. Durante o primeiro trimestre, o comprimento cabeça-nádegas representa o melhor parâmetro para cálculo da idade gestacional apresentando margem de erro de mais ou menos três dias.[13] A partir do segundo trimestre, o diâmetro biparietal e o comprimento do fêmur constituem-se nas medidas fetais utilizadas para a determinação da idade da gravidez.

No tocante à avaliação do crescimento fetal, estudos têm demonstrado que a medida da circunferência abdominal (CA) representa o melhor parâmetro para predição do tamanho do feto. A redução na medida da CA ocorre antes que se verifique qualquer alteração no diâmetro biparietal ou na circunferência cefálica. Assim a estimativa de peso fetal através das medidas da circunferência abdominal representa parâmetro importante para o diagnóstico de RCI.[21,26] Embora pareça claro que a medida da circunferência abdominal como parâmetro isolado permite uma boa avaliação do crescimento fetal, a associação desta com as medidas do comprimento do fêmur, diâmetro biparietal e, principalmente, circunferência cefálica possibilitará maior precisão na detecção de RCI.[17,22]

Por razões claras é de fundamental importância, portanto, que todas as gestantes sejam submetidas a exame ultra-sonográfico na primeira metade da gestação com o fim de determinar a idade gestacional além de avaliar a morfologia fetal. A repetição da ultra-sonografia entre a 28ª e a 32ª semanas possibilitará uma análise do crescimento do feto favorecendo ao diagnóstico de RCI quando presente.

AVALIAÇÃO DA VITALIDADE FETAL

Uma adequada avaliação da vitalidade fetal deve fazer parte da rotina de acompanhamento das gestações de alto risco, tendo em vista a adoção de condutas que visem ao diagnóstico precoce do sofrimento fetal e conseqüente redução da morbimortalidade perinatal.

Na DHEG, em decorrência da inadequada perfusão ao espaço interviloso, o feto vive em regime de hipoxia. Nesta condição, observa-se redistribuição do fluxo sanguíneo fetal com redução da perfusão renal e dos membros e aumento da circulação no cérebro, coração e supra-renais. Estas alterações hemodinâmicas resultantes da insuficiência placentária instalada podem ser detectadas pela ultra-sonografia, através da análise dopplervelocimétrica do fluxo sanguíneo nos diversos compartimentos fetais.[24]

Os primeiros estudos acerca da utilização da ultra-sonografia com Doppler para avaliação do bem-estar fatal datam do final da década de 1980 e início da década de 1990. Giles & Bisits,[10] em metanálise que envolveu seis estudos randomizados, relataram uma redução de 50% na mortalidade perinatal em gestações de alto risco nas quais a análise dopplervelocimétrica do fluxo sanguíneo na artéria umbilical foi utilizada como parte da avaliação fetal.

Em 1995, Alfirevic & Neilson,[2] em metanálise que envolveu 12 estudos randomizados controlados, encontraram redução significativa nas taxas de mortalidade perinatal (38%), indução do parto (20%) e cesarianas por sofrimento fetal (52%). Observaram, ainda, redução significativa na incidência de sofrimento fetal intraparto (31%) e encefalopatia hipóxica (87%) no grupo onde foi utilizado ultra-som com Doppler para avaliação fetal. Concluíram que estes dados fornecem evidência suficiente para sustentar o uso da ultra-sonografia com Doppler na avaliação de mulheres com gestação de alto risco.

Em 2000, Williams *et al.*,[30] em estudo randomizado que envolveu 1.240 gestantes de alto risco cujos fetos foram avaliados através de teste sem estresse (cardiotocografia basal) ou pela dopplervelocimetria, concluíram que estas duas modalidades de avaliação fetal são equivalentes em sua capacidade para predizer os resultados da gravidez. De acordo com revisão realizada pelo Comitê sobre Prática Obstétrica do Colégio Americano de Obstetras e Ginecologistas,[3] a análise dopplervelocimétrica do fluxo sanguíneo na artéria umbilical não se mostrou efetiva em situações como gestação prolongada, diabetes, lúpus eritematoso sistêmico ou síndrome de anticorpos antifosfolipídicos. Todavia, esta metodologia é recomendada como forma de avaliação fetal em outras condições que cursam com restrição de crescimento intra-útero, como no caso da DHEG.

Os parâmetros do Doppler mais utilizados, na prática, para avaliação do bem-estar fetal em gestantes com DHEG são: o fenômeno de centralização e a presença de diástole zero ou diástole reversa na artéria umbilical.

O fenômeno de centralização corresponde a mecanismo de adaptação da circulação fetal ao estado de hipoxia, e decorre da redistribuição do fluxo sanguíneo da periferia para áreas nobres do corpo. Seu diagnóstico pode ser feito comparando-se os valores dos índices obtidos na dopplervelocimetria da artéria cerebral média com curvas de normalidade previamente estabelecidas ou,

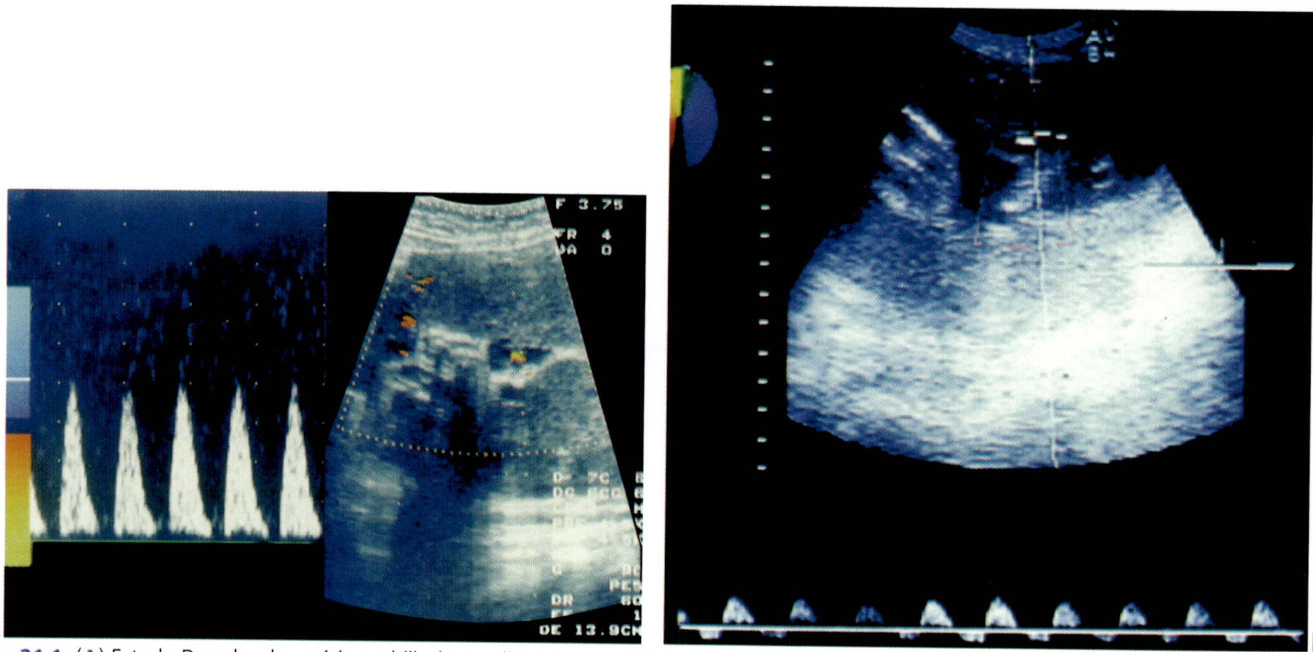

Fig. 21-1. (**A**) Estudo Doppler da artéria umbilical com diástole zero. (**B**) Estudo Doppler da artéria umbilical com diástole reversa.

como acontece mais comumente, relacionando-se os índices de pulsatilidade das artérias umbilicais (AU) com os da artéria cerebral média (ACM). Por este segundo critério define-se centralização quando a relação AU/ACM exibe valores iguais ou maiores que um. Sua ocorrência representa importante sinal de alerta vez que corresponde a estado inicial de sofrimento fetal em fase ainda compensada.[18]

A diástole zero (Fig. 21-1A) e a diástole reversa (Fig. 21-1B) representam fases evolutivas de um mesmo processo e indicam graus diferentes de comprometimento da circulação ao nível do espaço interviloso. Enquanto as alterações do Doppler compatíveis com centralização manifestam-se quando 50% do sistema arteriolar viloso encontra-se obstruído, a ausência de fluxo ou o fluxo reverso durante a fase diastólica da onda do Doppler na artéria umbilical acontecem quando cerca de 90% deste sistema está comprometido.[19] Assim, a ocorrência de diástole zero ou diástole reversa representam alterações hemodinâmicas fetais de máxima gravidade associadas a elevados índices de morbimortalidade perinatal.[31]

Por fim, deve ser ressaltado o valor da determinação do volume de líquido amniótico e do grau de maturação placentária na avaliação das gestações que cursam com DHEG. Na vigência de insuficiência placentária, em virtude da redistribuição do fluxo sanguíneo, ocorre hipoperfusão renal com redução da diurese fetal que representa importante fonte de produção de líquido amniótico. A oligoidramnia instalada contribui para a ocorrência de fenômenos compressivos do cordão umbilical, o que pode agravar o sofrimento fetal por vezes presentes nestas condições. Desta forma, a redução do volume de líquido amniótico está associada a risco aumentado de RCI e a agravos do bem-estar fetal.[4] Em relação à placenta, as alterações vasculares presentes na DHEG favorecem a maior deposição de fibrina e calcificação do parênquima do órgão, o que contribui para envelhecimento precoce e insuficiência funcional. Assim, o grau de maturação placentária pode estar relacionado a graus variáveis de comprometimento da perfusão do espaço interviloso e conseqüente aumento de risco para RCI e sofrimento fetal crônico. Estas alterações estão relacionadas, principalmente, a placentas com grau III de maturidade (Fig. 21-2).[6,11]

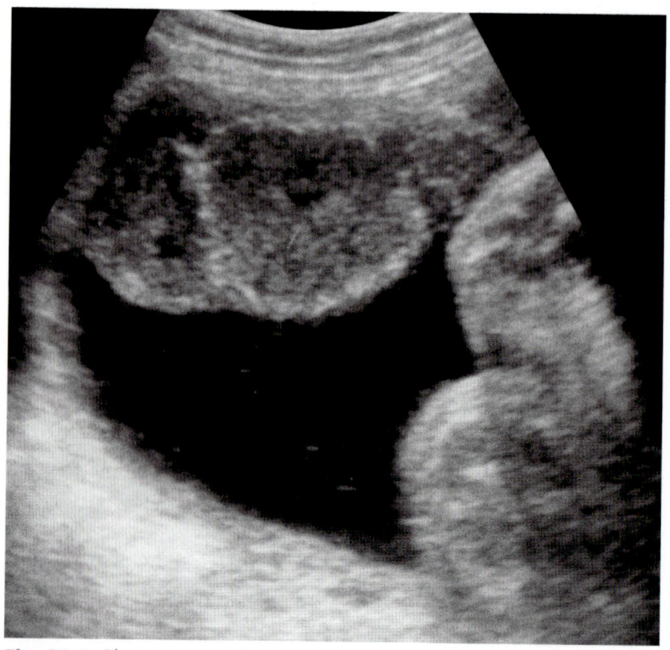

Fig. 21-2. Placenta grau III.

REFERÊNCIAS BIBLIOGRÁFICAS

1. Albaiges G, Missfelder-Lobos H, Lees C, Parra M, Nicolaides KH. One-stage screening for pregnancy complications by color Doppler assessment of the uterine arteries at 23 weeks gestation. *Obstet Gynecol* 2000;96(4):559-64.
2. Alfirevic Z, Neilson JP. Doppler sonography in high risk pregnancies. *Am J Obstet Gynecol* 1995;172:1379-87.
3. American College of Obstetricians and Gynecologists. *Intrauterine growth restriction*. Practice Bulletin nº 12, January, 2000.
4. Banks EH, Miller DA. Perinatal risks associated with borderline amniotic fluid index. *Am J Obstet Gynecol* 1999;180(6 Pt 1):1461-63.
5. Brosens IA, Robertson WB, Dixon HG. The role of the spiral arteries in the pathogenesis of preeclampsia. *Obstet Gynecol Ann* 1972;1:177.
6. Chitlange SM, Hazari KT, Joshi JV, Shah RK, Mehta AC. Ultrasonographically observed preterm grade III placenta and perinatal outcome. *Int J Gynaecol Obstet* 1990;31(4):325-28.
7. Coleman MA, McCowan LM, North RA. Mid-trimester uterine artery Doppler screening as predictor of adverse pregnancy outcome in high-risk women. *Ultrasound Obstet Gynecol* 2000;15(1):7-12.
8. Ewigman BG, Crane JP, Frigoletto FD, LeFevre ML, Bain RP, McNellis D. Effect of prenatal ultrasonic screening on perinatal outcome. *N Engl J Med* 1993;329:821.
9. Fitzgerald DE, Drumm JE. Non-invasive measurement of human fetal circulation using ultrasound: a new method. *BMJ* 1977;2:1450-51.
10. Giles W, Bisits A. Clinical use of Doppler ultrasound in pregnancy: Information from six randomized controlled trials. *Fetal Diagn Ther* 1993;8:247-55.
11. Hills D, Irwin GA, Tuck S, Baim R. Distribution of placental grade in high-risk gravidas. *Am J Roentgenol* 1984;143(5):1011-13.
12. Khong TY, de Wolf F, Robertson WB. Inadequate maternal vascular response to placentation in pregnancies complicated by preeclampsia and by small-for-gestational age infants. *Br J Obstet Gynaecol* 1986;93:1049-53.
13. Manning FA, Hohler C. Intrauterine growth retardation, diagnostic, prognostic and management based on ultrasound methods. In: Fleischer (ed). *The principles and practice of ultrasonography in obstetrics and gynecology*. 4ª ed. New York: Prentice-Hall International Inc., 1991.
14. Martin AM, Bindra R, Curcio P, Cicero S, Nicolaides KH. Screening for preeclampsia and fetal growth restriction by uterine artery Doppler at 11-14 weeks of gestation. *Ultrasound Obstet Gynecol* 2001;18(6):583-86.
15. Matheus M, Sala M. Crescimento intra-uterino. Evolução da altura fetal,peso do feto, da placenta e do índice placentário, na segunda metade da gestação. *Rev Ass Med Brás* 1977;23:88.
16. Matijevic R, Johnston T. In vivo assessment of failed trophoblastic invasion of the spiral arteries in preeclampsia. *Br J Obstet Gynaecol* 1999;106(1):78-82.
17. Mauad-Filho F, Ayres CE. Crescimento Intra-Uterino Retardado. In: Morais EM, Mauad-Filho F. *Medicina materna e perinatal*. 1ª ed. Rio de Janeiro: Revinter, 2000. p. 157-66.
18. Montenegro CAB, Rezende-Filho J, Silva LGP. Centralização fetal. *Femina* 1994;22:203.
19. Montenegro CAB, Lima MLA, Rezende-Filho J. Fetal centralization. *Ultras Obst Gynec* 2000;16:27.
20. Neme B. Doença Hipertensiva Específica da Gestação: Pré-eclampsia-Eclampsia. In: Rezende J. *Obstetrícia*. 8ª ed. Rio de Janeiro: Guanabara-Koogan, 2000. p. 669-715.
21. Snijders RJM, Nicolaides KH. Fetal biometry at 14 to 40 weeks gestation. *Ultrasound Obstet Gynecol* 1994;4:34.
22. Niknafs P, Sibbald J. Accuracy of single ultrasound parameters in detection of fetal growth restriction. *Am J Perinatol* 2001;18(6):325-34.
23. Robertson WB, Khong TY, Brosens I, de Wolf F, Sheppard BL, Bonnar J. The placental bed biopsy: review from three European center. *Am J Obstet Gynecol* 1986;155:401-06.
24. Romero-Gutiérrez G, Aguilar-Barrajas I, Chavez-Curiel A, Ponce-de Leon AI. Predicción del bienestar fetal mediante el perfil flujométrico Doppler en embarazadas con hipertensión. *Ginecol Obstet Mex* 2001;69:480-86.
25. Sagol S, Oztekin K, Ozdemir N. The comparison of uterine artery Doppler velocimetry with the histopathology of the placental bed. *Aust NZJ Obstet Gynaecol* 1999;39(3):324-29.
26. Smith GCS, Smith MFS, McNay MB, Fleming JEE. The relation between fetal abdominal circumference and birthweight: Findings in 3512 pregnancies. *Br J Obstet Gynaecol* 1997:104:186.
27. Valadares-Neto JD, Costa-Filho NF, Valadares SM, Martins MPSS. Moratalidade materna na maternidade Dona "Evangelina Rosa". *Rer Bras Ginec Obstet* 1995;17:977-81.
28. van-Asselt K, Gudmundson S, Lindqvist P, Marsal K. Uterine and umbilical artery velocimetry in pre-eclampsia. *Acta Obstet Gynecol Scand* 1998;77(6):614-19.
29. Walsh SW. Preeclampsia: An imbalance in placental prostacyclin and tromboxane production. *Am J Obstet Gynecol* 1985;152:335.
30. Williams K, Farquharson D, Bebbington M, Dansereau J, Galeneau F, Wilson RD, Shaw D, Kent N. A randomized controlled clinical trial comparing nonstress test versus Doppler velocimetry as a screening test in a high population. (Abstract 315) *Am J Obstet Gynecol* 2000;182:S109.
31. Zugaib M, Miyadahira S, Nomura RMY, Francisco RPV. *Vitalidade fetal: propedêutica e avaliação*. 1ª Ed. São Paulo, Atheneu, 2000. p. 73-84.

CAPÍTULO 22

POLIIDRAMNIA

Francisco Mauad Filho
Cleusa Cascais Dias

INTRODUÇÃO

O aumento excessivo do volume de líquido amniótico (LA) é uma condição obstétrica associada a patologias de origem materna, fetal, placentária, do cordão umbilical ou idiopática, que compromete significativamente o prognóstico da gestação.

As patologias freqüentemente associadas incluem o diabetes melito e a hipertensão materna, a gemelaridade, as anomalias congênitas, as cromossomopatias, a isoimunização e hidropisia fetal, a anemia severa, o corioangioma placentário, a trombose de veia coriônica ou umbilical e o nó verdadeiro de cordão. O poliidrâmnio pode também estar associado a doenças infecciosas, como a sífilis, a toxoplasmose, a citomegalovirose, a doença de Chagas, a hepatite, a parvovirose e a listeriose, assim como a hemoglobinopatias, distrofia miotônica, tumores fetais e ao uso de drogas durante a gestação. Não obstante, em 66% dos casos, a poliidramnia é considerada idiopática.[17]

O poliidrâmnio relaciona-se com um aumento significativo da morbimortalidade perinatal, devido principalmente à alta incidência de anomalias congênitas,[2] à prematuridade, à ruptura prematura de membranas, ao prolapso de cordão umbilical e ao descolamento de placenta normalmente inserida. O parto prematuro ocorre em 11,1% das pacientes com poliidrâmnio. Também estão elevadas as incidências de sofrimento fetal, macrossomia, baixo índice de Apgar (46,1% em nossa casuística[12]), e a necessidade de cuidados intensivos ao nascimento.[8]

A morbidade materna também se eleva em conseqüência das alterações hemodinâmicas e das complicações obstétricas, que freqüentemente determinam a indicação de cesárea. Em nossa casuística a cesárea foi indicada em 68,4% dos casos.[12]

Um dado relevante é a constatação de que o poliidrâmnio mesmo isolado, afastando-se os fatores de risco para outras variáveis que possam estar associadas, é um fator de comprometimento da morbidade materna e neonatal, assim como para a mortalidade neonatal. O poliidrâmnio compromete a sobrevida fetal e o prognóstico da gestação, independentemente de outros fatores.[14]

CONCEITO

O poliidrâmnio é definido clinicamente como aumento da quantidade de líquido amniótico em, pelo menos, duas vezes o previsto para a idade gestacional. Na gestação a termo, vários autores consideram como patológico um volume superior a 2.000 ml.[3,19]

Na avaliação do volume de LA através da ultra-sonografia, o poliidrâmnio é evidenciado quando o índice de líquido amniótico (ILA) for superior a 25 cm. Este índice é obtido pela somatória das maiores bolsas de fluido, medidas verticalmente nos quatro quadrantes uterinos (Fig. 22-1).[18] Outro parâmetro utilizado é a detecção de uma bolsa de LA com medida superior a 8 cm de diâmetro, ou ainda a medida de dois diâmetros na maior bolsa de LA, considerando-se o volume de LA como o produto das dimensões vertical e horizontal. Neste caso, valores acima de 50 cm são considerados poliidrâmnio.[5]

INCIDÊNCIA

Os dados de literatura mostram uma incidência variável de poliidrâmnio, entre 0,4% e 3,3%,[10] sendo de 0,93% o constatado no Hospital das Clínicas da Faculdade de Medicina de Ribeirão Preto, Universidade de São Paulo.[12] Nesta casuística a incidência de anomalias congênitas associadas ao poliidrâmnio foi de 45%.

A incidência nas gestantes diabéticas é de 5,8%, sendo 3,9 nas diabéticas gestacionais e 1,6% nos demais tipos de diabetes.[1]

FISIOPATOLOGIA

O aparecimento do LA ocorre no sétimo dia da fecundação e até o 30°, origina-se por osmose através das membranas.

Na 12ª semana de gestação há uma média de 50 ml de LA, sendo o aumento semanal ao redor de 20 ml entre a 10ª e a 14ª semanas. Destaca-se que na primeira metade da gestação o volume de LA está intimamente associado ao peso fetal.[9] Na 20ª semana atinge uma média de 400 ml e a partir da 28ª semana o aumento semanal é de 50 ml.

A partir da 10ª a 11ª semana da gestação, os rins fetais iniciam a produção de urina[15] e o feto também inicia a deglutição.

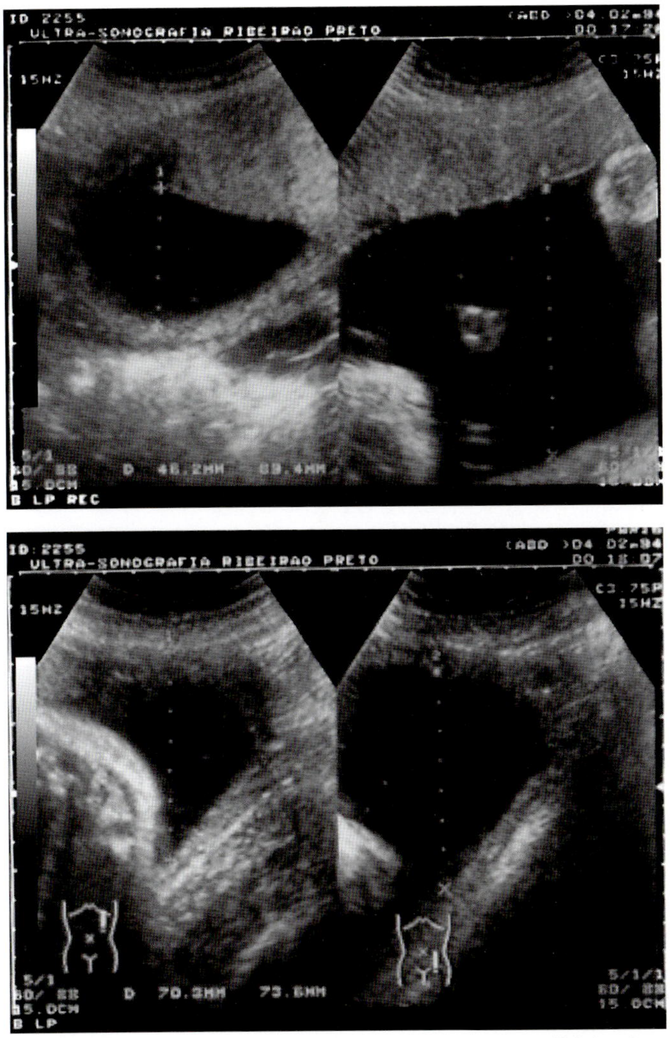

Fig. 22-1. Estudo dos quatro quadrantes em feto com poliidrâmnio.

Estas funções fisiológicas se tornam então as determinantes principais do volume de LA e também de sua composição. Uma alteração em um ou mais compartimentos altera a quantidade de LA, decorrente de um aumento na produção ou de uma diminuição na absorção.

Há quatro fluxos primários na cavidade amniótica durante a gestação, que são o movimento de fluidos para dentro da cavidade amniótica através da urina fetal e da secreção de líquido pulmonar e o movimento de fluido para fora da cavidade através da deglutição fetal e da absorção intramembranosa.[16] O movimento de fluido intramembranoso não tem sido extensivamente descrito, mas engloba a transferência direta de água e solutos entre o LA e o sangue fetal. Esta transferência ocorre através da face fetal da placenta e em ovelhas, entre o LA e o sangue fetal que perfunde as membranas fetais vascularizadas. Além de ser uma via importante de efluxo, estudos recentes sugerem que a absorção intramembranosa pode ser o mecanismo primário de regulação do volume de LA.[11]

Por outro lado, o fluxo intramembranoso também poderia incluir, além de água, solutos e eletrólitos, porque há gradientes de concentração entre o LA e o plasma fetal. Pequenas alterações no fluxo intramembranoso de sódio diário poderiam causar mudanças significativas no volume de LA.[6]

O volume de LA aumenta progressivamente durante a gestação, até a 32ª semana, com um pico entre 24-26 semanas. Da 32ª semana até o termo, a média do volume de LA é relativamente constante, entre 700 e 800 ml. Após a 40ª semana ocorre um declínio progressivo do volume de LA, de aproximadamente 33% por semana.[1,18]

CLASSIFICAÇÃO

O poliidrâmnio pode ser classificado como leve, quando o bolsão de LA é de 8 a 11 cm e o ILA de 20 a 25 cm, moderado, quando o bolsão é de 12 a 15 cm e o ILA de 31 a 40 cm, e severo, quando o bolsão é superior a 15 cm e o ILA superior a 40 cm.

O poliidrâmnio pode ainda ser classificado como agudo ou crônico, segundo a idade gestacional de sua ocorrência, sendo classificado como agudo quando se manifesta antes da 24ª semana de gestação, e crônico quando diagnosticado no terceiro trimestre.

DIAGNÓSTICO

O diagnóstico clínico de poliidrâmnio é estabelecido a partir do aumento do volume uterino em discrepância com a idade gestacional, associado à dificuldade para palpar o feto e auscultar os batimentos cardíacos fetais.

No poliidrâmnio moderado ou severo a paciente pode apresentar dispnéia, náuseas e vômitos, assim como sintomas dolorosos relacionados com a compressão abdominal. Também ocorre edema de membros inferiores, edema da parede abdominal, hipertonia uterina e abdome distendido. O colo pode estar apagado e dilatado.

As formas leves do poliidrâmnio podem ser assintomáticas e seu diagnóstico resultar de achado ultra-sonográfico em exame de rotina.

A ultra-sonografia confirma a suspeita clínica de poliidrâmnio, através da determinação do volume de LA pela medida dos bolsões e do ILA (Fig. 22-1).

Confirmado o diagnóstico realiza-se a ultra-sonografia morfológica detalhada, buscando-se detectar anomalias congênitas e outros fatores relacionados com a etiologia do poliidrâmnio. A dopplerfluxometria e a ecocardiografia fetal complementam o diagnóstico ultra-sonográfico.

Os exames laboratoriais também fazem parte da busca etiológica, preconizando-se a repetição dos testes para detecção do diabetes e conforme o caso, a determinação de anticorpos maternos (Coombs, hemolisina), pesquisa de sífilis, toxoplasmose, rubéola, citomegalovírus, herpesvírus, parvovírus, sorologias para hepatite e o teste tríplice (alfa-fetoproteína, estriol livre e gonadotrofina coriônica). Também podem ser determinadas as dosagens de proteínas totais e frações no soro materno, eletroforese de hemoglobina, e a pesquisa de cariótipo no sangue fetal e no LA (estes obtidos por cordocentese e amniocentese, respectivamente). A amniocentese e a cordocentese não são realizadas rotineiramente no poliidrâmnio, sendo reservados para casos selecionados, como na vigência de anomalias congênitas e isoimunização fetal.[5] Após o nascimento, o estudo da placenta é valioso para estabelecer ou confirmar o diagnóstico etiológico.

DIAGNÓSTICO DIFERENCIAL

O poliidrâmnio deve ser diferenciado de outros quadros que cursam com aumento do volume abdominal, como moléstia trofoblástica gestacional, macrossomia fetal, cisto de ovário, leiomioma uterino, ascite materna e gemelaridade.

TRATAMENTO

A identificação do fator causal é fundamental na terapêutica da gestação complicada por poliidrâmnio. Contudo, sabe-se que isso somente será possível em um número limitado de casos, e a instituição do tratamento adequado nem sempre irá reverter a sintomatologia clínica no poliidrâmnio estabelecido. Assim, a diminuição do volume de LA, através da amniocentese ou pela administração materna de indometacina, é necessária para promover a redução do volume uterino e evitar o desencadeamento do trabalho de parto pré-termo. Nas gestantes assintomáticas não há indicação para redução do volume pela amniocentese.

Os principais objetivos da amniocentese terapêutica visam promover o alívio dos sintomas maternos e a profilaxia do trabalho de parto pré-termo. Não há consenso, na literatura, sobre volume e a velocidade de fluido a ser removido, a utilização de agentes tocolíticos durante a realização do procedimento e o emprego de antibióticos na profilaxia.[7]

Outra modalidade terapêutica que surge como alternativa à amniocentese é o uso da indometacina, que é uma droga inibidora da síntese de prostaglandina. Relata-se, através de diversos estudos, que a indometacina produz um decréscimo na produção urinária fetal, no neonato e no adulto. Atravessa livremente a barreira placentária e pode ser detectada no sangue fetal em menos de 15 minutos após a ingestão materna. Após duas horas os níveis sanguíneos fetais são cerca de 50% daqueles encontrados na mãe. Uma das possíveis explicações é que, provavelmente, ocorra uma diminuição da produção urinária fetal com conseqüente diminuição do volume de líquido amniótico.[20] O uso de antiinflamatórios não-esteróides pode desencadear um oligoidrâmnio.[4]

Outro efeito adverso do uso da indometacina durante a gestação refere-se à constrição do ducto arterioso. Persistindo esta contrição, poderá ocorrer hipertrofia arterial pulmonar. Após o nascimento, a hipertensão pulmonar associa-se com um *shunt* sanguíneo através do forame oval que pode ressultar em hipoxia neonatal. Dados recentes da literatura relatam que a constrição do ducto arterioso está relacionada com a idade gestacional em que a indometacina é administrada, tendo sido relatada incidência de 5% entre a 26ª e 27ª semanas.[13] Assim, preconiza-se que uma ecocardiografia fetal deva ser realizada nas primeiras 24 horas após iniciada a terapêutica com a indometacina e, depois, semanalmente. Se observada discreta constrição do ducto arterioso a dose da droga é diminuída de 25 mg a cada 8 para 25 mg a cada 12 horas e nova avaliação é realizada em 24 horas.[14]

A eficácia da indometacina, no tratamento das gestações complicadas com poliidrâmnio, é relatada quando da presença de disfunções neuromusculares, nos casos de poliidrâmnio idiopático e naqueles associados ao diabetes melito materno.[14]

Quanto à resolução da gravidez sabe-se que o tipo de parto realizado nas gestantes portadoras de poliidrâmnio dependerá da indicação obstétrica, porém se refere a uma freqüência elevada de distocias da apresentação, prolapso de cordão umbilical, descolamento de placenta normalmente inserida e sofrimento fetal, condições essas que se associam a taxas elevadas de parto operatório.

PROGNÓSTICO

Materno

O prognóstico materno geralmente é bom. Dependerá da época do aparecimento do poliidrâmnio, quanto mais precoce mais grave, e da gravidade das patologias associadas. A mortalidade relacionada exclusivamente ao poliidrâmnio não difere daquela associada à gestação normal. A morbidade relaciona-se em especial ao parto prolongado pela má qualidade da contração uterina, e ao puerpério imediato com risco de hemorragia pela hipossistolia.

O prognóstico fetal é grave no poliidrâmnio agudo e a mortalidade fetal neste caso varia de 60% a 80%.

CONSIDERAÇÕES FINAIS

O poliidrâmnio é uma patologia pouco freqüente, idiopática ou associada a condições maternas ou fetais de risco variável, cujo manejo deverá ser definido em função dos sintomas maternos e das possíveis repercussões fetais. A amniocentese é uma medida paliativa, e a indicação de indometacina deve ser definida após avaliação dos riscos e benefícios para o feto. Do mesmo modo, a resolução da gestação deverá ser feita em instituição hospitalar preparada para receber um recém-nascido pré-termo e para possíveis intervenções, quando estiverem presentes as anomalias congênitas.

REFERÊNCIAS BIBLIOGRÁFICAS

1. Biggio JR, Wentrom KD, Dubard MB *et al.* Hydramnios prediction of adverse perinatal outcome. *Obstet Gynecol* 1999;94:773-7.
2. Brady K, Polzin WJ, Kopelmam JN *et al.* Risk of chromosomal anomalies in patients with idiopathic polyhydramnios. *Obstet Gynecol* 1992;79:234.
3. Cardewell MS. Pollydramnios: a review. *Obstet Gynecol Surv* 1987;42:162.
4. Carmona F, Martinez-Roman S, Mortera C *et al.* Efficacy and safet of indometacin therapy for polyhydramnios. *Eur Obstet Gynecol* 1993;52:175.
5. Chauhan S, Magann EF, Morrison JC *et al.* Ultrasonographic assessment of amniotic fluid does not reflect actual amniotic fluid volume. *Am J Obstet Gynecol* 1997;177:291-7.
6. Curran MA, Nijland MJM, Mann SE *et al.* Human amniotic fluid mathematical model: determination and effect of intramembranous sodium flux. *Am J Obstet Gynecol* 1998;178:484-90.
7. Elliot JP, Sawyer AT, Radim TG *et al.* Large volume therapeutic amniocentesis in the treatment of hydramnios. *Obstet Gynecol* 1994;84:1025.
8. Lazebnik N, Many A. The severity of polyhydramnios, estimated fetal weight and preterm delivery are independent risk factors for the presence of congenital malformations. *Gynecol Obstet Invest* 1999;48:28-32.
9. Lindt T, Hytten FE. Relation of amniotic fluid volume to fetal weight in the first half of pregnancy. *Lancet* 1970;1:1147.
10. Many A, Hill LM, Lazebnik N, Martin JG. The association between polyhydramnios and preterm delivery. *Obstet Gynecol* 1995;86:389-91.

11. Matsumoto LC, Cheung CY, Brace RA. Increase urinary flow without development of polyhydramnios in response to prolonged hypoxia in the ovine fetus. *Am J Obstet Gynecol* 2001;184:1008-14.
12. Mauad-Filho F, Rangel MAR, Fernandes ACP *et al.* Gemelaridade: Aspectos obstétricos. *Rev Bras Ginecol Obstet* 1994;16:206.
13. Maymon E, Ghezzi F, Shoham-Vardi I *et al.* Isolated hydramnios at term gestation and the occurrence of peripartum complications. *Eur J Obstet Gynecol Reprod Biol* 1998;77:157-161.
14. Moise KJ. Polyhydramnios problems and treatment. *Sem Perinat* 1993;17:197.
15. Moore KL. *The developing human*. 4ª ed. Philadelphia: W.B Saunders, 1988.
16. Moore, TR. Clinical assessment of amniotic fluid. *Clin Obstet Gynecol* 1997;40(2):303-13.
17. Panting-Kemp A, Nguyen T, Chang E, Quillen E *et al.* Idiopathic polyhydramnios and perinatal outcome. *Am J Obstet Gynecol* 1999;181:1079-82.
18. Phelan JP, Smith CV, Broussard P *et al.* Amniotic fluid volume assessment with the four-quadrant technique at 36-42 weeks gestation. *J Reprod Med* 1987;32:540.
19. Pritchard JA, MacDonald PC, Gant NF. *Willians obstetrics*. 19th ed. East Norwalk C.T. Appleton-Lange, 1993. p. 734-739.
20. Rodriguez MH. Polyhydramnios: Does reducing the amniotic fluid volume decrease the incidence of prematurity? *Clin Perinatol* 1992;19:359.

CAPÍTULO 23

ULTRA-SONOGRAFIA NA OLIGOIDRAMNIA

Francisco Mauad Filho
Pedro Vieira Santana Netto
Patrícia Spara Gadelha
Antonio Gadelha da Costa

CONSIDERAÇÕES INICIAIS

O líquido amniótico (LA) é um componente importante do ambiente intra-uterino. Sua produção e sua absorção dependem de uma série de mecanismos interdependentes entre o feto e a mãe, sendo que qualquer alteração no seu volume requer cuidadosas avaliações tanto do feto como da mãe.[1-3]

A regulação do volume de LA é um processo dinâmico que reflete o balanço entre a produção e sua reabsorção. Este processo é influenciado por diferentes circunstâncias durante a gestação.[4] A quantidade de LA normalmente aumenta de forma gradativa com o evoluir da gestação, atingindo valores máximos em torno da 34ª semana de gravidez, quando então sofre declínio progressivo até o seu final.

Nas primeiras semanas a produção se faz principalmente através da passagem passiva de líquidos pela membrana amniótica, seguindo um gradiente osmótico. Neste período, a composição do líquido amniótico se constitui basicamente de um ultrafiltrado do plasma materno.[5]

Os rins fetais começam a apresentar a capacidade de depurar o sódio neste período e a concentrar a uréia entre a 12ª e a 14ª semana de gestação e neste mesmo período inicia-se a deglutição fetal, que é importante mecanismo de reabsorção do LA.

A partir da 20ª semana, a diurese fetal e a deglutição passam a ter um papel preponderante na dinâmica do LA. Nesta fase, seu volume é em média de 500 ml.[6] Outras estruturas fetais também contribuem na produção do LA: o trato respiratório, a face fetal da placenta, o trato gastrointestinal e o cordão umbilical.

No terceiro trimestre, a diurese e a deglutição fetal passam a se constituir nos principais elementos na regulação do volume do LA. Neste período, a deglutição fetal chega a atingir 200 a 450 ml/kg do peso do feto por dia. No início do terceiro trimestre o volume de líquido é de aproximadamente 700 ml, aumentando posteriormente para 1.000 ml no meio deste trimestre. Subseqüentemente, há diminuição para 800-900 no termo da gestação.[6] Ainda no terceiro trimestre, merece destaque a correlação entre volume plasmático materno e o volume de LA indicando que a perfusão placentária também pode influenciar na regulação do volume do LA.

Considerando-se todos os mecanismos de produção e absorção de LA, aproximadamente 95% do total do líquido é renovado por dia, próximo ao termo da gestação. Qualquer interferência nestes mecanismos reguladores pode resultar em alterações significativas do volume de LA.[7]

O LA apresenta várias funções, dentre elas: a promoção de um ambiente que permite uma adequada movimentação corpórea do feto que o protege contra traumatismos; ajuda na manutenção de uma temperatura relativamente constante dentro da cavidade amniótica e auxilia no desenvolvimento do pulmão do feto.

A diminuição da quantidade de LA constitui o oligoidrâmnio. Sua incidência é estimada entre 10% a 15% das gestações, variando conforme a população estudada e os critérios utilizados para sua definição.[7]

O desencadeamento de oligoidrâmnio em idade gestacional precoce eleva a morbimortalidade perinatal,[8] principalmente à custa da hipoplasia pulmonar e da compressão fetal extrínseca intra-útero. A fisiopatologia da hipoplasia pulmonar não é bem esclarecida e provavelmente ocorre pela excessiva compressão extrínseca do tórax fetal, da incapacidade de aspirar e expirar o LA e da inibição dos movimentos respiratórios.[9,10]

Do exposto, depreende-se que o LA é um marcador importante na avaliação das condições fetais; no entanto, fica claro que a sua avaliação clínica e ultra-sonográfica merecem melhores reflexões. Sabemos que a quantidade de LA varia de acordo com o tempo de gestação, reduzindo-se, fisiologicamente, de forma considerável nas suas últimas semanas. Isso determina a necessidade de se estabelecer paralelamente ao volume do LA, a idade gestacional (IG).

A freqüência de oligoidramnia é diversamente estimada na literatura, tendo falta de uniformidade nos critérios diagnósticos e nos valores que se referem aos limites de normalidade.

ETIOLOGIA

Entre as condições clínicas que se associam ao oligoidrâmnio, temos as fetais, maternas, anexiais e placentárias. Entre as primeiras destacam-se as anomalias cromossômicas, anomalias congênitas, anomalias geniturinárias, crescimento intra-uterino retardado e pós-datismo. Entre as maternas vamos encontrar a insuficiência uteroplacentária, síndrome antifosfolipídio, hipertensão arterial crônica, doença hipertensiva específica da gravidez, drogas, inibidores da síntese de prostaglandinas, inibidores da enzima de conversão. A ruptura prematura de membranas representa a principal condição anexial. Entre as placentárias citam-se o descolamento prematuro da placenta,[11] a síndrome transfusor-transfundido e a idiopática.

A maioria das anomalias congênitas envolvidas com o oligoidrâmnio acomete o trato geniturinário, devido provavelmente ao desequilíbrio entre a produção e a excreção da urina fetal.

No crescimento intra-uterino retardado (CIUR), que na maioria das vezes apresenta-se associado ao oligoidrâmnio, parece ocorrer uma redistribuição circulatória induzida pela hipoxemia incorrendo em diminuição da produção urinária e do líquido pulmonar.[12]

Pela constante associação do oligoidrâmnio com a hipertensão materna, o CIUR possivelmente ocorre pela diminuição do fluxo uteroplacentário, reduzindo assim o volume fetal, podendo ocorrer ainda a hipovolemia materna, que favorece o decréscimo do fluido fetal.[13-19]

A ocorrência de oligoidrâmnio em gestações gemelares pode decorrer da comunicação vascular a nível placentário entre os gêmeos. O feto doador torna-se anêmico e apresenta CIUR, podendo ocorrer nesta câmara a redução do volume do líquido amniótico.[20,21]

A ruptura prematura das membranas predispõe geralmente ao oligoidrâmnio, que na maioria das vezes eleva a incidência de sofrimento fetal agudo, provavelmente por compressão do cordão umbilical.[3,9,22]

A diminuição do volume do líquido amniótico ocorre de forma progressiva durante o final da gravidez. Nas gestações serotíneas esta redução é estimada em aproximadamente 33% a cada semana gestacional.[23-25]

Fatores implicados na etiologia do oligoidrâmnio variam de acordo com a sua duração. Assim sendo, podem ser divididos em dois

1. **Oligoidrâmnio de curta duração (menos de cinco semanas):** embasa como causa a insuficiência placentária cuja resultante, a hipoxia, levaria a alterações de volume a partir da redistribuição seletiva objetivando uma melhor perfusão sanguínea.

   Na ausência de anomalias do aparelho urinário fetal, a hipoxia responderá pelo oligoidrâmnio, secundário às alterações de trocas fetoplacentárias.[26,27] Como consideração didática admite-se que o oligoidrâmnio, no pós-maduro, seria decorrente da ausência de excreção urinária.

2. **Oligoidrâmnio de longa duração (mais de cinco semanas):** o oligoidrâmnio de longa duração teria na sua patogênese as seguintes causas:

   - *Lesões placentárias*: corioangioma, que acarreta *shunt,* levando a um desvio do débito placentário.
   - *Causas fetais*: gêmeo transfusor anemiado, com redução de débito sanguíneo levando ao CIUR e oligoidrâmnio.
   - *Causas uterinas*: malformações, hipoplasias uterinas e miomas promovendo a diminuição do débito sanguíneo placentário.
   - *Idiopáticas*: comuns em multíparas e gestantes acima de 30 anos.
   - *Patologia urinária fetal*: agenesia renal bilateral (síndrome Potter) cursando com hipoplasia pulmonar, dismorfismo facial, anomalia na posição dos membros e CIUR; displasia cística por redução da secreção urinária, doença policística infantil (autossômica recessiva com 25% de recorrência), rim policístico e doença policística bilateral dos rins.
   - *Alterações funcionais de filtração glomerular*: inibidores da síntese de prostaglandinas, que são utilizados no tratamento da ameaça de parto prematuro e na doença reumática da gestação, levariam a um aumento da resistência vascular, com conseqüente oligúria e oligoidrâmnio.
   - *Anomalias da excreção urinária*: anúria fetal (obstrução dos ureteres), estenose do colo vesical, através da uretra ou das valvas de uretra posterior.

Observa-se, por conseguinte, que o oligoidrâmnio está associado a uma grande variedade de fatores materno-fetais e placentários. Tais fatores ligados a malformações do aparelho urinário; redistribuição do débito cardíaco fetal, falam alto da necessária investigação do LA, componente importante ao ambiente intra-uterino.

DIAGNÓSTICO

No transcorrer do tempo têm-se realizado muitas tentativas para avaliar o volume de LA e, deste modo, melhorar os critérios diagnósticos pré-natais e realizar melhores prognósticos a respeito da gravidez. A avaliação clínica da quantidade de LA inicialmente realizada pela palpação e percussão abdominal e mensuração da altura do fundo uterino, hoje, tem sido preterida, em função do grande impulso da avaliação ultra-sonográfica, permitindo, ao longo do tempo, a introdução de métodos de avaliação do volume de LA.

Em 1987, Phelan *et al.*[25] descreveram uma forma de avaliação do LA, que foi denominada técnica dos quatro quadrantes (Fig. 23-1A e B). Este método bem padronizado demonstrou boa reprodutibilidade, apresentando variações inter e intra-observadores de cerca de 10%. Segundo o mesmo autor, a quantidade de LA era assim classificada: normal (índice de LA de 8,0 a 18,0), oligoidrâmnio (índice de LA inferior a 5,0), intermediário (índice de LA entre 5,0 e 8,0) aumentado (índice de LA entre 18,1 e 25 cm) e poliidrâmnio (índice de LA maior que 25 cm).

A correlação existente entre a diminuição do volume de LA e o comprometimento dos resultados perinatais tem convencido os pesquisadores a incluírem a avaliação do LA nos protocolos de vigilância do bem-estar fetal. Podemos dividi-lo em clínico e ultra-sonográfico.

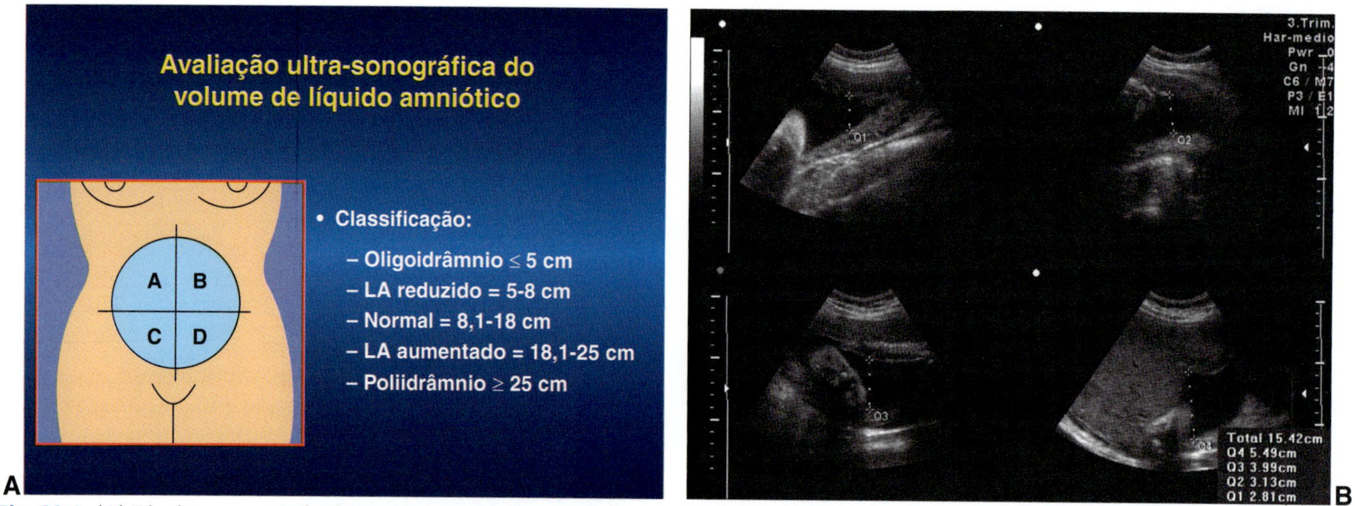

Fig. 23-1. (A) Técnica para estudo dos quatro quadrantes de Phelan para a determinação do índice de líquido amniótico. (B) Estudo dos quatro quadrantes de Phelan para a determinação do índice de líquido amniótico.

Clínico

Suspeita-se de oligoidrâmnio na queixa de intenso mal-estar com os movimentos fetais, ou na redução desses movimentos. Ao exame obstétrico percebe-se sensibilidade uterina excessiva à palpação, volume uterino menor que o esperado para a idade gestacional e o reconhecimento das diversas partes fetais com o manuseio elaborado das mãos. No que concerne à ausculta cardiofetal, verificam-se desacelerações variáveis da freqüência cardíaca fetal, decorrente da compressão funicular.[28]

Ultra-sonográfico

A medicina fetal é uma nova disciplina surgida a partir da expansão da moderna tecnologia. Até há pouco tempo, a avaliação do feto só era possível através de métodos indiretos. A assistência pré-natal se baseava principalmente nos cuidados dispensados à mãe, esperando-se que o feto fosse indiretamente beneficiado. A nossa atual abordagem em relação à gravidez e a avaliação pré-natal foi alterada pela introdução de novas técnicas tais como ultra-som, a amniocentese e a biopsia de vilo corial (BVC), as quais tornaram acessíveis tanto o feto como seu meio ambiente.

A melhoria dos aparelhos ultra-sonográficos permitiu uma melhor visualização do feto, uma detecção mais precoce das anomalias estruturais e uma melhor quantificação e qualificação do LA, inclusive com maior facilidade na realização de procedimentos invasivos. Antes do advento ecográfico não se dispunha de método seguro e confiável na apreciação do volume de LA. Com os crescentes avanços tecnológicos, e conseqüente aperfeiçoamento do método, tornou-se, assim, mais freqüente a constatação do oligoidrâmnio.[29]

Ao ultra-som alguns aspectos observados facilitam o diagnóstico, como, por exemplo, a própria diminuição do LA, a redução da interface feto-líquido amniótico, bem como o "amontoamento" importante dos membros fetais (Fig. 23-2) e o estudo Doppler (Fig. 23-3A e B). No entanto, casos outros existem em que dificultado o diagnóstico necessita-se, então, de outros critérios para o mesmo.[30]

Avaliação do líquido amniótico

Considera-se dentro da avaliação do volume do LA os seguintes critérios, no diagnóstico ultra-sonográfico:

- Critérios subjetivos.
- Critérios semiquantativos.
- Combinação de ambos os critérios.

Dentro da avaliação subjetiva utilizam-se critérios visuais que incluem o que acima já foi referido, concernente à pequena quantidade de LA, nas interfaces fetais e parede uterina; constatação das partes fetais muito "amontoadas", bem como a diminuição evidente do líquido amniótico. A acuracidade deste método está na dependência da experiência do operador de ultra-som.

Quanto aos critérios semiquantitativos (medidas de um ou mais bolsões de LA) mais adotados pelos autores, inclui a medida do maior bolsão de LA. Vários são os limites já descritos. Alguns definiram este limite em 3 cm, outros em 2 cm e outros em 1 cm.

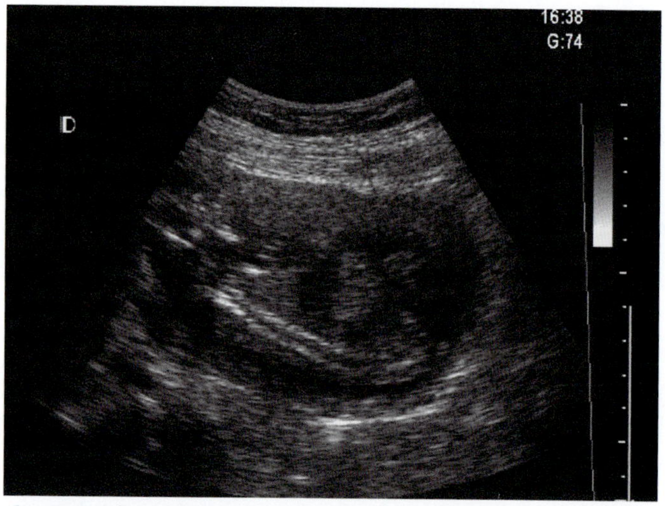

Fig. 23-2. Oligoidrâmnio em gestação de 34 semanas.

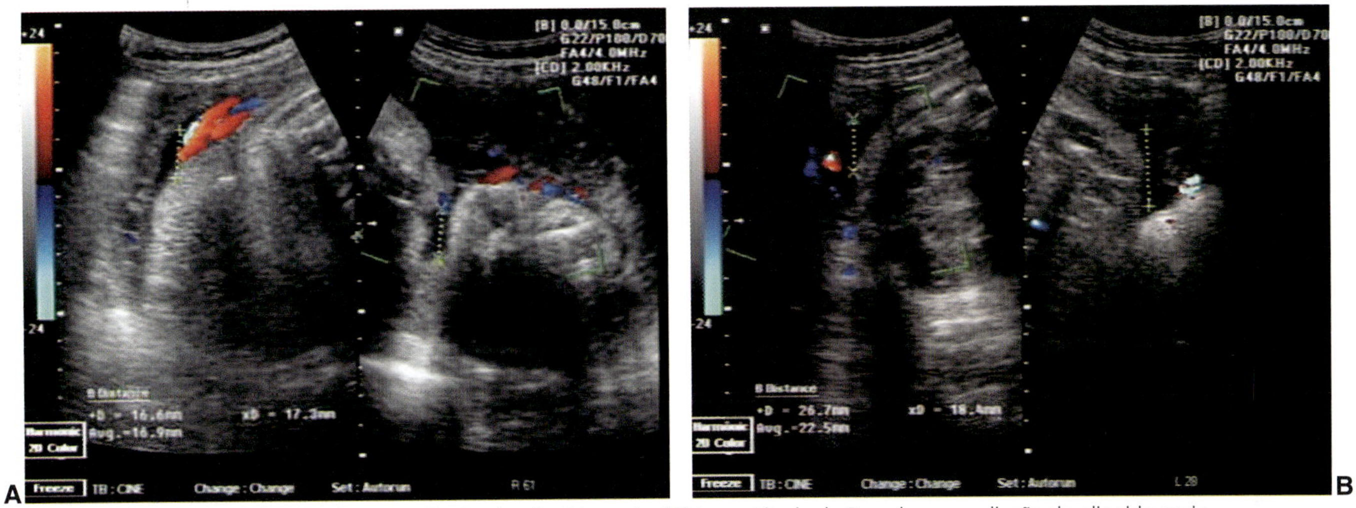

Fig. 23-3. (A) Importância do Doppler na avaliação da oligoidramnia. (B) Importância do Doppler na avaliação da oligoidramnia.

Phelan *et al.*[25] descreveram uma forma de avaliação do volume do LA amniótico, sendo denominada técnica dos quatro quadrantes. Este método consiste em se dividir o abdome materno em quatro quadrantes, utilizando-se a linha *nigrans* como eixo longitudinal e a cicatriz umbilical como referência para o eixo transverso. É então medido o diâmetro vertical do maior bolsão de LA de cada quadrante e a soma dos valores dos quatro bolsões constitui o índice do LA (ILA).

Segundo Phelan *et al.*,[25] conforme os resultados do ILA, a quantidade de LA pode se classificar em:

- *Normal:* ILA de 8,0 a 18,0.
- *Oligoidrâmnio:* ILA < 5,0.
- *Intermediário:* ILA 5,0 a 8,0.
- *Aumentado:* ILA 18,1 a 25.
- *Poliidrâmnio:* ILA > 25.

Avaliação morfológica

Tem como objetivo maior avaliar o volume de líquido amniótico, já citado anteriormente, bem como a morfologia fetal.

A avaliação ultra-sonográfica das anormalidades fetais, que promovem alteração no volume de LA normal, serão aqui abordadas brevemente. Hobins enfatiza que esta facilidade oferecida a todas as mulheres grávidas em um futuro previsível é o desejável para um melhor porvir obstétrico.[31]

A agenesia é a anomalia renal congênita mais devastadora (Fig. 23-4A e B). Nesta avaliação não há fluido amniótico e, portanto, é difícil delinear a anatomia fetal devido à ausência de uma boa janela acústica pré-natal normalmente fornecida pelo fluido amniótico. Contudo, um exame completo não revela evidência sonográfica de rins ou bexiga. Ocorre agenesia renal bilateral aproximadamente uma vez a cada 3.000 nascimentos. Algumas vezes é chamada de síndrome de Potter, embora também se utilize este termo para qualquer condição renal associada a oligoidramnia grave.

Ocasionalmente pode-se ver e reconhecer rins hipoplásicos através da comparação com tabelas de comprimento renal intra-uterino normal. Os rins hipoplásicos estão associados a síndrome fetal do álcool.

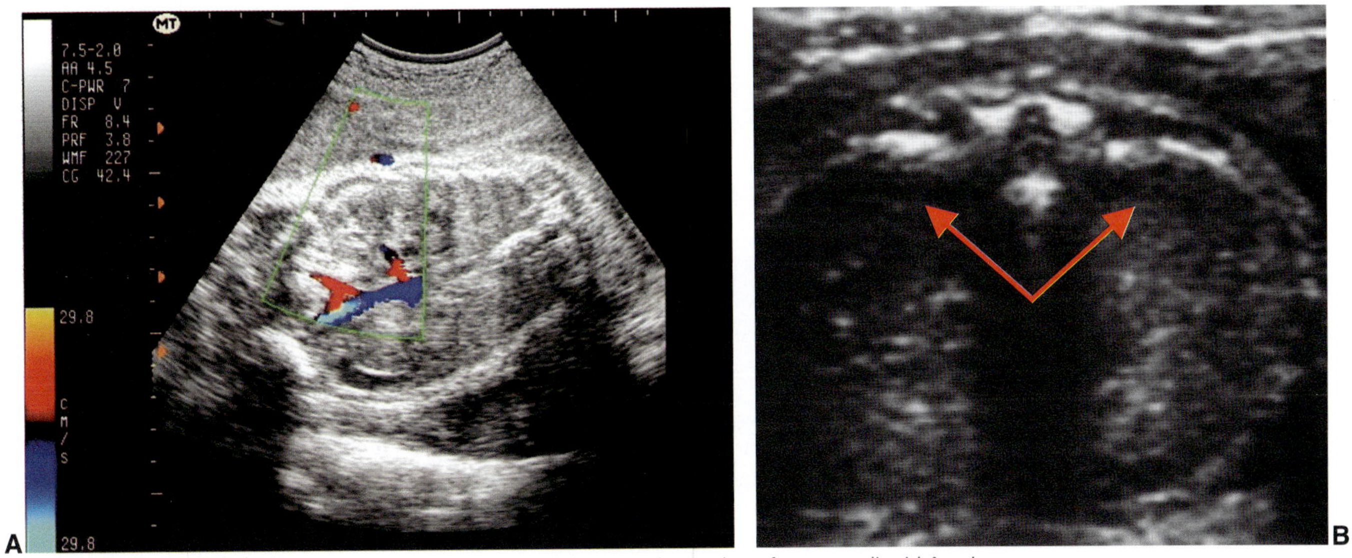

Fig. 23-4. (A) Agenesia renal em feto com oligoidrâmnio. (B) Agenesia renal em feto com oligoidrâmnio precoce.

Geralmente, embora não invariavelmente, a hidronefrose bilateral está associada a oligoidrâmnio (Fig. 23-5). Com a obstrução renal bilateral ocorre a síndrome *prune belly*. A síndrome consiste de uma bexiga urinária dilatada e uretra posterior, ureteres grosseiramente marcados, distensão de pelve renal, um abdome maciçamente aumentado com poucos ou nenhum músculo na parede abdominal, criptorquidismo, um tórax pequeno com costelas alargadas e anomalias uracais persistentes.

Com a obstrução uretral completa ou muito grave, o oligoidrâmnio resultante produz os fenômenos secundários já mencionados como a face de Potter, contrações de membros e pulmões hipoplásicos.

A obstrução bilateral na junção uretropélvica ocorre menos freqüentemente que a síndrome *prune belly*, geralmente sendo pior de um lado que do outro. A forma da pelve renal dilatada na obstrução da junção uretropélvica é mais arredondada que na obstrução a um nível mais inferior.

O rim multicístico ou displásico (Fig. 23-6), confusamente chamado por alguns de rim policístico fetal, é considerado atualmente como um estágio na evolução da hidronefrose. Tipicamente nesta condição há cistos que variam no tamanho, que não se conectam e que estão espalhados pelo rim. Há uma variação considerável na aparência do rim multicístico, podendo uma variante de uma única estrutura cística grande ocupar toda a área renal. Em uma outra variante, há relativamente poucas estruturas císticas presentes, sendo o quadro predominantemente aquele de tecido ecogênico, secundário a muitos cistos pequenos.

CONDUTA

O oligoidrâmnio está relacionado com o incremento da incidência de distúrbios de crescimento e malformações fetais, baixo índice de Apgar, aumento na incidência de parto abdominal, cardiotocografia anteparto não reativa e óbitos perinatais.

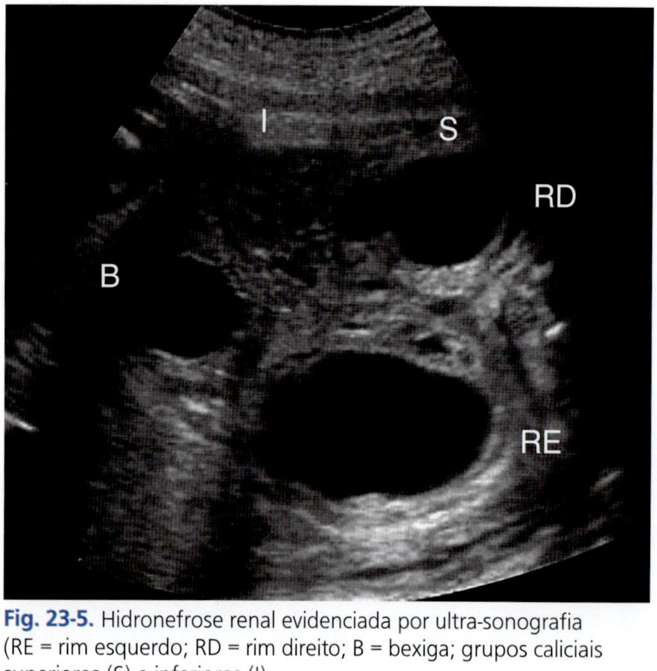

Fig. 23-5. Hidronefrose renal evidenciada por ultra-sonografia (RE = rim esquerdo; RD = rim direito; B = bexiga; grupos caliciais superiores (S) e inferiores (I).

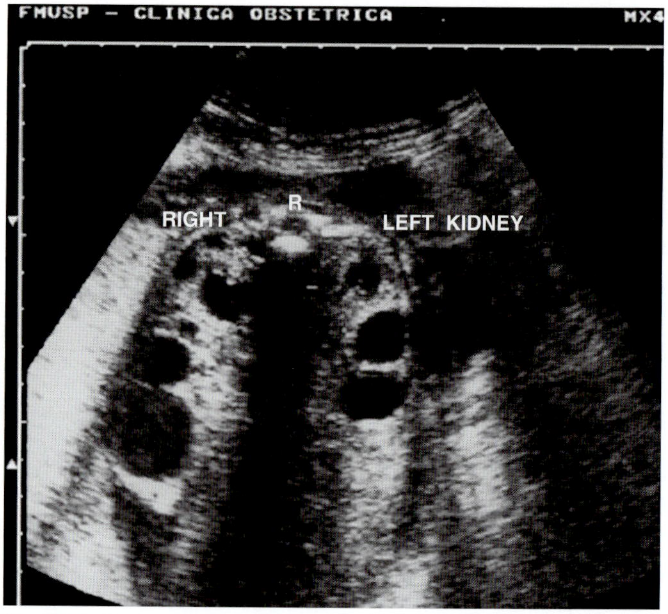

Fig. 23-6. Corte transversal de região dorsal fetal evidenciando rins multicísticos bilaterais. Não se observa líquido em cavidade amniótica.

O uso da imersão corporal em água como agente terapêutico nos remete aos primórdios da civilização humana, com os famosos banhos termais e parece-nos ser uma medida terapêutica adequada e segura para aumentar o volume de líquido amniótico, em condições normais e patológicas, além de melhorar a capacidade de visibilização e o exame do feto pelo ultra-som. Este achado foi demonstrado por Mauad-Filho *et al.* (1996), observando que em pacientes submetidas à imersão subtotal em água a 34°C por 30 minutos havia aumento no índice de líquido amniótico em torno de 50%.

A hiperidratação oral materna também tem trazido repercussões no aumento do índice de líquido amniótico. A hiperidratação venosa de quatro litros de Ringer ou de soro glicofisiológico a cada 24 horas com o acompanhamento diário através do exame ultra-sonográfico tem proporcionado uma expansão do volume plasmático materno, provavelmente melhorando a perfusão placentária e conseqüentemente o aumento na formação de líquido amniótico.

Como medida preventiva de compressão do cordão, aconselha-se a amnioinfusão em quantidade suficiente, a fim de melhorar a "acomodação" fetal. Este procedimento é efetuado através de cateter de pressão a uma velocidade de 1 ml/min na primeira hora e 3 ml/min como manutenção, encontrando-se o soro fisiológico a uma temperatura de 37°C.

No oligoidrâmnio de curta duração acompanhados, aparentemente, de CIUR e/ou patologia materna associada à insuficiência placentária, deve-se proceder a uma rigorosa avaliação da vitalidade fetal. Caso se confirme o sofrimento fetal e existindo chances de vitalidade extra-uterina, indica-se cesárea. Não havendo confirmação de sofrimento fetal, a conduta é expectante. Em caso de trabalho de parto impõe-se uma monitoração contínua, já que se prevê a presença de possível compressão funicular.

CONSIDERAÇÕES FINAIS

A avaliação do LA na fase inicial da gravidez é atualmente possível para a determinação do cariótipo fetal. Isso pode permitir o diagnóstico precoce de malformação fetal, aumentando, assim, as opções para as pacientes. À medida que a gravidez evolui ultra-sonografia de resolução elevada do volume de LA se integra ao tratamento de gestação com risco para oligoidrâmnio (caso de pós-datismo e suspeita de RCIU). Faz-se mister uma avaliação adicional e ultra-sonográfica para avaliar o feto nesta situação clínica. Seja com hidrâmnio ou oligoidrâmnio a avaliação ultra-sonográfica cuidadosa do feto torna-se indispensável para excluir anomalias congênitas significativas.

No que concerne à ultra-sonografia quiçá a atenção para os detalhes, evidentemente, aumentará as probabilidades de um prognóstico gestacional satisfatório, paralelamente em que diminui a morbidez e a mortalidade de neonatais.

REFERÊNCIAS BIBLIOGRÁFICAS

1. Mauad-Filho F, Valadares-Neto JD, Rangel MAR *et al.* Grande para idade gestacional – Aspectos obstetrícios e perinatais. *Femina* 1992;20:113.
2. Mauad-Filho F, Rangel MAR, Barachini JAA. Propedêutica ultra-sonográfica na vitalidade fetal: Análise crítica. *Rev Bras Med-Ginecol Obstet* 1992;3:140.
3. Mauad-Filho F, Rangel MAR, Fernandes ACP. Ruptura prematura das membranas ovulares. *Ginecol Obstet Atual* 1992;1:65.
4. Cunha SP, Carvalho RL, Bailão LA *et al.* Teste de Clements na avaliação da maturidade pulmonar fetal. *Rev Bras Ginec Obstet* 1981;5:76.
5. Yamamoto RM, Miyadahira S. *Poli-Hidrâmnio e Oligo-Hidrâmnio. Medicina fetal.* São Paulo: Ed. *Et al*, 1993. p. 231-242.
6. Queenan JT, Thompson W, Whitfield CR *et al.* Amniotic fluid volumes in normal pregnancies. *Am J Obstet Gynecol* 1972;114:34.
7. Zugaib M, Barros ACSD, Sang CC *et al.* Oligohidrâmnio: Aspectos clínicos. *J bras Ginec* 1985;95:24.
8. Duarte G, Mauad-Filho F, Cunha SR. Prematuridade: Aspectos obstétricos. *Rev Medicina HCFMRP-USP* 1984;17:63.
9. Nogueira AA, Ferreira HJ, Duarte G *et al.* Amniorrexe prematura antes da 26ª semana de gestação: prognóstico materno-fetal. *J bras Ginec* 1992;102:3001.
10. Vintzileos AM, Campbell WA, Rodis JF *et al.* Comparison of six different ultrasonografic methods for predicting lethal fetal pulmonary hypoplasia. *Am J Obstet Gynecol* 1989;161:606.
11. Shenker L, Reed KL, Anderson CF *et al.* Significance to Oligo-Hydramnios complicating pregnancy. *Am J Obstet Gynecol* 1991;164:1597.
12. Jeng CJ, Leej F, Wang KG *et al.* Índices de diminuição do líquido amniótico na gestação a termo: Sua importância clínica. *J Reprod Med* 1992;37:798.
13. Cunha SP, Peraçoli JC, Mauad-Filho F *et al.* Hipertensão arterial e gravidez: Aspectos epidemiológicos. *F méd* 1986;92:165.
14. Cunha SP, Peraçoli JC, Duarte G *et al.* Hipertensão e gravidez. Evolução e parto. *J bras Ginec* 1986;96:295.
15. Duarte G, Cunha SP, Baruffi *et al.* Gestantes hipertensas e morte fetal. Análise de 171 Casos. *Rev Bras Ginecol Obstet* 1988;10:148.
16. Mauad-Filho F, Bailão LA, Baracchini JAA *et al.* Diagnóstico ecográfico do crescimento intra-uterino retardado. *Radiol Bras* 1984;17:127.
17. Mauad-Filho F, Cunha SP, Andrade JM *et al.* Método termográfico para la evaluación de la reactividad vascular en gestantes normales y con enfermedad hipertensiva. *Rev Esp Obst Ginec* 1988;74:33.
18. Mauad-Filho F, Yazile Mehd, Valadares-Neto JD *et al.* Diagnóstico na gestação –Digitalização durante a gestação. *Femina* 1990;18:21.
19. Mauad-Filho F, Ayres CE, Ferreira AC *et al.* O volume de líquido amniótico em gestantes submetidas a imersão subtotal em água. *Rev Bras Gynecol Obstet* 1996;18:297.
20. Chamberlain RF, Manning FA, Morrison I *et al.* Ultrasound evaluation of amniotic fluid volume I. The relationship of marginal and decreased amniotic fluid volumes to perinatal outcome. *Am J Obstet Gynecol* 1984;150:245-249.
21. Chamberlain RF, Manning FA, Morrison I *et al.* Ultrasound evaluation of amniotic fluid volume: II. The relationship of increased amniotic fluid volumes to perinatal outcome. *Am J Obstet Gynecol* 1984;150:250.
22. Shenker L, Reed KL, Anderson CF *et al.* Significance to Oligo-Hydramnios complicating pregnancy. *Am J Obstet Gynecol* 1991;164:1597.
23. Mauad-Filho F, Chúfalo JE, Cunha SR *et al.* Gestação prolongada: Aspectos obstetrícios. *Rev Bras Gynecol Obstet* 1986;8:257.
24. Mauad-Filho F, Urbanetz AA, Cunha SP *et al.* Gestação prolongada. Aspectos perinatais. *Rev Bras Gynecol Obstet* 1986;9:29.
25. Phelan JR, Smith CV, Broussard R *et al.* Amniotic fluid volume assessmet with the four quadrant technique at 36-40 weeksÌ gestation. *J Reprod Méd* 1987;32:540.
26. Manning FA, Platt LD. *Qualitative assessment of amniotic fluid volume – a rapid screen for delecting the small for gestational age fetus.* 26th Annual Meeting of the Society for Gynecologic Investigation. San Diego, CA: March 1, 1979.
27. Ruthefor SE, Phelan JR, Smith VC *et al.* The four-quadrant assessment of amniotic fluid volume: an adjunct to antepartum fetal heart rate testing. *Obstet Gynecol* 1987;70:353.
28. Neme B. *Obstetrícia básica: oligohidrâmnio e polihidrâmnio.* São Paulo: Ed. Sarvier, 1994. p. 402-406.
29. Bastide A, Manning FA, Harman C *et al.* Ultrasound evaluation for amniotic fluid: outcome of pregnancies with severe oligo-hydramnios. *Am J Obstet Gynecol* 1986;154:895.
30. Goldstein RB, Filly RA. Sonographic estimation of amniotic fluid volume. *J Ultrasound Med* 1988;7:363.
31. Hobbins JC. Ultrasound in the diagnosis for congenital anomalies. *Am J Obstet Gynecol* 1979;134:331.

CAPÍTULO 24

ÓBITO FETAL

Elaine Christine Dantas Moisés
Francisco Mauad Filho

INTRODUÇÃO

Segundo a definição adotada pela Organização Mundial de Saúde, também utilizada pelo Model State Vital Statistics Act and Regulations e pelo Centers for Disease Control and Prevention, óbito fetal significa a morte do produto da concepção humana antes da completa expulsão ou extração de sua mãe, independente da duração da gestação, sem que seja uma resolução induzida da gravidez. O óbito é indicado pelo fato que após sua expulsão ou extração, o feto não respira ou mostra qualquer outra evidência de vida, como batimento cardíaco, pulsação do cordão umbilical ou movimentos definidos de músculos voluntários.[8,22]

O óbito fetal é classificado como precoce quando ocorre entre 20 e 28 semanas, e tardio a partir de 28 semanas completas. O estudo das características e dos fatores associados ao óbito fetal representa um assunto de interesse em saúde pública e de grande veemência, já que parcela importante dos óbitos fetais tardios, acima de 28 semanas, inclui fetos com potencial viabilidade, com peso ao nascer igual ou maior que 2.500 g e idades gestacionais próximas ao termo.

Mortes fetais tardias estão associadas em grande parte com condições clínicas maternas que são potencialmente preveníveis.[4] A mortalidade perinatal, óbito ocorrido entre a 28ª semana de idade gestacional e o sétimo dia de vida pós-natal, representa metade dos resultados adversos das gestações.

Neste capítulo, abordaremos principalmente as características associadas às perdas fetais acima de 20 semanas de idade gestacional, enfocando seus aspectos epidemiológicos e clínicos.

CONSEQÜÊNCIAS PSICOLÓGICAS

A gestação é um evento geralmente cercado de muitas expectativas na vida de um casal e de seus familiares. Felizmente, a maioria das mulheres apresenta gestação sem intercorrências clínicas e recém-nascido saudável.

Entretanto, estas perspectivas podem ser desestruturadas pela ocorrência de um óbito fetal em pequena, mas significativa, parcela das gestantes. Esta evolução geralmente não é esperada e nem desejada. Tal acontecimento pode gerar desequilíbrio familiar, trazendo conseqüências psicológicas drásticas para o círculo doméstico e principalmente para a harmonia dos pais.

Muitos fatores influenciam a reação familiar em relação à perda fetal, como o modo da concepção, causas e idade gestacional do óbito. Pais que necessitaram de reprodução assistida para a concepção expressam mais intensamente o seu luto, devido à grande valorização da gestação. Óbito fetal que ocorre em gestação múltipla acarreta sofrimento mais intenso do que quando acontece em gestação única, mesmo quando há sobrevivência de algum dos fetos, levando a maior risco de desenvolvimento de depressão para os pais.[24] Muitas mulheres que passam por esta experiência podem manter um estado depressivo não diagnosticado por longos períodos, mesmo após outra gestação.[13]

Atendimento com atenção especial para o aspecto psicológico pode minimizar suas seqüelas. Cuidados como informar aos pais toda a evolução do caso, esclarecer suas dúvidas e permitir a participação dos mesmos na escolha da conduta a ser seguida, em todos os seus aspectos, geralmente torna este momento menos traumatizante.[13]

ESTATÍSTICA

Nas últimas décadas a mortalidade perinatal tem apresentado um significativo decréscimo devido aos avanços nas áreas de obstetrícia e neonatologia. O National Vital Statistics System é a maior fonte de dados sobre óbitos fetais com idade gestacional de 20 semanas ou mais dos Estados Unidos da América, sendo um sistema que funciona com a colaboração mútua entre os governos estaduais e o federal.[18,22]

Há 6,2 milhões de gestações por ano nos Estados Unidos da América, sendo que 63% evoluem para resolução com fetos vivos, 20% têm seu término como aborto induzido e 16% evoluem com óbito fetal. Sendo que 90% das mortes fetais ocorrem nas primeiras 20 semanas de gestação, 5% acontecem entre 20 e 27 semanas e 2% incidem com a idade gestacional de 28 semanas ou mais.[8,22]

Entre 1970 e 1998, a razão de mortalidade fetal (óbitos fetais por 1.000 nascidos vivos e nascidos mortos) dos Estados Unidos da América de gestações com 20 semanas ou mais caiu de 14,0 para 6,7 por 1.000. Esta queda ocorreu em 50% na década de 1970, cerca de 21% nos anos da década de 1980 e 10% aconteceu entre 1990 e 1998. O declínio mais significante incidiu nos óbitos fetais com idade gestacional de 28 semanas ou mais, passando de 9,5 para 3,4 por 1.000, pela melhoria das técnicas de acompanhamento pré-natal e de suporte materno. Os óbitos fetais precoces, entre 20 e 27 semanas, apresentaram queda mais modesta de 4,6 para 3,3 por mil.[22]

A razão mortalidade perinatal é 2,1 vezes maior em indivíduos da raça negra do que da branca, podendo estar associado a diferenças sociais, fatores de risco, condições clínicas preexistentes e menor acesso à assistência a saúde de qualidade e a intervenções médicas.[4]

FATORES DE RISCO

Várias características maternas têm sido consideradas preditores de risco para a ocorrência de óbito fetal. Dentre estes, os maiores fatores de risco para óbito fetal tardio incluem idade materna elevada, tabagismo e obesidade.[10] Porém, não existe uma população de risco bem definida para perdas fetais, o que se tem são fatores associados com prognósticos adversos da gestação de uma maneira geral:

- *Idade materna*: vários estudos epidemiológicos têm demonstrado que a idade materna elevada aumenta o risco para óbito fetal. A gravidez na adolescência está mais relacionada com a mortalidade neonatal, pelo maior risco de trabalho de parto pré-termo.
- *Tabagismo*: a relação entre tabagismo e perda fetal é bem conhecida e tende a expressar-se como associação causal, sendo demonstrada pelo fato de que o risco de morte fetal aumenta de acordo com o acréscimo do consumo de cigarros diariamente. A interrupção do hábito de fumar no primeiro trimestre de gestação diminui o risco de óbito fetal, correspondente ao de não fumantes. O fumo durante a gestação determina aumento da concentração de carboxiemoglobina e eleva a resistência vascular, devido ao efeito vasoconstrictor da nicotina e a reduzida síntese de prostaciclina. Além disso, contribui para o surgimento de alterações placentárias, como necrose decidual e conseqüente descolamento prematuro de placenta normalmente inserida.
- *Paridade materna*: o risco para óbito fetal era maior em nulíparas e grandes multíparas, até a década de 1970, sendo que esta relação tem declinado, provavelmente devido ao maior acesso aos cuidados médicos e mudança na prática obstétrica.[10] Porém, a razão de morte fetal ainda apresenta elevação, quando a gestação atinge 41 semanas em pacientes primigestas, e aumenta significativamente após 42 semanas de idade gestacional tanto para pacientes primigestas quanto para multigestas.[19]
- *Obesidade*: é estimado que cerca de metade dos adultos nos Estados Unidos apresentam sobrepeso (índice de massa corporal entre 25 kg/m^2 e 30 kg/m^2) e 20% a 40% das mulheres em idade reprodutiva são obesas (índice de massa corporal ≥ 30 kg/m^2). Mulheres com sobrepeso ou obesidade apresentam maior chance de evoluírem com óbito fetal em uma gestação, sendo a razão de perdas fetais nesta população de 15 a 20 para cada 1.000 nascimentos. A maior freqüência de baixo nível socioeconômico e de tabagismo neste grupo pode ser uma explicação, além da maior ocorrência de doenças crônicas e complicações gestacionais, como a diabetes pré-gestacional ou gestacional, hipertensão crônica, pré-eclâmpsia e eclâmpsia. O mecanismo do óbito fetal intra-útero nos casos não complicados permanece incerto.[10,29]
- *Nível socioeconômico:* o baixo nível socioeconômico está muito ligado ao tabagismo e à obesidade, acarretando maior risco de óbito fetal nesta classe social. Além disso, o uso de álcool e drogas ilícitas durante a gestação e maior dificuldade de acesso a adequados cuidados de saúde também são observados.
- *Antecedentes obstétricos*: pacientes com antecedentes de morte fetal em gravidez anterior apresentam seis a 10 vezes mais chance de repetir o mesmo desfecho na próxima gestação que a população geral. Porém não se conhece com exatidão o real valor desta história pregressa no prognóstico de gestações posteriores, por falta de modelos analíticos exatos sobre o assunto.
- *Anemia materna*: clinicamente, a baixa taxa de hemoglobina materna (≤ 11,5 g/l) durante a gestação tem sido relacionada com recém-nascidos pequenos para idade gestacional e pré-termos.[10]
- *Gestação múltipla*: a gestação múltipla também é considerada importante fator de risco para perda fetal (Fig. 24-1). Estudos utilizando o diagnóstico ultra-sonográfico indicam que é freqüente a conversão no primeiro trimestre de gestações múltiplas em simples, devido à não evolução de um dos embriões/fetos e incorporação do mesmo à placenta do sobrevivente. Quando a gestação evolui como múltipla, possui maior risco de complicações nas que são monocoriônicas do que nas dicoriônicas, mesmo com o óbito de um dos fetos. O risco de complicações também está relacionado com a idade gestacional em que ocorreu o óbito de um dos gemelares.[2,34] Existe grande associação entre gestação múltipla e restrição de crescimento intra-útero e parto pré-termo, portanto também apresenta maior risco para óbito fetal em idade gestacional mais avançada, principalmente no caso de gêmeos monozigóticos. Alguns fatores favorecem o desfecho adverso das gestações múltiplas, como os acidentes de cordão, síndrome

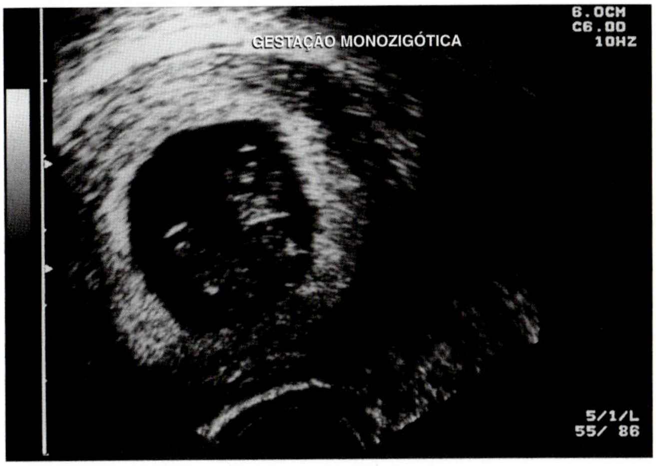

Fig. 24-1. Gestação gemelar de primeiro trimestre.

de transfusão feto-fetal e acardia.[9,32] Nos casos em que um gemelar evolui para falecimento intra-útero, o gemelar remanescente, além de apresentar uma chance maior de óbito, também possui maior risco para paralisia cerebral e outras seqüelas neurológicas. Um dos mecanismos mais aceitos para explicar a perda do segundo gemelar em conseqüência do óbito do primeiro seria pela liberação de proteínas pelo feto que evoluiu a óbito, que são transferidas ao sobrevivente e acarretam coagulação intravascular disseminada no mesmo. Outro mecanismo seria pela perda sanguínea maciça que ocorre no feto remanescente para o feto morto, através de anastomoses vasculares, em decorrência do relevante relaxamento da vasculatura deste último.[6,10,12]

ETIOLOGIA

Três mecanismos principais estão envolvidos no processo de morte fetal, sendo estes a hidropisia (Fig. 24-2), asfixia e o choque. O ponto em comum entre eles é a interrupção intermitente ou definitiva das trocas materno-fetais gasosas e de nutrientes. Para cada mecanismo, pode-se observar uma variedade de etiologias.[5]

A hidropisia, decorrente de causas imunes ou não-imunes, ocasiona o óbito fetal devido à progressiva acidose e hipoxemia. A asfixia instala-se em decorrência da interrupção das trocas gasosas entre mãe e feto, como ocorre no descolamento prematuro de placenta (Fig. 24-3) e na insuficiência placentária. E o choque pode ser causado por maciça perda sanguínea ou por reação a injúria traumática ou infecciosa.[5]

Há muitas dificuldades em determinar a específica causa do óbito fetal. Ahlenius *et al.*[1] demonstraram qual a causa de morte fetal com certeza em 57% dos casos analisados, sendo o diagnóstico provável em 20% e possível em 11% dos casos. O diagnóstico da causa da perda fetal permaneceu inexplicada em 12% das avaliações.[1]

O peso e a duração da gestação são determinados ao nascimento e não no momento do óbito, portanto ocorre uma superestimação da idade gestacional e, como os fetos podem perder peso após o falecimento, a relevância do baixo peso ao nascer também é superestimada. Mesmo quando investigações são realizadas, podem ocorrer falhas no diagnóstico da real causa determinante do óbito.[10,12]

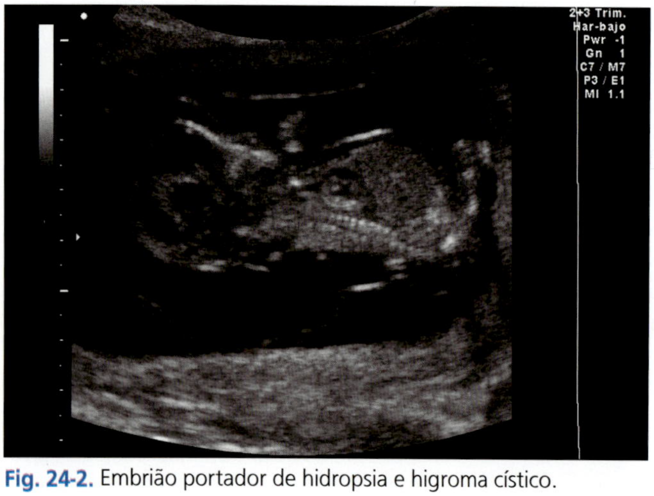

Fig. 24-2. Embrião portador de hidropsia e higroma cístico.

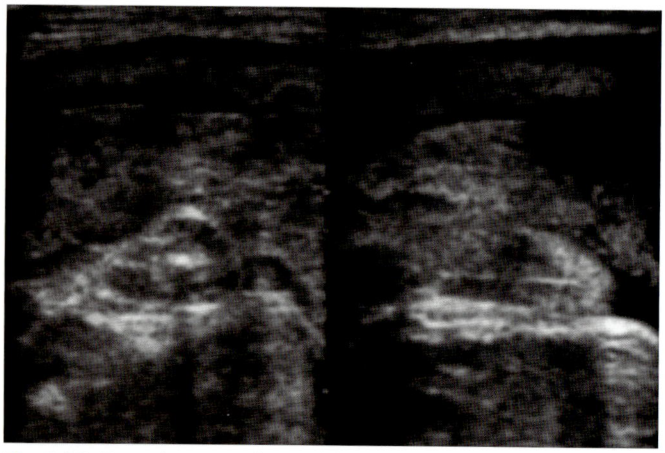

Fig. 24-3. Descolamento placentário por estudo ecográfico.

As principais causas clínicas de morte fetal são infecção pré-natal, restrição de crescimento intra-útero (Fig. 24-4), isoimunização, descolamento prematuro de placenta normalmente inserida (Fig. 24-3), doenças maternas crônicas, desordens relacionadas à gestação (pré-eclâmpsia e diabetes gestacional), malformações fetais (Fig. 24-5), acidentes com cordão umbilical (Fig. 24-6) (entrelaçamento, compressões, inserção velamentosa), processos isquêmicos que acarretam a injúria de órgãos vitais e traumas externos.[1,12,16,25] Entretanto, grande parcela dos casos permanece inexplicados, onde podem estar incluídos casos de má nutrição fetal, alterações cromossômicas, gênicas ou infecções.

Embora grande parte dos óbitos fetais permaneça inexplicada, cerca de 10% de todas perdas fetais resultam de doenças crônicas maternas, como a hipertensão, diabetes melito, lúpus eritematoso sistêmico, insuficiência renal crônica, desordens tireoidianas, entre outras.

As síndromes hipertensivas estão presentes em cerca de 6% a 12% de todas as gravidezes e são responsáveis por 4% a 9% de todas as perdas fetais, sendo que 90% dos óbitos fetais decorrentes desta entidade clínica ocorrem antes da admissão hospitalar. O risco de óbito fetal aumenta de acordo com a gravidade da doen-

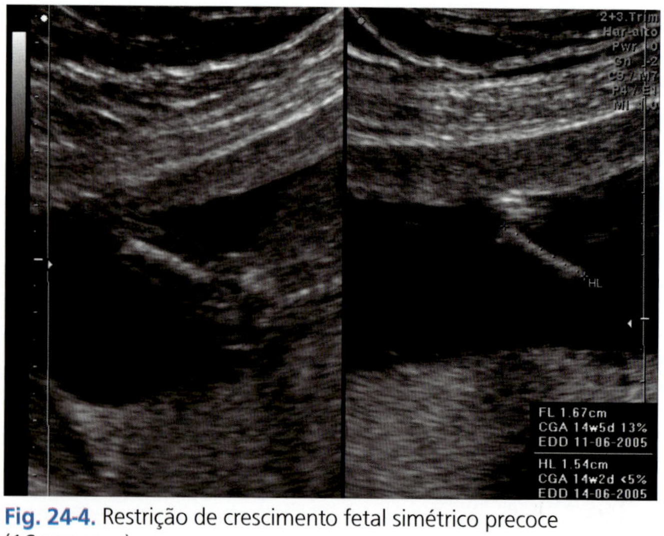

Fig. 24-4. Restrição de crescimento fetal simétrico precoce (16 semanas).

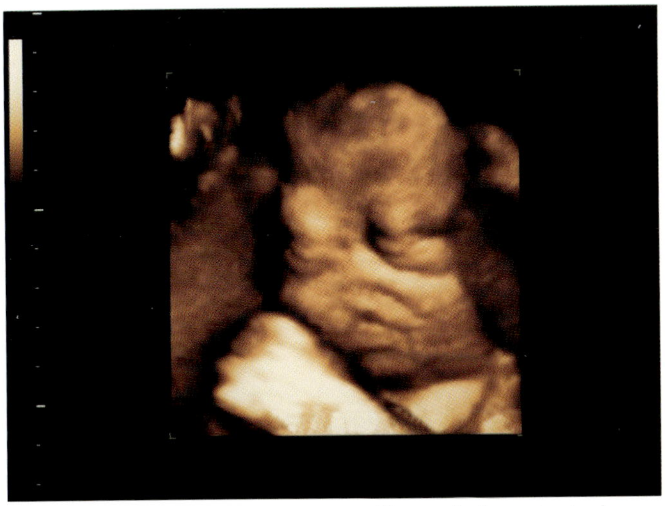

Fig. 24-5. Feto de 22 semanas com malformação importante de face (microcefalia, hipoplasia de osso nasal, fenda palatina, lábio leporino, exoftalmia bilateral, hipoplasia de quirodáctilos).

ça. A hipertensão crônica apresenta uma chance de cinco a 25 óbitos fetais para cada 1.000 nascimentos, porém quando há pré-eclâmpsia sobreposta, esta razão aumenta para 52 para 1.000 nascimentos. A pré-eclâmpsia leve acarreta razão de nove para 1.000, enquanto que a severa mostra um risco de 18 a 48 perdas fetais para cada 1.000 nascimentos. A eclâmpsia está associada a uma razão de morte fetal de 18 a 48 para cada 1.000 enquanto que a síndrome HELLP apresenta uma chance de 51 perdas fetais para cada 1.000 nascimentos. A hipertensão pode também estar associada à hemorragia materno-fetal, sendo esta uma complicação encontrada em 3% a 5% de todas as mortes fetais.[29]

O diabetes melito afeta 2% a 5% de todas as gestações. A maioria dos óbitos fetais associados a esta patologia ocorre no terceiro trimestre, em pacientes com controle glicêmico inadequado e complicações como macrossomia, poliidrâmnio, restrição de crescimento intra-uterino e pré-eclâmpsia. O diabetes melito é responsável por cerca de 3% de todas as perdas fetais, sendo que o risco é maior na entidade clínica pré-gestacional (6 a 10/1.000 nascimentos no diabetes tipo I e 35/1.000 nascidos vivos no diabetes tipo II) do que no diabetes gestacional (5 a 10/1.000 nascimentos). O mecanismo exato do óbito fetal no diabetes é desconhecido. Alterações no metabolismo de carboidratos e a insuficiência uteroplacentária secundária à doença vascular são possíveis explicações para o risco aumentado de morte fetal.[29]

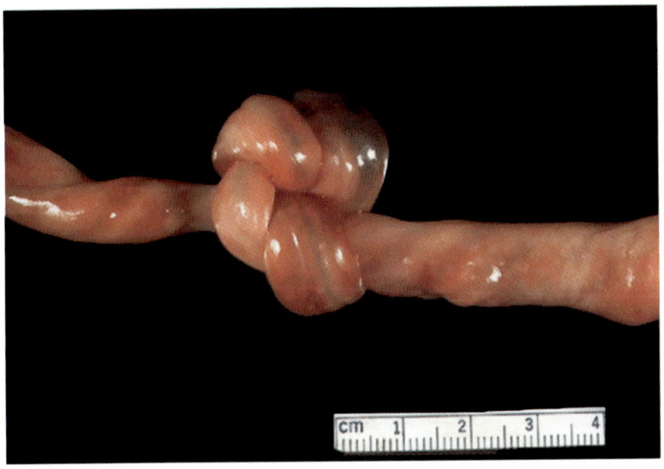

Fig. 24-6. Nó verdadeiro de cordão umbilical.

As patologias aloimunes e auto-imunes são responsáveis por significativa parcela dos resultados obstétricos adversos, tanto maternos como fetais. O lúpus eritematoso complicado afeta menos do que 1% das gestações, porém a razão de morte fetal mostra-se desproporcionalmente elevada nestes pacientes (40 a 150 óbitos para cada 1.000 nascimentos). A presença de anticoagulante lúpico, observada em um terço das pacientes, tem sido reportada como um preditor positivo de morte fetal após 20 semanas de idade gestacional, em mulheres com nefrite lúpica. A passagem transplacentária de imunoglobulinas maternas anti-SSA (anti-Ro) e anti-SSB (anti-La) tem sido relacionada com resultados perinatais adversos em pacientes com lúpus eritematoso sistêmico, devido ao potencial surgimento de bloqueio cardíaco congênito e suas seqüelas. As perdas fetais podem também estar relacionadas com a síndrome de anticorpo antifosfolípide, hipertensão ou restrição de crescimento intra-útero, freqüentemente associados ao lúpus eritematoso sistêmico.[29]

O óbito fetal na síndrome de anticorpo antifosfolípide é geralmente precedido por restrição de crescimento intra-útero (Fig. 24-4), oligoidrâmnio (Fig. 24-7) e anormalidades no ritmo cardíaco fetal, decorrentes da hipoxia fetal determinada pela insuficiência uteroplacentária. Esta é atribuída a vasculopatia presente nas artérias espirais que nutrem o espaço interviloso da placenta. A vasculopatia restringe o fluxo sanguíneo materno ao espaço interviloso, interferindo negativamente nas trocas gasosas e nos nutrientes que suprem o feto. Nos casos extremos da vasculopatia, observa-se trombose multifocal, depósitos de fibrina e infartos placentários. Não há evidências de trombose intravascular nos fetos.[14]

A razão de mortes fetais na doença renal crônica está em torno de 15 para 1.000 nascimentos nos casos leves e de 32 a 200 para cada 1.000, nos casos moderados e severos. Em adição ao

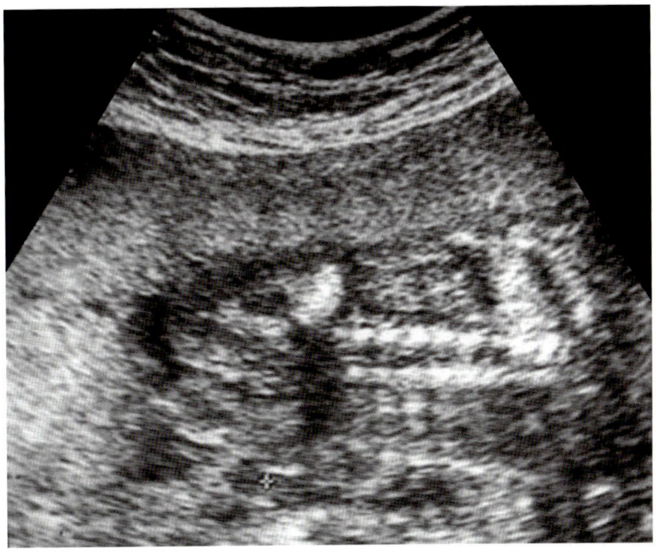

Fig. 24-7. Diminuição importante do líquido amniótico em gestação de 16 semanas (oligoidrâmnio).

grau de insuficiência renal, a presença de anemia, hipertensão ou desenvolvimento de pré-eclâmpsia aumenta a probabilidade de resultados perinatais desfavoráveis.[29]

O sistema hemostático desempenha importante papel em diversas fases da gestação. Alguns estudos têm demonstrado associações entre trombofilias, com conseqüente predisposição a fenômenos trombóticos, e resultados gestacionais adversos, incluindo óbito fetal. A gravidez pode desmascarar uma trombofilia ainda não diagnosticada através do desenvolvimento de tromboembolismo venoso ou resultado obstétrico desfavorável. A prevalência de desordens trombóticas é maior nas mulheres com história pregressa de morte fetal. É difícil determinar com exatidão a influência destas discrasias sanguíneas sobre o prognóstico gestacional, principalmente devido ao grande número de trombofilias, a significante variabilidade étnica e geográfica e a contínua descoberta de novas trombofilias. Porém, como apresenta importante associação com óbito fetal, principalmente no terceiro trimestre, as trombofilias deveriam fazer parte da investigação de sua etiologia.[21,28]

A incidência de perda fetal depois de iniciado o trabalho de parto é de cerca de 5 a 10 para cada 1.000 nascimentos, sendo que uma parcela destes óbitos ocorre em fetos com malformações ou defeitos cromossômicos. Em geral, este é o desenlace de um quarto dos fetos com anormalidades cromossômicas e estruturais.[12]

Pouco é conhecido sobre as causas genéticas e metabólicas de óbitos fetais, porém cerca de 25% dos casos de perdas fetais apresentam uma causa fetal intrínseca identificável, havendo em 40% destes casos síndromes com múltiplas malformações e em outros 40% uma malformação fetal única. O restante apresenta disrupturas ou displasias.[33]

Aproximadamente 9% a 15% dos óbitos fetais são causados por infecções. Várias infecções são relacionadas com este resultado obstétrico, como a sífilis, toxoplasmose, infecções por parvovírus B19, estreptococos do grupo B, micoplasmas, entre outras. Existe grande dificuldade de estabelecer o real papel das infecções na etiologia da perda fetal, pois muitas vezes são causas subdiagnosticadas. As infecções podem ser de origem multifatorial, devendo-se diferenciar a presença do agente no material analisado de uma contaminação do mesmo, o que dificulta ainda mais a determinação de seu valor.[15,23,30,31]

Uma das causas mais freqüentes de óbito fetal durante o nascimento é prematuridade extrema. Parto pré-termo e óbito fetal estão comumente associados a corioamnionite e ruptura prematura das membranas amnióticas, geralmente secundárias a infecção materna.

A incidência de alterações de cordão umbilical associadas a perdas fetais ainda é pouco conhecida, porém acredita-se que estas alterações são responsáveis por 1 a 2 óbitos para cada 1.000 nascimentos. Os mecanismos aventados para explicar o resultado obstétrico nestes casos são diversos, tais como a interrupção intermitente ou definitiva do fluxo sanguíneo, como ocorre no prolapso (Fig. 24-8) e nos nós de cordão umbilical (Fig. 24-6). Os gêmeos monoamnióticos apresentam maior risco de entrelaçamento de cordão umbilical e conseqüente formação de nós verdadeiros. Outro mecanismo é a hemorragia fetal através do cordão umbilical nos casos de ruptura de vasa prévia ou de inserção velamentosa. O cordão umbilical pode também apresentar características morfológicas que podem predispor à perda fetal, como presença de aneurisma, tamanhos extremamente curtos ou longos, espessura muito fina, regiões de constrições, entre outras.[11,17]

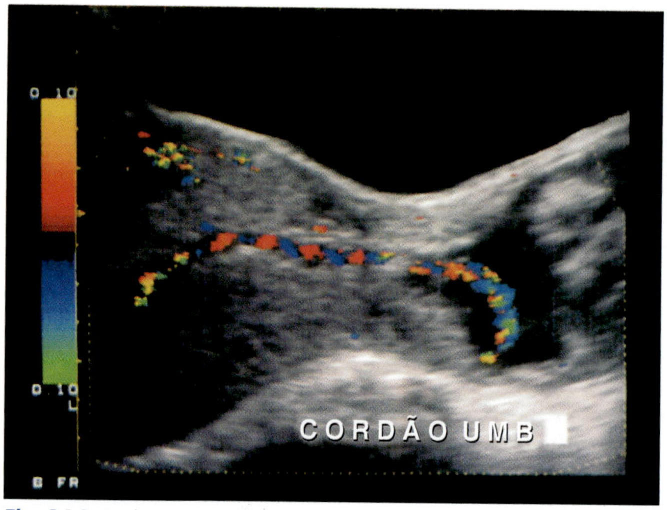

Fig. 24-8. Prolapso de cordão umbilical.

Outras causas importantes estão relacionadas ao binômio fetoplacentário. Qualquer processo placentário que ocasione dificuldade ou interrupção do fluxo sanguíneo no espaço interviloso pode acarretar perda fetal. O óbito fetal decorrente de descolamento prematuro de placenta normalmente inserida (Fig. 24-3) é entidade clínica de freqüência relevante e um dos principais exemplos deste grupo.

DIAGNÓSTICO

Na ocorrência de óbito fetal, os sinais clínicos sugestivos de gestação diminuem progressivamente. A queixa mais comum é a parada de movimentação fetal, mas pode-se observar também queda do peso corporal materno, parada do crescimento uterino, galactorréia, percepção palpatória da diminuição da quantidade de líquido amniótico. Durante a ausculta uterina, a avaliação dos batimentos cardíacos fetais torna-se negativa e, quando o óbito é antigo, passa a ser possível perceber a ausculta nítida da pulsação da aorta abdominal materna (sinal de Boero). Através da amniocentese ou amnioscopia, a visualização de líquido amniótico avermelhado ou acastanhado pode confirmar a suspeita clínica de óbito fetal. Dosagens de hormônios placentários ou fetoplacentários também podem ser utilizadas como propedêutica, porém como o tecido placentário pode permanecer funcionante, mesmo com o óbito do concepto, a avaliação deste método diagnóstico é dificultada.

Por várias décadas, antes do advento da ultra-sonografia, a avaliação radiológica era utilizada na confirmação do diagnóstico da morte do concepto. Os principais sinais radiológicos descritos são: desalinhamento dos ossos cranianos (Brakemann), superposição dos ossos cranianos (Spalding-Horner), halo craniano (Deuel), hiperflexão da coluna vertebral (Hartley), desorganização da atitude fetal (*bone salad*) e presença de gases na circulação fetal (Robert), sendo este último patognomônico.[7]

Os avanços tecnológicos e a introdução de sofisticadas técnicas de imagem na área de ultra-sonografia permitiram que este instrumento se tornasse decisivo no acompanhamento pré-natal das gestações, desde o diagnóstico da gravidez, determinação da idade gestacional, identificação de alterações morfológicas fetais e avaliação do desenvolvimento fetal. Possibilitou também a documentação de preditores prognósticos e diagnóstico precoce de alterações fetais, inclusive do óbito do concepto.

A ultra-sonografia passou a se destacar entre as técnicas propedêuticas na determinação do prognóstico gestacional desde o período pré-concepcional, diagnosticando alterações morfológicas uterinas maternas, na fase inicial da gestação, que aumentam a predisposição a perda fetal e abortamento.[3,27] A avaliação velocimétrica ultra-sonográfica da artéria umbilical tem sido valorizada como preditor de óbito fetal, quando evidencia ausência ou inversão de fluxo diastólico final (Fig. 24-9).[29]

A confirmação ultra-sonográfica de ausência de pulsação cardíaca e de movimentação fetal ativa determina o diagnóstico de óbito fetal, suspeitado pela avaliação clínica. Outros dados diagnósticos podem ser observados, sendo alguns destes também detectados pelo estudo radiológico, tais como os sinais de Spalding-Horner (superposição dos ossos cranianos) (Fig. 24-10), de Brakemann (desalinhamento dos ossos cranianos) (Fig. 24-11), de Deuel (halo craniano) (Fig. 24-12), de Hartley (hiperflexão da coluna vertebral) (Fig. 24-13), de Robert (presença de gases na circulação fetal) e sinal *bone salad* (desorganização da atitude fetal).

Outras técnicas podem ser utilizadas no diagnóstico de morte fetal, porém com sensibilidade e especificidade menores, tais como a identificação de líquido amniótico acastanhado pela amnioscopia e dosagens de hormônios placentários (em queda após o óbito do feto).

Portanto, a ultra-sonografia ganha destaque na propedêutica de confirmação de morte fetal, devido à sua inocuidade, baixo custo operacional e acuidade.

CONDUTA

O manejo pré-natal adequado com determinação exata da idade gestacional, reavaliações clínicas regulares para detecção e controle de complicações médicas, seguimento fetal e parto em tempo oportuno permanece como a melhor conduta a ser tomada para se evitar o óbito fetal como evolução final da gestação.

Quando suspeitado, o óbito fetal deve ser precocemente confirmado por ultra-sonografia, por um operador experiente. Depois de ratificado o diagnóstico, este deve ser informado aos pais e aos familiares, para que possam iniciar um processo de entendimento, aceitação e participação de todo o processo que está por vir.[13]

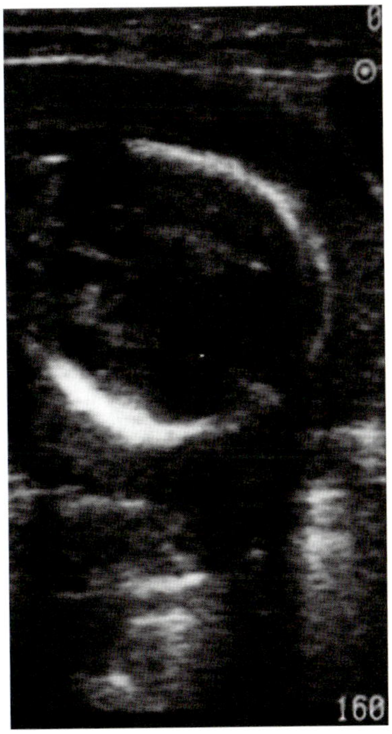

Fig. 24-10. O sinal de Spalding-Horner (superposição dos ossos cranianos).

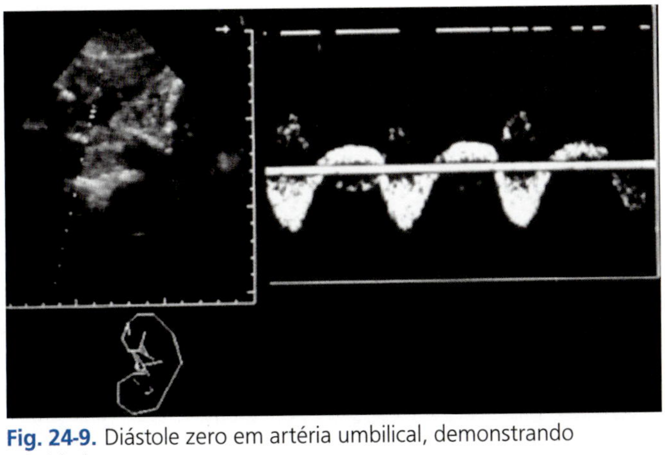

Fig. 24-9. Diástole zero em artéria umbilical, demonstrando gravidade.

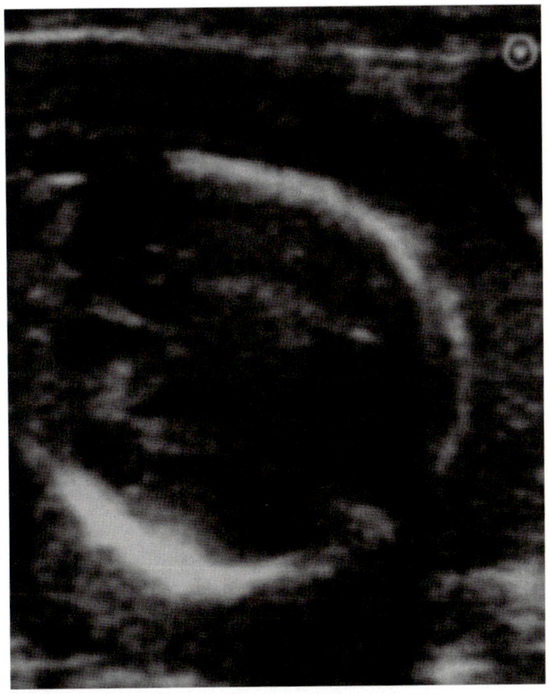

Fig. 24-11. Sinal de Brakemann (desalinhamento dos ossos cranianos).

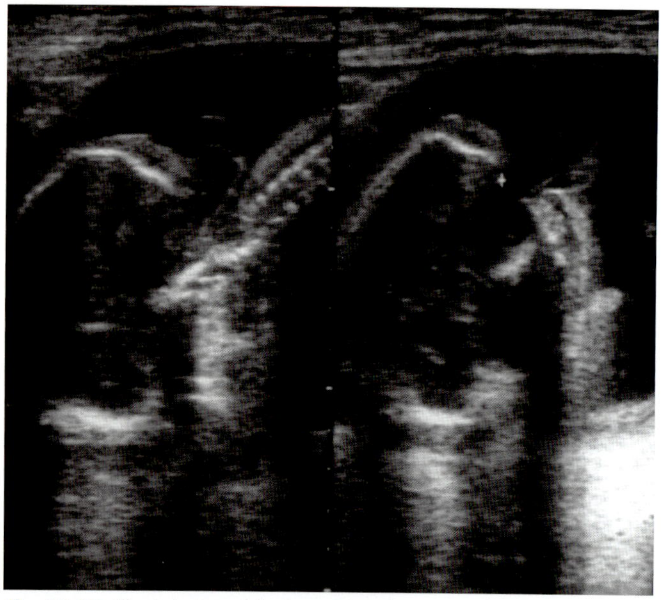

Fig. 24-12. Sinal de Deuel (halo craniano).

Na pesquisa da etiologia da perda fetal, deve-se seguir extenso protocolo de investigação, focalizando todos os aspectos de fatores patogênicos envolvidos.[20,26]

Os passos iniciais na investigação das causas do óbito fetal são baseados em cuidadosa avaliação da história obstétrica e clínica materna, e dos tratamentos submetidos durante a gestação.

Exames laboratoriais podem ser necessários em alguns casos de patologias maternas para averiguar o bem-estar materno e investigação de possíveis etiologias, permitindo a decisão por uma conduta expectante ou ativa em relação ao término da gestação.

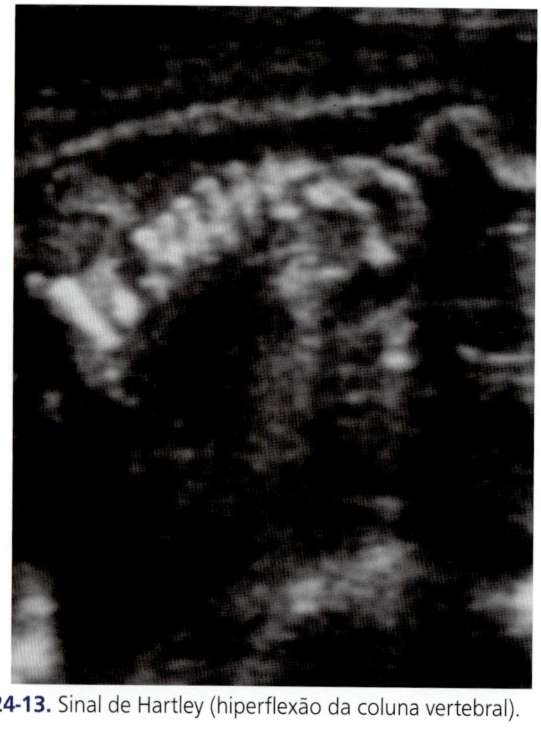

Fig. 24-13. Sinal de Hartley (hiperflexão da coluna vertebral).

Na resolução da gestação, deve-se proceder o aconselhamento dos pais sobre as vantagens do parto via vaginal e, quando o trabalho de parto iniciar, induzido ou espontaneamente, a analgesia materna deve ser oferecida.

Com o nascimento, outras investigações são iniciadas na busca das causas do óbito intra-útero, dando relevante atenção às avaliações histológicas e pesquisa de etiologias auto-imunes e infecciosas, comumente subdiagnosticadas.

A análise do patologista deve iniciar pela identificação do mecanismo (hidropisia, asfixia ou choque) que levou ao óbito fetal.[5] Posteriormente deve classificar a causa, usando a época em que a perda fetal ocorreu durante a gestação. O exame histopatológico da placenta e do feto freqüentemente clareia o momento e o mecanismo do óbito fetal.[12]

O patologista tem a oportunidade de rever tecidos fetais e placentários buscando defeitos congênitos, podendo fornecer à família informações sobre condições herdadas específicas. Porém, mesmo o exame histopatológico cuidadoso do feto e placenta pode falhar na determinação da causa específica do óbito em cerca de 25% a 38% das perdas fetais.

Exames para avaliar alterações genéticas ou infecções também devem ser realizados. Todos os fetos que evoluem a óbito devem ser encaminhados para avaliação citogenética de seus tecidos e dos anexos placentários. Felizmente, a maioria das causas genéticas de perdas fetais não é recorrente em próximas gestações.

A lactação materna deve ser inibida através de medicamentos, evitando-se maiores conseqüências psicológicas da manutenção da mesma e também o surgimento de mastites.

O suporte psicológico aos pais deve ser mantido dentro das prioridades, a fim de propiciar o retorno precoce à vida social pregressa dos mesmos. Também deve ser proporcionado o acesso a orientação sobre métodos anticoncepcionais, principalmente nos casos de patologias maternas determinantes do óbito intra-útero. A possibilidade de aconselhamento pré-concepcional e programação adequada da próxima gestação deve ser oferecida, se for o desejo do casal.

REFERÊNCIAS BIBLIOGRÁFICAS

1. Ahlenius I, Flobergj, Thomassen P. Sixty-six cases of intrauterine fetal death. A prospective study with an extensive test protocol. *Acta Obstetricia et Gynecologica Scandinavica* 1995;74:109-117.
2. Bajoria R, Wee LY, Anwar S, Ward S. Outcome of twin pregnancies complicated by single intrauterine death in relation to vascular anatomy of the monochorionic placenta. *Human Reproduction* 1999;14(8):2124-2130.
3. Ball RH. The sonography of pregnancy loss. *Seminars in Reproductive Medicine* 2000;18 (4):351-355.
4. Barfield WD, Tomashek KM, Flowers LM, Iyasu S. Contribution of late fetal deaths to US perinatal mortality rates, 1995- 1998. *Seminars in Perinatology* 2002;26(1):17-24.
5. Bendon RW. Review of some causes of stillbirth. *Pediatric and Developmental Pathology* 2001;4:517-531.
6. Benirschke K. Intrauterine death of a twin: mechanisms, implications for surviving twin, and placental pathology. *Seminars in Diagnostic Pathology* 1993;10(3):222-231.

7. Borell U, Fernstrom I. The radiological diagnosis of intra-uterine fetal death. *Acta Obstetricia et Gynecologica Scandinavica* 1958;37:286.
8. Buck GM, Johnson CD. Methodologic considerations for population-based research on fetal deaths: overcoming data gaps. *Seminars in Perinatology* 2002;26(1):31-35.
9. Chang DY, Chang RY, Chen RJ, Chen CK, Cheng WF, Huang SC. Triplet pregnancy complicated by intrauterine fetal death of conjoined twins from an umbilical cord accident of acardius. A case report. *The Journal of Reproductive Medicine* 1996;41(6):459-462.
10. Cnattingius S, Stephansson O. The epidemiology of stillbirth. *Seminars in Perinatology* 2002;26(1):25-30.
11. Collins JH. Umbilical cord accidents: human studies. *Seminars in Perinatology* 2002;26(1):79-82.
12. Craven C, Ward K. Stillbirth: tissue findings with environmental and genetic links. *Seminars in Perinatology* 2002;26(1):36-41.
13. Fox R, Pillai M, Porter H, Gill G. The management of late fetal death: a guide to comprehensive care. *British Journal of Obstetrics and Gynaecology* 1997;104(1):4-10.
14. Gharavi AE, Pierangeli SS, Levy RA, Harris EN. Mechanisms of pregnancy loss in antiphospholipid syndrome. *Clinical Obstetrics and Gynecology* 2001;44(1):11-19.
15. Gibbs RS. The origins of stillbirth: infectious diseases. *Seminars in Perinatology* 2002;26(1):75-78.
16. Grafe MR, Kinney HC. Neuropathology associated with stillbirth. *Seminars in Perinatology* 2002;26(1):83-88.
17. Hallak M, Pryde PG, Qureshi F, Johnson MP, Jacques SM, Evans MI. Constriction of the umbilical cord leading to fetal death. A report of three cases. *The Journal of Reproductive Medicine* 1994;39(7):561-565.
18. Hoyert DL, Martin JA. Vital statistics as a data source. *Seminars in Perinatology* 2002;26(1):12-16.
19. Ingemarsson I, Kallen K. Stillbirths and rate of neonatal deaths in 76,761 postterm pregnancies in Sweden, 1982-1991: a register study. *Acta Obstetricia et Gynecologica Scandinavica* 1997;76(7):658-662.
20. Magee JF. Investigation of Stillbirth. *Pediatric and Developmental Pathology* 2001;4:1-22.
21. Many A, Elad R, Yaron Y, Eldor A, Lessing JB, Kupferminc MJ. Third-trimester unexplained intrauterine fetal death is associated with inherited thrombophilia. *Obstetrics & Gynecology* 2002;99(5):684-687.
22. Martin JA, Hoyert DL. The national fetal death file. *Seminars in Perinatology* 2002;26(1):3-11.
23. Norbeck O, Papadogiannakis N, Petersson K, Hirbod T, Broliden K, Tolfvenstam T. Revised clinical presentation of parvovirus B19 – associated intrauterine fetal death. *Clinical Infectious Diseases* 2002;35:1032-1038.
24. Pector EA, Smith-Levitin M. Mourning and psychological issues in multiple birth loss. *Seminars in Neonatology* 2002;7:247-256.
25. Peleg D, Ferber A, Orvieto R, Bar-Hava I, Ben-Rafael Z. Single intrauterine fetal death (fetus papyraceus) due to uterine trauma in a twin pregnancy. *European Journal of Obstetrics & Gynecology and Reproductive Biology* 1998;80:175-176.
26. Petersson K, Bremme K, Bottinga R, Hofsjö A, Hulthén-Varli I, Kublickas M, Norman M, Papadogiannakis N, Wanggren K. Diagnostic evaluation of intrauterine fetal deaths in Stockholm 1998-99. *Acta Obstetricia et Gynecologica Scandinavica* 2002;81:284-292.
27. Propst AM, Hill III JA. Anatomic factors associated with recurrent pregnancy loss. *Seminars in Reproductive Medicine* 2000;18 (4):341-350.
28. Saade GR, Mclintock C. Inherited thrombophilia and stillbirth. *Seminars in Perinatology* 2002;26(1):51-69.
29. Simpson LL. Maternal medical disease: risk of antepartum fetal death. *Seminars in Perinatology* 2002;26(1):42-50.
30. Skjöldebrand-Sparre L, Tolfvenstam T, Papadogiannakis N, Wahren B, Broliden K, Nyman M. Parvovirus B19 infection: association with thrid-trimester intrauterine fetal death. *British Journal of Obstetrics and Gynaecology* 2000;107:476-480.
31. Tolfvenstam T, Papadogiannakis N, Norbeck O, Petersson K, Broliden K. Frequency of human parvovirus B19 infection in intrauterine fetal death. *The Lancet* 2001;357:1494-1497.
32. Van Heteren CF, Nijhuis JG, Semmekrot BA, Mulders LG, Van Den Berg PP. Risk for surviving twin after fetal death of co-twin in twin-twin transfusion syndrome. *Obstetrics & Gynecology* 1998;92(2):215-219.
33. Wapner RJ, Lewis D. Genetics and metabolic causes of stillbirth. *Seminars in Perinatology* 2002;26(1):70-74.
34. Woo Hhn, Sin SY, Tang LCH. Single foetal death in twin pregnancies: review of the maternal and neonatal outcomes and management. *Hong Kong Medical Journal* 2000;6:293-300.

CAPÍTULO 25

AMNIOINFUSÃO

Antonio Gadelha da Costa
Patrícia Spara Gadelha
Francisco Mauad Filho

INTRODUÇÃO

A produção de líquido amniótico é de real importância para um adequado desenvolvimento do feto. A sua manutenção em níveis adequados ao longo da gestação é responsável pelo bem-estar fetal.

No início da gestação a produção de líquido amniótico é feita pela passagem passiva de líquidos pela membrana amniótica, seguindo um gradiente osmótico.[22] Na segunda metade da gestação a produção urinária é o fator mais importante na produção do líquido amniótico. O processo de filtração glomerular começa com 10 a 11 semanas de gestação, época na qual já se pode encontrar urina no espaço amniótico.[6] Outras estruturas fetais que contribuem na formação do líquido amniótico são o trato respiratório, a face fetal da placenta, o trato gastrointestinal e o cordão umbilical.[8]

A diminuição de líquido na cavidade amniótica constitui o oligoidrâmnio (Fig. 25-1) e este tem sido associado a mau prognóstico fetal, especialmente quando diagnosticado no segundo e terceiro trimestres da gestação. Sua prevalência é extremamente variável devido a estar relacionada à população estudada e ao método empregado para seu diagnóstico. De uma forma geral incide em 0,5% a 5% das gestações.[5]

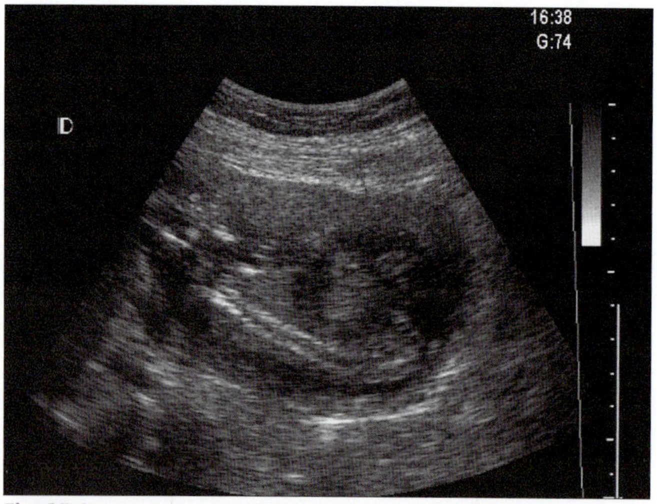

Fig. 25-1. Oligoidrâmnio avaliado por ultra-sonografia.

São inúmeras as causas de oligoidrâmnio e dentre as mais freqüentes podemos citar a ruptura prematura das membranas, insuficiência placentária e malformações fetais. Dentre as causas responsáveis pela diminuição do líquido amniótico a ruptura prematura das membranas constitui a mais importante, sendo responsável por cerca de um quarto de todos os casos de oligoidrâmnio.[9]

Estudos utilizando o método Doppler têm mostrado que a filtração glomerular está diretamente relacionada ao fluxo sanguíneo renal. Nos estados de hipoxia fetal há diminuição na produção de líquido amniótico por haver uma redistribuição do fluxo sanguíneo para o cérebro, coração, fígado e adrenais, com conseqüente redução da perfusão renal e conseqüente diminuição na produção de urina fetal.[6]

A quantidade de líquido amniótico apresenta variações ao longo da gestação e vários procedimentos têm sido utilizados para quantificá-lo. A ultra-sonografia é sem dúvida o melhor método para mensurar semanalmente o volume de líquido amniótico. Manning *et al.*,[7] em 1981, propuseram que a medida do líquido amniótico deveria ser feita pela medida do maior bolsão e que o oligoidrâmnio seria caracterizado quando o maior bolsão fosse menor que 1 cm. Posteriormente, em 1987, Phelan *et al.*[15] relataram a técnica de aferição do líquido amniótico em quatro quadrantes, o qual foi denominado índice de líquido amniótico (ILA). Para a obtenção dos quatro quadrantes preconizou-se a divisão do abdome materno por uma linha imaginária, tomando por base a linha *nigrans* como eixo longitudinal e a cicatriz umbilical como ponto de referência para o eixo transversal. Os resultados eram obtidos pela soma do diâmetro vertical do maior bolsão em cada um dos quatro quadrantes (Fig. 25-2).

Baseado nas observações de Phelan *et al.*,[15] o índice de líquido amniótico apresenta um aumento progressivo durante o período de 11 a 26 semanas de gestação, permanecendo até 38 semanas de gestação em torno de 16,2 ± 5,3 cm., diminuindo após esta idade gestacional.[15] Entre 36 e 42 semanas o índice de líquido amniótico normal é de 12,9 ± 4,6 cm.[16]

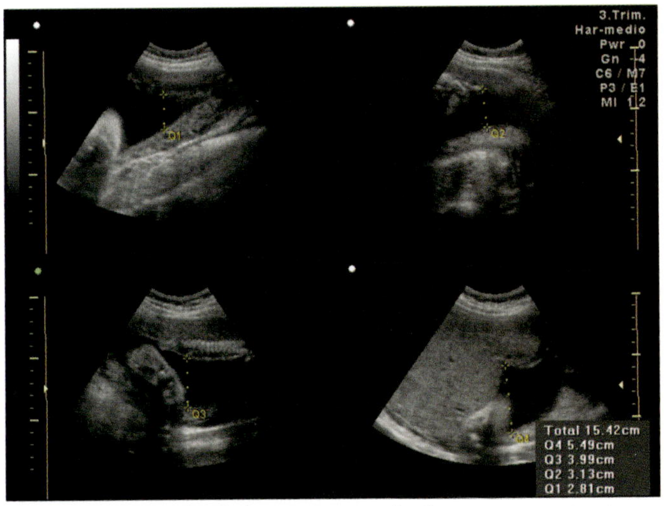

Fig. 25-2. Técnica de Phelan para o estudo dos quatro quadrantes em paciente normal.

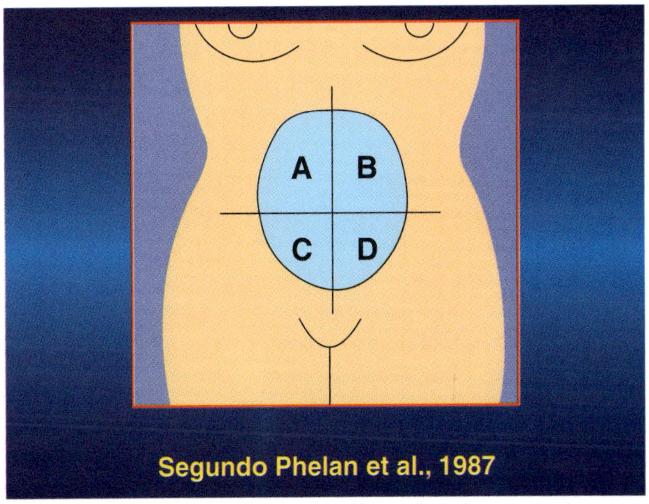

Fig. 25-3. Técnica de Phelan para o cálculo do índice de líquido amniótico.

Rutherford *et al.*,[20] em 1987, classificaram o índice de líquido amniótico de 0 cm a 5,0 cm como oligoidrâmnio, 5,1 cm a 8,0 cm como diminuído, 8,0 cm a 18 cm como normal e acima de 18 cm como aumentado. Observaram que o oligoidrâmnio estava relacionado a 30% de fetos não reativos e 44% de desacelerações fetais e que o índice de líquido amniótico entre 5,1cm e 8,0cm estava relacionado a 19% de fetos não reativos e 25% de desacelerações fetais.

O método de Phelan *et al.*[15] passou a ser o mais utilizado para quantificar o líquido amniótico. Em nosso meio, Molinari *et al.*,[12] em 1998, procurando correlacionar a variabilidade inter e intra-observador na medida do líquido amniótico, utilizando os critérios propostos por Phelan *et al.*,[15] avaliaram 80 pacientes e observaram uma variação interobservador e intra-observador não significante, conferindo a este método boa fidedignidade (Fig. 25-3).

Uma das medidas usadas no oligoidrâmnio com propósitos propedêuticos e terapêuticos é a introdução de solução salina na cavidade amniótica, o que constitui a amnioinfusão. A primeira publicação sobre a introdução de solução salina na cavidade amniótica foi feita em 1983 por Miyazaki & Taylor,[11] quando realizaram a amnioinfusão em 42 pacientes com diagnóstico de oligoidrâmnio. Estas gestações apresentavam alterações de variabilidade e desacelerações fetais não corrigidas por métodos até então utilizados, como o decúbito lateral esquerdo e a administração de oxigênio.

A amnioinfusão passou a ser motivo de vários trabalhos na Obstetrícia, tendo sido relacionada ao período de latência em pacientes com amniorrexe prematura;[2] redução nos índices de cesarianas;[14] diagnóstico ultra-sonográfico de malformações fetais;[17] relação com as alterações na variabilidade e desacelerações fetais observadas durante o trabalho de parto;[19] diluição da concentração de mecônio e conseqüentemente melhora no prognóstico neonatal.[18]

As vias de acesso para a realização da amnioinfusão podem ser tanto a via abdominal como a transcervical. Em 1999, Cecatti *et al.*[1] relataram ser a via transcervical a mais importante delas, utilizada com fins terapêuticos e profiláticos. Baseava-se na utilização de uma sonda de Foley ou de um cateter de pressão intrauterina no trabalho de parto e, segundo a maioria das instituições, a introdução de 10 a 15 ml/min de soro fisiológico morno a 0,9%. Enfatizaram a via abdominal com fins diagnósticos, cuja técnica consiste na punção de agulha orientada pela ultra-sonografia e infusão de solução salina pré-aquecida na velocidade de infusão de 10 a 25 ml/min, em um total de 600 ml, conforme a idade gestacional.

Em nosso meio Novais *et al.*,[13] em 1996, no intuito de avaliar os aspectos técnicos da amnioinfusão em pacientes com amniorrexe prematura e os efeitos deste método sobre o período de latência, a resolução da gestação, o prognóstico neonatal e a infecção materna, selecionaram 40 pacientes com ruptura prematura de membranas entre 24 e 34 semanas de gestação e utilizaram a amnioinfusão transabdominal em 20 delas. Mantiveram as restantes como grupo-controle. A única variável com diferença estatisticamente significativa foi o período de latência, observado no grupo de mulheres infundidas (X = 20,5 dias) em relação ao grupo-controle (X = 9,4 dias). As demais variáveis estudadas como resolução da gestação, prognóstico neonatal e infecção materna não apresentaram diferenças estatisticamente significativas entre os dois grupos avaliados.

Em 1999, Mino *et al.*[10] empregaram a amnioinfusão intraparto em 200 gestantes a termo com perda de líquido amniótico devido amniorrexe prematura. Observaram que a amnioinfusão melhorou as alterações cardíacas fetais, diminuiu a incidência de cesarianas e melhorou o equilíbrio ácido-básico fetal.

No mesmo ano Savaris[21] relatou o uso da amnioinfusão em 20 gestantes a termo, em trabalho de parto e com mecônio na cavidade amniótica. Observou que os recém-nascidos não apresentaram mecônio abaixo das cordas vocais.

Em 1999, Klingner & Kruse[4] relataram que não há evidência que a amnioinfusão deva ser utilizada em todas as gestações complicadas por mecônio. Salientam que a síndrome de aspiração de mecônio pode ser evitada pela aspiração da faringe no período expulsivo antes da saída das espáduas e por aspiração da traquéia após a expulsão fetal.

Em 2000 Hofmeyr[3] utilizou a amnioinfusão em 66 pacientes com amniorrexe prematura. Relatou que não havia diferença significativa no grupo no qual foi utilizado amnioinfusão e no grupo-controle, com relação ao índice de cesarianas, índice de Apgar e morte neonatal, concluindo que não está clara a indicação de amnioinfusão na amniorrexe prematura.

Como método propedêutico, a amnioinfusão tem sua importância nos casos de oligoidrâmnio por permitir melhor visualização das estruturas fetais durante o exame ultra-sonográfico e facilitar o diagnóstico de malformações. Pryde *et al.*,[17] em 2000, mostraram que nos casos de oligoidrâmnio a visualização das estruturas fetais com a amnioinfusão melhorou significativamente e que a identificação de outras anomalias fetais em fetos com uropatia obstrutiva aumentou de 50,98% para 76,79%.

Diante dos dados relatados observamos que as indicações terapêuticas e profiláticas da amnioinfusão preconizada por vários autores têm sido muito discutidas. Acreditamos que na atualidade uma aplicabilidade irrefutável da amnioinfusão é permitir nas gestações com oligoidrâmnio, melhor visualização das estruturas fetais durante o exame ultra-sonográfico, facilitando o diagnóstico morfológico e funcional do feto.

REFERÊNCIAS BIBLIOGRÁFICAS

1. Cecatti JG, Pires HM, Aquino MMA. Amnioinfusão na Prática Obstétrica. *Femina* 1999;27(1):19-24.
2. Garzetti GG *et al.* Prophylactic transabdominal amnioinfusion in oligohydramnios for preterm premature rupture of membranes: increase of amniotic fluid index during latency Period. *Gynecol Obstet Invest* 1997;44(4):249-54.
3. Hofmeyr GJ. Amnioinfusion for preterm rupture of membranes. *Cochrane Database Syst Ver* 2000;(2):CD 000942.
4. Klingner MC, Kruse J. Meconium aspiration syndrome: pathophysiology and prevention. *J Am Board Fam Pract* 1999;12(6):450-66.
5. Kurzatkowski W *et al.* Efficacy of amnioinfusion in an hydramnios at term before induction of labor and newborn outcome. *Ginekol Pol* 2000;71(8):837-42.
6. Luzi G *et al.* Functional aspects of the fetal urinary apparatus in relation to growth. *Arch Ital Urol Androl* 1996;68 Suppl 5:9-12.
7. Manning FA, Hill LM, Platt LD. Qualitative amniotic fluid volume determination by ultrasound: antepartum detection of intrauterine growth retardation. *Am J Obstet Gynecol* 1981;139(3):254-8.
8. Mauad-Filho F, Molinari MB, Amaral VF. Oligohidramnia. In: Morais EM, Mauad-Filho F. *Medicina Materna e Perinatal*. Revinter Ltda. Rio de Janeiro, 2000. p. 184.
9. Mercer *et al.* 1984. In: Cecatti JG, Pires HM, Aquino MA. Amnioinfusão na prática obstétrica. *Femina* 1999;27(1):19-24.
10. Mino M. *et al.* Amnioinfusion in term labor with low amniotic fluid due to rupture of membranes: a new indication. *Eur J Obstet Gynecol Reprod Biol* 1999;82(1):29-34.
11. Miyazaki FS, Taylor NA. Saline amnioinfusion for relief of variable or prolonged decelerations. A preliminary report. *Am J Obstet Gynecol* 1983;146(6):670-8.
12. Molinari BM *et al.* Índice de líquido amniótico: variabilidade Inter e intra-observador. *RBGO* 1998;20(8):443-448.
13. Novais DA, Cunha SP, Duarte G. Amnioinfusão em rotura prematura de membranas ovulares. *Ver Bras Ginecol Obstet* 1996;18(7):587-94.
14. Persson-Kjerstadius N, Forsgren H, Westgren M. Intrapartum amnioinfusion in women with oligohydramniosis. A prospective randomized trial. *Acta Obstet Gynecol Scand* 1999;78(2):116-9.
15. Phelan JP *et al.* Amniotic fluid index measurements during pregnancy. *J Reprod Med* 1987;32(8):601-4.
16. Phelan JP *et al.* Amniotic fluid volume assessment with the four-quadrant technique at 36-42 weeks' gestation. *J Reprod Med* 1987;32(7):540-2.
17. Pryde PG *et al.* Severe oligohydramnios with intact membranes: an indication for diagnostic amnioinfusion. *Fetal Diagn Ther* 2000;15(1):46-9.
18. Puertas A *et al.* Meconium concentration and amniotic fluid index influence: the outcome of amnioinfusion. *Minerva Ginecol* 2001;53(5):321-30.
19. Rinehart BK *et al.* Randomized trial of intermittent or continuous amnioinfusion for variable decelerations. *Obstet Gynecol* 2000;96(4):571-4.
20. Rutherford SE *et al.* The four-quadrant assessment of amniotic fluid volume: An adjunct to antepartum fetal heart rate testing. *Obstet Gynecol* 1987;70(3):353-356.
21. Savaris RF. Amnioinfusão em trabalho de parto com líquido meconiado. *RBGO* 1999;21(7):389-392.
22. Yamanoto RM, Miyadahira S. Polihidrâmnio e Oligohidrâmnio. In: Cha S, Zugaib M. *Medicina Fetal*. São Paulo: Atheneu, 1993. p. 231.

CAPÍTULO 26

GEMELARIDADE

Francisco Mauad Filho
Luciano Silveira Pinheiro Filho
Patrícia Spara Gadelha
Antonio Gadelha da Costa

INTRODUÇÃO

O uso do ultra-som, em tempo real, revolucionou o manejo clínico da gestação múltipla. Nas últimas duas décadas tem sido observado um decréscimo nos índices de mortalidade perinatal dessas gestações, principalmente em decorrência da efetuação das condições de vitalidade fetal.

Antes do advento da ecografia na prática clínica obstétrica, cerca de 50% das gestações múltiplas eram diagnosticadas na ocasião do parto. Recentemente, com o advento de transdutores transvaginais, as gestações múltiplas já podem ser identificadas a partir da quinta semana.

O diagnóstico precoce da gestação múltipla tem determinado melhora em seu prognóstico.[12] Outro aspecto de relevância na avaliação precoce da gestação múltipla é o fenômeno de absorção de um dos sacos gestacionais: *vanishing twin phenomenon*. Alguns estudos têm demonstrado reabsorção de um dos gêmeos ou abortamento espontâneo em cerca de 21,2%, estando o sangramento vaginal presente em 20% dessas gestações (Fig. 26-1).[13] Alguns sinais ecográficos são considerados como sendo de risco para a eliminação de uma das gestações gemelares, destacando-se as diferenças entre o tamanho do saco gestacional, o pólo fetal e a freqüência cardíaca.

A gestação múltipla incide em aproximadamente 1% de todos os nascimentos. A forma de gemelaridade mais freqüente é a dizigótica, incidindo em cerca de 70% (1:90 nascimentos) de todas as gestações gemelares.[16] Alguns fatores influenciam de maneira marcante a incidência da gemelaridade dizigótica, destacando-se:

- *Idade materna:* a incidência de gemelaridade dizigótica aumenta com o avançar da idade materna, alcançando prevalência máxima entre os 35 e 40 anos de idade.
- *Paridade:* a incidência de gemelaridade se eleva com o incremento da paridade.

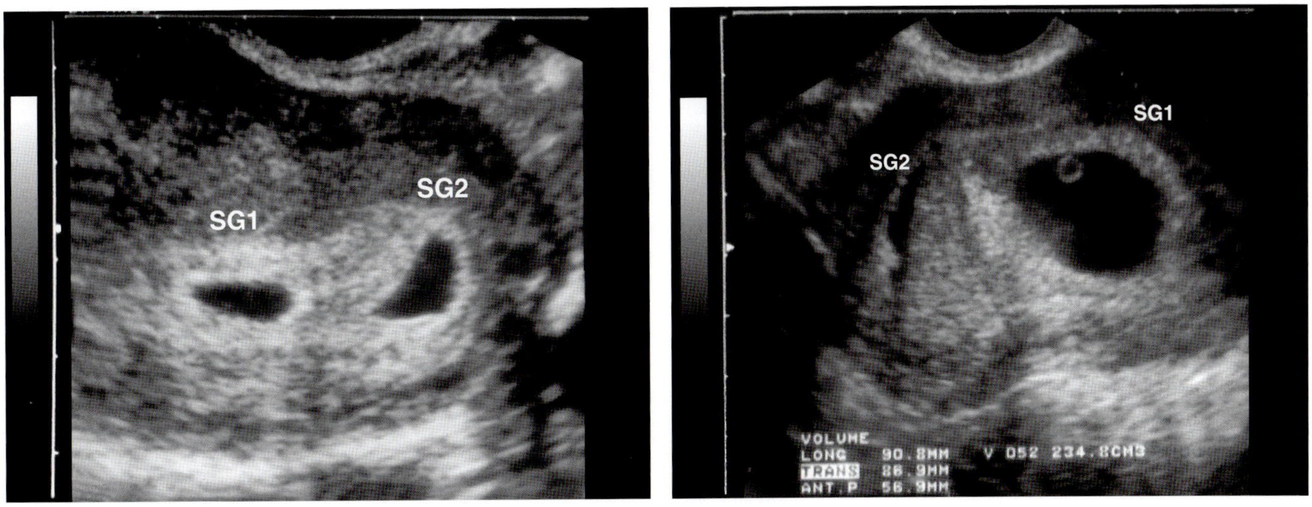

Fig. 26-1. (**A** e **B**) Reabsorção de um saco gestacional.

- *Grupo racial:* na raça negra, a incidência de gemelaridade é de 1:79 gestações, nas mulheres caucasóides de 1:100 e nas orientais de 1/155 gestações.
- *Hereditariedade:* história familiar materna de gemelaridade dizigótica está associada a incremento na incidência de gêmeos.
- *Utilização de agentes indutores de ovulação:* a utilização do citrato de clomifeno está associado em 7-9% com gestação múltipla. A utilização de HMG (gonadotrofina menopáusica humana) está associada a gemelaridade em cerca de 18%.
- *Utilização de técnicas de reprodução assistida:* a fertilização *in vitro* está associada a elevação na incidência de gestação múltipla, o que está relacionado diretamente com o número de ovos fertilizados implantados.[2,14]

EMBRIOLOGIA (FIG. 26-2)

A gemelaridade dizigótica provém de dois ovos fertilizados separadamente, determinando gestações dicoriônicas diamnióticas (DC/DA). Nos casos em que a implantação dos dois blastocistos é muito próxima uma da outra, as duas placentas podem encontrar-se fusionadas.

A gemelaridade monozigótica é resultante da divisão de um único ovo fertilizado. Dependendo do estágio em que esta divisão ocorre, pode-se ter três tipos de gestações monozigóticas:

1. **Dicoriônica diamniótica** (DC/DA): a divisão do zigoto ocorre em menos de quatro dias após a fertilização. O zigoto se divide entre os estágios de blastômero e mórula, antes da formação da massa interna de células. Este tipo de gemelaridade monozigótica está presente em 18% a 36% dos casos.
2. **Monocoriônica diamniótica** (MC/DA): constitui a forma mais comum de gemelaridade monozigótica. É resultante da divisão da massa interna de células, geralmente verificada entre o quarto e oitavo dia após a fertilização.
3. **Monocoriônica monoamniótica** (MC/MA): a divisão ocorre após o oitavo dia de fertilização, ou seja, após a formação do âmnio. Essa forma de gemelaridade representa 4% das gestações monozigóticas.

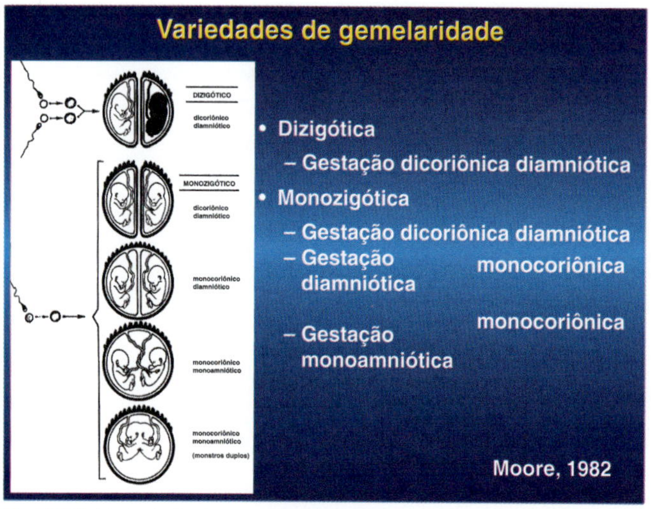

Fig. 26-2. Variedade de gemelaridade.

Tanto a gemelaridade monozigótica quanto a dizigótica podem resultar em gestações dicoriônicas diamnióticas e a placenta poderá encontrar-se fusionada ou separada. As Figs. 26-3A a C mostram exames ultra-sonográficos de 1º trimestre de gemelaridade monocoriônica monoamniótica e diamniótica e dicoriônica diamniótica respectivamente.

A detecção à avaliação ultra-sonográfica de placentas distintas estabelece o diagnóstico de gemelaridade dicoriônica diamniótica. Contudo, a ocorrência de placentas fusionadas poderá ser detectada tanto nestas gestações, quanto nas monocoriônicas diamnióticas (Fig. 26-3B) e nas monocoriônicas monoamnióticas (Fig. 26-3A). Em tais ocasiões, a determinação da espessura das membranas amnióticas é de fundamental importância para a definição da corionicidade. Na gemelaridade MC/DA, a espessura das membranas amnióticas não somente é inferior a 2 mm, quanto as duas camadas podem ser visualizadas separadamente.

Na avaliação ultra-sonográfica da gemelaridade dizigótica, pode-se detectar tanto duas placentas distintas quanto uma placenta única (placenta fusionada) com membrana delgada. O sexo fetal poderá ser idêntico ou não. De maneira similar, na gemelaridade monozigótica, a DC/DA poderá se verificar tanto na presença de placentas distintas quanto na de placenta única fusionada com membranas finas. Apesar desses possíveis achados, o sexo fetal é idêntico (Fig. 26-3C).

A evolução e o prognóstico das gestações gemelares estão relacionados com determinação da corionicidade e amniocidade. As gestações gemelares DC/DA são as de melhor prognóstico, não importando se sua origem é monozigótica ou dizigótica.

GEMELARIDADE MONOZIGÓTICA

A gemelaridade monozigótica ocorre em uma freqüência inferior à observada na dizigótica, verificando-se em 1:250 nascimentos. Sua incidência é constante, não sendo influenciada pelos fatores que interferem na gemelaridade dizigótica.[14] Além disso, tem sido observado um risco adicional de malformações congênitas e incremento na taxa de mortalidade perinatal quando se compara com a gemelaridade dizigótica.

Monocoriônica diamniótica

Na gemelaridade MC/DA (placenta única, membranas delgadas e mesmo sexo), observa-se um risco adicional na incidência de crescimento fetal discordante. As complicações podem também ocorrer quando um dos fetos evolui para óbito.

As comunicações anômalas na vascularização placentária podem ocorrer em 15% a 29% na placentação monocoriônica, predispondo à síndrome de transfusão feto-fetal (TFF). As anastomoses vasculares são usualmente demonstradas nas placentas monocoriônicas, tanto as do tipo artéria/artéria, artéria/veia, quanto as veia/veia.

Os efeitos das anastomoses arteriovenosas podem ser marcantes. A síndrome de TFF é caracterizada pela discordância de crescimento fetal ou dos níveis de hemoglobina fetal. Um dos gêmeos monozigóticos pode ser muito pequeno em relação ao

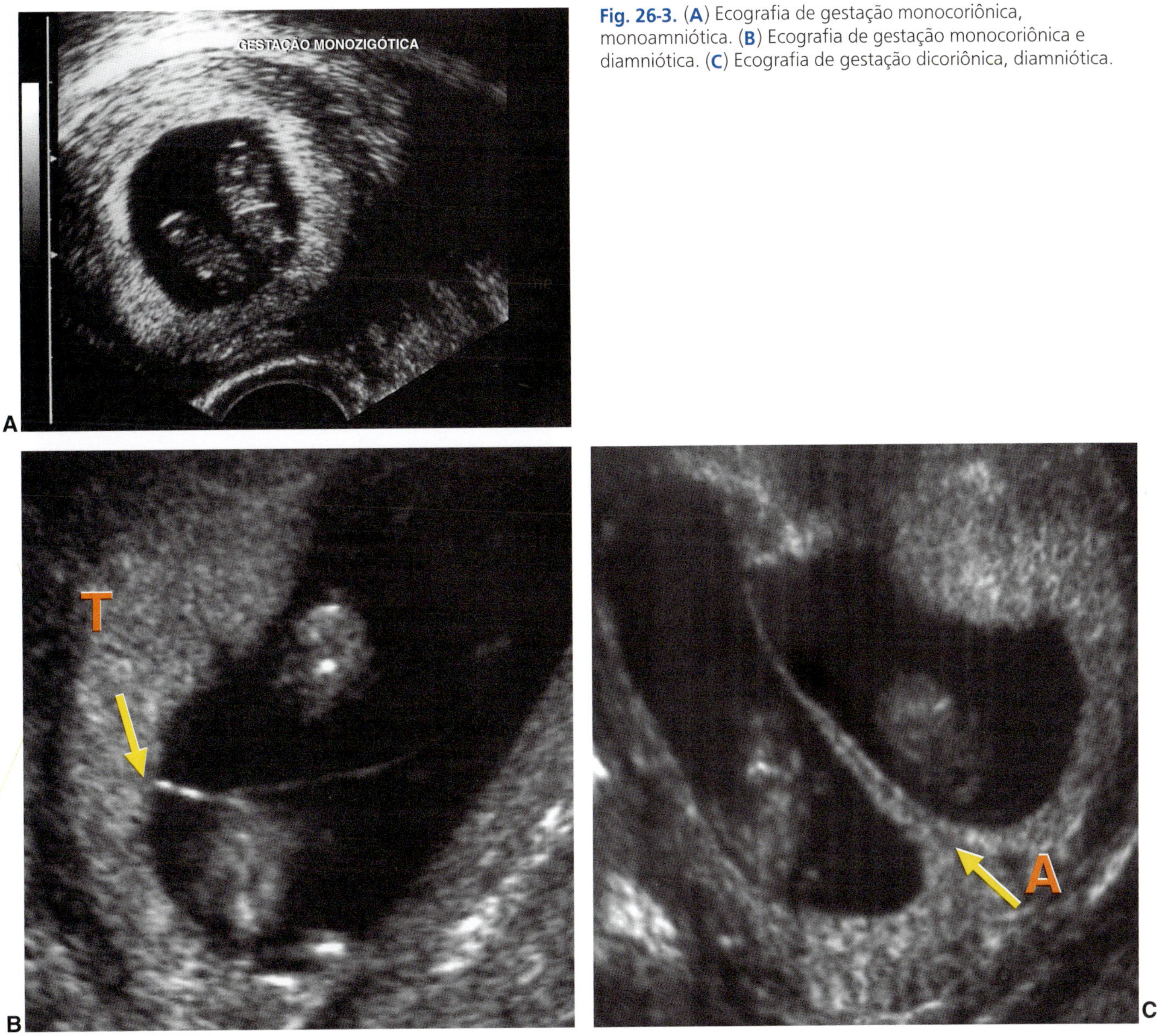

Fig. 26-3. (**A**) Ecografia de gestação monocoriônica, monoamniótica. (**B**) Ecografia de gestação monocoriônica e diamniótica. (**C**) Ecografia de gestação dicoriônica, diamniótica.

outro, em decorrência da má nutrição crônica intra-útero. A concentração de hemoglobina podem ser igual ou inferior a 8 g/dl no gêmeo perfundido e superior a 27 g/dl no outro. No gêmeo transfusor observam-se hipotensão, microcardia e alterações decorrentes de hipovolemia. Em contraste, no gêmeo transfundido observa-se hipertensão e hipertrofia cardíaca. A repercussão adversa fetal é ainda mais grave quando esta intercorrência está associada com poliidrâmnio agudo em um dos sacos gestacionais e oligodrâmnio em outro.[3,5] O poliidrâmnio é provavelmente decorrente do incremento na perfusão renal e aumento na formação de urina, podendo ser acompanhado de hipervolemia e policitemia no gêmeo transfundido. O oligoidrâmnio observado no outro saco gestacional é provavelmente decorrente da oligúria do gêmeo transfusor. As anormalidades usualmente ocorrem em fases iniciais do segundo trimestre gestacional. Em tais ocasiões, o saco gestacional do feto doador perde seu fluido amniótico, e o feto torna-se anêmico. Em contrapartida, o feto receptor torna-se hidrópico.[5]

O prognóstico da gestação múltipla complicada por TFF é extremamente reservado. Quanto mais precoce o diagnóstico de TFF pior será o prognóstico. A sobrevivência fetal para aqueles diagnosticados antes da 24ª semana gestacional tem variado entre 20% a 45% dos casos diagnosticados.[9,18]

A terapêutica preconizada nos casos severos TFF inclui a resolução seletiva da gestação e ablação a *laser* das anastomoses vasculares através da fetoscopia.[4] Contudo, é importante ressaltar que o volume de líquido amniótico é restaurado através da realização de amniocentese seriada. Baseando-se nesse procedimento, Elliot *et al.*[5] observaram uma redução na mortalidade perinatal de cifras próximas a 100% para 21% sem, contudo, se observar um incremento nos índices de infecção e de descolamento de placenta normalmente inserida. Apesar disso, é controvertida a realização de amniocentese descompressiva como sendo benéfica para a postergação do parto pré-termo e, conseqüentemente, decréscimo no índice de mortalidade perinatal.[9,15]

Tem-se preconizado na gemelaridade MC/DA que o fluido amniótico deverá ser obtido separadamente de cada saco gestacional para avaliação do cariótipo de cada feto. Isto porque em casos de disjunção ou mutação um dos fetos poderá ser afetado e o outro não, após a separação do ovo.[13]

Monocoriônica monoamniótica

O diagnóstico ultra-sonográfico de gemelaridade MC/DA é efetuado quando não são visualizadas membranas entre as inserções dos sítios de ambos os cordões. Em alguns casos, o Doppler colorido tem sido utilizado com sucesso na identificação do sítio placentário de inserção do cordão.

A realização da cordocentese poderá mostrar diferenças na concentração de hemoglobina entre os fetos. A determinação da velocimetria Doppler exibirá também diferenças na velocidade de fluxo sanguíneo nos diversos territórios vasculares fetais.

A gemelaridade MC/MA verifica-se numa incidência de 0,1% a 2,3% de todas as gestações gemelares, sendo responsável por um risco de mortalidade perinatal de aproximadamente 50%. O diagnóstico antenatal dessa forma de gemelaridade é de fundamental importância, objetivando sobretudo reduzir tal índice. Apesar de ser uma conduta controversa, alguns autores têm preconizado a resolução da gestação dessa forma de gemelaridade por volta da 34ª semana gestacional, com a finalidade principal de se prevenir acidentes de cordão.[20,21]

Na gemelaridade MC/DA existe risco adicional de entrelaçamento de cordão umbilical, parto prematuro, morte fetal intra-útero e baixo peso ao nascimento.[20] Adicionalmente existe maior chance de necrose antenatal da substância branca do cérebro de um dos gêmeos, principalmente nas gestações complicadas por poliidrâmnio, óbito de um dos fetos, hidropisia fetal, conexões vasculares na placenta, principalmente, envolvendo anastomose veia/veia.

Finalmente, na gemelaridade MC/DA existe risco adicional de TFF gemelaridade imperfeita, perfusão arterial reversa, chegando a casos extremos de monstros acardíacos.[20]

GEMELARIDADE IMPERFEITA

A gemelaridade imperfeita decorre da divisão incompleta do ovo, que se verifica após a formação do disco embrionário (após o 13º dia de fertilização). Sua incidência é rara, ocorrendo em 1:100.000 nascidos vivos. Estima-se que aproximadamente 2,5% dos gêmeos monozigóticos são gêmeos unidos. Em aproximadamente 70% dos casos, os gêmeos são unidos na região do tórax (toracópagos), do abdome (onfalópagos) ou combinação de ambas as formas de união. Os gêmeos também podem encontrar-se unidos pela cabeça (craniópagos), pelas nádegas (isquiópagos) e pela cabeça e tórax simultaneamente (cefalotoracópagos).[2,19]

A avaliação ecográfica, nos casos de gemelaridade imperfeita, Fagan[6] preconiza os seguintes critérios diagnósticos: a) demonstração de um contorno contínuo da superfície externa; b) reconhecimento de que as partes fetais dos gêmeos estão no mesmo plano ultra-sonográfico; e c) posição alterada dos gêmeos em exames sucessivos.

GEMELARIDADE MC/MA

Quando a pressão arterial de um dos gêmeos excede a do outro, ocorre fluxo sanguíneo reverso resultando na perfusão de sangue não oxigenado nas artérias umbilicais e artérias ilíacas e na parte inferior do corpo.[20] Em casos extremos, anomalias podem ocorrer incluindo a acardia. O diagnóstico antenatal dessa condição é feito através da ecografia e análise de velocimetria Doppler. A análise dopplervelocimétrica poderá também demonstrar anastomoses vasculares entre as circulações fetais. O prognóstico de tais gestações é muito reservado, com 100% e 50% de mortalidade para gêmeos acardíacos e gêmeos hidrópicos respectivamente.

Alguns autores têm preconizado para controle do poliidrâmnio, nos gêmeos hidrópicos, a administração de indometacina (inibidor da função renal fetal). Em tais casos, o poliidrâmnio é controlado observando-se retorno ao volume normal de líquido amniótico. Acredita-se que os efeitos benéficos da administração da indometacina antes da 34ª semana gestacional ultrapassem o potencial efeito adverso da constrição temporária do ducto arterioso. Adicionalmente não tem sido observado perda da função renal.

Outros métodos que tenham a sobrevivência do feto hidrópico seria a histerotomia para remover o gêmeo acardíaco ou a oclusão do cordão anômalo. No entanto, tais métodos são considerados extremamente invasivos.

CRESCIMENTO NOS GÊMEOS

Os recentes estudos não têm demonstrado diferença estatisticamente significante nas curvas de crescimento do diâmetro biparietal (DBP), circunferência cefálica (CC) e comprimento do fêmur (CF) entre gêmeos considerados normais e fetos únicos.[10,11]

De modo inverso, outros autores têm demonstrado em gestações não complicadas um significante decréscimo no DBP, evidenciado sobretudo no terceiro trimestre gestacional. Apesar de tal decréscimo ser resultante de dolicocefalia, esses autores enfatizam a necessidade em se utilizar a CC ao invés do DBP para se determinar a idade gestacional ou se estimar o peso fetal. Tem sido também demonstrado um decréscimo na CA após a 34ª semana gestacional em gêmeos, alcançando aproximadamente 1 cm na 37ª semana gestacional.

A CA tem sido considerada o melhor parâmetro para se determinar ou não discordância de crescimento na gestação múltipla. Uma diferença na circunferência de 20 mm está usualmente associada com significante crescimento fetal discordante.[2] É importante avaliação seriada dos parâmetros de crescimento fetal no segundo e terceiro trimestres com a finalidade principal de se detectar precocemente a instalação de crescimento intra-uterino retardado.

DOPPLER E SÍNDROME TFF

A utilização do Doppler para diagnosticar síndrome de TFF é ainda controversa, Saldana *et al.*[17] demonstraram que quando em

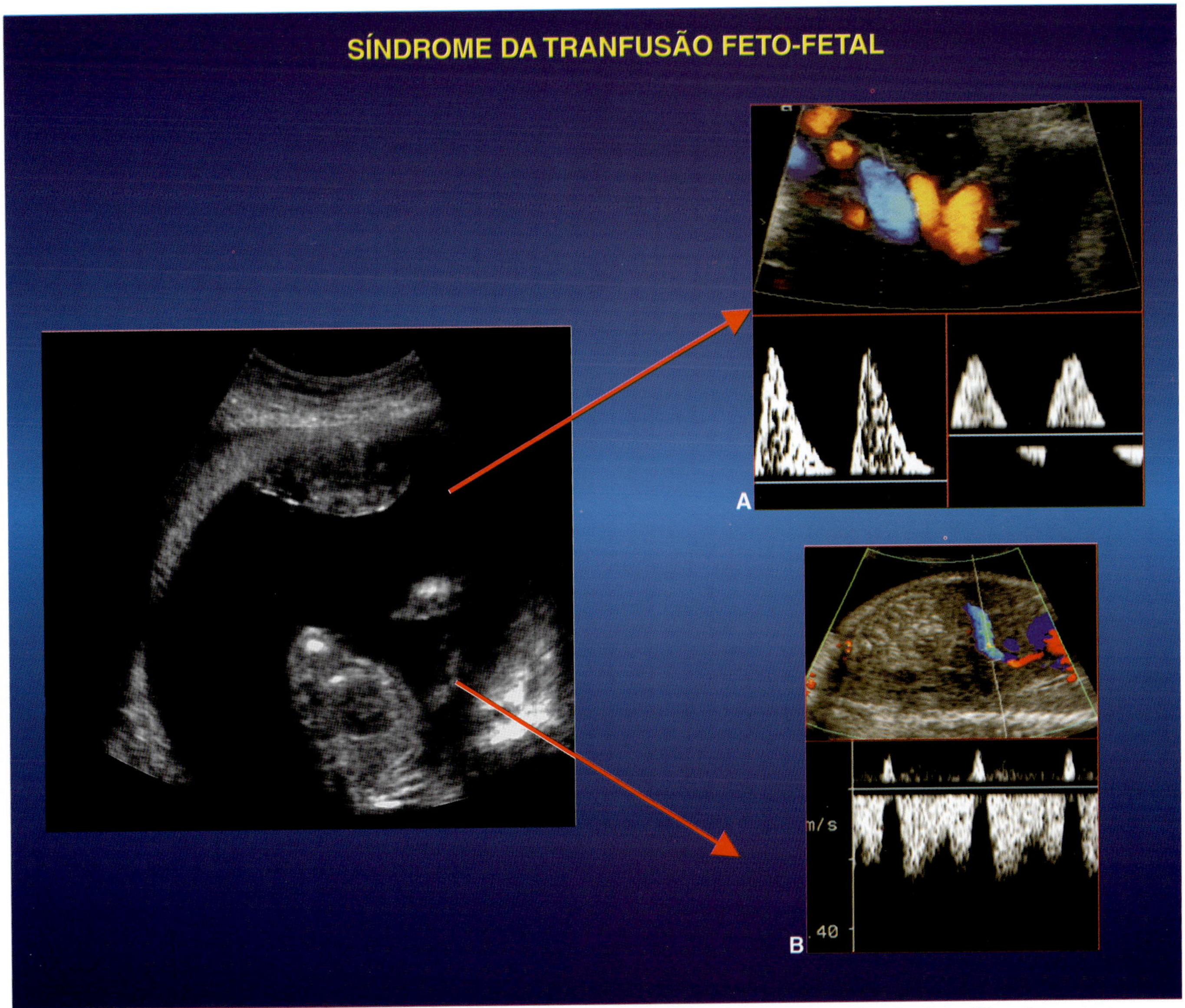

Fig. 26-4. Dopplervelocimetria no comprometimento fetal na síndrome de transfusão feto-fetal (**A**) no feto doador e (**B**) no feto receptor.

gêmeos a diferença da relação S/D era inferior a 0,4 o crescimento fetal estava concordante em cerca de 91% dos casos. Analisando seis gestações complicadas por TFF, entre 24 e 31 semanas, Yamada *et al.* (1991) demonstraram elevado índice de pulsatilidade (superior a 0,5), sendo considerado significativamente mais elevado que o índice de pulsatilidade observado em quatro gêmeos discordantes e 25 concordantes em crescimento fetal.

Alguns estudos, analisando pares de gêmeos com suspeita de TFF (através da disparidade de tamanho entre os fetos, cordões umbilicais distintos, placenta única e sinais de hidropisia em um dos fetos), têm demonstrado que as diferenças na relação S/D são superiores a 0,4 em todos os casos analisados. Apesar de tais achados, não tem sido possível, através da dopplervelocimetria, distinguir o gêmeo doador do gêmeo receptor, nem fornecer prognóstico fetal (Fig. 26-4).[13] Outros estudos têm demonstrado que a relação S/D da artéria umbilical é concordante mesmo na presença de crescimento fetal discordante (Fig. 26-5).[13]

COMPLICAÇÕES

A maioria dos trabalhos tem chamado atenção para a elevada incidência de complicações anteparto na gestação múltipla, enfatizando-se o trabalho de parto pré-termo. Como conseqüência tem-se verificado aumento significante nos índices de morbidade e mortalidade perinatal.[7,8,16] A paralisia cerebral, microcefalia, prosencefalia e encefalomalacia multicística são mais freqüentes nos gêmeos pré-termos quando comparados com gestações únicas pré-termo.[1] As explicações para tais lesões neurológicas incluem necrose isquêmica determinando lesões neurológicas cerebrais provenientes de material tromboplástico nos casos em que se verifica o óbito de um dos gêmeos.

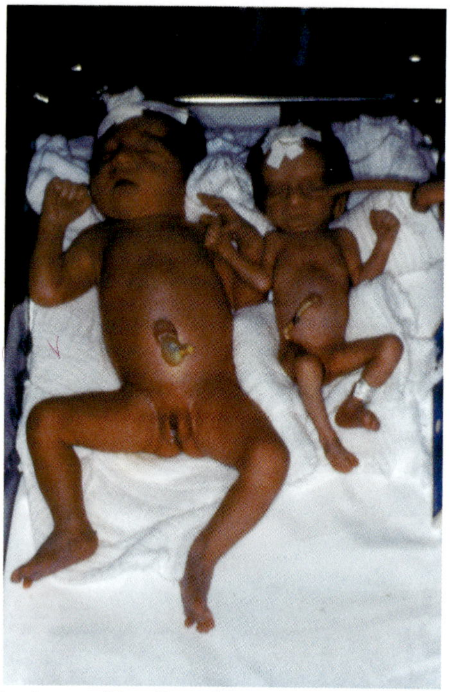

Fig. 26-5. Recém-nascidos discordantes em gestação gemelar onde havia transfusão feto-fetal.

Frente a essas considerações, depreende-se que a gemelaridade está inserida no grupo de gestações de alto risco materno-fetal, pelo grande potencial de complicações que podem ser observadas tanto no período anteparto como intraparto. Com o intuito de se reduzir sobremaneira os elevados índices de intercorrências maternas e fetais, tem sido recomendado acompanhamento sistemático e pormenorizado dessas gestações, procurando-se detectar precocemente qualquer intercorrência e/ou patologia nelas observadas.

REFERÊNCIAS BIBLIOGRÁFICAS

1. Bejar R, Vigliocco G,Gramago H *et al.* Antenatal origin of neurological damage in newborn infants II. Multiple gestations. *Am J Obstet Gynecol* 1990;162:1230.
2. Cunningham FG, MacDonald PC, Gaut NF *et al.* Multifetal pregnancy. In: *Williams Obstetrics.* 19th ed. Norwalk: Appleton & Lange, 1993.
3. Danksin FH & Nelson JP. Twin-to-twin transfusion syndrome: What are appropriate diagnostic criteria. *Am J Obstet Gynecol* 1989;161:365.
4. De Lia JE, Cruikshank DP,Keye JR WR. Fetoscopic neodymium: YAG laser occlusion of placental vessel in severe twin-twin transfusion syndrome. *Obstet Gynecol* 1991;75:1046.
5. Elliot JP, Urig MA, Clewel WH. Aggressive therapeutic amniocentesis for treatment of twin-twin transfusion syndrome. *Obstet Gynecol* 1991;77:537.
6. Fagan CJ. Antepartum diagnosis of conjoined twins by ultrasonography. *Am J Roentgenol Radiu Ther Nuch Med* 1977;128:921.
7. Fleming AD, Rayburn WF, Mandsager NT *et al.* Perinatal outcomes of twins pregnancies at term. *J Reprod Med* 1990;35:881.
8. Fusi L & Gordon H. Twin pregnancy complicated by single intrauterine death. Problems and outcome with conservative management. *Br J Obstet Gynaecol* 1990;97:511.
9. Gonsoulin W, Moise KJ, Kirshron B *et al.* Outcome of twin-twin transfusion diagnosed before 28 weeks of gestation. *Obstet Gynecol* 1990;75:214.
10. Grumbach K, Coleman BG, Arger P *et al.* Twin and singleton growth patterns compared using US. *Radiology* 1986;158:237-41.
11. Houton MCC, Marivate M, Philpott RH. The prediction of fetal growth retardation in twin pregnancy. *Br J Obstet Gynaecol* 1981;88:264.
12. Keith PH, Lopez-Zeno JA, Luke B. Twin gestation. In: SCIARRA JJ (ed). *Gynecology and obstetrics.* Philadelphia: JB Lippincott Company, 1991.
13. Lopez-Zeno jA, Mota J, Sabbagha RE. Multiple gestation. In: Sabagha RE (ed). *Diagnostic ultrasound applied to obstetrics and gynecology.* Third edition. Philadelphia: JB Lippincott Company, 1994.
14. MacGillivary I. Epidemiology of twin pregnancy. *Semin Perinatol* 1986;10:4.
15. Mahony BS, Petty CN, Nyberg DA *et al.* The stuck twin phenomenom: ultrasonographic findings, pregnancy outcome and management with serial amniocentesis. *Am J Obstet Gynecol* 1990;163:1513.
16. Mauad Filho F, Rangel MAR, Fernandes AC *et al.* Gemelaridade: aspectos obstétricos. *Rev Bras Ginecol Obstet* 1994;16;206.
17. Saldana LR, Eads MC, Schaefer TR. Umbilical cord waveforms in fetal surveillance of twins. *Am J Obstet Gynecol* 1987;157:712.
18. Shah DM, Chaffin D. Perinatal outcome in very preterm births with twin-twin transfusion syndrome. *Am J Obstet Gynecol* 1989;161:1111.
19. Sousa ESS, Nascimento VMV, Leal EA *et al.* Gemelaridade imperfeita. *Gynecol Obstet Atual* 1996;8:70.
20. Tessen JÁ, Zlatnik FJ. Monoamniotic twins: A retrospective controlled study. *Obstet Gynecol* 1991;77:832.
21. Weinstrom KD, Tessen JA, Zlatnik FJ *et al.* Frequency, distribution and theoretical mechanism of hematologic twins. *Obstet Gynecol* 1992;80:257.

CAPÍTULO 27

ULTRA-SONOGRAFIA NA AMNIORREXE PREMATURA

Patrícia Spara Gadelha
Patrícia El Beitune
Antonio Gadelha da Costa
Francisco Mauad Filho

INTRODUÇÃO

A morbidade e o óbito em recém-nascidos encontram como principais causas as complicações impostas pela prematuridade. De modo geral, os problemas relacionados com nascimentos pré-termo associam-se com mais de 70% dos óbitos fetais e neonatais. Seqüelas em longo prazo contribuem para a demora no desenvolvimento neuropsíquico-motor, ocasionam prejuízos auditivos e visuais, doenças pulmonares crônicas e paralisia cerebral.[1,2]

A busca de estratégias preditivas da parturição pré-termo tem sido objetivo constante da perinatologia, na tentativa de amenizar os agravos físicos e sociais que esta intercorrência determina.[3,4] Entre os fatores preditivos relevantes para o nascimento de um neonato pré-termo destacam-se o histórico de parto pré-termo anterior e o baixo nível socioeconômico materno. No entanto, apesar desses e da reconhecida multifatoriedade associada à parturição pré-termo, a maioria dos partos pré-termo é secundária à causa espontânea idiopática ou à ruptura prematura pré-termo de membranas.[5]

ASPECTOS GERAIS DA RUPTURA PREMATURA PRÉ-TERMO DE MEMBRANAS

A incidência da prematuridade é um dos mais enigmáticos problemas da Obstetrícia e não tem declinado nas últimas décadas. Apesar dos esforços, mesmo em países desenvolvidos, sua ocorrência persiste em torno de 7% a 11%.[6]

Aceita-se que o desencadeamento do trabalho de parto pré-termo seja multifatorial. Aproximadamente em 50% das vezes a etiologia é idiopática, sendo o restante atribuído à associação de fatores de risco. Destacam-se quatro causas principais para o desencadeamento do parto pré-termo. Esses podem ser classificados em epidemiológicos, clínico-cirúrgicos, ginecológicos e obstétricos.

A ruptura prematura pré-termo (RPM) atinge aproximadamente 10% de todas as gestações. Quando, no entanto, a ruptura prematura pré-termo de membranas (RPPM) é pesquisada, separadamente, verifica-se que sua incidência é muito menor que a RPM próxima ao termo, variando de 1% a 3% na população obstétrica geral. O interesse em sua avaliação vem de sua elevada associação com os nascimentos pré-termo. Aproximadamente 25% a 30% de todos os nascimentos pré-termo são determinados pela sua associação ao binômio materno-fetal.[5]

A RPPM constitui uma das patologias obstétricas mais freqüentemente associada ao parto pré-termo. A sua ocorrência determina complicações neonatais que exigem tratamento em Centros de Terapia Intensiva. O risco perinatal decorre fundamentalmente da prematuridade pulmonar e da ocorrência de corioamnionite e sepse neonatal.[7-9]

PREDIÇÃO DE PARTO PRÉ-TERMO

O fundamento de atuar-se na predição do parto pré-termo é agir nas primeiras alterações envolvidas no determinismo do parto. Dentre os exames subsidiários relevantes na predição do parto pré-termo, cujo uso é disponibilizado com relativa facilidade para o clínico, destaca-se a identificação de modificações da cérvice uterina, como dilatação e esvaecimento, por meio da ultra-sonografia transvaginal e das infecções cervicovaginais.[4]

Comprimento do colo uterino

O mecanismo de esvaecimento do colo uterino no trabalho de parto pré-termo é semelhante àquele observado algumas semanas antes do trabalho de parto na gestação a termo. As modificações físicas cervicais, durante a gestação, geralmente precedem a detecção da atividade uterina. Para cumprir essa análise, dois métodos poderiam ser utilizados, a avaliação cervical com o exame ecográfico endovaginal e pélvico e o próprio exame digital (Fig. 27-1A).

As alterações cervicais podem ser detectadas clinicamente pelo toque vaginal seriado. Contudo, na predição do parto prematuro esse recurso não se revelou útil por apresentar baixa sensibilidade e reduzido valor preditivo positivo. Tais resultados são devidos à subjetividade do exame, à grande variação interobservador e à dificuldade em se avaliar o orifício interno do colo.[10] Em face desses dados, nos últimos anos a ultra-sonografia transvaginal tem-se consagrado como método de eleição para a investigação das modificações cervicais na gravidez. Entretanto, algumas considerações acerca da análise do comprimento cervical se fazem necessárias.

Nas várias fases da gestação, o comprimento cervical varia de forma significativa. Alguns investigadores sugerem que o comprimento cervical mantém-se relativamente constante até o final do segundo trimestre, começando a diminuir apenas no terceiro trimestre. Outros, entretanto, descrevem uma constante diminuição dessas medidas já iniciada a partir do segundo trimestre. De modo que ainda não há consenso sobre as alterações das medidas com comprimento do colo em função da idade gestacional.[11]

Mesmo quando se analisa a avaliação cervical segundo a paridade, diferenças significativas já foram relatadas. Observaram-se importantes diferenças tanto no comprimento quanto no diâmetro cervical entre as pacientes nulíparas e multíparas, sendo o colo das multíparas maior e mais largo. Freitas Jr. *et al.*, em 2003, por meio de estudo longitudinal que avaliou o colo uterino pela ultra-sonografia transvaginal de 49 grávidas a partir da 12ª semana de gestação até o termo, demonstrou a diminuição crescente do comprimento cervical durante a gestação, sendo significante a partir da 20ª semana e mais expressivo a partir da 28ª semana.[12]

Os estudos que dizem respeito à avaliação ultra-sonográfica cervical em pacientes com RPPM são escassos. Apesar dessa constatação, as medidas do comprimento do colo uterino de gestantes com ruptura prematura pré-termo de membranas amnióticas respondem pelas variações encontradas quanto aos prognósticos de trabalho de parto e/ou parto.[13,14] Em 2002, Gire *et al.*, avaliando 101 gestantes com RPPM, demonstraram que o tempo médio entre a ruptura e o parto é de 48 horas. Esses autores observaram que um ponto de corte de 20 mm pode predizer risco de parto precoce, com período de latência de 59,4 ± 15,9 horas.[14]

Quanto ao período de latência, parece variar na ausência de infecção intra-uterina, em razão inversa à idade gestacional em que ocorre a ruptura. Assim sendo, a verificação de valores do comprimento do colo em gestantes acometidas por ruptura prematura pré-termo de membranas amnióticas, relacionando-os com variáveis como idade gestacional e período de latência, poderá contribuir para o estabelecimento de parâmetros nessas condições clínicas. Seguindo essa linha de pesquisa, Spara *et al.*, em 2004, avaliando em estudo prospectivo 26 gestantes com amniorrexe prematura pré-termo de membranas, demonstraram uma associação direta significativa entre o comprimento cervical e o período de latência (Fig. 27-1B). Observaram também que o período de latência é tanto maior quanto menor for a idade gestacional (Fig. 27-2A e B). Este estudo não deixa dúvidas à caracterização do fenômeno biológico, redução do comprimento do colo na RPPM e sua relação com a idade gestacional. Relatam que o comprimento do colo uterino em gestantes acometidas por essa patologia varia de acordo com a idade gestacional em que a mesma é detectada. Assim sendo, o percentil 50 da medida do colo uterino entre a 24ª e a 28ª semanas de gestação foi de 24,3 mm; entre a 28ª e a 32ª de 31,6 mm; entre a 32ª e a 36ª de 20,0 mm. Os dados estão apresentados no Quadro 27-1.[15]

Quando a RPPM ocorre antes da 26ª semana, 30% a 40% dos casos irão apresentar pelo menos uma semana adicional de gestação antes do parto e 20% apenas ganharão até quatro semanas. Por outro lado, 70% a 80% das pacientes com RPPM entre 28 e 36 semanas de gestação terão seus filhos dentro de uma semana após a ruptura e mais de 50% delas dentro dos primeiros quatro dias. Entre 32 e 34 semanas a média de intervalo entre a RPPM e o parto, tempo de latência, é de quatro dias. Ao termo, 80% das gestantes entram em trabalho de parto dentro de 24 horas.[16,17]

Medidas do colo, comprimento e dilatação, foram estudadas em 871 pacientes, entre 24 e 29 semanas de gestação, por Hartmann *et al.*, em 1999.[18] Encontraram uma associação superior para RPPM do que para parto pré-termo. Em pacientes assintomáticas naquela faixa de idade gestacional, uma dilatação cervical de 0,5 cm ou mais e um comprimento de colo de 15 mm ou menos aumentaram significativamente o risco para parto pré-termo e, em especial, parto pré-termo com RPPM.

A
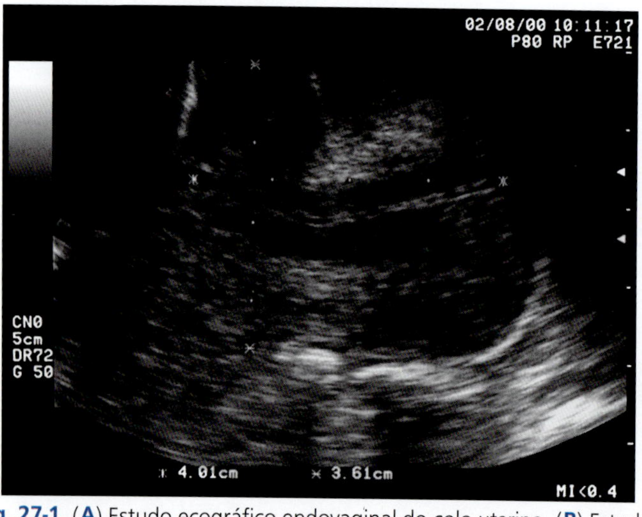

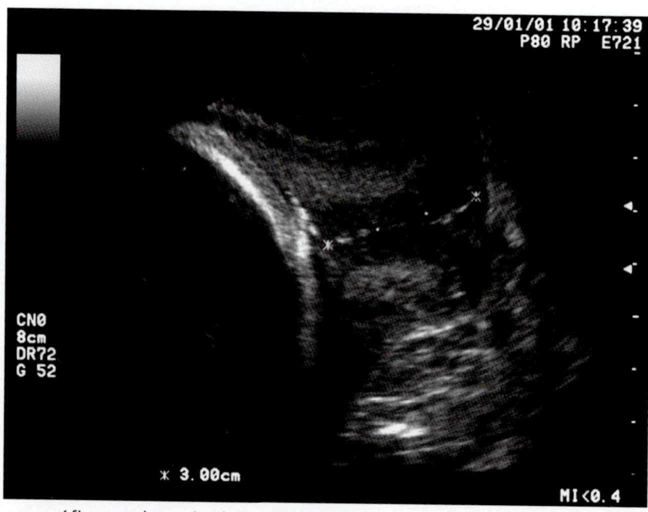

B

Fig. 27-1. (**A**) Estudo ecográfico endovaginal do colo uterino. (**B**) Estudo ecográfico endovaginal do colo uterino.

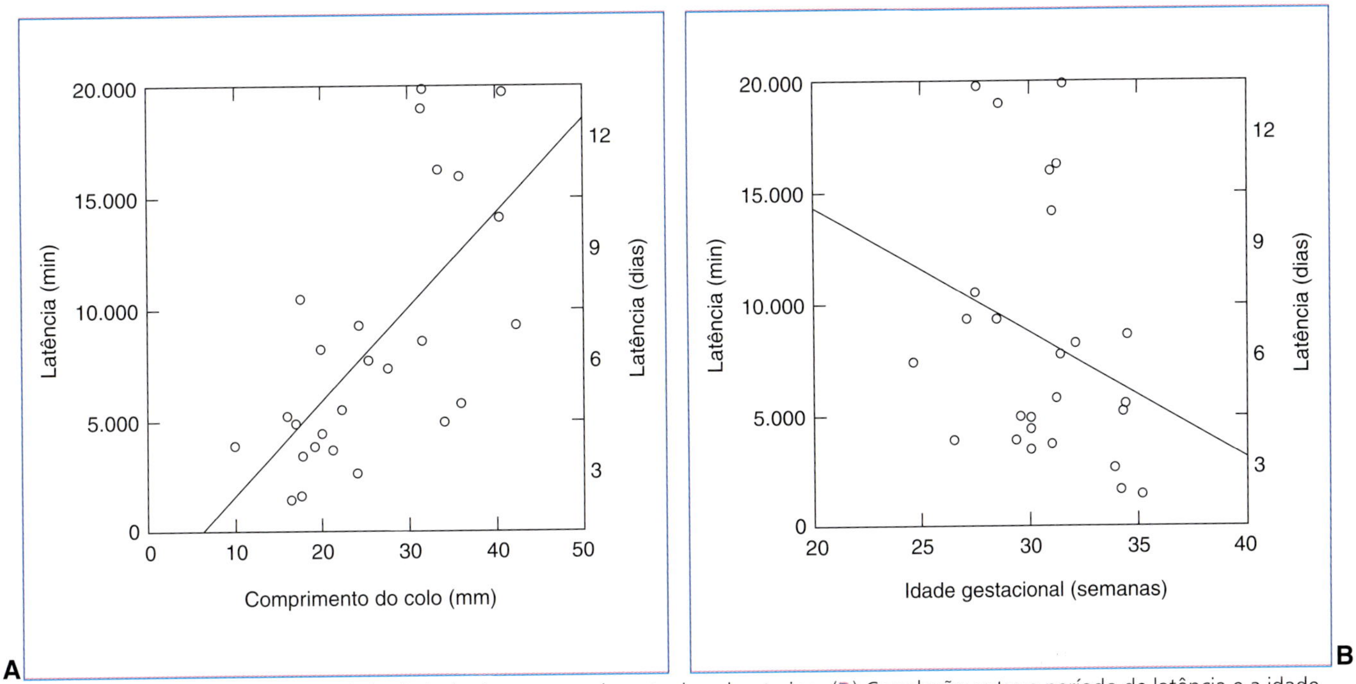

Fig. 27-2. (**A**) Correlação entre o período de latência e o comprimento do colo uterino. (**B**) Correlação entre o período de latência e a idade gestacional.

As medidas do afunilamento e do comprimento do colo uterino foram estudadas entre 14 e 24 semanas por Odibo *et al.*, em 2002, com o intuito de verificar o melhor preditor para RPPM, trabalho de parto pré-termo e parto pré-termo. De 321 mulheres estudadas, 71 (22%) tiveram nascimentos de seus filhos antes da 35ª semana de gestação, sendo que 40 (56%) após RPPM, e 31 (44%) após trabalho de parto pré-termo. O comprimento do colo uterino mostrou ser um bom preditor de RPPM antes de 35 semanas, quando apresentava uma medida inferior a 25 mm. A sensibilidade desta medida para trabalho de parto pré-termo antes da 32ª semana foi de 70%. Da mesma forma, esse mesmo valor de 25 mm também foi capaz de predizer RPPM antes de 32 semanas, com uma sensibilidade de 85%.[19]

Infecções cervicovaginais

Existem amplas evidências clínicas de que as infecções cervicovaginais podem atuar como causa primária de RPM, particularmente cervicovaginites. Os microrganismos mais comumente envolvidos incluem *Neisseria gonorrhoeae*, *Chlamydia trachomatis*, *Trichomonas vaginalis*, vaginose bacteriana e estreptococos β-hemolítico do grupo B. A patogênese freqüentemente envolvida decorre da produção de proteases pelas diversas bactérias encontradas na vagina e no colo, incluindo colagenases, que reduzem drasticamente a elasticidade e a resistência das membranas amnióticas, assim como o trabalho exigido para a sua ruptura.[20] Evidências recentes não suportam a triagem e o tratamento da vaginose bacteriana em gestantes assintomáticas com o objetivo de prevenir o parto pré-termo. Entretanto, para mulheres com antecedentes de parto pré-termo, a detecção e o tratamento precoce se justificam à medida que podem prevenir que um número significativo dessas mulheres apresentem uma nova recorrência.[4]

Quadro 27-1 Comprimento do colo uterino (CCOU) das gestantes dos grupos de estudo e controle nas semanas gestacionais avaliadas, nos percentis 5, 25, 50, 75 e 95

Idade gestacional	*Grupos*	*p5*	*p25*	*p50*	*p75*	*p95*
24-28	Estudo	17,6	18,4	24,3	34,2	40,8
	Controle	23,9	30,3	33,0	36,0	44,9
28-32	Estudo	10,1	19,4	31,6	35,9	42,3
	Controle	19,1	27,3	29,5	34,3	40,1
32-36	Estudo	16,1	16,5	20,1	24,1	31,6
	Controle	16,7	23,3	28,0	30,0	37,0

Atualmente têm sido avaliadas a duração do período em que antecede o trabalho de parto de gestantes com RPPM e corioamnionite. Sugere-se que aquelas, cujos partos ocorriam em até 24 horas após a ruptura, apresentavam maior chance de já estarem infectadas no momento do evento. De forma contrária, as mulheres que iniciavam o trabalho de parto no prazo de sete dias ou mais após a RPPM tinham maior chance de apresentarem infecções ascendentes desencadeadoras do trabalho de parto, e que se instalaram após a ruptura. Carrol *et al.*, demonstraram que, frente a culturas negativas, o período de latência médio elevou-se para 40 dias (variando de 1 a 161 dias).[21]

Em 1997, Carlan *et al.*, avaliaram gestantes com RPPM entre a 24ª e 34ª semanas de gestação. Utilizaram em um grupo de 45 mulheres a ultra-sonografia endovaginal semanal. Em outro constituído de 47 gestantes, não utilizaram. Observaram que corioamnionite, endometrite e infecção neonatal não foram diferentes entre os grupos. Encontraram também período de latência de 9,8 dias no grupo sem estudo ecográfico e de 11,7 dias no grupo com estudo ecográfico, sem diferença significante entre eles. Esses autores relatam que a ultra-sonografia endovaginal pode ser realizada semanalmente sem o aumento de infecções maternas ou neonatais, ou decréscimo no período de latência.[13] Adicionalmente, Gire *et al.*, em 2002 sugerem que o uso da ecografia endovaginal para a medida do comprimento do colo uterino, em casos de RPPM, pode predizer precocemente um nascimento pré-termo, mas não antecipa o risco de corioamnionite ou sepse neonatal.[14]

Krebs-Jimenez & Neubert em 2002 avaliaram o efeito microbiológico da realização do exame da cérvice uterina por meio da ultra-sonográfica transvaginal. Realizaram coleta da secreção endocervical em período anterior e imediatamente posterior ao exame. Os autores observaram que não houve uma diferença significativa entre as duas análises.[22]

Corroborando com os achados dos demais autores, Spara *et al.*, em 2004 demonstraram que dos 26 recém-nascidos com RPPM avaliados com ultra-sonografia transvaginal, 61,5% foram internados no centro de terapia intensiva neonatal (CTIN) e nenhum apresentou qualquer sinal de infecção neonatal. Os principais diagnósticos de CTIN foram desconforto respiratório precoce (50%), prematuridade extrema (18,8%) e a associação dessas duas entidades clínicas (12,6%).[15]

MANEJO DE GESTANTES COM AMNIORREXE PREMATURA PRÉ-TERMO DE MEMBRANAS

No que diz respeito ao manejo frente à RPM, a conduta expectante é a alternativa a ser considerada em gestações entre 24 e 34 semanas, se não existirem evidências de infecção. Tal conduta fundamenta-se em diferentes evidências clínicas. A principal é o fato de a mortalidade perinatal ser expressiva entre 24 e 34 semanas de idade gestacional. Em segundo lugar, o risco de prematuridade supera o risco de infecção nos casos não complicados de RPPM. Finalmente, os resultados de uma expressiva revisão fornecida pela Cochrane com a análise de 6.559 mulheres, alocadas em 14 *trials*, dão suporte à utilização de penicilina ou eritromicina após a ruptura pré-termo de membranas. Esta ação tem como objetivo adiar o parto e reduzir a morbidade materna e neonatal, especialmente representadas pela corioamnionite e infecção neonatal de início precoce.[23]

CONSIDERAÇÕES FINAIS

A manutenção do feto *in* útero tem sido a preferência da Obstetrícia moderna. A possibilidade de predizer o período de latência nesses casos é fundamentalmente importante, pois um período de 24 ou 48 horas pode fazer diferença entre a sobrevida e o óbito neonatal. Tendo o obstetra a informação adequada sobre a medida do comprimento do colo uterino, pode, com razoável segurança, tomar a melhor conduta antenatal, como, por exemplo, a administração de corticosteróides, ou não. Em virtude dos dados apresentados, conclui-se que quando ocorre a RPPM o prognóstico perinatal se agrava e depende, basicamente, do momento da gestação em que ocorre a RPM, da idade gestacional no parto, da maturação pulmonar obtida durante o período de latência e da ocorrência de infecção e/ou asfixia perinatal, além da qualidade da assistência neonatal disponível. A RPPM, quando não acompanhada de sinais clínicos de infecção amniótica, não limita a utilização da ultra-sonografia transvaginal. Ao contrário, faz desse exame, arma importante para diagnóstico e prevenção do parto pré-termo.

REFERÊNCIAS BIBLIOGRÁFICAS

1. Nicaise C, Gire C, Fagianelli P *et al.* Neonatal consequences of preterm premature rupture of membranes at 24-34 wg: 118 singleton pregnancies. *J Gynecol Obstet Biol Reprod* 2002;31:747-54.
2. Spinillo A, Montanari L, Sanpaolo P *et al.* Fetal growth and infant neurodevelopmental outcome after preterm premature rupture of membranes. *Obstet Gynecol* 2004;103:1286-93.
3. Hoesli I, Tercanli S & Holzgreve W. Cervical length assessment by ultrasound as a predictor of preterm labour. Is there a role for routine screening? *Br J Obstet Gynecol* 2003;110:61-5.
4. Murphy DJ, Fowlie PW & McGuire W. Obstetric issues in preterm birth. *BMJ* 2004;329:783-6.
5. Tucker J & McGuire W. Epidemiology of preterm birth. *BMJ* 2004;329:675-8.
6. Martin JA, Hamilton BE, Ventura SJ *et al.* Births: final data for 2002. *Natl Vital Stat Rep* 2002; 51:1-102.
7. Draper ES, Manktelow B, Field DJ, James D. Prediction of survival for preterm births by weight and gestational age: retrospective population based study. *BMJ* 1999;319:1093-7.
8. Wood NS, Marlow N, Costeloe K *et al.* Neurologic and developmental disability after extremely preterm birth. *N Engl J Med* 2000;343:378-84.
9. Dinsmoor MJ, Bachman R, Haney EI *et al.* Outcomes after expectant management of extremely preterm premature rupture of the membranes. *Am J Obstet Gynecol* 2004;190:183-7.
10. Bittar RE, Fonseca ESVB, Carvalho MHB, Zugaib M. Estratégias atuais para a predição e prevenção do parto prematuro. *Femina* 2004;32:125-9.
11. Carvalho MHB, Bittar RE, Brizot ML *et al.* Cervical length at 11-14 weeks' and 22-24 weeks' gestation evaluated by transvaginal sonography, and gestational age at delivery. *Ultrasound Obstet Gynecol* 2003;21:135-9.
12. Freitas Júnior RAO, Mauad Filho F, Duarte G, *et al.* Evolução do comprimento cervical uterino na gestação avaliado pela ultra-sonografia transvaginal. *Rev Bras Ginecol Obstet* 2003;25:115-21.
13. Carlan SJ, Richmond LB & O'Brien WF. Randomized trial of endovaginal ultrasound in preterm premature rupture of membranes. Obstet Gynecol 1997; 89: 458-61.
14. Gire C, Faggianelli P, Nicaise C *et al.* Ultrasonographic evaluation of cervical length in pregnancies complicated by preterm premature rupture of membranes. *Ultrasound Obstet Gynecol* 2002;19:565-9.
15. Spara P, Mauad Filho F, Gadelha-Costa A *et al.* Comprimento do colo uterino de gestantes com ruptura prematura pré-termo de membranas avaliado pela ultra-sonografia transvaginal. *Rev Bras Ginecol Obstet* 2004;26:147-51.
16. Rixxo G, Capponi A, Angelini E *et al.* The value of transvaginal ultrasonographic examination of the uterine cervix in predicting preterm delivery in patients with preterm premature rupture of membranes. *Ultrasound Obstet Gynecol* 1998;11:23-9.
17. Gabriel R, Morille C, Drieux L, *et al.* Prediction of the latency period by cervical ultrasonography in premature rupture of the membranes before term. *Gynecol Obstet Fertil* 2002;30:856-61.

18. Hartmann K, Thorp JM, McDonald TL *et al.* Cervical dimension and risk of preterm birth: a prospective cohort study. *Obstet Gynecol* 1999;93:504-9.
19. Odibo AO, Talucci M & Berghella V. Prediction of preterm premature rupture of membranes by transvaginal ultrasound features and risk factors in a high risk population. *Ultrasound Obstet Gynecol* 2002;20:245-51.
20. Iams JD. Preterm birth. In: Gabbe SG, Niebyl JR, Simpson JL. *Obstetrics: normal and problem pregnancies*. 4ª ed. Philadelphia: Churchill Livingstone, 2002. p. 755-826.
21. Carrol SG, Ville Y, Greenough A *et al.* Preterm prelabor amniorrhexis: intrauterine infection and interval between membrane rupture and delivery. *Arch Dis Child Fetal Neonat* 1995;72:43-6.
22. Krebs-Jimenez J & Neubert AG. The microbiological effects of endovaginal sonographic assessment of cervical length. *J Ultrasound Med* 2002;21:727-9.
23. Kenyon S, Boulvain M & Neilson J. Antibiotics for preterm rupture of the membranes: a systematic review. *Obstet Gynecol* 2004;104:1051-7.

CAPÍTULO 28

DOPPLER EM OBSTETRÍCIA

Francisco Mauad Filho
Suzana Ruschel Hahn
Patrícia Spara Gadelha
Fernando Marum Mauad

INTRODUÇÃO

Na atualidade, ao acompanharmos os avanços crescentes que vêm acontecendo no estudo do binômio mãe-feto, torna-se impossível abordarmos um pré-natal adequado e avaliar a vitalidade fetal sem a associação da ultra-sonografia e o estudo Doppler, principalmente nas gestações de alto risco.

A ultra-sonografia tornou-se uma das técnicas mais comuns para avaliação não invasiva do corpo humano. Assumiu um dos principais papéis na Obstetrícia, principalmente devido aos mínimos efeitos biológicos, à flexibilidade e ao baixo custo. Ela também oferece várias ferramentas diagnósticas diferentes em apenas um equipamento, incluindo imagens e traçados Doppler, permitindo que informações anatômicas e dinâmicas sejam obtidas em tempo real.

A conseqüência disso tudo é que equipamentos mais complexos e com melhor qualidade também demandam mais do ultra-sonografista, que tem que conhecer bem os princípios operacionais e as limitações inerentes impostas a qualquer estudo. Ainda que os conceitos fundamentais da ultra-sonografia Doppler não sejam complexos, dominar a técnica exige treinamento adicional.

Desde o primeiro trimestre da gestação, o Doppler tem fundamental importância tanto no prognóstico da gestação, quanto no diagnóstico e conduta diante das patologias que podem acometer a unidade materno-placentária-fetal, e é nossa responsabilidade fazermos uma avaliação da maneira mais adequada possível.

A técnica Doppler requer muito treinamento e paciência do ultra-sonografista, pois, ao adotarmos uma conduta correta durante o exame e associarmos os resultados obtidos com os dados clínicos da gestante, teremos diagnósticos mais adequados trazendo um imenso benefício para a mãe e o feto nas gestações de alto risco.

PRINCÍPIOS FÍSICOS DO EFEITO DOPPLER

O efeito Doppler foi descrito pela primeira vez em 1842 por Joahann Christian Doppler,[8] professor austríaco de matemática e geometria, para explicar por que o som tem a sua freqüência modificada quando a fonte sonora está em movimento, ou seja, por que quando um trem se aproxima da estação emite um som mais agudo e quando se afasta emite um som mais grave, enquanto que para o maquinista a freqüência permanece a mesma. Ele explicou que a freqüência do som sofre a influência da **velocidade** da onda sonora. No exemplo acima descrito, temos uma velocidade constante do som no ar (cerca de 330 m/s), mas a **fonte sonora**, estando em movimento, diminui o intervalo entre as ondas emitidas ao se aproximar da estação (som agudo) e aumenta o intervalo ao se afastar (som grave). É como se os ciclos de ondas fossem "comprimidos" e "esticados".

O estudo Doppler na medicina consiste, portanto, no estudo do perfil das hemácias em um leito vascular; sendo que as hemácias ao se aproximarem do transdutor produzem um sinal elétrico positivo e ao se afastarem produzem um sinal negativo. Obviamente, se não há movimento, nenhum sinal elétrico é produzido.

São baseados na diferença de freqüência que os aparelhos com Doppler calculam automaticamente. Os quatro tipos de processamento existentes, que são:

1. Doppler contínuo.
2. Doppler pulsado.
3. Doppler colorido.
4. Doppler de amplitude.

Doppler contínuo

O Doppler contínuo consiste em dois cristais piezoelétricos, sendo que um emite continuamente uma freqüência fixa gerada por um oscilador (Fo) e o outro recebe também continuamente os ecos produzidos pelas hemácias que estão em movimento (Fr), conforme as fórmulas matemáticas a seguir:

$$F = Fr - Fo$$

onde:
Fr = freqüência recebida.
Fo = freqüência original.
F = variação Doppler.

$$Fr - Fo = (2\ Fo \times V \times \cos\beta)/C$$

onde:
V = velocidade das hemácias.
C = velocidade do som no meio (tecido humano = 1.540 m/s).
β = ângulo de insonação formado entre o feixe Doppler e o leito vascular.

Muito importante salientarmos que o ângulo de insonação (β) nunca deve ultrapassar os 60°. O ideal seria obtermos um ângulo entre 30° e 60° para, desta forma, evitarmos erros inaceitáveis na medida das velocidades que já foram demonstrados em experimentos. Desta maneira, a velocidade das hemácias poderá ser determinada, já que todos os outros parâmetros são conhecidos.

O princípio do Doppler contínuo é o mesmo do sonar para ouvirmos os batimentos cardiofetais e, apesar de ter extensa utilização na cardiologia vascular por ter a capacidade de medir as altas velocidades das hemácias, tem pouca ou mesmo nenhuma utilidade na Obstetrícia, já que tem a desvantagem de não ser seletivo ao vaso que desejamos estudar. Ou seja, ele atinge todos os vasos que estão no seu trajeto de insonação. Além disso, na Obstetrícia não estudamos vasos com tão elevada velocidade de fluxo como temos na vascular. A primeira aplicação do Doppler em Obstetrícia foi feita por McCallum *et al.*, quando utilizaram o Doppler de onda contínua para obter velocidade de fluxo na artéria umbilical após o parto.[8]

Doppler pulsado

O Doppler pulsado é caracterizado por utilizar-se apenas um cristal piezoelétrico, apresentando a grande vantagem de poder selecionar o vaso a ser estudado. Isto somente é possível porque, por trabalhar em regime pulsado, o tempo decorrido entre o momento de emissão do pulso e a captação dos ecos pelo transdutor pode ser selecionado, passando a aceitar somente os ecos de uma determinada distância e não todos os ecos emitidos.

Ao contrário do Doppler contínuo, o Doppler pulsado é largamente utilizado na Obstetrícia por nos permitir trabalhar com vasos que têm um limite de velocidade. Quando esse limite é ultrapassado temos o fenômeno conhecido como *aliasing*. Aliás, paradoxalmente esta é a "desvantagem" com a qual trabalhamos: uma limitação nos valores máximos de velocidade que podem ser emitidos. Esta limitação é conhecida como Nyquist.

O *aliasing* acontece quando o Nyquist é ultrapassado e podemos lançar mão de alguns recursos para evitarmos que este fenômeno:

- Baixar a linha de base e inverter o espectro se necessário.
- Aumentar o PRF *(Pulse Repetition Frequency)*, ou seja, a escala de velocidade.
- Congelar o modo B (permitindo um processamento mais rápido dos sinais Doppler).

Outro detalhe importante é que o tamanho do indicador de amostragem não deve ultrapassar 75% do calibre do vaso estudado, sendo posicionado no centro do mesmo. Desta forma podermos evitar de estudar as baixas velocidades das hemácias na periferia dos vasos que terminam por provocar um borramento do espectro do Doppler.

Obtendo-se a amostra adequadamente e corrigindo-se o *aliasing*, não se pode esquecer de verificar o filtro do aparelho. Ele não deve estar em freqüência muito alta (ideal entre 50 e 100 Hz) por corrermos o risco de não detectar fluxos de baixa velocidade. Poderá fornecer falsos negativos para neovascularização ou não se visualizar uma diástole zero, por exemplo.

A primeira aplicação do Doppler pulsado ocorreu em 1977 por Fitzgerald e Drumm para avaliar o fluxo sanguíneo na veia e artéria umbilical intra-útero, mostrando a característica espectral desse vasos e considerando suas aplicações na pré-eclâmpsia e na restrição de crescimento intra-uterino.[8]

Doppler colorido (Fig. 28-1)

Este tipo de processamento (semelhante ao Doppler pulsado) é utilizado simultaneamente com o modo B, selecionando-se uma janela (a menor possível) que vai detectar qualquer fluxo em movimento, sendo este demonstrado na forma de cores. Essa varredura nos informa a direção do fluxo de qualquer vaso que se encontra na janela, utilizando uma cor quando as hemácias se aproximam do transdutor e outra cor quando elas se afastam do transdutor.

Importante salientar que as cores não têm nenhuma associação quanto ao sangue ser do tipo venoso ou arterial, mas sim com a direção e velocidade do fluxo. Para isso há uma escala de velocidades que pode ser alterada no aparelho pelo observador, porém prefere-se apresentar em vermelho o sangue arterial e em azul o sangue venoso, para facilitar a interpretação do exame.

Atenção! Um mesmo vaso pode apresentar cores diferentes em virtude da mudança na direção de fluxo com relação ao transdutor que acontece em vasos tortuosos, por exemplo.

Um fato interessante é que o *aliasing* no Doppler colorido é até desejável, já que este é o melhor local para a colocação do *sample* (indicador de amostragem), pois nos informa o local de maior velocidade daquele vaso nos dando, portanto, uma informação mais fidedigna do estudo realizado.

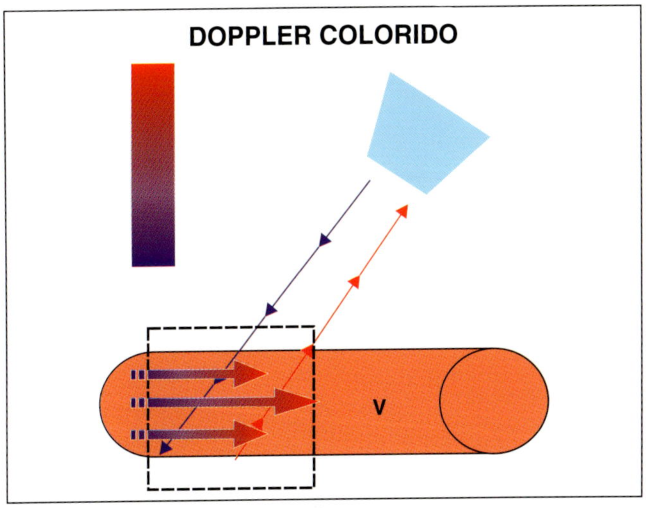

Fig. 28-1. Doppler pulsado colorido.

Doppler de amplitude (Fig. 28-2)

Também conhecido como *power* Doppler ou angioDoppler, tem a capacidade de detectar as microvibrações (baixas freqüências) das paredes dos vasos e amplifica a cor em cerca de 5 a 10 vezes num plano bidimensional, sendo praticamente ângulo independente. Ele não nos informa, portanto, a direção do fluxo, mas demonstra a vascularização do plano estudado sem interrupção no seu trajeto.

Índices velocimétricos

São utilizados para descrever a resistividade ou pulsatilidade dos sinais sob a forma de tempo-velocidade ou tempo-freqüência (análise quantitativa). Vários índices foram desenvolvidos para avaliar e comparar as ondas Doppler, sendo que eles dependem de frações envolvendo a velocidade do pico sistólico (VS), o pico da velocidade diastólica-final (VD), e a velocidade média através de um ciclo (média). Uma vantagem destes índices é que a correção angular e o tamanho cancelam-se mutuamente e assim não precisam ser conhecidos. As velocidades sistólica e diastólica estão representadas pelo seus picos máximo e mínimo no espectro das ondas num determinado período de tempo.

Em obstetrícia trabalha-se muito com esses índices com o objetivo de facilitar a análise dos fluxos estudados, que pode ser de forma quantitativa e qualitativa (Fig. 28-3A a C).

O índice de resistência de Stuart, 1980, é pouco utilizado em obstetrícia, pois nos casos de diástole zero ele é incalculável, ou seja, torna-se infinito. Contrariamente, o índices de resistência de Pourcelot, 1974, e de pulsatilidade de Gosling, 1975, são os mais utilizados por ter a vantagem de nunca ter um denominador igual a zero. A escolha de qual utilizar, no entanto, é muito pessoal, visto que existem erros intrínsecos a todos os índices em torno de 10 a 20% (Mauad-Filho, 1997).

EFEITOS BIOLÓGICOS DO ULTRA-SOM

- *Calor:* 20 mW/cm^2..
- *Cavitação*: 500 mW/cm^2.
- *Quebra cromossômica*: 5W/cm^2.
- *Anomalias fetais*: 25 W/cm^2.
- *Potência máxima do US*: 5 mW/cm^2.

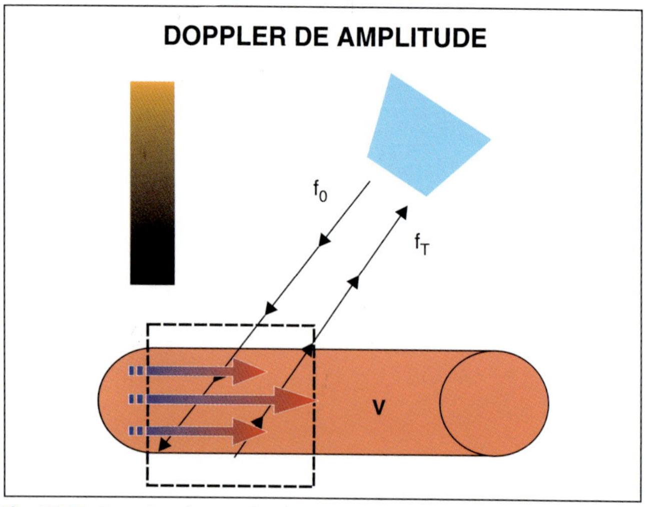

Fig. 28-2. Doppler de amplitude.

- *Potência do CTG*: 50 mW/cm^2.
- *Potência do Doppler branco e preto*: < 200 mW/cm^2.
- *Potência Doppler colorido*: 75 mW/cm^2.

O som é uma onda mecânica que emite calor e de acordo com o American Institute of Ultrasound (AIUM), nunca foi demonstrado que o ultra-som tenha causado algum efeito biológico importante no embrião ou feto sob condições diagnósticas.

Para minimizar os possíveis efeitos de calor que o Doppler pulsado possa causar, é prudente estarmos atentos para diminuirmos a intensidade do feixe sonoro e o tempo de exame, principalmente no primeiro trimestre da gestação. Nesta época é recomendável solicitar exames com Doppler somente se houver algum benefício para a mãe e/ou feto e, no caso de ser necessário, pode-se diminuir o volume da amostragem e baixar o filtro o quanto for possível (50-100 Hz).

DOPPLER NO PRIMEIRO TRIMESTRE DA GESTAÇÃO

O primeiro trimestre da gestação é um período crucial do desenvolvimento do embrião, pois é nesta fase que acontece a nidação do ovo e o início da placentação (interação vascular), que ocorrendo adequadamente poderá garantir o êxito da gravidez. Este período pode ser avaliado pela ultra-sonografia da quarta até a 14ª semana de gestação.

Já está largamente comprovado os benefícios do Doppler nos segundo e terceiro trimestres da gestação, porém no primeiro trimestre ainda se está avaliando os riscos e benefícios de sua utilização, principalmente em estudos realizados diretamente sobre a circulação fetal.

No primeiro trimestre da gestação as artérias uterinas apresentam um padrão semelhante ao encontrado na segunda fase do ciclo menstrual, ou seja, um pico sistólico alto com incisura protodiastólica moderada e diástole baixa. Isso porque no espaço interviloso as trocas estão ocorrendo por difusão simples, e um fluxo muito intenso poderia provocar um descolamento da placenta, que é o que observamos algumas vezes nas implantações deficientes. Além disso, já foi observado que o IR e o IP no espaço interviloso não variam, não sendo útil, portanto, sua avaliação isoladamente com o objetivo de predizer prognóstico da gestação (abortamento ou não).

Apesar de já termos padrões normais de IR e IP no primeiro trimestre, ainda não está bem esclarecida a sua real utilidade ao utilizarmos esses parâmetros tão precocemente. Será que poderemos predizer prognóstico gestacional através da avaliação da circulação materno-placentária-fetal, como já tem sido realizada na segunda metade da gestação, sem causarmos prejuízos ao feto? Acreditamos que ainda serão necessários mais estudos para tal comprovação, principalmente ao tratarmos de gestação de baixo risco.

Entretanto temos algumas situações especiais que podemos, e muitas vezes devemos, utilizar o Doppler nesta fase. Ele servirá para esclarecermos dúvidas surgidas ao exame bidimensional ou mesmo para diagnósticos.

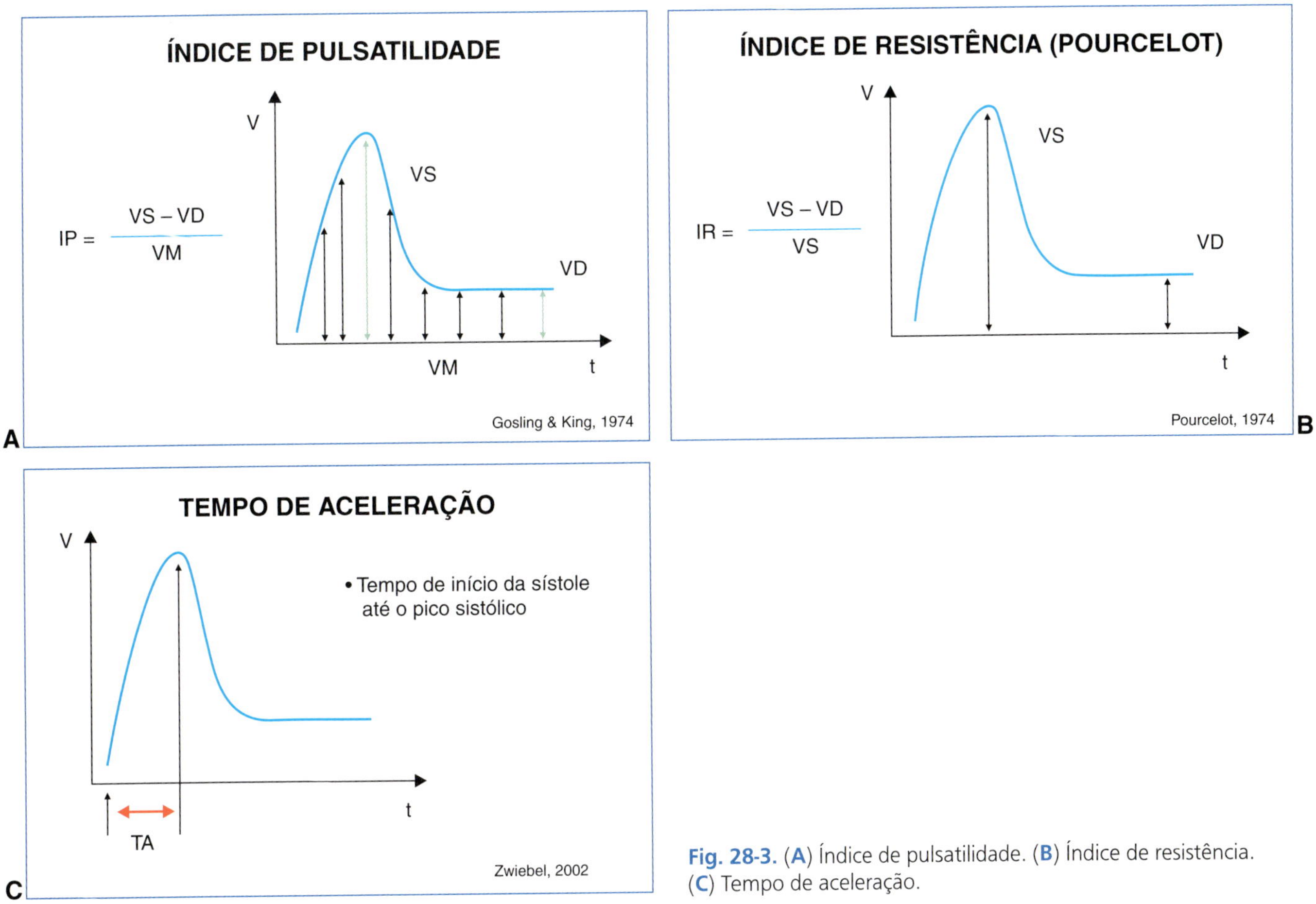

Fig. 28-3. (A) Índice de pulsatilidade. (B) Índice de resistência. (C) Tempo de aceleração.

Entre estas situações temos:

Aborto

A maneira mais simples de se avaliar gestação interrompida é a simples observação da área cardíaca fetal. Esta região muitas vezes em gestações iniciais, dependendo da qualidade do aparelho de ultra-som e do ultra-sonografista, por ser muito diminuta tornará necessário o uso do Doppler para confirmação diagnóstica.

Tanto o Doppler pulsado como o colorido podem ser utilizados para tal finalidade, sendo que no primeiro é necessário insonar a área cardíaca com o indicador de amostragem observando-se se há alguma formação de fluxo no espectral; e no segundo a simples visualização de cor na área cardíaca já é suficiente para demonstrar fluxo cardíaco (Fig. 28-4).

Porém algumas vezes o Doppler, associado a outros parâmetros ultra-sonográficos, poderá predizer sobre o mau prognóstico ainda com batimentos cardíacos presentes, através da avaliação do fluxo do corpo lúteo e das artérias uterinas, e também da avaliação da circulação retrocorial, como já foi comentado acima.

O corpo lúteo tem uma variação no seu IR de 0,45 a 0,55 durante o primeiro trimestre, podendo nos dar uma idéia de prognóstico quando estamos diante de uma suspeita de insuficiência lútea, por exemplo.

Neoplasia trofoblástica

A neoplasia trofoblástica gestacional origina-se de uma proliferação acentuada do trofoblasto, tendo sua origem na concepção e caracteriza-se por apresentar na ultra-sonografia o aspecto clássico dos "flocos de neve" (vesículas molares) com ou sem embrião.

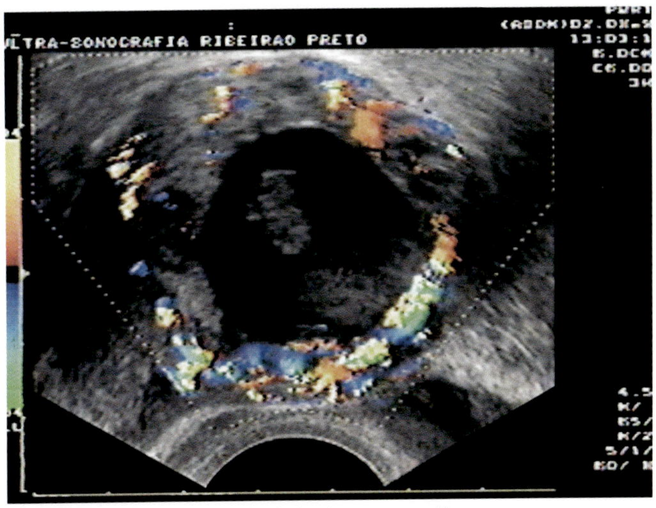

Fig. 28-4. Aborto: ausência de batimento cardíaco.

A utilidade do Doppler na neoplasia trofoblástica está em detectar fluxo vascular focal anormal no miométrio antes e/ou após o esvaziamento uterino, caracterizando o potencial de invasão; sendo que quanto mais baixo forem os índices de resistência, maior o potencial de invasão e o número de nichos.

Esta informação é muito importante para a decisão de utilizarmos ou não a quimioterapia, obviamente associada aos valores de β-hCG, que continua sendo o parâmetro mais importante para a indicação de quimioterapia (Fig. 28-5).

Gestação ectópica (GE)

A ultra-sonografia tem condições de avaliar características específicas da massa ectópica como dimensões, textura, presença ou não de embrião (com ou sem batimentos) e a vascularização. Porém nem sempre o diagnóstico é tão clássico quanto se esperaria e, muitas vezes, o ultra-sonografista pode passar despercebido por um caso se não estiver atento aos dados clínicos da paciente.

Sempre que estivermos diante de um caso de β-hCG positivo (> 1.500 mUI/ml) e não se visibiliza gestação tópica é fundamental a avaliação dos anexos.

Muito cuidado para não confundir corpo lúteo com gestação ectópica!

O Doppler nessa situação tem sido proposto naqueles casos em que o aspecto ultra-sonográfico (US) da massa anexial não nos permite fazer uma distinção. Porém a grande dificuldade ainda está no fato de a GE poder apresentar vários índices de resistência diferentes, apesar de normalmente encontrarmos baixos índices. Já o corpo lúteo apresenta índices de resistência que não se alteram no primeiro trimestre variando de 0,45 a 0,55. Estima-se que a sensibilidade diagnóstica para GE com o Doppler aumente de 71% para 87% e a especificidade oscile entre 99% e 100%.

Talvez a principal atuação no Doppler está em ajudar a selecionar (junto com os demais parâmetros) aqueles casos em que podemos utilizar o metotrexate (MTX) ou adotar uma conduta expectante, dividindo os casos de acordo com a intensidade de fluxo detectável no anel tubário (Fig. 28-6).

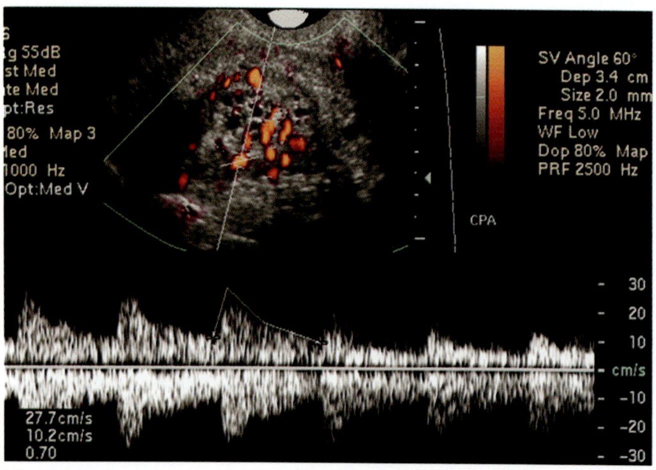

Fig. 28-5. Doppler na neoplasia trofoblástica gestacional.

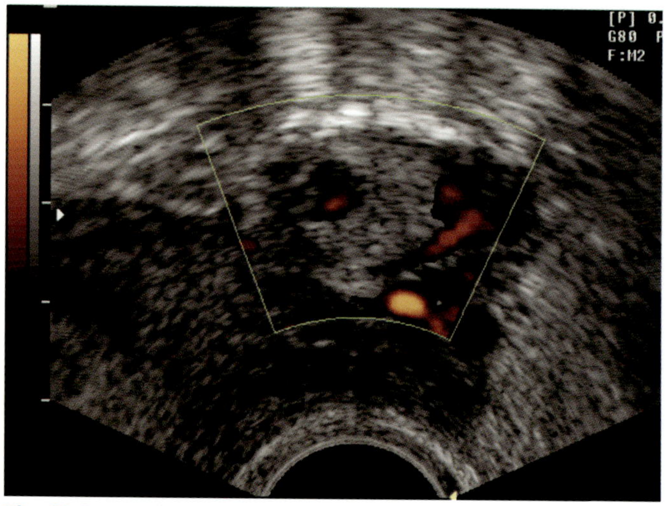

Fig. 28-6. Doppler na prenhez ectópica.

Ducto venoso

O ducto venoso (DV) é uma estrutura fina e cônica que mede 2 cm de comprimento × 2 mm de largura, que parte do seio venoso (veia umbilical) e cujo ápice se dirige para a veia cava inferior próximo ao átrio direito (abaixo do diafragma). Sua principal função é direcionar cerca de 50% do sangue proveniente da placenta para o coração, sendo o restante direcionado diretamente para as veias hepáticas.

Na avaliação espectral do DV identificamos um fluxo de alta velocidade com dois picos (sístole e diástole ventricular) e uma depressão (sístole atrial), sendo todas na mesma direção. Quando estivermos diante de alguma alteração ocorre uma ausência ou inversão da onda "a" (sístole atrial) (Fig. 28-7).

Qualquer um destes achados no primeiro trimestre da gestação podem estar associados a anomalias fetais tais como: aneuploidias, anomalias congênitas (principalmente as cardíacas) ou síndromes genéticas.

Importante salientar que as alterações no Doppler descritas acima também podem ser vistas em fetos normais; portanto, é necessário a avaliação de outras variáveis ultra-sonográficas, história familiar e pregressa da gestante, idade e não somente o ducto venoso isoladamente, para evitarmos conclusões precipitadas.

Anomalias congênitas

Até pouco tempo atrás, o exame ultra-sonográfico no primeiro trimestre somente servia para a medida de CCN e, desta forma, podíamos datar adequadamente o tempo de gestação. Com a melhora da tecnologia dos aparelhos de ultra-sonografia, foram surgindo mais recentemente outros parâmetros a serem analisados como, por exemplo, a translucência nucal, o osso nasal e a bexiga fetal.

Além disso, a possibilidade de revisão da anatomia fetal, podendo-se diagnosticar ou suspeitar malformações e/ou síndromes genéticas, vem provocando avanços surpreendentes na medicina fetal.

Com o auxílio do Doppler, alguns tipos de anomalias podem ser detectados através do estudo da circulação fetal como, por

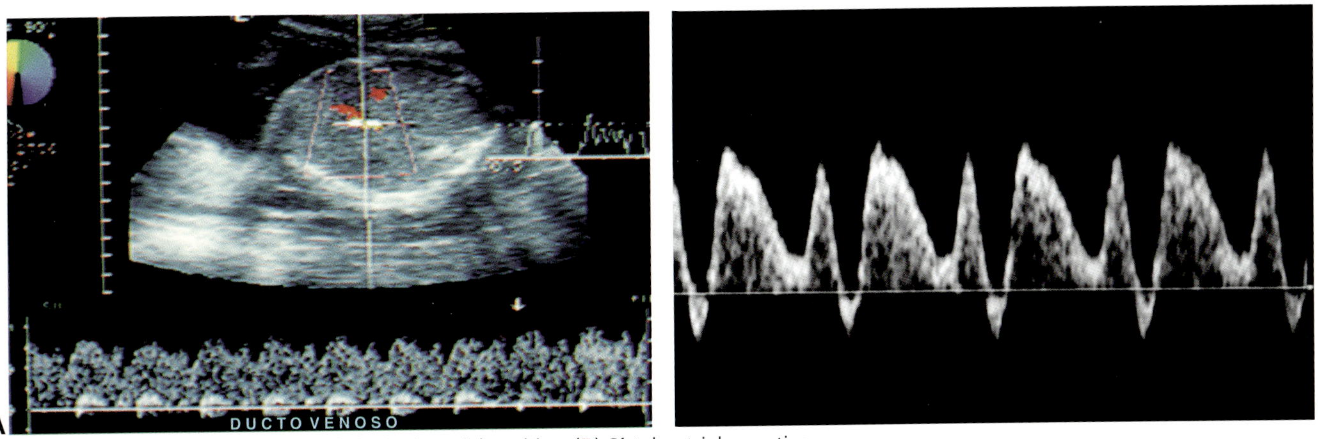

A B

Fig. 28-7. Doppler do ducto venoso. (A) Sístole atrial positiva. (B) Sístole atrial negativa.

exemplo, a pentalogia de Cantrell (visibilização da área cardíaca), as malformações renais (artérias renais) e na diferenciação de gastrosquise e onfalocele.

DOPPLER NO SEGUNDO E TERCEIRO TRIMESTRES DA GESTAÇÃO

Talvez tenhamos chegado numa das partes mais importantes deste capítulo, pois é na avaliação da circulação materno-placentária-fetal e da vitalidade fetal na segunda metade da gestação que o Doppler tem suas maiores aplicações. Além disso, ele também auxilia no diagnóstico de acretismo placentário, que é fundamental para o prognóstico materno, permitindo ao obstetra se programar de uma forma mais adequada para o parto.

Para melhor entendermos a importância do Doppler, neste período é imprescindível que saibamos como ocorre a circulação uterina e a invasão das células trofoblásticas no endométrio durante o processo de nidação, o que mais tarde dará origem à placenta em torno da 12ª semana de gestação.

CIRCULAÇÃO UTEROPLACENTÁRIA

A circulação uterina e a invasão trofoblástica

As artérias uterinas, contendo sangue oxigenado, percorrem lateral e superficialmente a parede uterina emitindo ramos (artérias arqueadas) que penetram no miométrio e percorrem toda sua extensão no seu 1/3 externo. Estas artérias vão formar as artérias radiais perfurando o miométrio transversalmente e atingindo o endométrio, dando origem às artérias espiraladas.

Por volta do 6º-7º dia pós-concepção, o blastocisto começa a invadir o endométrio e em torno do 28º dia do ciclo menstrual o ovo já se encontra completamente inserido nele. Sabemos que o blastocisto é dividido em embrioblasto, que dará origem ao embrião e ao cordão umbilical, e trofoblasto, que dará origem à placenta com suas membranas.

O trofoblasto começa a invadir gradualmente as paredes das artérias espiraladas (decídua basal e miométrio) provocando alterações morfológicas, "desintegrando" sua camada muscular e assim provocando um aumento progressivo no diâmetro destes vasos. Esta adaptação fisiológica levará a uma queda nos índices de resistência das artérias uterinas, e associado ao fato de que estas artérias podem aumentar em até três vezes seu diâmetro no lado placentário durante a gestação, será atingido o objetivo principal, que é aumentar o fluxo para este local.

Entre oito e 10 semanas de gestação, época em que as trocas materno-placentárias acontecem por difusão simples no leito placentário, pode-se confirmar ao Doppler a ausência de fluxo sanguíneo no espaço interviloso (EIV). Porém a partir da "maturação" placentária por volta das 12 semanas, o *shunt* arteriovenoso se instala, e começa a diminuir o IR e a velocidade diastólica das artérias uterinas vai aumentando; quando o IR fica menor que 56-60% entre 20 e 26 semanas, a incisura protodiastólica desaparece e temos um indicador que a placenta está sendo bem irrigada no seu compartimento materno (EIV).

Entre 28 e 42 semanas esta queda no IR é contínua, pois é nesta fase que o feto necessita de maior aporte sanguíneo-nutricional para adquirir peso (diástole "cheia") e obter uma boa curva de crescimento fetal (Fig. 28-8).

Para a realização do estudo Doppler, as artérias uterinas são facilmente identificadas cruzando as artérias ilíacas internas junto à parede lateral do útero próximo ao istmo, com o transdutor no sentido longitudinal. Eventualmente pode ser necessário utilizarmos a via transvaginal em casos especiais que são:

- Avaliação conjunta com o comprimento do colo uterino nas 20 semanas de gestação.
- Pacientes obesas.
- Variação anatômica da localização das artérias uterinas.
- Feto com a apresentação muito baixa.

Sabe-se que a DHEG somente ocorre clinicamente a partir da 20ª semana devido a, entre outros fatores, um desequilíbrio entre a produção placentária de tromboxano e prostaciclina (PG2), havendo um favorecimento do primeiro que gera uma ação predominante de vasoconstrição, agregação plaquetária e redução do fluxo uteroplacentário.

Também se considera que as anormalidades no processo de invasão trofoblástica e placentação, cuja etiologia ainda não está completamente estabelecida, podem causar DHEG ou RCIU, com valor preditivo positivo de 70% e preditivo negativo de 80%, se houver persistência de incisura protodiastólica bilateral-

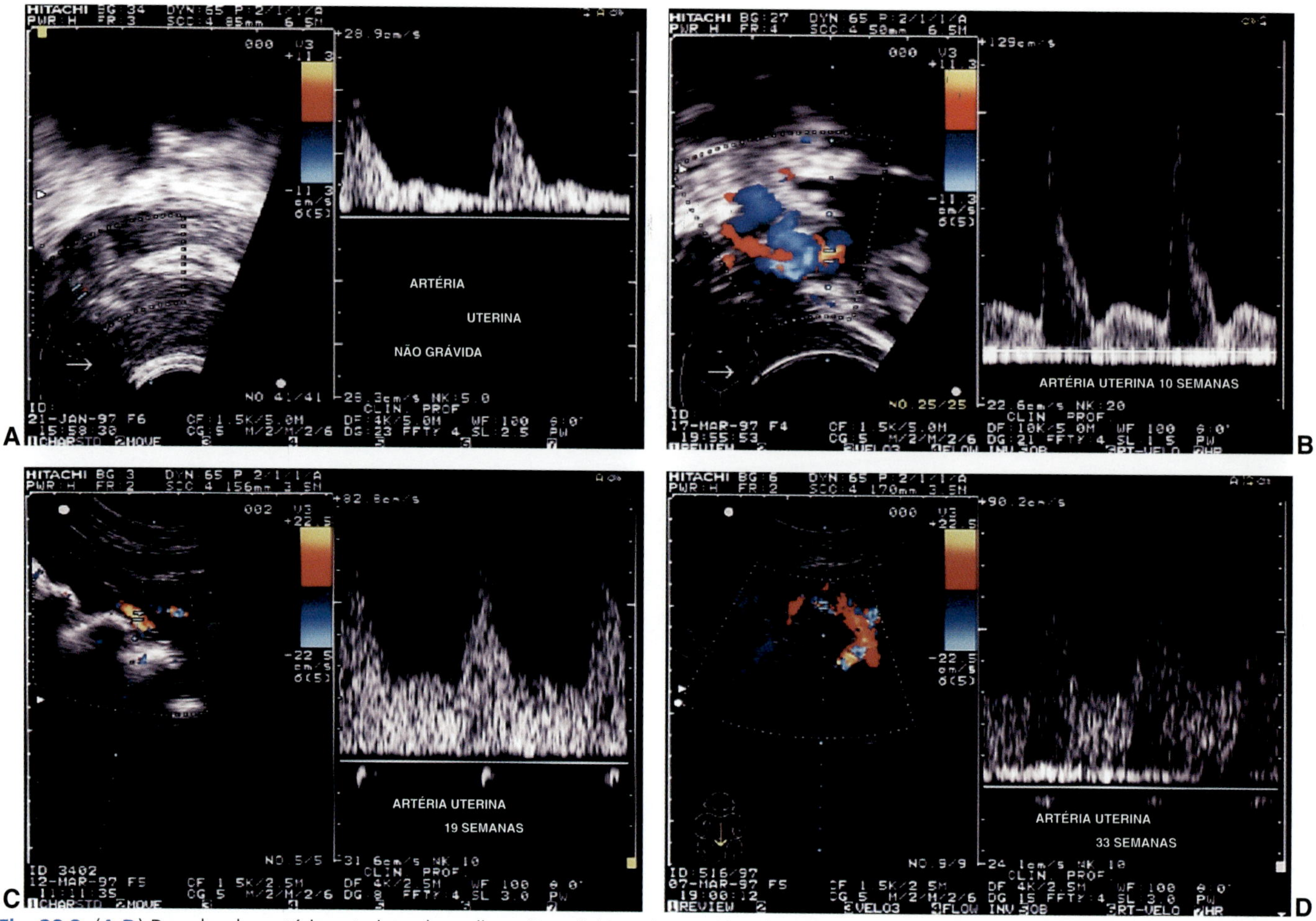

Fig. 28-8. (**A-D**) Doppler das artérias uterinas da mulher não-grávida e de gravidez do primeiro, segundo e terceiro trimestre de gravidez

mente nas artérias uterinas com 26 semanas de gestação, conforme Arduini *et al.*[3]

A presença de incisura até 26 semanas é normal, principalmente se for unilateral. Por isso é muito importante fazermos a avaliação bilateral das artérias uterinas, pois elas irrigam todo o útero além de poder haver diferenças qualitativas e quantitativas na análise Doppler dependendo da localização placentária, com tendência a um índice de resistência mais baixo da artéria uterina no lado placentário. Além disso, após as 26 semanas, a incisura pode desaparecer de uma delas e permanecer presente na artéria uterina contralateral.

Para uma melhor avaliação de risco da gestante desenvolver DHEG ou parto prematuro com RCIU, deve-se solicitar uma ultra-sonografia com Doppler das artérias uterinas em torno de 20 semanas de gestação, conforme diagrama a seguir (Figs. 28-9 a 28-11).

Estima-se que 10% das gestantes que apresentam diminuição de fluxo no EIV poderão desenvolver DHEG e/ou RCIU.

Acretismo placentário

O Doppler tem grande utilidade nesta situação, principalmente quando estamos diante de um caso de placenta anterior no segmento inferior do útero (histerorrafia), que é a localização mais comum nos casos de acretismo placentário. Estima-se uma prevalência de 4% de acretismo quando estamos diante de uma placenta com implantação sob a histerorrafia prévia. Também devemos estar atentos para os casos de placenta prévia ou baixa (< 7 cm do colo) e história prévia de curetagens, miomectomias ou multíparas.

No estudo convencional da placenta no modo bidimensional, identifica-se uma perda do limite entre o leito placentário e o miométrio, que com o auxílio do Doppler tornamos este diagnóstico mais preciso através da visibilização do fluxo trofoblástico com maior ou menor grau de invasão no miométrio, ou seja, é realizada uma análise qualitativa ao Doppler.

Desta forma, poderemos também caracterizar o grau de invasão trofoblástica (placenta *accreta, inccreta* ou *perccreta*), não esquecendo que uma adequada repleção vesical nos auxilia muito na visibilização destas alterações. O diagnóstico preciso desta anomalia é fundamental para o planejamento do parto, podendo-se diminuir significativamente a morbimortalidade materna (Fig. 28-12).

CIRCULAÇÃO FETOPLACENTÁRIA

Para estudarmos a circulação fetoplacentária, há muitos anos utiliza-se preferencialmente as artérias umbilicais com o objetivo de selecionar aqueles fetos que podem ter comprometimento da vita-

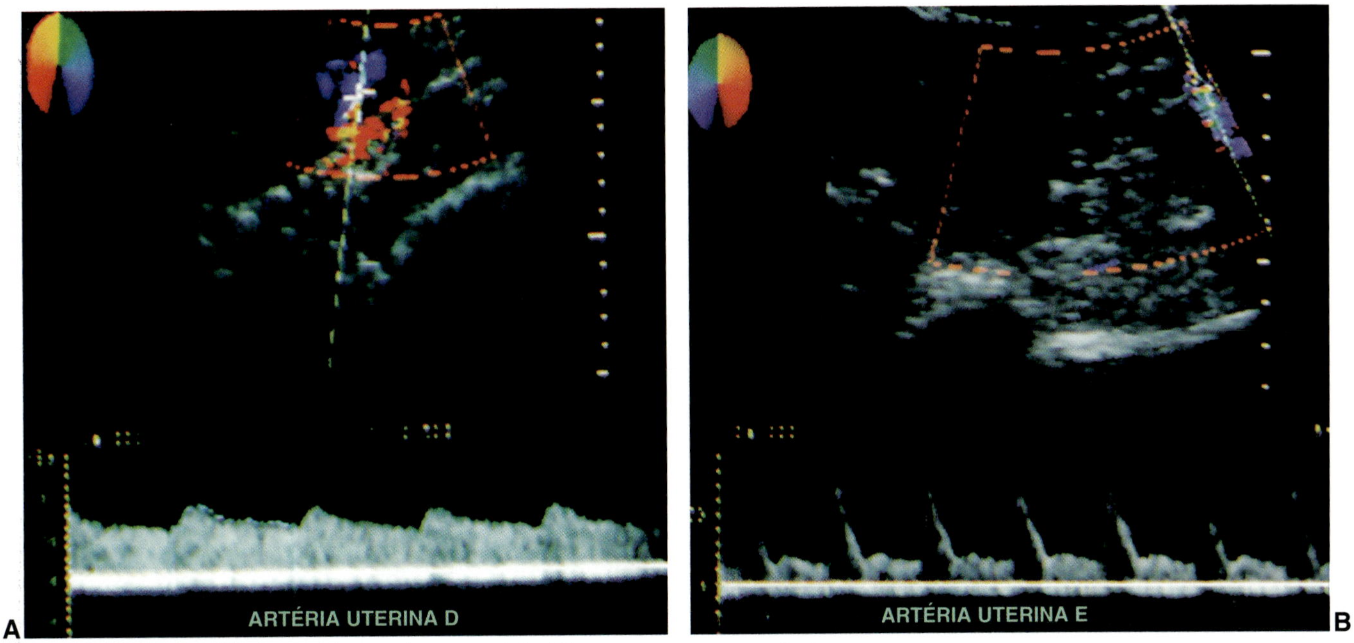

Fig. 28-9. (**A** e **B**) Doppler das artérias uterinas entre 24 a 26 semanas com e sem incisura.

lidade, sendo que este método tem-se mostrado o mais sensível para avaliação dos de baixo peso.

Assim como as artérias uterinas, elas também vão diminuindo seus índices de resistência no decorrer da gestação para o feto ser mais bem nutrido e oxigenado, especialmente a partir da 26ª semana, como já foi comentado anteriormente.

A técnica correta de insonar as artérias umbilicais consiste em colocar o *sample* na inserção do cordão umbilical junto à placenta, pois neste local teremos uma aferição "mais real" da circulação do leito placentário. Além disso, as curvas espectrais são objetivamente e subjetivamente diferentes se registrarmos a velocidade do fluxo na inserção no abdome, em alça livre de cordão ou junto à placenta, podendo nos confundir na interpretação dos resultados obtidos (Fig. 28-14).

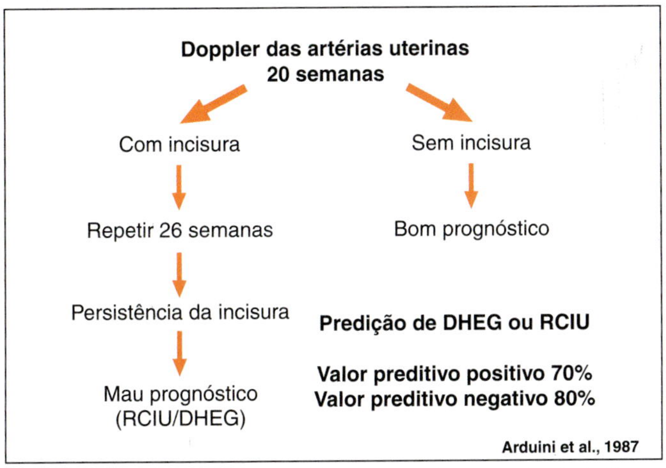

Fig. 28-10. Predição de doença hipertensiva da gestação (DHEG) e restrição de crescimento intra-uterino (RCIU).

Muito importante estarmos atentos se o feto está tendo movimentos respiratórios e/ou corporais bem como soluços, pois isto também pode alterar a curva espectral. Ou seja, feto em repouso é a forma preferencial de avaliação das artérias umbilicais.

Além disso, não deixar de analisar ambas as artérias rotineiramente no exame, pois elas podem apresentar diferenças nos resultados obtidos.

Importante! Na gestação gemelar, devemos avaliar a vitalidade de cada feto separadamente como se fosse uma gestação de feto único e, se observarmos um IR diferente entre eles nas artérias umbilicais em gestações monocoriônicas, podemos estar diante de um caso de transfusão feto-fetal.

O fluxo normal do cordão umbilical no segundo e terceiro trimestres da gestação se caracteriza por ser de baixa resistência (diástole cheia) e a detecção de uma diástole ausente ou reversa, pode estar relacionada a sofrimento fetal grave – RCIU, anomalias cromossômicas, malformações fetais, nos indicando sempre uma situação fetal de alerta.

Sabe-se que o desaparecimento do fluxo diastólico nas artérias umbilicais (diástole ausente ou "zero") está associado com um comprometimento de 50% a 70% da placenta e que a diástole reversa está associada a uma má perfusão de cerca de 90% do leito placentário, o que se caracteriza por ser uma situação de morte fetal iminente (padrão terminal ao Doppler) (Figs. 28-14 e 28-15).

Atenção! A diástole zero pode reverter dependendo da situação hemodinâmica da paciente, como por exemplo, na crise hipertensiva. Ou seja, seria prudente reavaliar a paciente fora da crise antes de confirmarmos o diagnóstico de diástole zero.

A veia umbilical tem um padrão normal não-pulsátil, e a presença de pulsatilidade pode estar associada a péssimo prognóstico ou movimento respiratório fetal.

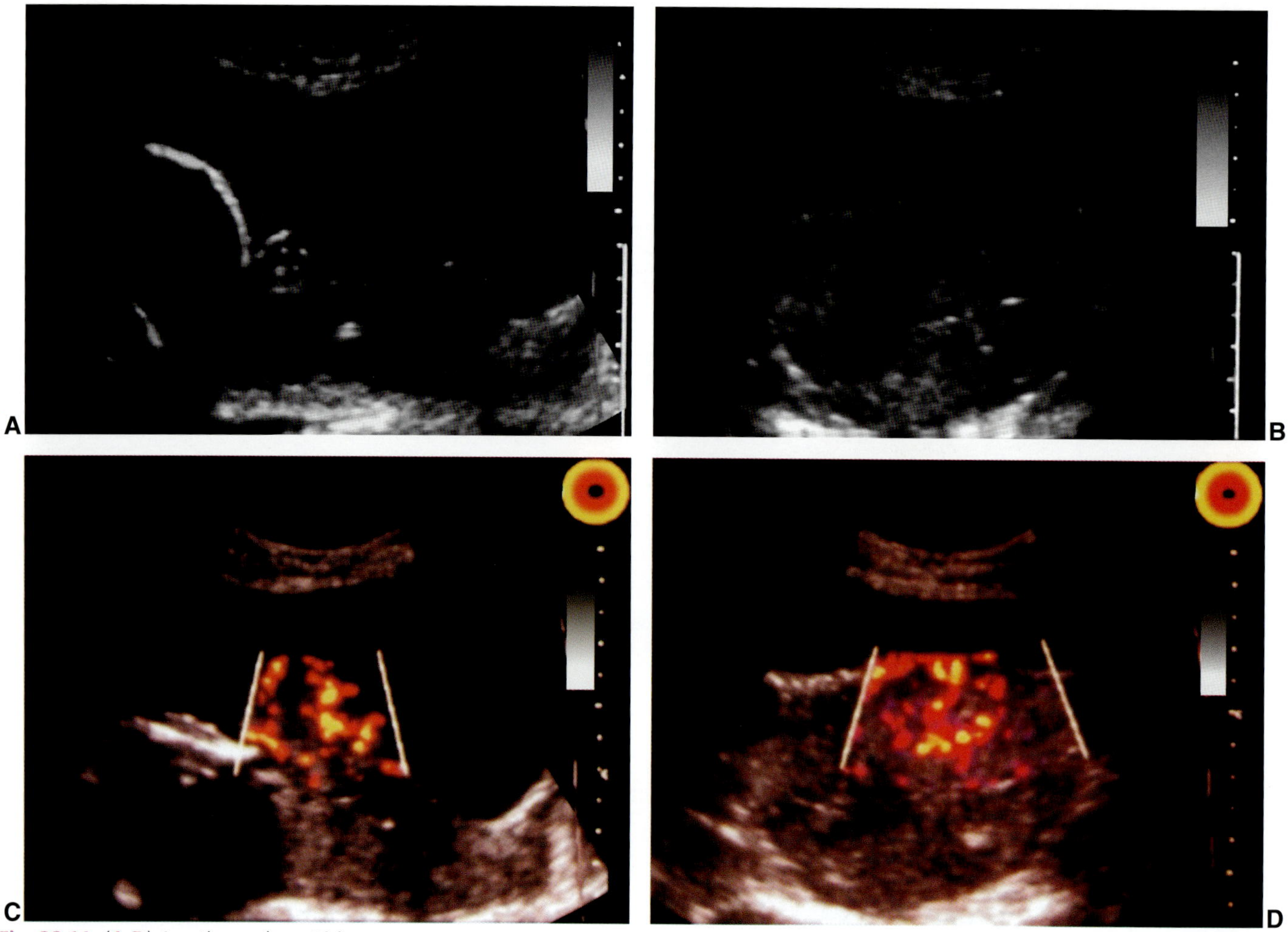

Fig. 28-11. (A-D) Acretismo placentário.

CIRCULAÇÃO FETAL

A circulação fetal inicia-se com a veia umbilical que, após drenar o leito capilar interviloso, conduz sangue bem oxigenado ao feto. Aproximadamente 50% do fluxo sanguíneo da veia umbilical é direcionado para o fígado e o restante segue pelo ducto venoso. No fígado, a veia umbilical divide-se em ramos para as partes esquerda e medial unindo-se, posteriormente, à porção transversa da veia porta, denominada seio porta.[20]

O ducto venoso recebe sangue das veias hepáticas, já misturado com o sangue proveniente da veia porta, entra na veia cava inferior, cuja maior parte desemboca no átrio esquerdo e a menor, no átrio direito. O sangue do átrio direito passa ao ventrículo esquerdo a à artéria pulmonar, que dá origem a um ramo para cada pulmão e continua como ducto arterioso, para comunicar-se com a aorta. Do átrio esquerdo, o sangue vai para o ventrículo esquerdo e, em seguida, para a aorta. Na aorta ascendente, o sangue oxigenado é distribuído para a cabeça, coração e extremidades superiores do feto.[17] O sangue da aorta, segmento infra-renal, tem menor grau de saturação de oxigênio em decorrência de estar misturado com o sangue proveniente do ducto arterioso.[17] Perfunde as artérias ilíacas, que se dividem em ilíacas internas e externas, sendo que as primeiras irrigam as artérias umbilicais e as segundas, os membros inferiores.[16]

Nos estudos da circulação fetal pela dopplervelocimetria, diversos compartimentos fetais são avaliados, dentre eles o coração fetal, o ducto arterioso, o istmo aórtico, a artéria cerebral média, a veia umbilical e o ducto venoso. No sistema arterial fetal, os principais vasos avaliados são as artérias aorta, segmentos supra-renal e infra-renal, cerebral média e umbilical (Fig. 28-16A a C).

ACM E FETO ANÊMICO

As alterações hemodinâmicas na artéria cerebral média do feto modificam-se frente a múltiplos fatores e dentre esses estão incluídos os estados hipóxicos fetais, a anemia fetal e as cardiopatias congênitas.

Foi atribuída a uma parteira francesa chamada Louise Bourgeois o primeiro relato da doença hemolítica perinatal (DHPN) no ano de 1609, ao descrever o nascimento de gêmeos em que o primeiro, gravemente edemaciado, morreu de imediato e o segundo, com icterícia intensa, faleceu em opistótono alguns dias depois.

Já a etiologia da DHPN somente foi relatada por Levine em 1941 após o descoberta do sistema Rh por Landsteiner, Weiner, em 1940. Com relação aos métodos diagnósticos pré-natais existentes, até pouco tempo atrás, eram todos invasivos (amniocentese e cordocentese), acarretando diversos riscos para o feto como infecções, bradicardia, sangramento, ruptura prematura de mem-

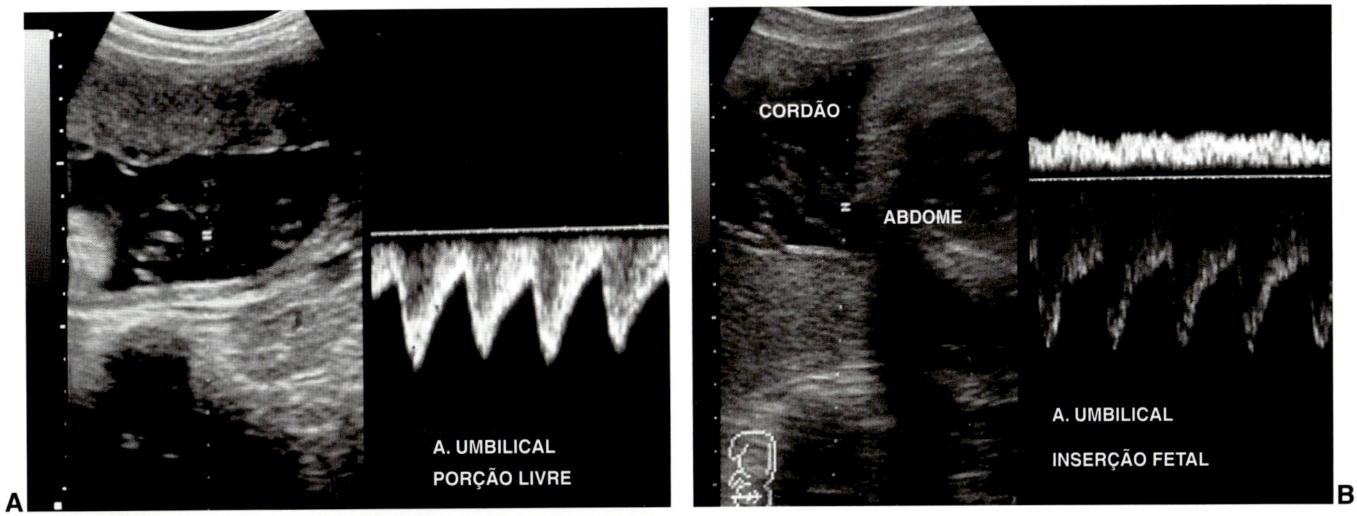

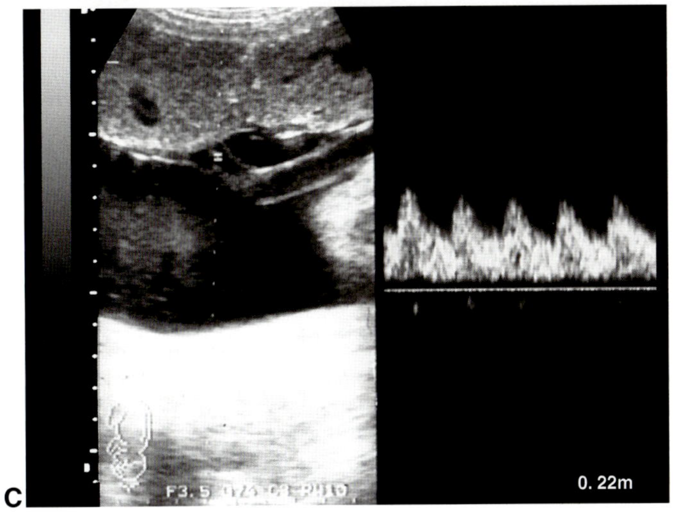

Fig. 28-12. Seqüência mostrando Doppler da artéria umbilical em alça livre (**A**), saída do abdome (**B**) e próximo a placenta (**C**).

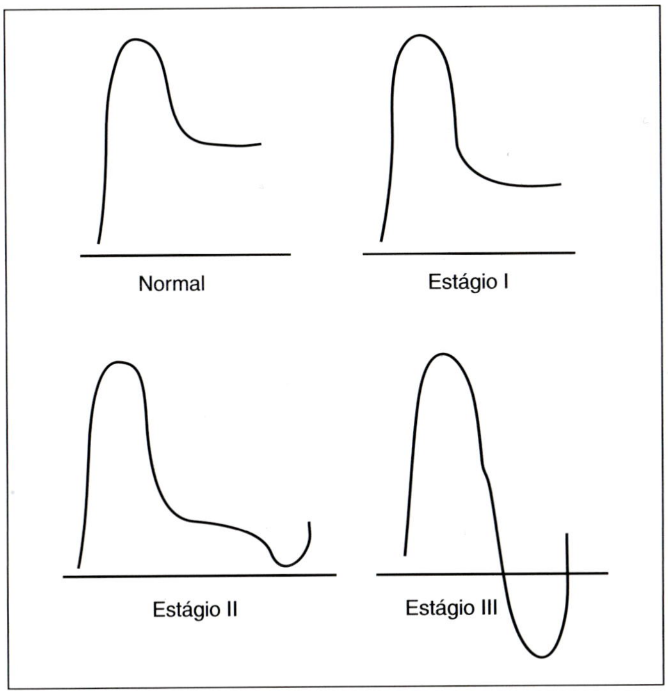

Fig. 28-13. Doppler da artéria umbilical, Classificação de Laurin, 1987.

branas e óbito. Com o avanço no estudo da fisiopatologia da DHPN caracterizada por hiperdinamia em virtude da diminuição da viscosidade sanguínea que ocorre na anemia (hematócrito baixo), verificou-se que o melhor método para sua detecção seria através do *Doppler* da artéria cerebral média, mais precisamente seu pico de velocidade sistólica máxima ($V_{smáx}$). A cordocentese somente estaria indicada nos casos de ascite ou velocidade sistólica máxima acima de 1,5 desvio-padrão (Figs. 28-17 a 28-19).

A sensibilidade para o aumento da velocidade sistólica máxima na artéria cerebral média para a predição de anemia moderada e grave, na presença ou ausência de hidropisia fetal, foi 100% com falso positivo de 12%.[13]

O Doppler anormal da artéria cerebral média apresenta associação significativa com a necessidade de cuidados intensivos e resultados perinatais adversos.

DUCTO VENOSO

Para a avaliação da circulação venosa fetal o melhor parâmetro utilizado constitui-se no ducto venoso. Sua visibilização ecográfica no modo bidimensional é mais fácil nas situações em que o feto encontra-se com o dorso anterior ou posterior (Fig. 28-20).

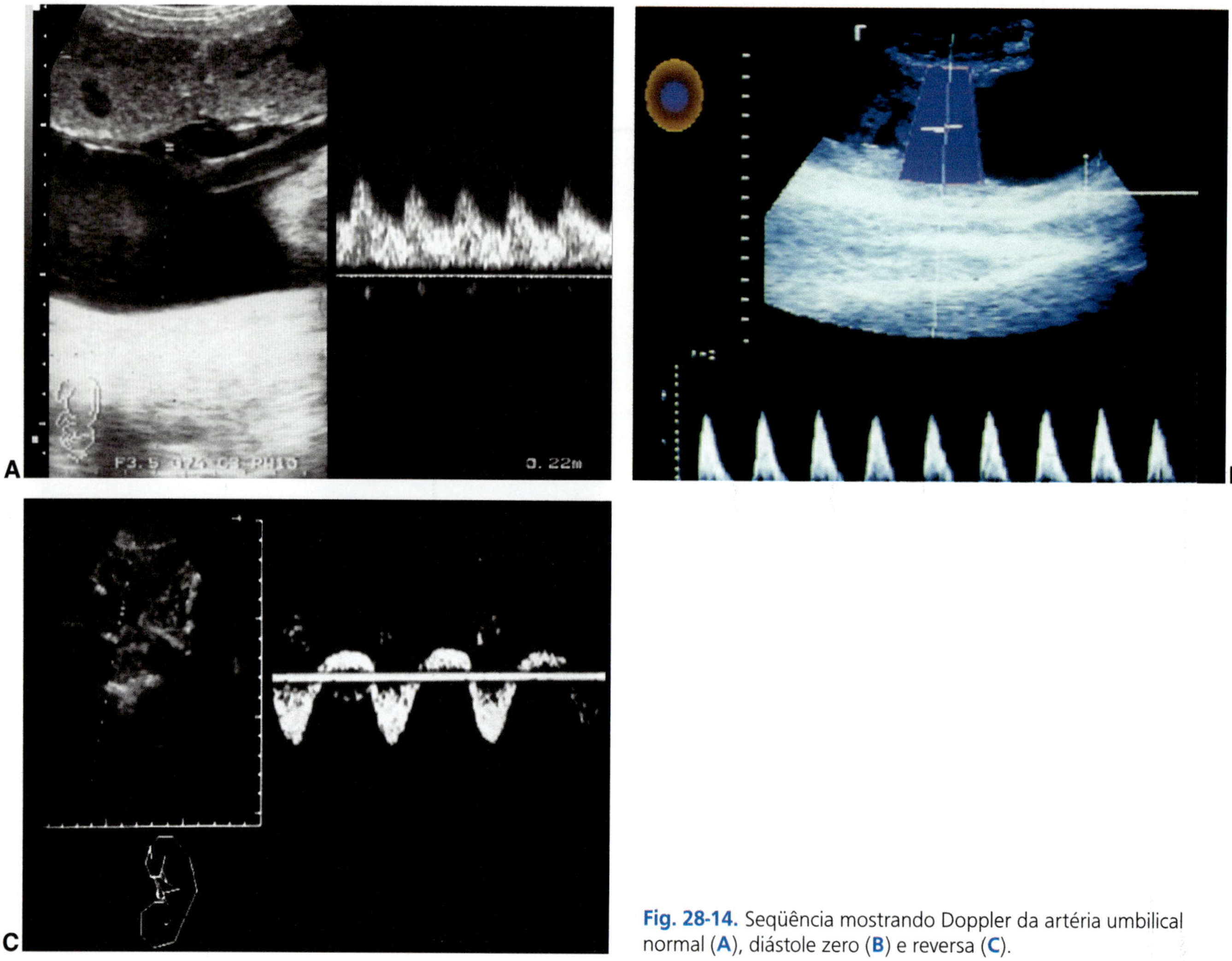

Fig. 28-14. Seqüência mostrando Doppler da artéria umbilical normal (**A**), diástole zero (**B**) e reversa (**C**).

Quando alterado no segundo e terceiro trimestres, corresponde, na maioria das vezes, à asfixia fetal severa como conseqüência de um colapso cardiovascular (cardiopatia), hidropisia ou hipoxia crônica (RCI), encontrando-se um padrão de sístole atrial ausente ou reversa. O ducto venoso é utilizado preferencialmente na avaliação de fetos prematuros com alteração no Doppler arterial, com o objetivo de se buscar uma maior maturidade fetal no momento do parto.

MECANISMO DE ADAPTAÇÃO FETAL À HIPOXIA

Um dos maiores desafios da ciência moderna talvez seja entender os mecanismos hemodinâmicos cardiovasculares e a adaptação fisiológica que ocorrem durante o período de desenvolvimento e crescimento fetal (Fig. 28-21).

Já se sabe que durante a vida intra-uterina vão ocorrendo mudanças no débito cardíaco, na freqüência cardíaca, na complacência ventricular e na resistência periférica fetais, que são os responsáveis pelas suas necessidades metabólicas e de crescimento. Essas mudanças são caracterizadas por um gradual aumento do débito cardíaco e da complacência vascular e por uma diminuição da resistência periférica fetal. Todos estes fatores associados a uma diminuição da viscosidade sanguínea são os responsáveis pelo aumento do volume de fluxo sanguíneo nos órgãos do concepto.

Diante de uma insuficiência uteroplacentária, a artéria cerebral média, devido ao fluxo diminuído da artéria umbilical, sofre uma vasodilatação compensatória pela redistribuição do fluxo para os órgãos nobres fetais que são o cérebro, o coração e as adrenais. O fluxo periférico está diminuído, inclusive a perfusão renal, havendo uma diminuição na taxa de filtração glomerular e levando a uma queda no índice de líquido amniótico.

AVALIAÇÃO DA VITALIDADE FETAL ANTEPARTO

Com o objetivo de diminuir os elevados índices de morbimortalidade fetal e perinatal, tem-se empregado propedêutica subsidiária procurando-se detectar, precoce e adequadamente, modificações indicadoras de hipoxia. Destacam-se nesse sentido as técnicas biofísicas, quais sejam a cardiotocografia, o perfil biofísico fetal e a dopplervelocimetria. Todos os métodos apresentam vantagens, desvantagens e predição diferentes. Desse modo, tem-se referido que a realização de uma única técnica propedêutica não avalia suficientemente as condições de vitalidade fetal, necessitando-se de associação entre as variadas metodologias de investigação.

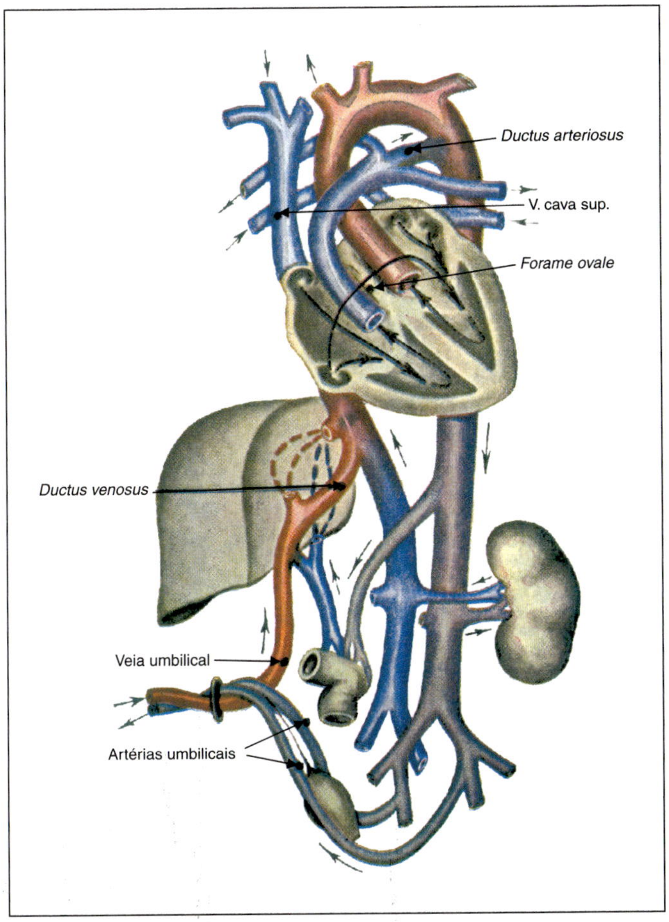

Fig. 28-15. Circulação fetal.

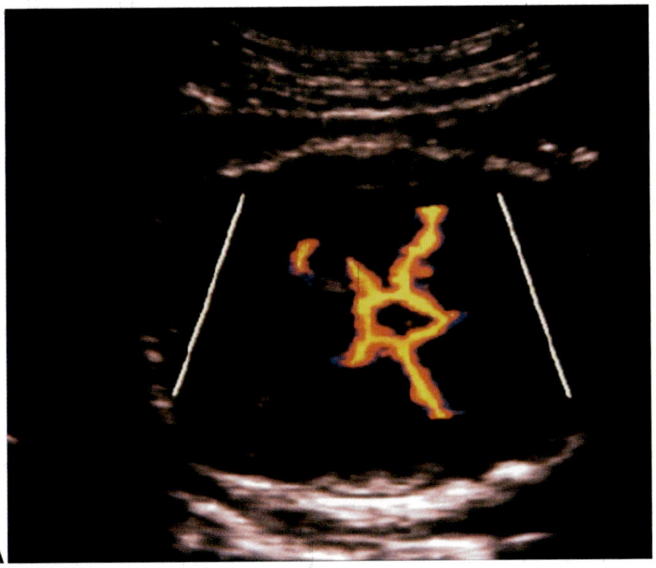

A

AQUISIÇÃO NA ARTÉRIA CEREBRAL MÉDIA FETAL

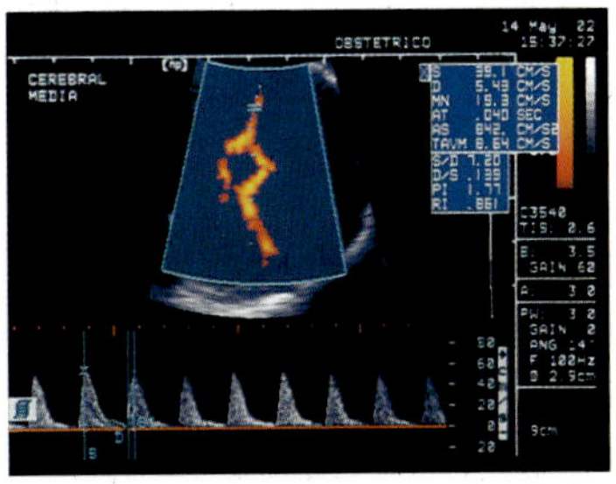

- Ângulo abaixo de 20°
- Filtro de 50-100 Hz
- Volume de amostra 1mm
- Cálculo de parâmetros

B

VSACM

Idade gestacional (semanas)	Percentis da VSACM (cm/s)				
	5	25	50	75	95
22	16,70	22,00	26,30	29,65	40,80
26	23,76	30,00	33,70*	37,80	46,95
30	32,09	38,10	43,80*	46,35	55,17
34	28,97	47,30	52,90*	61,05	73,04
38	33,09	51,55	57,70*	67,75	97,80

P < 0,001 (anova). * P < 0,05 (contrastes)

C

Fig. 28-16. (**A**) Doppler da artéria cerebral média (ACM). (**B**) Técnica de aquisição do Doppler da artéria cerebral média. (**C**) Percentis das velocidades sistólicas da artéria cerebral média.

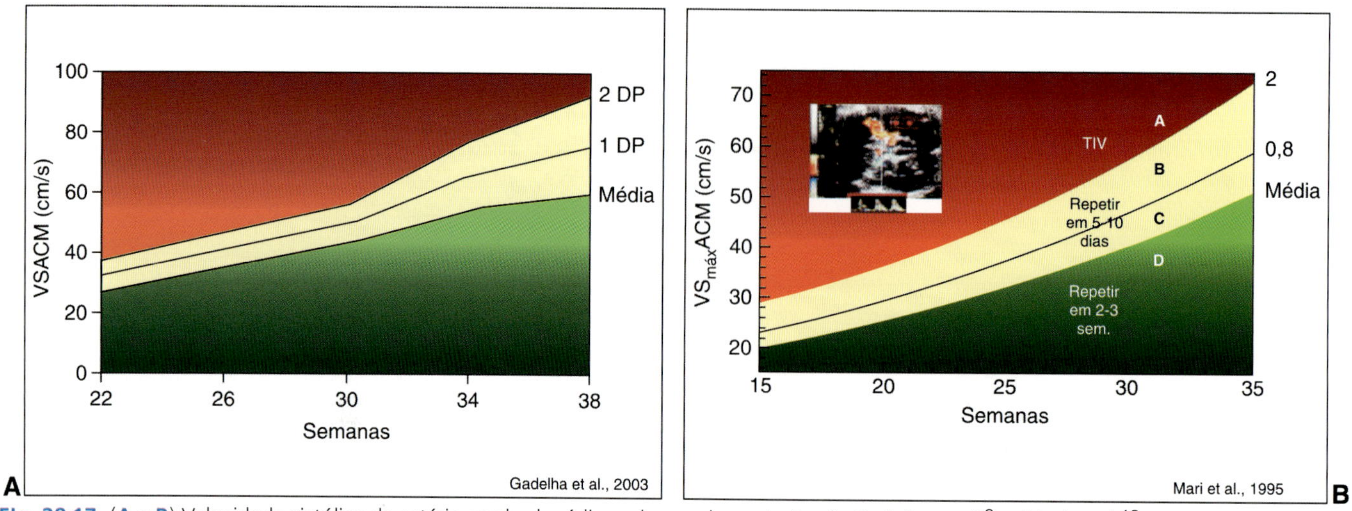

Fig. 28-17. (A e B) Velocidade sistólica da artéria cerebral média ao longo da gestação de Gadelha et al.[8] e Mari et al.[13]

Cardiotocografia anteparto de repouso e estimulada

A cardiotocografia consiste do registro contínuo e simultâneo da freqüência cardíaca fetal (FCF), da cinética corporal do feto e da contração uterina. Por meio desta, pode-se avaliar indiretamente a função respiratória da placenta e, conseqüentemente, a integridade do sistema nervoso central do feto. A cardiotocografia de repouso (CTR) tem sido o teste de avaliação fetal mais comumente utilizado na avaliação da vitalidade fetal.[1] Por tratar-se de método inócuo, não invasivo, de fácil execução e baixo custo, sua presença é obrigatória na vigilância de gestações de alto risco materno-fetal. Além disso, permite a análise imediata dos resultados.

Em relação aos protocolos de interpretação dos traçados cardiotocográficos, é consenso que a presença de acelerações transitórias da FCF em resposta à movimentação somática sugere adequada oxigenação intra-uterina, sendo o parâmetro de maior importância na interpretação da CTR.[1] Desta forma, sua positividade tem sido indicativa de bem-estar fetal, caracterizando baixo risco para sofrimento e óbito.

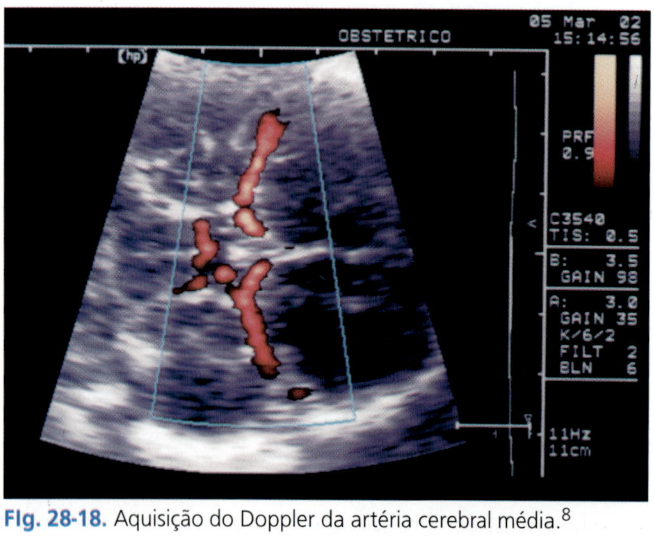

Fig. 28-18. Aquisição do Doppler da artéria cerebral média.[8]

Apesar da especificidade da CTR ser de aproximadamente 40%, sua sensibilidade é muito elevada, com índice de falso negativo de apenas 1%.[14] Portanto, esse método garante prognóstico neonatal favorável na presença de traçados normais. Porém, quando a CTR for considerada anormal, deverá ser complementada por outros meios semióticos, com o intuito de se evitar inoportuna resolução da gravidez, o que agravaria ainda mais o prognóstico neonatal. Neste contexto, insere-se a cardiotocografia estimulada, o perfil biofísico fetal e a dopplervelocimetria.

O teste de estímulo sônico tem sido amplamente utilizado em período de baixa reatividade da FCF e da atividade fetal. Este teste complementa a CTR, diminui o tempo de execução do exame, bem como minimiza a ocorrência de resultados falsos positivos, relacionados ao período de sono fisiológico fetal, diminuindo a CTR não reativa.[19]

Perfil biofísico fetal (PBF)

Por meio da análise do PBF, correlacionando-o com as condições de vitalidade fetal, tem-se verificado redução significativa de resultados falsos positivos dos métodos anteriormente descritos, uma vez que o uso de parâmetros biofísicos associados incrementam a sensibilidade da técnica.

O PBF constitui-se em método ecográfico que avalia a probabilidade de determinado feto apresentar oferta suficiente de oxigênio para suprir órgãos como cérebro, rins e pulmões, e estes manterem suas funções. Este método assume que o desempenho biofísico de determinado sistema de órgãos reflete a integridade funcional deste sistema, baseado no princípio que a hipoxia tecidual, de qualquer origem, resultará na supressão ou perda da função normal. Para o feto, a hipoxemia – induzida pela hipoxia materna, isquemia placentária ou ambos – produz mudanças profundas – e reprodutíveis – nas funções dos órgãos.

O método original, descrito em 1980,[12] sofreu duas modificações. Em 1984, a definição de oligoâmnio foi redefinida como a ausência de bolsão com 2 cm ou mais.[5] Em 1987, a cardiotocografia de repouso passou a ser recomendada apenas quando pelo menos uma das variáveis agudas estivesse anormal.[11] Quanto ao oligoâmnio, um recente estudo com aproximadamente 15.000

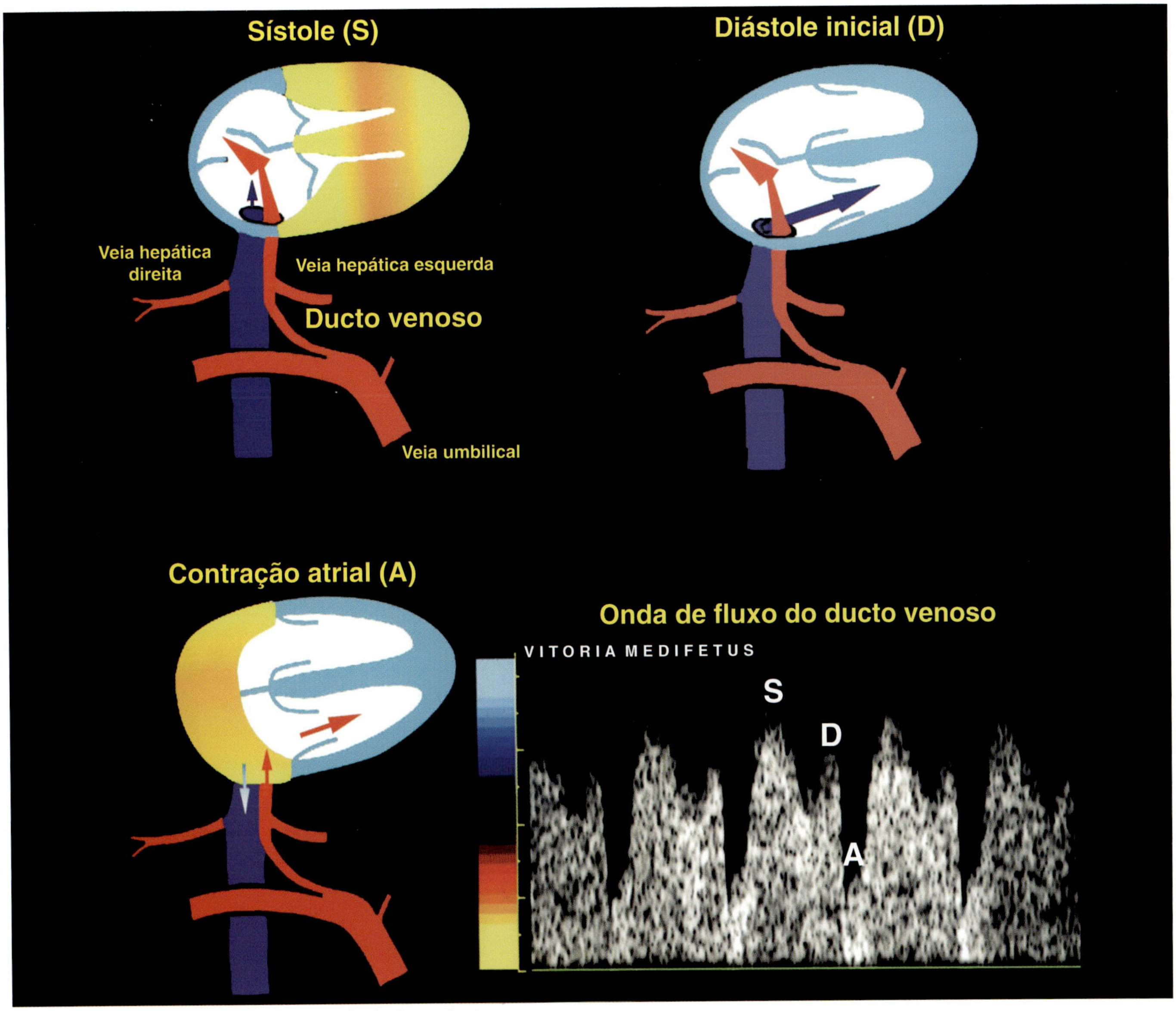

Fig. 28-19. Espectro velocimétrico da onda de fluxo do ducto venoso.

gestantes de baixo risco demonstrou que a presença isolada de oligoâmnio não está associada com restrição do crescimento intrauterino ou prognóstico perinatal adverso.[21]

A intervenção baseada em PBF reduz significativamente a mortalidade perinatal e existe correlação entre o uso do PBF e a diminuição da paralisia cerebral por hipoxia.[10] Um recente estudo demonstrou que a relação entre o PBF e a dopplervelocimetria foi associada significativamente com lesões neonatais em fetos com RCIU.[9]

Dopplervelocimetria

A dopplervelocimetria é a metodologia não invasiva mais sensível e específica para estabelecer os graus de comprometimento circulatório fetal, possuindo elevado valor preditivo sendo também conhecida como perfil hemodinâmico fetal (PHF). Além disso, tem a capacidade de detectar qualquer alteração mais precocemente que a cardiotografia e o perfil biofísico fetal atuando na prevenção e diminuindo, desta forma, a morbimortalidade materna e fetal.

Se associarmos o Doppler ao índice de líquido amniótico (ILA) teremos o perfil hemodinâmico fetal modificado (PHFM), que é realizado somente após a 26ª semana de gestação nas gestantes de alto risco.

Assim sendo, a dopplervelocimetria nas artérias umbilicais é de real importância em patologias que levam ao comprometimento do fluxo sanguíneo uteroplacentário, principalmente na doença hipertensiva específica da gestação e RCIU. Patologias que comprometem a resistência uteroplacentária promovem aumento do índice de pulsatilidade na artéria umbilical.[18]

As gestações que mais se beneficiam da dopplervelocimetria na artéria umbilical são as que apresentam fator preditivo para crescimento intra-uterino restrito, seja idiopático, seja na presença de hipertensão ou pré-eclâmpsia. Diversos autores têm enfati-

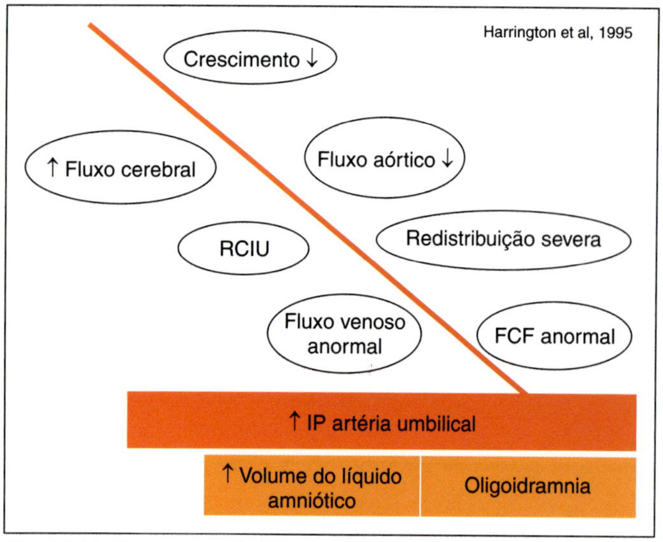

Fig. 28-20. Fluxograma da fisiopatologia da hipoxia fetal.

zado a importância da medida do fluxo sanguíneo da artéria umbilical como fator preditivo para o diagnóstico de crescimento intra-uterino restrito.[18] Na RCIU, fetos que apresentam anormalidades dopplervelocimétricas na artéria umbilical encontram-se comprometidos, com pior prognóstico fetal e antecipação do parto.[7] Devido a esse fato, o uso da dopplervelocimetria na artéria umbilical no crescimento intra-uterino retardado tem melhorado o prognóstico fetal com redução de aproximadamente 38% na mortalidade perinatal.[2]

Apesar da necessidade de se realizar outras investigações adicionais, a avaliação do bem-estar fetal pela dopplervelocimetria representa sua maior indicação entre as gestações de fetos com RCIU. Por meio dessa metodologia, pode-se identificar o momento adequado para a resolução da gravidez, observando-se, em fases terminais, anormalidades no ducto venoso.[4]

A conduta obstétrica instituída na Faculdade de Medicina de Ribeirão Preto – USP baseia-se em duas situações: fetos a termo e pré-termo. Fetos a termo com vitalidade comprometida, realizamos a resolução imediata da gestação. Se o feto é pré-termo, utilizamos corticosteróide para a aceleração da maturidade pulmonar e resolução da gestação a seguir.

No entanto, nos fetos pré-termo com vitalidade preservada, realizamos corticoindução e avaliação semanal do bem-estar.[6]

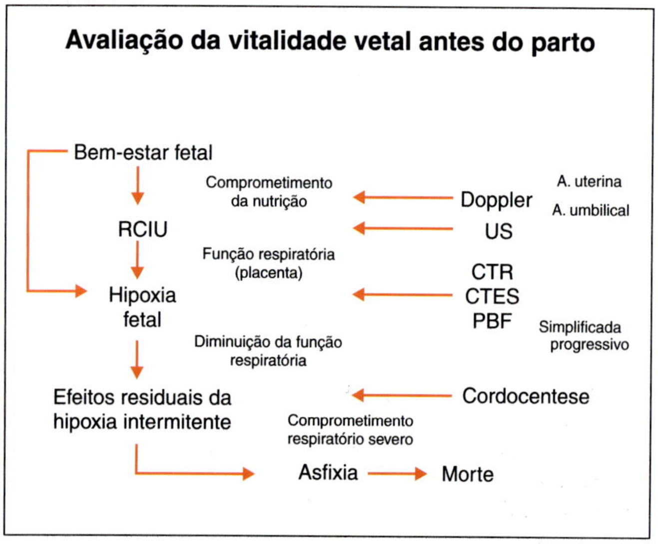

Fig. 28-21. Fluxograma na avaliação da vitalidade fetal anteparto.

CONSIDERAÇÕES FINAIS

A dopplervelocimetria aplicada em medicina, desde o seu reconhecimento no final da década de 80 do século passado, trouxe contribuições importantes na prática clínica. Na obstetrícia, onde teve início sua aplicação, foi possível compreender o papel hemodinâmico placentário, através da circulação uteroplacentária, pelas artérias uterinas e circulação fetoplacentária através das artérias umbilicais. O entendimento desse órgão permitiu melhores conhecimentos do desenvolvimento da fisiologia fetal.

A circulação fetal, que se diferencia da do adulto por três comunicações, a saber, forame oval e ductos arterioso e venoso, ficou mais bem conhecida. Permitiu o entendimento da hipoxia fetal, não só nos processos isquêmicos como nos anêmicos.

Reconhecemos que sem a dopplervelocimetria, dificilmente o clínico poderá diagnosticar acertadamente o comprometimento da vitalidade fetal.

REFERÊNCIAS BIBLIOGRÁFICAS

1. ACOG practice bulletin. Antepartum fetal surveillance. Number 9, October 1999. Clinical management guidelines for obstetrician-gynecologists. *Int J Gynaecol Obstet* 2000;68:175-85.
2. Alfirevic Z, Neilson JP. Doppler ultrasonography in high-risk pregnancies: systematic review with meta-analysis. *Am J Obstet Gynecol* 1995;172:1379-87.
3. Arduini D, Rizzo G, Romanini C, Mancuso S. Utero-placental blood flow velocity waveforms as predictors of pregnancy-induced hypertension. *Eur J Obstet Gynecol Reprod Biol* 1987 Dec;26(4):335-41.
4. Baschat AA, Gembruch U, Harman CR. The sequence of changes in Doppler and biophysical parameters as severe fetal growth restriction worsens. *Ultrasound Obstet Gynecol* 2001;18:571-7.
5. Chamberlain PF, Manning FA, Morrison I *et al.* Ultrasound evaluation of amniotic fluid volume. I. The relationship of marginal and decreased amniotic fluid volumes to perinatal outcome. *Am J Obstet Gynecol* 1984 Oct;150(3):245-9.
6. Duarte G, Cunha SP, Mauad-Filho F *et al. Restrição do crescimento intra-útero. Protocolos de condutas em gestação de alto risco.* 3ª ed., Ribeirão Preto: Funpec, 2003. p. 231-35.
7. Frusca T, Soregaroli M, Platto C *et al.* Uterine artery velocimetry in patients with gestational hypertension. *Obstet Gynecol* 2003;102:136-40.
8. Gadelha-Costa. A. *Contribuição ao estudo hemodinâmico fetal na segunda metade da gestação.* Tese Doutorado - Faculdade de Medicina de Ribeirão Preto, Universidade de São Paulo, Ribeirão Preto, 2005. p. 218.
9. Habek D, Jugovic D, Hodek B *et al.* Fetal biophysical profile and cerebro-umbilical ratio in assessment of brain damage in growth restricted fetuses. *Eur J Obstet Gynecol Reprod Biol* 2004;114:29-34.
10. Manning FA, Bondaji N, Harman CR *et al.* Fetal assessment based on fetal biophysical profile scoring. VIII. The incidence

of cerebral palsy in tested and untested perinates. *Am J Obstet Gynecol* 1998;178:696-706.

11. Manning FA, Morrison I, Lange IR *et al*. Fetal biophysical profile scoring: selective use of the nonstress test. *Am J Obstet Gynecol* 1987;156:709-12.
12. Manning FA, Platt LD, Sipos L. Antepartum fetal evaluation: development of a fetal biophysical profile. *Am J Obstet Gynecol* 1980;136(6):787-95.
13. Mari G. et al. Noninvasive diagnosis by Doppler ultrasonography of fetal anemia due to maternal red-cell alloimmunization. Collaborative group for Doppler assessment of the blood velocity in anemic fetuses. *N Engl J Med Boston* 2000 Jan;3420.10.0(1):9-14.
14. Mauad-Filho *et al*. Correlação entre o nível da linha de base da freqüência cardíaca fetal com o índice de Apgar. *J Bras Gynecol* 1979;87:93.
15. Mauad-Filho F, Baracchini JA. O Doppler. In: ______ *Manual e coletânea de tabelas em ultrasonografia*. Ribeirão Preto: Scala, 1997. Cap. 7, p. 87-93.
16. Myers LJ, Capper WL. A transmission line model of the human fetal circulatory system. *Med Eng Phys* (Oxford) 2002 May;24(4):285-294.
17. Rezende J, Orlandi OV. O feto. In: Rezende J. *Obstetrícia*. 6ª ed. Rio de Janeiro: Guanabara Kogan, 1991. Cap. 3, p. 47-63.
18. Takahashi Y, Kawabata I, Tamaya T. Characterization of growth-restricted fetuses with breakdown of the brain-sparing effect diagnosed by spectral Doppler. *J Matern Fetal Med* (New York) 2001;10:122-126.
19. Tan KH, Smyth R. Fetal vibroacoustic stimulation for facilitation of tests of fetal wellbeing. *Cochrane Database Syst Rev* 2001;(1):CD002963.
20. Tekay A, Campbell S. Ultra-sonografia com Doppler em obstetrícia. In: Callen PW. *Ultra-sonografia em obstetrícia e ginecologia*. 4ª ed. Rio de Janeiro: Guanabara Koogan SA, 2002. Cap. 24, p. 637-681.
21. Zhang J, Troendle J, Meikle S, et al. Isolated oligohydramnios is not associated with adverse perinatal outcomes. *BJOG* 2004;111(3):220-5.

CAPÍTULO 29

IMPORTÂNCIA CLÍNICA DA DIÁSTOLE ZERO E DIÁSTOLE REVERSA NAS ARTÉRIAS UMBILICAIS FETAIS

Seizo Miyadahira
Rossana Pulcineli Vieira Francisco

INTRODUÇÃO

A dopplervelocimetria das artérias umbilicais e de outros vasos fetais representa propedêutica de extrema valia para os casos que evoluem com grave comprometimento da função placentária.[1]

Considerando-se a globalidade de pacientes de alto risco gestacional, com doenças características do modelo obstrutivo (má placentação),[2] a grande parte tem suas necessidades integralmente satisfeitas com a utilização de metodologia oferecida pela maioria dos Serviços Obstétricos.[1] Por regra, majoritariamente, as gestações atingem o termo ou próximo dele, evoluindo sem intercorrências de relevo. Dessa forma, não exigem mais do que os métodos clínicos associados a exames populares e, atualmente, facilmente disponíveis como a cardiotocografia e, menos freqüentemente, o concurso da avaliação de outras atividades biofísicas efetuada pelo perfil biofísico fetal.[1]

Entretanto, essas mesmas pacientes podem apresentar agravos clínicos, com repercussões proporcionalmente maiores no compartimento fetal, trazendo mudanças importantes na programação de seus cuidados. Os recursos necessários à segurança na assistência desses casos tornam-se mais complexos com o incremento da gravidade das referidas condições mórbidas na gestação. Assim, o apoio de propedêutica, abarcando a avaliação de maior número de parâmetros se faz mister, uma vez que, freqüentemente, as gestações se encontram em faixa de extrema prematuridade, na qual a interpretação dos exames de avaliação da vitalidade fetal, tais como a cardiotocografia anteparto[3] e o perfil biofísico fetal, se torna mais difícil, eivada de equívocos. É uma situação muito peculiar àquelas portadoras de insuficiência placentária de grau extremo, como alertam Yamamoto *et al.*, 1999.[4]

Para esse grupo de gestantes, com características de acentuada gravidade, devem ser direcionados os cuidados mais aprimorados, mais eficazes, com uso de metodologia mais completa. A incorporação da técnica dopplervelocimétrica pode satisfazer este intuito, ao tornar factível o dimensionamento de outras variáveis, quais sejam, as hemodinâmicas de todo o produto conceptual.[3]

Fica clara a convicção de que o uso de tecnologia mais requintada, embora seja também de maior complexidade, deva estar reservada para os casos selecionados, uma vez que, nessa composição, a necessidade de sua utilização está agregada à gravidade do caso. Nessas perspectivas, torna-se evidente a necessidade de se instituir uma programação assistencial de cuidados terciários dirigidos à gestante, ao feto e, posteriormente, ao recém-nascido.

Por essas considerações, torna-se indubitável que a dopplervelocimetria enriqueceu sobremaneira a avaliação placentária no que tange à sua função, e no compartimento fetal trouxe uma riqueza de informações, sem precedentes, atinentes à resposta fetal em face dos insultos hipóxicos. Sendo considerada a melhor ferramenta para o diagnóstico da disfunção placentária,[5] a aplicabilidade clínica tem sido exaustivamente testada, em âmbito mundial, ganhando amplo espaço na mídia científica.

A ausência de fluxo diastólico final (diástole zero – DZ) e o fluxo reverso na diástole (diástole reversa – DR) nesses vasos são alterações hemodinâmicas de máxima gravidade que devem ser valorizadas desde 15-16ª semana de gestação. Essas características no espectrograma umbilical, patognomônicos da insuficiência placentária grave, têm sido freqüentemente associadas a resultados perinatais muito adversos, com elevada incidência de hipoxemia e acidemia fetais. A mortalidade perinatal é elevada, variando entre 15% e 62% nas maiores casuísticas referidas na literatura. A morbidade neonatal é de 100% (Fig. 29-1).[6]

No período compreendido entre 1992 e 1999, em um grande centro universitário de São Paulo, a mortalidade perinatal observada nesses casos foi de 35,8%.[7] Em decorrência disso, esse grupo de gestantes torna-se muito especial, merecedora de tratamento diferenciado e de vigilância intensiva, porque associa-se a doenças maternas muito graves e a alterações intensas no produto

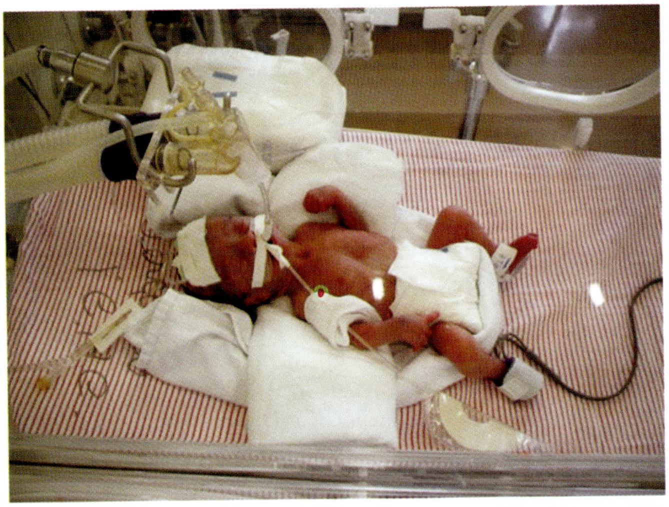

Fig. 29-1. Recém-nascido com 760 g, 29 semanas, DZ e DV com IPV de 1,09. Alta em 60 dias com 1.950 g.

conceptual, freqüentemente em períodos críticos da gestação, no limiar da viabilidade. Além disso, os RN exigem cuidados neonatais intensivos e altamente especializados.

Portanto, a conduta obstétrica deve-se pautar sempre nos potenciais riscos fetais conseqüentes à insuficiência placentária (hipoxemia) e pelas complicações decorrentes da prematuridade extrema que, de hábito, acompanham essas anormalidades.

HISTÓRICO

Os primeiros relatos de ausência de fluxo diastólico na artéria umbilical são de McCallum *et al.*, em 1978,[8] que utilizaram o dispositivo de Doppler pulsado associado à ultra-sonografia dinâmica. Esses autores relatam que de cinco casos, nos quais a diástole finalizava na linha de base do espectrograma, três evoluíram com óbito fetal. Fitzgerald *et al.*, em 1984,[9] realizando a dopplervelocimetria da artéria umbilical em 22 pacientes com restrição do crescimento fetal (RCF), observaram, nesses casos, valores elevados no índice de pulsatilidade (IP), sendo que 13 deles não apresentavam fluxo fetoplacentário durante a diástole. Posteriormente, outros autores relataram, em pequeno número de casos, a ocorrência de óbito fetal nas mesmas condições de ausência de fluxo diastólico na artéria umbilical, sugerindo que essa característica no espectrograma umbilical pudesse possibilitar a identificação de casos graves, com risco de morte fetal.

Rochelson *et al.*, em 1987,[10] destacam a importância da ausência do fluxo diastólico final na dopplervelocimetria da artéria umbilical. Estes autores detectaram a alteração em 15 de 128 gestantes de alto risco, relatando mortalidade fetal de 33% e mortalidade perinatal de 53% (50% das mortes perinatais estavam associadas a anomalias congênitas letais).

Apesar de elevados índices de mortalidade fetal e neonatal associados ao diagnóstico de DZ, os estudos mais recentes, com casuísticas maiores, demonstram que a indicação da resolução da gestação deve ser criteriosa, ponderando-se sempre os riscos da prematuridade extrema e as seqüelas da asfixia intra-uterina. Além disso, as anomalias fetais, uma associação comum, devem ser atentamente pesquisadas.[4,11]

INCIDÊNCIA

A incidência da diástole zero (DZ) ou reversa (DR) na população em geral é baixa, sendo que Johnstone *et al.*, em 1988,[12] não descrevem nenhum caso num grupo de 160 gestantes sem complicações. Nas pacientes que apresentam gravidez de alto risco, a incidência de DZ ou DR varia entre 1% e 34%, de acordo com os diferentes critérios de inclusão utilizados.[6] No Setor de Avaliação da Vitalidade Fetal de um hospital universitário de São Paulo, no período de janeiro de 1992 a junho de 1999, foram avaliadas 6.251 gestações de alto risco e, entre estas, 225 casos de DZ ou DR foram diagnosticados, a partir da 20ª semana de gestação, resultando na incidência de 3,6%. Nove casos (4,0%) estavam associados ao diagnóstico de anomalias fetais e em 12 casos (5,3%) ao diagnóstico de gemelidade.[4]

No início da gestação, a ausência de fluxo diastólico na artéria umbilical é usualmente relatada, às vezes, até 15 semanas,[13] quando quase a totalidade das gestações normais exibe fluxo diastólico. Portanto, no primeiro trimestre, esse achado não tem relevância e não deve ser associado a qualquer patologia fetal ou placentária.

FISIOPATOLOGIA

As DZ ou DR correspondem às alterações de maior gravidade observadas na dopplervelocimetria das artérias umbilicais e, freqüentemente, acompanham quadros clínicos maternos muito graves. O aumento da resistência vascular placentária, secundária ao desenvolvimento inadequado do sistema viloso terciário, e a obliteração ou redução do número das pequenas arteríolas dos troncos vilosos são os fatores determinantes da redução do fluxo diastólico final da artéria umbilical.

Assim, o comprometimento da microcirculação nas vilosidades terciárias, seja por lesões obliterativas, seja pela diminuição da angiogênese, constitui o substrato fisiopatológico da DZ ou da DR. Giles *et al.*, em 1985,[14] e McCowan *et al.*, em 1987,[15] demonstraram que a redução do fluxo diastólico na dopplervelocimetria das artérias umbilicais está relacionada a lesões vasculares placentárias, caracterizadas pela obliteração das pequenas arteríolas do sistema viloso terciário. Arabin *et al.*, em 1988,[16] analisando 27 placentas de gestações com DZ, observaram placentas pequenas para a idade gestacional, fibrose vilosa e depósitos de microfibrina, evidenciando redução na capacidade de perfusão placentária. Miyadahira *et al.*, em 1998,[17] em casuística em um grande hospital universitário, observaram alta incidência de infartos vilosos em placentas de pacientes com DZ ou DR.

Thompson e Trudinger, em 1990,[18] em estudos com ovelhas, utilizando modelo matemático e embolização da circulação placentária, observaram que a obstrução de 90% dos vasos de troncos vilosos estava relacionada com o desaparecimento do fluxo diastólico final na artéria umbilical.

DIFERENÇA ENTRE DZ E DR

Essas duas alterações sonográficas não devem ser interpretadas como entidades diferentes, mas sim evolutivas e sinalizadoras de distintos níveis de gravidade. A propósito, a gravidade da insuficiência placentária com ausência de velocidade de fluxo no final da diástole (DZ) pode ser avaliada de duas formas distintas:

1. Pelo cálculo do índice de pulsatilidade.
2. Pela verificação da presença de fluxo reverso (DR) durante o período diastólico.

Fica evidente que índices de pulsatilidade elevados e a presença de DR constituem fatores prognósticos negativos. Por isso, pacientes com fluxo diastólico reverso no espectrograma das artérias umbilicais apresentam mortalidade perinatal muito elevada, freqüentemente superior à da DZ.

Brar e Platt, em 1988,[19] foram os primeiros a ressaltarem a gravidade da DR na artéria umbilical, relatando 33% de natimortalidade e 17,6% de óbitos neonatais. Karsdorp *et al.*, em 1994,[20] em estudo multicêntrico envolvendo nove centros europeus, analisaram os resultados perinatais em 178 gestantes com DZ e 67 com DR e observaram mortalidade perinatal nos casos com DZ de 41% e na DR de 75%.

Em casuística de um hospital universitário de São Paulo, dos 204 casos de DZ ou DR em gestações simples sem anomalias fetais, 47 casos (23,0%) apresentavam DR. A mortalidade perinatal na DZ foi de 27,4% (43 casos) e na DR de 63,8% (30 casos).[21]

Por esses dados, pode-se perceber que a DR está relacionada a um resultado perinatal catastrófico, com mortalidade e morbidade perinatais extremamente elevadas e, por isso, uma conduta mais agressiva pode ser recomendada.[22,23]

DIAGNÓSTICO DA DIÁSTOLE ZERO OU REVERSA

Técnica de insonação

O Doppler *triplex*, com o recurso do mapeamento colorido de fluxo, permite a escolha do melhor local para o estudo do fluxo nos diversos vasos, devido à possibilidade do reconhecimento visual do trajeto dos mesmos. Na execução da dopplervelocimetria das artérias umbilicais, inicialmente, é obtido o espectrograma em alça livre de cordão. Quando são evidenciadas anormalidades em seus resultados, procura-se insonar a artéria umbilical na porção próxima à inserção placentária. A análise nesse segmento exclui a resistência vascular intrínseca das artérias umbilicais, possibilitando um diagnóstico de alterações de acentuada gravidade com maior regularidade e acurácia.

A ausência de fluxo diastólico final na dopplervelocimetria das artérias umbilicais analisadas próximo à inserção placentária caracteriza o diagnóstico de DZ, e a ocorrência de fluxo reverso nesse local caracteriza a DR. Não obstante essa definição, a ausência de fluxo diastólico em qualquer segmento do cordão deve ser sempre considerado de relevo (Fig. 29-2).

Posicionamento da paciente e atividade fetal

Os exames devem ser realizados com a paciente em posição semi-sentada, ou com o dorso elevado. Os dados sonográficos dos vasos analisados são obtidos com as imagens congeladas durante a inatividade motora fetal e em períodos de apnéia.

Filtros e número de espectrogramas analisados

Devem ser utilizados filtros de baixa freqüência (50 hertz) e analisados três a cinco espectrogramas, com ondas uniformes e ângulo de incidência inferior a 60°, pois ângulos maiores resultam em espectrogramas de amplitude baixa dificultando sua interpretação. É importante também realizar a insonação das duas artérias, pois, eventualmente, podemos encontrar resultados díspares entre elas.

Doenças associadas

Yamamoto *et al.*, 1999, estudando uma casuística de 1992 a 1999, em relação às intercorrências clínicas e obstétricas associadas ao diagnóstico de DZ ou DR, as síndromes hipertensivas foram as mais freqüentes, ocorrendo em 161 casos (78,9%).[4] Deste total de pacientes hipertensas, a distribuição de acordo com o tipo de hipertensão foi a seguinte:

- 75 casos de hipertensão arterial crônica (46,6%).
- 48 casos de pré-eclâmpsia (29,8%).
- 28 casos de toxemia superajuntada (17,4%).
- 6 casos de eclâmpsia (3,7%).
- 4 casos de síndrome HELLP (2,5%).

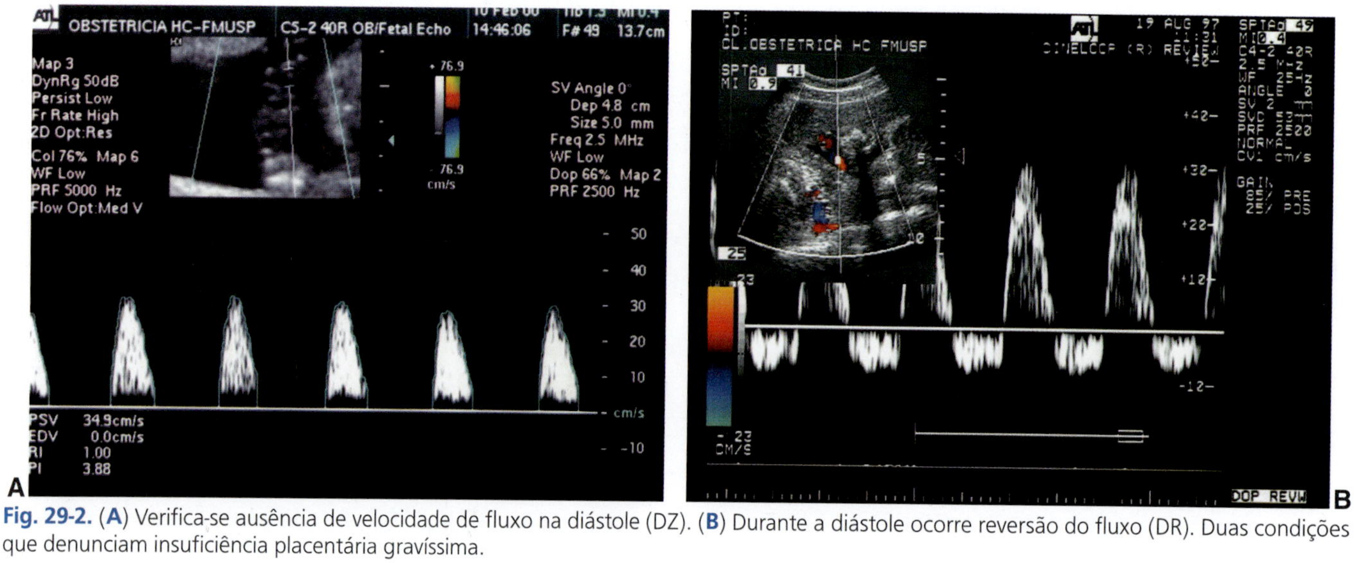

Fig. 29-2. (**A**) Verifica-se ausência de velocidade de fluxo na diástole (DZ). (**B**) Durante a diástole ocorre reversão do fluxo (DR). Duas condições que denunciam insuficiência placentária gravíssima.

A segunda intercorrência mais freqüente foi a RCF, em 35 casos (21,7%), seguido pelo diabetes em 18 casos (11,2%) e as cardiopatias em 16 casos (9,9%).

Vale lembrar que as gestantes com antecedentes obstétricos de natimortos também representam um grupo de extrema importância quanto ao risco de insuficiência placentária grave, devendo ser avaliadas por meio do estudo dopplervelocimétrico das artérias umbilicais a fim de se estabelecer precocemente a presença de alterações placentárias.

Avaliação da hemodinâmica fetal – perfil hemodinâmico fetal

A detecção precoce das alterações hemodinâmicas da circulação fetal é de fundamental importância, pois refletem os mecanismos de adaptação do concepto frente ao comprometimento da sua oxigenação. Durante o processo de hipoxemia fetal, ocorrem alterações na circulação fetal com redistribuição do débito cardíaco, cujo resultado é o fornecimento de maior fluxo sanguíneo para órgãos nobres (território cerebral e coronariano) em detrimento de outros órgãos como os rins, pulmões e trato gastrointestinal. Esse processo, também conhecido como centralização da circulação fetal ou *brain sparing effect*, pode ser diagnosticado por meio do perfil hemodinâmico fetal, observando-se aumento da velocidade diastólica no fluxo sanguíneo das artérias cerebrais, conseqüente à vasodilatação desse território (Fig. 29-3).

A alteração hemodinâmica corresponde à primeira adaptação provocada pela hipoxemia fetal. A avaliação do fluxo sanguíneo na aorta fetal permite estudar a resistência vascular periférica fetal, quando os mecanismos de redistribuição da circulação fetal promovem vasoconstrição das regiões periféricas.

O **sistema venoso** também deve ser avaliado nesses casos. Na fase inicial da hipoxemia fetal, inicialmente ocorre aumento do fluxo no ducto venoso, promovendo maior aporte de sangue para a oxigenação cerebral e cardíaca.[24,25] Enquanto a centralização mantém a capacidade de compensar a oxigenação do sistema nervoso central, as atividades biofísicas permanecem inalteradas. Com o agravamento da hipoxemia, a vasoconstricção periférica se intensifica elevando a resistência vascular periférica. Esse fato acarreta ainda elevação na pressão diastólica final nas câmaras direitas do coração fetal que se reflete na veia cava inferior e no ducto venoso, ocorrendo diminuição do fluxo de retorno ao coração, durante a contração atrial.[26] Nos casos graves pode ser observado fluxo reverso no espectrograma do ducto venoso durante a contração atrial (Fig. 29-4).

Com a exaustão dos mecanismos compensatórios, os sinais de sofrimento fetal agudo são evidentes, com alterações importantes na cardiotocografia e no perfil biofísico fetal.[27] A contração atrial, responsável pela diminuição acentuada da velocidade de retorno sanguíneo para o coração (onda A), repercute a distância, determinando o aparecimento da pulsação da veia umbilical, no espectrograma do cordão umbilical (Fig. 29-5).

Avaliação da intensidade do comprometimento hipoxêmico fetal

Nos casos de insuficiência placentária de extrema gravidade tal como ocorre nos casos de DZ ou DR, a identificação do estágio hemodinâmico da resposta fetal à hipoxia é muito valioso. O fenômeno da **centralização** da circulação fetal é freqüente nos referidos casos, por ser uma resposta precoce no mecanismo de adaptação fetal.

A avaliação dopplervelocimétrica do **ducto venoso** vem apresentando bons resultados pois se relacionou à acidemia fetal nesses casos, expressando com maior acurácia o comprometimento da oxigenação do feto. Esta relação foi tão significativa que possibilitou a confecção de **curva de probabilidade de acidemia no nascimento**[28,29] de acordo com os valores do índice de pulsatilidade para veias (IPV) do ducto venoso (Fig. 29-6).

A magnífica utilidade deste gráfico prognóstico evidencia a necessidade de avaliação metódica da hemodinâmica fetal em gestações com DZ ou DR, porque enriquece sobremaneira a discussão dos casos quando se pretende eleger o momento mais oportuno para a resolução destas gestações.

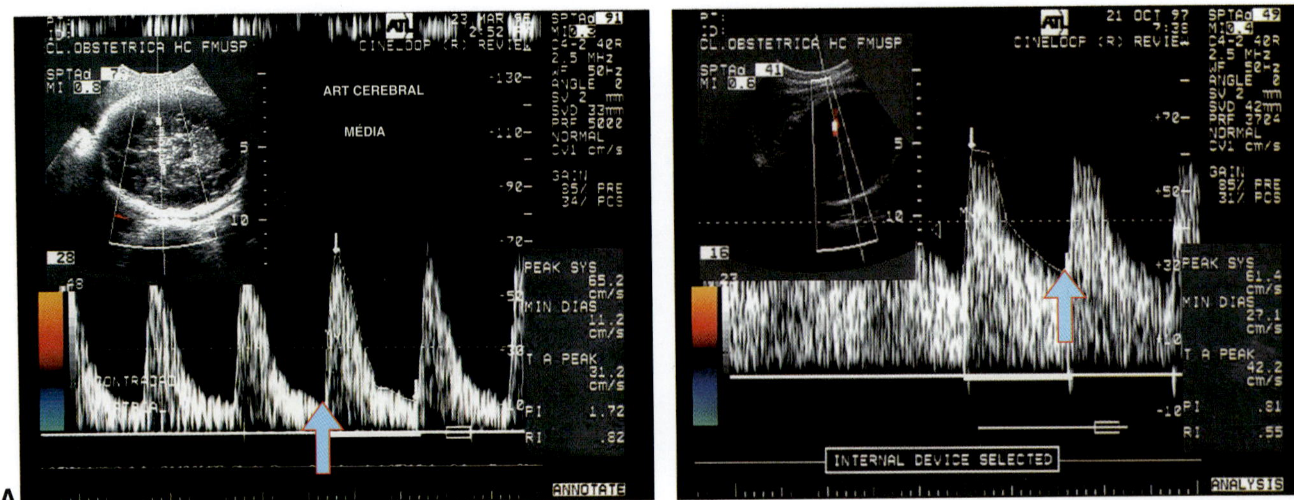

A B

Fig. 29-3. Espectrogramas da artéria cerebral média. (**A**) Aspecto normal. (**B**) Verifica-se velocidade diastólica aumentada, tipificando a centralização da circulação fetal.

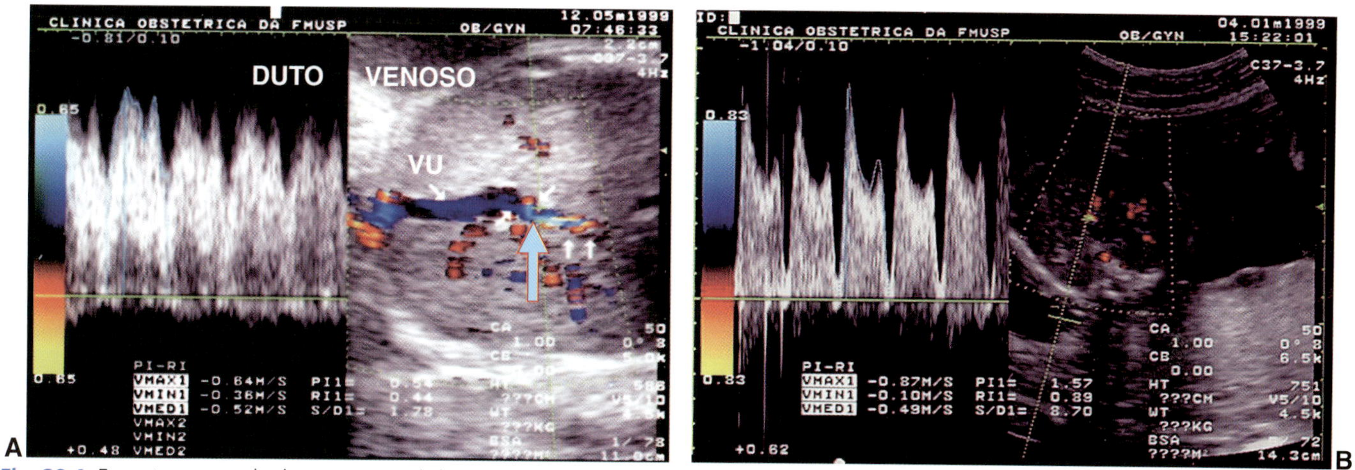

Fig. 29-4. Espectrograma de ducto venoso. (A) Sonograma normal, observar onda a com alto fluxo. (B) Aspecto anormal, com onda apresentando velocidade de fluxo muito reduzido.

Peso fetal estimado e prognóstico neonatal

O risco para o óbito perinatal relaciona-se principalmente ao peso do RN e à idade gestacional no nascimento, principalmente para aqueles com peso inferior a 1.000 g ou abaixo da 31ª semana de gestação. Esta correlação estreita permitiu a elaboração de uma curva de probabilidade para o óbito perinatal de acordo com o peso do RN (Fig. 29-7), facilitando a interpretação do risco de óbito de acordo com o peso estimado do feto, nas gestações que cursam com DZ ou DR.[30]

CONDUTA ASSISTENCIAL

Diante de gestantes com DZ, preconiza-se a orientação demonstrada no organograma da Fig. 29-8.

1. **Internação da paciente após o diagnóstico**: para repouso, controle clínico, realização de ultra-sonografia morfológica e avaliação rigorosa da vitalidade fetal. Na presença de anomalias fetais, a conduta vincula-se às particularidades da malformação diagnosticada. O controle da doença materna deve ser sempre rigoroso, destacando-se a terapêutica anti-hipertensiva, fundamental para o avanço da gestação.
2. **Entre 20 e 26 semanas de idade gestacional**: a dopplervelocimetria e o índice do líquido amniótico (ILA) são realizados duas a três vezes por semana, por interesse acadêmico. A partir de 26 semanas realiza-se a cardiotocografia (CTG), perfil biofísico fetal (PBF), ILA e o perfil hemodinâmico fetal diariamente. A resolução da gestação é considerada possível nos casos em que a idade gestacional for superior a 26 semanas e o peso fetal estimado a partir de 500 g.
3. **A partir de 28 semanas de gestação**: a avaliação da vitalidade fetal é de fundamental importância. Quando esta se apresentar alterada, caracterizada pela ocorrência de desacelerações tardias na CTG ou, PBF inferior a 6 ou ILA inferior a 3,0, é indicada resolução da gestação. Quando a vitalidade fetal estiver preservada, é indicada a avaliação da maturidade fetal por meio da análise do LA colhido por amniocentese.

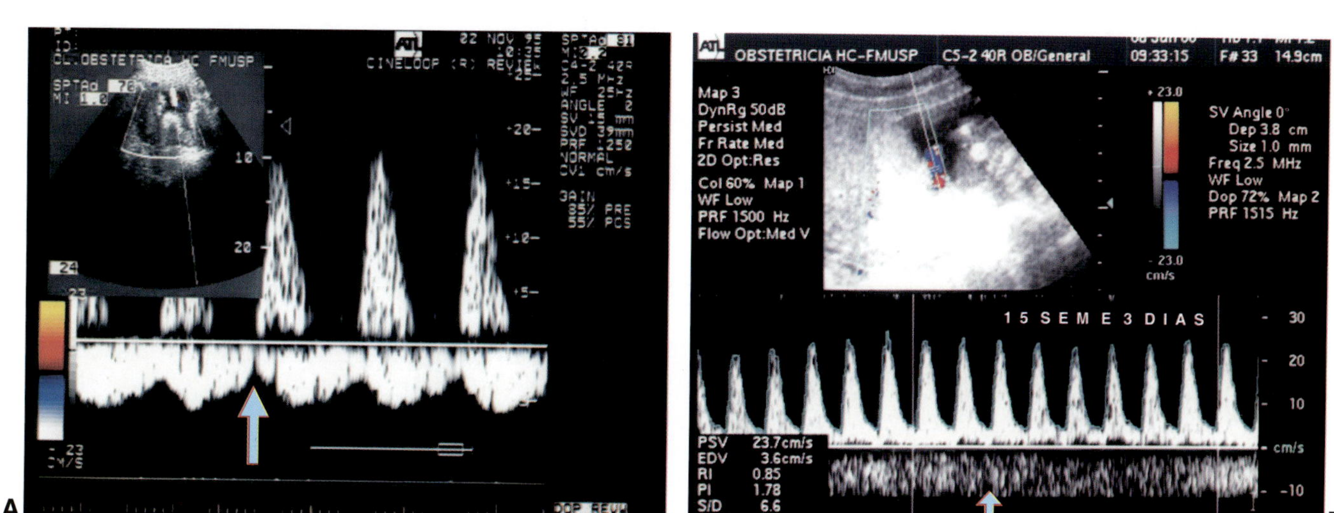

Fig. 29-5. Velocidade de fluxo na veia umbilical. (A) Situação de extrema gravidade, velocidade pulsátil em gestação com 35 semanas. (B) Aspecto normal, velocidade de fluxo contínuo, sem pulsações.

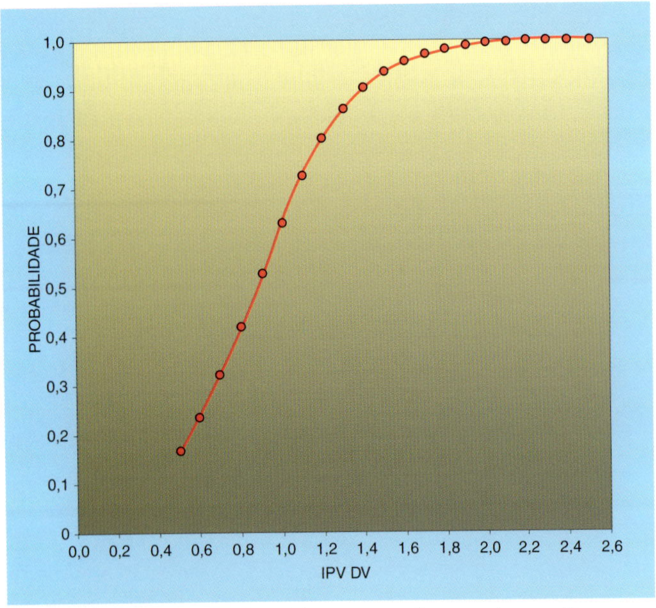

Fig. 29-6. Probabilidade de acidose no nascimento de acordo com o índice de pulsatilidade para veias (IPV) do ducto venoso (DV) em casos de diástole zero ou reversa à dopplervelocimetria das artérias umbilicais.

Quando as provas indicarem maturidade plena ou intermediária (teste de Clements positivo no mínimo até o segundo tubo e índice citolipídico superior a 5%), é optado pela resolução da gestação. Nos fetos imaturos, preconiza-se o repouso da paciente e a vigilância fetal intensiva, pela realização diária da cardiotocografia, por no mínimo 30 minutos, acompanhado da avaliação do PBF e do ILA. O perfil hemodinâmico fetal é realizado com intervalos de 24 a 72 horas e a maturidade é reavaliada em 7 a 14 dias. Quando apresentar DR ou alteração importante no IPV do DV (valor acima de 1,0), deve-se discutir o uso de corticosteróides e resolução da gestação.

4. **A conduta resolutiva**: é adotada também em doenças maternas graves, de difícil controle clínico e em gestações com 34 semanas em diante.

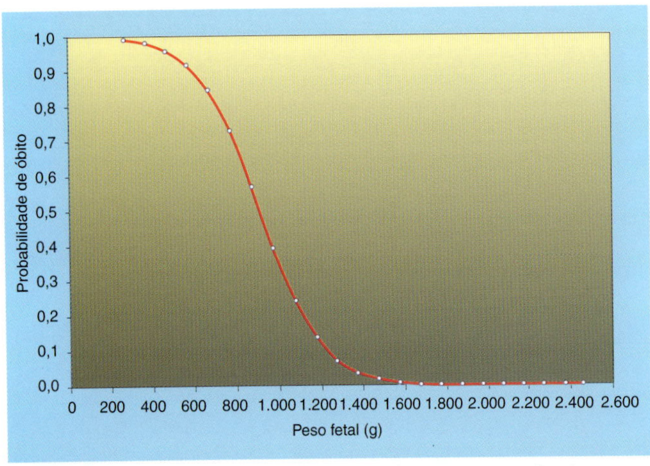

Fig. 29-7. Probabilidade de óbito de acordo com o peso fetal em casos de DZ e DR.

O momento da interrupção da gestação

A eleição do momento oportuno para a resolução da gestação representa o maior desafio após o diagnóstico da DZ ou DR, particularmente crítica no final do segundo e início do terceiro trimestres da gestação. As condutas clínicas e obstétricas, geralmente, são guiadas pelos protocolos assistenciais, porém, ações personalizadas são as mais utilizadas, fundadas sob o manto de todas as informações obtidas sobre a condição fetal e sobre o quadro clínico materno, pois se trata de gestações de máxima gravidade no que concerne à função placentária.[4,21]

Doença materna grave

Nas diversas doenças maternas que evoluem com gravidade extrema ou são instáveis e incontroláveis, isoladamente indicam conduta intervencionista e resolutiva (por exemplo: iminência de eclâmpsia, síndrome HELLP, alguns casos de cardiopatia grave cianótica etc.).

Maturidade fetal

Conforme o previsto no protocolo, quando as provas de maturidade fetal demonstrarem maturidade intermediária ou plena a conduta obstétrica ativa independe dos resultados da avaliação de outras variáveis.

Peso estimado e a idade gestacional

O peso estimado e a idade gestacional influenciam diretamente na conduta a ser adotada. São variáveis de extrema importância no delineamento do prognóstico do RN, que também está diretamente vinculado à eficiência da assistência intensiva neonatal. A mortalidade nos casos com idade gestacional inferior a 28 semanas e para RN com peso inferior a 750 g é muito elevada. Uma conduta obstétrica conservadora, às vezes, é a mais conveniente.

Em análise de 204 casos, Yamamoto *et al.*, 2000,[31] verificam sobrevida neonatal conforme a idade gestacional:

- *Idade gestacional < 28 semanas*: apenas 6,06% de sobrevida.
- *Entre 28 e 30 semanas*: 48,39%.
- *De 31 semanas em diante*: 90,82%.

Verifica-se, portanto, a importância de se prorrogar a interrupção da gestação, mesmo considerando-se estreita diferença de idade gestacional, a sobrevida é muito diferente.

Entretanto, muitas vezes, mesmo cientes de que a mortalidade neonatal ocorre na quase totalidade desses casos, quando a morte do concepto é iminente, a resolução da gestação pode ser inevitável. Nessa eventualidade é muito importante introduzir em pauta uma discussão com a gestante/casal sobre os riscos e os benefícios do procedimento, deixando muito claro as expectativas de sobrevida do recém-nascido e principalmente o prognóstico da qualidade de vida desse indivíduo. Vale lembrar que a autonomia da paciente ou do casal é por eles exercida quando são adequadamente informados. Nessa vertente, a curva de probabilidade de ocorrência de acidemia (IPV do DV)[28] e de óbito pela estimativa do peso fetal[30] é muito útil para melhor fomentar a discussão e, conseqüentemente, advir uma decisão mais segura.

Avaliação das variáveis biofísicas

Enquanto as condições hemodinâmicas e biofísicas fetais permitirem o prolongamento da gestação, com segurança, é recomendável se aguardar momentos mais oportunos, nos quais o peso e a idade gestacional não proporcionem risco tão elevado de prejuízos ao RN. É muito discutível a adoção de qualquer tipo de randomização prospectiva para o seguimento e conduta nessas pacientes, principalmente em virtude da extrema gravidade dos casos e do elevado risco para a perda do concepto.

Evolução da DZ para DR

Nos casos de DZ em seguimento, quando se observa a evolução para DR (Fig. 29-8) sinaliza piora da função placentária com iminência de óbito do concepto. Nesses casos, a resolução parece ser a atitude mais correta, respeitadas as condições fetais mínimas para a interrupção da gravidez.

Papel do ducto venoso e pulsação da veia umbilical

Como foi frisado anteriormente, existem possibilidades de se calcular a probabilidade de ocorrência de acidemia no nascimento quando se disponibiliza do valor do IPV do DV.[28,29] Portanto, é plausível se aceitar a indicação da interrupção da gestação quando esse índice estiver muito alterado (> 1,0). A pulsação da veia umbilical, por seu turno, indica condição extremamente grave de sofrimento fetal, sendo considerada uma expressão da insuficiência cardíaca congestiva do feto por mecanismo hipoxêmico grave. Na experiência de Rizzo *et al.*, 1995, a ocorrência de acidemia foi de 90,8%.[32]

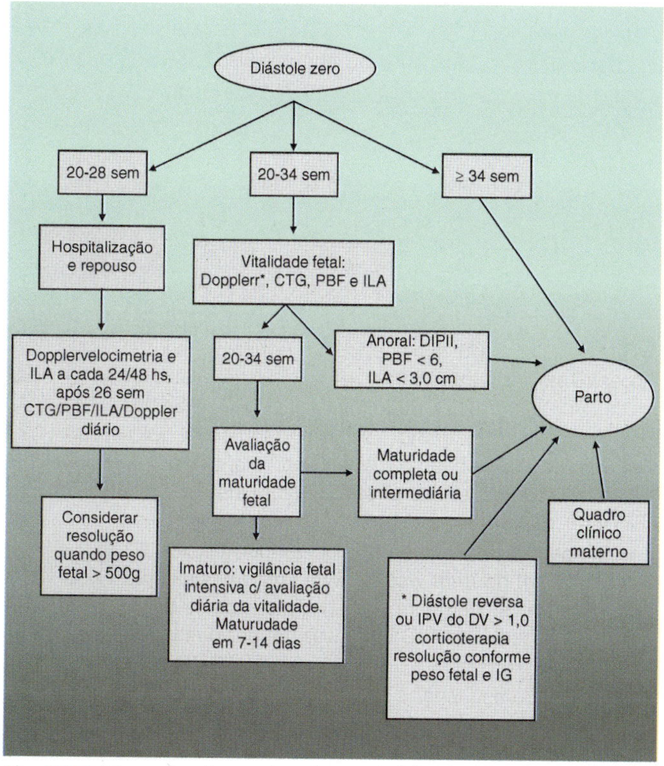

Fig. 29-8. Diagrama de conduta frente à diástole zero.

Portanto, nos casos de DZ ou DR é imprescindível rigorosa monitoração da vitalidade fetal por meio de todos os exames disponíveis visando evitar o diagnóstico tardio do sofrimento fetal. Em alguns casos, o controle do bem-estar fetal permite que fetos extremamente prematuros e até mesmo inviáveis possam ser acompanhados até por períodos prolongados, propiciando o nascimento de recém-nascido viável e em melhores condições de maturidade. Nesse aspecto, o perfil hemodinâmico fetal representa um papel fundamental porque pode fornecer valiosas informações com respeito ao prognóstico da gestação, auxiliando na determinação do momento mais oportuno de resolução das gestações com DZ ou até DR.

CONCLUSÃO

É oportuno reiterar que, de um lado, a dopplervelocimetria prognostica, por meio da avaliação circulatória dos diversos territórios fetais, arterial e venoso, a intensidade dos prejuízos hipoxêmicos porque estes são os fatores moduladores da resposta hemodinâmica. Por outro lado, os exames que avaliam as atividades biofísicas fornecem indicadores também muito importantes porque individualizam a resposta biológica de cada feto, nos mais distintos estágios hemodinâmicos. Tal fato se deve ao envolvimento de múltiplas variáveis maternas, nem sempre conhecidas, e esta individualidade no comportamento biológico fetal deve ser respeitada enquanto os interesses de se prolongar a gravidez sejam vantajosos.

Portanto, o nascimento do concepto, nos casos de insuficiência placentária grave (DZ/DR), deve ocorrer em hospitais estruturados com recursos terciários e quando existe a convicção de riscos relevantes na continuidade da gestação, revelados pela avaliação muito criteriosa de múltiplos parâmetros biofísicos do feto. Com os cuidados embasados em conhecimentos técnicos precisos, um melhor prognóstico pode ser concretizado, com perspectivas de uma boa qualidade de vida ulterior.

REFERÊNCIAS BIBLIOGRÁFICAS

1. Miyadahira S. *Avaliação da função placentária por meio do doppler das artérias umbilicais: relação com os resultados dos exames de avaliação da vitalidade fetal e com os pós-natais*. Tese Livre-Docência. Universidade de São Paulo. São Paulo, 2002.
2. Montenegro CA, Rodrigues Lima J, Lima MLA, Amin Jr J, Rezende J. Dopplerfluxometria em obstetrícia. *J bras Ginec* 1986;96:373-5.
3. Hecher K, Hackeloer BJ. Cardiotocogram compared to Doppler investigation of the fetal circulation in the premature growth-retarded fetus: longitudinal observations. *Ultrasound Obstet Gynecol* 1997;9:152-61.
4. Yamamoto RM, Miyadahira S, Francisco RPV, Steinman DS, Aquino MA, Zugaib M. Conduta obstétrica na diástole zero ou reversa à doppler das artérias umbilicais. *Revista de Ginecologia Obstetrícia* 1999;10:35-39.
5. Neilson JP, Alfirevic Z. *Doppler ultrasound for fetal assessment in high risk pregnancies (Cochrane Review)*. The Cochrane Library, 2001.
6. Farine D, Ryan G, Kelly EN, Morrow RJ, Laskin C, Ritchie JW. Absent end-diastolic flow velocity waveforms in the umbilical artery: the subsequent pregnancy. *Am J Obstet Gynecol* 1993;168:637-40.

7. Miyadahira S, Yamamoto RM, Francisco RPV, Kondo MM, Zugaib M. Mortalidade neonatal em gestantes com diástole zero ou diástole reversa na doppler da artéria umbilical de acordo com a maturidade fetal avaliada através da análise do líquido amniótico. *RBGO* (Resumo) 1997;19:53.
8. McCallum WD;Williams CS, Napel S, Daigle RE. Fetal blood velocity waveforms. *Am J Obstet Gynecol* 1978;15:425-9.
9. Fitzgerald SB, Drumm JE, Duignan NM. The assessment of the feto-placental circulation with continuous wave Doppler ultrasound. *Ultrasound Med Biol* 1984;10:371-6.
10. Rochelson B, Schulman H, Farmakides G *et al*. The significance of absent end-diastolic velocity in umbilical artery velocity waveforms. *Am J Obstet Gynecol* 1987;156:1213-8.
11. Forouzan I. Absence of end-diastolic flow velocity in the umbilical artery: a review. *Obstet Gynecol Surv* 1995;50:219-27.
12. Johnstone FD, Haddad NG, Hoskins P, McDicken W, Chambers S, Muir B. Umbilical artery Doppler flow velocity waveform: the outcome of pregnancies with absent end diastolic flow. *Eur J Obstet Gynecol Reprod Biol* 1988;28:171-8.
13. Maulik D. Basic principles of Doppler ultrasound as applied in Obstetrics. *Clin Obstet Gynaecol* 1989;32:628-44.
14. Giles WB, Trudinger BJ, Baird P. Fetal umbilical artery flow waveforms and placental resistance: pathological correlation. *Br J Obstet Gynaecol* 1985;92:31-8.
15. McCowan LM, Mullen BM, Ritchie K. Umbilical artery flow velocity waveforms and the placental vascular bed. *Am J Obstet Gynecol* 1987;157:900-2.
16. Arabin B, Siebert M, Jimenez E, Saling E. Obstetrical characteristics of a loss of end-diastolic velocities in the fetal aorta and/or umbilical artery using Doppler ultrasound. *Gynecol Obstet Invest* 1988;25:173-80.
17. Miyadahira S, Yamamoto RM, Francisco RPV, Steinman DS, Schultz R, Zugaib M. Placental characteristics in pregnancies with absent or reversed end-diastolic velocity flow in the umbilical artery. *Ultrasound in Obstetrics and Gynecology* (Abstract) 1998;12:159.
18. Thompson RS, Trudinger BJ. Doppler waveform pulsatility index and resistance, pressure and flow in the umbilical placental circulation: an investigation using a mathematical model. *Ultrasound Med Biol* 1990;16:449-58.
19. Brar HS, Platt LD, DeVore GR, Horenstein J, Medearis AL. Qualitative assessment of maternal uterine and fetal umbilical artery blood flow and resistance in laboring patients by Dopplervelocimetry. *Am J Obstet Gynecol* 1988;158:952-6.
20. Karsdorp VH, van Vugt JM, van Geijn HP *et al*. Clinical significance of absent or reversed end diastolic velocity waveforms in umbilical artery. *Lancet* 1994;344:1664-8.
21. Francisco RP, Nomura RM, Miyadahira S, Zugaib M. [Absent or reversed diastole to umbilical arteries doppler flow velocities]. *Rev Assoc Med Bras* 2001;47:30-6.
22. Baracchini JAA, Mauad Filho F, Wagner A *et al*. Significado clínico da diástole zero ou reversa detectada pela dopplermetria na artéria umbilical do feto. *Rev Imagem* 1994;16:25.
23. Mauad Filho F, Baracchini JAA, Wagner A. Conduta clínica frente à diástole zero detectada pela doppler na artéria umbilical do feto. GO 1993;6:72-6.
24. Kiserud T, Eik-Nes SH, Blaas HG, Hellevik LR. Ultrasonographic velocimetry of the fetal ductus venosus. *Lancet* 1991;338:1412-4.
25. Edelstone DI, Rudolph AM. Preferential streaming of ductus venosus blood to the brain and heart in fetal lambs. *Am J Physiol* 1979;237:H724-9.
26. Hecher K, Campbell S, Doyle P, Harrington K, Nicolaides K. Assessment of fetal compromise by Doppler ultrasound investigation of the fetal circulation. Arterial, intracardiac, and venous blood flow velocity studies. *Circulation* 1995;91:129-38.
27. Montenegro CA, Rezende Filho J, Silva LGP. Centralização fetal. *Femina* 1994;22:203-215.
28. Francisco RPV. *Predição da acidose no nascimento em gestações com diástole zero ou reversa na doppler das artérias umbilicais*. Departamento de Obstetrícia e Ginecologia da Faculdade de Medicina. Dissertação. Universidade de São Paulo. São Paulo, 1998.
29. Francisco RPV. *Predição de valores de pH e de déficit de bases no nascimento em gestações com diástole zero ou reversa à doppler das artérias umbilicais*. Departamento de Obstetrícia e Ginecologia. Tese Doutorado. Universidade de São Paulo. São Paulo, 2002.
30. Steinman DS, Miyadahira S, Yamamoto RM, Francisco RPV, Zugaib M. Perinatal outcome in 104 pregnancies complicated by hipertension and absent or reversed end-diastolic velocity flow in the umbilical artery. *Ultrasound in Obstetrics and Gynecology* (Abstract) 1998;12:176.
31. Yamamoto RM, Francisco RPV, Miyadahira S, Chuba CC, Zugaib M. Fatores prognósticos para o óbito perinatal em gestações com diástole zero ou reversa na doppler das artérias umbilicais. *RBGO* 2000;22:353-63.
32. Rizzo G, Capponi A, Soregaroli M, Arduini D, Romanini C. Umbilical vein pulsations and acid-base status at cordocentesis in growth-retarded fetuses with absent end-diastolic velocity in umbilical artery. *Biol Neonate* 1995;68:163-8.

CAPÍTULO 30

ECOCARDIOGRAFIA FETAL

Sandra Regina Marques Carvalho

INTRODUÇÃO

O desenvolvimento da ecocardiografia fetal acompanhou a evolução tecnológica das modalidades de ultra-som e atualmente uma acurada avaliação morfológica e funcional do coração e da circulação fetal pode ser realizada ainda em fase precoce da vida intra-uterina.

O estudo ultra-sonográfico do coração fetal iniciou-se em 1970 com a utilização do ecocardiograma unidimensional (Modo M) por Garret e Robson.[7] Este método permitiu a determinação das dimensões das cavidades cardíacas e da aorta, sendo estabelecidos parâmetros de normalidade de acordo com a idade gestacional.

A avaliação morfológica, imprescindível para o diagnóstico anatômico das cardiopatias congênitas, somente foi possível a partir do surgimento do modo bidimensional (Modo B) na década de 80.[1] Através da combinação das duas modalidades Modo M e Modo B, surgiram os primeiros trabalhos sobre o diagnóstico das arritmias cardíacas e o tratamento intra-útero.[16]

Nesta mesma década houve a incorporação do estudo Doppler, nas suas diferentes modalidades, tornando possível à avaliação funcional da circulação fetal através da determinação das velocidades do fluxo sanguíneo nos diferentes segmentos.[27,28]

Recentemente o desenvolvimento de sondas intracavitárias e transdutores de alta freqüência tem permitido a avaliação cardíaca fetal, por via transvaginal, a partir do primeiro trimestre.[10,11]

No período entre a sexta e a 10ª semana de gestação, a freqüência, a área cardíaca assim como a observação da posição do coração em relação aos outros órgãos pode ser avaliada pelo ultra-som. Entre a 10ª e a 16ª semana avaliações iniciais da estrutura e função cardíacas são realizadas em situações especiais quando há suspeita de cardiopatia e/ou cromossomopatia. Esta avaliação inicial não é completa devido ao pequeno tamanho do coração e a existência de patologias que somente aparecem mais tardiamente.[13]

INCIDÊNCIAS DAS CARDIOPATIAS CONGÊNITAS

As cardiopatias congênitas apresentam incidência de aproximadamente 8:1.000 recém-nascidos vivos, constituindo as malformações congênitas mais freqüentes. Esta incidência é seis vezes maior que as anomalias cromossômicas e quatro vezes maior que as anomalias do tubo neural.[8]

As cardiopatias maiores (malformação complexa do coração e/ou grandes artérias) incidem em aproximadamente 4:1.000 neonatos e representam 50% das causas de óbito neste período.[8,35] As malformações complexas requerem procedimentos especiais como cateterismo ou cirurgia cardíaca no período compreendido entre as primeiras horas e o sexto mês de vida devido à elevada mortalidade da história natural.[14]

A ecocardiografia fetal tem como objetivo o diagnóstico das cardiopatias congênitas permitindo a orientação familiar. A elaboração em conjunto com uma equipe multidisciplinar (genética, obstetrícia, cardiologia pediátrica, hemodinâmica e cirurgia cardíaca) de um prognóstico e a programação de tratamento especializado tem a finalidade de melhorar a assistência e reduzir a morbidade e a mortalidade no período pré e pós-natal.[2,14]

ECOCARDIOGRAMA FETAL – INDICAÇÕES

As principais indicações para o estudo ecocardiográfico fetal, resumidas no Quadro 30-1, estão relacionadas à presença de fatores de risco maternos, genéticos e fetais.

A história familiar de cardiopatia congênita constitui indicação devido ao risco de reincidência de 2% a 3% no caso de um filho portador e de aproximadamente 10% na presença de dois filhos portadores de malformação cardíaca congênita (Quadro 30-2).[26] A existência de cardiopatia congênita nos pais também

Quadro 30-1 Indicações freqüentes do ecocardiograma fetal

- História familiar de cardiopatia congênita
- Doenças maternas (diabetes, colagenoses, fenilcetonúria)
- Exposição a teratógenos (drogas, infecção)
- Arritmia cardíaca
- Hidropsia
- Poli/oligoâmnio
- Alteração cardíaca ao ultra-som
- Alteração extracardíaca ao ultra-som

Quadro 30-2 Riscos de reincidência de defeito cardíaco congênito em familiares em primeiro grau

Defeitos	Risco de reincidência (%)	
	1 Familiar	2 Familiares
Fibroelastose	4	12
Comunicação interventricular	3	10
Persistência do canal arterial	3	10
Canal atrioventricular comum	3	10
Comunicação interatrial	2,5	8
Tetralogia de Fallot	2,5	8
Estenose pulmonar	2	6
Coarctação de aorta	2	6
Estenose aórtica	2	6
Hipoplasia do coração esquerdo	2	6
Transposição dos grandes vasos	1,5	5
Atresia tricúspide	1	3
Anomalia de Ebstein	1	3
Truncus arteriosus	1	3
Atresia pulmonar	1	3

aumenta o risco de reincidência, sendo este maior quando é a mãe a afetada (Quadro 30-3).[25]

Fetos de mães diabéticas apresentam três a cinco vezes maior risco de cardiopatia congênita em comparação a gestantes não diabéticas. O metabolismo anormal da glicose causa alterações na organogênese originando cardiopatias estruturais como transposição das grandes artérias, coarctação da aorta e comunicação interventricular (Quadro 30-4). A cardiomiopatia hipertrófica, comumente relacionada à macrossomia, constitui a cardiopatia funcional mais freqüente afetando 40% a 75% dos fetos de mães diabéticas. Esta alteração é geralmente reversível no período neonatal e raramente evolui com insuficiência cardíaca.[32,33]

A infecção materna por rubéola no primeiro trimestre é potencialmente teratogênica causando alterações estruturais cardíacas em cerca de 35% dos fetos. Outras infecções virais, principalmente no terceiro trimestre, podem causar miocardite fetal, sendo o vírus coxsáckie o mais comumente referido.

Quadro 30-3 Risco de reincidência de defeitos cardíacos congênitos em filhos de pais acometidos[37]

Defeitos	Risco de reincidência (%)	
	Pai	Mãe
Canal atrioventricular	1	1,4
Coarctação de aorta	2	4
Comunicação interatrial	1,5	4-4,5
Comunicação interventricular	2	6-10
Estenose aórtica	3	13-18
Estenose pulmonar	2	4-6,5
Persistência do canal arterial	2,5	3,5-4
Tetralogia de Fallot	1,5	2,5

Quadro 30-4 Doenças maternas e cardiopatias congênitas

Doença	Freqüência (%)	Cardiopatias
Rubéola	35	Persistência do canal arterial, estenoses de ramos pulmonares
Diabetes	3-5	Transposição dos grandes vasos, coarctação de aorta, comunicação interventricular
Fenilcetonúria	25-50	Tetralogia de Fallot
Colagenose	20-40	Bloqueio atrioventricular total
Epilepsia	1,9	Estenose pulmonar

O lúpus eritematoso sistêmico devido à presença de anticorpos anti-RO causa lesões auto-imunes no sistema de condução cardíaco fetal e origina bloqueio atrioventricular de graus variáveis em cerca de 30% a 60% dos casos.

A epilepsia e a fenilcetonúria materna também constituem fatores de risco para ocorrência de cardiopatia congênita fetal (Quadro 30-4).

Algumas drogas, como o álcool, hidantoína, carbamazepina, lítio, ácido retinóico, talidomida, indometacina, devem ter seu uso interrompido ou estritamente controlado durante gestação devido ao efeito teratogênico sobre o coração fetal (Quadro 30-5).[6]

Os fatores de riscos mencionados correspondem a 10% da etiologia das cardiopatias fetais e o conhecimento destes permite que programas de prevenção possam ser realizados desde a fase pré-concepcional. A recente utilização do acido fólico ministrado na fase pré-concepcional é um exemplo bem sucedido de preven-

Quadro 30-5 Drogas e cardiopatias congênitas

Droga	Freqüência (%)	Cardiopatias
Álcool	25-30	Comunicação interatrial, comunicação interventricular, persistência do canal arterial, tetralogia de Fallot, atresia pulmonar
Hidantoína	2-3	Comunicação interatrial, comunicação interventricular, estenose aórtica, estenose pulmonar, coarctação de aorta
Trimetadiona	15-30	Transposição dos grandes vasos, tetralogia de Fallot, síndrome de hipoplasia do coração esquerdo
Lítio	Raro	Anomalia de Ebstein, comunicação interatrial
Talidomida	> 5	Anomalia troncoconal,
Vitamina A	3,6	Anomalia troncoconal, anomalia do arco aórtico

ção com redução de 40% do risco de anomalias do tubo neural fetal e também tem sido incluído em protocolos de prevenção de cardiopatia.[29]

A presença de um fator de risco conhecido constitui indicação absoluta de estudo ecocardiográfico; entretanto, em 90% dos casos de malformações cardíacas fetais o fator de risco é desconhecido,[2,36] sendo por isto imprescindível a avaliação cardíaca, através dos cortes quatro câmaras e saída das grandes artérias no estudo ultra-sonográfico morfológico. A suspeita de alterações morfológicas ou funcionais cardíacas no estudo ultra-sonográfico representa atualmente a principal indicação da ecocardiografia fetal.[2,15]

Mais recentemente, a presença de outras alterações fetais, como aumento da translucência nucal e alterações do fluxo no ducto venoso, no estudo ultra-sonográfico do primeiro trimestre da gravidez foram associadas à elevada incidência de alterações cromossômicas e cardíacas, constituindo indicação absoluta de estudo ecocardiográfico neste período.[3,10,11]

As malformações extracardíacas ocorrem em 25% dos neonatos com cardiopatia congênita e as anomalias cromossômicas ocorrem em 15% deles (Quadro 30-6).

Devido à elevada incidência das cardiopatias congênitas, todo exame ultra-sonográfico obstétrico deve incluir uma análise do coração e justifica a existência de programas especiais de treinamento em ecocardiografia fetal direcionados para ultra-sonografistas em centros de referência.[15]

CIRCULAÇÃO FETAL

O conhecimento da circulação fetal é fundamental para a compreensão dos fenômenos cardiovasculares fisiológicos e patológicos. Faremos uma descrição sucinta desta circulação, já que uma abordagem minuciosa é realizada em outro capítulo.

Placenta

Entre suas múltiplas funções representa do ponto de vista circulatório um órgão de intercâmbio que permite o aporte de oxigênio, de nutrientes e hormônios da mãe para o feto e a excreção de dióxido de carbono e metabólitos em sentido inverso. O sangue fetal alcança a placenta pelas artérias umbilicais, em número de duas, que atravessam a placa coriônica e terminam nas vilosidades em um leito capilar, retornando no sentido inverso através de uma única veia umbilical.

Circulação fetal

O sangue proveniente da veia umbilical chega ao feto com o máximo teor de oxigênio e cerca de 50% a 60% do volume desta veia, alcança a veia cava inferior via ducto venoso, através do lobo hepático esquerdo, sem entrar na circulação hepática. O restante do fluxo da veia umbilical, 40% a 50%, entra na circulação portal e chega à veia cava inferior através das veias hepáticas. O sangue da veia cava inferior é mais oxigenado que o da cava superior (70% de saturação de oxigênio) e representa cerca de 70% do volume total do retorno venoso. Aproximadamente um terço (34%) do volume sanguíneo que entra no átrio direito através da veia cava inferior passa ao átrio esquerdo através do forame oval. O átrio esquerdo recebe, deste modo, o sangue mais oxigenado proveniente da veia cava inferior e o pequeno volume sanguíneo proveniente das veias pulmonares. Este volume sanguíneo é ejetado pelo ventrículo esquerdo na aorta ascendente e 4% nutre a circulação coronariana, 20% suprem a circulação cerebral e membros superiores, e apenas 10% do volume ejetado pelo ventrículo esquerdo atravessam o istmo aórtico e alcançam a aorta descendente. O restante do sangue proveniente da veia cava inferior se junta ao da veia cava superior (com menor teor de oxigênio) e ao do seio coronário e entra no ventrículo direito através da valva tricúspide, sendo ejetado pelo ventrículo direito na artéria pulmonar. Os pulmões fetais, sem

Quadro 30-6 Anomalias cromossômicas e cardiopatias congênitas

Tipo	*Incidência (%)*	*Cardiopatias*
Trissomia 21	50	Canal atrioventricular comum, comunicação interatrial, comunicação interventricular, persistência do canal arterial, tetralogia de Fallot
Trissomia 18	99	Comunicação interventricular, dupla via de saída do ventrículo direito, persistência do canal arterial
Trissomia 13	90	Comunicação interatrial, comunicação interventricular, persistência do canal arterial
Trissomia 22	75	Estenose pulmonar, comunicação interatrial, comunicação interventricular, persistência do canal arterial, atresia tricúspide
Trissomia 22 (parcial)	50	Drenagem venosa pulmonar anômala, tetralogia de Fallot, comunicação interventricular, atresia tricúspide
Síndrome de Wolf (4p)	60	Comunicação interatrial, comunicação interventricular, persistência do canal arterial, anomalia do arco aórtico
Cri-du-chat (5p)	15	Comunicação interatrial, comunicação interventricular, persistência do canal arterial
XO Turner	40	Coarctação de aorta, estenose aórtica, síndrome de hipoplasia do coração esquerdo
XXY Klinefelter	50	Tetralogia de Fallot, comunicação interventricular, persistência do canal arterial, prolapso valvar mitral

função ventilatória e com alta resistência vascular, recebem aproximadamente 7% a 10% deste volume e os 90% restantes são derivados para aorta descendente através do ducto arterioso ou canal arterial, que apresenta calibre semelhante ao da aorta descendente.

Hemodinâmica da circulação fetal

A interação das três vias – ducto venoso, forame oval e ducto arterioso – presente na circulação fetal desempenha importante papel na distribuição do retorno venoso e débito cardíaco sob condições normais e patológicas.

O ducto venoso tem a função de conduzir diretamente o sangue mais oxigenado da veia umbilical à veia cava inferior para alcançar, preferencialmente, o coração esquerdo através do forame oval e ser distribuído na circulação coronariana e cerebral.

O débito ventricular direito corresponde a dois terços e o débito ventricular esquerdo a um terço do débito cardíaco total do coração fetal. Apesar desta diferença, o tamanho dos ventrículos é praticamente igual, devido à presença do forame oval.

O ducto arterioso apresenta calibre semelhante ao da aorta descendente e direciona cerca de 90% do débito do ventrículo direito para a parte inferior do corpo, permitindo o retorno deste à placenta.[30]

A análise das características das velocidades de fluxos da circulação fetal através do estudo Doppler tem sido objeto de vários estudos e tem demonstrado as características normais de cada segmento, assim como as alterações precoces, tanto na circulação venosa como na circulação arterial fetais.[27,28]

METODOLOGIA DO ECOCARDIOGRAMA FETAL

A abordagem inicial é realizada através do eixo transversal do abdome fetal, com ligeiras inclinações cranial e caudal, observando-se a relação do coração com os demais órgãos e a posição do coração na cavidade torácica.

Para a determinação do *situs atrial* é importante estabelecer a relação espacial dos dois grandes vasos abdominais – aorta e veia cava inferior ou aorta e veia ázigos nos casos de agenesia da veia cava – com a coluna. A aorta diferencia-se da veia cava e da veia ázigos pela morfologia do fluxo ao estudo Doppler.

No *situs solitus* a aorta estará localizada à esquerda e a veia cava inferior à direita em relação à coluna, e no *situs inversus* ocorre o inverso. Nos casos de isomerismo, os dois grandes vasos abdominais encontram-se do mesmo lado – direito ou esquerdo – da coluna vertebral. No "isomerismo direito", a veia cava inferior situa-se anterior à aorta. No isomerismo esquerdo, onde há ausência (agenesia) da veia cava inferior, o vaso anterior é a aorta e o vaso posterior, a veia ázigos.

Para o estudo morfológico do coração e das conexões cardíacas intersegmentárias, é necessária a utilização de cinco planos de cortes do coração: quatro câmaras, eixo longo, eixo curto, arco ductal e arco aórtico.

O corte quatro câmaras (Fig. 30-1) é o mais facilmente obtido e o que oferece maiores informações sobre a anatomia cardíaca:

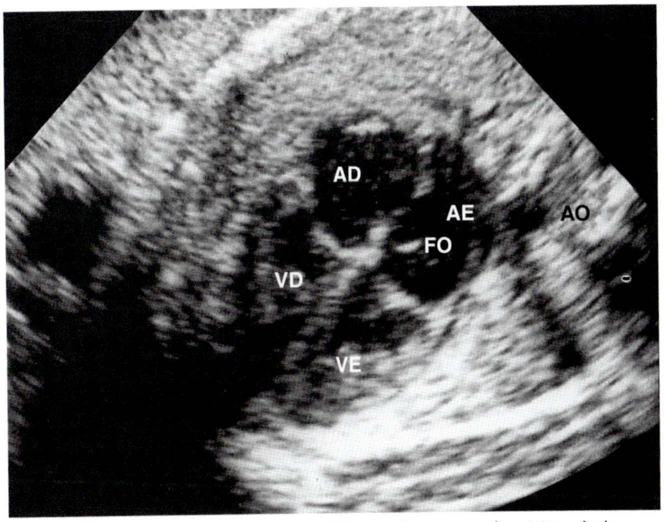

Fig. 30-1. Plano quatro câmaras. AE = átrio esquerdo; AD = átrio direito; VD = ventrículo direito; VE = ventrículo esquerdo; AO = aorta; FO = forame oval.

- O coração ocupa 1/3 do tórax fetal.
- A ponta do coração está orientada para a região anterior do tórax.
- Os átrios são aproximadamente do mesmo tamanho.
- Pode-se observar a abertura do septo interatrial, na região central dos átrios (fossa oval) com uma membrana que se movimenta no interior do átrio esquerdo.
- Os dois ventrículos são aproximadamente do mesmo tamanho.
- O septo interventricular forma juntamente com as valvas mitral e tricúspide a cruz central.
- As valvas atrioventriculares apresentam sempre a mesma disposição espacial, com a valva mitral localizada em uma posição discretamente mais alta ou cefálica que a tricúspide. A localização – direita ou esquerda – das valvas atrioventriculares identifica a disposição espacial dos ventrículos, já que a valva mitral está sempre conectada ao ventrículo esquerdo e a valva tricúspide ao ventrículo direito.
- O ventrículo direito apresenta uma trabeculação mais marcada que o ventrículo esquerdo e possui uma banda muscular na região apical.

No corte longitudinal (Fig. 30-2) podemos observar na região anterior a via de saída do ventrículo direito; por trás desta, o septo interventricular que separa esta cavidade do ventrículo esquerdo. Observa-se também a emergência desde o ventrículo esquerdo da aorta ascendente e a válvula aórtica interposta entre o vaso e a cavidade ventricular. Este plano demonstra a continuidade anatômica mitro-aórtica e desta última valva e da parede anterior da aorta com o septo interventricular. Por trás da aorta, observa-se o átrio esquerdo conectado com o ventrículo esquerdo através da valva mitral.

Para a obtenção do corte eixo curto (Fig. 30-3), a partir do eixo longo faz-se uma rotação do transdutor no sentido sagital do feto. Na parte anterior deste plano, podemos observar a via de saí-

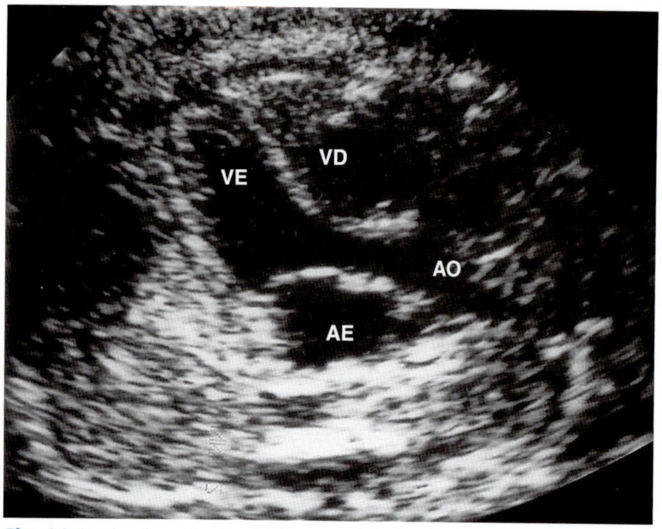

Fig. 30-2. Eixo longitudinal. VD = ventrículo direito; VE = ventrículo esquerdo; AO = aorta ascendente; AE = átrio esquerdo.

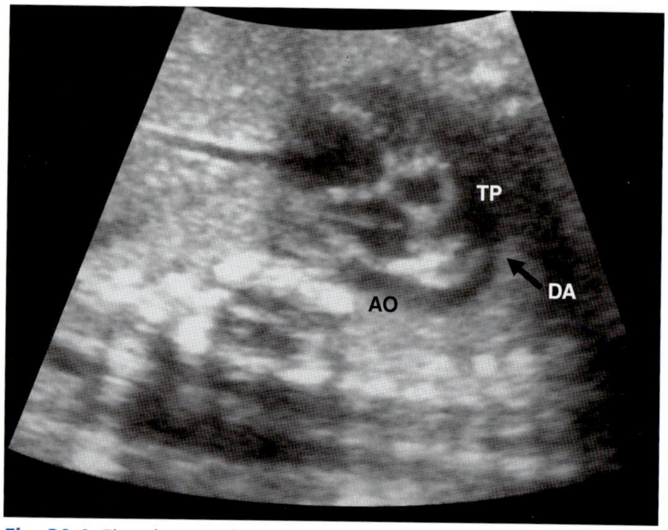

Fig. 30-4. Eixo do arco ductal demonstrando o ducto arterioso (seta) comunicando o tronco pulmonar com a aorta descendente. TP = tronco pulmonar; DA = ducto arterioso; AO = aorta.

da do ventrículo direito que se continua com a valva pulmonar à direita e o tronco pulmonar, que logo se divide nos ramos direito e esquerdo. Assim, este plano é fundamental para identificar a conexão ventrículo-arterial direita. Na parte central deste plano, observa-se a valva aórtica com suas cúspides e, na parte mais posterior, o átrio esquerdo.

Através de uma pequena rotação do transdutor visualiza-se o feto de perfil e observa-se o arco ductal e o arco aórtico.

No corte do arco ductal (Fig. 30-4) identificam-se as seguintes conexões intersegmentárias direitas: venoatrial (veia cava inferior – átrio direito); atrioventricular através da valva tricúspide e ventrículo arterial. A artéria pulmonar comunica-se através do ducto arterioso com a aorta descendente, formando um arco, chamado arco ductal.

No corte do arco aórtico (Fig. 30-5), pode-se observar a aorta ascendente desde a valva, a crossa com a origem dos vasos cerebrais, e a aorta descendente torácica que segue paralela à coluna fetal.

ANOMALIAS ESTRUTURAIS

As malformações cardíacas apresentam-se como defeitos únicos ou múltiplos constituindo cardiopatias simples ou complexas, com inúmeras variações anatômicas e funcionais.

A extensão deste capítulo não permite uma descrição detalhada de todas as patologias; deste modo, será realizada uma análise das principais patologias realçando os elementos ecocardiográficos de maior valor diagnóstico.

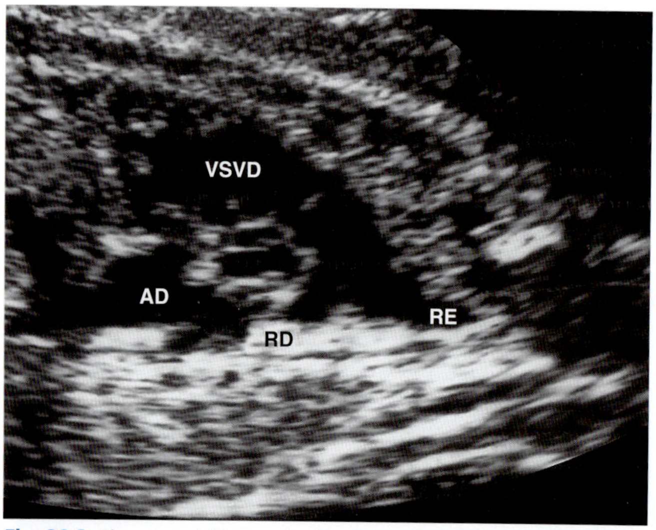

Fig. 30-3. Eixo curto.VSVD = via de saída do ventrículo direito; TP = tronco pulmonar; RD = ramo direito de artéria pulmonar; RE = ramo esquerdo de artéria pulmonar; AD = átrio direito.

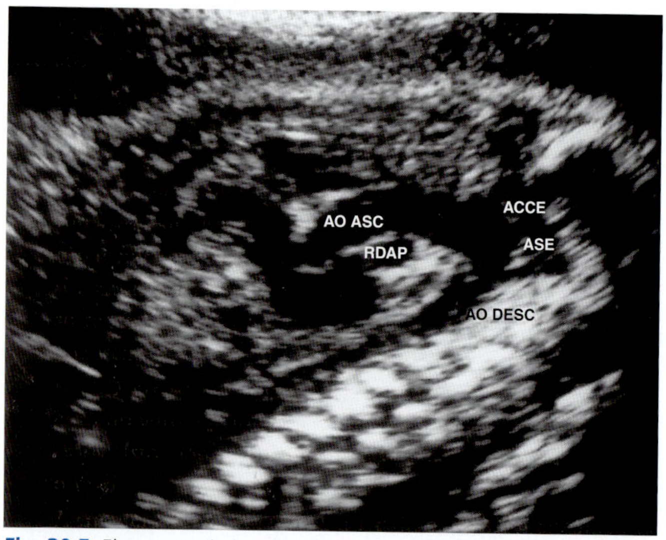

Fig. 30-5. Eixo arco aórtico demonstrando aorta ascendente, crossa e aorta descendente. AO ASC = aorta ascendente; AO DESC = aorta descendente; ASE = artéria subclávia esquerda; ACCE = artéria carótida comum esquerda; RDAP = ramo direito de artéria pulmonar.

Esquematicamente as cardiopatias estruturais serão classificadas em quatro grandes grupos:

1. Cardiopatias com *shunt*.
2. Cardiopatias obstrutivas do coração direito ou esquerdo.
3. Malformações tronco-conais.
4. Miscelâneas.

Cardiopatias com *shunt*

Compreende um grupo de malformações que apresentam após o parto *shunt* esquerdo-direito com conseqüente hiperfluxo pulmonar e que podem evoluir durante sua história natural para hipertensão pulmonar.

Comunicação interatrial

A circulação fetal apresenta uma comunicação interatrial fisiológica chamada forame oval que permite a passagem do sangue do átrio direito para o esquerdo. Após o nascimento, esta comunicação fecha-se funcionalmente e oblitera-se anatomicamente em aproximadamente 70% dos casos. Esta característica dificulta o diagnóstico da comunicação interatrial pré-natal, pois é impossível definir se haverá fechamento espontâneo ou não no período pós-natal, principalmente se o defeito estiver localizado junto à lâmina da fossa. Os defeitos septais atriais são classificados de acordo com a sua localização anatômica. Os localizados na lâmina da fossa oval representam o tipo mais comum de comunicação interatrial (aproximadamente 70%) e são denominados tipo fossa oval ou *ostium secundum*. Os localizados na porção inferior do septo (tipo *ostium primum*) são os mais facilmente diagnosticados. Outras localizações como os situados próximo às desembocaduras das veias cavas (tipo seio venoso) e os situados na desembocadura do seio venoso coronário (tipo seio coronário) são raros. Os três últimos tipos representam cerca de 30% dos defeitos do septo interatrial e freqüentemente associam-se a outros defeitos cardíacos.

Persistência do canal arterial

Assim como o forame oval, o canal arterial faz parte da circulação fetal normal recebendo mais de 90% do volume ejetado pelo ventrículo direito, sendo responsável por quase a totalidade do fluxo da aorta descendente.

O monitoramento do canal arterial intra-útero deve ser realizado sempre que houver necessidade do uso materno de indometacina como tocolítico, esta droga pode causar oclusão parcial ou completa do canal e conseqüente dilatação ventricular direita, insuficiência tricúspide e grave quadro de hipertensão pulmonar neonatal.[20]

O fechamento do canal arterial ocorre espontaneamente nas primeiras horas de vida no neonato normal; entretanto, a persistência do canal arterial (ou ducto arterioso) é relativamente freqüente e constitui uma das cardiopatias congênitas de maior incidência.

Comunicação interventricular

Caracteriza-se pela ausência de continuidade do septo na região perimembranosa ou muscular e apresenta-se com diâmetros variáveis. As comunicações de tamanho moderado e grande são facilmente diagnosticadas ao ecocardiograma fetal, porém as de pequeno tamanho são de difícil visibilização. O estudo Doppler não auxilia na detecção do *shunt* devido à igualdade de pressão nos ventrículos.

A presença de uma grande comunicação interventricular não apresenta repercussão devido à igualdade das resistências pulmonar e sistêmica durante a vida fetal; entretanto, no período pós-natal esta condição pode causar descompensação cardíaca devido à rápida queda da resistência pulmonar que ocasiona um *shunt* esquerdo-direito significativo.

A comunicação interventricular constitui um dos defeitos de maior incidência ocorrendo de forma isolada e também associada à maioria das cardiopatias complexas.

Os planos quatro câmaras e eixo longo são fundamentais para o diagnóstico deste defeito no feto ao permitir a visualização de todo o septo interventricular (Fig. 30-6).

Defeito do canal atrioventricular

Esta patologia é a de maior prevalência intra-útero, possivelmente por ser a mais facilmente diagnosticada ao ultra-som obstétrico e também pela associação freqüente a outras cardiopatias e cromossomopatias.[2,24]

A alteração embriológica deve-se à alteração dos coxins endocárdicos resultando em defeitos no *septum primum*, valvas atrioventriculares e septo interventricular, estruturas estas que em conjunto configuram o canal atrioventricular.

Esta cardiopatia faz parte de um amplo espectro que varia entre a forma total, com alterações de ambos os septos e presença de uma valva atrioventricular única e a forma parcial, com comunicação interatrial tipo *ostium primum* e fenda do folheto anterior da valva mitral.

O diagnóstico ecocardiográfico do defeito do canal atrioventricular é relativamente simples no plano quatro câmaras onde se observa uma valva atrioventricular comum na forma total (Fig. 30-7) e de ambas as valvas implantadas no mesmo nível na forma parcial. Ainda a presença da comunicação interatrial do tipo *ostium primum* e a presença de comunicação interventricular localizada na via de entrada dos ventrículos compõem e diferenciam o defeito.

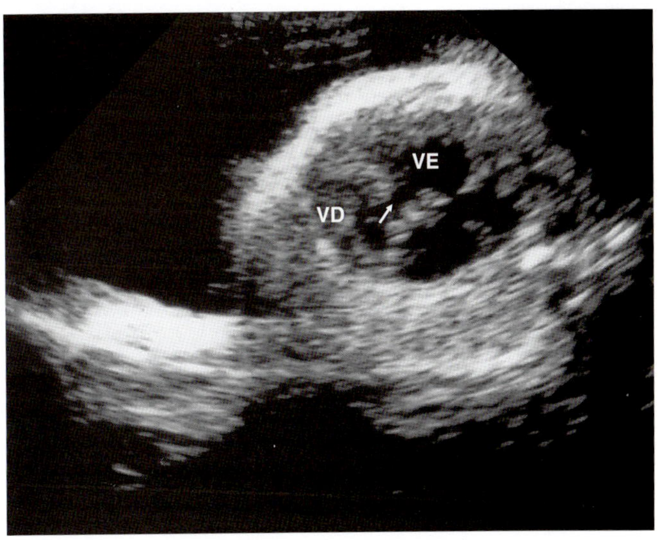

Fig. 30-6. Comunicação interventricular (seta). Plano quatro câmaras. VE = ventrículo esquerdo; VD = ventrículo direito.

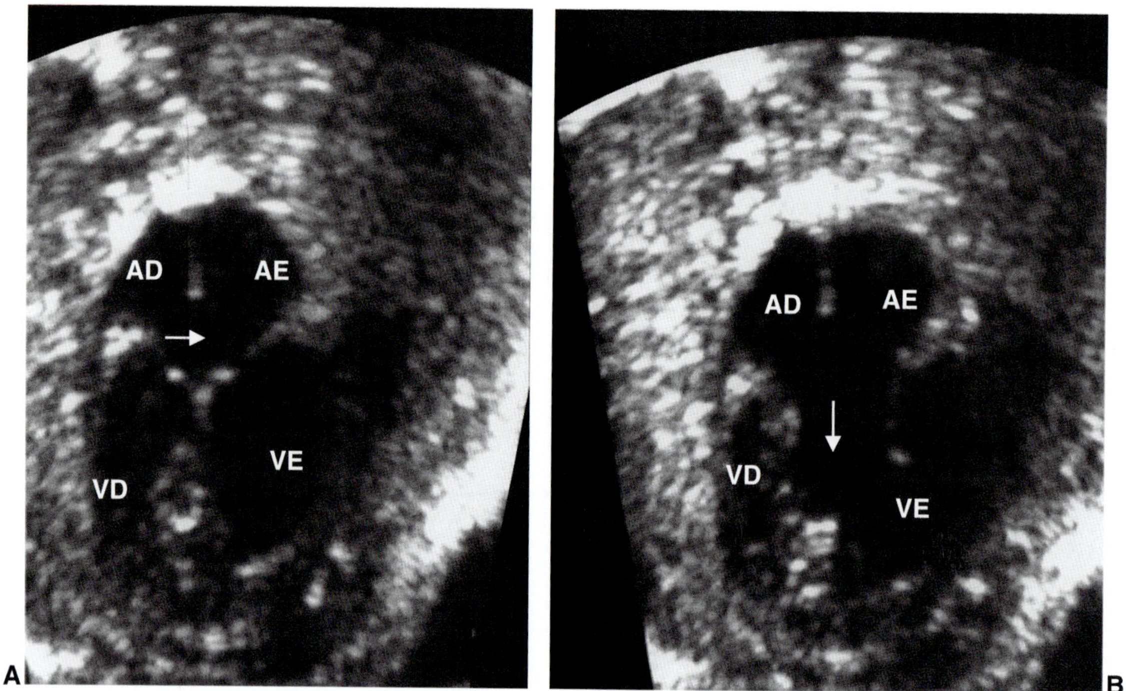

Fig. 30-7. Canal atrioventricular total. Plano quatro câmaras. (**A**) (sístole) demonstrando a CIA (seta) e a valva atrioventricular comum fechada. (**B**) (diástole) observa-se o canal atrioventricular total (seta) e a valva atrioventricular comum aberta, e valva atrioventricular única em sístole e diástole. AD = átrio direito; AE = átrio esquerdo; VD = ventrículo direito; VE = ventrículo esquerdo.

Drenagem anômala das veias pulmonares

A drenagem anômala das veias pulmonares pode ser total ou parcial de acordo com o número de veias que drenam fora do átrio esquerdo. De acordo com o local de drenagem, é classificada em supracardíaca (veia cava superior), retrocardíaca (átrio direito ou seio coronário) e infracardíaca (veia cava inferior ou sistema porta).

Esta patologia é de difícil diagnóstico na vida fetal devido ao pequeno calibre e ao baixo fluxo das veias pulmonares.

No plano quatro câmaras a observação de um átrio esquerdo pequeno associado à dilatação das câmaras direitas é sugestiva desta patologia; no entanto, o diagnóstico definitivo e a determinação das características anatômicas e funcionais deverão ser novamente avaliados após o nascimento.

No período neonatal as formas com obstrução na via de drenagem podem apresentar um quadro clínico grave, semelhante ao da membrana hialina, devendo o parto ser programado em um centro com recursos adequados.

Cardiopatias obstrutivas do coração direito ou esquerdo

São patologias nas quais a alteração fundamental é a obstrução ao fluxo anterográdo por obstrução da via de saída ventricular ou das valvas pulmonar ou aórtica. São patologias consideradas evolutivas e devem ser acompanhadas durante a gestação.

Estenose valvar pulmonar

Caracteriza-se por alterações anatômicas da valva pulmonar, tais como espessamento, fusão comissural, número anormal de cúspides e hipoplasia de anel.

O grau de obstrução pode variar de leve a crítica. Os casos mais graves acompanham-se de alterações do ventrículo direito (hipoplasia ou dilatação) e da valva tricúspide (hipoplasia com estenose ou insuficiência importante) e podem ser observados no plano quatro câmaras. No plano eixo curto as alterações anatômicas da valva pulmonar podem ser observadas. O estudo Doppler raramente evidencia aumentos de velocidade de fluxo na via de saída e também no tronco pulmonar; entretanto, alterações do fluxo valvar tricuspídeo podem ser facilmente observadas.[36]

Ao contrário da patologia anterior, dificilmente ocorre descompensação intra-útero, porém, no período pós-natal, os casos com estenose crítica necessitam de cuidados imediatos.

Atresia pulmonar com septo interventricular integro

Representa a forma mais grave de obstrução da valva pulmonar e classifica-se em dois tipos de acordo com o tamanho da cavidade ventricular direita: tipo I, com ventrículo direito hipoplásico; e tipo II, com ventrículo direito normal ou dilatado. A dimensão do ventrículo direito é determinada pela malformação da valva tricúspide sempre existente. Nos casos com hipoplasia e estenose tricúspide, o ventrículo direito apresenta-se hipoplásico; entretanto, na presença de desenvolvimento normal do anel tricuspídeo e insuficiência valvar, a cavidade ventricular apresenta-se dilatada.

A disfunção da valva tricúspide e as alterações da complacência ventricular resultam em importante dilatação atrial direita. A artéria pulmonar e seus ramos apresentam graus variáveis de hipoplasia.

O diagnóstico ecocardiográfico é realizado pelos aspectos morfológicos das cavidades direitas e da valva tricúspide observadas no plano quatro câmaras (Fig. 30-8A). No plano eixo curto observa-se a morfologia da via de saída do ventrículo direito e da valva pulmonar (Fig. 30-8B). O *Doppler* demonstra a ausência de fluxo através da valva pulmonar e as alterações do fluxo tricuspídeo.

Por constituir uma cardiopatia com fluxo pulmonar canal dependente, apresenta, no período pós-natal, hipoxemia grave e requer tratamento imediato.

Estenose valvar aórtica

Esta patologia caracteriza-se anatomicamente por alterações na valva aórtica, tais como espessamento, fusão comissural, número anormal de cúspides estando associada ou não a hipoplasia de anel com obstrução ao fluxo de saída do ventrículo esquerdo.

Nos casos com obstrução crítica, o ventrículo esquerdo pode exibir aspecto dilatado e arredondado, semelhante a um balão (Fig. 30-9), estando freqüentemente acompanhado de fibrose endocárdica, disfunção sistólica e conseqüente insuficiência cardíaca intra-útero.[13]

Os casos com obstrução discreta são de difícil diagnóstico, por não apresentarem alterações morfológicas características e o estudo Doppler não evidenciar a presença de gradiente transvalvar aórtico devido à presença do fluxo do forame oval e canal arterial.

No período neonatal, os casos com estenose importante necessitam de medidas terapêuticas imediatas.

Coarctação de aorta

Representa uma obstrução aórtica localizada na altura do ducto arterioso ou comprometendo de forma difusa o arco e istmo aórtico.

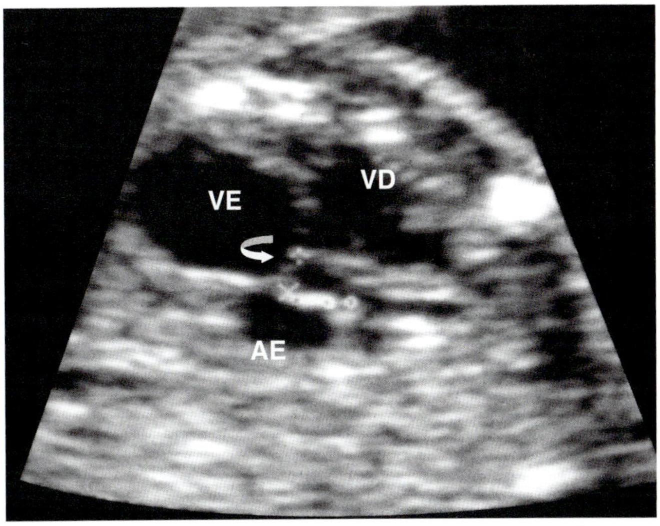

Fig. 30-9. Estenose aórtica crítica. VE com aspecto de um balão. Aorta ascendente hipoplásica e valva aórtica espessada com anel hipoplásico (seta). AE = átrio esquerdo; VD = ventrículo direito; VE = ventrículo esquerdo.

Devido à permeabilidade do *ductus arteriosus* o diagnóstico intra-útero torna-se difícil, sobretudo nas formas discretas e localizadas.

O diagnóstico de coarctação da aorta no ecocardiograma fetal deve ser presumido quando houver diferença acentuada das dimensões ventriculares, na ausência de outras patologias que justifiquem a dilatação ventricular direita (restrição do forame oval, Ebstein, atresia pulmonar com septo íntegro tipo II, estenose aórtica importante e síndrome de hipoplasia do coração esquerdo). A

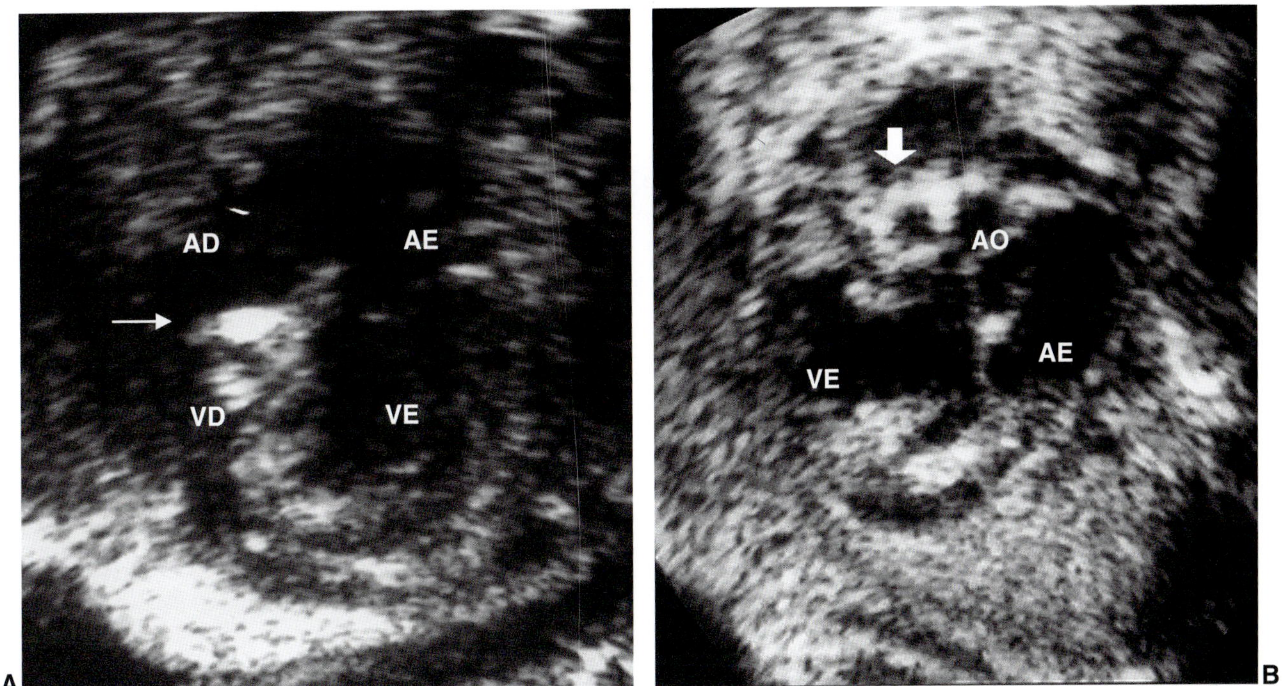

Fig. 30-8. Atresia pulmonar com septo íntegro. (A) Plano quatro câmaras. Observa-se a hipoplasia importante da VT (seta) e do VD. (B) Eixo curto. Demonstra hipoplasia acentuada do VD e da VP (seta). AD = átrio direito; AE = átrio esquerdo; VD = ventrículo direito; VE = ventrículo esquerdo.

dilatação ventricular direita ocorre por diminuição do fluxo através do forame oval causada por redução da complacência ventricular esquerda. Outro sinal considerado ainda mais importante é a discrepância entre tamanho das grandes artérias e está presente em 75% dos casos.[12] Esta malformação apresenta-se isolada ou associada a outras patologias, como comunicação interventricular, defeito do canal atrioventricular e estenose aórtica.

Síndrome de hipoplasia do coração esquerdo

Caracteriza-se por uma hipoplasia importante de todas as estruturas do lado esquerdo do coração: átrio esquerdo, ventrículo esquerdo, aorta e das valvas mitral e aórtica, existindo inclusive atresia de uma ou ambas valvas.

Nos planos quatro câmaras e eixo longo são evidentes a hipoplasia das cavidades esquerdas e da aorta com importante dilatação das cavidades direitas (Fig. 30-10A e B).

Devido ao amplo espectro que envolve a estenose aórtica crítica, as formas graves de coarctação de aorta e a síndrome do coração esquerdo hipoplásico, esta última denominação deve ser reservada exclusivamente para os casos em que não exista fluxo através do coração esquerdo.[13]

Esta é uma cardiopatia grave, onde o débito cardíaco depende quase exclusivamente do ventrículo direito e do canal arterial e apresenta elevada mortalidade no período neonatal.

Malformações troncoconais

Este grupo compreende as cardiopatias cujos defeitos embriológicos devem-se a alterações do desenvolvimento e da septação do tronco e cone do tubo cardíaco primitivo, estruturas que darão origem à via de saída ventricular direita e aos grandes vasos da base. É importante salientar que estas patologias são complexas e necessitam de cuidados especiais no período neonatal. Paradoxalmente, também apresentam na abordagem isolada do plano quatro câmaras um aspecto normal que pode comprometer a triagem ultrasonográfica obstétrica, havendo a necessidade de abordagem dos demais planos e indicação absoluta de ecocardiograma fetal.[2,14,15]

Tetralogia de Fallot

Esta patologia é a mais freqüente das malformações tronco-conais e caracteriza-se por um desvio anterior e à esquerda do septo conal que causa obstrução do infundíbulo ventricular direito e estenose pulmonar valvar associados a uma comunicação interventricular por mau alinhamento (do septo conal com o resto do septo interventricular).

A abordagem isolada do plano quatro câmaras não é suficiente para o diagnóstico, sendo necessária uma abordagem do eixo longo, onde podemos observar uma comunicação interventricular subaórtica e a aorta, dilatada, cavalgando o septo interventricular (Fig. 30-11A). No eixo curto observa-se na parte central, a valva aórtica dilatada, e na região anterior, a via de saída do ventrículo direito e a valva pulmonar com estenoses de graus variáveis (Fig. 30-11B).

Nos casos com estenose pulmonar acentuada ou atresia pulmonar pode ocorrer, no período neonatal, um quadro hipoxêmico grave havendo necessidade de medidas invasivas.

Dupla via de saída do ventrículo direito

Nesta patologia as duas grandes artérias estão conectadas ao ventrículo direito, havendo, via de regra, uma comunicação interventricular.

A relação espacial das grandes artérias entre si, posicionamento esquerdo-direito e ântero-posterior apresenta as mais diversas variações. Da mesma forma, a comunicação interventricular pode estar relacionada com as valvas aórtica e pulmonar, com nenhuma, ou somente uma destas.

O plano quatro câmaras pode ser normal. No eixo longitudinal, observa-se a comunicação interventricular e a conexão das valvas aórtica e pulmonar com o ventrículo direito. O eixo curto permite estabelecer a relação espacial entre aorta e artéria pulmonar.

Truncus arteriosus

Define-se como *truncus arteriosus* a existência de um vaso único que emerge do coração e dá origem na sua porção ascendente a

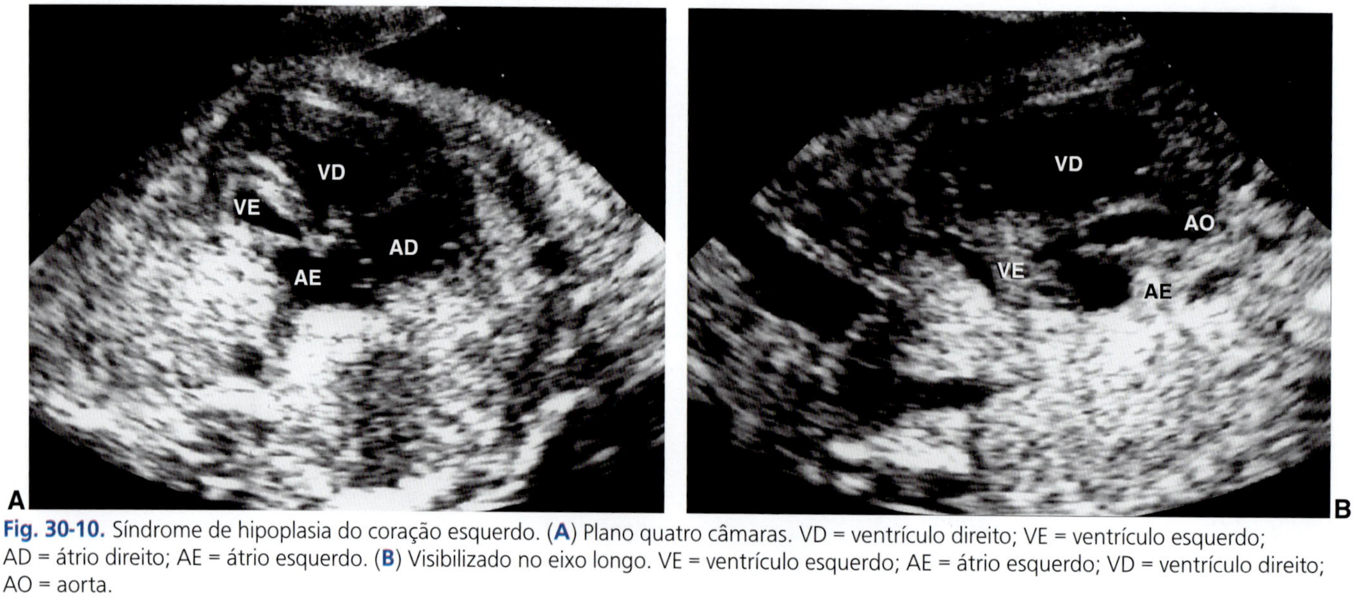

Fig. 30-10. Síndrome de hipoplasia do coração esquerdo. (**A**) Plano quatro câmaras. VD = ventrículo direito; VE = ventrículo esquerdo; AD = átrio direito; AE = átrio esquerdo. (**B**) Visibilizado no eixo longo. VE = ventrículo esquerdo; AE = átrio esquerdo; VD = ventrículo direito; AO = aorta.

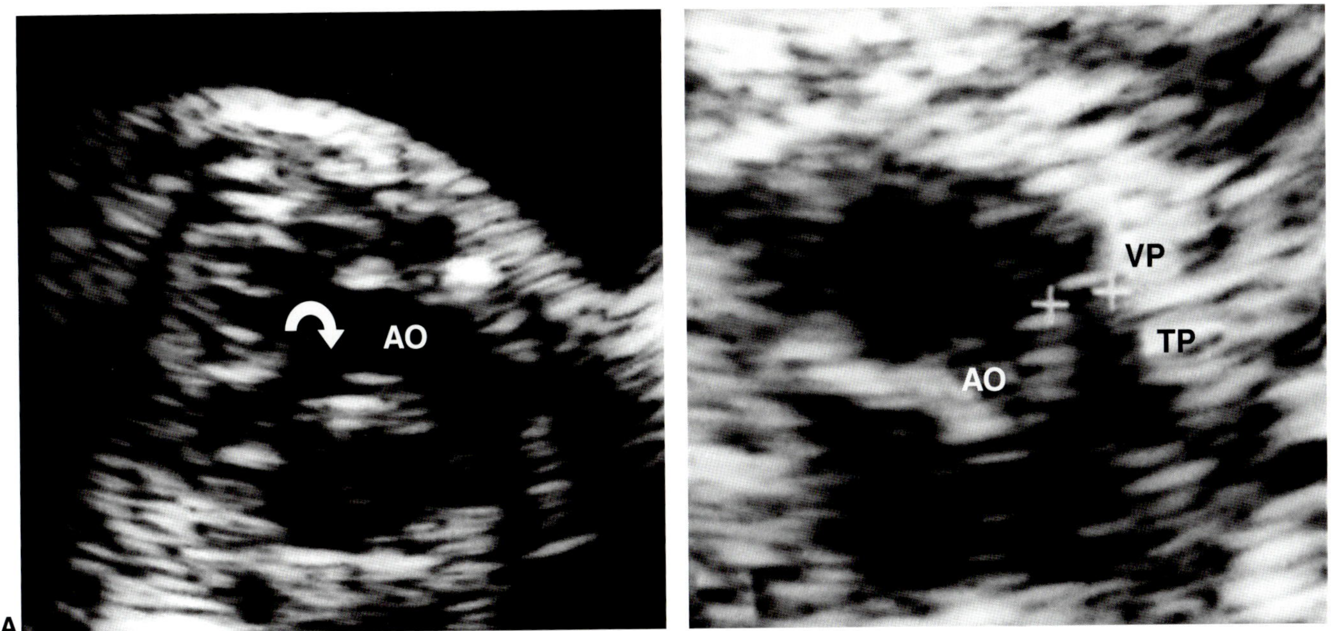

Fig. 30-11. Tetralogia de Fallot. (**A**) Eixo longitudinal demonstrando o cavalgamento da aorta e a comunicação interventricular subaórtica (seta). (**B**) Eixo curto, observa-se estreitamento da via de saída do ventrículo direito, valva e tronco da artéria pulmonar hipoplásicos. AO = aorta; VP = valva pulmonar; TP = tronco da artéria pulmonar.

circulação sistêmica, coronária e pulmonar. Esta alteração ocorre por ausência total de septação do tronco-conal com persistência do tronco arterioso comum. Este vaso único, presente nos primórdios da vida fetal, dá origem posteriormente a aorta e artéria pulmonar.

Este tronco único cavalga em maior ou menor grau o septo interventricular, sobre uma comunicação interventricular grande, relacionando-se aos dois ventrículos ou eventualmente relaciona-se preferencialmente com um dos ventrículos, geralmente o direito sendo esta relação facilmente visualizada no plano longitudinal (Fig. 30-12). A abordagem isolada do plano quatro câmaras não estabelece o diagnóstico.

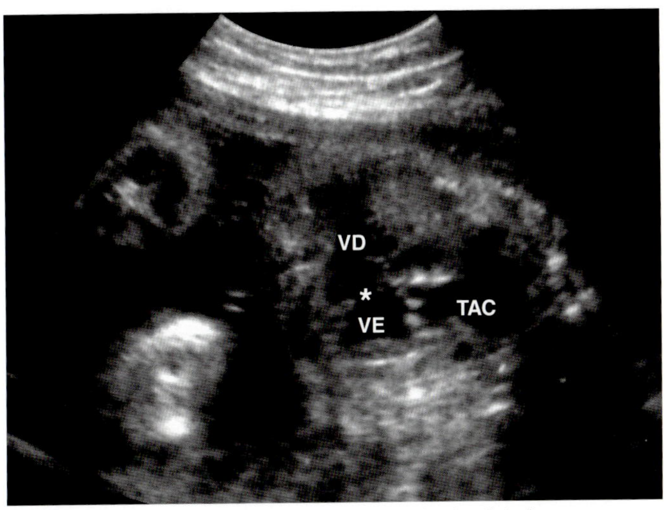

Fig. 30-12. *Truncus arteriosus*. Eixo longitudinal exibindo comunicação interventricular (asterisco) e tronco arterial único do qual emerge aorta e ramos pulmonares. VD = ventrículo direito; VE = ventrículo esquerdo; TAC = tronco arterioso comum.

A valva truncal apresenta geralmente morfologia variada em relação ao número de cúspides o que predispõe a freqüentes alterações funcionais.

Esta é uma cardiopatia grave e o parto deve ser realizado em um centro de referência.

Transposição das grandes artérias

Esta malformação cardíaca apresenta uma concordância atrioventricular com uma discordância ventriculoarterial, desta forma a aorta origina-se do ventrículo direito e a pulmonar do ventrículo esquerdo, e a sobrevida extra-uterina depende da existência de *shunts* intracavitários ou canal arterial.

Ocorre de forma isolada ou associada à comunicação interventricular e/ou estenose pulmonar.

O achado ecocardiográfico fundamental é a presença, no eixo longo, da conexão do ventrículo esquerdo com a artéria pulmonar, que se caracteriza por seu trajeto posterior e bifurcação em seus dois ramos, diferente do que ocorre com a aorta que se dirige para frente e situa-se geralmente à direita da artéria pulmonar (Fig. 30-13). No eixo curto, podemos observar a relação espacial dos grandes vasos. O plano quatro câmaras apresenta-se geralmente normal sendo insuficiente para o diagnóstico quando abordado isoladamente.

A transposição das grandes artérias é uma patologia grave, devendo haver programação do parto para que o neonato receba o tratamento especializado imediato.

Miscelâneas

Anomalia de Ebstein

Caracteriza-se por importante displasia da valva tricúspide com folhetos curtos ou alongados aderidos à parede ventricular e ao septo interventricular no sentido apical, que simulam um implante anormal do anel.

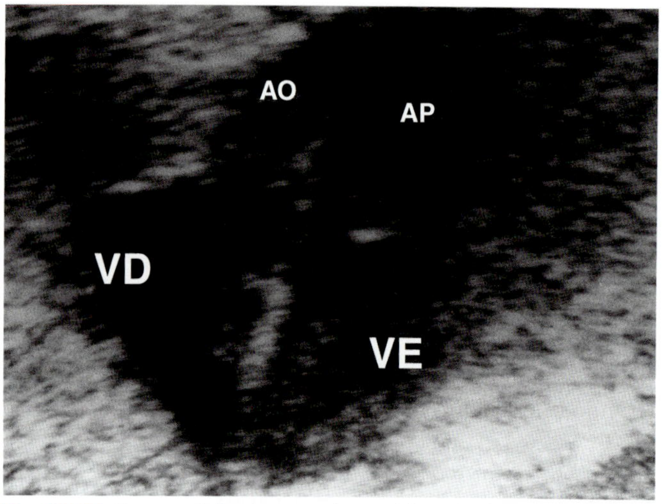

Fig. 30-13. Transposição das grandes artérias. Eixo longo, observa-se a discordância ventriculoarterial. VD = ventrículo direito; VE = ventrículo esquerdo; AO = aorta; AP = artéria pulmonar.

As alterações podem variar desde formas leves, com características muito próximas do normal, a formas graves com importante insuficiência valvar.

Nas formas graves existe grande dilatação do átrio direito e formação de uma porção "atrializada" do ventrículo direito. No plano quatro câmaras, a observação de grande dilatação das câmaras direitas e a "implantação baixa" da valva tricúspide em comparação com a valva mitral são a chave para o diagnóstico (Fig. 30-14).

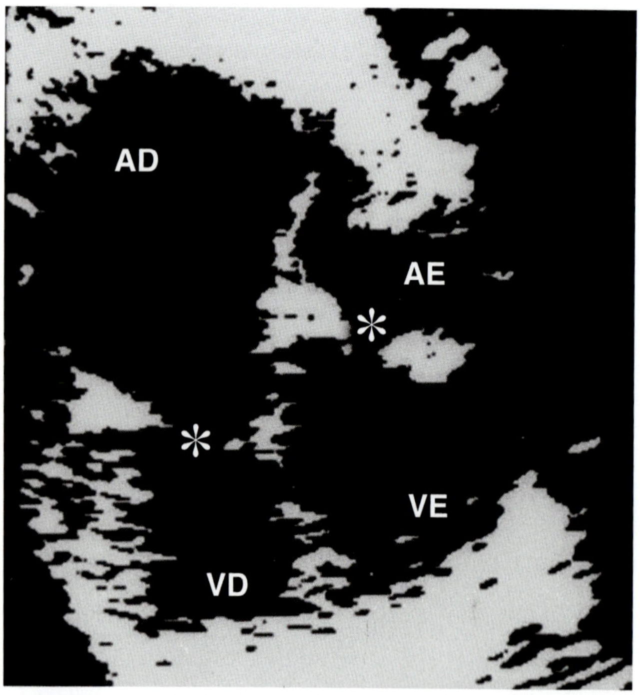

Fig. 30-14. Anomalia de Ebstein. Plano quatro câmaras com "implantação" baixa da valva tricúspide. Os asteriscos marcam o nível de implantação da valva tricúspide (direita) e valva mitral (esquerda). AD = átrio direito; AE = átrio esquerdo; VD = ventrículo direito; VE = ventrículo esquerdo.

Nas suas formas graves o prognóstico intra-útero é reservado, sendo freqüente a ocorrência de insuficiência cardíaca, hidropisia e óbito fetal.

Coração univentricular e atresia tricúspide

Compreende uma ampla gama de malformações caracterizadas por um coração que possui somente uma cavidade ventricular com seus três componentes (via de entrada, porção trabecular e via de saída). Porções do outro ventrículo podem estar presentes como cavidades acessórias, tais como a via de saída ventricular direita ou resquícios da porção trabeculada do ventrículo esquerdo.

A cavidade ventricular única pode ter morfologia do tipo direito, esquerdo, ou apresentar morfologia indeterminada.

A conexão atrioventricular faz-se por meio de duas valvas, de valva única (como na atresia tricúspide) ou através uma valva atrioventricular comum.

Nos corações univentriculares a conexão ventriculoarterial pode ser normal ou apresentar qualquer uma das modalidades existentes e a associação de estenose pulmonar é comum.

A forma mais freqüente de coração univentricular é a atresia tricúspide, especialmente a forma com conexão ventriculoarterial concordante e estenose pulmonar associada.

No plano quatro câmaras é possível detectar as alterações da conexão atrioventricular e a presença de uma cavidade ventricular única (Fig. 30-15). Os eixos longo e curto são necessários para o estudo da conexão ventriculoarterial e da valva pulmonar.

Tumores – rabdomioma

Os tumores cardíacos em crianças são raros e geralmente benignos, sendo apenas cerca de 10% malignos. No feto, a incidência real dos tumores cardíacos ainda não é conhecida e atualmente tem sido observado aumento dos casos diagnosticados devido à detecção dos tumores ao ultra-som obstétrico que são encaminhados aos centros de referência em ecocardiografia fetal.

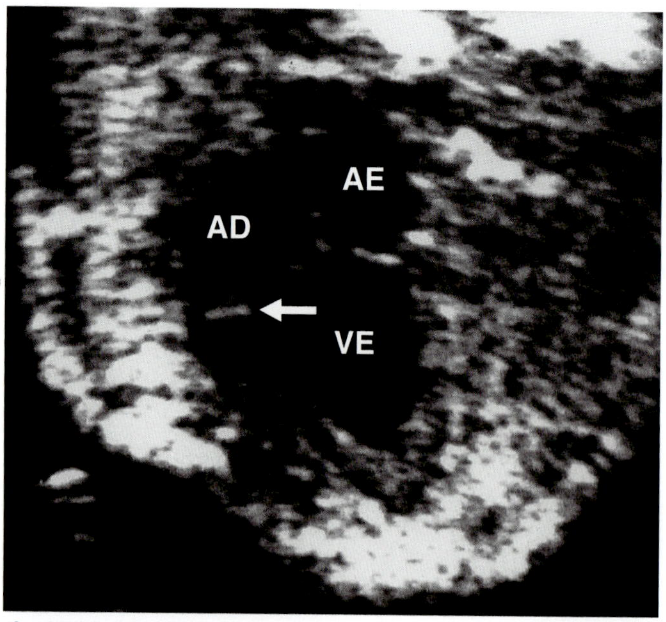

Fig. 30-15. Atresia tricúspide. Plano quatro câmaras; ausência de conexão atrioventricular direita (seta). AD = átrio direito; AE = átrio esquerdo; VE = ventrículo esquerdo.

O rabdomioma é o tumor cardíaco primário mais comum em fetos[9] e se apresenta como massas múltiplas, lobuladas, localizando-se mais comumente nos ventrículos, na altura do septo muscular e podem ser também encontrados nos átrios ou em ambas as cavidades (Fig. 30-16).

A história natural é geralmente favorável com regressão espontânea no período pós-natal.

Raramente apresenta complicações como arritmia, obstrução das vias de entrada ou saída dos ventrículos e insuficiência cardíaca. Quando estas ocorrem são devidas ao tamanho e/ou localização do tumor. Evoluções desfavoráveis têm sido relatadas quando associadas com esclerose tuberosa, o que pode ocorrer em aproximadamente 50%[9] dos casos.

A esclerose tuberosa é uma doença multissistêmica, autossômica dominante, caracterizada por malformações tumorais do cérebro, pele e vísceras.

Cardiomiopatias

São alterações intrínsecas do miocárdio que geralmente ocorrem na ausência de malformações cardíacas. A etiologia é variada, podendo ser idiopática, infecciosa, auto-imune, familiar ou genética.[32] Classifica-se em três tipos: cardiomiopatia dilatada, hipertrófica e restritiva.

A cardiomiopatia dilatada caracteriza-se por apresentar aumentos variáveis das dimensões de um ventrículo ou ambos e disfunção sistólica progressiva que culmina com insuficiência cardíaca.

A cardiomiopatia hipertrófica apresenta aumento de espessura das paredes do ventrículo esquerdo, sendo raro o envolvimento do ventrículo direito. A hipertrofia compromete geralmente o septo interventricular, mas pode ser difusa. A disfunção diastólica ocorre devido à dificuldade de enchimento e redução da complacência ventricular. Tardiamente ocorre o comprometimento da função sistólica e insuficiência cardíaca.

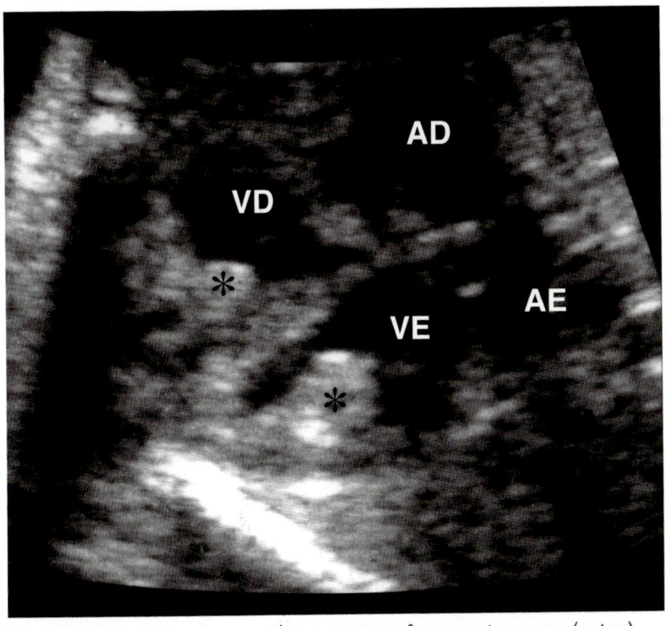

Fig. 30-16. Rabdomiomas. Plano quatro câmaras; tumores (setas) localizados na região apical dos ventrículos direito e esquerdo. AD = átrio direito; AE = átrio esquerdo; VD = ventrículo direito; VE = ventrículo esquerdo.

A cardiomiopatia hipertrófica observada em fetos de mães diabéticas é a forma mais comumente diagnosticada. A regressão da hipertrofia ocorre geralmente nos primeiros meses de vida, sendo raros os casos de descompensação cardíaca.

A do tipo restritivo caracteriza-se por deposição de substâncias exógenas ou endógenas nas paredes dos ventrículos e vias de entrada com conseqüente comprometimento do enchimento ventricular, dilatação dos átrios e insuficiência das valvas atrioventriculares. Este tipo não tem sido descrito no feto.

Infecções maternas causadas por vírus da rubéola, coxáckie B, citomegalovírus, parvovírus, herpes, adenovírus e *toxoplasma gondii* podem afetar o coração fetal causando miocardite e conseqüente cardiomiopatia dilatada.

A cardiomiopatia familiar é geralmente do tipo hipertrófica e raramente se manifesta na fase infantil. No feto ainda não é bem conhecida a incidência; entretanto, na presença de história familiar de cardiomiopatia uma avaliação da função cardíaca fetal é importante para identificação destes casos.[33]

Alterações genéticas podem estar associadas à cardiomiopatias como erros inatos do metabolismo, malformações gênicas, doenças neuromusculares e cardiomiopatias familiares na forma isolada.

O lúpus eritematoso sistêmico materno, a síndrome de transfusão feto-feto em gestações gemelares monocoriônica e anemia fetal estão entre as causas de cardiomiopatia auto-imune com disfunção ventricular.

O ecocardiograma fetal tem possibilitado o diagnóstico e a diferenciação das diferentes formas de cardiomiopatia, permitindo a avaliação da função sistólica e diastólica. A mortalidade geral por cardiomiopatia fetal chega a mais de 60%, sendo o diagnóstico precoce imprescindível para elaboração de prognóstico e tratamento.[33]

ARRITMIA CARDÍACA FETAL

A freqüência cardíaca fetal normal varia entre 120 a 160 batimentos por minuto (bpm) ao redor das 20 semanas de gestação e entre 110 a 150 bpm ao termo.

Arritmia cardíaca fetal é definida quando a freqüência cardíaca encontra-se fora dos limites máximos ou mínimos (110 a 170 bpm) ou quando existe um ritmo irregular com mais de uma extra-sístole em 10 batimentos.

Incidência

As irregularidades do ritmo cardíaco fetal são detectadas durante a ausculta pré-natal de rotina, ou durante a monitoragem fetal, ou ainda durante o ultra-som obstétrico. São freqüentes na prática obstétrica diária acometendo 1% a 2% dos fetos e representam cerca de 15% a 30% das indicações de estudo ecocardiográfico fetal nos centros de referência.[4]

Fisiopatologia

As células cardíacas fetais possuem atividade intrínseca de marcapasso. O sistema nervoso parassimpático amadurece precocemente entre a 12ª e 17ª semana e a freqüência cardíaca, que na 9ª semana é em torno de 175 bpm, na 20ª semana situa-se entre 120 e 150 bpm. O sistema nervoso simpático permanece imaturo até o nascimento.

Aumentos da freqüência cardíaca ocorrem normalmente no feto em atividade enquanto a redução da freqüência acontece devido à atividade parassimpática atuando sobre o nervo vago em resposta a estimulação de barorreceptores ou em resposta a fatores externos, como compressão do cordão umbilical ou pólo cefálico.

As taquiarritmias fetais originam-se por alterações no balanço do sistema nervoso simpático, imaturidade do sistema de condução, existência de vias anômalas de condução e uso de drogas simpatomiméticas.

As taquicardias supraventriculares são geralmente causadas por fenômenos de reentrada atrial, ventricular ou da junção (Wolff-Parkinson-White), sendo raras as taquiarritmias por focos ectópicos.

Fatores que afetam a freqüência cardíaca materna podem alterar a freqüência cardíaca fetal, pois a placenta é capaz de transferir catecolaminas, drogas, anestésicos, hormônios e alterações da temperatura corporal. Assim doenças maternas, infecção, desidratação, alterações hormonais, ansiedade, anemia, febre, uso de drogas e exercício recente devem ser considerados como condições que predispõem a arritmia cardíaca fetal.[31]

Diagnóstico

O diagnóstico das arritmias é realizado a partir do registro ecocardiográfico Modo M e estudo Doppler orientados pelo ecocardiograma Modo B (bidimensional). As imagens obtidas correspondem à atividade mecânica-hemodinâmica e a partir delas podemos deduzir os fenômenos elétricos. O procedimento consiste em registrar simultaneamente: a atividade atrial (movimento da parede e onda A na valva atrioventricular) e a atividade ventricular (movimento da parede, abertura das valvas sigmóideas e fluxo sistêmico dos grandes vasos).

O registro da movimentação dos átrios e ventrículos é utilizado para determinar a freqüência de cada câmara. Os fluxos da via de entrada e saída dos ventrículos determinam a seqüência atrioventricular. Os fluxos das veias cavas, forame oval ou veias pulmonares refletem com maior precisão a freqüência atrial.[31]

Classificação das arritmias

As arritmias cardíacas fetais podem ser classificadas em supraventrículares ou ventriculares de acordo com a origem do estímulo elétrico, em taqui ou bradiarritmias segundo a freqüência e considerando-se o prognóstico em benignas ou malignas. As arritmias benignas representam 85% a 90% dos casos, geralmente não apresentam complicações, sendo a resolução espontânea na maioria das vezes. Cerca de 10% a 15% são consideradas malignas por causarem repercussão hemodinâmica, necessitando monitoração e terapêutica específicas. Abordaremos a seguir as principais características das arritmias cardíacas fetais de acordo com o prognóstico.

Arritmias benignas

Contrações atriais prematuras ou extra-sístoles supraventriculares

Representam a arritmia cardíaca mais comum ocorrendo em 1% a 3% das gestações. São freqüentes no último trimestre da gestação, porém são também observadas a partir da 15ª semana de gestação. São batimentos originados no átrio, fora do nó sinusal, acompanhados de pausa não-compensadora, apresentando-se isoladas, bi ou trigeminadas (Fig. 30-17). Podem estar associadas a defeitos cardíacos fetais menores (aneurisma do septo interatrial ou comunicação interatrial) ou a trissomia 18, hipertireoidismo materno e exposição a drogas. A reversão é geralmente espontânea e não necessita de tratamento.[19]

Contrações ventriculares prematuras ou extra-sístoles ventriculares

São batimentos de origem ventricular, seguidos de pausa compensatória. Não há concomitância entre o batimento atrial e o ventricular. Ocorre em fetos normais ou pode estar associada à miocardite, cardiomiopatia e cardiopatias estruturais. São menos freqüentes que as extra-sístoles supraventriculares e, geralmente, desaparecem espontaneamente.

Bradicardia sinusal

É definida como freqüência cardíaca menor que 100 bpm, com origem normal do estímulo no nó sinusal e na ausência de dissociação atrioventricular. A presença de compressão do cordão umbilical ou pólo cefálico, o estímulo parassimpático e o uso prolongado de betabloqueadores são as possíveis causas desta arritmia. A bradicardia sinusal transitória é muito comum no feto e a reversão é geralmente espontânea e não necessita de terapêutica pré-natal.[19,31]

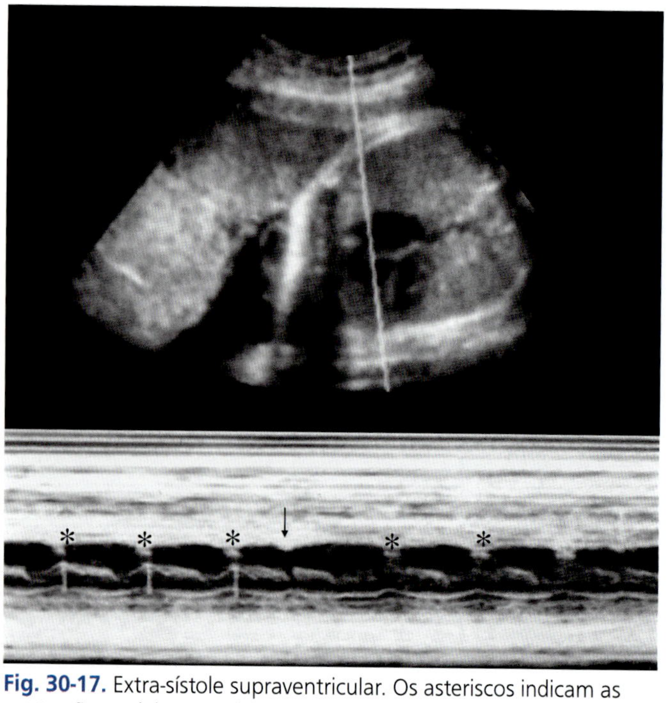

Fig. 30-17. Extra-sístole supraventricular. Os asteriscos indicam as contrações atriais normais e a seta da contração atrial prematura seguida de pausa não-compensatória.

Taquicardia sinusal

Apresenta freqüência cardíaca entre 180 a 210 bpm, geralmente com condução normal do estímulo, sendo cada contração atrial seguida por uma contração ventricular. A hipoxia, acidose e miocardite são fatores fetais que podem causar esta arritmia. Fatores maternos como febre, infecção, uso de drogas, alterações hormonais e transferência de catecolaminas podem também ser apontados como causa desta arritmia. O tratamento consiste apenas em eliminar a causa de base quando possível.

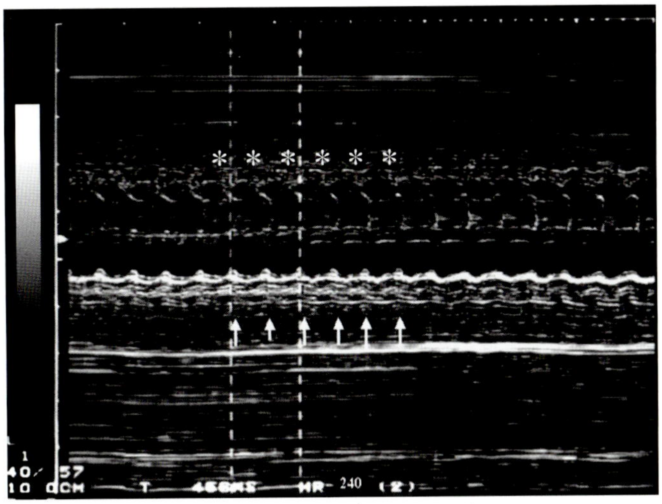

Fig. 30-18. Taquicardia supraventricular. Os asteriscos marcam as contrações atriais e as setas, as contrações ventriculares, havendo condução de 1:1.

Arritmias malignas

Taquicardia supraventricular

Representa a forma mais freqüente de taquicardia fetal. A freqüência atrial excede os 210 bpm, existindo geralmente idêntica freqüência ventricular, ou seja, que cada contração atrial é seguida de uma contração ventricular (Fig. 30-18). São de início e término súbitos, apresentam pequena variabilidade na freqüência (240-290 bpm) e cerca de 50% dos casos responde a terapêutica com digoxina. A causa mais comum deste tipo de arritmia é a reentrada do estímulo elétrico em uma via acessória atrioventricular.

Flutter e fibrilação atrial

Representam 30% das taquiarritmias supraventriculares atriais. A freqüência atrial situa-se entre 300 a 600 bpm, havendo graus variáveis de bloqueio AV que resultam em uma freqüência ventricular menor que a atrial, geralmente inferior a 200 bpm. No *flutter* (Fig. 30-19), a freqüência atrial é regular, isto é, as contrações atriais apresentam intervalos iguais, enquanto na fibrilação, a freqüência atrial é invariavelmente irregular, havendo caótica e fina movimentação da parede atrial. São formas raras de arritmias, sendo o *flutter* mais freqüente que a fibrilação. Podem estar associadas à taquicardia supraventricular por reentrada, anomalia de Ebstein, síndrome de hipoplasia do coração esquerdo, comunicação interatrial e cardiomiopatia. São arritmias que causam insuficiência cardíaca sendo de difícil controle terapêutico.[17]

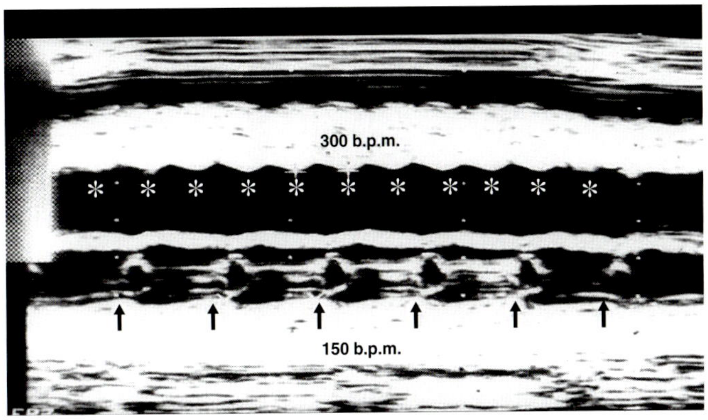

Fig. 30-19. *Flutter* atrial. Os asteriscos indicam as contrações atriais com freqüência de 300 bpm e as setas indicam as contrações ventriculares com freqüência de 150 bpm e intervalos regulares.

Taquicardia ventricular

Apresenta freqüência ventricular maior ou igual a 170 bpm e dissociação atrioventricular (a freqüência ventricular é maior que a freqüência atrial). É geralmente intermitente e, quando originada em foco automático, pode apresentar aceleração no início da taquicardia. É rara no feto, com poucos relatos na literatura.[18] Quando a freqüência ventricular situa-se em 170 bpm, em geral há reversão espontânea; entretanto, quando a freqüência ventricular for maior pode ocorrer insuficiência cardíaca necessitando de tratamento.[22,23]

Bloqueio atrioventricular completo

Ocorre por distúrbio na condução do estímulo dos átrios para os ventrículos, no nó atrioventricular ou no feixe de His. A freqüência atrial apresenta-se normal e a freqüência ventricular situa-se geralmente abaixo de 70 bpm (Fig. 30-20A e B). Apresenta incidência de 1:14.000 a 1: 20.000 nascidos vivos, porém intra-útero a incidência parece ser duas vezes maior constituindo a causa mais comum de bradicardia fetal sustentada.[31] Cerca de 50% dos casos estão associados à doença do colágeno vascular materno (lúpus eritematoso sistêmico, síndrome de Sjögren, artrite reumatóide). A associação com cardiopatia congênita complexa varia de 30% a 50%, sendo os defeitos mais comuns o isomerismo atrial esquerdo e a transposição corrigida das grandes artérias. A mortalidade é alta nas diversas séries publicadas[17,19,21,31] e os fatores que agravam o prognóstico são: freqüência ventricular menor que 50 bpm, freqüência atrial menor que 120 bpm, hidropisia fetal, cardiopatia congênita ou anomalia cromossômica associadas.

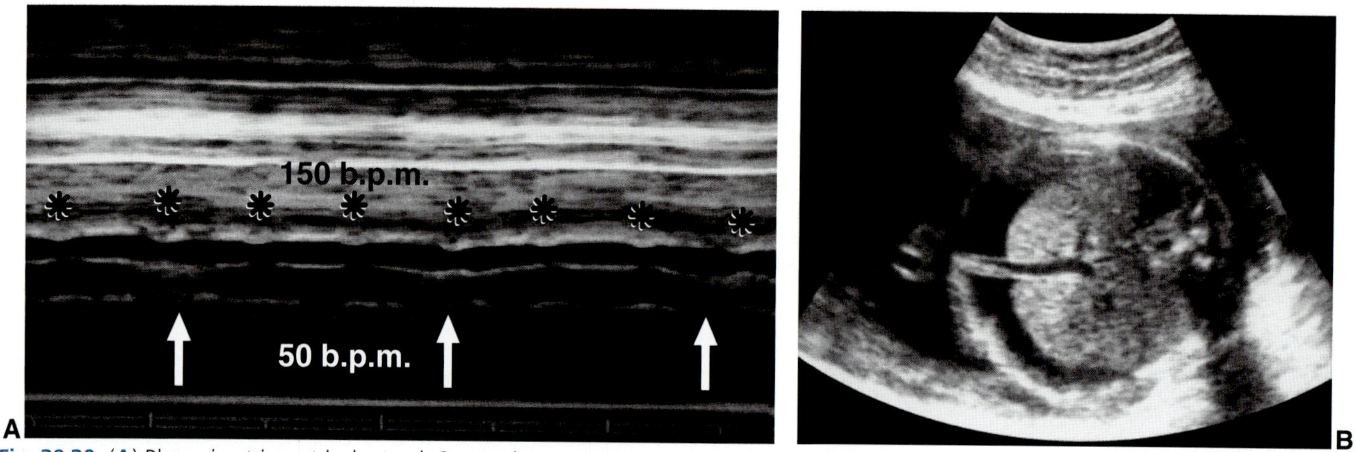

Fig. 30-20. (**A**) Bloqueio atrioventricular total. Os asteriscos marcam as contrações atriais e as setas brancas as contrações ventriculares. (**B**) Ascite fetal como sinal de insuficiência cardíaca na presença de bloqueio atrioventricular total.

REFERÊNCIAS BIBLIOGRÁFICAS

1. Allan LD, Tynan MJ, Campbell S *et al.* Echocardiographic and anatomical correlates in the fetus. *Br Heart J* 1980;44:444-51.
2. Allan LD, Sharland GK, Milburn A *et al.* Prospective diagnosis of 1006 consecutive cases of congenital heart disease in the fetus. *J Am Coll Cardiol* 1994;23:1452-8.
3. Bilardo CM, Muller MA, Zikulnig L, *et al.* Ductus venosus studies in fetuses at high risk for chromosomal or heart abnormalities: relationship with nuchal translucency measurement and fetal outcome. *Ultrasound Obstet Gynecol* 2001;17:288-94.
4. Copel JA, Tan ASA, Kleinman CS. Does a prenatal diagnosis of congenital heart disease alter short time outcome. *Ultrasound Obstet Gynecol* 1997;10:237-41.
5. Ferencz C, Neil CA, Baughman JA *et al.* Congenital cardiovascular malformations associated with chromosome abnormalities: an epidemiological study. *J Pediatr* 1989;114:79-86.
6. Ferencz C, Bouhman JA. Teratology, genetics, and recurrence risks. *Congenital Heart Dis Adolescent Adult* 1993;11:4557-4567.
7. Garret WJ, Robinson DE. Fetal heart size measured in vivo by ultrasound. *Pediatrics* 1970;1:25-27.
8. Gembbruch U. Prenatal diagnosis of congenital heart disease. 1997; 17:1283-98.
9. Geipel A, Krapp M, Germer U *et al.* Prenatal diagnosis of cardiac tumors. *Ultrasound Obstet Gynecol* 2001;7:17-21.
10. Hyett JA, Moscoso G, Nicolaides KH. Anormalities of the heart and great arterias in first trimester chomossomally abnormal fetuses. *Am J Med Genet* 1997;69:207-16.
11. Hyett JA, Moscoso G, Papapanagiotou G *et al.* Anormalities of the heart and great arteries in chromosomally normal fetuses with increased nuchal translucency thickness at 11-13 weeks of gestation. *Ultrasound Obstet Gynecol* 1997;7:245-50.
12. Horeberg LK, Sahn DJ, Kleinman CS *et al.* Antenatal diagnosis of coarctation of the aorta . A multicenter experience. *J Am Coll Cardiol* 1994;23:417-23.
13. Hornberger LK, Sanders SP, Rein AJJT *et al.* Left heart obstructive lesions and left ventricular growth in the mid-trimester fetus. A longitudinal study. *Circulation* 1995;92:1531-8.
14. Jaeggi ET, Sholler GF, Jones ODH *et al.* Comparative analysis of pattern, management and outcome of pre-versus posnatally diagnosed major congenital heart disease: a population-based study. *Ultrasound Obstet Gynecol* 2001;17:380-385.
15. Kirk JS,Riggs TW, Comstock CH *et al.* Prenatal screening for cardiac anomalies. The value of routine addition of the aortic root to the four chamber view. *Obstet Gynecol* 1994;84:427-31.
16. Kleinman CS, Hobbins JC, Jaffe CC *et al.* Echocardiographic studies of the human fetus: prenatal diagnosis of congenital heart disease and cardiac dysrhytmias. *Pediatrics* 1980;65:1059-67.
17. Kleinman CS, Donnerstein RL, Jaffe CC *et al.* Fetal echocardiography: a tool for evaluation of in utero cardiac arrhythmias and monitory of in utero theraphy: analysis of 71 patients. *Am J Cardiol* 1983;51:237-243.
18. Kleinman CS, Donnerstein RL. Ultrasonic assessment of cardiac function in the intact human fetus. *J Am Coll Cardiol* 1985:5:205-29.
19. Kleiman CS. Prenatal diagnosis and management of the intra-uterine arrhythmias. *Fetal Theraphy* 1986;1:92-95.
20. Kleinman CS. Cardiovascular physiology of the human fetus. *Progress in Pediatric Cardiology* 1996;5:123-134.
21. Lopes LM, Cha SC, Aiello VD *et al.* Bloqueio Atrioventricular Fetal. *Arq Bras Cardiol* 1992;59:261-4.
22. Lopes LM, Cha SC, Scanavacca MI *et al.* Fetal ventricular tachycardia with nonimmune hydrops. Benign course. *Pediatric Cardiol* 1996;17:192-3.
23. Lopes LM, Zugaib M. Arritmias Fetais. *Arq Bras Cardiol* 1997;69:219-22.
24. Machado MVL, Crawford DC, Anderson RH *et al.* Atrioventricular septal defect in prenatal life. *Br Heart J* 1988;59:352-5.
25. Nora JJ, Nora AH. Maternal transmission of congenital heart diseases: new recurrence risk figures and the question of cytoplasmatic inheritance and vulnerability to teratogens. *Am J Cardiol* 1897;59:459-63.
26. Nora JJ, Nora NH. Recurrence risks of children having one parent with congenital heart disease. *Circulation* 1976;53:701-2.
27. Reed Kl, Meijboom EJ, Sahn DJ *et al.* Cardiac Doppler flow velocities in human fetus. *Circulation1986*;73:41-6.

28. Reed KL, Sahn DJ, Scagnelli S *et al.* Doppler echocardiographic studies of diastolic function in the human fetal heart: changes during gestation. *J Am Coll Cardiol* 1986;8:391.
29. Rosenquist TH, Ratashak SA, Selhub J *et al.* Homocysteine induces congenital defects of the heart and neural tube: effect of folic acid. *Pro Natl Acad Sci USA* 1996;93:1527-32.
30. Rudolf AM. Distribution and regulation of blood flow in the fetal and neonatal lamb. *Cir Res* 1985;57:811-26.
31. Strausberger JF. Fetal arrhythmias. *Progress Pediatric Cardiology* 2000;1:1-17.
32. Pedra SRFF, Smallhorn JF, Ryan G *et al.* Fetal cardiomyopathies: spectrum, hemodynamic assessment and outcome. *Circulation* 1999;100:I-601.
33. Pedra SRFF, Hornberger LK, Leal SM *et al.* Prenatal and postnatal cardiac functional evaluation in the patients with family history of cardiomyopathy. *J Am Coll Cardiol* 2000;S35:514-A.
34. Wladimiroff JW, Steward PA, Vorters RPL. Fetal cardiac and function as studies by ultrasound. *Clin Cardiol* 1984;7:239.
35. Young ID, Clark M. Letal malformations and perinatal mortality: a ten-years review with comparison of ethnic difference. *BMJ* 1987;295:89-91.
36. Zielinsky P. Malformações cardíacas fetais: diagnóstico e conduta. *Arq Bras Cardiol* 1997;63:209-18.
37. De Nora JJ, Fraser FC. *Medical genetics and practice.* Philadelphia: Lea & febiger, 1989.

CAPÍTULO 31

ASPECTOS RELEVANTES DAS CARDIOPATIAS CONGÊNITAS NA PRÁTICA OBSTÉTRICA

Jorge Garcia Arévalo
João Antônio Granzotti

PREVALÊNCIA, INCIDÊNCIA E EPIDEMIOLOGIA DA DOENÇA CARDÍACA NA INFÂNCIA

Principalmente a partir do trabalho magistral realizado no Hospital For Sick Children de Toronto, no Canadá, por Keith,[1] ficou definida a importância da cardiopatia congênita no contexto das cardiopatias que incidem na infância e na adolescência.

Em 20 anos de análise retrospectiva (1950 a 1970) das internações em decorrência da doença cardíaca de 0 a 15 anos de idade, verificou-se que a cardiopatia congênita foi a alteração mais freqüente, seguida por ordem de freqüência pela doença cardíaca reumática, miocardite, pericardite, doença de Marfan, anemia com envolvimento cardíaco por acúmulo de glicogênio e tumores cardíacos primários ou secundários.

Trabalho realizado no Hospital das Clínicas da Faculdade de Medicina da Universidade de São Paulo por Lebrão, em 1993,[2] apontou as anomalias congênitas como sendo a segunda causa de internação no Instituto do Coração, depois das doenças gerais do aparelho circulatório que incluíam a doença isquêmica, cardiomiopatias e doença reumática crônica, superando as doenças do aparelho respiratório.

Em trabalho por nós realizado,[3] verificamos que do total de crianças internadas com idade até 14 anos 36,9% estavam concentradas no grupo etário de até 1 ano de vida.

Harris[4] determinou em crianças, até 6 dias de nascidas, filhas de mães bem nutridas que:

- 0,51% apresentava possível doença cardíaca.
- 0,17% doença cardíaca congênita bem estabelecida.
- 0,02% doença cardíaca congênita com sopro.

Na clínica de Bristol, na Inglaterra, inaugurada em 1927 pelo Dr. Carey Coombs,[5] analisando 551 casos, que foram encaminhados para diagnóstico, verificou-se que:

- 4 (4,3%) apresentavam doença cardíaca reumática.
- 98 (17,78%) doença cardíaca congênita.
- 15 (2,72%) ficaram sem diagnóstico.
- 243 (44,10%) apresentavam sopro funcional.
- 171 (31,03%) nenhuma anormalidade cardíaca foi encontrada.

A anomalia congênita mais comum, não necessariamente com alterações funcionais, é a valva aórtica bicúspide[1,16] com freqüência em torno de 1% dos nascidos vivos.

A doença congênita mais comum é a comunicação interventricular.[3,7-11]

São diversos os estudos relativos à definição da incidência de cardiopatias congênitas por 1.000 nascidos vivos (NV), mas são dois os trabalhos aos quais damos destaque porque representam um marco na epidemiologia das cardiopatias congênitas:

Baltimore Washigton Study, 1985 e Alberta Heritage Pediatrics, 1988, onde assinalam incidência de 3,7 por 1.000 NV e 8,14 por 1.000 NV, respectivamente, utilizando todos os critérios para diagnóstico. Considera-se a partir daí, e de acordo com os trabalhos de Gerlis, incidência de 8 por 1.000 NV aos 8 anos de idade, levando em consideração que várias cardiopatias congênitas não têm expressão clínica ao nascer e nos primeiros anos de vida. Diferente, portanto, da incidência de 1:1.000 NV revelada décadas atrás.

Acredita-se, por outro lado, que o incremento da detecção de anomalias cardíacas congênitas nos últimos anos se deva à melhoria das técnicas diagnósticas como a ecocardiografia.[12,13]

Devemos destacar, contudo, de acordo com Bofey[14], Dolara,[15] que esses índices podem-se modificar pelas mudanças ambientais e efeitos mutagênicos de drogas e pesticidas, pois estes podem aumentar substancialmente o aparecimento de doenças congênitas em curto ou longo prazo e, como exemplo, temos a aceleração destas anormalidades pela contaminação por dioxin na guerra do Vietnã.

Sever,[16] estudando uma comunidade perto de Hanpford site – Condado de Benton e Franklin – no Estado de Washington nos Estados Unidos, de 1968 a 1980, localidade de grande atividade agroquímica, verificou taxa de anormalidades congênitas de 19 por

1.000 NV, considerada alta, pois representa praticamente o dobro do esperado.

No Brasil, estima-se que o nascimento de bebês com algum grau de anomalia cardíaca congênita seja em média de 40.000 por ano.[17]

CLASSIFICAÇÃO DAS CARDIOPATIAS CONGÊNITAS

Devido à diversidade de defeitos cardíacos congênitos, os quais podem aparecer isolados ou associados, não há um consenso geral sobre a melhor classificação. A classificação internacional de doenças descreve quase todos os defeitos isolados, porém, dificulta um pouco a integração em síndromes clínicas ou defeitos com a mesma origem embriológica. Por esta razão, têm sido feitas tentativas classificatórias para uso clínico e para estudo anatomofuncional.

Para fins epidemiológicos, o estudo The Baltimore-Washington Infant Study – Ferenkz[12] e, mais recentemente, a divisão de Cardiologia Pediátrica do Johns Hopkins Hospital propuseram o seguinte agrupamento:

A) Anomalias troncoconais e defeitos septais maiores:
- Transposição das grandes artérias.
- Tetralogia de Fallot.
- Dupla via de saída do VD.
- *Truncus arteriosus*.
- Defeitos de coxim endocárdico.
- Drenagem anômala de veias pulmonares.

B) Atresias:
- Atresia tricúspide.
- Atresia pulmonar.
- Síndrome do VE hipoplásico.

C) Lesões valvares e dos vasos:
- Estenose pulmonar.
- Estenose aórtica.
- Coarctação da aorta.

D) Defeitos septais e PCA:
- CIV.
- CIA.
- PCA.

E) Outros.

F) Impossível de classificar.

Alguns resultados obtidos em Ribeirão Preto, São Paulo

Com base nesta classificação, nós,[3] no Hospital das Clínicas da Faculdade de Medicina de Ribeirão Preto da Universidade de São Paulo – HCFMRP-USP, avaliamos 420 crianças consecutivas que foram internadas no período de 1988 a 1992 verificando dados relativos à incidência dos diversos defeitos e mostrada no Quadro 31-1.

Dos defeitos tronco-conais que requerem solução cirúrgica logo após o parto, encontramos a transposição das grandes artérias (5,48%) e a atresia pulmonar (3,8%).

Convém destacar, por outro lado, a gravidade e o impacto econômico destas doenças através de alguns indicadores e apontar algumas soluções.

O Quadro 31-2 nos mostra a distribuição das crianças internadas nesse período nas diferentes faixas etárias, sendo que 226 (53,8%) se concentraram no primeiro ano de vida.

No trabalho de Lebrão *et al.*, no Hospital das Clínicas de São Paulo as internações nesta faixa etária tiveram uma concentração de 36,8%.

Em nossa investigação ocorreram 80 óbitos (86,25% do total de crianças internadas) dos quais 69 (86,25% do total de óbitos) incidiram no primeiro ano de vida (Quadro 31-3).

Destacamos que o trabalho de Keith *et al.*, realizado na década de 1950, época esta em que os recursos tecnológicos e a cirurgia cardíaca ainda não faziam parte do cotidiano dos hospitais de níveis secundário, terciário ou até mesmo quaternário, isto é, a maioria dos hospitais de médio a grande porte, não mostra números significativamente diferentes (Quadro 31-4), havendo uma concentração de óbitos no primeiro ano de vida de 70,62% do total de óbitos.

Por outro lado, devemos destacar dois aspectos importantes: um, que a maior parte (55,68%) dos defeitos cardíacos não é isolada, isto é, eles se acompanham de defeitos variados, tendo, portanto, um ou mais defeitos hemodinamicamente significativos (Quadro 31-5) e outro, o papel da ecocardiografia na sua precisão diagnóstica em nosso meio (Quadro 31-6) e que hoje faz parte do cotidiano da exploração diagnóstica da cardiopatia congênita por não ser invasiva e que indica, na grande maioria das vezes, o tratamento a ser implementado (clínico e/ou cirúrgico).

Quadro 31-1 Incidência dos diversos grupos de cardiopatia congênita e seu defeito mais representativo

Grupo	*%*	*Defeito mais freqüente*	*%*
A) Defeitos tronco-conais	22,38	Tetralogia de Fallot	8,57
B) Atresias	6,19	Atresia pulmonar	3,8
C) Leões valvares e grandes vasos	13,8	Estenose pulmonar	9,04
D) Defeitos septais e PCA	72,9	CIV	31,4
E) Outros	30,0		
F) Impossível de classificar	5,0		

Quadro 31-2 Distribuição das crianças internadas por faixa etária

Idade	*Número*	*%*
0 dia-1 mês	118	29,09
1 mês-1 ano	108	25,71
1-5 anos	93	22,14
5-15 anos	93	24,6

Quadro 31-3 Distribuição dos óbitos por faixa etária

Idade do óbito	*Número*	*%*
0 dia-1 mês	22	27,5
1 mês-1 ano	47	58,75
1-5 anos	6	7,5
5-15 anos	5	6,25

Quadro 31-4 Distribuição dos óbitos por faixa etária segundo Keith *et al.*

Idade	*Número*	*%*
0 dia-1 mês	980	34,14
1 mês-1 ano	1.047	36,48
1-5 anos	449	15,64
5-15 anos	394	13,72

Quadro 31-5 Tipo de defeito intracardíaco ou de conexão ventrículo-arterial (isolado ou associado), número de crianças e percentual

Defeitos	*Nº de crianças*	*%*
Isolados	156	44,31
Associados	196	55,68
Total	352	100

Aspectos diagnósticos da cardiopatia congênita no período pré-natal e pós-natal

Devemos destacar como importante meio diagnóstico, embora não único, a ecocardiografia, uma vez que se trata de um meio não invasivo, incruento e hoje praticamente generalizado em todo o mundo.

Este método, a partir da década de 1980, galgou significativamente um patamar de relevância no manuseio das diferentes cardiopatias congênitas, e é praticamente improvável que uma criança no momento atual seja submetida a um procedimento cirúrgico sem ter sido explorada por esta técnica de imagem.

Quadro 31-6 Precisão da ecocardiografia para diagnóstico completo, parcial ou sem nenhuma correlação com o diagnóstico final da cardiopatia

Tipo de correlação	*Nº de exames*	*%*
Completa	283	77,11
Parcial	70	19,07
Nenhuma	14	3,81

No trabalho que realizamos, procuramos extrair a precisão deste método para um diagnóstico completo ou parcial dos defeitos cardíacos na infância. O Quadro 31-6 mostra os resultados obtidos, inclusive o percentual onde o método teve ausência de correlação com o diagnóstico final da cardiopatia em questão.

Entende-se por diagnóstico parcial quando o método diagnostica o defeito hemodinamicamente mais importante; porém, não detalhou outro tipo de defeito associado mesmo que irrelevante para o tratamento.

CONSIDERAÇÕES FINAIS

Estes números apontam, entre outras reflexões, a necessidade do diagnóstico precoce das doenças congênitas do coração já na fase fetal, principalmente aquelas que têm grande letalidade no primeiro mês de vida, como as anomalias tronco-conais e os ventrículos hipoplásicos. Sem dúvida, este é o avanço que se requer em curto prazo e que teria grande impacto, uma vez que, mesmo nas regiões ainda mais longínquas dos grandes centros, hoje se realiza o ultra-som obstétrico como *screening*. Todas as organizações internacionais, que tratam deste tema, são unânimes em alertar para que o ultra-sonografista obstétrico realize de rotina um ecocardiograma fetal sumário, mas que inclua não só a visibilização das "4 câmaras", bem como a conexão ventriculoarterial, visto que só a visão das 4 câmaras tem elevada especificidade, porém baixa sensibilidade, como aponta Buskens *et al.*, em estudo realizado na Nova Zelândia.

Estes autores durante exame de rotina obstétrico de 6.922 pacientes realizaram em 6.571 (95%) estudo do coração fetal entre a 16 e 24 semanas de gestação, reconhecendo eventual cardiopatia congênita em 118 (2,2%), em 62 (1,25) evidências definitivas de doença cardíaca (1,2%), seis das quais apresentavam também outras anomalias congênitas. Cinco casos ocorreram em combinação com anomalias cromossômicas.

As anomalias encontradas nesse grupo após o parto estão descritas no Quadro 31-7.

Os resultados do ultra-som fetal, no entanto, não foram animadores, como demonstram os resultados exemplificados:

A sensibilidade foi baixa, 5% mesmo quando somente se consideraram apenas as importantes, 17%. A especificidade foi elevada, > que 99%, bem como o valor preditivo negativo, 99%. No entanto, o *screening* não foi adequado para estabelecer o valor preditivo positivo, devido a um intervalo de confiança muito grande.

Em outras palavras, o índice de verdadeiros negativos foi muito elevado; contudo, houve um índice elevado de falsos-negativos: em torno de 83%.

Quadro 31-7 Anomalias congênitas detectadas no seguimento de 80 casos

Anomalia	*Total de malformações*
Comunicação interventricular	4
Coarctação da aorta	5
Defeito atrioventricular	4
Comunicação interatrial	5
Atresia pulmonar	4
Estenose pulmonar	2
Transposição das grandes artérias	2
Ventrículo esquerdo hipoplásico	1
Ventrículo direito hipoplásico	1
Dupla via de saída do ventrículo direito	1
Anomalias complexas	2

Estes resultados, porém, têm que ser apreciados dentro de uma óptica prática, isto é, pouco importa, a nosso ver, a detecção de uma cardiopatia simples no período pré-natal, isto é, CIV, estenose valvar pulmonar, por exemplo, uma vez que estas cardiopatias são apropriadamente investigadas e tratáveis no período pós-natal. O que nos interessa do ponto de vista clínico e epidemiológico é a detecção de cardiopatias graves que precisam de solução no período imediatamente após o parto, tais como a atresia pulmonar, a transposição das grande artérias (anomalias tronco-conais), bem como o ventrículo esquerdo hipoplásico e a coarctação da aorta importante, uma vez que esta última é praticamente canal-dependente, pois ao fechar o canal arterial após o nascimento pode desencadear uma sobrecarga de pressão aguda para o ventrículo esquerdo, levando a insuficiência cardíaca grave e subseqüente óbito.

Desta forma, acreditamos que é mandatório que os nossos ultra-sonografistas obstétricos aprendam a conhecer melhor a cardiopatia congênita e a reconhecer, na imagem fornecida pelo ultra-som, as conexões normais e anormais tronco-conais.

Para finalizar, as considerações que foram apontadas destacam, por um lado, a importância epidemiológica da doença cardíaca congênita no concerto das doenças que atingem as crianças no primeiro ano de vida e sua potencial letalidade, e, por outro lado, apontam desafios, já que existem problemas que requerem pronta solução, visto que apesar dos avanços no conhecimento da fisiopatologia das cardiopatias congênitas, da extraordinária resolutividade da cirurgia cardíaca, da excelência dos meios diagnósticos e dos cuidados neonatais, ainda estamos com baixos indicadores nesta área.

REFERÊNCIAS BIBLIOGRÁFICAS

1. Keith JD, Rowe RD Vlad P. *Heart disease in infancy and childhood*. 3rd ed. New York: MacMillan Publishing Co, Inc, 1978. p. 1082.
2. Lebrão ML, Litvoc J, Figueiredo GM & Leite RM. Estudo da morbidade dos pacientes internados no Hospital das Clínicas da Faculdade de Medicina da USP, 1989. *Rev Hosp Clin Med* (São Paulo) 1993;48(4):189-98.
3. Arévalo JRG. *Qualidade e eficácia da atenção médico-hospitalar a crianças portadoras de doença cardíaca. Análise de alguns pontos da estrutura, processo e resultados.* Tese de doutorado – Faculdade de Medicina de Ribeirão Preto, USP, 1997. p. 88.
4. Harris LE, Steinberg AG. Abnormalities observed during the first six days of life in 8716 live-born infants. *Pediatrics* 1954;14:314-26.
5. Appley J, Perry CB. A six-year survey of the cases seen at school cardiac clinical. *Arch Dis Child* 1854;29:317-22.
6. Campbell M. Calcific aortic stenosis and congenital bicuspid aórtic valves. *Brit Heart J* 1968;30:606-16.
7. Kjelberg SR, Manheimer E, Rudhe N, Jonsson B. *Diagnosis of congenital heart disease*. 2nd ed. Chicago: Year Book Publishers, 1959.
8. Mustachi P, Sherins RS & Miller M. Congenital Malformations of the Heart and the Great Vessel. *JAMA* 1963;26:241-4.
9. Mchrizi A, Hirch MS, Taussig H. Congenital heart disease in the neonatal period. *Pediatrics* 1964;65:721-26.
10. Hoffmann JIE. Natural History of Congenital Heart Disease. *Circulation* 1968;37:97-125.
11. Vila JHA, Macruz R. Comunicação interventricular. In: *Cardiologia pediátrica*. São Paulo: Sarvier, 1983. p. 345-73.
12. Ferencz C, Rubim J, McCarter RJ, Brenner JL, Neill C, Perry LW, Hepner SI, Downing JW. Congenital heart disease: prevalence at livebirth. The Baltimore-Washington Infant Study. *Am J of Epidemiology* 1985;121:31-6.
13. Elwood J.M, Rogers J. The Incidence of Congenital Abnormalities in British Columbia, Alberta, Manitoba and New Brunswick, 1956-1969. *Canadian J of Public Health* 1975;66:471-76.
14. Boffey PM. Erbicides in Vietnam, AAAS study finds widespread devastation. *Science* 1971;171:43-7.
15. Dolara A, Manetti A. Epidemiology of Congenital Malformations of the Heart. *Acta Cardiológica* 1978;33:221-24.
16. Sever LE, Hessol NA *et al.* The Prevalence at Birth of Congenital Malformations in Communities a Near the Hanford Site. *Am J of Epidem* 1988;127:(2) 243-53.
17. Santos MA, Simões LC, Carvalho T, Rezende JC, Silva E. *Metodologia diagnóstica em Cardiopatias na idade pediátrica*. ARS Curandi, 1986 Julho. p. 26-36.

CAPÍTULO **32**

MALFORMAÇÕES DO TRATO URINÁRIO

Victor Bunduki
Cleisson Fábio Andrioli Peralta
Marcelo Zugaib

INTRODUÇÃO

As malformações do sistema urinário fetal podem corresponder a até um terço do total dos defeitos estruturais diagnosticáveis no período pré-natal, tendo incidências que variam de 2,8 a 4,8/1.000 gestantes de baixo risco.[35,69]

A ultra-sonografia obstétrica, quando direcionada à avaliação sistemática da anatomia do concepto, tem garantido elevadas taxas de detecção destas anomalias.[60] Apesar disso, a definição exata do local da lesão, de sua causa e o estabelecimento preciso de um prognóstico, não raro, constituem desafios aos especialistas.[61]

Torna-se imperioso, portanto, para a elaboração de diagnósticos mais precisos, que o ultra-sonografista se familiarize não somente com os aspectos ecográficos destas malformações, mas também com detalhes de mecanismos fisiopatológicos e aspectos do desenvolvimento embrionário das vias urinárias.

EMBRIOLOGIA DO SISTEMA URINÁRIO

Desenvolvimento dos rins

Três pares de órgãos excretores são formados durante o período embrionário: os pronefros, os mesonefros e os metanefros. Estes surgem seqüencialmente, a partir do mesoderma intermediário na parede dorsal do embrião. Os primeiros são rins rudimentares e não funcionais na espécie humana, tendo, no entanto, importante papel ao induzirem o desenvolvimento dos ductos mesonéfricos, dos quais emergem os brotos ureterais, indispensáveis para a formação dos rins definitivos. Os mesonefros, que se diferenciam a partir de cinco semanas e três dias de gestação, são responsáveis pela produção de urina da sexta até a 10ª semana, quando então transferem esta função aos rins definitivos, derivados dos metanefros.[52]

Os metanefros são inicialmente constituídos por duas linhagens de células, as epiteliais, do broto ureteral, e as mesenquimais, do blastema metanefrogênico. O broto ureteral emerge como um divertículo póstero-medial na porção distal do ducto mesonéfrico, ao completar-se a sexta semana de gestação (28 dias pós-fertilização). Este broto se alonga e penetra no blastema metanefrogênico, por volta de seis semanas e quatro dias. Da interação destes dois tipos celulares, desenvolve-se o rim definitivo (Figs. 32-1 e 32-2). O broto ureteral estimula o blastema metanefrogênico a se diferenciar e formar os néfrons, constituídos por glomérulos, túbulos contorcidos proximais, alças de Henle e túbulos contorcidos distais. Por sua vez, o blastema estimula a ampola do broto ureteral a crescer e se ramificar, formando o bacinete, os cálices maiores e menores. Os primeiros néfrons surgem entre a oitava e a nona semanas de gestação; no entanto, a nefrogênese continua durante toda a gravidez e se estende após o nascimento. No período pós-natal, além da formação de novos néfrons, a partir do mesênquima indiferenciado da camada cortical externa, há crescimento, alongamento e hipertrofia destas unidades funcionais.[17,52]

Os rins definitivos começam a produzir urina na 10ª semana, sendo a composição do fluido muito semelhante à do plasma, e

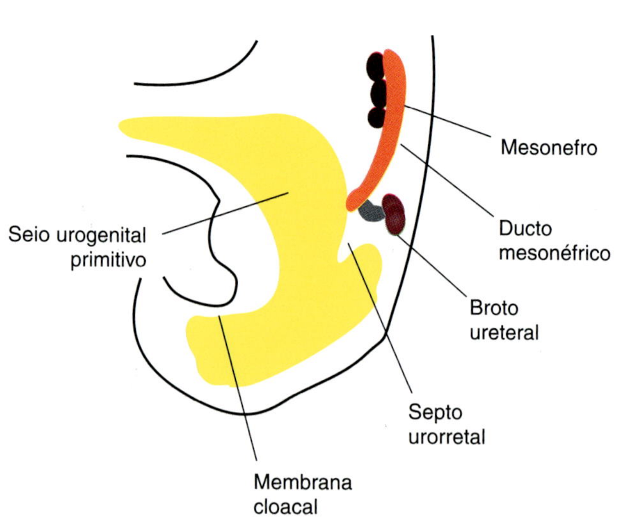

Fig. 32-1. Esquema que representa fase inicial do desenvolvimento do trato urinário (secção sagital da região pélvica de embrião durante a 6ª semana de gravidez).

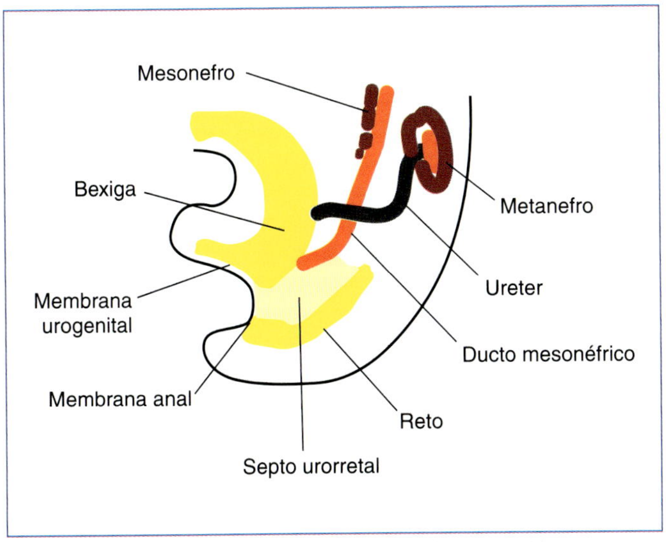

Fig. 32-2. Esquema representando embrião durante a 8ª semana. A bexiga já está separada do reto e o rim definitivo migra cranialmente.

modificando-se somente a partir da 14ª semana, quando tem início a função tubular.

A urina fetal participa da constituição do líquido amniótico juntamente com os transudatos placentários e as secreções pulmonares. Além de contribuir para a formação de um cômodo espaço, que permita a movimentação do concepto e sua expansão torácica, supõe-se que contenha fatores de crescimento necessários para o adequado desenvolvimento pulmonar.[63]

Concomitante às interações entre o broto ureteral e o blastema metanefrogênico, ocorre ascensão dos rins embrionários da pelve até a região lombar, entre a sexta e a nona semanas de gravidez. Durante este processo, seus suprimentos vasculares iniciais, que têm origens em ramos das artérias ilíacas, passam a degenerar, sendo substituídos gradativamente por ramos vindos de porções mais craniais da artéria aorta abdominal. Durante esta ascensão, há rotação medial dos hilos, de aproximadamente 90°, até que estes se direcionem ântero-medialmente, quando em posições permanentes na região lombar.[52]

DESENVOLVIMENTO DA BEXIGA

O primeiro estágio do desenvolvimento da bexiga começa com o processo de divisão da cloaca, que tem início no final da sexta semana de gestação (Fig. 32-1).

Na topografia em que confluem o alantóide e o intestino posterior, o mesoderma prolifera para formar um septo, que progride em direção à membrana cloacal. Este septo fragmenta a cloaca em uma porção anterior, que recebe a denominação de seio urogenital, onde desembocam os ductos mesonéfricos, e outra posterior, que formará o reto. Esta divisão chega ao final quando a extremidade distal do septo urorretal atinge a membrana cloacal, separando-a em uma membrana urogenital ventral, e uma membrana anal posterior (Fig. 32-2). A primeira se rompe durante a sétima semana, permitindo a comunicação do sistema urinário em desenvolvimento com a cavidade amniótica.[17]

A parte superior do seio urogenital, localizada entre o alantóide e os ductos mesonéfricos, evolui para a formação da bexiga definitiva. O desenvolvimento da parede vesical depende da troca de estímulos entre o endoderma do seio urogenital, que dá origem ao urotélio, e o mesênquima adjacente, que forma o músculo detrusor e o tecido conjuntivo da lâmina própria.[17]

Durante o processo de septação da cloaca, os ductos mesonéfricos distais aos brotos ureterais progressivamente se incorporam ao seio urogenital. A partir de então, os orifícios ureterais passam a comunicar-se direta e independentemente com a parede posterior da bexiga. À medida que esta cresce, os orifícios ureterais vão assumindo posições mais craniais e laterais em relação aos remanescentes dos ductos mesonéfricos (Fig. 32-2).[17]

Acompanhando a ascensão dos rins, os ureteres se alongam, permanecendo como cordões celulares sólidos até sete semanas e quatro dias de gestação. A formação do lúmen dos ureteres começa em suas porções médias e se estende progressivamente para suas porções proximais e distais, processo que se completa com sete semanas e seis dias. Nesta fase, uma membrana impede a comunicação da luz ureteral com a luz vesical, a chamada membrana de Chwalla, que desaparece no final da nona semana, garantindo que a urina que começa a ser produzida pelos rins definitivos nos dias subseqüentes chegue à cavidade amniótica.[17,71]

ULTRA-SONOGRAFIA DO TRATO URINÁRIO NORMAL

As vias urinárias podem ser avaliadas por meio da ultra-sonografia a partir da 10ª semana de gestação. Nesta fase, que coincide com o término do período embrionário e início da produção de urina pelo concepto, a bexiga e os rins podem ser identificados em exames realizados pela via endovaginal.[11,68]

A ultra-sonografia de 11 a 14 semanas, que tem como finalidade principal a medida da translucência nucal e vem sendo gradativamente incorporada na rotina pré-natal, é também oportuna para a avaliação precoce do trato urinário e de vários outros aspectos da anatomia fetal. Neste período, os rins se apresentam como imagens paravertebrais ovaladas, levemente hiperecogênicas em relação aos demais órgãos abdominais adjacentes (Fig. 32-3). Não

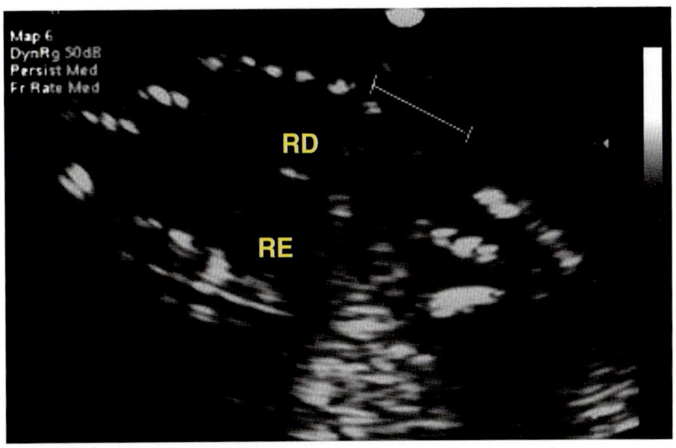

Fig. 32-3. Corte coronal em região dorsal de feto com 13 semanas, evidenciando os rins direito (RD) e esquerdo (RE), levemente hiperecóicos e homogêneos, ainda sem diferenciação visível entre córtex e medula.

é possível ainda a percepção da diferenciação corticomedular do parênquima, nem afirmar normalidade, uma vez que algumas doenças que acometem os rins fetais apresentam alterações anatômicas detectáveis somente em idades gestacionais mais avançadas.[84]

A bexiga é uma das estruturas de mais fácil identificação no abdome, podendo ser vista em 100% dos fetos normais na 12ª semana de gravidez (Fig. 32-4).[50] Seu maior diâmetro craniocaudal não deve exceder 7 mm, no período compreendido entre a 11ª e a 14ª semana. Bexigas com dimensões maiores relacionam-se a aumento de risco para doenças obstrutivas infravesicais e algumas aneuploidias, especialmente as trissomias dos cromossomos 13 e 18.[20,46,75] A não visibilização da bexiga nesta fase, em exames sucessivos ou após períodos de observação de mais de 25 minutos, deve sempre levantar a suspeita para a possibilidade de malformações como a agenesia renal bilateral, displasias renais bilaterais ou condições mais raras como as seqüências de extrofia vesical e cloacal.[83]

Por ocasião do exame morfológico de 18 a 24 semanas, mais detalhes da bexiga e dos rins podem ser observados.

A espessura da parede vesical e seu grau de repleção são avaliados, a princípio, de forma subjetiva. Apesar de vários autores terem demonstrado ser possível o cálculo do volume vesical de forma reprodutível e fidedigna, estas medidas não têm sido empregadas rotineiramente.[19,33,34] A confirmação da normalidade e a detecção de alterações têm dependido, portanto, da experiência do operador. Em fetos normais, no segundo e terceiro trimestres, a bexiga repleta geralmente não ultrapassa os limites do hipogástrio. Sua parede tem ecogenicidade muito semelhante à das estruturas adjacentes, sendo fina o suficiente a ponto de impedir uma aferição precisa de sua espessura. Não raro, é possível observar-se a micção fetal, momento em que um esvaziamento completo da bexiga reforça a hipótese de normalidade.

Os rins passam a ser facilmente identificáveis nesta fase. A realização de cortes longitudinais, axiais e coronais na região dorsal fetal permite detalhada avaliação de seus parênquimas. Estes apresentam nítida diferenciação corticomedular, sendo as pirâmides marcadamente menos ecogênicas do que o córtex (Figs. 32-5 e 32-6). As pelves renais, mesmo sem dilatações, também podem ser visibilizadas, como delgadas áreas centrais hiperecóicas, que formam claro contraste com os parênquimas.

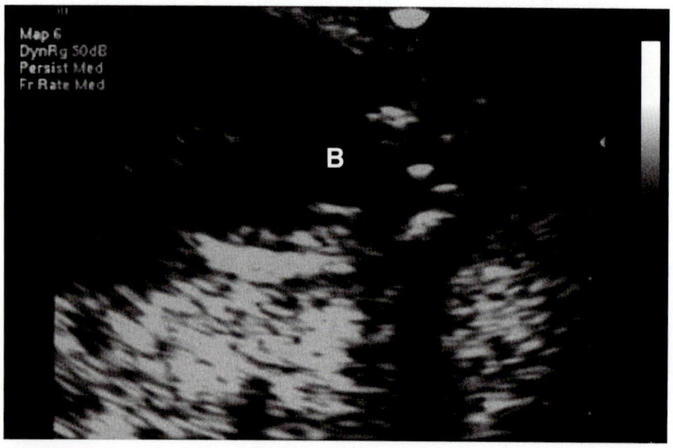

Fig. 32-4. Corte axial em região pélvica de feto com 13 semanas, onde pode ser observada a bexiga (B).

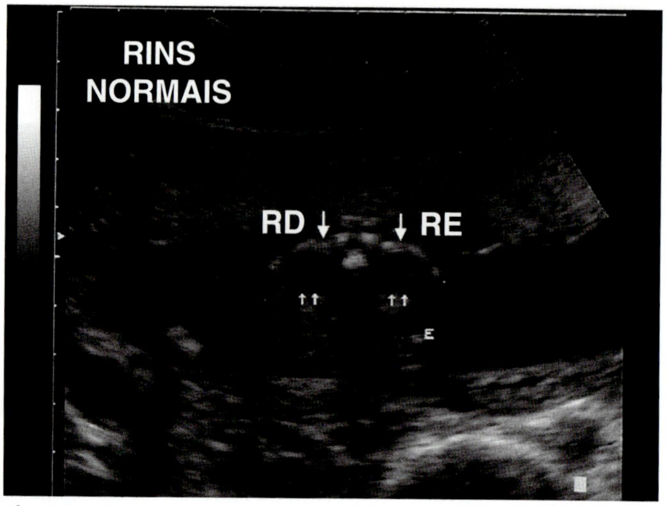

Fig. 32-5. Secção transversal do abdome de feto com 18 semanas, onde são observados ambos os rins normais. A diferenciação corticomedular já é evidente, com as pirâmides representadas pelas porções mais hipoecóicas. RD = rim direito; RE = rim esquerdo; E = estômago.

Os rins fetais podem ser medidos em seus diâmetros ântero-posterior, látero-lateral e longitudinal, os primeiros em cortes transversais ao nível do hilo, e o último em cortes longitudinais ou coronais (Figs. 32-6A e B). Estas medidas podem ser obtidas a partir da 13ª semana de gestação, devendo ser interpretadas à luz de curvas de normalidade.[6,88]

Além da avaliação dos rins e da bexiga, é imperioso que se proceda a minucioso exame da genitália externa do concepto, tendo-se em vista que alterações em porções mais altas do trato urinário podem ser decorrentes de malformações nestes órgãos.

MALFORMAÇÕES DO TRATO URINÁRIO

As malformações congênitas do sistema urinário podem ser divididas em doenças não obstrutivas e obstrutivas. Ambas podem apresentar-se isoladas, ser acompanhadas de outras anormalidades estruturais ou fazer parte de síndromes genéticas, condições que têm influência no prognóstico pós-natal. O Quadro 32-1 mostra a distribuição das uropatias diagnosticadas de 1992 a 2001 no setor de Medicina Fetal da Clínica Obstétrica do Hospital das Clínicas da Faculdade de Medicina da Universidade de São Paulo – São Paulo.

MALFORMAÇÕES NÃO OBSTRUTIVAS

A ultra-sonografia é método fundamental para o diagnóstico de doenças não obstrutivas do trato urinário fetal. Diante da identificação destas malformações, torna-se fundamental a exclusão de anomalias associadas e de aneuploidias, com o objetivo de melhor programação da conduta. Anormalidades restritas ao sistema urinário relacionam-se a um aumento de 3,0 vezes no risco relativo para cromossomopatias. Se associadas a outras malformações, este risco aumenta para cerca de 30 vezes.[53]

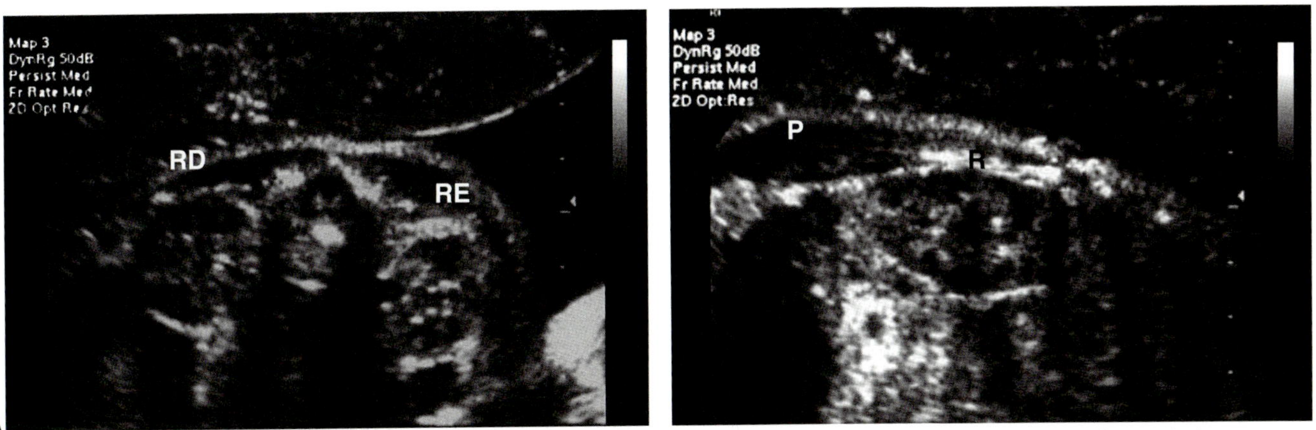

A B

Fig. 32-6. (**A**) Corte transversal dos rins normais de feto com 24 semanas, com diferenciação marcante entre as camadas corticais e medulares. RD = rim direito; RE = rim esquerdo. Este corte pode ser usado para as medidas látero-lateral e ântero-posterior do rim. (**B**) Corte longitudinal de rim normal de feto com 24 semanas. R = rim; P = músculo psoas. Esta secção é usada para a medida do diâmetro longitudinal do rim.

A seguir, são apresentadas as principais doenças deste grupo, que serão divididas em anomalias de número, fusão, posição, doenças císticas e outras malformações não obstrutivas de diagnóstico pré-natal.

ANOMALIAS DE NÚMERO

Agenesia renal

A agenesia renal resulta da falha de penetração do broto ureteral no blastema metanefrogênico, não havendo o estímulo para o desenvolvimento dos néfrons.[52]

A ausência unilateral do rim tem incidências de 1/500 a 1/1.000 nascidos vivos,[87] não ocasionando repercussões clínicas ao concepto.

À ultra-sonografia, observa-se uma das lojas renais vazia, sendo o rim contralateral freqüentemente aumentado, mas com ecogenicidade preservada. A bexiga é de fácil identificação e a quantidade de líquido amniótico é normal. Não raramente, estes casos vêm acompanhados de artéria umbilical única.[10]

Quadro 32-1 Distribuição das principais malformações do trato urinário diagnosticadas de 1992 a 2001 no setor de Medicina Fetal da Clínica Obstétrica do Hospital das Clínicas da Faculdade de Medicina da Universidade de São Paulo – São Paulo

Malformações	*N (%)*
Uropatias obstrutivas bilaterais	242 (34)
Uropatias obstrutivas unilaterais	164 (23)
Displasia renal	107 (15)
Displasia renal multicística	71 (10)
Agenesia renal bilateral	36 (5)
Agenesia renal unilateral	36 (5)
Doença renal policística	20 (3)
Outras	36 (5)
Total	**712 (100)**

Anomalias genitais associadas podem ocorrer nestes pacientes, como agenesia de vesícula seminal e anomalias müllerianas, as quais têm seus diagnósticos restritos ao período pós-natal.[38,76,80]

A agenesia renal bilateral, por sua vez, é condição invariavelmente letal devido à hipoplasia pulmonar associada (seqüência de Potter), tendo incidências de 1/3.000 a 1/10.000 nascimentos.[63,87]

Por meio da ultra-sonografia, observa-se a ausência de líquido amniótico, da imagem da bexiga e dos rins. Em topografia das lojas renais, somente as adrenais são visibilizadas (Fig. 32-7A). Estas, por não apresentarem o suporte dos rins, assumem formato globoso, com maior eixo orientando-se longitudinalmente, o que as tornam confundíveis com rins rudimentares.[10,13]

Importante se faz salientar que rins gravemente hipoplásicos podem simular agenesia. Na hipoplasia renal, há diminuição do órgão, que tem menos néfrons, mas é funcionante. Quando identificáveis por meio da ultra-sonografia, têm diferenciação corticomedular normal e seus diâmetros encontram-se abaixo dos limites inferiores da normalidade para a idade gestacional.

Na suspeita de agenesia renal, informação adicional pode ser obtida com a utilização do Doppler colorido, pois a não identificação das artérias renais reforça o diagnóstico inicialmente feito com o exame em escala de cinzas (Figs. 32-7A, B e 32-8).

Duplicação renal e rim supranumerário

O termo duplicação renal se refere à unidade renal que comporta dois sistemas pielocaliciais, os quais podem vir acompanhados de duplicação parcial ou completa dos ureteres. Ocorre em cerca de 0,8% da população geral, sendo resultante da divisão do broto uretérico durante o período embrionário. Quando a divisão acomete somente a pelve, forma-se a pelve bífida, condição em que dois sistemas pielocaliciais confluem ao nível da junção ureteropiélica. Na duplicação ureteral parcial, os chamados ureteres bífidos unem-se antes de desembocar na bexiga. Já o termo ureter duplo é reservado para as duplicações completas, onde cada ureter chega separadamente ao lúmen vesical (Fig. 32-9).[25,52,82]

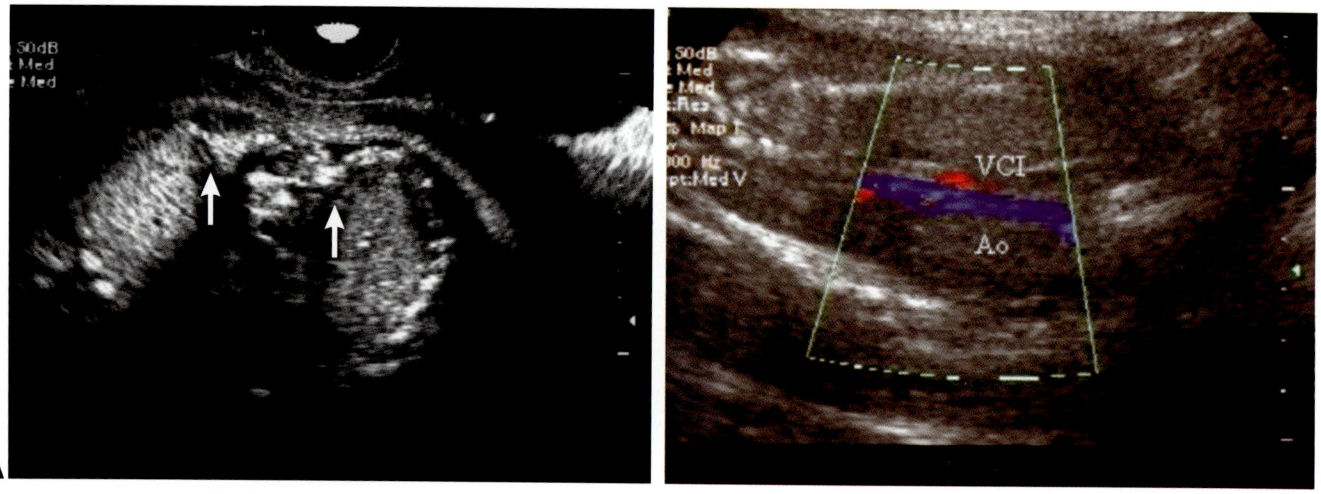

Fig. 32-7. (**A**) Corte axial de abdome fetal (via endovaginal) evidenciando lojas renais vazias e as imagens das supra-renais (setas). (**B**) Mesmo feto, corte coronal de região dorsal, no qual pode ser observada a ausência das artérias renais ao mapeamento com Doppler colorido.

Por sua vez, o termo rim supranumerário se refere a uma condição rara, caracterizada por unidade renal extra, que tem seu próprio ureter, e que resulta provavelmente da formação individual de dois brotos uretéricos, e não de sua duplicação.[52]

Os sistemas duplos são mais facilmente identificados em cortes ultra-sonográficos longitudinais ou coronais na região dorsal do feto. Pelves bífidas e duplicações parciais do ureter que cursam sem dilatações pielocaliciais são de difícil diagnóstico no pré-natal. Por outro lado, em casos de duplicação ureteral completa, comumente observa-se o sistema pielocalicial superior dilatado e a presença de ureterocele na bexiga, esta correspondente ao ureter que se comunica com a porção cranial do rim (Figs. 32-10A e B).

O reconhecimento pré-natal das duplicações contribui para a melhora do prognóstico pós-natal, ao permitir a realização de intervenções precoces para alívio de eventuais obstruções associadas e o uso de adequada profilaxia antibiótica.[4,32]

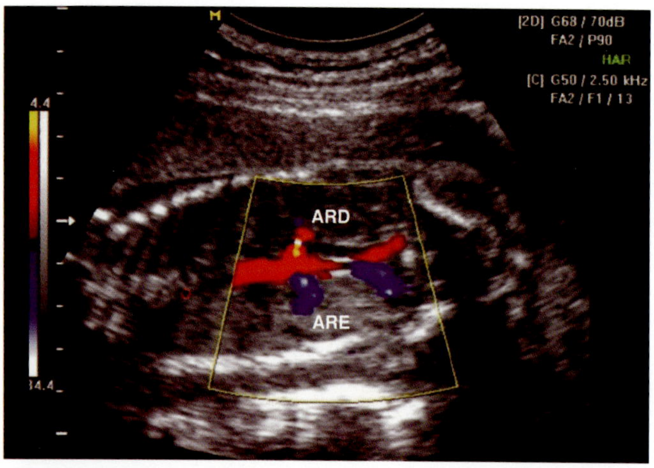

Fig. 32-8. Secção coronal de dorso de feto normal, onde podem ser observadas as artérias renais direita (ARD) e esquerda (ARE) ao mapeamento com Doppler colorido.

ANOMALIAS DE FUSÃO

Rim em ferradura

Desenvolve-se devido à fusão dos metanefros, provavelmente antes de haver a migração dos rins para a região lombar. Ocorre em cerca de 1/600 nascidos vivos e parece predispor à infecção urinária e à litíase. Associa-se também ao aumento da incidência de obstrução da junção ureteropiélica, devido à compressão por uma ou mais artérias renais anômalas.

No pré-natal, vêem-se os dois rins unidos por uma ponte parenquimatosa, geralmente em seus pólos inferiores. Para tanto, cortes ultra-sonográficos axiais e oblíquos na região dorsal fetal são necessários para o diagnóstico.

Sempre que possível, a avaliação cariotípica deve ser oferecida.

ANOMALIAS DE POSIÇÃO

Ectopia renal

Ocorre quando há deficiente ascensão e rotação dos rins. Pode ser uni ou bilateral, sendo a posição anômala geralmente caudal à topografia habitual dos rins. Ectopias craniais são raras e mais comumente observadas em casos de hérnia diafragmática.

O rim ectópico caudal apresenta seu hilo voltado anteriormente. Em alguns casos, pode permanecer em sua posição primitiva na pelve (rim pélvico), condição que apresenta maior incidência de litíase e de anomalias na junção ureteropiélica (Fig. 32-11).[8]

Quando ambos os rins se localizam na pelve, a fusão é comum, formando uma massa única conhecida como rim discóide ou em "panqueca". Em casos raros, esta massa pode ascender no trajeto de um dos rins, passando a constituir nova entidade que recebe a denominação de ectopia renal cruzada com fusão.

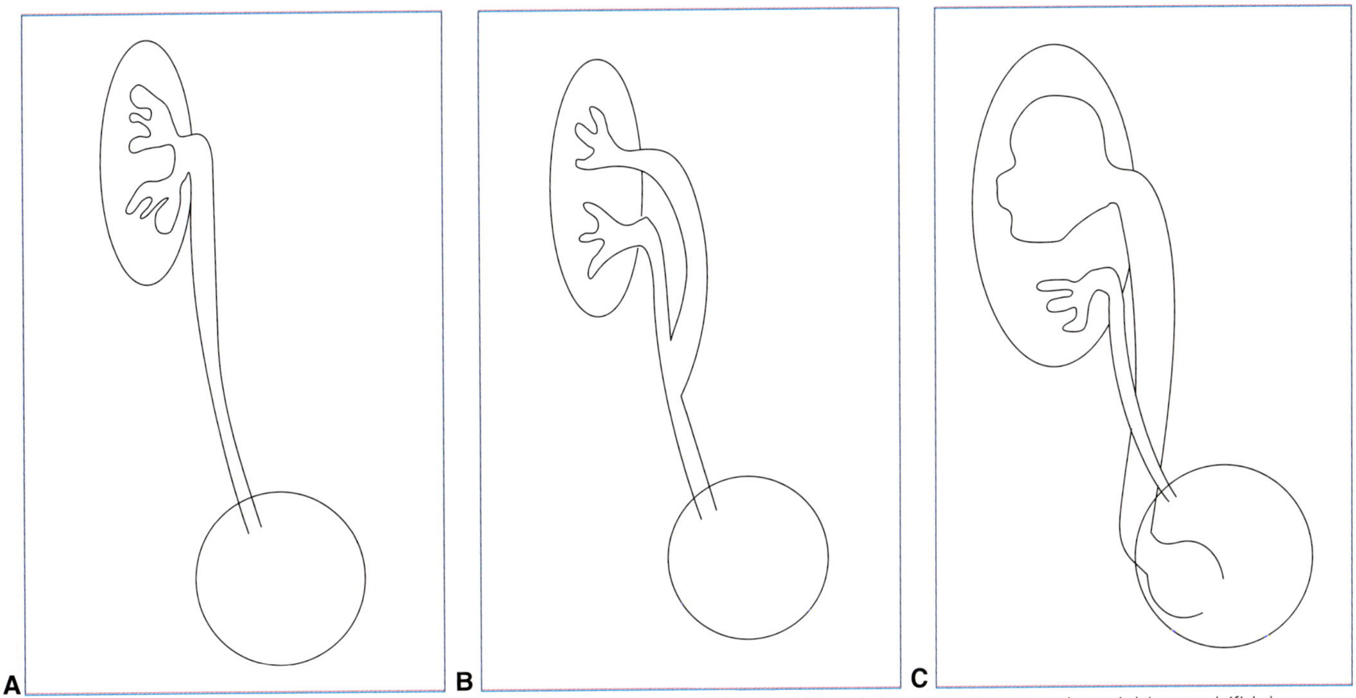

Fig. 32-9. Representação esquemática de duplicações piélicas e ureterais. (A) Pelve bífida. (B) Duplicação ureteral parcial (ureter bífido). (C) Duplicação ureteral completa (ureter duplo), com ureterocele em bexiga, a qual corresponde ao ureter que drena os grupos caliciais superiores.

Por ocasião da ultra-sonografia obstétrica, anomalia de posição deve ser sempre pesquisada quando não for possível a observação de um ou ambos os rins em suas topografias normais. Mais uma vez, o Doppler colorido pode ser útil, permitindo, em alguns casos, que o órgão ectópico seja identificado a partir dos ramos vasculares que o suprem.

DOENÇAS CÍSTICAS

Displasia renal multicística (rim multicístico)

Acredita-se que uma interação indutiva aberrante entre as células epiteliais do broto ureteral e as mesenquimais do blastema metanefrogênico seja a causa desta malformação. Aparentemente há uma perda de controle nos processos de proliferação e apoptose

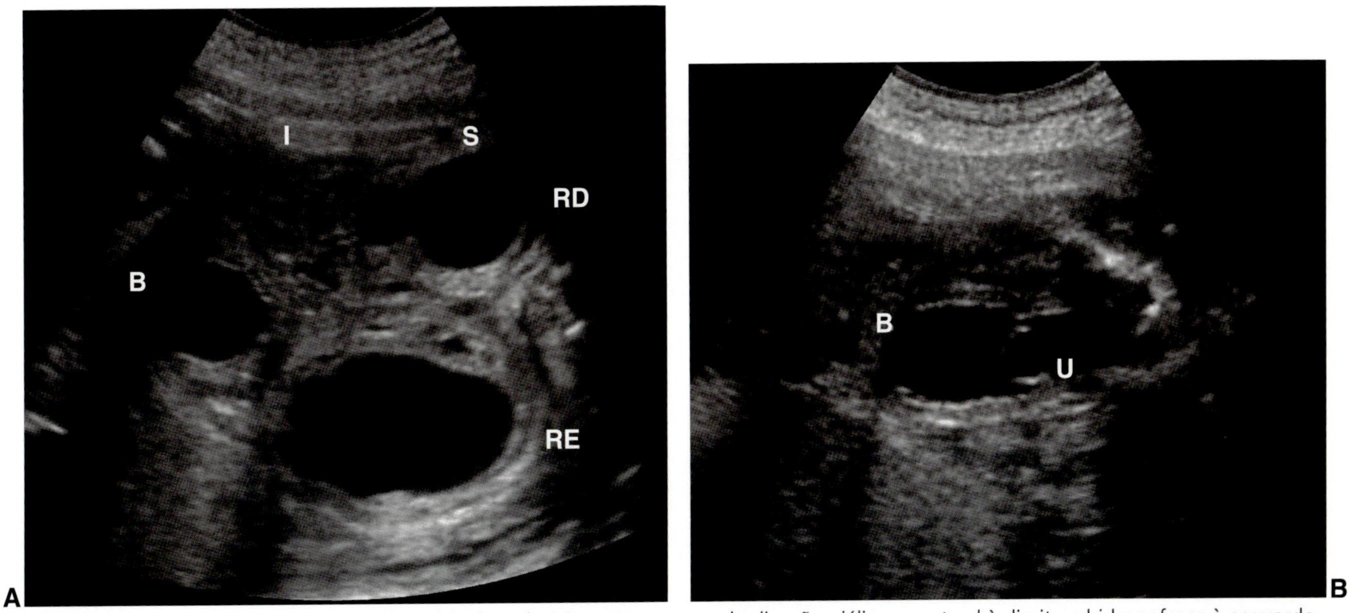

Fig. 32-10. (A) Corte coronal em região dorsal de feto de 28 semanas, com duplicação piélica e ureteral à direita e hidronefrose à esquerda. Em rim direito (RD), observa-se dilatação de grupos caliciais superiores (S), com grupos caliciais inferiores (I) normais. Rim esquerdo (RE) com hidronefrose grau V de Grignon. (B) Mesmo feto, corte axial da bexiga, evidenciando a ureterocele (U) correspondente à duplicação ureteral direita. B = bexiga.

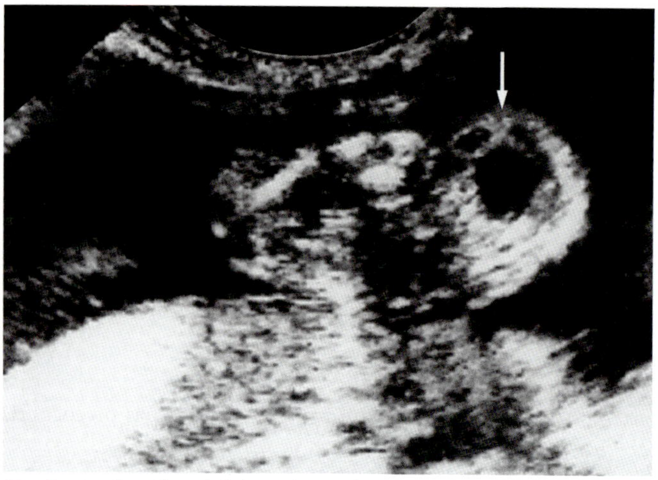

Fig. 32-11. Secção axial de região pélvica de feto com 23 semanas, onde se observa rim com hidronefrose (seta).

destas duas linhagens celulares. No epitélio ureteral, há aumento da atividade proliferativa, ao passo que no mesênquima a apoptose é mais acentuada do que o normal. Em decorrência deste desequilíbrio, há formação de cistos (proliferação de ramos dos brotos ureterais) circundados por tecido metaplásico, constituído freqüentemente por ilhotas de cartilagem.[85,86]

Devido ao processo de intensa apoptose das células mesenquimais, pode haver completa involução do rim multicístico, tanto no pré-natal quanto após o nascimento.[67,70]

Durante a ultra-sonografia fetal no segundo e terceiro trimestres, encontra-se na loja renal uma massa heterogênea, multilobulada, com imagens císticas não comunicantes entre si e circundadas por tecido hiperecóico (Figs. 32-12 e 32-13). Não são visibilizados parênquima renal normal, bacinete nem cálices. O órgão malformado pode apresentar-se aumentado, com cistos grandes (Potter tipo IIa), ou diminuído, com cistos menores (Potter IIb).[17]

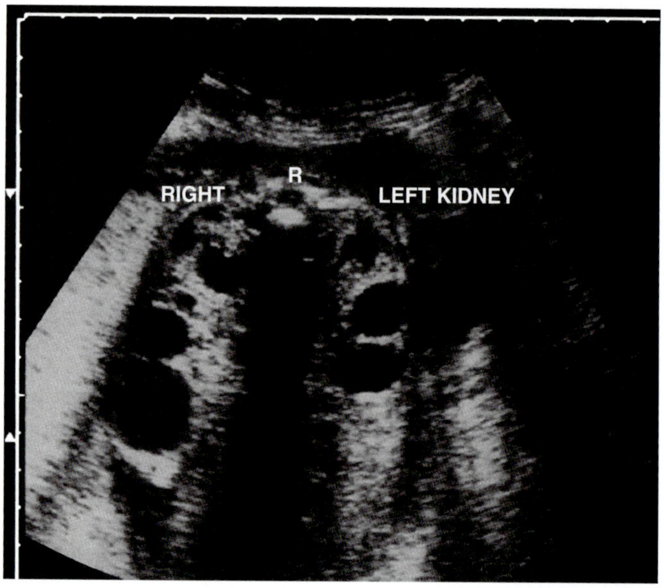

Fig. 32-13. Corte transversal de região dorsal fetal evidenciando rins multicísticos bilaterais. Não se observa líquido em cavidade amniótica.

A detecção do rim multicístico demanda detalhada avaliação do restante da anatomia fetal e eventualmente pesquisa cariotípica. Anomalias extra-renais e cromossomopatias podem ocorrer, respectivamente, em até 35% e 9,8% dos casos, sendo mais comuns quando a displasia é bilateral.[43]

Dentre as doenças genéticas que mais comumente se associam a esta malformação, estão as trissomias dos cromossomos 18 e 21, e a síndrome de Meckel-Gruber.

Quando unilaterais, sem outras anormalidades ou aneuploidias associadas, os rins multicísticos usualmente não causam problemas ao paciente. A avaliação do rim contralateral, no entanto, deve ser minuciosa, tendo-se em vista que 30% a 50% destes podem apresentar alterações estruturais como duplicações, ectopias, obstruções, agenesia e refluxo vesicoureteral (Fig. 32-14).[1,7,29,43]

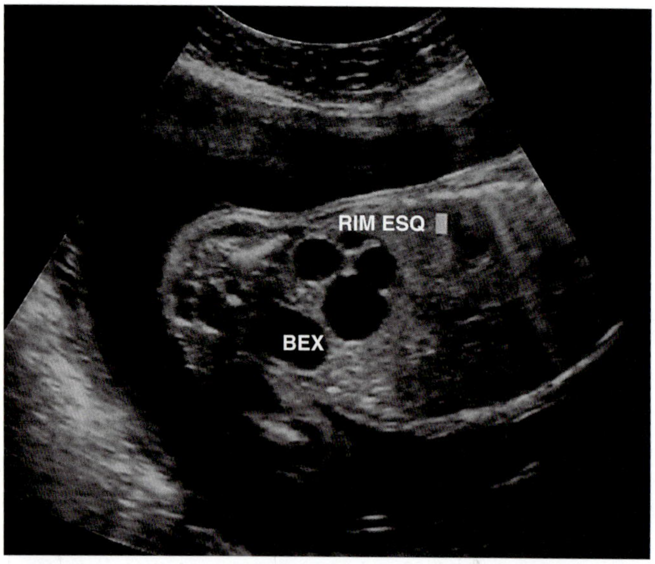

Fig. 32-12. Corte sagital de rim multicístico (doença unilateral – quantidade de líquido amniótico normal). Observam-se cistos não-comunicantes e ausência de parênquima renal normal.

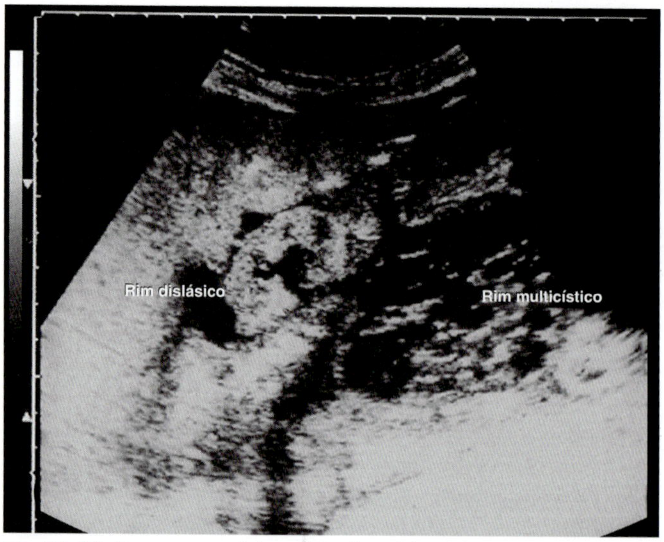

Fig. 32-14. Corte coronal de região dorsal fetal demonstrando rim multicístico de um lado e rim displásico (displasia secundária à obstrução) contralateral.

Quando bilateral, a displasia renal multicística acompanha-se quase que invariavelmente de anâmnio e hipoplasia pulmonar (Fig. 32-14). Nestes casos, deve-se sempre descartar a hipótese de rins policísticos do tipo adulto. Estes, entretanto, raramente apresentam manifestação pré-natal e, por se tratar de doença autossômica dominante, o antecedente familiar permite que se conclua facilmente o diagnóstico.

Doença renal policística autossômica recessiva (rins policísticos do tipo infantil)

É uma doença que tem incidência de aproximadamente 1/40.000 nascimentos, caracterizada pela formação de cistos corticais e medulares, que se desenvolvem devido à dilatação tubular.[89]

A apresentação típica pré-natal é de rins aumentados bilateralmente, simétricos, hiperecogênicos, sem diferenciação corticomedular, com múltiplos diminutos cistos dispersos (Fig. 32-15). Este aspecto ecográfico raramente é observado no início do segundo trimestre, pois as dilatações tubulares que levam à formação dos cistos geralmente acontecem depois deste período. Por ocasião da ultra-sonografia morfológica (18-24 semanas), no entanto, aproximadamente 90% dos casos podem ser identificados. Os remanescentes 10% (forma juvenil) manifestam-se tardiamente, tendo alterações anatômicas detectáveis somente após o nascimento.[13]

A diminuição na quantidade de líquido amniótico depende do grau de comprometimento da função renal no pré-natal. Mais freqüentemente, o anâmnio já está instalado na metade do segundo trimestre, o que se relaciona a prognóstico desfavorável pela hipoplasia pulmonar resultante.

Os pacientes que sobrevivem ao período pré-natal podem ter evolução satisfatória. A insuficiência renal, no entanto, é regra, sendo necessário o transplante em alguma fase da vida.

O aconselhamento genético aos pais é fundamental, havendo risco de recorrência de 25% para cada uma das gestações seguintes.

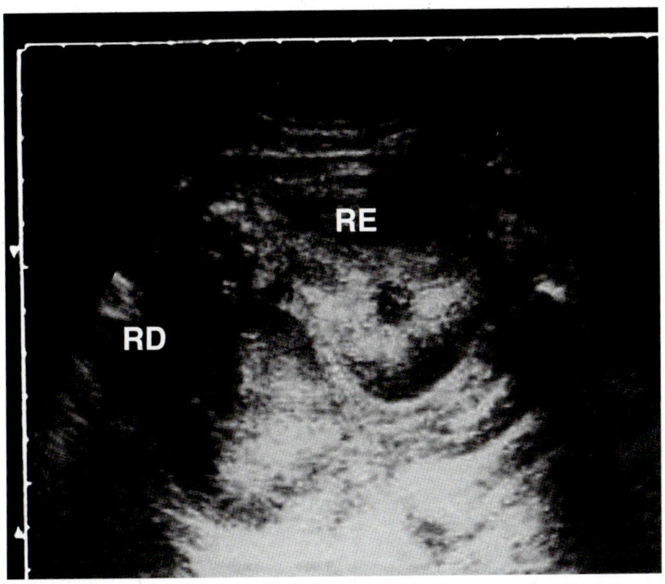

Fig. 32-15. Doença renal policística autossômica recessiva. Secção axial de rins direito (RD) e esquerdo (RE) aumentados, heterogêneos (por diminutos cistos), predominantemente hiperecóicos. Ausência de líquido em cavidade amniótica.

Doença renal policística autossômica dominante (rins policísticos do tipo adulto)

Acredita-se que ocorre por falha da união entre os túbulos coletores e os túbulos contorcidos distais. São muito mais comuns do que a doença recessiva em uma população geral, sendo que aproximadamente uma em cada 1.000 pessoas carrega o gene afetado.[42]

Os diagnósticos intra-útero e neonatal são raros, com o surgimento dos cistos e a instalação da insuficiência renal geralmente na quarta ou quinta décadas de vida.[39] Entretanto, se houver manifestação pré-natal, há um risco aumentado de que novos filhos portadores do gene alterado desenvolvam a doença mais precocemente.[90] Cistos pancreáticos, cistos hepáticos e aneurismas arteriais cerebrais são freqüentes mesmo nas formas precoces da doença.

O aspecto ecográfico pré-natal pode ser de rins aumentados, com cistos de vários tamanhos, ou mesmo aumentados e hiperecogênicos, sem cistos detectáveis.[77] A história familiar e a avaliação das vias urinárias dos pais são fundamentais para a definição do diagnóstico.

O aconselhamento genético é importante devido à alta taxa de recorrência, de 50% para cada gestação futura.

OUTRAS MALFORMAÇÕES NÃO OBSTRUTIVAS DE DIAGNÓSTICO ULTRA-SONOGRÁFICO PRÉ-NATAL

Tumores renais

Os tumores renais congênitos são raros, sendo o nefroma mesoblástico o mais comum deles. Trata-se de uma neoplasia benigna, um hamartoma, que se apresenta como massa heterogênea, predominantemente hiperecóica, com áreas císticas (necrose) e calcificações centrais. Diagnóstico diferencial mais importante a ser considerado é o de tumores de supra-renais.

Rins aumentados e hiperecogênicos

Não se trata de uma entidade específica, mas sim de um sinal ultra-sonográfico que pode indicar a possibilidade de uma série de condições clínicas. Diante deste achado, novamente deve ser reforçada a necessidade de detalhada investigação da anatomia fetal e da história familiar, em busca de outras informações que possam ser fundamentais para o diagnóstico. A pesquisa cariotípica deve ser sempre considerada, especialmente quando da presença de outras malformações.

Quando, além dos rins aumentados e hiperecogênicos, as medidas fetais apresentarem-se acima do percentil 95 para a idade gestacional, síndromes que cursam com crescimento fetal exacerbado devem ser consideradas (Beckwith-Wiedeman, Simpson-Golabi-Behmel, Pearlmman).[81]

A presença de algumas malformações associadas pode direcionar o diagnóstico, como em casos de síndrome de Meckel-Gruber e de esclerose tuberosa de Bourneville.

Se a alteração renal for isolada, diagnósticos diferenciais que devem ser considerados incluem as doenças renais policísticas recessiva e dominante, a nefrocalcinose e mesmo uma variação do normal.

Seqüência da extrofia vesical

É condição rara, tendo incidências de 1/10.000 a 1/30.000 nascidos vivos, sendo mais comum no sexo masculino.[18] Ocorre por falha no desenvolvimento do mesênquima infra-umbilical, responsável pela formação da perede abdominal inferior, dos tubérculos genitais e dos ramos púbicos, durante a sétima semana de gestação. Como resultado, a membrana cloacal (porção do ectoderma que reveste anteriormente a cloaca em fases anteriores à migração do mesênquima), muito frágil e delgada, se rompe, deixando a luz vesical em comunicação direta com o líquido amniótico.[83]

Sinais ecográficos pré-natais incluem a não visibilização da bexiga, dificuldade de identificação da genitália externa, afastamento dos ossos púbicos e inserção do cordão umbilical mais baixa do que o usual.[24,27,62] A quantidade de líquido amniótico, via de regra, encontra-se normal.

Seqüência da extrofia cloacal

Condição muito grave, com incidências de 1/200.000 a 1/400.000 nascimentos. É caracterizada por um conjunto de malformações, do qual fazem parte a onfalocele, a exposição da cloaca, o ânus imperfurado e o defeito de fechamento do tubo neural.

Teoricamente, esta seqüência tem início em uma falha do desenvolvimento do mesoderma primitivo, no final da sexta semana de gestação. A partir do mesoderma primitivo, diferenciam-se células que formarão o septo urorretal, o mesênquima infra-umbilical e os somitos lombossacrais (responsáveis pela neurulação secundária) (Figs. 32-1 e 32-2). Portanto, uma falha nesta diferenciação ocasionará: defeito na septação da cloaca, na qual desembocam os ureteres e o íleo terminal; ruptura da membrana cloacal; afastamento dos ramos púbicos e tubérculos genitais; defeito de fechamento do tubo neural em região lombar baixa e sacral.

Os critérios para o diagnóstico pré-natal desta doença incluem a não-visibilização da bexiga, a presença de defeito de fechamento da parede abdominal infra-umbilical, com exposição de conteúdo amorfo e irregular nesta topografia (que corresponde à cloaca aberta, na qual desembocam os ureteres e o íleo terminal), onfalocele e espinha bífida aberta lombossacral.[2,51] Além destes achados, podem ser observados a ausência do esfíncter anal e o afastamento dos ramos púbicos (Fig. 32-16A e B). A quantidade de líquido amniótico geralmente encontra-se normal.

Embora esta não seja uma condição letal, a dificuldade de correção cirúrgica no pós-natal e as subseqüentes complicações ainda no berçário (principalmente infecções) acabam por levar a óbito a imensa maioria destes recém-nascidos.

MALFORMAÇÕES OBSTRUTIVAS

Suspeita-se de doenças obstrutivas quando da identificação de distensões das vias urinárias, associadas ou não à diminuição do volume do líquido amniótico. A depender do nível anatômico do bloqueio, estas malformações podem ser classificadas como uropatias baixas, médias ou altas. Estes três grupos geralmente compartilham as dilatações pielocaliciais e, eventualmente, a displasia renal secundária ao processo obstrutivo. Esta, quando bilateral, pode levar ao anâmnio e à hipoplasia pulmonar.

A presença de pequena quantidade de urina na pelve renal é achado comum durante a ultra-sonografia obstétrica. A avaliação quantitativa do bacinete deve ser feita por meio da aferição de seu maior diâmetro ântero-posterior ao nível do hilo, em corte transversal estrito do abdome, preferencialmente incidindo-se pela região dorsal (Figs. 32-17 a 32-19). Não existe um consenso em relação ao limite superior da normalidade para esta medida, tampouco quanto à terminologia a ser utilizada diante destas dilatações. A maioria dos autores considera normais valores de até 5 mm, por ocasião da ultra-sonografia morfológica (18-24 semanas), e de até 10 mm no terceiro trimestre.[5,15,36,53,72] Das pelves com diâmetros abaixo destes limites, cerca de 80% involuem

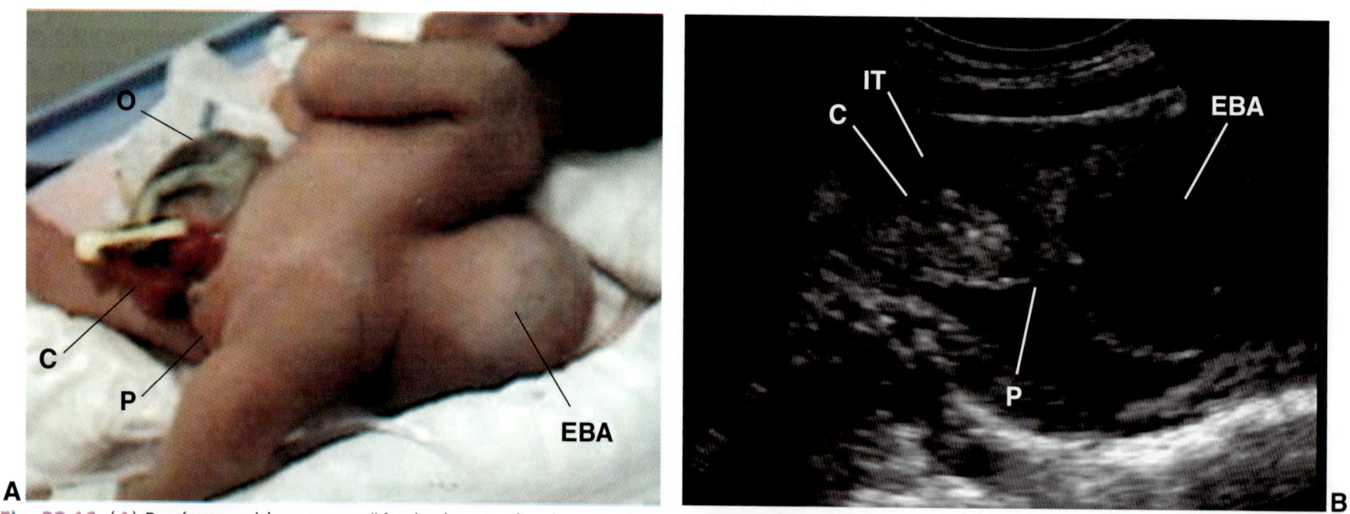

Fig. 32-16. (A) Recém-nascido com seqüência de extrofia cloacal. EBA = espinha bífida aberta; O = onfalocele; P = região perineal, onde se observa ausência de ânus; C = mucosa exposta da cloaca. (B) Imagem ultra-sonográfica pré-natal do mesmo paciente. EBA = espinha bífida aberta; P = região perineal, onde deveria estar presente a imagem típica do esfíncter anal; C = cloaca exposta. Eventualmente, a partir da cloaca, pode formar-se imagem que sugere o aspecto de genital externo masculino (IT), que, no entanto, corresponde à porção terminal do íleo que desemboca na cloaca.

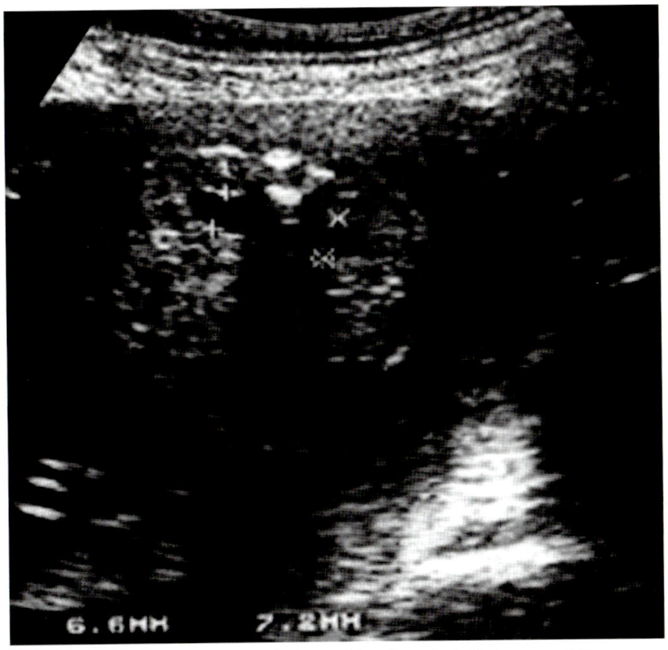

Fig. 32-17. Corte transversal de região dorsal de feto com 20 semanas, demonstrando a maneira adequada de medida do diâmetro ântero-posterior da pelve renal. As dilatações observadas são classificadas como grau I de Grignon.

espontaneamente com o andamento da gravidez. É fundamental, no entanto, ter-se em mente que avaliação única no segundo trimestre não nos permite definir prognóstico. Dos casos que apresentam aumento da pelve em exames subseqüentes, especialmente quando para mais de 10 mm no terço final da gravidez, até 23% são submetidos a procedimentos cirúrgicos no pós-natal.[3,45]

Para as dilatações que não envolvem os cálices, a despeito da medida do bacinete, o termo pielectasia pode ser usado. Nestes

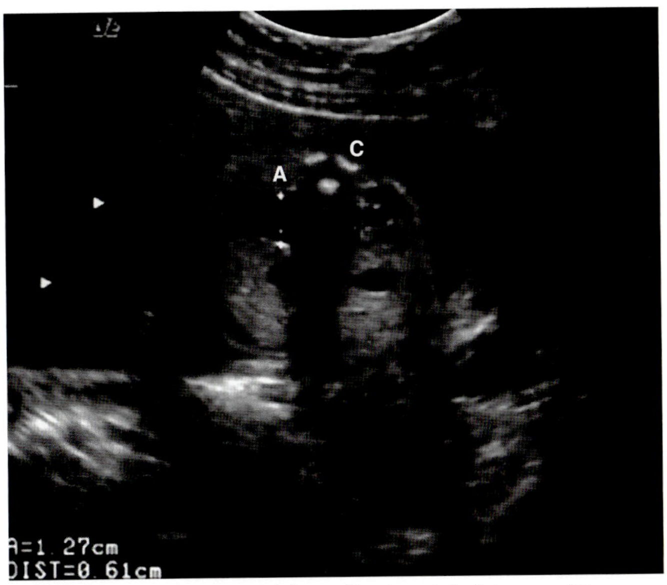

Fig. 32-18. Corte transversal de região dorsal de feto com 25 semanas, apresentando dilatações piélicas classificadas como graus II (A) e I (contralateral) de Grignon. A presença dos núcleos de ossificação dos arcos vertebrais posteriores da coluna (C) simétricos reforça que a secção é transversal estrita, importante para que não haja erro de medida do diâmetro da pelve.

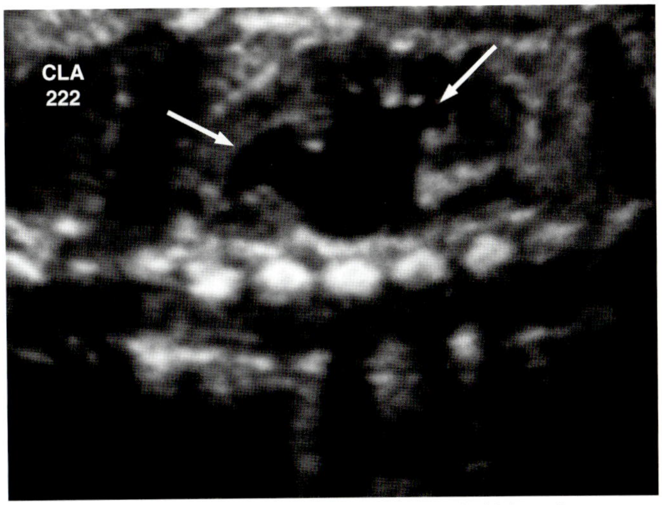

Fig. 32-19. Secção coronal do rim, demonstrando hidronefrose grau III de Grignon. Notar leve dilatação de cálices (setas).

casos, no entanto, quando o diâmetro ântero-posterior da pelve excede o limite superior aceito como normal, sugere-se a denominação de hidronefrose leve.

Grignon *et al.*[30] propuseram uma classificação para as hidronefroses, com base não somente nos diâmetros piélicos, mas também na presença de dilatações caliciais e de afilamento do parênquima (Figs 32-18 a 32-20). Relacionam os diferentes graus com a necessidade de correção cirúrgica pós-natal (Quadro 32-2).

Quanto à displasia renal secundária à obstrução, este é um termo histológico, que se refere a um conjunto de alterações, das quais fazem parte a dilatação da cápsula de Bowman e de túbulos, que, em fases avançadas, levam à formação de cistos (visíveis ultra-sonograficamente); proliferação fibroconectiva; e desarranjo tubular focal.[12,22,63] Trata-se de um processo fisiopatológico que afeta fases críticas da nefrogênese, e, dependendo da duração da obstrução, resulta em alterações definitivas na estrutura renal.[26]

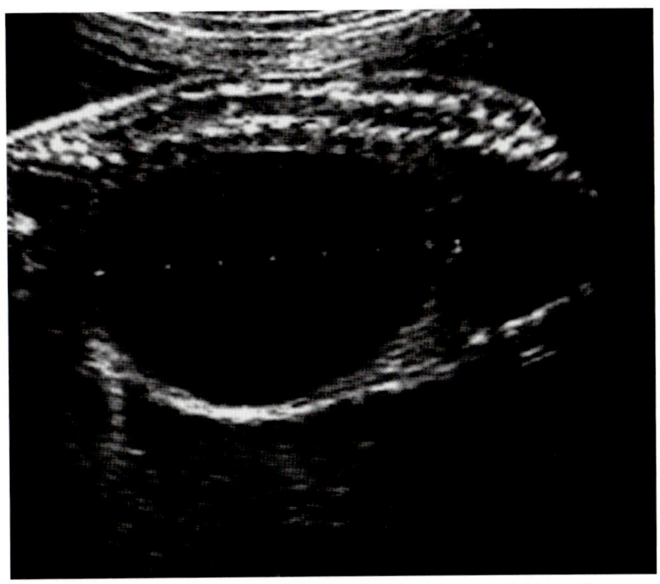

Fig. 32-20. Corte longitudinal de rim fetal com grave hidronefrose (grau V de Grignon). Há importante afilamento do parênquima, com perda dos contornos dos cálices.

Quadro 32-2 Classificação das hidronefroses segundo Grignon *et al.* (1986), para fetos com mais de 20 semanas

Grau	Diâmetro ântero-posterior da pelve	Dilatação dos cálices	Cirurgia pós-natal
I	< 10 mm	–	–
II	10-15 mm	–	39%
III	> 15 mm	Leve	62%
IV	> 15 mm	Moderada	100%
V	> 15 mm	Acentuada	100%

A displasia renal nesta situação (Potter IV) não deve ser confundida com a displasia renal multicística (Potter IIa e IIb), que tem mecanismo fisiopatológico distinto. Apesar disso, em casos graves de displasia por obstrução, especialmente quando da presença de cistos no parênquima renal, pode ser difícil o diagnóstico diferencial entre estas duas entidades. O conhecimento do caso em fases prévias da gravidez e a visibilização da pelve renal dilatada (doença obstrutiva) contribuem para a diferenciação.

A identificação das obstruções urinárias fetais permite que se programe terapêutica intra-uterina ou pós-natal. Desde o início da década de 80, vários procedimentos têm sido propostos para o tratamento pré-natal destas uropatias, com finalidade de interromper o processo fisiopatológico que culmina com dano renal irreversível.[26]

Entretanto, torna-se necessária minuciosa avaliação ultra-sonográfica fetal e eventual pesquisa cariotípica, para exclusão de anomalias associadas e de síndromes genéticas, condições que interferem no prognóstico e contra-indicam intervenções antes do nascimento.

Uropatias obstrutivas baixas

A principal manifestação ecográfica pré-natal destas uropatias é o aumento da bexiga. Este pode ser observado logo no início do segundo trimestre, por ocasião do exame de translucência nucal. Vários autores têm observado que um diâmetro vesical longitudinal maior do que 6 mm, nesta fase da gestação, relaciona-se a risco aumentado para aneuploidias e uropatias obstrutivas baixas.[20,46,75] Liao *et al.*,[46] estudando 145 fetos com bexigas dilatadas, notaram que 25% daqueles cujos diâmetros vesicais situavam-se entre 6 e 15 mm apresentaram aneuploidias, ao passo que 100% dos que tinham aferições acima de 15 mm desenvolveram quadros obstrutivos baixos.

Excetuando-se as anomalias cromossômicas, duas são as principais causas de megabexiga fetal, as obstruções uretrais e as doenças que não apresentam obstáculo evidente ao fluxo infravesical. No início do segundo trimestre, pode ser impossível diferenciá-las, sendo que, mesmo nos casos de obstrução uretral completa, a quantidade de líquido amniótico ainda pode estar normal. Com a evolução da gravidez, especialmente após a 16ª semana, quando a expansão da cavidade amniótica passa a depender fundamentalmente da produção de urina, as diferenças entre estas duas entidades passam a tornar-se evidentes.

As obstruções uretrais podem ser completas ou parciais, sendo as últimas provavelmente mais comuns (Figs. 32-21 e 32-22).[50] Ambas podem ter grande impacto na produção do líquido amniótico, não raramente causando anâmnio já na metade do segundo trimestre. Estas obstruções são mais freqüentes no sexo masculino, envolvendo um espectro de malformações que decorrem do desenvolvimento inadequado da uretra e que vão de atresias à formação de válvulas em sua porção prostática. No sexo feminino, a obstrução da via de saída da bexiga usualmente resulta de disgenesias cloacais, condições raras, caracterizadas pela formação de orifício anal, genital e urinário único.[50,64]

Os achados ecográficos pré-natais mais comuns nestas uropatias incluem bexiga muito distendida, tensa, ocupando todo o abdome fetal e apresentando afunilamento próximo à porção cranial da uretra (sinal do buraco de fechadura)(Figs. 32-21 e 32-22). Geralmente há megadolicoureter, hidronefrose grave bilateral e importante redução no volume de líquido amniótico. Em alguns casos, pode ser visto líquido livre em cavidade abdominal fetal, a ascite urinária, que pode decorrer da ruptura da bexiga (Fig. 32-23).[50]

Com o avançar da gestação, se nenhuma medida for tomada para a descompressão vesical, desenvolve-se a displasia renal secundária. Os rins passam a apresentar-se hiperecogênicos e heterogêneos, podendo ter múltiplos diminutos cistos no parênquima (Fig. 32- 24A). A partir deste momento, a bexiga fica frouxa (redução na produção de urina), tornando-se mais nítido o espessamento de sua parede (Fig. 32-24B).

Embora seja extremamente difícil diferenciar as obstruções uretrais completas das parciais, por meio da ultra-sonografia fetal, a distensão vesical e a redução do volume de líquido amniótico podem ser menos proeminentes nestas últimas.

Dilatações não obstrutivas são mais raras, formando um grupo heterogêneo de doenças com etiologias diversas e complexas.

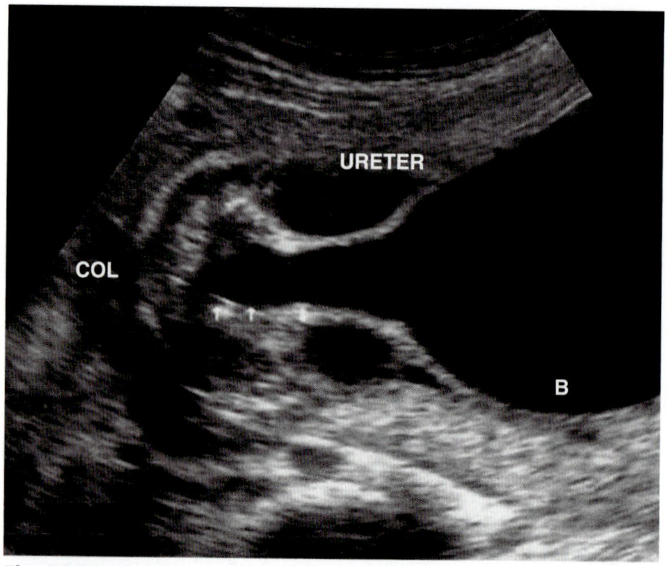

Fig. 32-21. Corte coronal de abdome fetal, demonstrando a bexiga (B) distendida e tensa, com afunilamento em sua porção caudal (sinal do buraco de fechadura). Lateralmente, observam-se os ureteres dilatados. Notar a ausência de líquido amniótico, o que reforça a possibilidade de obstrução baixa completa, provavelmente por válvula de uretra posterior.

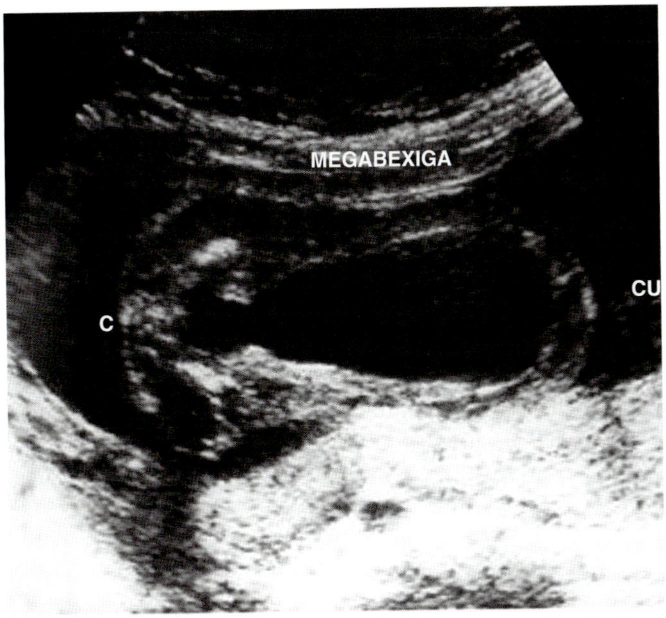

Fig. 32-22. Corte coronal de abdome fetal, demonstrando a bexiga dilatada, tensa, com afunilamento em sua porção caudal (sinal do buraco de fechadura) e espessamento de sua parede. A presença de líquido amniótico em quantidade normal sugere tratar-se de processo obstrutivo baixo incompleto, como atresia uretral parcial.

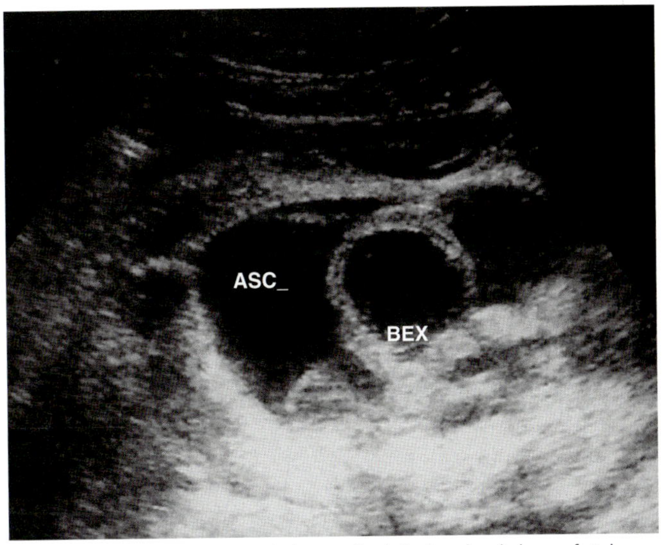

Fig. 32-23. Corte transversal de porção inferior do abdome fetal, evidenciando a bexiga (BEX) com parede espessa, envolta por ascite urinária (ASC), decorrente de ruptura vesical.

Dentre estas podem ser mencionadas a síndrome de megabexiga-microcólon-hiperperistalse e a seqüência de *prune-belly*. A primeira envolve distúrbio degenerativo da musculatura lisa, responsável por processo obstrutivo em intestino delgado e por dilatação vesical. A segunda resulta do desenvolvimento insuficiente da musculatura da parede abdominal, o que impede a manutenção de adequada pressão intra-abdominal, dificultando o esvaziamento da bexiga (Fig. 32-25A e B). Em ambas as condições, os parênquimas renais e a quantidade de líquido amniótico podem apresentar-se normais, durante toda a gravidez.[40,50]

Uropatias obstrutivas médias

As anomalias deste grupo geralmente cursam com dilatações ureterais e pielocaliciais, sem alterações na bexiga. Decorrem freqüentemente de estreitamento na junção ureterovesical; no entanto, podem resultar de refluxo urinário nesta topografia. A diferenciação pré-natal entre estas duas condições é, na imensa maioria dos casos, um desafio insuperável. Em ambas, o ureter pode apresentar-se dilatado, sendo visto como imagem anecóica, tubular e tortuosa, entre o rim e a bexiga (Fig. 32-26). O sistema pielocalicial do rim ipsilateral geralmente está distendido, em graus variados.

As obstruções da junção vesicureteral respondem por cerca de 10% das hidronefroses diagnosticadas no pré-natal, tendo incidências em torno de 1/6.500 nascidos vivos.[37] São duas

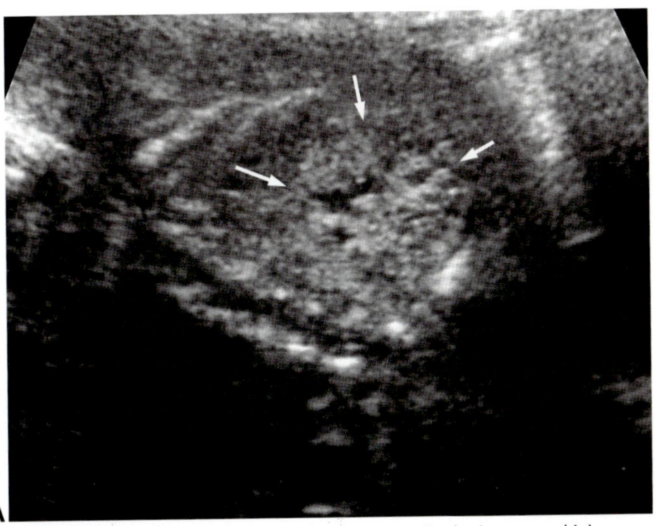

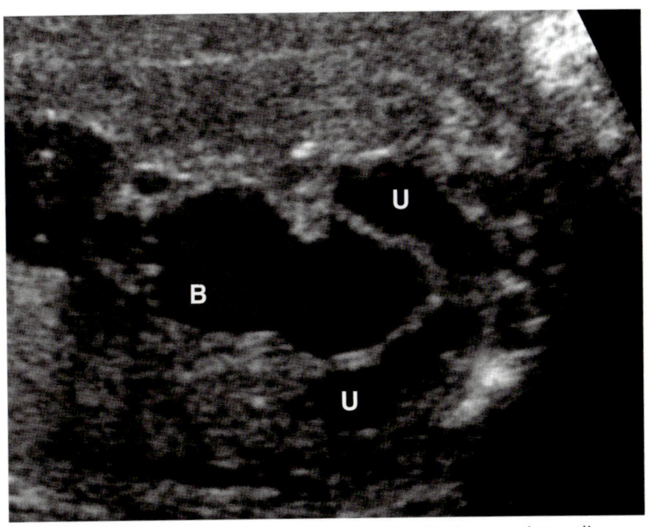

Fig. 32-24. (**A**) Corte coronal de um rim com displasia secundária a processo obstrutivo (setas). Notar a presença de diminutos cistos dispersos em meio ao parênquima hiperecogênico, heterogêneo e sem diferenciação corticomedular. (**B**) Mesmo feto, corte coronal do abdome, com bexiga dilatada e frouxa B, denotando diminuição da produção de urina por grave comprometimento dos rins. Os ureteres (U) ainda se apresentam evidentes.

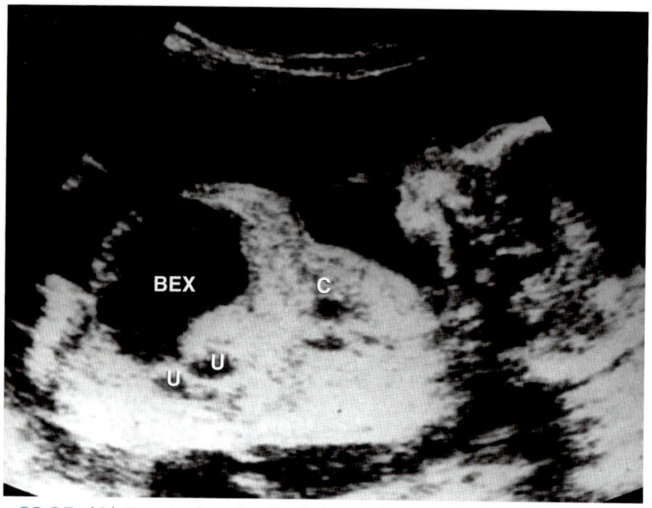

A

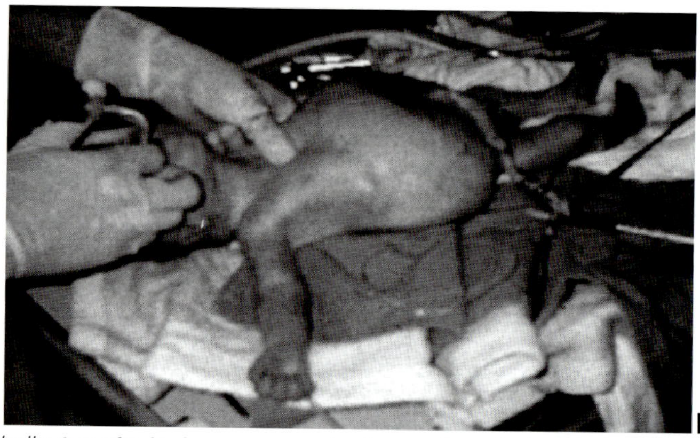

B

Fig. 32-25. (**A**) Secção longitudinal de um feto com seqüência de *prune-belly*. A ausência de espessamento da parede vesical e do sinal do buraco de fechadura, a presença de líquido amniótico abundante e a não-visibilização dos testículos na bolsa escrotal contribuem para o diagnóstico diferencial com obstrução uretral incompleta. BEX = Bexiga; U = ureter; C = coração. (**B**) Mesmo paciente, imagem pós-natal. Observa-se parede abdominal dilatada e frouxa. Houve confirmação da suspeita pré-natal de seqüência de *prune-belly*.

vezes mais comuns no sexo masculino, e bilaterais em cerca de 25% dos casos. Diagnóstico diferencial importante, além do refluxo, são as duplicações completas do sistema ureteropiélico. Nestes últimos, geralmente observa-se dilatação dos grupos caliciais superiores, além de ureterocele na bexiga (Fig. 32-10A e B).

O refluxo vesicureteral envolve o movimento retrógrado de urina da bexiga para o ureter e para o rim, de forma permanente ou intermitente. Sua incidência em população pediátrica geral é de 1% a 2%, sendo mais comum em meninas.[44] Grande parte dos casos são leves e não diagnosticados no pré-natal, sendo descobertos somente após o nascimento, por predisporem a infecções do trato urinário. Podem ser causa de até 10% das hidronefroses identificadas antes do nascimento; no entanto, como já mencionado anteriormente, a confirmação deste diagnóstico é geralmente relegada ao pós-natal.[28]

O oligoâmnio não costuma estar presente nestas condições, a não ser em algumas formas graves, com acometimento bilateral dos rins.

Uropatias obstrutivas altas

São representadas pelas anomalias de junção ureteropiélicas, que correspondem a cerca de 35% de todas as uropatias diagnosticadas no pré-natal.[78] Têm incidências em torno de 1/2.000 nascidos vivos, sendo mais comuns no sexo masculino, e unilaterais em 90% dos casos.[37,41] A característica ecográfica pré-natal é de dilatação do sistema pielocalicial, sem dilatação ureteral ou alterações na bexiga.

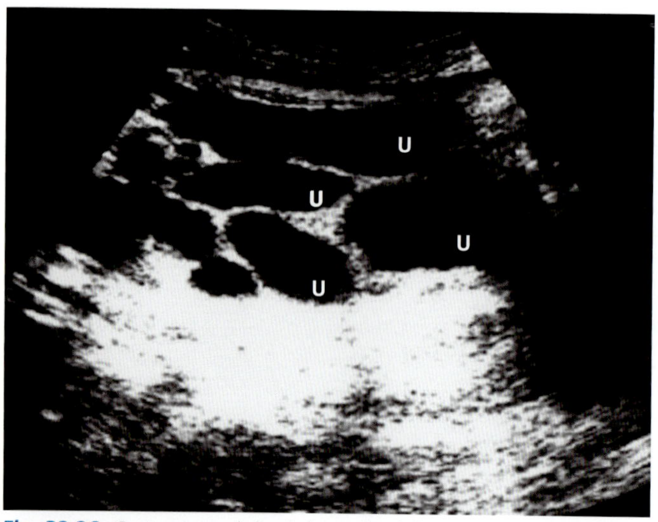

Fig. 32-26. Corte coronal de abdome fetal demonstrando múltiplas imagens anecóicas alongadas, comunicantes entre si durante avaliação dinâmica, que correspondem a megadolicureter (U).

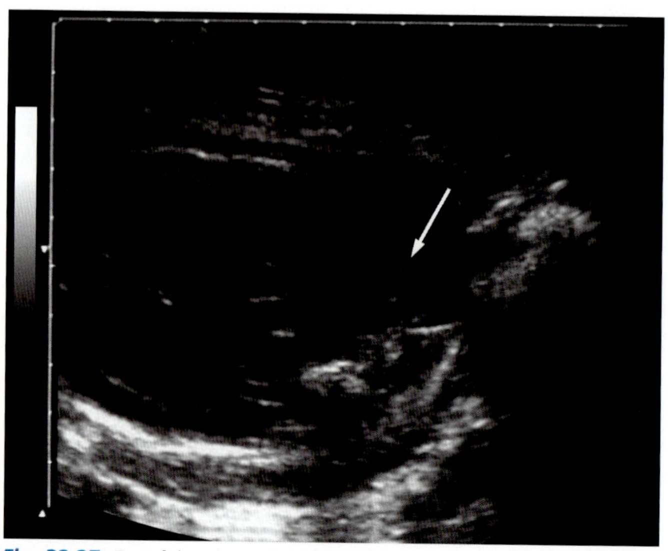

Fig. 32-27. Encefalocele occipital (seta) contendo parte do cerebelo em feto com síndrome de Meckel-Gruber.

O diagnóstico diferencial mais importante a ser considerado é o de refluxo vesicoureteral. Eventualmente, nestes casos, a dilatação ureteral é pouco evidente, sendo visível somente a hidronefrose.

As anomalias de junção ureteropiélica podem ser classificadas, de acordo com sua causa, em extraluminais, luminais ou intraluminais. As primeiras decorrem de compressões extrínsecas, principalmente por vasos anômalos. As luminais são as mais comuns, ocorrendo por distribuição anormal das fibras musculares e colágenas na junção. As últimas são as mais raras, geralmente pelo crescimento de pólipos fibroepiteiliais na luz da via urinária.[16,21,48] As extraluminais e as intraluminais podem causar obstruções intermitentes, o que geralmente não acontece na forma mais comum. A distinção entre estes fatores etiológicos, no entanto, foge ao escopo da ultra-sonografia obstétrica.

Considerações finais a respeito das uropatias obstrutivas

A ultra-sonografia, além de indispensável para a detecção pré-natal destas malformações, pode contribuir, em alguns casos, para a definição de seus prognósticos. Cuidado imprescindível deve ser o de descartar a associação com outras malformações ou com síndromes genéticas. Estas propiciam freqüentemente desfechos menos favoráveis, constituindo contra-indicações para procedimentos invasivos terapêuticos pré-natais. Excluindo-as, a evolução pós-natal dos pacientes com uropatias obstrutivas passa a depender principalmente de três fatores: da quantidade de líquido amniótico; do nível da obstrução; e das características do parênquima renal.

A diminuição no volume de líquido amniótico é fator importante pela relação com a hipoplasia pulmonar. O oligoâmnio grave é forte indicador de mau prognóstico, geralmente traduzindo perda da função renal. É mais comum em casos de obstruções baixas, sendo raro em uropatias obstrutivas médias e altas, a não ser que ocorra comprometimento bilateral.[13]

O aspecto ecográfico do parênquima renal apresenta estreita relação com a função do órgão. Rins hiperecogênicos, sem diferenciação corticomedular e com cistos, podem ser considerados insuficientes.[31,49] Em inúmeras ocasiões, no entanto, existe dúvida com relação à viabilidade do rim, especialmente quando não há cistos detectáveis e a diferenciação entre as camadas cortical e medular não é evidente. Nestes casos, pode-se proceder à coleta de urina da pelve, que deve ser enviada para avaliação bioquímica.[14,54,57,58,59] Há que se ressaltar, no entanto, que este tipo de procedimento só deve ser realizado quando houver acometimento bilateral dos rins, diminuição do volume de líquido amniótico e ausência de cistos corticais.

A interpretação dos sinais ecográficos juntamente com os resultados da avaliação bioquímica urinária permite seleção mais apropriada de candidatos à terapeutica pré-natal.[23]

MALFORMAÇÕES DO TRATO URINÁRIO E SÍNDROMES GENÉTICAS

Algumas síndromes genéticas (gênicas ou cromossômicas) passíveis de identificacão por meio da ultra-sonografia pré-natal, e que têm anomalias urinárias como parte de seus quadros, merecem breve comentário.

O cariótipo fetal é o primeiro exame a ser indicado, quando, além da detecção de anomalias no trato urinário, outras malformações forem visibilizadas. Ecocardiografia deve também fazer parte da investigação destes casos. As anomalias cromossômicas mais freqüentemente identificadas, quando da presença de uropatias, são a monossomia do cromossomo X, a triploidia, e as trissomias dos cromossomos 13,18 e 9. Se o resultado do cariótipo for normal, a pesquisa de possíveis doenças gênicas ou de associações deve ser realizada. Para tanto, a história familiar traz informações valiosas, que, somadas aos achados ecográficos, podem permitir que se chegue a um diagnóstico definitivo mesmo antes do nascimento.

A) Síndrome de Fraser:
- *Etiologia*: autossômica recessiva.
- *Ultra-sonografia pré-natal*: criptoftalmo, sindactilia, agenesia renal ou uropatia obstrutiva, fendas labial e palatina.[9,65]

B) Síndrome da ectrodactilia, displasia ectodérmica e fenda facial:
- *Etiologia*: autossômica dominante.
- *Ultra-sonografia pré-natal*: ectrodactilia, fendas labial e palatina, uropatias (hidronefrose, duplicação pielocalicial, displasia ou hipoplasia renal).[47,55]

C) Síndrome de Beckwith-Wiedemann:
- *Etiologia*: complexa, envolvendo *imprinting* de genes no domínio 11p15.5. Autossômica dominante em 15% dos casos.
- *Ultra-sonografia pré-natal*: onfalocele, macroglossia, aumento de ecogenicidade e de tamanho dos rins, feto grande para a idade gestacional.[66]

D) Síndrome de Simpson-Golabi-Behmel:
- *Etiologia*: ligada ao X
- *Ultra-sonografia pré-natal*: feto grande para idade gestacional, anomalia cardíaca (defeito de septo interventricular), fenda palatina, polidactilia, rins aumentados, com hidronefrose ou displasia cística.[56]

E) Síndrome de Perlman:
- *Etiologia*: presumivelmente autossômica recessiva.
- *Ultra-sonografia pré-natal*: feto grande para a idade gestacional, rins aumentados e displásicos, criptorquidia, anomalias faciais como ponte nasal baixa e retrognatia. Ocasionalmente, defeitos cardíacos, fendas faciais e hérnia diafragmática.[74]

F) Síndrome de Meckel-Gruber:
- *Etiologia*: autossômica recessiva.
- *Ultra-sonografia pré-natal*: encefalocele occipital, microcefalia, fendas labial e palatina, rins aumentados, displásicos, com múltiplos cistos, polidactilia pós-axial (Fig. 32-28).[73]

Associações

VATER:
- *Ultra-sonografia pré-natal*: anomalias vertebrais (V), atresia anal (A), atresia de esôfago com fístula traqueoesofágica (TE), e anomalias renais (R). Estas incluem ectopias, rim em ferradura e cistos.[79]

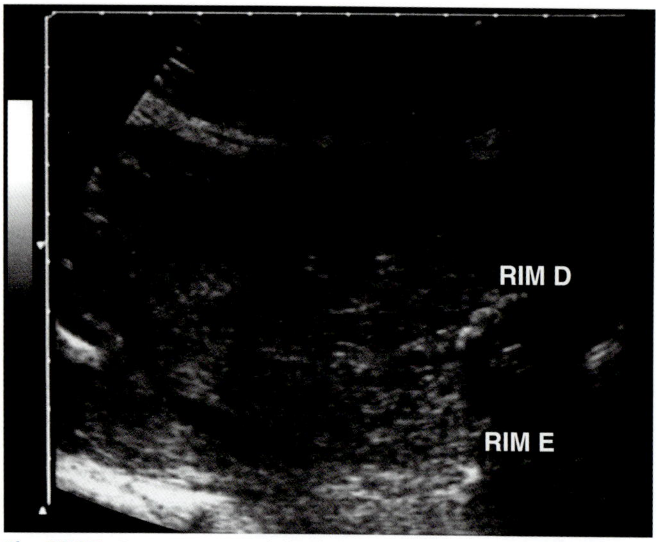

Fig. 32-28. Corte transversal de abdome de feto com síndrome de Meckel-Gruber, demonstrando rins aumentados (rim D; rim E) e heterogêneos pela presença de múltiplos diminutos cistos.

VACTERL:

- Além das mencionadas para a associação VATER, anomalias cardíacas (C) e defeitos nos membros (L).

REFERÊNCIAS BIBLIOGRÁFICAS

1. Atiyeh B, Husmann D, Baum M. Contralateral renal abnormalities in patients with renal agenesis and noncystic renal dysplasia. *Pediatrics* 1993;91(4):812-5.
2. Austin PF, Homsy YL, Gearhart JP, Porter K, Guidi C, Madsen K, Maizels M. The prenatal diagnosis of cloacal exstrophy. *J Urol* 1998;160(3):1179-81.
3. Aviram R, Pomeranz A, Sharony R, Beyth Y, Rathauss V, Tepper R. The increase of renal pelvis dilatation in the fetus and its significance. *Ultrasound Obstet Gynecol* 2000;16(1):60-2.
4. Avni EF, Dacher JN, Stallenberg B, Collier F, Hall M, Schulman CC. Renal duplications: the impact of perinatal ultrasound on diagnosis and management. *Eur Urol* 1991:20(1):43-8.
5. Benacerraf BR, Mandell J, Estroff JA, Harlow BL, Frigoletto F. Fetal pyelectasis: a possible association with Down syndrome. *Obstet Gynecol* 1990;76(1):58-60.
6. Bertagnoli L, Lalatta F, Gallicchio R, Fantuzzi M, Rusca M, Zorzoli A, Deter RL. Quantitative characterization of the growth of the fetal kidney. *J Clin Ultrasound* 1983;11(7):349-56.
7. Blane CE, Barr M, DiPietro MA, Sedman AB, Bloom DA. Renal obstructive dysplasia: ultrasound diagnosis and therapeutic implications. *Pediatr Radiol* 1991;21(4):274-7.
8. Boujnah H, Abid I, Moalla N, Zmerli S. Pelvic kidney. A propos of 50 cases. *Ann Urol* (Paris) 1989;23(1):11-16.
9. Boyd PA, Keeling JW, Lindenbaum RH. Fraser syndrome (cryptophtalmos-syndactily syndrome): a review of eleven cases with postmortem findings. *Am J Med Genet* 1988;31(1):159-68.
10. Bronshtein M, Amit A, Achiron R, Noy I, Blumenfeld Z. The early prenatal sonographic diagnosis of renal agenesis: technique and possible pitfalls. *Prenat Diag* 1994;14(4):291-7.
11. Bronshtein M, Kushnir O, Ben-Rafael Z, Shalev E, Nebel L, Mashiach S, Shalev J. Transvaginal sonographic measurement of fetal kidneys in the first trimester of pregnancy. *J Clin Ultrasound* 1990;18(4):299-301.
12. Buerkert JE. Obstructive Uropathy. In: Tisher CC, Brenner BM. *Renal Pathology with clinical and functional correlations ed.* Philadelphia: JB Lippincott Company; 1989. p. 808-10.
13. Bunduki V, Rossi P, Miguelez J, Miyadahira S, Zugaib M. Malformações fetais do trato urinário. *Rev Ginec Obstet* 1996;7(1):243-7.
14. Bunduki V, Saldanha LB, Sadek L, Miguelez J, Miyadahira S, Zugaib M. Fetal renal biopsies in obstructive uropathy: feasibility and clinical correlations – preliminary results. *Prenat Diagn* 1998;18(2):101-9.
15. Chudleigh PM, Chitty LS, Pembrey M, Campbell S. The association of aneuploidy and mild fetal pyelectasis in an unselected population: the results of a multicenter study. *Ultrasound Obstet Gynecol* 2001;17(3):197-202.
16. Chung BH, Chung KH, Lee JH, Kim JH, Choi JY. Hydronephrosis secondaty to congenital pelvic arteriovenous malformation: a case report. *J Urol* 1992;148(6):1877-9.
17. Cuckow PM, Nyirady P, Winyard PJD. Normal and abnormal development of the urogenital tract. *Prenat Diagn* 2001;21(11);908-16.
18. Evans JA, Darvill KD, Trevenen C, Rockman-Greenberget C. Cloacal exstrophy and related abdominal wall defects in Manitoba: incidence and demographic factors. *Clin Genet* 1985;27(3):241-51.
19. Fagerquist M, Fagerquist U, Oden A, Blomberg SG. Fetal urinary production and accuracy when estimating fetal urinary bladder volume. *Ultrasound Obstet Gynecol* 2002;19(3):315-6.
20. Favre R, Kohler M, Gasser B, Muller F, Nisand I. Early fetal megacystis between 11 and 15 weeks of gestation. *Ultrasound Obstet Gynecol* 1999;14(6):402-6.
21. Foote JW, Blennerhassett JB, Wigglesworth FW, MacKinnon KJ. Observations on the ureteropelvic junction. *J Urol* 1970;104(2):252-9.
22. Gasser B, Mauss Y, Ghnassia JP, Favre R, Kohler M, Yu O, Vonesch JL. A quantitative study of normal nephrogenesis in the human fetus: its implication in the natural history of kidney changes due to low obstructive uropathies. *Fetal Diagn Ther* 1993;8(6):371-84.
23. Gauderer MW, Jassani MN, Izant RJ Jr. Ultra-sonographic antenatal diagnosis: will it change the spectrum of neonatal surgery? *J Pediatr Surg* 1984;19(4):404-7.
24. Gearhart JP, Ben-Chaim J, Jeffs RD, Sanders RC. Criteria for the prenatal diagnosis of classic bladder exstrophy. *Obstet Gynecol* 1995;85(6):961-4.
25. Glassberg KI, Braren V, Duckett JW, Jacobs EC, King LR, Lebowitz RL, Perlmutter AD, Stephens FD. Suggested terminology for duplex systems, ectopic ureters and ureteroceles. *J Urol* 1984;132(6):1153-4.
26. Glick PL, Harrison MR, Adzick NS, Noall RA, Villa RL. Correction of congenital hydronephrosis in utero IV. In utero decompression prevents renal dysplasia. *J Pediatr Surg* 1984;19(6):649-56.
27. Goldstein I, Shalev E, Nisman D. The dilemma of prenatal diagnosis of bladder exstrophy: a case report and review of the literature. *Ultrasound Obstet Gynecol* 2001;17(4):357-9.
28. Gordon AC, Thomas DFM, Arthur RJ, Irving HC, Smith SEW. Prenatally diagnosed reflux: a follow up study. *Br J Urol* 1990;65(4):407-12.

29. Greene LF, Feinzaig W, Dahlin DC. Multicystic dysplasia of the kidney: with special reference to the contralateral kidney. *J Urol* 1971;105(4):482-7.
30. Grignon A, Filion R, Filiatrault D, Robitaille P, Homsy Y, Boutin H, Leblond R. Urinary tract dilatation in utero: Classification and clinical applications. *Radiology* 1986;160(3):645-7.
31. Grisoni ER, Gauderer MW, Wolfson RN, Izant RJ Jr. Antenatal ultra-sonography: the experience in a high risk perinatal center. *J Pediatr Surg* 1986;21(4):358-61.
32. Hadlock JP, Deter RL, Carpenter R, Gonzales ET, Park K. Sonography of fetal urinary tract anomalies. *Am J Roentgenol* 1981;137(2):261-7.
33. Hedriana HL. Ultrasound measurement of fetal urinary flow. *Clin Obstet Gynecol* 1997;40(2):337-51.
34. Hedriana HL, Moore TL. Ultrasonographic evaluation of human fetal urinary flow rate: accuracy limits of bladder volume stimation. *Am J Obstet Gynecol* 1994;170(5):1250-4.
35. Helin I, Persson PH. Prenatal diagnosis of urinary tract abnormalities by ultrasound. *Pediatrics* 1986;78(5):879-83.
36. Hoddick WK, Filly RA, Mahoney BS, Callen PW. Minimal fetal renal pyelectasis. *J Ultrasound Med* 1985;4(2):85-9.
37. James CA, Watson AR, Twining P, Rance CH. Antenatally detected urinary tract abnormalities: changing incidence and management. *Eur J Pediatr* 1998;157(6):508-11.
38. Jeanty P, Romero R, Kepple D, Stoney D, Coggins T, Fleischer AC. Prenatal diagnosis in unilateral empty renal fossa. *J Ultrasound Med* 1990;9(11):651-54.
39. Johnson AM, Gabow PA. Identification of patients with autosomal dominant polycystic kidney disease at high risk for end-stage renal disease. *J Am Soc Nephrol* 1997;8(10):1560-7.
40. Kaefer M, Peters CA, Retik AB, Benacerraf BB. Increased renal echogenicity: a sonographic sign for differentiating between obstructive and nonobstructive etiologies of in utero bladder distension. *J Urol* 1997;158(3):1026-9.
41. Kleiner B, Callen PW, Filly FA. Sonographic analysis of the fetus with ureteropelvic junction obstruction. *Am J Radiol* 1987;148(2):359-63.
42. Koptides M, Deltas CC. Autosomal dominant polycystic kidney disease: molecular genetics and molecular pathogenesis. *Hum Genet* 2000;107(2):115-26.
43. Lazebnik N, Bellinger MF, Ferguson JE, Hogges JS, Hogge WA. Insights into the pathogenesis and natural history of fetuses with multicystic dysplastic kidney disease. *Prenat Diagn* 1999;19(5):418-23.
44. Lenaghan D, Whitaker JG, Jensen F, Stephens FD. The natural history of reflux and long-term effects of reflux on the kidney. *J Urol* 1976;115(6):728-30.
45. Lepercq J, Beaudoin S, Bargy F. Outcome of 116 moderate renal pelvis dilatation at prenatal ultrasonography. *Fetal Diagn Ther* 1998;13(2):79-81.
46. Liao AW, Sebire NJ, Geerts L, Cicero S, Nicolaides KH. Megacystis at 10-14 weeks of gestation: chromosomal defects and outcome according to bladder length. *Ultrasound Obstet Gynecol* 2003;21(4):338-41.
47. Maas SM, de Jong TP, Buss P, Hennekam RC. EEC syndrome and geniturinary anomalies: an update. *Am J Med Genet* 1996;63(3):472-8.
48. Macksood MJ, Roth DR, Chang CH, Perlmutter AD. Benign fibroepithelial polyps as a cause of intermittent ureteropelvc junction obstruction in a child: a case report and review of the literature. *J Urol* 1985;134(5):951-2.
49. Mahony BS, Filly RA, Callen PW, Hricak H, Golbus MS, Harrison MR. Fetal Renal Dysplasia: Sonographic evaluation. *Radiology* 1984;152(1):143-6.
50. McHugo J, Wittle M. Enlarged fetal bladders: aetiology, management and outcome. *Prenat Diagn* 2001;21(11):958-63.
51. Meizner I, Levy A, Barnhard Y. Cloacal exstrophy sequence: an exceptional ultrasound diagnosis. *Obstet Gynecol* 1995;86(3):446-50.
52. Moore KL, Persaud TVN. Urogenital System. In: Moore KL, Persaud TVN. *Essentials of embriology and birth defects*. 5th ed. Philadelphia: WB Saunders Company, 1998. p. 251-84.
53. Morin L, Cendron M, Crombleholme TM, Garmel SH, Klauber GT, D'Alton ME. Minimal hydronephrosis in the fetus: clinical significance and implications for management. *J Urol* 1996;155(6):1047-9.
54. Muller F, Dommergues M, Mandelbrot L, Aubry MC, Niboul-Fekete C, Dumez Y. Fetal urinary biochemistry predicts postnatal renal function in children with bilateral obstructive uropathies. *Obstetrics & Gynecology* 1993;82(5):813-20.
55. Nardi AC, Ferreira U, Netto NR Jr, Magna LA, Rodini ES, Richieri-Costa A. Urinary tract involvement in EEC syndrome: a clinical study in 25 Brazilian patients. *Am J Med Genet* 1992;44(6):803-6.
56. Neri G, Gurrieri F, Zanni G, Lin A. Clinical and molecular aspects of the Simpson-Golabi-Behmel syndrome. *Am J Med Genet* 1998;79(4):279-83.
57. Nicolaides KH, Cheng HH, Abbas A, Snijders RJM, Gisden C. Fetal renal defects: associated malformations and chromosomal defects. *Fetal Diagn Ther* 1992;7(1):1-11.
58. Nicolaides KH, Cheng HH, Snijders RJM, Moniz CF. Fetal urine biochemistry in the assessment of obstructive uropathy. *Am J Obstet Gynecol* 1992;166(3):932-7.
59. Nicolini U, Fisk NM, Rodeck CH, Beacham J. Fetal urine biochemistry: an index of renal maturation and dysfunction. *British J Obstet Gynecol* 1992;99(1):46-50.
60. Paduano L, Giglio L, Bembi B, Peratoner L, Benussi G. Clinical outcome of fetal uropathy. II Sensitivity of echography for prenatal detection of obstructive pathology. *J Urol* 1991;146(4):1097-8.
61. Paduano L, Giglio L, Bembi B, Peratoner L, D'Ottavio G, Benussi G. Clinical outcome of fetal uropathy. I Predictive value of prenatal echography positive for obstructive uropathy. *J Urol* 1991;146(4):1094-6.
62. Pinette MG, Pan YQ, Pinette SG, Stubblefield PG, Blackstone J. Prenatal diagnosis of fetal bladder and cloacal exstrophy by ultrasound. A report of three cases. *J Reprod Med* 1996;41(2):132-4.
63. Potter EL. Bilateral absence of ureter and kidneys. Obstet Gynecol 1965;25:312-4.
64. Qureshi F, Jacques SM, Yaron Y, Kramer RL, Evans MI, Johnson MP. Prenatal diagnosis of cloacal dysgenesis sequence: differential diagnosis from other forms of fetal obstructive uropathy. *Fetal Diagn Ther* 1998;13(2):69-74.
65. Ramsing M, Rehder H, Holzgreve W, Meinecke P, Lenz W. Fraser syndrome (cryptophtalmos with syndactyly) in the fetus and newborn. *Clin Genet* 1990;37(2):84-96.
66. Ranzini AC, Day-Salvatore D, Turner T, Smulian JC, Vintzileos AM. Intrauterine growth and ultrasound findings in fetuses with Beckwith-Wiedemann syndrome. *Obstet Gynecol* 1997;89(4):538-42.
67. Rickwood AM, Anderson PA, Williams MP. Multicystic renal dysplasia detected by prenatal ultrasonography. Natural

history and results of conservative management. *Br J Urol* 1992;69(5):538-40.

68. Rosati P, Guariglia L. Transvaginal sonographic assessment of the fetal urinary tract in early pregnancy. *Ultrasound Obstet Gynecol* 1996;7(2):95-100.
69. Rosendahl H. Ultrasound screening for fetal urinary tract malformations: A prospective study in general population. *Eur J Obstet Gynecol Reprod Biol* 1990;36(1):27-33.
70. Rottenberg GT, Gordon I, de Bruyn R. The natural history of the multicystic dysplastic kidney in children. *Br J Radiol* 1997;70(832):347-50.
71. Ruano-Gil D, Coca-Payeras A, Tejedo-Mateu A. Obstruction and normal recanalization of the ureter in the human embryo. Its relation to congenital ureteric obstruction. *Eur Urol* 1975;1(6):287-93.
72. Sairam S, Al-Habib A, Sasson S, Thilaganathan B. Natural history of fetal hydronephrosis diagnosed on mid-trimester ultrasound. *Ultrasound Obstet Gynecol* 2001;17(3):191-6.
73. Salonen R, Paavola P. Meckel syndrome. *J Med Genet* 1998;35(6):497-501.
74. Schilke K, Schaefer F, Waldherr R, Rohrschneider W, John C, Himbert U, Mayatepek E, Tariverdian G. A case of Perlman syndrome: fetal gigantism, renal dysplasia, and severe neurological deficits. *Am J Med Genet* 2000;91(1):29-33.
75. Sebire NJ, Von Kaisenberg C, Rubio C, Snijders RJ, Nicolaides KH. Fetal megacystis at 10-14 weeks of gestation. *Ultrasound Obstet Gynecol* 1996;8(6):387-90.
76. Sherer DM, Thompson HO, Armstrong B, Woods JR Jr. Prenatal sonographic diagnosis of unilateral fetal renal agenesis. *J Clin Ultrasound* 1990;18(8):648-52.
77. Sinibaldi D, Malena S, Mingarelli R, Rizzoni G. Prenatal ultrasonographic findings of dominant polycystic kidney disease and postnatal renal evolution. *Am J Med Genet* 1996;65(4):337-41.
78. Thomas DFM. Prenatally detected uropathies: epidemiological considerations. *Br J Urol* 1998;81(Suppl.2):8-12.
79. Tongsong T, Wanapirak C, Piyamongkol W, Sudasana J. Prenatal sonographic diagnosis of VATER association. *J Clin Ultrasound* 1999;27(7):378-4.
80. Trigaux JP, Beers BV, Delchambre F. Male genital tract malformations associated with ipsilateral renal agenesis: sonographic findings. *J Clin Ultrasound* 1991;19(1):3-10.
81. Wellesley D, Howe D. Fetal renal and genetic syndromes. *Prenat Diagn* 2001;21(11):992-1003.
82. Whitten SM, Wilcox DT. Duplex systems. *Prenat Diagn* 2001;21(11):952-7.
83. Wilcox DT, Chitty LS. Non-visualisations of the fetal bladder: aetiology and management. *Prenat Diagn* 2001;21(11):977-83.
84. Winyard PJD, Chitty L. Dysplastic and polycystic kidneys: diagnosis, association and management. *Prenat Diagn* 2001:21(11):924-35.
85. Winyard PJD, Nauta J, Lirenman DS, Hardman P, Sams VR, Risdon RA, Woolf AS. Deregulation of cell survival in cystic and dysplastic renal development. *Kidney Int* 1996;49(1):135-46.
86. Winyard PJD, Risdon RA, Sams VR, Dressler G, Woolf AS. The PAX2 transcription factor is expressed in cystic and hyperproliferative dysplastic epithelia in human kidney malformations. *J Clin Invest* 1996;98(2):451-9.
87. Woolf AS, Winyard PJD. Advances in the cell biology and genetics of human kidney malformations. *J Am Soc Nephrol* 1998;9(6):1114-25.
88. Zalel Y, Lotan D, Achiron R, Mashiach S, Gamzu R. The early development of the fetal kidney-in utero sonographic evaluation between 13 and 22 weeks'gestation. *Prenat Diagn* 2002;22(11);962-5.
89. Zerres K, Mucher G, Becker J, Steinkamn C, Rudnik-Schoneborn S, Heikkila P, Rapola J, Salonen R, Germini GG, Onuchic L, Somlo S, Avner FD, Harman LA, Stockwin JM, Guay-Woodford IM. Prenatal diagnosis of autosomal recessive polycystic kidney disease (ARPKD): molecular genetics, clinical experience, and fetal morphology. *Am J Med Genet* 1998;76(2):137-44.
90. Zerres K, Rudnik-Schoneborn S, Deget F. Childhood onset autosomal dominant polycystic kidney disease in sibs: clinical picture and recurrence risk. German Working Group on Paediatric Nephrology (Arbeitsgemeinschaft fur Pädiatrische Nephrologie). *J Med Genet* 1993;30(7):583-8.

CAPÍTULO 33

MALFORMAÇÕES TORÁCICAS

Maria Amélia de Rolim Rangel
Moisés Diogo de Lima
Patrícia Gueiros Silva de Carvalho

INTRODUÇÃO

A avaliação detalhada da morfologia do tórax fetal através da ecografia obstétrica se constitui em uma etapa fundamental da investigação do feto. Tal procedimento tem por finalidade a detecção precoce de alterações morfológicas, responsáveis por elevadas cifras de morbiletalidade perinatal. Além da detecção dessas malformações, outro grande objetivo da investigação obstétrica é instituir um prognóstico ao produto da concepção. Neste capítulo será abordado as principais malformações cardíacas extratorácicas, destacando-se os defeitos pulmonares, do diafragma e da parede anterior do tórax.

MALFORMAÇÃO ADENOMATÓIDE PULMONAR CÍSTICA

A malformação adenomatóide pulmonar cística (MAPC) constitui-se em um hamartoma com acentuada proliferação das estruturas respiratórias terminais (tecido glandular polipóide) reproduzindo o tecido do órgão maduro. O trato respiratório é derivado de dois componentes embrionários, sendo os condutos aéreos derivados do endoderma e os componentes respiratórios, do mesoderma. O defeito responsável pela formação dos cistos adenomatóides encontra-se na transição de dois componentes embrionários com posterior crescimento excessivo dos bronquíolos terminais. A MAPC limita-se quase que exclusivamente ao envolvimento de um único pulmão, sendo o acometimento pulmonar bilateral extremamente raro. Além do envolvimento de um único pulmão, na grande maioria das vezes apenas um lobo pulmonar apresenta-se comprometido.

Estudos realizados por Stocker *et al.*[32] permitiram categorizar a MAPC em três grandes categorias:

1. **Tipo I**: é definido como a ocorrência de cistos grandes, cujo diâmetro máximo pode atingir até 7 cm. Este tipo se constitui na forma mais freqüente da doença, incidindo em cerca de 50% dos casos de MAPC.
2. **Tipo II**: é definido como a ocorrência de cistos menores, cujo diâmetro é de no máximo 1 cm, correspondendo a 40% dos casos de MAPC e estando associado a outras anomalias em aproximadamente 60% das vezes.
3. **Tipo III**: é definido como a ocorrência de massas hiperecogênicas, de dimensões variáveis. É a forma mais rara da doença, incidindo em cerca de 10% dos casos. Apresenta um prognóstico mais desfavorável em decorrência da insuficiência respiratória observada nas primeiras horas de vida.

Uma outra classificação, mais simplificada, proposta por Adzick *et al.*,[2] divide a MAPC em dois tipos:

1. **Tumores macrocísticos**: cistos com mais de 5 mm em seu maior diâmetro.
2. **Lesões microcísticas**: cistos menores que 5 mm em seu maior diâmetro.

Tal classificação leva em consideração a evolução pré-natal, sendo as lesões macrocísticas as de melhor prognóstico, já que usualmente não estão associadas a hidropsia fetal.

A MAPC freqüentemente associa-se a outras anomalias congênitas, destacando-se a hidrocefalia, as deformidades da clavícula, da coluna vertebral, a atresia do jejuno, a hérnia diafragmática, a agenesia renal bilateral, a tetralogia de Fallot, a agenesia dos ureteres, da bexiga, do útero, do colo, da vagina, da vesícula biliar, do cólon descendente, do sigmóide e do reto, além do ânus imperfurado, da comunicação interventricular e da fístula traqueoesofágica.

O crescimento tumoral excessivo poderá determinar complicações fetais severas destacando-se: a) hipoplasia pulmonar, decorrente da dificuldade de desenvolvimento do tecido pulmonar não comprometido; b) compressão esofágica, diagnosticada, na grande maioria das vezes, pela instalação de poliidrâmnio; c) comprometimento da drenagem linfática pulmonar, ocasionando derrame pleural, agravamento da insuficiência cardíaca pela sobrecarga de volume sanguíneo fetal; e d) hidropsia fetal.

O diagnóstico pré-natal da MAPC é feito através da ecografia obstétrica, na qual é identificado a presença de lesões pulmonares de natureza cística ou sólida observadas entre a 18ª e 24ª semanas de gestação. Apesar dessas lesões já se encontrarem presentes a partir da oitava semana gestacional, o seu diagnóstico somente é possível a partir do segundo trimestre gestacional, pois a hiperecogenicidade, representada pelo acúmulo de fluido no pequeno espaço do cisto, só se manifesta em fases mais tardias da gestação. A ecografia obstétrica seriada é recomendada para a monitoração do crescimento da lesão e detecção de sinais de hidropisia fetal. Na presença de hidropsia fetal geralmente os fetos evoluem para o óbito.

O diagnóstico diferencial da MAPC inclui o seqüestro pulmonar extralobar e intralobar, o cisto broncogênico, e lesões mediastinais (cisto enterógeno, cisto neuroentérico, ou teratoma cístico).

CISTO PULMONAR (CISTO BRONCOGÊNICO)

O cisto pulmonar constitui-se em uma estrutura resultante do desenvolvimento anormal do divertículo ventral do intestino anterior do embrião. O cisto broncogênico isolado é de ocorrência excepcional e benigno quando de pequena dimensão, fazendo diagnóstico diferencial sobretudo com os cistos pericárdico e neuroentérico, além da duplicação do esôfago.

O cisto pulmonar simples usualmente apresenta-se com parede fina, diâmetro variando entre 1,5 a 2,0 cm, sendo preenchido usualmente por material mucoso, e não desloca o mediastino.[3] O cisto broncogênico poderá ser detectado à ecografia como uma estrutura anecogênica, bem delimitada e arredondada. Seu diagnóstico poderá ser efetuado a partir da 22ª semana gestacional. A maioria deles é mediastinal (86% dos casos) e apresenta uma localização central, não se comunicando com a árvore traqueobrônquica, excetuando-se os casos em que se torna infectado. Em cerca de 14% dos casos o cisto pulmonar é de localização periférica, podendo ainda ser múltiplo e se comunicar com um brônquio, o que representaria uma desordem no crescimento brônquico em um estágio avançado de desenvolvimento fetal.

Tal estrutura excepcionalmente se apresenta associada a outras anomalias e geralmente é assintomática. Nos raros casos em que existe uma anomalia associada, merecem destaque as anomalias vertebrais, sobretudo nos casos em que as formações císticas são de origem mediastinal.[17]

Pode ocorrer uma regressão espontânea do cisto broncogênico, apesar de ser de ocorrência excepcional quando a estrutura cística apresenta um crescimento considerável, o que impõe uma correção cirúrgica pós-natal.

O diagnóstico de um cisto broncogênico não interfere na conduta obstétrica a ser tomada. O parto deverá ocorrer quando a maturidade pulmonar fetal estiver presente.

DERRAME PLEURAL (HIDROTÓRAX)

O derrame pleural pré-natal poderá ter uma origem primária, devido a um quilotórax congênito; ou secundária, fazendo parte de uma condição de hidropsia fetal generalizada de causa imune ou não imune.

O quilotórax é definido como sendo o acúmulo de linfa no interior do tórax. Estima-se que a sua incidência seja de 1:15.000 nascimentos, sendo mais freqüente no sexo masculino do que no sexo feminino, na proporção de 2:1. O acúmulo de linfa na cavidade pleural decorre de um desequilíbrio entre a produção e a reabsorção da linfa. A inadequada reabsorção da linfa poderá decorrer de uma obstrução na drenagem pulmonar linfática ou da presença de vasos linfáticos anômalos. Na grande maioria dos casos, o quilotórax ocorre como uma efusão pleural unilateral envolvendo mais freqüentemente o lado direito do pulmão. Excepcionalmente a efusão pleural é bilateral. Pode estar associado a ascite, a trissomia 21, a linfangectasia pulmonar congênita, a fístula traqueoesofágica e ao seqüestro pulmonar extralobar.

O quilotórax deverá ser sempre suspeitado na presença de uma efusão pleural. Seu diagnóstico específico não é feito baseando-se exclusivamente na espessa aparência da linfa, mas sim pela predominância exclusiva de linfócitos. O poliidrâmnio sempre acompanha os casos de quilotórax, estando presente em 60% a 70% dos casos.[1,23,28] Especula-se como a provável causa do poliidrâmnio a compressão esofágica determinada pela efusão pleural, o que interferiria na deglutição fetal.[14]

A principal complicação do derrame pleural é a hipoplasia pulmonar resultante do impedimento do crescimento e do desenvolvimento pulmonar normal. Existem vários graus de derrame pleural e os de pior prognóstico são aqueles bilaterais, complicados por hidropisia e os de não resolução espontânea antes do parto.

A realização de cariótipo fetal deverá ser sempre indicada nos casos de quilotórax, pois esta condição poderá estar associada a uma anormalidade cromossômica, dentre as quais se destaca a trissomia do cromossomo 21. A conduta obstétrica não deverá ser alterada frente a um caso de quilotórax, devendo o parto ser realizado quando a maturidade pulmonar fetal estiver presente.

O hidrotórax fetal poderá ter uma resolução espontânea ou não evoluir para um estado de hidropsia, ocasião em que se impõe uma descompressão torácica.[7] Em muitas situações, a toracocentese é realizada sem que haja necessidade de uma distinção entre o hidrotórax primário ou secundário.[4] Em 1989, Longaker *et al.*[21] definiram os seguintes critérios de prognóstico para fetos portadores de hidrotórax primário: a) a idade gestacional de diagnóstico e de resolução da gestação; b) o desenvolvimento de hidropsia; e c) a bilateralidade da efusão. No ano de 1992, Weber e Philipson[39] sugeriram que a idade gestacional de resolução da gestação maior que 31 semanas, a ausência de hidropisia e o uso de uma terapia antenatal (toracocentese ou derivação toraco-amniótica) estariam associados a uma boa evolução pós-natal. Revelaram ainda uma sobrevivência pós-natal de 65%, confirmando um índice de mortalidade alto, apesar da realização dos procedimentos intervencionistas no período anteparto.

Recentemente tem sido proposta uma nova técnica de tratamento para o quilotórax congênito. Tal procedimento se baseia na injeção intrapleural do OK – 432.[27,35] O OK – 432 é uma mistura liofilizada de *Streptococcus pyogenes* do grupo A, de origem humana, desenvolvida por Okamoto *et al.*, como uma resposta biológica modificada, sendo usada com sucesso contra efusões malignas.[18,26] Tem sido também utilizada na resolução de linfoangiomas em pacientes adultos e pediátricos,[24,25] sendo no Japão utilizada com sucesso no tratamento do quilotórax neonatal.[16] Em 1996, Watari *et al.*[38] relataram o uso do OK – 432 no tratamento intra-útero de um feto com dois higromas císticos. O mecanismo de ação do OK – 432, injetado na pleura para tratamento do quilotórax, consiste na adesão da membrana pleural à superfície do pulmão, determinando conseqüentemente redução do fluido intratorácico.[35] Tais estudos enfatizam o rápido controle da efusão pleural sem a ocorrência de efeitos adversos para a mãe e feto.

Na Figura 33-1A e B são demonstrados derrame pleurais em fetos com anasarca.

HÉRNIA DIAFRAGMÁTICA

A hérnia diafragmática congênita (HDC) é uma malformação fetal rara, cuja prevalência varia entre 1,7 a 5,7 por 10.000 nascimentos.[30] Classifica-se em dois grandes tipos: a hérnia de Bochdalcek e a hérnia de Morgani. A HDC poderá ser detectada através da ecografia obstétrica apesar de em algumas situações o defeito se manifestar somente no terceiro trimestre gestacional.[5]

A hérnia do forame de Bochdaleck é resultante da fusão incompleta da membrana pleuroperitoneal, sendo considerado o tipo mais comum das hérnias diafragmáticas (Fig. 33-2A a C). Como resultante do não fechamento completo do diafragma durante o desenvolvimento, vísceras herniam para o tórax. As hérnias do lado esquerdo são bem mais freqüentes (75% dos casos) do que aquelas do lado direito, condição esta que impõe um desafio terapêutico.[2,36]

A hérnia diafragmática do tipo de Bochdaleck deve ser sempre suspeitada quando um desvio do mediastino for observado.[9] Neste tipo de hérnia diafragmática congênita o coração fica totalmente desviado para o lado do tórax oposto à herniação. Em tal situação, a circunferência abdominal apresenta-se habitualmente abaixo do percentil 5 para a idade gestacional correspondente.

A presença da hérnia diafragmática congênita (HDC) impõe uma detalhada avaliação fetal, já que em tais casos existe um incremento na incidência de anomalias associadas, sobretudo as de sistema nervoso central. A anencefalia é a mais freqüente delas, seguida da hidrocefalia, da encefalocele e da espinha bífida.[10]

A hérnia do forame de Morgani é resultante da fusão incompleta entre os elementos esternal e costal do diafragma. A ausência parcial ou total do diafragma central, por trás do esterno, possibilita a passagem do fígado ou de uma alça intestinal para o mediastino anterior. Muitas das hérnias do forame de Morgani se verificam do lado direito do esterno, podendo também ser bilaterais. O omento e o cólon são os conteúdos mais observados das hérnias, podendo também o fígado, o estômago e o intestino delgado serem observados.[9]

Outros defeitos fetais são mais freqüentemente observados no tipo de Morgani quando comparado com o tipo de Bochdaleck.[41] As hérnias do forame de Morgani podem associar-se às trissomias dos cromossomos 13 e 15, além da translocação balanceada do braço curto do cromossomo 22.

Em virtude da elevada associação com outras malformações, anormalidades no cariótipo e síndromes, recomenda-se uma monitoração ecográfica fetal seriada e realização de cariótipo em todos os casos de HDC diagnosticados no pré-natal.[8,12,13,33,34]

A HDC bilateral é de ocorrência rara.[11,31] Os defeitos bilaterais ocorrem em menos de 5% dos casos[36] e representam 2% dos casos de HDC de ocorrência esporádica e 10% dos casos de HDC familiar.[20] A completa ausência do diafragma pode ser considerada uma forma extrema de HDC.

O prognóstico fetal está relacionado ao tamanho do defeito observado e da possível coexistência de outras anomalias graves.[40] Os recém-nascidos portadores de HDC apresentam-se ao nascimento com sintomas de severo desconforto respiratório, sendo os índices de mortalidade perinatal elevados.[12,30] Alguns estudos mencionam um índice de mortalidade de cerca de 58% para os recém-nascidos portadores de HDC.[30] Além da extensão do defeito diafragmático, o prognóstico fetal está também relacionado ao grau de hipoplasia pulmonar e imaturidade, à severidade da hipertensão pulmonar, ao subdesenvolvimento do ventrículo esquerdo, todas essas alterações apresentando uma correlação direta com a severidade e duração da compressão dos pulmões e coração pelo conteúdo herniário.[29] O prognóstico é muito pior nos casos de HDC bilateral quando se compara com os casos de HDC unilateral. Quando existe uma suspeita ecográfica de HDC bilateral, a realização de uma ressonância magnética deverá ser sempre cogitada para a elucidação diagnóstica.[15,19]

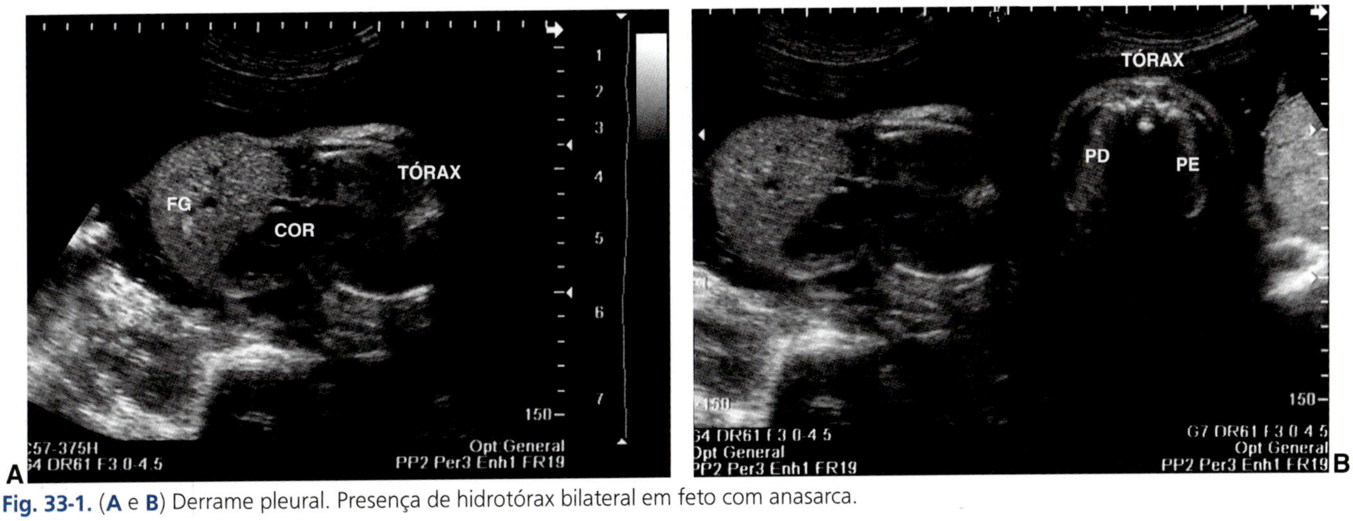

Fig. 33-1. (A e B) Derrame pleural. Presença de hidrotórax bilateral em feto com anasarca.

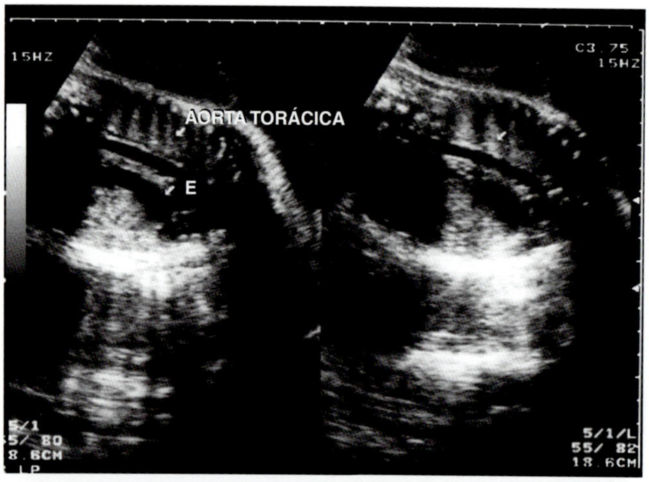

A

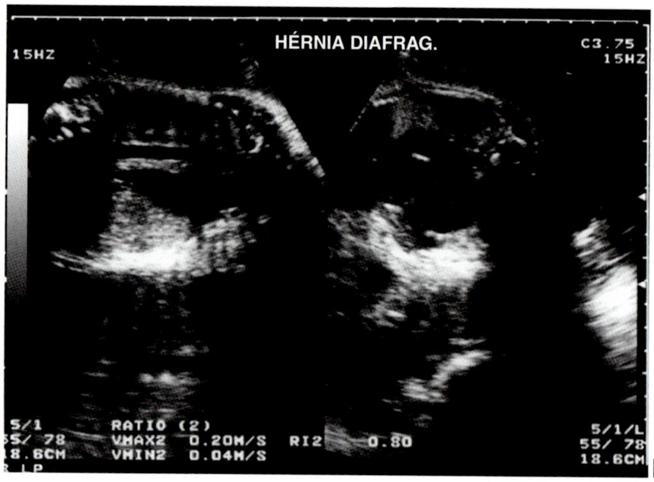

B

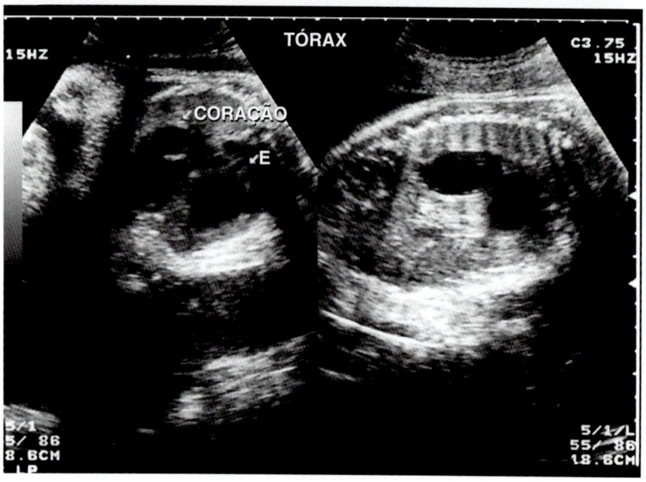

C

Fig. 33-2. (**A-C**) Hérnia diafragmática do tipo Bochdaleck.

SEQÜESTRO PULMONAR (SEQÜESTRO BRONCOPULMONAR OU LOBO ACESSÓRIO)

O seqüestro pulmonar se constitui em uma lesão congênita de um tecido pulmonar normal sem qualquer conexão com a árvore brônquica e suprido por artérias que se originam da aorta, ou seja, a presença de uma massa de parênquima pulmonar separada do pulmão normal. É uma patologia rara cuja incidência corresponde de 0,15% a 6,4% das malformações pulmonares, ocorrendo predominantemente no sexo masculino, na proporção de 3:1.

Pode ser intralobar ou extralobar. O seqüestro intralobar compartilha do revestimento pleural do pulmão normal circunvizinho e drena para as veias pulmonares, enquanto que o extralobar tem um revestimento pleural separado e drena para a circulação sistêmica. Ambos os tipos são mais freqüentes do lado esquerdo.

O seqüestro pulmonar intralobar acomete freqüentemente os segmentos basais posteriores de um lobo inferior, ocorrendo excepcionalmente seqüestro intralobar de um segmento apical.[6] Em tal situação, as anomalias associadas não são freqüentes. Fazem parte do diagnóstico diferencial do seqüestro pulmonar intralobar as eventrações, as obstruções brônquicas segmentares e o rim torácico.

O seqüestro pulmonar extralobar usualmente tem origem basal. A aparência fetal de massas densas arredondadas ou cônicas sempre está associada à hidropisia.[6,17] O diagnóstico diferencial do seqüestro pulmonar extralobar inclui: hérnia diafragmática (do fígado ou baço), malformação adenomatóide pulmonar cística, teratoma mediastinal e o enfisema lobar congênito. A evolução perinatal em tais situações é desfavorável sobretudo naqueles fetos que apresentam hidropisia.

O seqüestro pulmonar poderá ser diagnosticado através da ecografia obstétrica entre a 24ª e 28ª semana gestacional. Apresenta-se à ultra-sonografia como uma massa hiperecogênica circunscrita que pode conter estruturas císticas, podendo também apresentar-se com uma ecogenicidade semelhante à do fígado e usualmente não ultrapassa a 4 cm de diâmetro.

A utilização do Doppler colorido constitui-se na principal arma no diagnóstico pré-natal do seqüestro pulmonar. Através dessa metodologia, evidencia-se que o suprimento sanguíneo da massa intratorácica é proveniente da circulação sistêmica.

DEFEITOS DA PAREDE ANTERIOR DO TÓRAX: COMPLEXO MEMBRO-PAREDE CORPORAL

O complexo membro-parede corporal é uma rara associação de malformações letais cuja etiologia é desconhecida. Apresenta como sinonímia, síndrome de Body-Stalk, e síndrome do cordão curto. A sua incidência é de 1:4.000 nascimentos, especulando-se

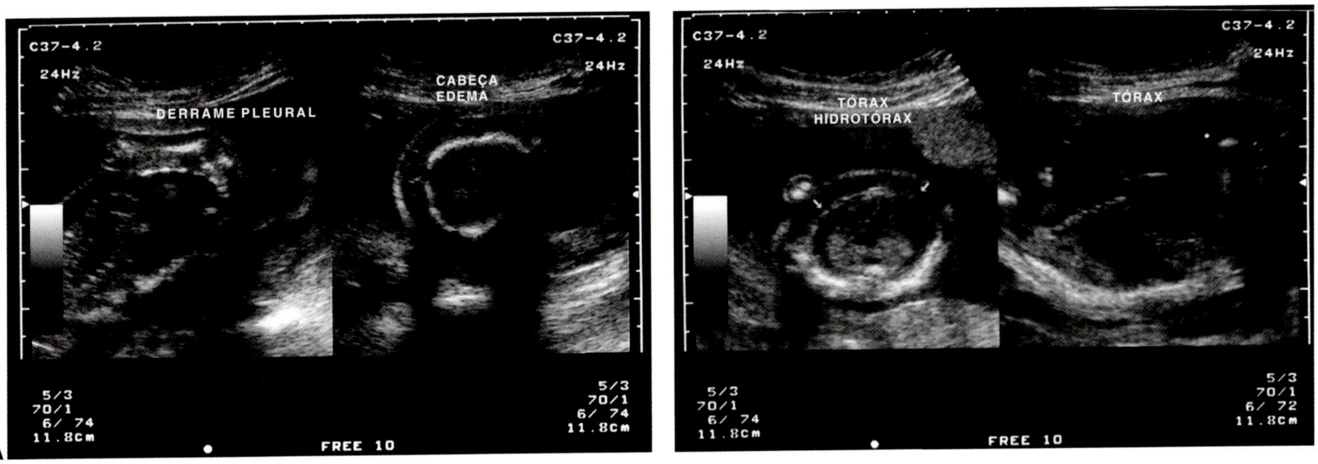

Fig. 33-3. (**A** e **B**) Toracoabdominosquise.

uma maior prevalência no sexo feminino.[42] A etiologia do complexo membro-parede corporal é desconhecida. Sugerem-se três teorias:

1. Obstrução mecânica secundária a compressão por banda amniótica devida a oligoâmnio.
2. Disfunção vascular fetoplacentária.
3. Anormalidades no disco celular germinativo.[22,37] Existem relatos dessa síndrome com o uso abusivo de cocaína.

O diagnóstico dessa síndrome é estabelecido através da ecografia obstétrica que evidencia órgãos torácicos e abdominais flutuando na cavidade amniótica (Fig. 33-3A e B).

REFERÊNCIAS BIBLIOGRÁFICAS

1. Adams H, Jones A, Hayward C. The sonographic features and implications of fetal pleural effusions. *Clin Radiol* 1988;39:398-401.
2. Adzick NS, Harrison MR, Glick PL. Diaphragmatic hernia in the fetus: prenatal diagnosis and outcome in 94 cases. *J Pediatr Surg* 1985;20:357-361.
3. Abright EB, Crane JP, Shackelford GD. Prenatal diagnosis of pulmonary tumors: report of two cases. *Pediatr Radiol* 1986; 16:190-192.
4. Bianchi DW. Crombleholme TM, D´Alton ME (eds). *Fetology.* New York: McGraw-Hill, 2000. p. 313-321.
5. Bronshtein M, Lewit N, Sujov, PO, Makhoul IR, Blazer S. Prenatal diagnosis of congenital diaphragmatic hernia: timing of visceral herniation and outcome. *Prenat Diagn* 1995;15:695-698.
6. Buntain WL, Wooley MM, Mahon GH. Pulmonary sequestration in children: a twenty-five year experience. *Surgery* 1977;81:413-420.
7. Chen CP, Chang TY, Wang W. Resolution of fetal bilateral chylothorax and ascites after two unilateral thoracocentes. *J Ultrasound Obstet Gynecol* 2001;18:401-402.
8. Clementi M, Tenconi R, Bianchi F, Stoll C, and the Euroscan Study Group. Evaluation of prenatal diagnosis of cleft lip with or without cleft palate by ultrasound: experience from 20 European registries. *Prenat Diagn* 2000;20:870-875.
9. Comstock CH. The antenatal diagnosis of diaphragmatic anomalies. *J Ultrasound Med* 1986;5:391-396.
10. David TJ, Illing CA. Diaphragmatic hernia in the southwest of England. *J Med Genet* 1976;13:253-262.
11. Futura Y, Nakamura Y, Miyamoto K. Bilateral congenital postero-lateral diaphragmatic hernia. *J Pediatr Surg* 1987;22:182-183.
12. Garne E, Stoll C, Clementi M and the Euroscan Study Group. Evaluation of prenatal diagnosis of congenital heart diseases by ultrasound: experience of 20 European registries. *Ultrasound Obstet Gynecol* 2000;17:386-391.
13. Garne E, Haeusler M, Barisic I, Gjergja R, Stoll C, Clementi M & the Euroscan Study Group. Congenital diaphragmatic hernia: evaluation of prenatal diagnosis in 20 European regions. *Ultrasound Obstet Gynecol* 2002;19:329-333.
14. Hagay Z, Reece EA, Roberts A, Hobbins JC. Isolated fetal pleural effusions: a prenatal management dilemma. *Obstet Gynecol* 1993;81:147-152.
15. Hubbard AM, Adzick NS, Crombleholme TM, Coleman BG, Howell L, Haselgrove JC, Mahboubi S. Congenital chest lesions: diagnosis and characterization with prenatal MR. *Radiology* 1999;212:43-48.
16. Imaji R, Takada Y, Kawasaki M. A case of congenital chylothorax – Successful pleurodesis with OK-432. *J Jpn Soc Pediatr Surg* 1999;35:689-692.
17. Isfer EV, Sanchez RC, Saito M. *Medicina fetal: diagnóstico pré-natal e conduta*. Rio de Janeiro: Revinter, 1996.
18. Katano M, Torisu M. New approach to management of malignant ascites with a Streptococcal preparation, OK-432. II. Inflammatory cell-mediated tumor cell destruction. *Surgery* 1983;93:365-373.
19. Kitano Y, Adzick NS. New developments in fetal lung surgery. *Curr Opin Pediatr* 1999;11:193-199.
20. Kufeji DI, Crabbe DCG. Familial bilateral diaphragmatic hernia. *Pediatr Surg Int* 1999;15:58-60.
21. Longaker MT, Laberge JM, Dansereau J, Langer JC, Crombleholme TM, Callen PW, Golbus MS, Harrison MR. Primary fetal hydrothorax: natural history and management. *J Pediatr Surg* 1898;24:573-576.
22. Martinez FA, Comas C, Peurto B, Palácio M. Body Stalk anomaly associated with maternal cocaine abuse. *Prenat Diagn* 1994;14:669-672.
23. Nicolaides KH, Azar GB. Thoraco-amniotic shunting. *Fetal Diagn Ther* 1990;5:153-164.
24. Ogita S, Tsumoto T, Nakamura K, Takahashi T. OK-432 therapy in 64 patients with lymphangioma. *J Pediatr Surg* 1994;29:784-785.

25. Ogita S, Tsumoto T, Nakamura K, Deguchi E, Tokiwa K, Iwai N. OK-432 therapy for lymphangioma in children. Why and how does in work? *J Pediatr Surg* 1996;31:477-480.
26. Okamoto H, Shoin S, Koshimura S, Simizu R. Studies on the anticancer and Streptolysin S-forming abilities of Hemolytic Streptococci. *Jpn J Microbiol* 1967;11:323-336.
27. Okawa T, Takano Y, Fujimori K, Yanagida K, Sato A. A new fetal therapy for chylothorax: pleurodesis with OK-432. *Ultrasound Obstet Gynecol* 2001;18:376-377.
28. Parker M, James D. Spontaneous variation in fetal effusions: Case report. *Br J Obstet Gynaecol* 1991;98:403-405.
29. Schwartz SM, Vermilion RP, Hirschl RB. Evaluation of left ventricular mass in children with left-side congenital diaphragmatic hernia. *J Pediatr* 1994;125:447-451.
30. Skari H, Bjornland K, Haugen T, Emblem R. Congenital diaphragmatic hernia: a meta-analysis of mortality factors. *J Pediatr Surg* 2000;35:1187-1197.
31. Song MS, Yoo SJ, Smallhorn JF. Mullen JBM, Ryan G, Hornberger. Bilateral congenital diphragmatic hernia: diagnosis clues at fetal sonography. *Ultrasound Obstet Gynecol* 2001;17:255-258.
32. Stocker JT, Madewell JE, Drake RM. Congenital cystic adenomatoid malformation of the lung. *Hum Pathol* 1977;82:155-171.
33. Stoll C, Wiesel A, Quisser-Luft A, Froster U, Bianca S, Clementi M and the Euroscan Study Group. Evaluation of the prenatal diagnosis of limb reduction deficiencies. *Prenat Diagn* 2000;20:811-818.
34. Stoll C, Carne E, Clementi M and the Euroscan Study Group. Evaluation of prenatal diagnosis of associated congenital heart diseases by ultrasonographic examination in Europe. *Prenat Diagn* 2001;21:243-252.
35. Tanemura M, Nishikawa N, Kojima K, Suzuki Y, Suzumori K. A case of successful fetal therapy for congenital chylothorax by intrapleural injection of OK-432. *Ultrasound Obstet Gynecol* 2001;18:371-375.
36. Tofts CD, Curry CJR, Basteson TF, Honore LH. A population based study of congenital diaphragmatic hernia. *Teratology* 1992;46:555-65.
37. Viscarello RK, Ferguson DD, Nares, J. Wall associated with cocaine abuse: futher evidence of cocaine's teratogenicity. *Obstet Gynaecol* 1992;80:523-526.
38. Watari H, Yamada H, Fujino T, Okuyama K, Sagawa T, Makinoda S, Fujimoto S. A case of intrauterine medical treatment for cystic hygroma. *EUR J Obstet Gynecol Reprod Biol* 1996;70:201-203.
39. Weber AM, Philipson EH. Fetal pleural effusion: a review and meta-analysis for prognostic indicators. *Obstet Gyneco* 1992;79:281-286.
40. Wenstrom KD, Weiner CP, Manson JW. A five-year state-wide experience with congenital diaphragmatic hernia. *Am J Obstet Gynecol* 1991;165:838-842.
41. Wesselhoeft CW, DeLuca FG. Neonatal transversum diaphragmatic defects. *Am J Surg* 1984;147:481-485.
42. Zugaib M, Pedreira DAL, Brizot ML, Bunduki V. *Medicina fetal*. 2ª ed. São Paulo: Atheneu, 1998.

CAPÍTULO 34

MALFORMAÇÕES DA PAREDE ABDOMINAL ANTERIOR, DO DIAFRAGMA E DO TUBO DIGESTIVO

Francisco Mauad Filho
Patrícia Spara Gadelha
Antonio Gadelha da Costa
Fernando Marum Mauad

INTRODUÇÃO

Os notáveis avanços dos equipamentos de ultra-som permitiram importante evolução no diagnóstico das anomalias fetais nas últimas décadas. Dessa forma proporcionou-se ao obstetra, conhecimento abrangente de patologias até então desconhecidas.

A medicina fetal não tem por objetivo apenas o reconhecimento do feto malformado. Busca, na realidade, o diagnóstico mais acurado possível da patologia e de malformações associadas, como a utilização de procedimentos complementares, caso haja indicação, com a finalidade de oferecer ao feto e à sua família a terapêutica mais adequada possível. Desta forma, o atendimento ao feto malformado deve ser multidisciplinar, com a participação de obstetra, ultra-sonografista, neonatólogo, cirurgião pediátrico e geneticista.

DEFEITOS DA PAREDE ABDOMINAL ANTERIOR

O desenvolvimento da parede abdominal anterior depende da fusão de quatro pregas ectomesodérmicas, uma cefálica, duas laterais e uma caudal, ao redor da quarta semana de gestação. A falha de fusão da prega cefálica resulta em onfalocele epigástrica ou em pentalogia de Cantrell, a das pregas laterais, em onfalocele e da prega caudal em onfalocele hipogástrica com extrofia vesical ou cloacal. A falha na fusão de todas as pregas ectomesodérmicas origina a gastrosquise ou a eventração, sendo esta última fatal e acompanhada da persistência da cavidade celômica, que impede a formação do cordão umbilical.[54]

Os defeitos da parede abdominal fetal apresentam aspecto ecográfico peculiar, mostrados tanto no plano sagital quanto no transversal, caracterizando-se principalmente pela demonstração das vísceras herniadas.[37] Ocorrem em aproximadamente 1:2.500 nascimentos. Um aspecto de fundamental importância é a associação dos defeitos da parede abdominal com outras malformações, principalmente as do próprio trato gastrointestinal e as geniturinárias. As anomalias mais freqüentes da parede abdominal são a onfalocele e a gastrosquise. Recentemente, outras anormalidades mais complexas foram diagnosticadas pela ultra-sonografia, incluindo a extrofia vesical e cloacal, a ectopia cardíaca, a síndrome da banda amniótica e o complexo membro-parede corporal.[25,38,40]

Onfalocele

A onfalocele ocorre em 1:2.280 a 1:10.000 nascimentos, com aumento da prevalência com o avançar da idade materna.[34,46] A etiopatogenia está relacionada com a falha na fusão dos músculos abdominais, fáscia e pele na base do cordão umbilical ao redor da 4ª semana de gestação, resultando em uma herniação do conteúdo abdominal, freqüentemente do fígado, do estômago e dos intestinos. Em todos os casos, o saco herniário está recoberto pelo epitélio amniótico do cordão umbilical. A má rotação ou a não rotação intestinal está presente em quase todos os casos de onfalocele. A associação com anomalias cardíacas (defeitos dos septos atrial e ventricular, tetralogia de Fallot) ocorre em 40% dos casos, além da incidência aumentada de malformações geniturinárias, defeitos do tubo neural e de cromossomopatias (trissomias 18 e 13, triploidia e síndrome de Klinefelter). A ausência do fígado no saco herniário tem sido correlacionada com cariótipos anormais.[54] Algumas síndromes congênitas estão associadas com a onfalocele, tais como a de Beckwith-Wiedemann (onfalocele, macroglossia, visceromegalia e macrossomia) e a pentalogia de Cantrell (defeito na linha média supra-umbilical, defeito esternal, deficiência do pericárdio diafragmático, anomalia diafragmática e malformação cardíaca).[54,56]

O diagnóstico ultra-sonográfico de onfalocele (Fig. 34-1) pode ser estabelecido a partir da 12ª semana de gestação.[35,49] Em geral, o período ideal gira entre as 15ª e 21ª semanas gestacionais,

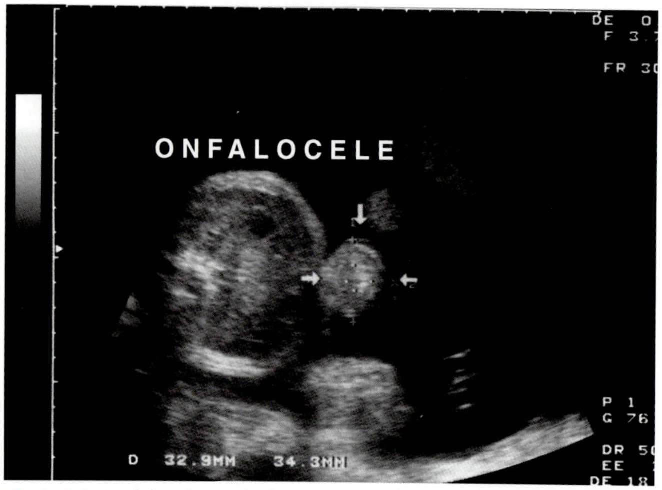

Fig. 34-1. Onfalocele avaliada por ecografia em primeiro trimestre.

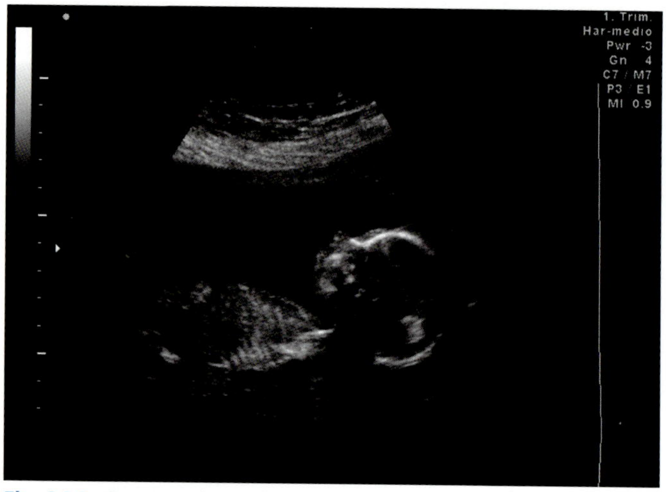

Fig. 34-2. Gastrosquise avaliada por ecografia em primeiro trimestre.

pois durante a embriogênese as alças intestinais normalmente migram para o interior do cordão umbilical e retornam para a cavidade abdominal entre as 10ª e 12ª semanas.[7] A possibilidade de um diagnóstico falso positivo pode ocorrer se a ecografia for realizada antes da 12ª semana ou se houver oligoidrâmnio e contração uterina (pseudo-onfalocele).[33,48] A avaliação com dopplermetria colorida pode ser útil na diferenciação entre a pseudo e a verdadeira onfalocele.[33]A ruptura do saco amnioperitoneal é extremamente rara, simulando a gastrosquise.[46]

Nos casos de onfalocele diagnosticados em fases precoces da gestação, através da cordocentese deve ser pesquisada a presença de cromossomopatia, cuja melhor opção terapêutica é a resolução da gravidez, em decorrência da alta taxa de malformações associadas (30% a 60% dos casos) e da pequena chance de sobrevida neonatal.[22] Já em fases mais avançadas da gestação, o diagnóstico de onfalocele requer uma reflexão sobre a forma e a época de resolução. As grandes onfaloceles podem sofrer ruptura durante o parto ou ocasionar distocia. A contaminação bacteriana e a necessidade de correção cirúrgica posterior obscurecem ainda mais o prognóstico do neonato. Portanto, o parto operatório deve ser realizado de maneira eletiva, a fim de aumentar as chances de sobrevida do recém-nascido.[22,45] O índice de sucesso na correção cirúrgica pós-natal da onfalocele não complicada oscila em torno de 90% dos casos, sendo rara a recorrência.[24]

Gastrosquise

A gastrosquise é também denominada de para-onfalocele ou de "onfalocele desprovida de saco", consistindo em uma protrusão de parte do conteúdo abdominal através de um defeito congênito da parede umbilical, geralmente localizado à direita do umbigo (Fig. 34-2), causado pela oclusão da artéria onfalomesentérica, da veia umbilical direita ou de ambas. A incidência varia entre 1:5.000 e 1:3.000 nascimentos, bem inferior à onfalocele. A grande maioria dos casos é esporádica, embora alguns possam ser classificados de autossômicos dominantes de penetração variável. Ao contrário da onfalocele, a gastrosquise não está comumente associada com outras malformações estruturais do feto e com cariótipos anormais. Entretanto, 25% dos casos apresentam má rotação, estenose e atresia intestinais, mais freqüentemente a jejunal, secundárias à patologia vascular.[54] O retardo de crescimento acomete 77% dos casos.[6]

Tipicamente, o achado ecográfico é o de formação vegetante (ou em cacho de uvas) na projeção da parede abdominal anterior fetal. O diagnóstico diferencial com a onfalocele é feito pela detecção do defeito geralmente à direita da inserção do cordão umbilical, inserido na parede abdominal e pela ausência de membrana cobrindo o saco herniário, permitindo que as alças intestinais flutuem livremente no líquido amniótico. Na onfalocele, o cordão umbilical está inserido no saco herniário. A desproporção cefalotorácica pode chamar a atenção para o diagnóstico. A aorta pode estar desviada, decorrente da tração dos vasos mesentéricos. Exames ecográficos seriados devem ser realizados para monitorar o crescimento fetal e o aspecto da herniação, assim como detectar sinais de obstrução intestinal e de poliidrâmnio.[54] A elevação da alfa-fetoproteína ocorre em 77% dos casos.[46]

Devido à elevada associação do parto vaginal com o trauma e a infecção dos órgãos herniados, é recomendável o parto operatório[6,12,31] A taxa de mortalidade perinatal gira entre 7% e 28%,[6,31,40] sendo pior o prognóstico dos casos com herniação do fígado.[31,32]

Eventração

A eventração é uma forma fatal de defeito da parede abdominal, onde há ausência do cordão umbilical e do umbigo, propiciando a fusão dos órgãos abdominais com a placenta. Resulta de falha de desenvolvimento das dobras cefálica, caudal e laterais do embrião, aliadas à persistência da cavidade celômica.[54] A incidência é de 1:14.000 nascimentos.[39] Freqüentemente é acompanhada de defeitos do tubo neural, anomalias do trato gastrointestinal e geniturinário, além de anormalidades do pericárdio, coração, fígado e pulmões.[54]

Extrofia vesical

A extrofia vesical resulta de um defeito da prega corporal caudal que, dependendo da gravidade, pode resultar desde epispadia até na exposição da parede posterior da bexiga. A incidência varia entre 1:30.000 e 1:40.000 nascimentos, afetando mais o sexo masculino, na proporção de 2:1 a 3:1. A etiologia é desconhecida, embora o risco de aparecimento de descendente com esta malformação seja 500 vezes maior que o da população em geral se um dos pais for afetado.[29,52] Malformações associadas com a extrofia vesical são raras.[42,46]

O manejo obstétrico não requer modificações, pois não há evidências que o prognóstico melhore com o parto vaginal ou cesáreo. Após o nascimento, a mucosa vesical deve ser protegida, pois é muito delicada e friável. O cordão umbilical deve ser seccionado bem próximo ao umbigo para prevenir a lesão vesical, devendo ser preferida a sutura ao *clamp* padrão. A lesão vesicoparietal deve ser protegida com filme plástico para prevenir o contato da mucosa com as roupas. Não é recomendável o uso de gaze vaselinada, pois esta pode provocar o *descolamento* da mucosa vesical quando retirada.[46]

Os maiores problemas na correção cirúrgica da extrofia vesical são a incontinência urinária, o defeito da parede abdominal e as conseqüências cosméticas relacionadas com a lesão da genitália masculina. Esta última pode ser séria a ponto de ser preferida a mudança de sexo em 1% a 2% dos pacientes, principalmente baseada na impossibilidade de recriar um pênis funcional. Já os defeitos da genitália feminina são menos complexos. Na fase adulta, estes pacientes estão, via de regra, bem adaptados socialmente. Entretanto, a fertilidade está reduzida em ambos os sexos. A gravidez é possível, embora haja uma incidência aumentada de prolapso uterino no pós-parto, devido à hipoplasia dos ligamentos cardinais.[46]

Extrofia cloacal

Na extrofia cloacal, há malformação dos tratos geniturinário e gastrointestinal, que comumente exibem extrofia ileocecal, ânus imperfurado, duas hemibexigas extróficas (cada uma com um ureter), onfalocele e anomalias vertebrais e dos genitais externos (Fig. 34-3A e B). A extrofia cloacal é rara, com incidência em torno de 1:200.000 nascimentos.[19] Esta malformação leva à esterilidade, o que impede o estudo genético de descendentes. Embora a herança genética seja possível, é mais provável que seja um fenômeno esporádico. Em mais de 80% dos casos há associação com onfalocele e em 60% dos casos há concomitante malformação renal, incluindo a agenesia renal, a hidronefrose e a displasia multicística. Mais raramente, há malformações cardíacas e gastrointestinais.[54]

A via de parto e os cuidados com o recém-nato são as mesmas já descritas para a extrofia vesical. A taxa de sobrevida é superior a 80% com as técnicas cirúrgicas reconstrutivas empregadas atualmente.[54] Estas técnicas consistem de uma série de cirurgias, visando corrigir a onfalocele e o fechamento funcional da bexiga no período neonatal; a incontinência urinária e o refluxo ureteral entre os dois e três anos de idade e, entre os 14 e 18 anos, a reconstrução vaginal.[46] A mudança para o sexo feminino tem sido recomendada, pois as tentativas de reconstrução de um pênis funcional têm sido desapontadoras. Nestes casos, a gonadectomia é também realizada.[53]

MALFORMAÇÕES DIAFRAGMÁTICAS

A hérnia diafragmática é a protrusão de órgãos abdominais na cavidade torácica através de um defeito na cúpula frênica. A classificação é feita baseada no local do defeito no diafragma, que inclui a hérnia póstero-lateral (ou de Bochdaleck) (Fig. 34-4), a paraesternal (ou de Morgagani), a retroesternal (ou do septo transverso), a hiatal e a eventração do diafragma. A etiologia aparentemente está associada a um fechamento tardio dos septos diafragmáticos entre as primeira e 12ª semanas de gestação, quando normalmente ocorre o retorno dos órgãos abdominais para a cavidade peritoneal. Desta maneira, o estômago, os intestinos, o baço, parte do fígado e mesmos órgãos retroperitoneais, tais como o pâncreas e os rins, podem eventrar para a cavidade torácica, causando desarranjo na arquitetura do mediastino e compressão pulmonar (Fig. 34-4). A compressão pulmonar é responsável pela hipoplasia pul-

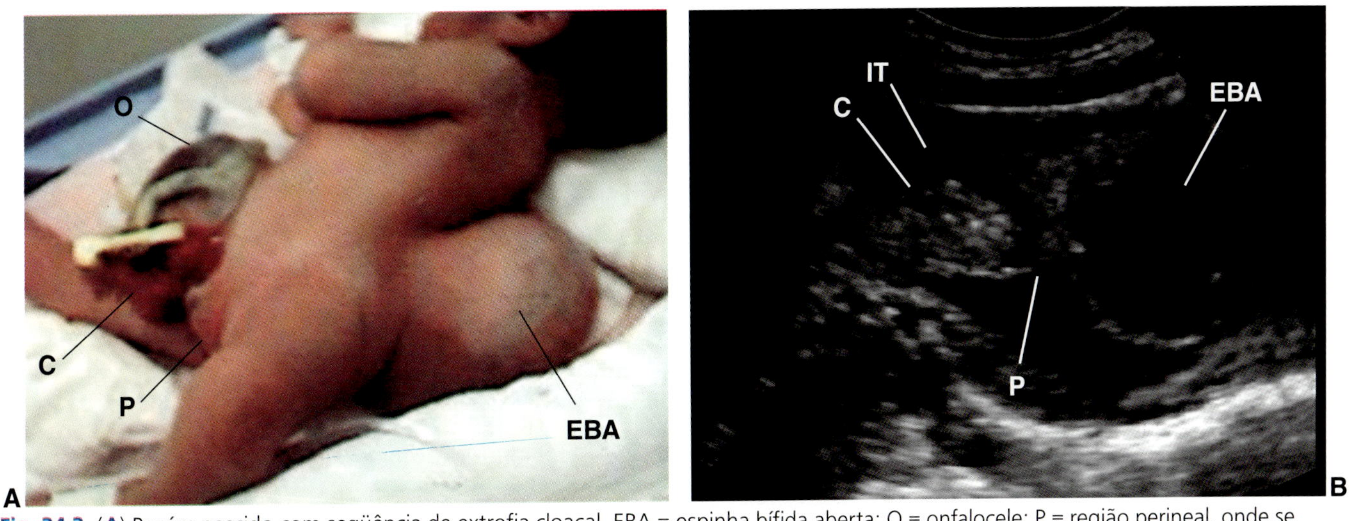

Fig. 34-3. (**A**) Recém-nascido com seqüência de extrofia cloacal. EBA = espinha bífida aberta; O = onfalocele; P = região perineal, onde se observa ausência de ânus; C = mucosa exposta da cloaca. (**B**) Imagem ultra-sonográfica pré-natal do mesmo paciente. EBA = espinha bífida aberta; P = região perineal, onde deveria estar presente a imagem típica do esfíncter anal; C = cloaca exposta. Eventualmente, a partir da cloaca, pode formar-se imagem que sugere o aspecto de genital externo masculino (IT), que, no entanto, corresponde à porção terminal do íleo que desemboca na cloaca.

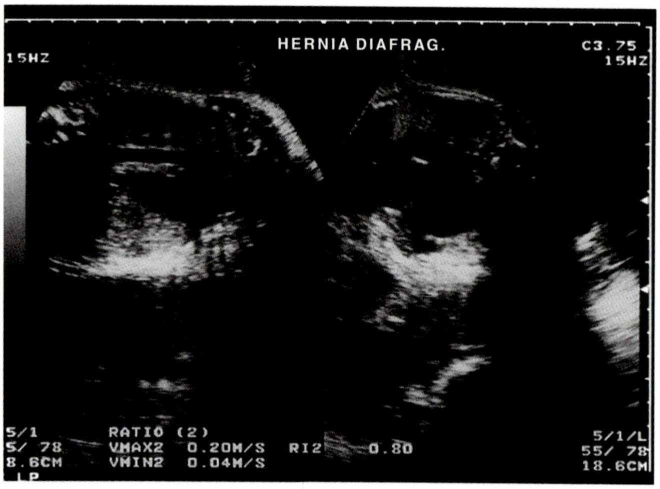

Fig. 34-4. Hérnia diafragmática do tipo Bochdaleck.

monar severa, que é a *causa mortis* habitual do recém-nato (50% a 90%), apesar da pronta correção cirúrgica após o nascimento.[21,32]

A incidência varia entre 1:2.000 e 1:3.300 nascimentos. A forma mais comum é a hérnia de Bochdaleck (85% a 90% dos casos), que ocorre em 80% das vezes à esquerda, 15% à direita e bilateralmente nos 5% restantes.[46] A malformação diafragmática está associada com elevada incidência das mais diferentes malformações, principalmente do sistema nervoso central e cardiovasculares.[8,20,43] A cordocentese está indicada no período neonatal porque as anormalidades cromossômicas, principalmente as trissomias, têm sido detectadas nestes casos.[46]

O manejo obstétrico não requer modificações, exceto pela resolução do parto em centro terciário, apesar do pobre prognóstico. Em um terço dos casos, o óbito fetal ocorre uma hora após o nascimento. A taxa de mortalidade dos que sobrevivem ao período neonatal varia entre 29% a 53% quando imediatamente submetidos ao tratamento cirúrgico.[5] Os recém-nascidos de pior prognóstico estão entre os que manifestam insuficiência respiratória logo após o parto. As malformações associadas contribuem decisivamente para o óbito neonatal.[46]

MALFORMAÇÕES DO TUBO DIGESTIVO

As anomalias estruturais do tubo digestivo, à ecografia, estão comumente associadas com a presença ou ausência de estruturas intra-abdominais e trato urogenital normal. Estes achados levam à suspensão de atresia esofágica, atresia duodenal, pâncreas anular, atresia jejunal ou ileal, cisto do colédoco, má rotação intestinal, cisto mesentérico, íleo meconial, cisto ovariano e imperfuração anal. As malformações do tubo digestivo, com exceção da atresia anal, estão freqüentemente associadas com o poliidrâmnio.[2,55] Por outro lado, o cisto de colédoco, o cisto mesentérico e o cisto ovariano raramente coexistem com o poliidrâmnio.

Atresia esofágica

A atresia esofágica consiste na ausência de parte do canal esofágico e é freqüentemente acompanhada de fístulas com o trato respiratório, que podem ser proximais, distais ou duplas. Ocorre esporadicamente, entre 1:800 e 1:5.000 partos, sem predisposição genética ou preponderância sexual.[15] Em 50% a 70% dos casos há malformação concomitante, principalmente má rotação intestinal, ânus imperfurado, atresia duodenal e pâncreas anular. Com menor freqüência, estão associadas malformações cardíacas, geniturinárias e do sistema nervoso central. A incidência de cromossomopatias, principalmente as trissomias,[13,18,21,29] varia na literatura entre 3% e 53%, recomendando a cariotipagem no período pré-natal.[4,57]

O diagnóstico ultra-sonográfico é baseado na presença de polidrâmnio e ausência da imagem do estômago em ecografias seriadas, embora presentes em apenas 10% dos casos.[14,47] O diagnóstico diferencial frente a estes achados inclui a hérnia diafragmática, o *situs inversus* e as anomalias musculoesqueléticas que dificultam ou impedem a deglutição fetal.

A atresia esofágica com fístula conectando a porção distal do esôfago com a traquéia corresponde a mais de 80% dos casos, permitindo a passagem do líquido amniótico inspirado pelo feto ao estômago. Por esta razão, a detecção da imagem gástrica à ecografia não exclui a presença de atresia esofágica.[26,28] A atresia esofágica pura ocorre em apenas 8% dos casos. A presença de dilatação esofágica proximal e regurgitação fetal após a deglutição foram descritas como achados sugestivos de atresia esofágica.[4,13]

O prognóstico do recém-nascido com atresia esofágica com ou sem fístulas depende das malformações associadas, das complicações respiratórias e do peso ao nascer. Em um neonato pesando mais de 2.500 g e com fístula traqueoesofágica, se forem tomadas as devidas precauções para evitar o refluxo e a pneumonia aspirativa, há uma chance de mais de 95% de sobrevida após a correção cirúrgica.[27,30,44]

Atresia duodenal

A atresia duodenal resulta de uma falha na restauração da luz do duodeno no final da fase embrionária. Incide em cerca de 1: 10.000 nascimentos.[15] Em metade dos casos há concomitante malformação cardíaca, atresia esofágica, ânus imperfurado, atresia biliar, anomalias renais e alterações esqueléticas.[26] Em 25% a 30% dos casos a cromossomopatia está presente, principalmente a trissomia do 21.[54] O pâncreas anular acompanha cerca de 20% das atresias duodenais e ainda não ficou completamente estabelecido se a anormalidade pancreática simplesmente é conseqüência da malformação regional ou se é a causa da obstrução duodenal.[15,41] Em fetos expostos à talidomida houve significativo aumento na incidência de atresia duodena l.[47]

O achado ultra-sonográfico é típico, demonstrando o sinal da "dupla bolha", que corresponde ao estômago e ao duodeno proximal dilatado (Fig. 34-5). A continuidade entre ambos deve ser demonstrada, para fazer o diagnóstico diferencial com outras massas císticas, tais como o cisto hepático e do colédoco.[57] A associação com o poliidrâmnio é muito freqüente.[1,36]

O prognóstico está relacionado com a gravidade das malformações associadas, que respondem por 36% da mortalidade neonatal.[16]

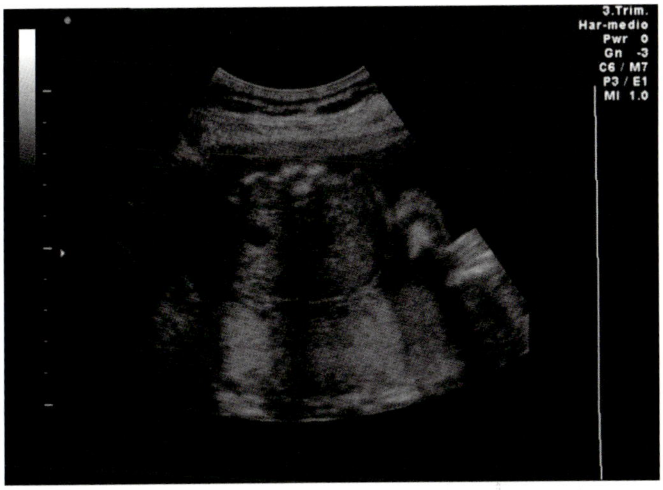

Fig. 34-5. Imagem do sinal da "dupla bolha", correspondendo a provável atresia duodenal.

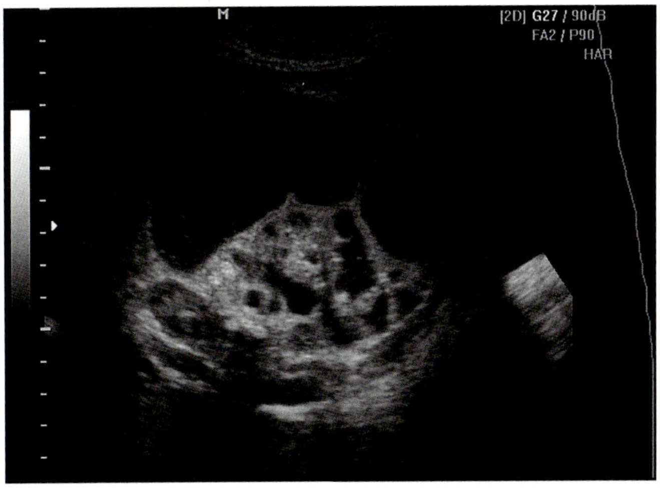

Fig. 34-7. Dilatação de alça em topografia de cólon por exame ecográfico.

Atresia do intestino delgado

A atresia do intestino delgado provavelmente é conseqüência de distúrbios vasculares na fase final da vida embrionária, afetando principalmente o íleo distal (36%), o jejuno proximal (31%), o jejuno distal (20%) e o íleo proximal (13%).[10] Ocorrem em 1:3.300 a 1:5.000 nascimentos.[17] Embora a associação com outras malformações, principalmente as geniturinárias, esteja presente em 44% dos casos, é rara a associação com cromossomopatias.[54]

A ecografia nestes casos detecta alças dilatadas que são mais numerosas quanto mais distal estiver a obstrução (Fig. 34-6). É freqüente o poliidrâmnio, principalmente nas obstruções mais proximais.[30,54] A perfuração intestinal é uma complicação que pode produzir ascite transitória e peritonite meconial, ocasionando o aparecimento de alta ecogenicidade intestinal devida à reação fibrótica com aderências e calcificações.

O prognóstico depende do local da obstrução, da extensão de intestino restante, das anomalias associadas e da presença de peritonite meconial. As obstruções mais baixas usualmente têm melhor prognóstico, chegando a uma taxa de sobrevida de 100% na atresia do íleo distal. Entretanto, nas atresias do jejuno a taxa de mortalidade sobe para 35% a 50%.[18,51] A taxa de mortalidade em recém-nascido com peritonite meconial é de 62%.[3]

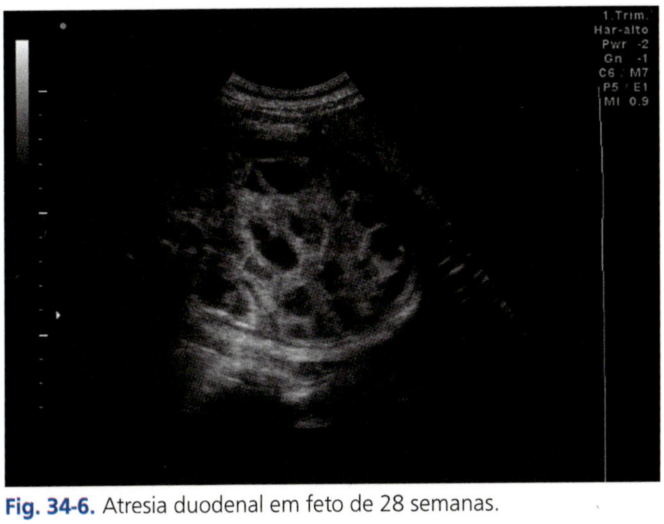

Fig. 34-6. Atresia duodenal em feto de 28 semanas.

Malformações anorretais

As malformações anorretais incluem um vasto espectro de anormalidades, englobando o ânus imperfurado, as agenesias anal e anorretal e a atresia do reto. A associação com malformações do trato geniturinário gira ao redor de 40% nas obstruções altas e em 25% nas baixas. As mais comuns são rim em ferradura, a hidronefrose, a agenesia e a hipoplasia renais. As anomalias cardíacas incidem em 10% dos casos. As fístulas aparecem principalmente nas obstruções altas, mais freqüentes com o trato urinário nos fetos de sexo masculino e com o trato genital no sexo feminino.[4]

O diagnóstico pré-natal de atresia anal é suposto frente ao achado de dilatação de alça em topografia de cólon (Fig. 34-7), acompanhada de hiperperistalse, e, eventualmente, sinais de perfuração intestinal, tais como ascite e peritonite meconial.[22] É muito provável que a dilatação de alças ocorra quando não há uma fístula com o trato geniturinário. Da mesma forma, a presença de fístula pode não levar à distensão do cólon e não permitir a suspeita de anomalia anorretal à ecografia. O achado isolado de distensão do cólon à ecografia nem sempre indica uma anormalidade anorretal, podendo ser evidenciado em fase final da gestação, sem qualquer significado patológico.[26]

A cirurgia realizada imediatamente após o parto fornece uma chance de sobrevida ao neonato.[11]

REFERÊNCIAS BIBLIOGRÁFICAS

1. Balcar I *et al.* Antenatal detection of Down syndrome by sonography. *AmJ Radiol* 1984;143:29.
2. Barss VA, Benacerraf BR, Frigoletto, FD. Antenatal sonographic diagnosis of fetal gastrointestinal malformations. *Pediatrics* 1985;76:445.
3. Bergmans MGM, Merkus JMWM, Baars AM. Obstetrical and neonatological aspects of a child with atresia of the small bowel. *J Perinat Med* 1984;12:325.

4. Bowie, JD, Clair, MR. Fetal swallowing and regurgitation: observation of normal and anormal activity. *Radiology* 1982;144:877.
5. Butler NR, Claireaux AE. Congenital diaphragmatic hernia as a cause of perinatal mortality. *Lancet* 1962;1:659.
6. Carpenter MW, Curci MR, Dibbins AW *et al.* Perinatal management of ventral wall defects. *Obstet Gynecol* 1984;64:646.
7. Cyr DR, Mack LA, Schoenecker SA. Bowel migration in the normal fetus. US detection. *Radiology* 1986;161:119.
8. Czeize A. Schisis association. *Am J Med Genet* 1981;10:25.
9. David TJ, Illingworth CA. Diaphragmatic hernia in the south west of England. *J Med Genet* 1976;13:253.
10. Delorimier AA, Fonkalsrud EW, Ha YS DM. Congenital atresia and stenosis of the duodenum and ileum. *Surgery* 1969;65:819.
11. de Vries PA, Cox KL. Surgery of anorectoal anomalies. *Surg Ciin North Am* 1985;65:1139.
12. Dunne MG, Johnson ML. The ultrasonic demonstration of fetal abnormalities in utero. *J Reprod Med* 1979;23:195.
13. Eyheremendy E, Pfister M. Antenatal real-time diagnosis of esofageal atresia. *J Clin Ultrasound* 1983;11:395.
14. Farrant P. The antenatal diagnosis of oesophageal atresia by ultrasound. *Br J Radiol* 1980;53:1202.
15. Fonkalsrud EW. Duodenal atresia or stenosis. In: Bergsma D (ed.): *Birth defect compendium*. 2ª ed. New York: Alan R. Liss, 1979. p. 35.
16. Fonkalsrud EW, Delorimier AA, Ha YS DM. Congenital atresia and stenosis of the duodenum: a review compiled from the members of the surgical section of the American Academy of Pediatrics. *Pediatrics* 1969;41:79.
17. Freeman NV. Congenital atresia and stenosis of the colon. *Br J Surg* 1966;53:595.
18. Gornall P. Management of intestinal atresia complicating gastroschisis. *J Pediatr Surg* 1989;24:522.
19. Gravier L. Exstrophy of the cloaca. *Am Surg* 1968;34:387.
20. Greenwood RD, Rosenthal A, Nadas AS. Cardiovascular abnormalities associated with congenital diaphramatic hernia. *Pediatrics* 1976;57:92.
21. Hansen J, James S, Burrington J et al. The decreasing incidence of pneumothorax and improving survival of infants with congenital diaphragmatic hernia. *J Pediatr Surg* 1984;19:385.
22. Hansmann M, Hackelger BJ, Staudach A. Malformations involving the abdomen and gastrointestinal tract. In Hansmann M (ed): *Ultrasound in obstetrics and gynecology.* Berlin Heidelberg: Springer-Verlag, 1985. p. 214-23.
23. Harrisson MR, de Lorimier AA. Congenital diaphragmatic hernia. *Surg Clin North Am* 1981;61:1023.
24. Harrisson MR, Golbus MS, Fill Y RA. Management of the fetus with an abdominal wall defect. In: *The unborn patient: prenatal diagnosis and treatment*. Orlando: Grune & Sttraton, 1984. p. 217-234.
25. Haynor DR *et al.* Imaging of fetal ectopia cordis: Role of sonography and computed tomography. *J Ultrasound Med* 1984;3:25.
26. Hertzberg BS, Bowiejd. Sonographic evaluation of abnormalities of the gastrointestinal tract. In: Sanders & James (ed). *The principies and practice of ultrasonography in obstetrics and gynecology.* 4ª ed. USA: Appleton & Lange, 1991.
27. Holder TM, Ashcraft KW. Development in the care of patients with esophageal atresia and tracheoesophageal fistula. *Surg Clin North Am* 1981;61:1051.
28. Ingalls TH, Prindle RA. Esophageal atresia with tracheoesophageal fistula: epidemiologic and teratologic implications. *N Engl J Med* 1949;240:987.
29. Ives E, Coffey R, Carter CO. A family study of bladder exstrophy. *J Med Genet* 1980;17:139.
30. Jolleys A. An examination of birthweights of babies with some abnormalities of the alimentary tract. *J Peditr Surg* 1981;16:160.
31. Kirk EP, Wah RM. Obstetric management of the fetus with omphalocele or gastroschisis: a review and report of one hundred twelve cases. *Am J Obstet Gynecol* 1983;146:512.
32. Lenke RR, Hatch EI. Fetal gastroschisis: a preliminary report advocating the use of cesarean section. *Obstet Gynecol* 1986;67:395.
33. Llndfors KK, Mcgahan JP, Walter JP. Fetal omphalocele and gastroschisis: Pitfalls in sonographic diagnosis. *Am J Radiol* 1986;147:797.
34. Llndham S. Omphalocele and gastroschisis in Sweden 1965-1976. *Acta Peadiatr Scand* 1981;70:55.
35. Lomar F, Strattford-Bell M, Tymms A. Prenatal ultrasound in diagnosis and management of fetal exomphalos: Case report. *Br J Gynaecol* 1979;86:581.
36. Loveda Y BJ, Barr JA, Aitken J. The intrauterine demonstration of duodenal atresia by ultrasound. *Br J Radiol* 1975;48:1031.
37. Mabogunge OOA, Mahour GH. Omphalocele and gastroschisis: trends and survival across two decades. *Am J Surg* 1984;148:679.
38. Mahony BS *et al.* The amniotic band syndrome: Antenatal diagnosis and potential pitfalls. *Am J Obstet Cynecol* 1985;152:63.
39. Mann L *et al.* Prenatal assessment of anterior abdominal wall defects and their prognosis. *Prenat Diagn* 1984;4:427.
40. Meizner I, Bar-Ziv J. In utero prenatal ultrasound diagnosis of a rare case of cloacal exstrophy. *J Clin Ultrasound* 1985;13:500.
41. Merrill JR, Raffensperger JG. Pediatric annular pancreas: twenthy years experience. *J Pediatr Surg* 1976;11:921.
42. Muecke EC. Exstrophy, epispadias and other anomalies of the bladder. In: Walsh PC (ed). *Campbell's Urology.* 51st ed. Philadelphia: Saunders, 1986. p. 1856-80.
43. Norio R, Kaariainen H, Rapola J *et al.* Familial congenital diaphragmatic defects: Aspects of etiology, prenatal diagnosis and treatment. *Am J Genet* 1984;17:471.
44. Randolph JD, Al Terman RP, Anderson KD. Selective surgical management based upon the clinical status in infants with esophageal atresia. *J Thorac Cardiovasc Surg* 1977;76:335.
45. Ravitch MM, Barton BA. The need for pediatric surgeons as determined by the volume of work and the mode of delivery of surgical care. *Surgery* 1974;76:754.
46. Romero R, Pilu G, Jena TY P. The abdominal wall. In: Romero R (ed.). *Prenatal diagnosis of congenital anomalies.* Norwalk, CT: Appleton & Lange, 1988. p. 209-32.
47. Romero R, Pilu G, Jeanty P. The gastrointestinal tract and intraabdominal organs. In: Romero R (ed.). *Prenatal diagnosis of congenital anomalies.* Norwalk, CT: Appleton & Lange, 1988. p. 233-46.
48. Salzman L, Kullgowska E, Semine A. Pseudoomphalocele: Pitfall in fetal sonography. *Am J Radiol* 1986;146:1283.
49. Schmidt W, Gabelmann J, Garoff L *et al.* Ultrasonographische diagnose einer omphalocele im ersten schwangerschaftsdrittel. *Ceburthsilfe Frauenheikd* 1981;41:562.
50. Seashore JH. Congenital abdominal wall defects. *Clin Perinatol* 1978;5:61.

51. Shah R, Woolley MM. Gastroschisis and intestinal atresia. *Pediatric Surg* 1991;26:788.
52. Shapiro E, Lepor H, Jeffs RD. The inheritance of the exstrophy epispadias complex. *J Urol* 1984;132:308.
53. Tank ES, LIndenauer SM. Principles of management of exstrophy of the cloaca. *Am J Surg* 1970;119:95.
54. Thorpe-Beeston JG, Nicolaides KH. The fetal abdomen. In: Chervenak FA (ed). *Ultrasound in obstetrics and gynecology.* Boston: Little, Brown & Co, 1993. p. 953-65.
55. Weinberg B, Diakoumakis EE. Three complex cases of foregut atresia: Prenatal sonographic diagnosis with radiographic correlation. *J Clin Ultrasound* 1985;13:481.
56. Weinstein L, Anderson C. In utero diagnosis of Beck with Wiedemann syndrome by ultrasound. *Radiol* 1980;134:474.
57. Zimmerman HB. Prenatal demonstration of gastric and duodenal obstruction by ultrasound. *J Assoc Can Radiol* 1978;29:138.

CAPÍTULO 35

SENSIBILIDADE DIAGNÓSTICA DA ULTRA-SONOGRAFIA NAS MALFORMAÇÕES CONGÊNITAS FETAIS

Ricardo Barini
Isabela Nelly Machado

INTRODUÇÃO

A ultra-sonografia obstétrica ocupa uma posição de destaque dentro dos exames pré-natais. Para os pais, muitos afirmam que a visibilização do feto no monitor do aparelho é uma experiência gratificante e única.[1,13] Para o pré-natalista os dados obtidos pela avaliação ultra-sonográfica do feto auxilia na condução da gravidez. Entretanto, a extensão do exame ultra-sonográfico pré-natal tem sofrido profundas transformações desde sua introdução e supera a simples verificação do número de fetos, sua vitalidade e datação.

Os progressos na tecnologia da ultra-sonografia, a maior experiência acumulada pelos serviços especializados e o maior acesso da população aos serviços de ultra-sonografia têm contribuído para um aumento significativo da detecção de fetos com malformações estruturais. Somando-se a isto, o aumento do acesso a estudos citogenéticos levou à procura do conhecimento sobre a correlação entre achados morfológicos à ultra-sonografia e alterações específicas do cariótipo,[2,4,8] numa tentativa de identificar as anomalias cromossômicas de forma não invasiva.

Todo o avanço acima descrito tem exigido do ultra-sonografista uma visão diferenciada do feto e do próprio significado do exame ultra-sonográfico obstétrico, uma vez que a detecção ou não de uma malformação estrutural fetal envolve questões clínicas, emocionais e legais.[9]O examinador deve dominar a embriologia e anatomia fetal normal, além da alterada, deve compreender o caráter evolutivo e dinâmico das malformações no período embrionário e fetal, deve conhecer a história materna e paterna e os resultados de exames já realizados na gravidez em questão (ultra-sonográficos ou laboratoriais). Todos este dados podem alterar a sensibilidade do exame por alterarem a prevalência de determinadas patologias.

Todas as mulheres têm risco inerente de gerar um feto cromossomicamente anormal. Este risco aumenta com o avançar da idade materna e diminui com o avançar da idade gestacional. Entretanto, a sensibilidade da ultra-sonografia em diagnosticar anomalias cromossômicas aumenta com o avançar da idade gestacional, já que a maioria dos defeitos estruturais são detectáveis mais tardiamente na gestação.[25] A maioria dos fetos afetados são gerados por mulheres jovens e sem fator de risco identificado.[25,34] Portanto, a ultra-sonografia com ênfase na busca de malformações estruturais fetais que se relacionam com anomalias cromossômicas deve ser realizada em todas as gestantes, em mais de uma ocasião durante a gestação.

O diagnóstico pré-natal dos fetos portadores de anomalias estruturais e cromossômicas justifica-se pela possibilidade de interrupção da gestação em alguns casos e pela programação da assistência perinatal. Alem disso, a alta incidência de óbito fetal com subseqüente maceração fetal pode dificultar a análise citogenética pós-natal e a necropsia, inviabilizando muitas vezes o diagnóstico definitivo e o aconselhamento do casal para futuras gravidezes.

Na presença de uma aneuploidia os achados pré-natais mais usuais incluem restrição do crescimento intra-uterino, alterações do volume do líquido amniótico, alterações ultra-sonográficas fetais estruturais e alterações bioquímicas no sangue materno. Um exame ultra-sonográfico normal diminui o risco de anomalias cromossômicas em até 45%, na presença de teste tríplice (alfafetoproteína, hCG e estriol) materno alterado.[27]

As anomalias cromossômicas podem ser estruturais ou numéricas. As estruturais são mais incomuns, com freqüência de aproximadamente 16% de todas as aberrações cromossômicas, sendo mais freqüentes no grupo de malformações isoladas.[5] Têm uma taxa de detecção ultra-sonográfica de 68% no primeiro trimestre e 85% no segundo e terceiro trimestres.[12] Neste capítulo abordaremos apenas as anomalias cromossômicas numéricas (aneuploidias), e dentre estas, as mais comuns: trissomias dos cromossomos 13, 18 e 21, que juntas somam 67% dos casos de fetos afetados nascidos.[32]

Quadro 35-1 Comparação da sensibilidade da ultra-sonografia na detecção de malformações fetais nos principais trabalhos

Autor	*Data*	*N gestante*	*N malf.*	*S geral (%)*	*SNC*	*TU*	*TGI*	*C/GV*	*ME*	*T/R*	*Face*	*Período do estudo*
Hill[19]	1985	5.420	83	41	100	92	30	16	40	33	0	1979-83
Sabbagha[29]	1985	594	81	95*	94	92	100		100		-	1980-83
Chitty[10]	1991	8.432	125	74	96	84	57	64	55	78	22	1988-89
Luck[23]	1992	8.523	166	85	100	100	86	36	60	33	-	1988-91
Shirley[31]	1992	6.183	84	61	94	77	66	55	25	80	33	1989-90
Bromley[6]	1992	69	131	83*	-	-	-	66	-	-	-	1987-90
Crane[11]	1994	9.912	261	35	64	84	33	16	19	67	30	1991-93
Buskens[7]	1996	6.571	-	30	-	-	-	4,5	-	-	-	1991-93
Queisser-Luft[28]	1998	20.248	314	30	69	24	42	6	-	-	-	1990-94
Grandjean[17]	1999	-	4.615	57	88	88	53	28	37	70	18	1990-93

N gestante = número total de gestantes estudadas; N malf. = número total de malformações presentes; S geral = sensibilidade geral incluindo todas as malformações; SNC = sistema nervoso central; TU = trato urinário; TGI = trato gastrointestinal; C/GV = coração e grandes vasos; ME = musculoesquelético; T/R = tórax e trato respiratório.
*Trabalhos que incluíram gestantes de alto risco para malformações congênitas.

O objetivo deste capítulo é descrever a sensibilidade da ultra-sonografia na detecção das malformações fetais mais prevalentes, verificando a correlação destas malformações com as principais anomalias cromossômicas numéricas. Não abordaremos o rastreamento para cromossomopatias no primeiro trimestre, já que serão abordados em outro capítulo. Não serão abordados também os chamados "marcadores menores" *(soft markers)*, por terem papel controverso e merecerem estudo específico.[15]

SENSIBILIDADE DA ULTRA-SONOGRAFIA PRÉ-NATAL PARA O DIAGNÓSTICO DAS ANOMALIAS ESTRUTURAIS FETAIS MAIS COMUNS

A maioria dos defeitos estruturais fetais somente são detectados a partir da segunda metade do segundo trimestre da gestação.[17,25,28] Fetos com mais de uma malformação têm diagnósticos mais precoces quando comparados com os que apresentam malformação isolada. Além da idade gestacional e do número de malformações, a sensibilidade do diagnóstico ultra-sonográfico aumenta com a gravidade da lesão.[17]

As taxas de sensibilidade geral da ultra-sonografia para a detecção de malformações congênitas descritas na literatura para populações não selecionadas variam de 30% a 85%,[10,11,14,17,22,28,31] dependendo da composição da população estudada, da idade gestacional, da definição de anormalidades, do grau de experiência do serviço, dentre outros fatores. Em populações "selecionadas", consideradas de risco para malformações congênitas, as taxas de detecção ultra-sonográfica são maiores, variando de 27% a 99%.[24,29]

Um estudo comparou a sensibilidade diagnóstica da ultra-sonografia para as principais malformações fetais no segundo trimestre gestacional em gestantes não selecionadas e encontrou uma taxa estatisticamente maior no grupo avaliado em centros terciários (35%) em relação a centros não terciários (13%), comprovando o efeito da experiência do serviço.[11]

Os diferentes sistemas orgânicos fetais afetados têm diferentes taxas de detecção, sendo as maiores para o sistema nervoso central e urinário, e menores para os defeitos cardíacos, de face e musculoesquelético. As taxas de sensibilidade dos principais trabalhos na literatura estão descritas de maneira esquemática no Quadro 35-1.

Um estudo recente, envolvendo 61 centros de 14 países europeus (EUROFETUS Study),[17] avaliou a sensibilidade diagnóstica da ultra-sonografia de segundo trimestre gestacional em uma população não selecionada e encontrou uma taxa global de 56,2% (2.593/4.615 malformações). Este estudo também comparou a sensibilidade entre as categorias de malformações maiores e menores, além de agrupá-las por sistemas orgânicos como os demais trabalhos. Seus resultados podem ser apreciados resumidamente no Quadro 35-2.

Um outro estudo populacional desenvolvido na Alemanha, que envolveu 20.248 gestantes de "baixo risco",[28] obteve uma taxa de sensibilidade geral de apenas 30,3% para o diagnóstico de malformações maiores. Uma possível explicação para este resultado é que os autores alemães consideraram a avaliação ultra-sonográfica como de "nível 1" e no estudo EUROFETUS autores con-

Quadro 35-2 Sensibilidade da ultra-sonografia no diagnóstico das malformações fetais maiores e menores, por sistema orgânico fetal[17]

Sensibilidade	*Malformações maiores*	*Malformações menores*	*Total*
SNC	–	–	88,3
Trato urinário	84,8	89,1	88,5
Tr. gastrointestinal	100,0	52,0	53,7
Coração e GV	38,8	20,8	27,7
Músculo esquelético	73,6	18,0	36,6
Trato respiratório	78,6	62,5	70,0
Fendas faciais	–	–	18,0
Cabeça e pescoço	–	–	14,3
Linfangioma	–	–	97,0
Cisto ovário	–	–	100,0
Total	73,7	45,7	56,2

sideraram como de "nível 2", de acordo com a experiência dos ultra-sonografistas envolvidos nos respectivos estudos. Esta mesma explicação foi utilizada pelo grupo RADIUS (Routine Antenatal Diagnostic Imaging with Ultrasound) para explicar uma sensibilidade geral de 35%, e apenas de 17% para idades gestacionais abaixo de 24 semanas.[11]

Dados do grupo RADIUS permitem concluir que as taxas de detecção de anomalias fetais são maiores no grupo de gestantes submetidas a um rastreamento específico (grupo de estudo) do que para o grupo não rastreado (grupo-controle), para todas as malformações estudadas.[11,14]

SENSIBILIDADE DA ULTRA-SONOGRAFIA PRÉ-NATAL PARA O DIAGNÓSTICO DAS ANOMALIAS CROMOSSÔMICAS MAIS COMUNS, FRENTE A UMA MALFORMAÇÃO FETAL

Fetos com anomalias cromossômicas habitualmente apresentam múltiplas malformações. Da mesma maneira, a freqüência de anomalia cromossômica é proporcionalmente maior, quanto maior for o número de malformações detectadas à ultra-sonografia (Quadro 35-3).[25] Este achado foi confirmado no nosso meio por um estudo que envolveu 277 fetos morfologicamente alterados submetidos a estudo citogenético (Quadro 35-4).[3]

Quadro 35-3 Freqüência de anomalias cromossômicas e o número de malformações diagnosticadas à ultra-sonografia[25]

Número de malformações	*% fetos com anomalias cromossômicas*
1	14
≥ 2	29
≥ 3	48
≥ 4	62
≥ 5	70
≥ 6	72
≥ 7	82
≥ 8	92

A associação com retardo de crescimento intra-uterino aumenta a freqüência de cromossomopatias, tanto para malformações isoladas, quanto para malformações múltiplas, nas proporções de 9% para 22% nas isoladas e de 31% para 40% nas múltiplas.[5] A trissomia do cromossomo 21 parece ser mais freqüente no grupo de malformações isoladas, enquanto a trissomia do 18 tem freqüência maior no grupo de malformações múltiplas.[5]

É importante salientar que não existe uma malformação isolada patognomônica de uma determinada aberração cromossômica. O que existem são padrões fenotípicos mais ou menos característicos de cada uma delas, e o ultra-sonografista deve ser capaz de reconhecê-los.[18]

Da mesma maneira, cada malformação tem um padrão distinto de associação com aberrações citogenéticas, o que torna necessária a determinação do risco específico para cada tipo de malformação fetal (Quadro 35-5). Embora diversos autores tenham buscado identificar a associação entre os achados morfológicos ultra-sonográficos alterados e a freqüência da ocorrência de cromossomopatias, na literatura latino-americana pouco se publica sobre a avaliação do risco relativo específico para cada anomalia analisada por segmento fetal na triagem de gestações de risco de anomalia cromossômica. Os riscos relativos mais elevados, em um estudo brasileiro,[3] ocorreram para anomalias morfológicas de face, parede abdominal, cardiovasculares, pescoço, membros e pulmão. Alterações gastrointestinais, sistema nervoso

Quadro 35-4 Risco relativo de cromossomopatia na multiplicidade de anomalias encontradas à ultra-sonografia[3]

Anomalia	*Prevalência*	*Risco relativo*	*IC 95%*
Ausente	1/159	1	
Única	6/122	7,82	0,95-64,10
Múltipla	33/155	33,85	4,69-244,48

Quadro 35-5 Freqüências de aneuploidias em malformações estruturais fetais (isoladas e em associação com outras malformações) à ultra-sonografia pré-natal

Freqüência de aneuploidias (%): Total (T)/Isolada (I)/Em associação (A)						
	Nicolaides 1992[25]			*Jeanty 1999*[20]		
Malformação	***(T)***	***(I)***	***(A)***	***(T)***	***(I)***	***(A)***
Ventriculomegalia	22,6	1,0	21,5	13,0	2,0	17,0
Holoprosencefalia	25,9	0	25,9	33,0	4,0	39,0
Dandy-Walker	–	–	–	44,0	0	52,0
Microcefalia	15,4	0	15,4	20,0	–	–
Edema nucal	36,8	0	36,8	33,0	19,0	45,0
Higroma cístico	67,3	0	67,3	68,0	52,0	71,0
Fendas faciais	48,4	0	48,4	40,0	0	51,0
Onfalocele	36,2	0,9	35,3	35,0	13,0	46,0
Cardiopatia estrutural	64,7	0	64,7	29,0	16,0	66,0
Hérnia diafragmática	21,5	0	21,5	18,0	2,0	34,0
Atresia duodenal	43,5	4,3	39,1	57,0	38,0	64,0
Atresia de esôfago	75,0	0	75,0	–	–	–
Uropatias	11,4	1,0	10,4	11,0	3,0	24,0
RCIU	20,3	0,6	19,7	19,0	4,0	38,0
HFNI	11,9	3,3	8,6	–	–	–

RCIU = restrição de crescimento intra-uterino; HFNI = hidropisia fetal não-imune.

central (SNC) e urinárias tiveram também riscos relativos elevados, entre 32 e 23. Os intervalos de confiança foram amplos, porém mantiveram valores elevados mesmo quando considerado o limite inferior (Quadro 35-6).

Apesar dos padrões sindrômicos reconhecidos que sugerem o tipo de anomalia cromossômica envolvida, podem acontecer significantes variações fenotípicas entre fetos com trissomias idênticas. Além disso, as trissomias parciais e os mosaicismos podem variar substancialmente as manifestações fenotípicas. Os tipos de defeitos estruturais encontrados nos fetos portadores de trissomias podem ser qualitativamente semelhantes, porém quantitativamente distintos. Por exemplo, todas as trissomias têm uma alta incidência de cardiopatias, entretanto, os tipos de defeitos cardíacos são mais graves na trissomia do 13 e 18 do que na trissomia do 21.[18]

Outra observação pertinente é que, para uma dada malformação, o risco de cromossomopatia é inversamente proporcio-

Quadro 35-6 Risco relativo (RR) de cromossomopatia segundo o sistema comprometido no exame ultra-sonográfico[3]

Anomalia	*Prevalência*	*Risco relativo*	*IC 95%*
Ausente	1/163	1	–
Face	14/25	89,04	12,24-647,79
Parede abdominal	8/24	53,0	6,93-405,21
Cardiovascular	9/27	53,0	6,99-401,67
Pescoço	5/16	49,69	6,18-399,57
Membros	12/43	44,37	5,93-331,83
Pulmão	4/15	42,40	5,06-355,52
Trato gastrointestinal	7/34	32,74	14,6-257,44
Sistema nervoso central	25/145	27,41	3,76-199,77
Trato urinário	9/62	23,08	2,99-178,41
RCIU	3/12	2,86	1,03-8,00
Líquido amniótico	11/61	2,33	1,23-4,42
Hidropsia	4/28	1,62	0,62-4,23
Genitália	0/3	–	–
Coluna	0/4	–	–
Musculoesqueléticas	0/8	–	–

Quadro 35-7 Freqüência de cromossomopatias em fetos malformados com anomalias isoladas e múltiplas

Autor	*Ano publicação*	*(N) fetos malformados*	*(%) total*	*(%) em defeitos isolados*	*% em defeitos múltiplos*	*(%) cada trissomia*	*Período estudado*
Boue[5]	1988	1.636	14,8	9	31	T 18 = 30 T 21 = 27 T 13 = 5	1985-88
Wladimiroff[33]	1988	386	10,9	–	34	–	–
Nicolaides[25]	1992	2.086	14	2	29	T 18 = 27 T 21 = 23 T 13 = 10	1983-91
Gonem[16]	1995	573	6,3	3,5	18	T 18 = 31 T 21 = 23 T 13 = 9	1989-92
Barini[3]	2002	277	14	4,9	21,3	T 18 = 40 T 21 = 20 T 13 = 17	1994-98

(%) total = número total de fetos com anomalias cromossômicas sobre o número total de fetos com alterações morfológicas à ultra-sonografia; T 18 = trissomia do cromossomo 18; T 21 = trissomia do cromossomo 21; T 13 = trissomia do cromossomo 13.

nal à gravidade do defeito.[25] Por exemplo, as onfaloceles maiores apresentam menor risco de se associarem com trissomias do que aquelas com pequeno conteúdo herniário.[26]

A freqüência geral de anomalias citogenéticas em fetos malformados varia na literatura de 6% a 15%, com freqüência de aproximadamente 30% na associação de malformações (Quadro 35-7). Os principais achados associados às anomalias cromossômicas são o retardo de crescimento intra-uterino[3,4,5,8] e o polidrâmnio.[3]

Quadro 35-8 Desempenho da ultra-sonografia no diagnóstico de cromossomopatias[3]

	Ultra-som alterado	*Cariótipo normal*	*Total*
Alterado	39	238	277
Normal	1	158	159
Total	**40**	**396**	**436**

Sensibilidade = 97,5%.
Especificidade = 39,8%.
VPP = 14%.
VPN = 99,3%.
Prevalência = 9,1%.

O desempenho global da ultra-sonografia no diagnóstico de cromossomopatias em fetos previamente selecionados por defeitos estruturais e encaminhados a uma instituição universitária nacional teve alta sensibilidade e baixa especificidade,[3] com resultados semelhantes na literatura mundial.[2,21,25,30] Porém, uma vez que o exame ultra-sonográfico não detectar defeitos estruturais fetais, a possibilidade de cromossomopatia é baixa, devido ao alto valor preditivo negativo observado (Quadro 35-8).

CONCLUSÃO

A possibilidade de identificação de fetos portadores de anomalias cromossômicas pelo rastreamento ultra-sonográfico é bastante elevada, o que justifica a sugestão de que se torne exame de rotina para esse fim. Dessa maneira, adotamos em nosso serviço o procedimento de realizar, sempre que factível, três exames ao longo da gestação: entre 11 e 13 semanas, entre 20 e 22 semanas e entre 28 e 32 semanas. Este protocolo garante elevado poder de sensibilidade e valor preditivo.

REFERÊNCIAS BIBLIOGRÁFICAS

1. Baillie C, Mason G, Hewison J. Scanning for pleasure. *Br J Obstet Gynaecol* 1997;104:1223-4.
2. Bajo JM, Haya FJ. Indicadores ultra-sonográficos de técnicas de cariótipo. *Progr Diagn Prenat* 1994;6:51-62.
3. Barini R, Stella JH, Ribeiro ST *et al.* Desempenho da ultra-sonografia pré-natal no diagnóstico de cromossomopatias fetais em serviço terciário. *RBGO* 2002;24(2):121-7.
4. Benacerraf BR, Frigoletto FD Jr, Greene MF. Abnormal facial features and extremities in human trisomy syndromes: prenatal US appearance. *Radiology* 1986;159:243-6.
5. Boue A, Muller F, Briard ML, Boue J. Interest of biology in the management of pregnancies where a fetal malformation has been detected by ultrasonography. *Fetal Ther* 1988;3:14-23.
6. Bromley B, Estroff JA, Sanders SP *et al.* Fetal echocardiography: accuracy and limitations in a population at high and low risk for heart defects. *Am J Obstet Gynecol* 1992;166:1473-81.
7. Buskens E, Grobbee DE, Frohn-Mulder IME *et al.* Efficacy of routine fetal ultrasound screening for congenital heart disease in normal pregnancy. *Circulation* 1996;94:67-72.
8. Carrera JM, Torrents M, Devesa R, Cos T. Screening prenatal ecográfico de las anomalías cromosómicas. *Progr Diagn Prenat* 1995;7:281-90.
9. Chervenak FA, McLullogh LB. Ethics, an emerging subdiscipline of obstetric ultrasound, and its relevance to

routine obstetric scanning. *Ultrasound Obstet Gynecol* 1991;1:18-20.
10. Chitty LS, Hunt GH, Moore J, Lobb MO. Effectiveness of routine ultrasonography in detecting fetal structural abnormalities in a low risk population. *BMJ* 1991;303:1165-9.
11. Crane JP, LeFevre ML, Winborn RC *et al*. A randomized trial of prenatal ultrasonographic screening: impact on detection, management, and outcome of anomalous fetuses. *Am J Obstet Gynecol* 1994;171:392-9.
12. Economides DL. Early pregnancy screening for fetal abnormalities. *Ultrasound Obstet Gynecol* 1999;13:81-3.
13. Eurenius K, Axelsson O, Gällstedt-Fransson I, Sjödén PO. Perception of information, expectations and experiences among women and their partners attending a second-trimester routine ultrasound scan. *Ultrasound in Obstet Gynecol* 1997;9:86-90.
14. Ewigman BG, Crane JP, Frigoletto FD *et al*. Effect of prenatal ultrasound screening on perinatal outcome. *N Engl J Med* 1993;329:821-7.
15. Getz L, Kirkengen AL. Ultrasound screening in pregnancy: advancing technology, soft markers for fetal chromosomal aberrations, and unacknowledged ethical dilemmas. *Social Science and Medicine* 2003;56:2045-57.
16. Gonen R, Dar H, Degani S. The karyotype of fetuses with anomalies detected by second trimester ultrasonogrphy. *Eur J Obst Gynecol Reprod Biol* 1995;58:153-5.
17. Grandjean H, Larroque D, Levi S, Eurofetus Study Group. The performance of routine ultrasonographic screening of pregnancies in the Eurofetus Study. *Am J Obstet Gynecol* 1999;181:446-54.
18. Hill LM. The sonographic detection of trisomies 13,18 and 21. *Clinic Obstet Gynecol* 1996;39(4):83150.
19. Hill LM, Breckle R, Gehrking WC. Prenatal detection of congenital malformations by ultrasonography. *Am J Obstet Gynecol* 1985;151:44-50.
20. Jeanty P. *Ultrasound detection of chromosomal anomalies*. A multimedia lecture. [CD ROM]. Macromedia TM. 1999. Disponível em: URL: http://www.prenataldiagnosis.com.
21. Levi S. Relación coste-eficacia del screening prenatal. *Progr Diag Prenatal* 1996;8:84-418.
22. Levi S, Schaaps JP, De Havay P, Coulon R, Defoort P. End-result of routine ultrasound screening for congenital anomalies: the Belgium multicentre study 1984-1992. *Ultrasound Obstet Gynecol* 1995;5:366-71.
23. Luck CA. Value of routine ultrasound scanning at 19 weeks: a four-year study of 8849 deliveries. *BMJ* 1992;304:1474-8.
24. Manchester DK, Pretorius DH, Avery C *et al*. Accuracy of ultrasound diagnosis in pregnancies complicated by suspected fetal anomalies. *Prenat Diagn* 1988;8:109-17.
25. Nicolaides KH, Snijders RJM, Gosden CM, Berry C, Campbell S. Ultrasonographically detectable markers of fetal chromosomal abnormalities. *Lancet* 1992;340:704-7.
26. Nyberg DA, Fitzsimmons J, Mack JA, Hughes M, Pretorius DH *et al*. Chromosomal anomalies in fetuses with omphalocele. Significance of omphalocele contents. *J Ultrasound Med* 1989;8(6):299-308.
27. Nyberg DA, Luthy DA, Cheng EY, Sheley RC, Resta RG, Williams MA. Role of prenatal ultrasonography in women with positive screen for Down syndrome on the basis of maternal serum markers. *Am J Obstet Gynecol* 1995;173(4):1030-5.
28. Queisser-Luft A, Stopfkuchen H, Stolz G, Schlaefer K, Merz E. Prenatal diagnosis of major malformations: quality control of routine ultrasound examinations based on a five-year study of 20248 newborn fetuses and infants. *Prenat Diagn* 1998;18:567-76.
29. Sabbagha RE, Sheikh Z, Tamura RK *et al*. Predictive value, sensitivity, and specificity of ultrasonic targeted imaging for fetal anomalies in gravid women at high risk for birth defects. *Am J Obstet Gynecol* 1985;152:822-7.
30. Saltzman DH, Benaceraff BR, FrigolettoFD. Diagnosis and management of fetal facial clefts. *Am J Obstet Gynecol* 1986;155:377-9.
31. Shirley IM, Bottomley F, Robinson VP. Routine radiographer screening for fetal abnormalities by ultrasound in an unselected low risk population. *Br J Radiol* 1992;65:564-9.
32. Snijders RJM, Holzgreve W, Cuckle H, Nicolaides KH. Maternal age-specific risks for trisomies at 9-14 weeks'gestation. *Prenat Diagn* 1994;14:543-52.
33. Wladimiroff JW, Sachs ES, Reuss A *et al*. Prenatal Diagnosis of Chromosome Abnormalities in the Presence of Fetal Structural Defects. *Am J Med Genet* 1988;29:289-91.
34. Zeitune M, Aiken DA, Crossley JA *et al*. Estimating the risk of fetal autosomal trisomy at mid-trimester using maternal serum alpha-fetoprotein and age: a retrospective study of 142 pregnancies. *Prenat Diagn* 1991;11:847-57.

CAPÍTULO 36

ULTRA-SONOGRAFIA DO COLO UTERINO NA PREDIÇÃO DO PARTO PRÉ-TERMO

Reginaldo Antônio de Oliveira Freitas Junior
Francisco Mauad Filho

INTRODUÇÃO

O comprimento do colo uterino, mensurado por meio da ultra-sonografia endovaginal, é um dos parâmetros que melhor correlação tem apresentado com o risco para o parto pré-termo, consolidando-se como método de triagem populacional, aliando sensibilidade e especificidade adequadas a vantagens como aplicabilidade prática, disponibilidade na grande maioria dos serviços de atenção pré-natal, baixo custo, fidedignidade e reprodutibilidade.[1-4]

Apesar do fato do uso do ultra-som endovaginal para a mensuração da cérvice uterina e a caracterização de suas modificações na gravidez ter suplantado a subjetividade do exame digital, não há um consenso sobre o comportamento padrão das alterações no comprimento cervical durante a gravidez. Alguns investigadores sugerem que o comprimento do colo mantém-se relativamente constante até o terceiro trimestre, quando só então passaria a diminuir.[5] Outros, entretanto, descrevem uma constante diminuição destas medidas já iniciada a partir do segundo trimestre.[6,7]

Outro aspecto que suscita discussão entre os autores diz respeito às diferenças entre o comportamento do colo uterino nas nulíparas e naquelas mulheres nas quais a cérvice uterina já passou pelo processo da parturição, havendo desde aqueles que descrevem padrões semelhantes de comportamento cervical uterino entre os dois grupos de pacientes,[6-8] até os que relatam colos maiores e mais largos para as multíparas.[9,10]

Todas as discrepâncias descritas a respeito do comportamento do colo uterino gravídico resultam de uma série de vários fatores, variando desde a técnica ultra-sonográfica empregada, diferenças de parâmetros de ordem racial e populacional, prevalência de gestantes com risco aumentado para parto pré-termo na população estudada e, inclusive, a falta de critérios de padronização das medidas cervicais durante a gestação normal.

Assim, em nosso meio, torna-se prioritário avaliar o comportamento do comprimento do colo uterino ao longo de gestações normais, ressaltando-se os aspectos peculiares à população envolvida, possibilitando, então, mediante a construção de uma curva de normalidade para tal medida, estabelecer relações de parâmetros frente às gestações patológicas e, sobretudo, aquelas envolvendo maior risco para o parto pré-termo espontâneo, na nossa população.

Foi realizado um estudo prospectivo, longitudinal, recrutando-se inicialmente 49 gestantes consideradas clinicamente normais, que se submeteram à avaliação ultra-sonográfica endovaginal do colo uterino no início da gestação e, a partir de então, a intervalos de quatro semanas, até a resolução da gravidez.

A idade gestacional foi estabelecida baseada na data da última menstruação, confirmada por exame ultra-sonográfico realizado até a 12ª semana de gestação, ou por, pelo menos, dois exames ultra-sonográficos concordantes realizados entre 12 e 20 semanas de gestação.

As pacientes foram divididas em dois grupos, conforme a paridade: grupo 1 (nulíparas, n = 24) e grupo 2 (com um ou mais partos anteriores, n = 25).

A medição do colo uterino obedeceu aos seguintes critérios (Feto Medicine Foundation):

- O transdutor era introduzido em direção ao fórnice vaginal anterior, mantido no terço externo do canal vaginal, de forma a se obter uma vista sagital do colo uterino, sem, no entanto, exercer pressão indevida sobre a cérvice uterina, evitando-se seu conseqüente alongamento (Fig. 36-1).
- Identificação do orifício interno, orifício externo, canal cervical e mucosa endocervical, esta última utilizada para definição precisa do orifício interno e para construção da imagem do canal cervical em toda sua extensão.
- Campo visual ampliado, de tal forma que o colo uterino ocupe cerca de 75% da imagem estudada.
- Medir, linearmente, a distância entre o orifício interno e o externo, procedendo-se a três medidas e imagens, durante um período mínimo aproximado de 3 minutos, registrando-se a melhor e mais curta medida do colo uterino (Fig. 36-2).

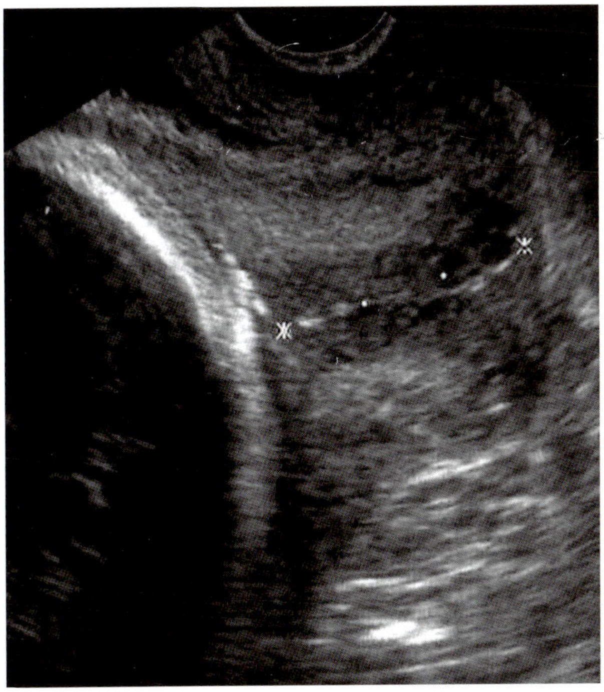

Fig. 36-1. Técnica de determinação do comprimento do colo uterino

- Notar a possível presença de alterações dinâmicas do colo uterino, definidas pelo aparecimento e desaparecimento do afunilamento durante o exame (Fig. 36-3A e B).

A distribuição das médias do comprimento do colo uterino, ao longo das idades gestacionais avaliadas, não mostrou diferença significativa para os valores obtidos entre os dois grupos do estudo (Quadro 36-1). Tais valores mostraram-se progressivamente decrescentes, em função do tempo decorrido, tanto nas avaliações entre os grupos 1 e 2, quanto na amostra conjunta das pacientes selecionadas.

Sendo assim, foi possível a construção de uma única representação gráfica para a média ± desvio-padrão do comprimento do colo uterino nas diversas idades gestacionais avaliadas, ilustrando o comportamento dessa variável em função do tempo, ao longo das gestações estudadas, onde percebe-se que, a partir do

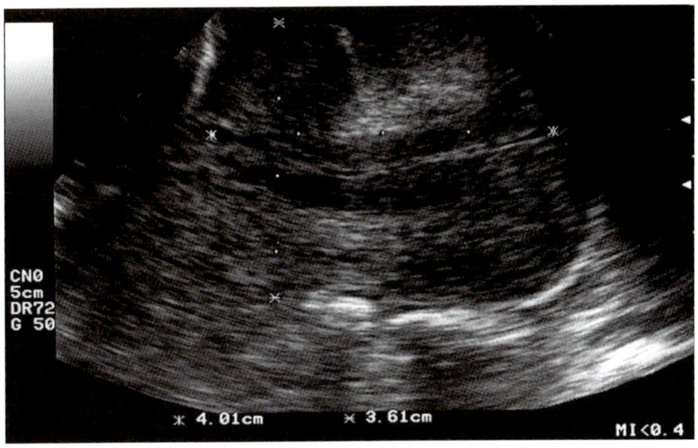

Fig. 36-2. Medida do colo uterino por estudo endovaginal.

intervalo entre a 20ª e 23ª semanas gestacionais, o encurtamento cervical uterino passou a apresentar significância estatística importante (Fig. 36-4).

Para determinar o padrão de encurtamento do colo uterino, ao longo das gestações normais observadas, o primeiro passo consistiu em encontrar o modelo que fornecesse o melhor ajuste das medidas obtidas em função do tempo.

Para a construção da curva de normalidade do comprimento cervical uterino, em função da idade gestacional, foi adotada a distribuição das medidas obtidas segundo os percentis 5, 10, 25, 50, 75, 90 e 95 conforme demonstrado no Quadro 36-2.

Em virtude das semelhanças já descritas entre os grupos estudados, em adição à ausência de diferença estatística entre os valores observados para os referidos percentis entre os grupos 1 e 2 ($p > 0{,}05$), a curva proposta foi construída com base nos resultados do total da amostra em estudo (Fig. 36-5).

Foram testadas as diferenças relativas à velocidade de encurtamento do colo uterino em todos os segmentos de idade gestacional avaliados; entretanto, após a 20ª semana de gestação, quando o encurtamento cervical uterino assume significância estatística, a 28ª semana aparece como o primeiro ponto de deflexão importante para a diminuição do comprimento do colo uterino, razão pela qual justifica-se sua descrição.

A

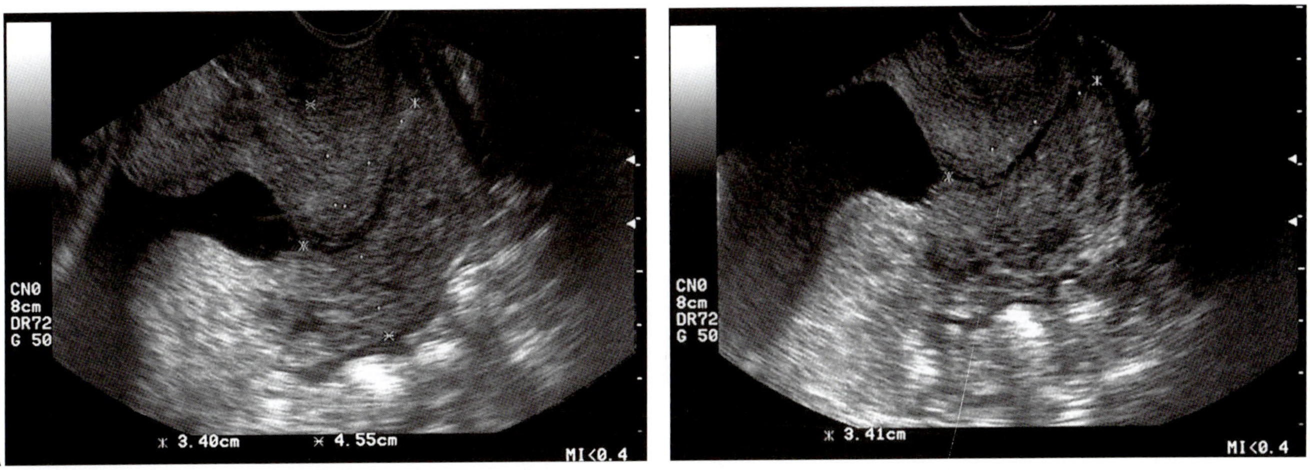

B

Fig. 36-3. (**A** e **B**) Alterações hemodinâmicas do colo uterino.

Quadro 36-1 Média ± desvio padrão do comprimento do colo uterino em milímetros, em função da idade gestacional

Idade gestacional	*Grupo 1*	*Grupo 2*	*Total*	*P*
12-16 semanas	41,42 ± 6,94	39,00 ± 7,37	40,18 ± 7,19	0,24
16-20 semanas	39,54 ± 6,09	37,60 ± 6,20	38,55 ± 6,16	0,27
20-24 semanas	36,92 ± 6,11	35,24 ± 5,04	36,06 ± 5,59	0,30
24-28 semanas	33,25 ± 4,99	32,92 ± 3,62	33,08 ± 4,30	0,78
28-32 semanas	30,08 ± 5,03	30,96 ± 3,97	30,53 ± 4,49	0,50
32-36 semanas	27,58 ± 5,02	27,52 ± 4,27	27,55 ± 4,60	0,96
≥ 36 semanas	22,94 ± 6,77	23,16 ± 5,82	23,05 ± 6,23	0,90

Grupo 1: nulíparas.
Grupo 2: com um ou mais partos.

Nos últimos anos, a maior parte dos estudos relativos à avaliação do comprimento do colo uterino na gravidez foi conduzida com a utilização da sonda endovaginal. Poucos foram os autores que se propuseram ao estudo do comportamento do comprimento cervical uterino em função das diferentes idades gestacionais, em populações não implicadas em maior risco para incompetência istmocervical ou parto pré-termo, objetivando a construção de uma curva de normalidade relativa a tal parâmetro.

O presente estudo difere dos antecessores, no momento em que avaliou longitudinalmente as variações do comprimento cervical uterino, no decorrer de gestações normais, construindo uma curva de normalidade do comprimento do colo uterino, do primeiro trimestre ao termo.

A observação transversal de Kushnir *et al.*,[8] analisando 166 gestantes normais, sendo 50 nulíparas e 116 multíparas, entre a oitava e 37ª semanas de gestação, utilizando a ecografia endovaginal, revelou que o comprimento do colo uterino aumenta pro-

Quadro 36-2 Valores dos percentis 5, 10, 25, 50, 75, 90 e 95 para o comprimento do colo uterino em milímetros, em função da idade gestacional, obtidos para o grupo 1, grupo 2 e para o total da amostra. Não houve diferença significativa entre os grupos (Student t-test; p > 0,05)

Idade gestacional	*Grupos*	*P5*	*P10*	*P25*	*P50*	*P75*	*P90*	*P95*
12-16 semanas	Total	28,2	31,0	36,0	40,0	44,5	47,0	57,3
	Grupo 1	28,1	34,0	37,3	40,5	45,0	52,0	58,1
	Grupo 2	27,2	30,0	34,5	39,0	42,0	47,0	58,2
16-20 semanas	Total	31,0	32,0	35,0	37,0	40,0	45,0	53,1
	Grupo 1	31,6	33,0	35,3	38,0	44,3	48,5	54,9
	Grupo 2	30,3	31,0	34,5	37,0	39,5	43,2	56,9
20-24 semanas	Total	28,0	32,5	32,5	35,0	39,5		
	Grupo 1	28,6	30,5	33,0	35,0	40,0		
	Grupo 2	26,6	29,2	32,0	34,0			
38,5	42,0							
	45,0							
41,4	47,2							
	53,4							
	47,6							
24-28 semanas	Total	26,5	28,0	30,0	33,0	36,0	38,0	42,0
	Grupo 1	23,9	27,0	30,3	33,0	36,0	39,5	44,9
	Grupo 2	27,3	28,0	30,0	32,0	36,0	38,0	39,4
28-32 semanas	Total	24,5	26,0	27,5	30,0	34,0	37,0	38,9
	Grupo 1	19,1	24,5	27,3	29,5	34,3	36,5	40,1
	Grupo 2	25,3	26,0	28,0	30,0	34,0	37,4	39,4
32-36 semanas	Total	20,5	22,0	24,0	28,0	30,0	36,7	37,0
	Grupo 1	16,7	22,0	23,3	28,0	30,0	35,0	37,0
	Grupo 2	20,3	21,6	24,0	27,5	30,5	36,1	36,4
≥ 36 semanas	Total	10,0	14,0	20,0	23,0	27,0	30,0	36,0
	Grupo 1	8,9	93,6	19,5	22,9	26,5	33,0	36,0
	Grupo 2	10,9	14,2	20,0	23,1	27,0	29,4	34,9

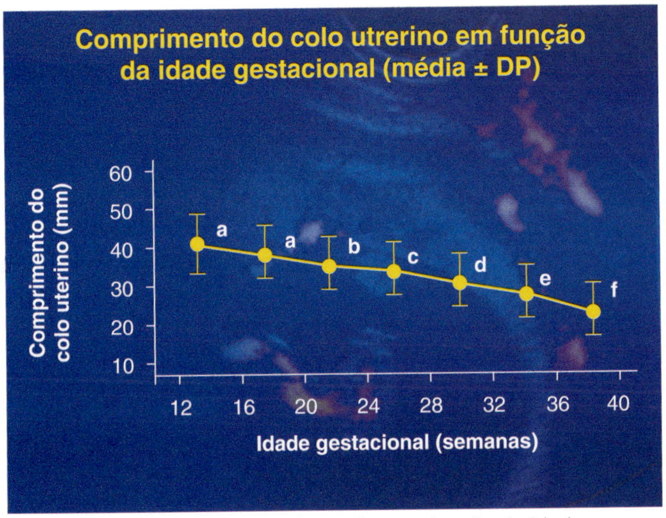

Fig. 36-4. Comprimento do colo uterino em função da idade gestacional (média e desvio-padrão).

gressivamente até a 20ª-25ª semana gestacional, quando então começa a diminuir, principalmente entre a 31ª e 37ª semanas. Tais autores não observaram diferenças estatisticamente significativas para os resultados obtidos entre nulíparas e multíparas, à semelhança do observado na presente casuística.

Resultados análogos são descritos por Okitsu *et al.*,[7] também em estudo transversal, traçando um nomograma do comprimento cervical num grupo de 129 grávidas, 41 nulíparas e 88 multíparas, estabelecendo comparação com um grupo de gestantes de risco para prematuridade e relatando associação com risco aumentado para o parto pré-termo nos casos que cursaram com encurtamento cervical abaixo de 1,5 desvios-padrão.

No estudo de Murakawa *et al.*,[6] a análise transversal do comprimento cervical uterino entre 78 nulíparas e 99 multíparas evidenciou padrões de comportamento superponíveis para os dois grupos, ambos com redução progressiva de medidas longitudinais já a partir do segundo trimestre. Os valores médios descritos para as diferentes idades gestacionais, em ambos os grupos, foram sensivelmente inferiores aos relatados nas publicações precedentes, fato justificado pelos autores em virtude de características próprias à raça das pacientes estudadas, todas de etnia oriental.

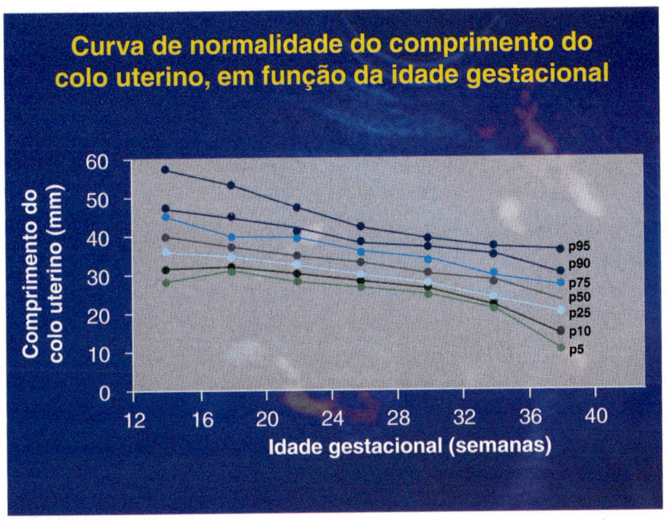

Fig. 36-5. Curva de normalidade do comprimento do colo uterino, em função da idade gestacional.

Dois estudos longitudinais[9,10] não evidenciaram mudanças significativas no comprimento cervical uterino entre 12 e 31 semanas de gestação, tendo, no entanto, demonstrado importantes diferenças tanto no comprimento quanto no diâmetro cervical entre as pacientes nulíparas e multíparas, sendo o colo das multíparas maior e mais largo.

Por sua vez, Iams *et al.*[11] descreveram que o colo uterino mostrou-se consideravelmente maior antes da 20ª semana de gestação, relatando um encurtamento e esvaecimento graduais, sobretudo a partir da 28ª semana. O percentil 50 do comprimento cervical, na 20ª semana, foi 35 mm, tendo um comprimento de 25 mm e 45 mm para os percentis 10 e 90, respectivamente.

A publicação citada constou de um estudo multicêntrico, envolvendo 10 centros universitários dos Estados Unidos da América, sendo o comprimento do colo uterino avaliado pela ultrasonografia endovaginal em 2.915 gestantes, na 24ª semana gestacional e repetido na 28ª semana, em 2.531 dessas pacientes.[11]

Foi encontrada uma associação entre o comprimento cervical uterino abaixo do percentil 75 para 24 semanas e o parto pré-termo antes da 35ª semana. Quanto mais curto o colo, maior o risco para o parto pré-termo, sendo que esse risco aumentou de 1,98 vezes com o comprimento do colo uterino abaixo do percentil 75 (40 mm), para 9,49 vezes com o comprimento do colo abaixo do percentil 10 (22 mm), na 24ª semana gestacional.[11]

Para a amostra da população inglesa avaliada por Heath *et al.*,[2] a média do comprimento do colo uterino na 23ª semana de gestação foi de 38 mm, sendo que em 18%, 8%, 3,4% e 1,7% dos casos o comprimento cervical uterino foi ≤ 30 mm, ≤ 25 mm, ≤ 20 mm e ≤ 15 mm, respectivamente.

Na presente amostra populacional, para o intervalo de tempo de gestação que compreende a 23ª semana, o percentil 50 para o comprimento do colo uterino foi de 35 mm, sendo 28 mm e 47 mm os valores correspondentes aos percentis 5 e 95, respectivamente.

Na casuística em questão, os grupos foram equilibrados quanto ao número de nulíparas e multíparas, em ambos observando-se um encurtamento progressivo do colo uterino em função da idade gestacional. Não havendo diferença significativa entre os grupos quanto às médias de comprimento cervical uterino nos intervalos de tempo avaliados, foi possível a construção de uma curva única para o comportamento do comprimento do colo uterino ao longo da gestação, com a distribuição das medidas segundo os percentis 5, 10, 25, 50, 75, 90 e 95.

A análise das médias de comprimento cervical uterino, em função da idade gestacional no total da amostra estudada, comparando-se as médias referentes a cada tempo avaliado com aquelas referentes aos intervalos anteriores, permitiu identificar que o intervalo entre 20 e 24 semanas gestacionais representa o período a partir do qual o comprimento do colo uterino encurta, com significância estatística, em relação ao início da gravidez.

Tal observação se soma aos argumentos descritos na literatura[2] acerca da idade gestacional indicada para realização da mensuração do colo uterino, enquanto método de triagem e rastreamento para as gestantes de risco para o parto pré-termo, que seria entre a 22ª e 24ª semanas de gestação.

A abordagem das grávidas na 23ª semana gestacional reuniria como argumentos favoráveis a possibilidade da realização do ultra-som morfológico fetal à mesma época; a avaliação numa idade gestacional onde o produto conceptual já passa a ter condições de viabilidade, decorrido o tempo de gestação em que a perda fetal seria caracterizada como abortamento, mas ainda hábil o suficiente para a adoção de medidas terapêuticas.

Segundo Heath *et al.*,[2] a medida do colo uterino na 23ª semana de gestação representa o melhor preditor independente para o parto antes da 32ª semana, rastreando de modo eficaz os casos de prematuridade extrema. Em sua casuística, esses autores observaram comprimento do colo uterino ≤ 15 mm em 1,7% dos casos; sendo que este grupo enquadrava 86% das gestações terminadas espontaneamente até a 28ª semana, 58% das que terminaram até a 32ª semana e 20% daquelas que evoluíram com parto até a 36ª semana gestacional.

O risco estimado para parto espontâneo até 32 semanas de gestação caiu de 78% com comprimento cervical uterino de 5 mm para 4% com colo de 15 mm e 0,5% com colo de 50 mm. O valor do método no sentido de identificar as gestantes de maior risco para a prematuridade é ressaltado, no momento em que colos iguais ou menores que 15 mm são observados em menos de 2% da população geral de grávidas, mas é nesse grupo que se encontram cerca de 60% das mulheres que evoluirão com parto espontâneo até a 32ª semana, 80% das que cursarão com partos até a 30ª semana e 100% daquelas cujas gestações terminarão até a 26ª semana gestacional.[2]

Em estudo com objetivos semelhantes aos nossos, embora incluindo 112 pacientes avaliadas transversalmente e 22 seguidas longitudinalmente, estabelecendo uma curva de normalidade para o comprimento do colo uterino entre 12 e 41 semanas de gestação, Danti *et al.*[12] relataram resultados semelhantes aos observados no presente estudo.

Os referidos autores descreveram um encurtamento progressivo do colo uterino ao longo da gravidez, em padrões idênticos para nulíparas e multíparas, com uma maior velocidade de encurtamento cervical após a 28ª semana de gestação.[12]

Na população em estudo, o seguimento das gestações até o termo permitiu observar um encurtamento do colo uterino mais expressivo após a 28ª semana gestacional, o que foi possível por meio da avaliação dos percentuais de encurtamento do colo uterino, comparando-se cada intervalo de tempo estudado com o imediatamente anterior. Tais resultados, expressos graficamente, determinam a construção de retas de quedas percentuais que evidenciam maior inclinação após a 28ª semana de gestação, rejeitando a hipótese de equivalência ou paralelismo, conferindo à reta traçada após a 28ª semana gestacional uma "queda" em ritmo.

Para a construção da curva de normalidade, Danti *et al.*[12] adotaram parâmetros estatísticos semelhantes aos empregados no presente estudo e, justificando acerca da homogeneidade dos resultados obtidos a cada idade gestacional avaliada, consideraram como variação da normalidade a média mais dois desvios-padrão, o que correspondeu a 95% da população estudada, abaixo do que descreveram o aumento no risco teórico para parto pré-termo.

Cabe ressaltar, no estudo citado, que os valores numéricos adotados como ponto de corte para a classificação em risco aumentado para o parto pré-termo não divergiram daqueles descritos por outros autores, entre a 24ª e 32ª semanas gestacionais, referindo-se a colos menores que 25 mm.[12]

Numa amostra de 168 gestantes de alto risco para prematuridade, Berghella *et al.*[3] realizaram a avaliação do colo uterino utilizando a ultra-sonografia endovaginal, entre 14 e 23 semanas de gestação, considerando como achado de risco comprimento cervical uterino menor que 25 mm ou a presença de afunilamento igual ou superior a 25%. Tais achados foram relatados em 37,5% das pacientes, e destas, 37% pariram até a 35ª semana de gestação, sendo que das 62,5% gestantes que não cursaram com tais alterações, apenas 8% pariram à mesma época.

Em estudo retrospectivo envolvendo 6.877 pacientes, nas quais o comprimento do colo uterino foi avaliado entre 14 e 24 semanas de gestação, observou-se o valor de tal parâmetro na predição do parto até a 32ª semana, sendo que para colos iguais ou menores que 15 mm cerca de 50% das pacientes cursaram com prematuridade extrema, relatando-se valor preditivo positivo de 47,6%, valor preditivo negativo de 96,7%, sensibilidade de 8,2% e especificidade de 99,7%.[4]

Os valores numéricos da nossa curva mostram tênue diferença em relação aos autores já citados, o que confirma a variabilidade já explícita do comprimento cervical uterino perante as características populacionais e reitera a necessidade do estabelecimento de tais parâmetros na nossa população.

A literatura é rica em relatos a respeito da importância de características sociodemográficas no contexto da avaliação do colo uterino na predição do parto pré-termo. Nesse aspecto, os relatos de Heath *et al.*[13] se destacam por terem objetivado especificamente tais correlações. Esses autores, avaliando o comprimento do colo do útero em 2.702 pacientes, na 23ª semana de gestação, relataram que o colo uterino mostra-se significativamente menor entre as afro-caribenhas em comparação às caucasianas, adolescentes, pacientes com baixo índice ponderal e fumantes.

Os trabalhos têm demonstrado uma tendência de que o aumento da idade materna se relacione com maiores médias de comprimento do colo uterino, corroborando a idéia de que gestações em idades precoces cursam com maior risco para o parto pré-termo.[13,14]

Na população norte-americana, Lumley[15] descreveu aumento importante na incidência de parto pré-termo entre as pacientes da raça negra, ainda que questionasse a influência específica do fator racial, quando ressaltava para esse grupo social menor acesso às políticas de prevenção em saúde, bem como a disponibilidade de tratamento médico, expondo essa população a um maior risco de adoecer de um modo geral.

De modo semelhante, Owen *et al.*,[16] analisando as características sociais e demográficas da população americana em relação ao parto pré-termo, não caracterizaram a raça materna como fator de risco importante.

O encurtamento progressivo do colo uterino, melhor percebido no início do segundo trimestre e mais expressivo após a 28ª semana, demonstrado ao longo de gestações isentas de fatores de risco conhecidos, que evoluíram sem intercorrências e resultaram em partos a termo, pressupõe uma lenta e constante modificação nas delicadas relações estabelecidas entre fatores ativadores e inibidores da parturição, em favorecimento dos primeiros, muitas semanas antes da detecção de uma atividade uterina contrátil efetiva. Assim, os resultados expostos têm a prerrogativa de fomentar um maior conhecimento a respeito das modificações cervicais uterinas na fisiologia obstétrica e no determinismo do parto.

Aspecto importante quanto aos resultados obtidos é que, tendo alcançado seus objetivos, o presente estudo possibilita não somente o confronto dos parâmetros de normalidade estabelecidos no decorrer da gestação com aqueles observáveis em gestações patológicas, como ferramenta de aplicabilidade clínica, mas, também, viabiliza pesquisas futuras que contemplem o comportamento do comprimento do colo uterino nas diversas situações determinantes ou associadas ao parto pré-termo.

A avaliação ecográfica do colo uterino tem-se revelado um valioso instrumento à propedêutica obstétrica atual, não só por permitir melhor abordagem àquelas pacientes portadoras de incompetência istmocervical, fatores de risco para parto pré-termo ou mesmo com diagnóstico clínico de trabalho de parto pré-termo instalado, mas, sobretudo, pelo seu valor como método de triagem para a população geral, adjuvante à prevenção da prematuridade.

É importante, contudo, reconhecer que o emprego da ultra-sonografia endovaginal não pode ser considerado isoladamente, mas sim em concomitância a outros marcadores e estratégias de atenção pré-natal que possibilitem a identificação acurada e precoce das gestantes de risco para o parto pré-termo e, conseqüentemente, a instituição oportuna das medidas terapêuticas, viabilizando a redução dos índices de morbidade e mortalidade perinatais.

REFERÊNCIAS BIBLIOGRÁFICAS

1. Mozurkewich EL, Naglie G, Krahn MD, Hayashi RH. Predicting preterm birth: a cost-effectiveness analysis. *Am J Obstet Gynecol* 2000;182:1589-98.
2. Heath VCF, Southall TR, Souka AP, Novakov A, Nicolaides KH. Cervical length at 23 weeks of gestation: prediction of spontaneous preterm delivery. *Ultrasound Obstet Gynecol* 1998;12:312-7.
3. Berghella V, Daly SF, Tolosa JE, Divito MM, Chalmers R, Garg N, Bhullar A, Wapner RJ. Prediction of pretem delivery with transvaginal ultrasonography of the cervix in patients with high-ridk pregnancies: Does cerclage prevent prematurity? *Am J Obstet Gynecol* 1999;181:809-15.
4. Hassan SS, Romero R, Berry SM, Dang K, Blackwell SC, Treadwell MC, Wolfe HM. Patients with an ultrasonographic cervical length = 15 mm have nearly a 50% risk of early spontaneous preterm delivery. *Am J Obstet Gynecol* 2000;182:1458-67.
5. Andersen HF, Nugent CE, Wanty SD, Hayashi RH. Prediction of risk for preterm delivery by ultrasonographic measurement of cervical length. *Am J Obstet Gynecol* 1990;163:859-67.
6. Murakawa H, Utumi T, Hasegawa I, Tanaka K, Fuzimori R.Evaluation of threatened preterm delivery by transvaginal ultrasonographic measurement of cervical length. *Obstet Gynecol* 1993;82:829-32.
7. Okitsu O, Mimura T, Nakayama T, Aono T. Early prediction of preterm delivery by transvaginal ultrasonography. *Ultrasound Obstet Gynecol* 1992;2:402-9.
8. Kushnir O, Vigil DA, Izquierdo L, Schiff M, Curet LB. Vaginal ultrasonographic assessment of cervical length changes during normal pregnancy. *Am J Obstet Gynecol* 1990;162:991-3.
9. Zorzoli A, Soliani A, Perra M, Caravelli E, Galimberti A, Nicolini U. Cervical changes throughout pregnancy as assessed by transvaginal sonography. *Obstet Gynecol* 1994;84:960-4.
10. Cook CM, Ellwood DA. A longitudinal study of the cervix in pregnaccy using transvaginal ultrasound. *Br J Obstet Gynaecol* 1996;103:16-8.
11. Leitich H, Brunbauer M, Kaider A, Egarter C, Husslein P. Cervical length and dilatation of the internal cervical os detected by vaginal ultrasonography as markers for preterm delivery: a systematic review. *Am J Obstet Gynecol* 1999;181:1465.
12. Heath VCF, Souka AP, Erasmus I, Gibb DMF, Nicolaides KH. Cervical length at 23 weeks of gestation: the value of Shirodkar suture for the short cervix. *Ultrasound Obstet Gynecol* 1998c;12:318.
13. Guzman ER, Forster JK, Vintzileos AM, Ananth CV, Walters C, Gipson K. Pregnancy outcomes in women treated with elective versus ultrasound-indicated cervical cerclage. *Ultrasound Obstet Gynecol* 1998;12:323.
14. Althuisius SM, Dekker GA, Hummel P, Bekedam DJ, van Geijn HP. Final results of the Cervical Incompetence Prevention Randomized Cerclage Trial (CIPRACT): Therapeutic cerclage with bed rest versus bed rest alone. *Am J Obstet Gynecol* 2001;185:1106.
15. Rust OA, Atlas RO, Reed J, van Gaalen J, Balducci J. Revisiting the short cervix detected by transvaginal ultrasound in the second trimester: Why cerclage therapy may not help? *Am J Obstet Gynecol* 2001;185:1098.
16. ACOG Practice Bulletin – Clinical Management Guidelines for Obstetrician-Gynecologists Number 31. Assessment of risk factors for preterm birth. *Obstet Gynecol* 1998;98:709.

CAPÍTULO 37

AVALIAÇÃO ULTRA-SONOGRÁFICA DO COLO UTERINO EM GESTAÇÕES MÚLTIPLAS

Patrícia Spara de Gadelha
Francisco Mauad Filho
Patrícia El Beitune
Antonio Gadelha da Costa

INTRODUÇÃO

O parto pré-termo é um importante problema de saúde pública. A busca de estratégias profiláticas tem sido objetivo constante da perinatologia. Tem sido trabalhado em dois aspectos fundamentais. Primeiro, amenizar os agravos físicos e sociais que esta intercorrência determina e excluir o risco quando esse é improvável, evitando os custos desnecessários com o seu tratamento.[1]

A gestação gemelar é um fator de importante risco para o parto pré-termo. Desde a última década a ecografia endovaginal tem sido vista como um método objetivo, reprodutível e efetivo na avaliação cervical e na predição do risco de parto pré-termo em gestações de alto risco (Fig. 37-1).[2,3] A avaliação cervical inclui a medida do comprimento cervical e a medida da dilatação do orifício cervical interno em uma avaliação dinâmica funcional. Não há dúvidas da relação inversa entre o comprimento cervical e a freqüência de parto pré-termo. O valor preditivo negativo elevado evita intervenções desnecessárias como a tocólise ou cerclagem em gestações de alto risco.[4] Torna-se necessária a avaliação cervical por meio da ultra-sonografia transvaginal, focalizando na análise do comprimento cervical, determinando o ponto de corte para o parto pré-termo em gestações gemelares e trigemelares (Fig. 37-2).

AVALIAÇÃO DO COMPRIMENTO CERVICAL EM GESTAÇÕES GEMELARES

Em estudo prospectivo realizado por Fujita *et al.*,[5] avaliando 144 gestações gemelares cujos partos ocorreram após a 34ª semana, se demonstrou associação significativa entre as medidas do comprimento cervical e a idade gestacional.[5] Neste estudo houve encurtamento cervical próximo a 0,8 mm por semana. O comprimento cervical variou de 47 mm com 13 semanas de gestação para 32 mm na 32ª semana. Segundo esses autores, o limite inferior de maior predição para o parto pré-termo em gestações gemelares foi de 29 mm na 13ª semana e 15 mm na 32ª semana de gestação. Em avaliação complementar, o grupo da Universidade de São Paulo mostra existir uma boa associação entre as medidas do comprimento cervical em gestações gemelares e a idade gestacional, demonstrando ainda que independente da posição materna, ortostática ou não, não houve diferença significativa no comprimento cervical, considerando-se essa variável.[6] Persistindo na avaliação de gestações gemelares, Shulman *et al.*,[7] na análise de 57 gestações gemelares em dois períodos gestacionais, observaram que na 24ª semana e posteriormente, na 27ª semana, o valor médio dessas duas medidas dividido pela constante três pode predizer o intervalo entre as avaliações e o período em que o parto se sucederá.[7]

Na busca da avaliação cervical como preditor do parto pré-termo em gestação gemelar, o estudo multicêntrico proposto por Vayssiere *et al.*,[3] em 2002, selecionou 251 gestações gemelares na 22ª semana, das quais 13 mulheres tiveram parto espontâneo antes de 32 semanas e 33 mulheres o tiveram em período inferior a 35 semanas. Os autores observaram que, considerando como valor de corte de 30 mm, a sensibilidade para o parto pré-termo em período inferior a 32 semanas e outro em período inferior a 35 semanas foi respectivamente 46% e 27%. A especificidade para os mesmos parâmetros na predição do parto pré-termo foi de 89% e 90%, respectivamente. Nesta avaliação, apesar da manutenção de baixas sensibilidades, o afunilamento do canal endocervical foi o mais representativo do parto pré-termo, especialmente representado pela melhora na sensibilidade para 54% para parto antes da 32ª semana e da sensibilidade de 33% para parto anterior a 35ª semana (Fig. 37-3).[8] Este estudo foi complementado por meio da avaliação de 215 mulheres com gestações gemelares de 27 semanas. Neste período, o comprimento cervical que melhor auxiliou os pesquisadores na predição do parto, em idade gestacional inferior a 32 e 35 semanas de gestação, foi de 25 mm. Considerando a ocorrência do parto antes de 32 semanas e aquela em período ges-

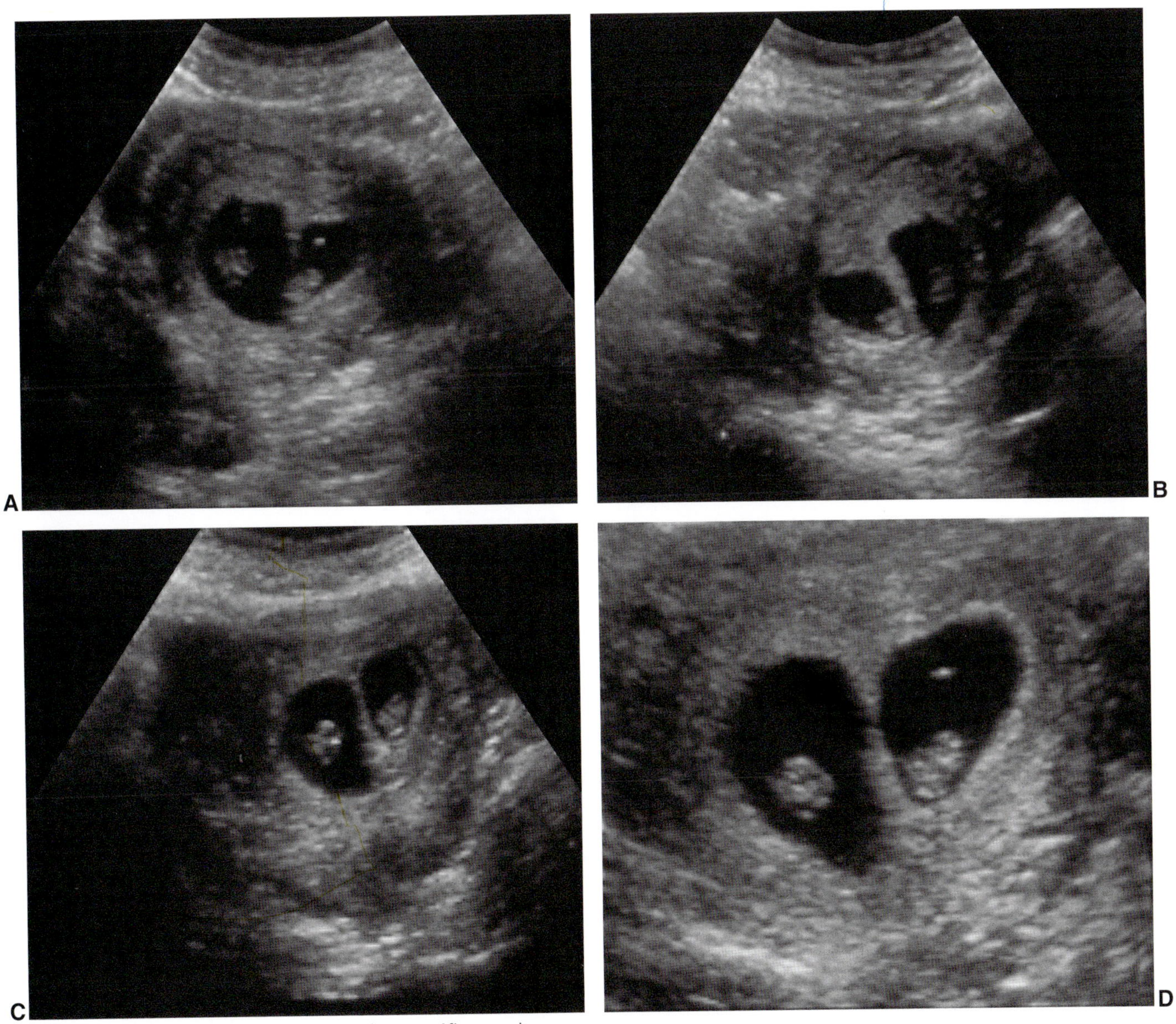

Fig. 37-1. (**A-D**) Gestação gemelar por estudo ecográfico na oitava semana.

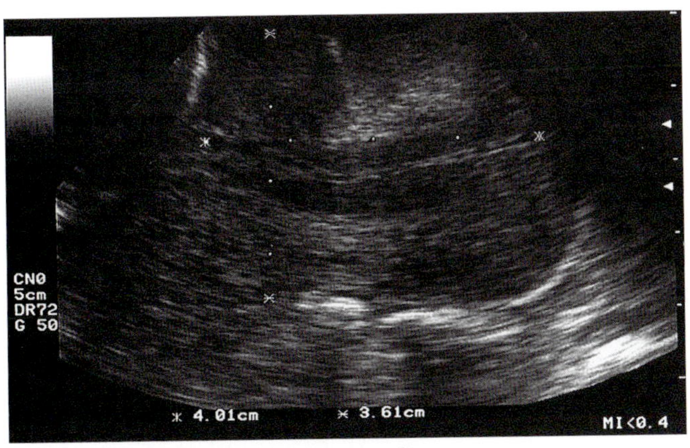

Fig. 37-2. Avaliação cervical por ecografia.

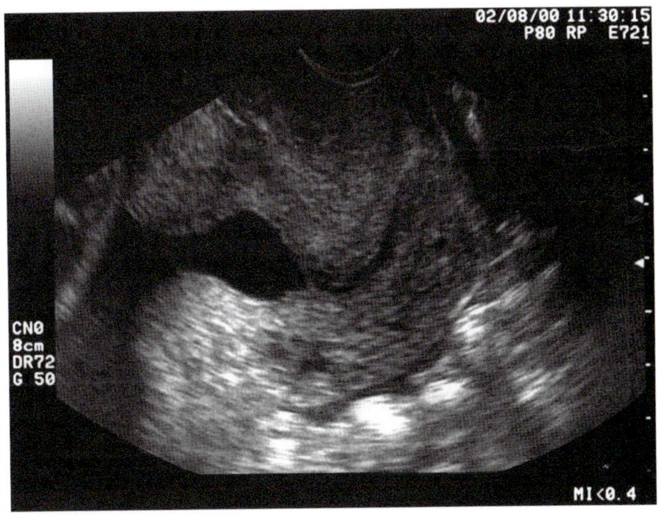

Fig. 37-3. Afunilamento do colo uterino.

tacional inferior a 35 semanas, o comprimento cervical igual ou inferior a 25 mm apresentou sensibilidade de 100%, e 54% para os períodos gestacionais acima distinguidos. A especificidade nesses períodos gestacionais variou de 84% a 87%. Comparativamente à avaliação do afunilamento cervical, os autores demonstraram que o comprimento cervical foi o melhor parâmetro na predição do parto pré-termo.[3] Outro estudo demonstrou que o comprimento cervical maior do que 35 mm, avaliado em gestações gemelares entre 18 a 24 semanas por ultra-sonografia endovaginal, caracterizou-se em excelente marcador para o parto após a 34ª semana de gestação. Apresentou sensibilidade, especificidade, valor preditivo negativo e positivo de 88,5%, 89%, 97% e 66,7%, respectivamente.[9]

Em 2003, Bergelin & Valentin[10] avaliaram as modificações cervicais em gestações gemelares em partos que ocorreram após a 36ª semana. Compararam esses pontos de corte com outras gestações gemelares, cujos partos ocorreram anteriormente a esse período gestacional, especificamente entre 32 e 35 semanas. Semanalmente, a partir da 24ª semana de gestação, o comprimento cervical de 20 mulheres com gestações gemelares foi avaliado. Observou-se encurtamento mediano contínuo de 2,9 mm por semana nas mulheres que tiveram seus partos entre 32 a 35 semanas, comparado à redução de 1,8 mm por semana nas mulheres em cujos partos se deram após a 36ª semana. Apesar da limitada casuística avaliada, importantes conclusões foram obtidas.[10] Na 24ª semana a avaliação cervical entre os dois grupos analisados não foi diferente, demonstrando que a diferença entre as gestantes tornou-se expressiva apenas a partir da 32ª semana. Neste período, comprimentos cervicais de 18 mm para o grupo que pariu entre 32 a 35 semanas e de 31 mm para aquelas gestantes que pariram após a 36ª semana foram identificados como fatores significativos para as diferenças encontradas. Outros dados importantes derivam da observação de que as mudanças cervicais dinâmicas, incluindo-se um ponto de corte de 40 mm para a largura da cérvice uterina, previram o parto para um período igual ou inferior a seis dias. Um valor que já demonstra uma tendência ao parto em período inferior a uma semana, comparado a 48 mm de espessura cervical nas mesmas gestações gemelares, mas cujos partos se deram após 6 dias. Adicionalmente, a abertura do orifício cervical interno foi significativamente mais freqüente, mesmo na 27ª semana, em 88% das mulheres que tiveram o parto pré-termo.[10]

Fuchs *et al.*[11] em 2004 avaliaram a contribuição da ultra-sonografia endovaginal na avaliação cervical de gestações gemelares com trabalho de parto pré-termo, visando à distinção entre o verdadeiro e o falso trabalho de parto. No estudo contendo 87 gestantes na vigência de dor e contrações uterinas com uma idade gestacional mediana de 30 semanas, 19 apresentaram seus partos em um período até sete dias da análise. Nestas gestantes houve uma associação significativa, inversamente relacionada ao comprimento cervical. As gestantes que nesta avaliação mostravam comprimentos cervicais de 1 a 5 mm, de 6 a 10 mm, de 11 a 15 mm e de 16 a 20 mm apresentaram as probabilidades de parto pré-termo em período inferior a sete dias dispostas a seguir. Oitenta por cento para o primeiro grupo, 46% para o segundo, 29%, 21% e 7% respectivamente para as demais. Importante constatação advém do fato de que gestantes com comprimento cervical superior a 20 mm, independente do quadro sintomático e da gestação gemelar, não apresentaram partos em período inferior a 7 dias.[11]

Em 2004 após a seleção de 91 gestações gemelares, cujos partos pré-termos ocorreram em 16 gestantes, o estudo realizado no Reino Unido pelo grupo de Gibson *et al.*[12] demonstrou que um comprimento cervical igual ou inferior a 25 mm com 18 semanas de gestação apresentou sensibilidade de 14,3% para o parto pré-termo, enquanto um comprimento igual ou menor a 22 mm na 24ª semana elevou a sensibilidade para 28,6% para a detecção do parto pré-termo. Apesar das baixas sensibilidades observadas, esses valores foram os melhores preditores de parto pré-termo. O referido estudo também demonstra que o encurtamento cervical superior a 2,5 mm por semana entre 18 a 28 semanas de gravidez também apresentou uma sensibilidade de 16,7% para o parto pré-termo.[12]

AVALIAÇÃO DO COMPRIMENTO CERVICAL EM GESTAÇÕES TRIGEMELARES

Os estudos que avaliam a cérvice uterina em gestações trigemelares como preditores de parto pré-termo ainda são escassos.[13,14] Em 2000 dois grupos de pesquisadores, um norte-americano e um inglês, avaliaram simultaneamente o comprimento cervical durante a gestação de mulheres com gestações trigemelares e sua relação com o parto pré-termo. O grupo americano avaliou prospectivamente 51 mulheres com gestações trigemelares e observou que o comprimento cervical igual ou inferior a 2,5 cm entre 15 a 20 semanas apresentou uma especificidade e valor preditivo positivo de 100% para o parto com idade gestacional anterior a 28 semanas. Por outro lado, esse mesmo ponto de corte entre 21 a 24 semanas apresentou as melhores sensibilidades, tendo detectado 86% dos partos que ocorreram com menos de 28 semanas de gestação. Os pesquisadores destacaram ainda que a presença de um comprimento cervical igual ou menor a 2,0 cm entre 25 a 28 semanas apresentou sensibilidade de 100% para o parto com menos de 30 semanas.[13] Por sua vez, o grupo de pesquisadores do King's College, em análise de 43 gestações trigemelares entre 22-24 semanas de gestação, observou que pontos de corte de 15 mm, 25 mm e 30 mm apresentaram sensibilidades respectivas de 67%, 50% e 33% para o parto pré-termo com idade gestacional igual ou inferior a 32 semanas. Adicionalmente, mulheres que apresentaram comprimento cervical de 15 mm no período gestacional estudado apresentaram um risco de 67% de parturição com idade gestacional inferior a 33 semanas.[14]

Outras 45 mulheres com gestações trigemelares foram avaliadas em 2001 com idade gestacional a partir de 26 semanas de gestação até o parto no Centro Médico de Israel. Observaram que comprimento do colo de 25 mm nas 26 semanas de gestação foi o melhor ponto de corte do comprimento cervical, com sensibilidade de 94% e especificidade de 45% para predizer parto pré-termo com idade gestacional igual ou inferior a 33 semanas.[15]

Em 2002, Poggi *et al.*[16] avaliaram 58 gestações trigemelares. Destas, 17 tiveram seus partos antes de 32 semanas. Quanto à avaliação cervical, um valor de corte igual ou inferior a 2,6 cm entre 16 a 20 semanas apresentou sensibilidade de 41% e especificidade de 92% para parto pré-termo com idade gestacional inferior a 32

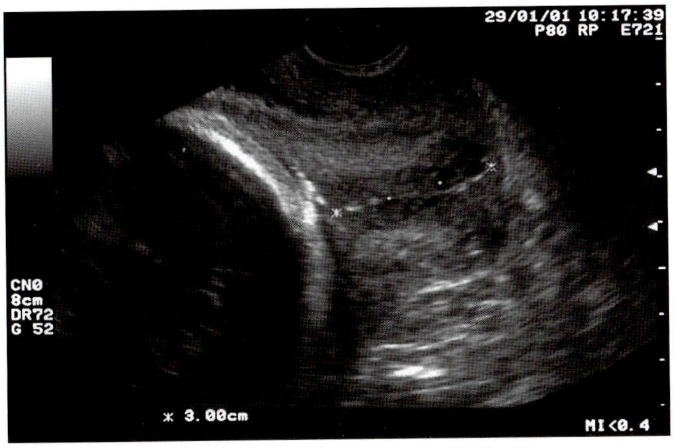

Fig. 37-4. Medição do colo uterino em gestação de 23 semanas.

semanas. Outra constatação importante do estudo foi a definição do melhor período gestacional para esta análise, visto que a avaliação cervical entre 16 a 20 semanas, mas não entre 20,1 a 24 semanas, foi inversamente correlacionada com a probabilidade de parto em idade gestacional precoce.[16]

Em 2003 Peggi *et al.*[17] analisaram a predição do parto em período anterior a 32 semanas de gestação em mulheres contendo trigemelares submetidas à cerclagem terapêutica em um período médio de 19 semanas de gestação foi comparado a outras gestações trigemelares sem cerclagem. Observaram que o comprimento cervical no período imediatamente posterior à cerclagem caracterizou-se como o melhor preditor de parto antes de 32 semanas de gestação, quando considerado o comprimento cervical de 3,3 cm como ponto de corte para essa análise.[17]

CONSIDERAÇÕES FINAIS

A vantagem da medida da cérvice uterina por meio da ultra-sonografia endovaginal é a de poder se tornar um teste de triagem com uma metodologia já bem padronizada (Fig. 37-4). É universalmente aceita e requer somente um período curto de aprendizagem e treinamento. Atualmente, recomenda-se a medida do comprimento cervical como um método de triagem em gestantes de alto risco independente da presença de sintomas. A avaliação cervical por meio da ultra-sonografia endovaginal pode fornecer importantes subsídios para o perinatologista, orientando ao melhor momento de decidir-se pelo emprego de distintas condutas em gestações gemelares. Dentre as modalidades de intervenção amplamente disponibilizadas, esta ferramenta pode, com razoável segurança, auxiliar no início da tocólise, na utilização dos esteróides e ao melhor momento da transferência da gestante a centros terciários. Entretanto, mesmo considerando gestações de maior risco, representadas no presente estudo pelas gestações múltiplas sem outros fatores de risco, a baixa sensibilidade geral da avaliação cervical nos estudos mencionados torna este método insatisfatório como preditor único de parto pré-termo para essas populações.

REFERÊNCIAS BIBLIOGRÁFICAS

1. Doyle NM & Monga M. Role of ultrasound in screening patients at risk for preterm delivery. *Obstet Gynecol Clin North Am* 2004;31:125-39.
2. Valentin L, Bergelin I. Intra and interobserver reproducibility of ultrasound measurements of cervical length and width in the second and third trimesters of pregnancy. *Ultrasound Obstet Gynecol* 2002;20(3):256-62.
3. Vayssiere C, Moriniere C, Camus E *et al.* Measuring cervical length with ultrasound: evaluation of the procedures and duration of a learning method. *Ultrasound Obstet Gynecol* 2002;20(6):575-9.
4. Hoesli I, Tercanli S, Holzgreve W. Cervical length assessment by ultrasound as a predictor of preterm labor. Is There a role for routine screening? *BJOG* 2003;110(S20):61-5.
5. Fujita MM, Brizot ML, Liao AW *et al.* Reference range for cervical length in twin pregnancies. *Acta Obstet Gynecol Scand* 2002;81:856-9.
6. Bernath T, Brizot ML, Liao AW, *et al.* Effect of maternal position on cervical length measurement in twin pregnancies. *Ultrasound Obstet Gynecol* 2002;20:263-6.
7. Shulman A, Jauniaux E, Holmes A, *et al.* Vaginal sonography of the cervix for the prediction of time to delivery in ART twins gestation. *Twin Res* 2002;5:255-9.
8. Vayssiere C, Favre R, Audibert F, *et al.* Cervical length and funneling at 22 and 27 weeks to predict spontaneous birth before 32 weeks in twin pregnancies. *Am J Obstet Gynecol* 2002;187(6):1596-604.
9. Soriano D, Weisz B, Seidman DS, *et al.* The role of sonographic assessment of cervical length in the prediction of preterm birth in primigravidae with twin gestation conceived after infertility treatment. *Acta Obstet Gynecol Scand* 2002;81:39-43.
10. Bergelin I, Valentin L. Cervical changes in twin pregnancies observed by transvaginal ultrasound during the latter half of pregnancy: a longitudinal, observational study. *Ultrasound Obstet Gynecol* 2003;21:556-63.
11. Fuchs I, Tsoi E, Henrich W *et al.* Sonographic measurement of cervical length in twin pregnancies in threatened preterm labor. *Ultrasound Obstet Gynecol* 2004;23:42-5.
12. Gibson JL, Macara LM, Owen P *et al.* Prediction of preterm delivery in twin pregnancy: a prospective, observational study of cervical length and fetal fibronectin testing. *Ultrasound Obstet Gynecol* 2004;23(6):561-6.
13. Guzman ER, Walters C, O'Reilly-Green C *et al.* Use of cervical ultrasonography in prediction of spontaneous preterm birth in triplet gestations. *Am J Obstet Gynecol* 2000;183:1108-13.
14. To MS, Skentou C, Cicero S, Nicolaides KH. Cervical length at 23 weeks in triplets: prediction of spontaneous preterm delivery. *Ultrasound Obstet Gynecol* 2000;515-8.
15. Maymon R, Herman A, Jauniaux E *et al.* Transvaginal sonographic assessment of cervical length changes during triplet gestation. *Hum Reprod* 2001;16:956-60.
16. Poggi SH, Ghidini A, Landy HJ *et al.* Predictive value of transvaginal cervical length in triplet pregnancies for spontaneous preterm delivery at < or = 32 weeks. *J Matern Fetal Neonatal Med* 2002;12(1):46-9.
17. Poggi SH, Ghidini A, Landy HJ *et al.* Role of transvaginal sonographic cervical length in predicting spontaneous preterm delivery in triplet pregnancies with therapeutic cerclage. *J Reprod Med* 2003;48(10):785-8.

CAPÍTULO 38

INCOMPETÊNCIA CERVICAL

Francisco Mauad Filho
Daniela de Abreu Barra
Luciano Silveira Pinheiro Filho

INTRODUÇÃO

A cérvice uterina é a porção cilíndrica do útero que se encontra localizada no canal vaginal e logo abaixo do istmo uterino. É composta de colágeno, tecido elástico, vasos sanguíneos e algumas fibras musculares, além de epitélio cilíndrico simples (glandular) e escamoso estratificado.[1]

Uma de suas funções, durante o período gestacional, é a contenção do produto conceptual até o termo. Porém, por deficiências funcional e estrutural, há o comprometimento desta função, acarretando a cérvice incompetente.[2]

O estudo da incompetência cervical é de grande relevância clínica, pois esta responde por perdas gestacionais tardias (abortos de segundo trimestre) e prematuridade extrema.[3] Uma vez que a medicina reduz a idade de viabilidade fetal e que a prematuridade é a principal causa das altas taxas de morbimortalidade perinatais (8-10%), fica clara a necessidade de identificação dos fatores de risco de parto prematuro, para a adoção de condutas preventivas.

Neste contexto emerge a ultra-sonografia como método propedêutico e de seguimento.[4]

O termo incompetência istmocervical vem sendo substituído na Literatura Médica atual por incompetência cervical (IC).

INCIDÊNCIA

A incidência de incompetência cervical é de 0,05 a 1% e segundo alguns autores até 1,8%, na dependência da qualidade da assistência obstétrica oferecida.[5]

A IC é responsável por 20-25% dos abortamentos tardios no segundo trimestre de gestação.[2,5]

ETIOLOGIA E CLASSIFICAÇÃO

A disfunção e a deficiência estrutural cervicais estão etiologicamente relacionadas a traumas tocoginecológicos, como a utilização de fórceps alto ou mal aplicado, extração a vácuo forçada, dilatação mecânica da cérvice durante curetagem uterina, conizações clássicas, amputação, laceração do colo por dilatação digital no parto e eletrocauterização abusiva. Nos dias atuais, a introdução de alternativas menos danosas a cérvice como o uso de prostaglandinas para dilatação cervical e a cirurgia de alta freqüência contribuem para a profilaxia de muitos destes agentes causais.

Além disso, a incompetência cervical pode ser congênita. Durante a morfogênese uterina, o orifício interno do colo (OI) se forma lenta e tardiamente. Sua formação começa na 28ª semana e aparece com maior nitidez na 34ª semana de gestação, sendo que em alguns casos somente na vida neonatal.

Alterações do desenvolvimento por parada de crescimento, anomalias de fusão dos ductos de Müller e a exposição ao dietilestilbestrol nesta fase são responsáveis pela incompetência cervical congênita.[4]

Ainda como causas de incompetência cervical, observamos a disfunção cervical onde há esvaecimento e dilatação assintomáticos e precoces do colo e a distocia da anatomia cervical, devido a doenças malformativas adquiridas ou congênitas.

RASTREAMENTO E DIAGNÓSTICO

O rastreamento de pacientes gestantes para o diagnóstico de incompetência cervical é feito pela identificação de fatores de risco obtidos pela história clínica. Estes fatores incluem a exposição antenatal da paciente ao dietilestilbestrol, anomalias uterinas malformativas (tumores uterinos e úteros bicorno, unicorno ou didelfo), traumas tocoginecológicos, ruptura prematura das membranas e história de perdas gestacionais únicas ou repetidas no segundo trimestre de gestação. Estas perdas ocorrem em idades gestacionais cada vez mais precoces, sem que ocorra atividade uterina, dor à dilatação e esvaecimento do colo e incluem fetos vivos e morfologicamente normais. Sintomas atuais como sensação de peso no hipogástrio, aumento da perda genital de muco e até presença de sangramento genital discreto se somam aos fatores de risco para o rastreamento.[2,3]

Identificados os fatores de risco é prudente iniciar o seguimento ultra-sonográfico destas pacientes, para o precoce reconhecimento de sinais sugestivos de incompetência cervical.

Como a idade média de diagnóstico de IC é de 19-24 semanas, sugerem-se avaliações ecográficas a partir da 14ª-15ª semana, com intervalos de 1 a 3 semanas, na dependência do comprimento do colo, até o final do segundo trimestre.[1,3,6]

Segundo Guzman, em colos medindo entre 20 e 30 mm, há de se proceder à avaliação ecográfica semanal, e se estiverem com mais de 30 mm, os intervalos poderão variar de duas a três semanas.[7]

O padrão ouro para o diagnóstico ecográfico de incompetência cervical é a via endovaginal. A ultra-sonografia transabdominal não é mais utilizada para este fim, dadas as limitações do método. Como limitações poderíamos citar: sombra acústica do púbis sobre o colo, interferência da repleção vesical no comprimento da cérvice e área de placentação baixa. A via transperineal foi reintroduzida, porém é inquestionável a superior qualidade da via endovaginal. A preferência da via endovaginal se dá pelo fato dos altos índices de reprodutibilidade do método, da baixa variabilidade entre observadores e pela completa visualização da cérvice.[4,16,18,37]

Os parâmetros utilizados para o diagnóstico ecográfico de IC são o comprimento do colo, o diâmetro do OI, a forma do canal cervical e a protrusão das membranas amniocoriais pela cérvice.

Inicialmente é necessário estipular qual é o comportamento normal do colo no decorrer da gestação. Habitualmente, seu comprimento varia de 30-55 mm (encurtando durante o evoluir da gestação), a dilatação máxima do OI em primíparas é de 10 mm e em multíparas 15 mm; o canal cervical, compreendido entre o orifício interno e o orifício externo (OE), tem suas bordas paralelas, sem a presença de herniação das membranas.[4,8]

A avaliação ecográfica do colo é feita de maneira espontânea (paciente em repouso na posição ginecológica) ou de forma ativa, utilizando-se os chamados testes de estresse cervical. Estes são realizados de diferentes formas, ou seja, colocando a paciente de pé por 15 minutos, solicitando que a paciente provoque tosse ou procedendo à pressão transfúndica por via abdominal. Estes recursos melhoram em 19% a sensibilidade diagnóstica da ecografia nas pacientes de risco, e que em repouso apresentariam exame normal (Figs. 38-1 e 38-2).[3,20,21] A explicação para este fato reside no aumento mecânico da pressão intra-amniótica, que faria o papel de contrações uterinas, sensibilizando a parte superior do colo, ou seja, o orifício interno.[3,9]

Além disso, é importante cuidar da metodologia de realização do exame ultra-sonográfico endovaginal. A bexiga deve ser

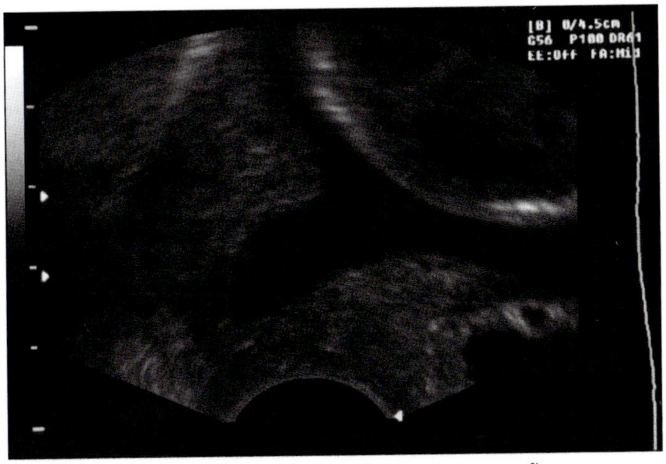

Fig. 38-1. Incompetência cervical analisada por ecografia endovaginal.

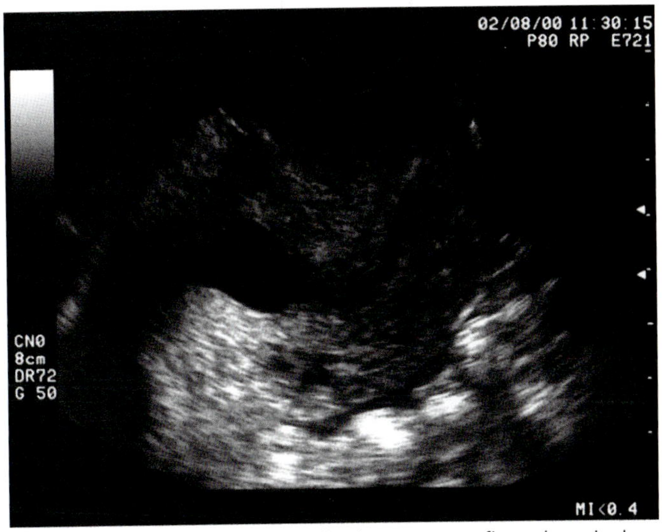

Fig. 38-2. Contração cervical analisada por ecografia endovaginal.

esvaziada, o canal endocervical e todo o comprimento da cérvice bem identificados, utilizando o maior ângulo de formação de imagem permitido, e a pressão com o transdutor sobre o colo deverá ser mínima. O segmento uterino inferior deverá ser bem identificado já que, na primeira metade da gestação, pode mimetizar o canal cervical. O OI deverá ser avaliado várias vezes durante o mesmo exame e sob estresse, pois poderá se alterar, dilatando e deixando herniar as membranas. Se a herniação for inferior a 6 mm e sua dilatação não alterar o comprimento total da cérvice, deve o exame ser considerado normal.[3,24] Segundo Benacerraf, a herniação das membranas precederia as alterações físicas da cérvice. Quando a herniação ultrapassa o OE, observa-se o chamado sinal da ampulheta. Outros autores sugerem que o primeiro sinal ecográfico preditivo de IC seria a dilatação do OI sob os testes de estresse.[3,4,25,31]

Os critérios ultra-sonográficos para o diagnóstico de IC são colo com comprimento inferior a 15-20 mm, dilatação do OI maior ou igual a 23 mm e dilatação do canal endocervical maior que 33% a 40% do comprimento total do colo. Esta dilatação altera a forma do canal endocervical de cilíndrica para funil. É também chamada de tunelização ou *funneling* e consiste na abertura do OI e seu prolongamento até o canal cervical em forma de cone.[4,19,26,33]

Segundo Berghella, quando a tunelização é inferior a 25% do comprimento total do colo há incidência de 17% de partos prematuros, se o fenômeno ocorre entre 25% e 50% a incidência é de 29%, porém se é superior a 50%, os partos prematuros ocorrem em 79% das vezes.[19] Já Dupis concluiu que se o comprimento do colo, durante o rastreamento de pacientes de risco, permanecer em até 30 mm, estas mulheres têm 80% de chance de terem seus partos após a 36ª semana de gestação.[26]

Podemos ainda utilizar o índice cervical como forma de diminuir a subjetividade da mensuração do comprimento da cérvice e estimar o risco de prematuridade. Este índice consiste na soma da medida da profundidade do funil mais um, dividido pelo comprimento cervical, que não deve ultrapassar o valor de 0,50.[4]

Apesar de todos estes valores, a IC ocorre como um *continuum*. Isto leva à teoria da disfunção cervical do período gestacional, que acarreta inúmeros problemas clínicos, tendo num extremo a IC e noutro a prematuridade. Pardo *et al.*, estudaram colos de pacientes não grávidas que tiveram parto pré-termo e compararam com as mesmas avaliações de colos de mulheres que tiveram parto a termo e não observaram alterações, sugerindo, portanto, que a IC é um fenômeno de falência do mecanismo de adaptação do colo à gestação. Sendo assim, o exame ultra-sonográfico não deve ser pontual, único e sim seriado.[4,22,36,37]

Para o diagnóstico de IC ainda podemos recorrer ao período pré-gestacional. Nesta fase a passagem indolor e sem resistência de vela de Hegar nº 8 ou sonda de Foley pelo OE, canal endocervical e OI sela o diagnóstico. A histerossalpingografia, na fase lútea, revelando OI com abertura superior a 6-8 mm e a histeroscopia, também na fase lútea, evidenciando, mesmo que subjetivamente, dilatação ístmica maior que 1 cm são indicativos de IC.[2,5]

CONDUTA E RESULTADOS

No período pré-gestacional, em colos lacerados e deformados, procede-se a traqueloplastia.[2]

Durante a gestação, a terapia padrão é a cerclagem uterina.

As técnicas cirúrgicas preferencialmente utilizam a via vaginal. São elas a técnica de Shirodkar (suturas laterais e nós anterior e posterior à cérvice), McDonald (sutura em bolsa), ambas feitas na altura do istmo uterino e McDonald modificada por Pontes (sutura em bolsa na altura da junção cervicovaginal e outra 1 cm abaixo).[2,5] A via abdominal (suturas na altura da prega vesicouterina e na base dos ligamentos uterossacros) é reservada quando há falha de outras técnicas ou quando a hipoplasia cervical é severa.[1,2,3]

A cerclagem pode ser profilática, de urgência ou de emergência e muito há de se discutir a respeito do valor individual de cada uma dessas modalidades em relação ao resultado perinatal.

A cerclagem profilática ou eletiva é realizada entre 12-16 semanas (após o período de maior risco de abortos por outras causas), com cervicodilatação menor ou igual a 2 cm.[2,3,5] A cerclagem de urgência, seletiva ou terapêutica, é realizada em pacientes de risco que comecem a apresentar alterações clinicoecográficas cervicais no segundo trimestre de gestação. A cerclagem de emergência está indicada quando há dilatação cervical maior que 2 cm, bolsa corioamniótica no OE ou no canal vaginal no segundo trimestre.

Tanto a cerclagem de urgência como a de emergência não estão contra-indicadas após 24 semanas, mas nesta fase deve-se preferir tocólise e/ou repouso.

Tais procedimentos cirúrgicos só devem ser realizados após a exclusão de infecções intra-uterina, genital ou urinária, anomalias congênitas que inviabilizem a gestação, ruptura prematura das membranas, hemorragia genital ativa e poliidrâmnio.[2,3,5]

Alguns cuidados pré e pós-operatórios são primorosos na condução do procedimento, como uso de uterolíticos peroperatórios (indometacina, betamiméticos e progesterona), antibióticos na indução anestésica (cefazolina), repouso domiciliar, abstinência sexual até o termo, alta hospitalar após 48 horas (tendo afastado ruptura das membranas e infecção) e retornos quinzenais para acompanhamentos clínico e ecográfico.[2,5]

O seguimento ultra-sonográfico é baseado no encurtamento do colo superior a 1 cm acima da cerclagem e na dilatação do OI. O fio de sutura é reconhecido como pontos ecogênicos no terço médio do colo. A cerclagem deverá ser desfeita sempre que houver sinais de complicações como corioamnionite, ruptura prematura das membranas, hemorragias, deslocamento de sutura e obviamente próximo ao termo.[17,23]

Não há consenso sobre a conduta definitiva em relação à época de realização e às pacientes que deverão ser submetidas à cerclagem. A realização indistinta da cerclagem eletiva nas pacientes de risco não reduz as taxas de parto prematuro e aumenta o tempo de hospitalização, o risco de infecção puerperal e o uso de tocolíticos. Eventualmente, a melhor conduta seria a cerclagem seletiva, ou seja, a individualização dos casos, já que apenas 12-40% das mulheres com fatores de risco desenvolverão IC e a grande maioria estaria exposta aos riscos de morbidade do procedimento desnecessariamente. A desvantagem da seletividade é a falta de padronização diagnóstica.[3]

Inúmeros estudos comparativos entre cerclagem profilática, seletiva e conduta expectante têm sido realizados. Rozenberg e Althiusius verificaram que não há diferença nos resultados perinatais (prematuridade e morbidade neonatal) quando se compara a cerclagem profilática com a cerclagem terapêutica seguida de repouso no leito, indicada pela ultra-sonografia endovaginal seriada e precoce. O mesmo foi observado por vários outros autores.[10,11,28-30,32,33,35,37]

Um outro problema na realização das cerclagens seria a herniação das membranas. Alguns mecanismos facilitadores são adotados para execução do procedimento. A posição de Trendelenburg, a introdução de balão da sonda de Foley ou de gaze montada através do canal endocervical, associadas a suturas de reparo laterais ao colo para tração, têm taxa de 83% de sucesso. A amniocentese transabdominal tem o intuito de diminuir a pressão causada pelo líquido amniótico e possibilita o diagnóstico de infecções subclínicas. A infusão de 1 a 1,5 litros de soro fisiológico na bexiga poderia auxiliar na redução da herniação das membranas.

Mesmo utilizando todos estes artifícios a sobrevida perinatal gira em torno de 44-56%, sendo que 35% desses recém-nascidos herdam alguma seqüela, o que faz muitos serviços optarem por conduta expectante ou por interrupção da gestação.

ULTRA-SONOGRAFIA TRIDIMENSIONAL

O diagnóstico de IC é pela ecografia bidimensional, mas a utilização da ecografia tridimensional aprimora o diagnóstico. É possível visualizar o afunilamento do canal endocervical e o esvaecimento do colo.[13]

A volumetria obtida pela análise tridimensional somente é superior à mensuração bidimensional quando a biometria da cérvice não é adequadamente realizada e isto, habitualmente, não ocorre.[14,15]

RESSONÂNCIA MAGNÉTICA

A ultra-sonografia é atualmente a principal modalidade de imagem para o diagnóstico de incompetência cervical durante a gravidez. Todavia alguns fatores técnicos, relacionados à própria gestação, à paciente, ao ultra-sonografista e ao transdutor, podem limitar sua utilização na incompetência cervical. A ressonância magnética (RM) não é dependente destas considerações técnicas e pode demonstrar um grau mais elevado de contraste entre as interfaces de tecidos e descrever mais acuradamente a anatomia uterina. A RM pode, em algumas situações, ser mais exata em demonstrar a IC na paciente grávida.

Desta forma, já há na literatura relato de autores que se utilizam deste método propedêutico, mas deve-se ter cautela no seu emprego, devido a seu alto custo e complexidade.

DISCUSSÃO

A ultra-sonografia é recurso metodológico fundamental para o rastreamento, diagnóstico e seguimento das pacientes com incompetência cervical. Porém, anseia-se por marcadores ecográficos padronizados para o diagnóstico de IC e, da mesma forma, por definição de conduta no intuito de contribuir, do ponto de vista obstétrico, para a redução dos índices de morbimortalidade perinatais.

A tendência atual é optar por acompanhamento ultra-sonográfico seriado precoce em gestantes que apresentem risco clínico para IC; conforme ocorram modificações na cérvice uterina, procede-se a cerclagem terapêutica.

REFERÊNCIAS BIBLIOGRÁFICAS

1. Cunningham FG, MacDonald PC Abortion. *Williams obstetrics*. 20th edition. Connecticut, USA: Appleton and Lange, 1997. Chapter 26, p. 579-605.
2. Duarte G, Mauad Filho F, Cunha SP. *Incompetência istmo-cervical: protocolos de condutas em gestação de alto risco*. 3rd ed. Ribeirão Preto, SP. FUNPEC Editora, 2003. Cap. 25, p. 185-188.
3. Callen PW. *Ultra-sonografia em obstetrícia e ginecologia*. 4ª ed. Rio de Janeiro: Guanabara-Koogan, 2002. Cap. 19, p. 544-562.
4. Bonilla-Mussoles F, Bailão LA, Machado LE, Osborne N. *Ultra-sonografia transvaginal 2D, Doppler e 3D*. Porto Alegre: Artmed, 2004. Cap 17, p. 283-300.
5. Zugaib M, Bittar RE. *Protocolos assistenciais*. 2ª ed. São Paulo: Atheneu, 2003. Cap 46, p. 278-279.
6. Okumura M, Zugaib M. *Ultra-sonografia em obstetrícia*. 1ª ed. São Paulo: Sarvier, 2002. Cap. 31, p. 437-444.
7. Guzman ER, Mellon C, Vintzileos AM *et al.* Longitudinal assessment of endocervical length between 15 and 24 weeks gestation in women at risk for pregnancy loss or preterm birth. *Obstet Gynecol* 1998;92:31.
8. Perrot N, Boudghene F. *Ultra-sonografia transvaginal e Doppler colorido em ginecologia e obstetrícia*. 4ª ed. Rio de Janeiro: Revinter, 2002. Cap. 7, p. 172.
9. Guzman ER, Vintzileos AM, Mc Lean DA. The natural history of a positive response to transfundal pressure in women at risk for cervical incompetence. *Am J Obstet gynecol* 1997;176:634.
10. Wong G, Levine D, Ludmir J. Maternal postural challenge as a functional test for cervical incompetence. *J Ultrasound Med* 1997;16:169.
11. Guzman ER, Forster JK, Vintzileos AM. Pregnancy outcome in women treated with elective versus ultrasound indicated cervical cerclage. *Ultrasound Obstet Gynecol* 1998;12:323.
12. Heath VCF, Souka AP, Erasmus I. Cervical length at 23 weeks gestation: the value of Shirodkar suture for the short cervix. *Ultrasound Obstet Gynecol* 1998;12:318.
13. Montenegro CAB, Rezende-Filho J, Lima MLA. *Ultra-som tridimensional em obstetrícia: atlas comentado*. 1ª ed. Rio de Janeiro: Guanabara Koogan, 2001. Cap. 2, p. 11.
14. Struss A, Heer I, Fuchshuber S, Janssen U, Hillemanns P, Hepp H. Sonographic Cervical volumetry in higher order multiple gestation. *Fetal Diagn ther* 2001 Nov-Dec;16(6):346-353.
15. Hoesli IM, Surbek DV, Tercomli S, Holzgreve W. Three Dimensional volume measurement of the cervix during pregnancy compared to conventional bidimensional sonography. *Int J Gynecol Obstet* 1999 Feb;64(2):115-119.
16. Wong G, Levine D. Sonographic assessment of the cervix in pregnancy. *Semin Ultrasound CT MR* 1998 Aug;19(4):370-380.
17. Fox R, Holmes R, James M, tuohy J, Wardle, p. Serial transvaginal ultrasonography following McDonald cerclage and respect suture insertion. *Aust N Z J Obstet Gynaecol* 1998 Feb;38(1):27-30.
18. Broso RP, Garrone C. Cervix incompetence. *Minerva Gynecol* 1997 Jul-Aug;49(7-8):329-333.
19. Berghella V, Kuhlman K, Weiner S, Teixeira L, Wapner RJ. Cervical funneling: sonographic criteria predictive of preterm delivery. *Ultrasound Obstet Gynecol* 1997 Sep;10(3):161-166.
20. Guzman ER, Pisatowski DM, Vintzileos AM, Benito CW, Hanley ML, Ananth CV. A comparison of ultrasonographically detected cervical changes in response to transfundal pressure, coughing, and stading in predicting cervical incompetence. *Am J Obstet Gynecol* 1997 Sep;177(3):660-665.
21. Sherif LS, Shalan HM. Detection of pregnant women at risk of cervical incompetence by transvaginal sonography during straining. *J Obstet Gynecol Res* 1997 Aug;23(4):353-357.
22. Iams JD, Johnson FF, Sonek J, Sachs L, Gebauer C, Samuels P. Cervical competence as a continuum: a study of ultrasonographic cervical length and obstetric performance. *Am J Obstet Gynecol* 1997 Sep;177(3):716.
23. Andersen HF, Karimi A, Sakala EP, Kalugdan R. Prediction of cervical cerclage outcome by endovaginal ultrasonography. *Am J Obstet Gynecol* 1995 Jun;172(6):1953-1955.
24. Paralulekar SG, Kiwi R. Dynamic Incompetente Cervix uteri. Sonographic observations. *J Ultrasound Med* 1998 Sep;7(9):481-485.
25. Acker DB, Spitzberg EH, Benacerraf B, Sachs BP, Friedman EA. Ultrasonographic diagnosis of incompetent cervix. A case report. *J Reprod Med* 1998 Dec;33(12):966-968.
26. Dupius O, Thoulon JM, Mellier G. Value of cervical echography in the prediction of premature delivery: literature review. *Contracep Fertil Sex* 1999 Feb;27(1):147-154.
27. Maldjian C, Adam R, Pelosi M, Pelosi M 3rd. MRI appearance of cervical incompetence in a pregnant patient. *Magn reson Imaging* 1999 Nov;17(9):1399-1402.
28. Althiusius SM, Dikker G, Var Geijn HP, Bekedam DJ, Hummel, P. Cervical incompetence prevention randomized cerclage trial (CIPRACT): study design and preliminary results. *Am J Obstet Gynecol* 2000 Oct;183(4):823-829.
29. Althiusius SM, Dikker G, Var Geijn HP, Bekedam DJ, Hummel, P. Final results of the cervical incompetence prevention randomized cerclage trial (CIPRACT): therapeutic cerclage with bed rest versus bed rest alone. *Am J Obstet Gynecol* 2001 Nov;185(5):1106-1112.
30. Kelly S, Pollack M, Maas B, Lefebvre C, Manley J, Sciscione A. Early transvaginal ultrasound versus early cerclage in women with an unclear history of incompetent cervix. *Am J Obstet Gynecol* 2001 May;184(6):1097-1099.
31. MacDonald R, Smith P, Vyas S. Cervical incompetence: the use of transvaginal ultrasound to provide an objective

diagnosis. *Ultrasound Obstet Gynecol* 2001 Sep;2(3):211-216.

32. Kassanos P, Salamalekis E, Vitoratos N, Panayotopoulos N, Loghis C, Creatsas C. The value of transvaginal ultrasound in diagnosis and management of cervical incompetence. *Clin Exp Obstet Gynecol* 2001;28(4):266-268.
33. Rozenberg P, Gillet A, Ville Y. Transvaginal sonographic examination of the cervix in asymptomatic pregnant women: review of the literature. *Ultrasound Obstet Gynecol* 2002 Mar;19(3):302-311.
34. Kayen G, Cabrol D. Current clinical implications of transvaginal ultrasound measurement of the cervix during pregnancy. *J Gynecol Obstet Biol Reprod* (Paris) 2002 Feb;31(1 supll):2548-2555.
35. To MS, Palaniappan V, Skentai C, Gibb D, Nicolaides KH. Elective cerclage versus ultrasound indicated cerclage in high risk pregnancies. *Ultrasound Obstet Gynecol* 2002 May;19(5):475-477.
36. Pardo J, Yogev Y, Ben-Haroush A, Peled Y, Kaplan B, Hod M. Cervical length evaluation by transvaginal sonography in nongravid women with a history of preterm delivery. *Ultrasound Obstet Gynecol* 2003 May;21(5):464-466.
37. Althiusius SM, Dekker G. Controversies regarding cervical incompetence, short cervix and the need for cerclage. *Clin Perinatol* 2004 Dec;31(4):695-720.

CAPÍTULO 39

AVALIAÇÃO ULTRA-SONOGRÁFICA DO SEGMENTO UTERINO INFERIOR

Francisco Mauad Filho
Daniela de Abreu Barra
Fernando Carvalho Jorge
Fernando Marum Mauad

INTRODUÇÃO

A ruptura uterina é uma intercorrência obstétrica com grave prognóstico materno fetal. Sua prevalência varia de 1/149 até 1/3.869[1] e encontra-se diretamente relacionada à qualidade do serviço assistencial onde ocorre.[2] Quando há cesárea prévia o risco de ruptura uterina é de 0,3% a 4,0%.[3] Em revisão bibliográfica de 361 artigos, Chauhan *et al.*[4] observaram que dentre as intercorrências no parto vaginal, como transfusão sanguínea, histerectomia, morte materna, acidose fetal e morte perinatal, a ruptura uterina foi prevalente, com 6,2 para 1.000 partos vaginais.

A ruptura uterina pode ser completa ou incompleta, sendo a ruptura completa caracterizada pela comunicação entre cavidade uterina e cavidade peritoneal, e a incompleta, ou deiscência uterina, caracterizada pela visualização da cavidade amniótica através do peritônio visceral. Ocorre raramente antes de 28 semanas de gestação,[5,6] sendo mais freqüente durante o parto, traduzindo, na maioria das vezes, omissão da assistência obstétrica.[7]

A causa mais comum de ruptura uterina é a cicatriz de cesárea prévia,[8] elevando cerca de oito vezes o risco comparativamente ao útero hígido.[9] Isto porque, com o crescimento uterino na paciente sem cesárea, há estiramento das fibras musculares na região do segmento uterino inferior, o que não ocorre com o tecido cicatrizado, que é rígido e não têm as mesmas propriedades do tecido anterior.[10] A prevalência desta entidade não apresentou queda esperada com a evolução da medicina (1931-1983), sendo a causa atribuída a grande liberalidade na execução de partos por via abdominal.[11]

Objetiva-se com o presente estudo realizar uma atualização sobre a contribuição da ultra-sonografia na predição do risco de ruptura uterina por meio da influência da mensuração da espessura do segmento uterino inferior e sua potencial contribuição frente à conduta obstétrica e índices de morbimortalidade para o binômio materno-fetal.

METODOLOGIA NA AVALIAÇÃO DA RUPTURA UTERINA

A ruptura uterina pode ser avaliada pela clínica, por meio da síndrome de distenção segmentária, que se caracteriza por ligamentos redondos retesados e desviados para frente (sinal de Frommel), e concomitantemente, presença do anel separando corpo uterino do segmento inferior (sinal de Bandl).

Outros métodos empregados para predizer ruptura uterina são a avaliação do segmento uterino inferior, por meio da histerografia da cicatriz uterina,[12] exame pélvico,[13] amniografia[14] e raios X com pelvimetria.[15] Entretanto, nenhum destes métodos mostrou-se satisfatório na predição de ruptura uterina.

A avaliação do segmento uterino inferior pela ultra-sonografia, nas proximidades do termo, é recomendada com a finalidade de orientar a decisão de se tentar ou não a via vaginal, além disso, pode diagnosticar deiscência assintomática da cicatriz de cesárea anterior.[16]

PREDIÇÃO DA RUPTURA UTERINA POR MEIO DA MEDIDA DO SEGMENTO UTERINO INFERIOR PELA ULTRA-SONOGRAFIA

A medida do segmento uterino inferior é realizada na área de menor espessura[17] pela ultra-sonografia abdominal (Fig. 39-1). Recentemente, a aferição via transvaginal do segmento (Fig. 39-2), por sua maior acurácia na medição, possibilitou a distinção da camada miometrial da serosa da bexiga e da reação decidual, sendo sua medida executada de forma única.[18]

A predição do risco de ruptura uterina, por meio da análise ultra-sonográfica da espessura do segmento uterino inferior, foi demonstrada por Patrick Rozenberg *et al.*,[19] em estudo prospectivo observacional, em 642 gestantes, com história de cesárea prévia, entre a 36ª e a 38ª semanas de gestação. As avaliações ultrasonográficas do segmento uterino inferior foram correlacionadas

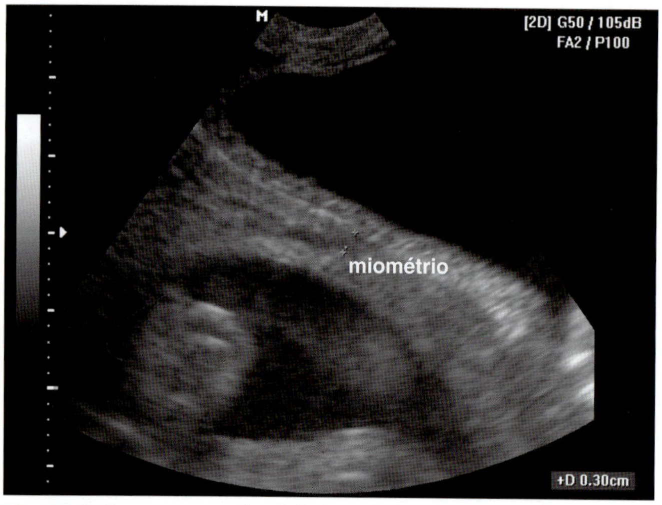

Fig. 39-1. Segmento uterino inferior visibilizado à ecografia abdominal.

com a avaliação da cicatriz uterina no ato cirúrgico e com a revisão bimanual do segmento durante o parto vaginal. Esses autores observaram prevalência de ruptura de 2,5% e deiscência de 1,5%. Dentre as 25 pacientes que apresentaram defeito de cicatriz, 12 tinham uma cesárea prévia, 10, duas cesáreas prévias e três tinham três cesáreas prévias. O risco de ruptura uterina foi maior, quando menor a espessura do segmento, sendo esse risco seis vezes maior, quando a espessura estava abaixo de 3,5 mm, e 20 vezes maior, quando a espessura era inferior a 2,5 mm. Adotando valor de corte de 3,5 mm para predição de ruptura, obtiveram sensibilidade de 88%, especificidade de 73,2%, valor preditivo positivo de 11,2% e valor preditivo negativo de 99,3%.

A influência da mensuração da espessura do segmento uterino inferior, sobre a conduta obstétrica, e suas conseqüências frente às taxas de parto cesáreo, de ruptura e de deiscência uterina foi avaliada por Rozenberg *et al.*,[17] em gestantes entre a 36ª e a 38ª semanas de gestação, com história de cesariana prévia. As medidas eram fornecidas ao obstetra e serviam de parâmetro para a escolha

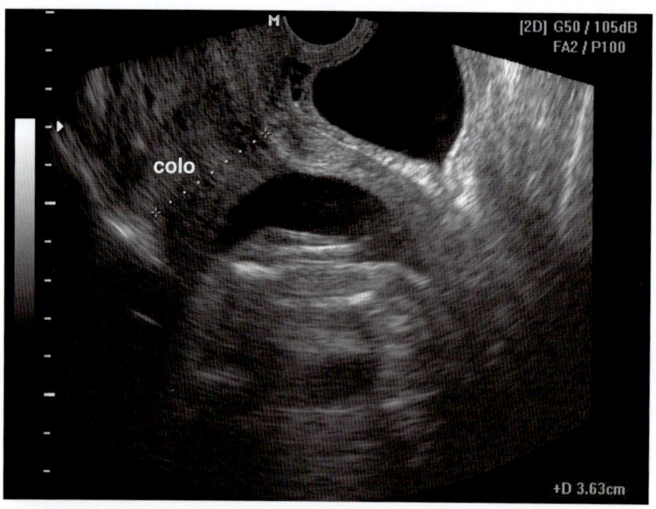

Fig. 39-2. Segmento uterino inferior visibilizado à ecografia transvaginal.

da via de parto. Verificou-se grande redução no número de ruptura, com prevalência de 0,5%, como também aumento no número de partos vaginais e ausência de ruptura nas pacientes com duas cesáreas prévias. Notou-se aumento no uso de ocitócitos na condução do trabalho de parto, no número de cesáreas eletivas, e redução no número de cesáreas de emergência.

A predição de deiscência da cicatriz uterina em mulheres com história de cesárea prévia foi descrita por Hideo Cotoh *et al.*,[18] por meio de medidas ultra-sonográficas seriadas do segmento uterino inferior no segundo trimestre. Verificou-se que o segmento uterino inferior torna-se cada vez mais fino com o decorrer da gestação, e esse afilamento é de maior intensidade nas pacientes com cesárea prévia. A medida deve ser realizada a partir do final do segundo trimestre, evitando que a apresentação fetal e a redução fisiológica do líquido amniótico comprometam a medida da espessura do segmento. As pacientes sem cesárea prévia apresentaram segmento uterino inferior de 6,7 ± 2,4 mm, com 19 semanas, diminuindo para 3,0 ± 0,7 mm com 39 semanas. As gestantes com cesárea prévia apresentavam segmento uterino inferior de 6,8 ± 2,3 mm, com 19 semanas, e com 39 semanas as medidas diminuíram para 2,1 ± 0,7 mm. As medidas do segmento uterino inferior das pacientes com cesárea prévia e sem cesárea prévia eram equivalentes entre 19 e 26 semanas. Após a 27ª semana de gestação, ocorria diminuição acentuada da espessura do segmento uterino inferior, nas pacientes com cesárea prévia. Das 24 mulheres com deiscência, 17 tinham aferição da espessura do segmento menor que 2 mm, não tendo ocorrido deiscência nas pacientes com a espessura do segmento maior que 2 mm.

CONSIDERAÇÕES FINAIS

O parto via vaginal em pacientes com história de cesárea prévia tem sido realizado em vários serviços. A possibilidade de ruptura uterina nestes casos sempre existe, sendo intercorrência que requer intervenção cirúrgica imediata, com resultados ominosos para mãe e feto.

Dos vários métodos utilizados na avaliação do segmento uterino inferior, a ultra-sonografia é a única que oferece resultados satisfatórios. Na predição da ruptura uterina e deiscência, a aferição da espessura do segmento não foi efetiva por não afastar totalmente o risco de ruptura. Tal fato é evidenciado pelos baixos valores preditivos positivos encontrados nos trabalhos analisados. Isto nos permite concluir que, além da espessura do segmento uterino inferior, haja outros fatores envolvidos na etiologia desta intercorrência.

Por outro lado, os valores preditivos negativos altos encontrados na literatura pesquisada nos permitem a tentativa de trabalho de parto em pacientes com cesárea prévia com maior segurança, inclusive no uso de ocitócitos. Assim sendo, a aferição do segmento uterino inferior reduziria o número de cesarianas eletivas, a taxa de ruptura e o número de cesarianas de emergência, fornecendo ao obstetra maior tranqüilidade na condução do trabalho de parto.

Como o risco de ruptura e deiscência é inversamente proporcional à espessura do segmento uterino inferior, a medida deste pela ultra-sonografia é de grande importância na condução do trabalho de parto, nas pacientes com cicatriz uterina. Esta medida deve ter início no final do segundo trimestre, no qual ocorre maior afilamento do segmento, e a apresentação fetal e o índice de líquido amniótico não comprometem a aferição da sua espessura.[20]

A medida da espessura do segmento uterino inferior, após análise dos trabalhos apresentados, possibilita melhor qualidade do serviço na assistência dessas pacientes e deveria passar a ser executada com maior freqüência nos serviços de saúde.

REFERÊNCIAS BIBLIOGRÁFICAS

1. Saglamtas M, Vicdan K, Yalcin H *et al*. Rupture of the uterus. *Int J Gynecol Obstet* 1995;49:9-15.
2. Neme B, Balsamo S. *Rotura uterina. Neme obstetrícia básica*. 2ª ed. São Paulo: Santos, 2000. Cap. 88. p. 796-803.
3. Leug AS, Leug EK, Paul RH. Uterine rupture after previous cesarean section delivery: Maternal and fetal consequences. *Am J Obstet Gynecol* 1993;169:945-950.
4. Chauhan SP, Martin JN, Henricks CE *et al*. Maternal and perinatal complications with uterine rupture in 142,075 patients who attempted vaginal birth after cesarean delivery:A review of the literature. *Am J Obstet Gynecol* 2003;189:408-17.
5. Golan A *et al*. Rupture of the pregnant uterus. *Obstet Gynecol* 1980;56:549-554.
6. Sophoudis I *et al*. Spontanrupter der Gebarmuter in der 20. Schwangerschaftswoche durch invasive plazenta. *Zentr F Gynakol* 1989;111:921-924.
7. Rezende J, Fernandes M. *Tocotraumatismo materno. Obstetrícia*. 3ª ed. Rio de Janeiro: Guanabara Koogan, 1974. Cap. 41. p. 808-819.
8. Pinheiro LS. Rotura uterina no trabalho de parto. *Femina* 1978;6:432-438.
9. Pinheiro, L.S.: Como diagnostico rotura uterina. *GO Atual* 1997;6:34-37.
10. Asakura H, Nakai A, Ishikawa G *et al*. Prediction of uterine dehiscence by measuring lower uterine segment thickness prior to the onset of labor. *J Nippon Med Sch* 2000;67:352-356.
11. Eden RD *et al*. Rupture of the pregnant uterus: a 53-year review. *Obstet Gynecol* 1986;68:671-674.
12. Baker K. Vaginal delivery after lower uterine cesarean section. *Surg Gynecol Obstet* 1955;100:690-693.
13. Meehan EP, Moolgaoker AS, Stallworthy J. Vaginal delivery under caudal analgesia after cesarean section and other major uterine surgery. *BMJ* 1972;2:740-742.
14. Caterini HR, Rubino SM, Kaminetzky HA. Amniography during subsequent pregnancy for evaluating the post-cesarean section uterine scar. *Obstet Gynecol* 1972;39:717-720.
15. Thubisi M, Ebarahim A, Moodley J *et al*. Vaginal delivery after previous cesarean section: Is X-ray pelvimetry necessary? *Br J Obstet Gynecol* 1993;100:421-424.
16. Osmers R, et al. Sonographic detection of an asymptomatic rupture of the uterus due to necrosis during the third trimester. *Int J Gynecol Obstet* 1988;26:279-284.
17. Rozenberg P, Goffinet F, Philippe JH *et al*. Thickness of the lower uterine segment: its influence in the management of patients with previous cesarean sections. *European Journal of Obstetrics Gynecology and Reproductive Biology* 1999;87:39-45.
18. Gotoh H, Masuzaki H, Yoshida A *et al*. Predicting incomplete uterine rupture with vaginal sonography during the late second trimester in women with prior cesarean. *American College of Obstetricians and Gynecologists* 2000;95:596-600.
19. Rozenberg P, Goffinet F, Philippe HJ *et al*. Ultrasonographic measurement of lower uterine segment to assess risk of scarred uterus. *Lancet* 1996;347:281-284.
20. Fukuda M, Shimizu Y, Iharay *et al*. Ultasound examination of caesarean section scars during pregnancy. *Arch Gynecol Obstet* 1991;248:129-138.

CAPÍTULO 40

ECOMASTOGRAFIA NA GRAVIDEZ E LACTAÇÃO

Carlos César Montesino Nogueira
Ângelo Gustavo Zucca Matthes

INTRODUÇÃO

A ecomastografia é um dos exames complementares mais utilizados na propedêutica mamária, sendo por vezes o método de escolha no esclarecimento de várias anormalidades identificadas em exame clínico ou em outros métodos diagnósticos, como a mamografia. Sua capacidade em identificar lesões (sensibilidade) e sua capacidade em descartá-las (especificidade) tem melhorado sensivelmente, principalmente pelos avanços tecnológicos adicionados periodicamente aos equipamentos como as sondas multifreqüenciais, avaliação hemodinâmica através da dopplermetria, estudo tridimensional e o uso de contrastes. No entanto, a avaliação ultra-sonográfica das mamas continua sendo um dos métodos complementares mais difíceis de serem realizados, exigindo muito do examinador no que se refere ao domínio da técnica, ao conhecimento da anatomia e da patologia mamária. Este é um capítulo que procura contribuir com a tarefa de tornar a ecomastografia um exame complementar confiável e largamente empregado.

ANATOMIA E DESENVOLVIMENTO MAMÁRIO

A mama feminina é uma glândula sudorípara modificada que se desenvolve, a partir de um conjunto de células da ectoderme que migra para a porção anterior dos embriões de mamíferos de quatro semanas, dando origem a duas linhas no tronco fetal denominada linha láctea. Paulatinamente esse conjunto de células sofre um processo de atrofia, com exceção das células da porção torácica, que inicia um processo de ductelização, originando no recém-nascido um par de botões mamário. Esta estrutura permanece neste estágio até a puberdade, quando começa a receber os estímulos hormonais que a transformarão em uma mama feminina madura.[1]

Ela se desenvolve entre os folhetos anterior e posterior da fáscia superficial, imprimindo a esse tecido uma ausência de um plano de clivagem. Basicamente ela é constituída por três tipos fundamentais de tecidos:

1. Tecido glandular.
2. Tecido conjuntivo de preenchimento.
3. Gordura.

O tecido glandular corresponde à árvore ductal, que é constituída por um conjunto de canalículos revestidos por epitélio colunar simples cuja porção terminal, denominada ácinos, é a unidade morfofuncional da glândula. Esses ácinos se reúnem para formar os lóbulos mamários que, por sua vez, se agrupam em unidades macroscópicas denominadas lobo mamário. Cada mama é formada basicamente por um conjunto de 15 a 25 lobos, drenado por um ducto único principal que se exterioriza na papila.

O tecido conjuntivo é o tecido de preenchimento que oferece sustentação desta arquitetura, e podemos encontrá-lo envolvendo a unidade lóbulo-alveolar, o tecido conjuntivo frouxo e um tecido conjuntivo mais denso, que permeia toda a mama dando-lhe sustentação através dos ligamentos de Cooper.

O tecido gorduroso que completa o preenchimento desta glândula sofre modificações importantes no decorrer da vida da mulher. Nas mulheres jovens ele costuma ser escasso; progressivamente ele vai substituindo os outros tipos de tecidos, culminando com uma lipossubstituição quase que completa da glândula nas mulheres senis.

Do início da puberdade até a idade adulta ela sofre influência de vários hormônios que basicamente comandam o seu desenvolvimento, entre eles o estrógeno, a progesterona, o hormônio do crescimento, os hormônios tireoidianos e a prolactina.

A mama passa por vários estágios de desenvolvimento até seu desenvolvimento completo que só termina com a gestação, onde as unidades terminais são estimuladas e se tornam aptas para a secreção de substâncias lipoprotéicas (leite).

FISIOLOGIA DA LACTAÇÃO

O leite materno é produzido pela ação fisiológica dos hormônios da prolactina sobre o ácino mamário e ejetado através de um reflexo neuroendócrino da ocitocina.

Durante a gravidez, a glândula mamária sofre estímulo do estrogênio e da progesterona, que estimulam os ácinos a produzir o leite materno, mas só depois da dequitação placentária o efeito inibitório destes hormônios cessa e a ação da prolactina efetiva a produção de leite.

TÉCNICA DO EXAME ULTRA-SONOGRÁFICO E EQUIPAMENTO

A realização de um estudo ecográfico adequado das mamas necessita, pelo menos, de um equipamento com transdutor linear com o mínimo de 7,5 MHz de freqüência, com boa resolução espacial e de contraste, e boa resolução de campo com uma profundidade de penetração ótima de 4 cm.

Uma alta resolução permite visualizar pequenas lesões e diferenciá-las do parênquima. As altas freqüências propiciam a demonstração de estruturas anatômicas ou patologias ductais. A resolução é uma medida que consiste de três componentes: axial; lateral e profundidade.

A resolução axial é definida como o mínimo de separação entre pontos do tecido em uma direção paralela ao feixe do ultra-som, permitindo a definição de estruturas distintas. A resolução lateral permite a distinção dos objetos próximos entre si e que se encontram perpendiculares ao feixe ultra-sonográfico, sendo o maior fator limitante na qualidade das imagens.

A profundidade deve ser definida previamente ao exame para formação de uma boa imagem.

A resolução de contraste determina a habilidade de distinguir a presença de tecidos com ecos de pequena amplitude adjacentes a outros de grande amplitude e, desta forma, pode-se diferenciar a impedância acústica dos tecidos.

O feixe de US modifica-se através da passagem pelos diferentes tecidos, produzindo o fenômeno de atenuação, que é progressivo à medida que aumenta a profundidade, diminuindo sua intensidade. Ela é a combinação da absorção, reflexão e difusão do som frente aos tecidos.

Manter uma correlação entre o brilho da imagem e a intensidade do eco necessita do ajuste do equipamento, aumentando-se a amplitude de profundidade (TGC: *time gain compensating*).

Caso uma determinada lesão absorva mais som do que o tecido circundante, terá um aspecto hipoecóico, o contrário, mostrará uma maior reflexão sonora ocasionando aspecto hiperecóico. Na avaliação retrotumoral, uma lesão poderá absorver de tal maneira o som que lhe imprime um aspecto de sombra acústica posterior ou casos de completa ausência de refração sonora um reforço acústico poderá ser notado se fazendo presente principalmente em lesões císticas.

São características básicas de um aparelho de ultra-som para um exame ecomastográfico: a) matriz de 512 × 512 × 8 *bits*; b) escala de cinza 256 tons; c) valores de resolução lateral de 0,1cm; axial de 0,15 cm e zona de focalização ótima: de 0,2 a 4 cm; d) transdutor linear de no mínimo 7,5MHz.

SISTEMÁTICA DO EXAME

O exame de maneira geral deve seguir uma seqüência a fim de facilitar sua realização.

A) Interrogatório e anamnese direcionada.
B) Análise das mamografias prévias direciona o exame ecográfico para áreas de maior grau de suspeição durante o exame.
C) Exame clínico das mamas que consiste na inspeção e palpação (também permitem direcionar o exame quanto a áreas suspeitas).
D) Adequado posicionamento da paciente em decúbito dorsal com os membros superiores fletidos permite o repouso da cabeça sobre a palma das mãos e perfeita exposição do parênquima mamário para estudo.
E) Adequado posicionamento do transdutor que deve estar perpendicular à pele para evitar falsas imagens e distorção de planos.
F) Exploração da glândula com o transdutor: sua esquematização dependerá de cada examinador, contudo, a Escola de Ultra-sonografia de Ribeirão Preto sugere que se inicie o exame através da exploração da fossa infraclavicular, permitindo uma avaliação axilar prévia e procurando-se evidenciar os vasos axilares e estruturas adjacentes, como os músculos peitorais maior e menor. O rastreamento mamário pode ser feito por planos, varrendo-se a mama de forma linear no sentido crânio-caudal e látero-medial, em ziguezague ou ainda, por quadrantes individualmente e em seqüência. O quadrante central merece atenção especial sempre, pois para ele convergem ductos galactóforos que podem apresentar alterações como a ectasia e papilomas. Na verdade o importante é mapear detalhadamente o parênquima mamário com bastante atenção, baseando-se nos relatos clínicos, no exame físico e nos achados mamográficos sempre que possível. Não se deve esquecer de avaliar a pele mamária e atentar para alterações de sua espessura.
G) Uma vez identificada uma área suspeita o exame deve ser direcionado para ela, sendo necessários ajustes quanto à focalização (melhor definição da imagem); ajustes na curva de ganho que evitam artefatos e erros de interpretação e ajustes no brilho e contraste que ressaltam as bordas e o conteúdo das lesões.

Para um exame bem sucedido é necessário equipamento adequado, operador treinado e, sem sombra de dúvida, o domínio da técnica, correlacionados com a história clínica e a adequada interpretação dos exames complementares.

ANATOMIA ECOGRÁFICA DA MAMA NORMAL

Todos os tecidos componentes da mama são passíveis de ser identificado pelo ultra-som. O transdutor colocado perpendicularmente à glândula mamária em direção aos planos mais profundos individualiza todas as estrutura;

A pele que envolve toda a glândula em sua porção mais externa aparece ao ultra-som como uma fina linha ecogênica e homogênea, com espessura entre 1 e 2 mm, podendo ser mais espessa na região periareolar e na prega inframamária. Logo baixo da pele, uma pequena camada de tecido hipoecóico é a expressão ecográfica do tecido celular subcutâneo

O mamilo presente na posição mais superficial e central da mama aparece como um nódulo arredondado de ecogenicidade intermediária com forte atenuação posterior. O folheto superficial da fáscia anterior é identificado pelo ultra-som como uma fina linha ecogênica e envolve todo o tecido mamário em sua porção superior.

O tecido glandular é identificado pelo ultra-som logo abaixo desta fáscia e seu aspecto ecogênico depende da idade e paridade da pacientes e da distribuição tecidual da mesma. Em mulheres jovens freqüentemente o parênquima mamário é constituído por grande quantidade de tecido conjuntivo e glandular imprimindo a esta mama uma característica homogeneamente ecogênica, só interrompida pela árvore ductal que se dirige aos mamilos. Paulatinamente este tecido fibroglandular vai sendo substituído por gordura ao longo da vida da mulher imprimindo ao tecido um aspecto mais heterogêneo e hipoecóico, onde a gordura vai assumindo aspecto de pequenos bolsões que representem os lóbulos preenchidos por gordura. Nas mulheres senis o grau de lipossubstituição é intenso sendo facilmente identificado pelo ultra-som.

Os ductos mamários podem também ser identificados na ecografia de alta resolução como estruturas tubulares que convergem para o mamilo, com aumento progressivo de seu diâmetro até o seio lactífero, localizado na região retroareolar, e são mais facilmente visualizados em cortes radiais em torno do mamilo.[2]

Posteriormente a este tecido fibroglandular encontramos o tecido gorduroso retromamário identificado com uma fina camada hipoecogênica típico do tecido gorduroso. A musculatura peitoral é identificada pelo ultra-som, e tem aspecto característico com suas finas estrias ecogênicas que alteram sua intensidade de acordo com a inclinação do transdutor.

Toda a cadeia de gânglios linfáticos pode ser demonstrada pelo ultra-som. Eles se apresentam como nódulos alongados de aspecto hipoecogênico e centro ecogênico, quando presentes no parênquima principalmente nos quadrantes externos são denominados intramamários.

MODIFICAÇÕES MAMÁRIAS GRAVÍDICAS IDENTIFICADAS PELO ULTRA-SOM

Durante a gravidez os lóbulos mamários multiplicam-se e dilatam-se na preparação com a lactação. O parênquima mamário torna-se intensa e difusamente ecogênico, com uma diminuição da gordura subcutânea, e os ductos tornam-se dilatados e ecogênicos com conteúdo lácteo presente.

PRINCIPAIS LESÕES MAMÁRIAS IDENTIFICADAS PELO ULTRA-SOM

As lesões da mama são distribuídas conforme a sua topografia no órgão, isto é, cada estrutura tem seus tipos mais comuns de lesão. Na região do mamilo há a formação de adenomas, doença de Paget e processos inflamatórios. Nas regiões mais internas encontramos os cistos, fibroadenomas, galactoceles e a maioria dos carcinomas. A necrose gordurosa, os lipomas e fibroadenolipomas e cistos oleosos ocorrem com freqüência no tecido adiposo. Nos ductos e tecido conjuntivo há outra alteração muito freqüente denominada alteração fibrocística, clinicamente chamada de alteração funcional benigna da mama.

Galactocele

É uma dilatação cística do ducto mamário que se desenvolve durante a lactação ou em alguns meses após o término dela provavelmente devido a uma obstrução do ducto. Consiste de um cisto com paredes finas e conteúdo semelhante a colostro; depois, pode apresentar paredes espessadas devido à inflamação e conteúdo espesso, pode ser uma lesão única múltipla e multiloculada. Clinicamente corresponde a um nódulo móvel, bem delimitado e geralmente situado na área central da mama.[3]

Radiologicamente as lesões são arredondadas, podendo ter radiodensidade diferente de acordo com o grau de densidade do leite e da quantidade de gordura presente na lesão, pode ser radiolucente ou com densidade levemente menor do que o parênquima restante. Ao ultra-som as galactoceles aparecem como massas bem circunscritas, com ecos internos presentes podendo apresentar sombras laterais e reforço acústico posterior, podendo facilmente ser confundida com nódulo sólido bem circunscrito da mama.

Mastites (processo inflamatório das mamas)

Atingem as mamas independentemente da faixa etária, mas principalmente as mulheres em fase de lactação. Sua etiologia é muito diversificada e pode propiciar repercussões locais e ou sistêmicas. Necessita de terapêutica direcionada e eficaz para diminuir eventuais seqüelas na arquitetura mamária.

A mastite puerperal é relativamente comum e está relacionada com baixa condição social e higiênica. Geralmente se instala por volta das quatro primeiras semanas após o parto. A infecção ocorre principalmente através de fissuras da aréola e do mamilo ou através dos ductos dilatados devido à estase láctea, que facilita a infecção local e posteriormente a distância, via hematogênica.

Os agentes mais comuns das mastites lactacionais são os *Staphylococcus aureus com* 80% dos casos, seguido pelos estreptococos. O uso de antibióticos de largo espectro tem selecionado cepas resistentes e, conseqüentemente, aumentando a gravidade dos quadros infecciosos com sinais de toxemia. No quadro agudo é imperativo o tratamento clínico imediato, com antibióticos específicos e medicação sintomática.

O quadro clínico é relativamente típico com presença de sinais flogísticos de dor, calor e rubor localizados em determinada área ou comprometendo a mama globalmente, acompanhado de febre e fraqueza (Fig. 40-1).

Laboratorialmente o exame hematológico evidencia estado infeccioso agudo com intensa leucocitose e desvio à esquerda e aumento da velocidade de hemossedimentação.

A ultra-sonografia mostra-se de grande utilidade nestes casos, pois permite definir as áreas acometidas, principalmente nos casos difusos, onde não existe flutuação dos abscessos. A presença de reverberação no interior de abscesso indica a presença de gás e o possível agente anaeróbio causador do abscesso. O estudo Doppler permite avaliar alterações de perfusão local associados com determinadas cepas do microorganismo, podendo mostrar uma leitura indireta de sua atividade. Também permite realizar o monitoramento dos processos inflamatórios e é capaz de avaliar a resposta terapêutica, que geralmente ocorre nas primeiras 24 horas após o início do tratamento, ou ainda orientar na drenagem de abscessos.

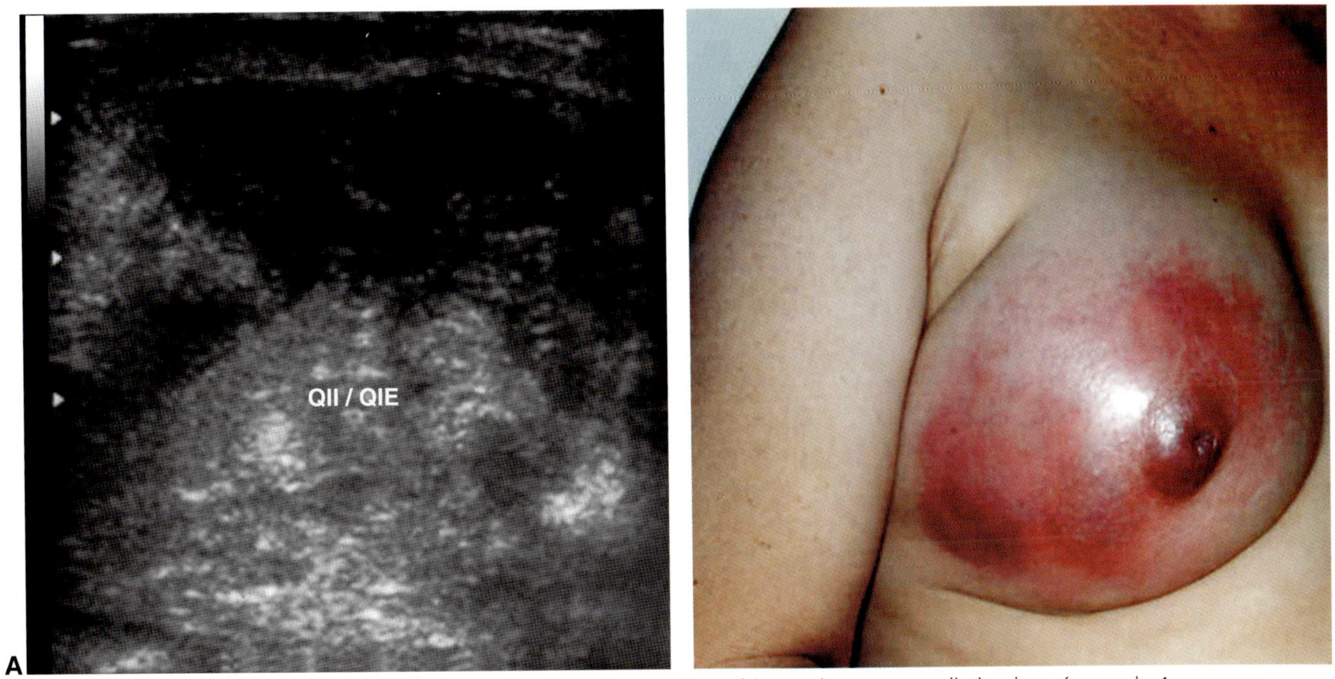

Fig. 40-1. Mastite puerperal. (**A**) Aspectos clínicos: calor, dor, edema, rubor e hiperemia em mama direita de puérpera de 4 semanas. (**B**) Abscesso identificado ao ultra-som: lesão hipoecóica superficial com áreas anecóicas (mista), mal definida, debris em seu interior e com reforço acústico posterior.

Fibroadenoma

É o tumor benigno mais freqüente na mama feminina, ele atinge principalmente mulheres jovens de 20 a 30 anos, seu tamanho pode variar desde lesões mínimas até 4 a 6 cm de diâmetro. Ele ocorre mais freqüentemente no quadrante superior externo da mama, é uma lesão bem delimitada, nodular, bem circunscrita, com tecido granuloso e brilhante, consistência fibroelástica, com arranjo bem nodular, móvel e de crescimento lento, esta proliferação fibroepitelial que ocorre no fibroadenoma comprime os ductos, que se tornam distorcidos, alongados e colabados. A malignização nesta neoplasia é rara e quando ocorre, na maioria das vezes é a partir do epitélio sob a forma de carcinoma lobular.

Eles têm uma forte relação com o estímulo estrogênico e podem aparecer em pacientes em uso de terapia de reposição hormonal ou serem fortemente estimulados durante o ciclo grávido-puerperal.

Clinicamente se comportam como nódulos bem delimitados, móveis e de consistência fibroelástica. Na mamografia se apresentam como nódulos bem circunscritos radiopacos com eventual halo e às vezes podem ser camuflados pelo parênquima circundante.

O aspecto ultra-sonográfico é de um nódulo sólido, hipoecóico, contornos regulares, limites precisos, ecos internos presentes, ecos posteriores fracos uniformes, sombras laterais podem estar presentes e o diâmetro látero-lateral é maior do que o ântero-posterior (Fig. 40-2).

Os fibroadenomas podem sofrer processo de calcificação que será facilmente identificada pela sombra acústica provocada pela atenuação sonora.

Tumor *Phyllodes*

É um tumor raro com prevalência de 0,3% a 1% de todas as neoplasias mamárias. Como o fibroadenoma, tem origem no estroma intralobular. É benigno na maioria dos casos, mas pode ser maligno em 3% deles. Sua identificação é feita pela contagem elevada do número de mitoses presentes em seu estroma. Ele é também chamado de "cistossarcoma filodes" devido ao seu aspecto sarcomatoso, mas essa denominação é imprópria, pois o tumor é geralmente benigno.

Este tumor freqüentemente recidiva localmente após a exérese, e pode produzir metástases hematogênicas para os pulmões. Apresenta-se macroscopicamente como a superfície de uma folha (de onde deriva o termo *phyllodes*), pelo aspecto em corte com ranhuras. Geralmente é bem delimitado, de tamanho variado, mas na maioria das vezes grande (Fig. 40-3).

Radiologicamente observamos um nódulo de grandes dimensões radiopaco heterogêneo de contornos regulares, bocelado e às vezes com a presença de halo (Fig. 40-4).

O aspecto ecográfico do tumor *phyllodes* quando pequeno é semelhante ao do fibroadenoma sendo impossível estabelecer diferença entre suas formas benignas e malignas. Quando de grandes dimensões têm aspecto bocelado e padrão ecográfico heterogêneo, com áreas anecóicas sugestivas da presença de líquido e necrose.[4]

Carcinoma da mama na gravidez e lactação

O câncer de mama diagnosticado na gravidez é considerado condição rara, embora ele seja o câncer mais diagnosticado no ciclo grávido-puerperal, ocorrendo em uma de cada 3.000 gestações,

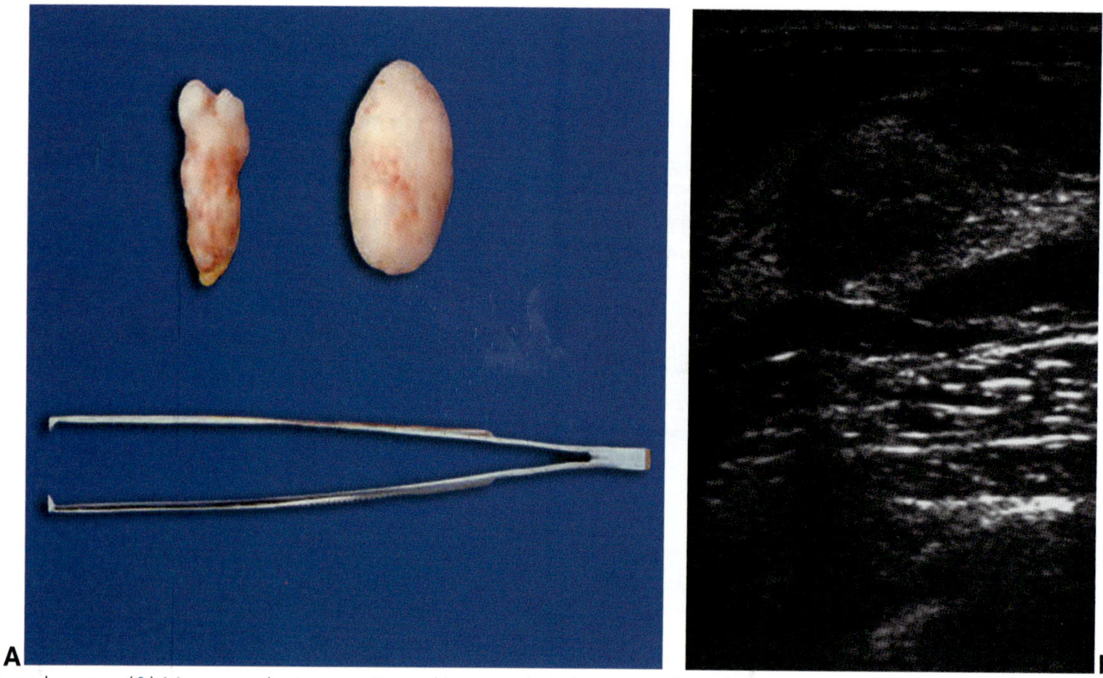

Fig. 40-2. Fibroadenoma. (A) Macroscopia: tumoração perlácea, ovalada levemente bocelada consistência fibroelástica. (B) Ultra-som. Nódulo hipoecóico homogêneo, bem delimitado com sombra lateral.

no entanto, como as mulheres dão à luz cada vez mais tardiamente é provável que a incidência do câncer de mama, nestas mulheres, aumente gradativamente. Na gravidez, é definido como aquele que ocorre durante o ciclo gravídico ou até um ano após o parto. Já o associado à lactação é aquele que ocorre durante o aleitamento, independentemente da sua duração.[5]

A média de idade das pacientes é de 32 a 38 anos. A tendência natural de ingurgitamento mamário durante a gestação e a amamentação pode dificultar a identificação de massas mamárias retardando o diagnóstico do câncer de mama, em até 15 meses.[6] Caracteristicamente os cânceres de mama, nesta situação, são diagnosticados em estágios mais avançados quando comparados aos diagnósticos das não gestantes.[7]

Mulheres grávidas devem ser induzidas a praticar o auto-exame e suas mamas devem ser rotineiramente examinadas pelo obstetra durante todo o pré-natal e a amamentação. A propedêutica deve iniciar-se precocemente no pré-natal, a fim de evitar quaisquer dificuldades decorrentes das mudanças fisiológicas do decorrer do processo gravídico e se perpetuar em cada uma das consultas do acompanhamento.

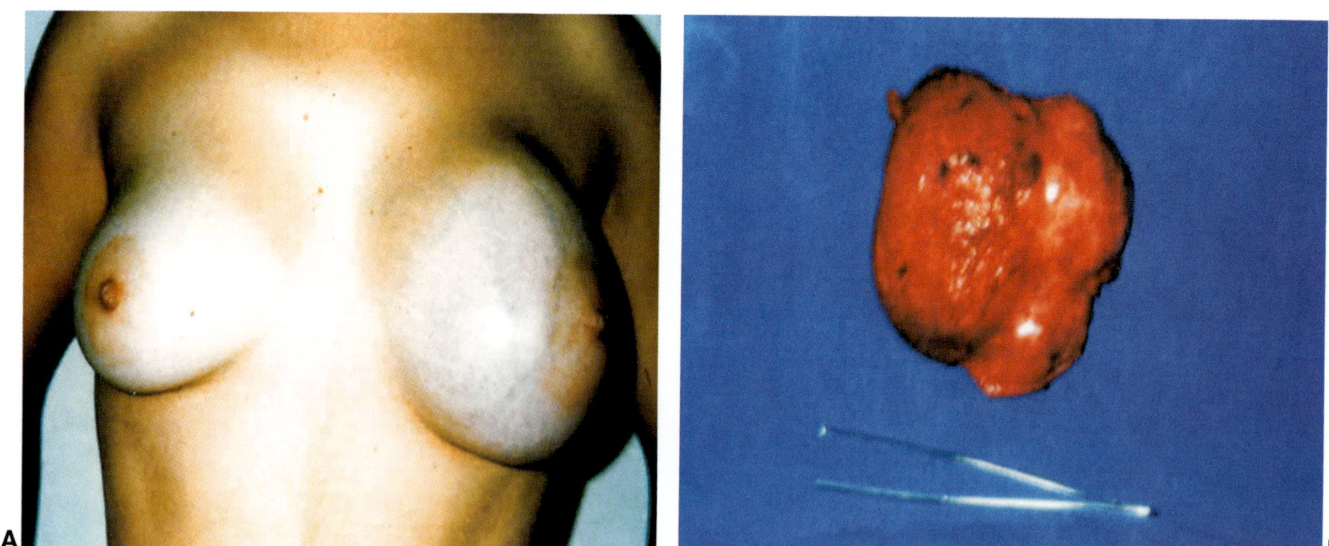

Fig. 40-3. Tumor filóides. (A) Aspectos clínicos: assimetria mamária com estiramento da pele e aréola, estrias, vasos superficiais evidentes e tumoração fibroelástica de grandes dimensões, consistência fibroelástica, bem delimitada em mama esquerda de paciente de 14 anos. (B) Macroscopia: tumor de grandes dimensões (10 x 8 cm), superfície levemente avermelhada, sólido e levemente bocelado.

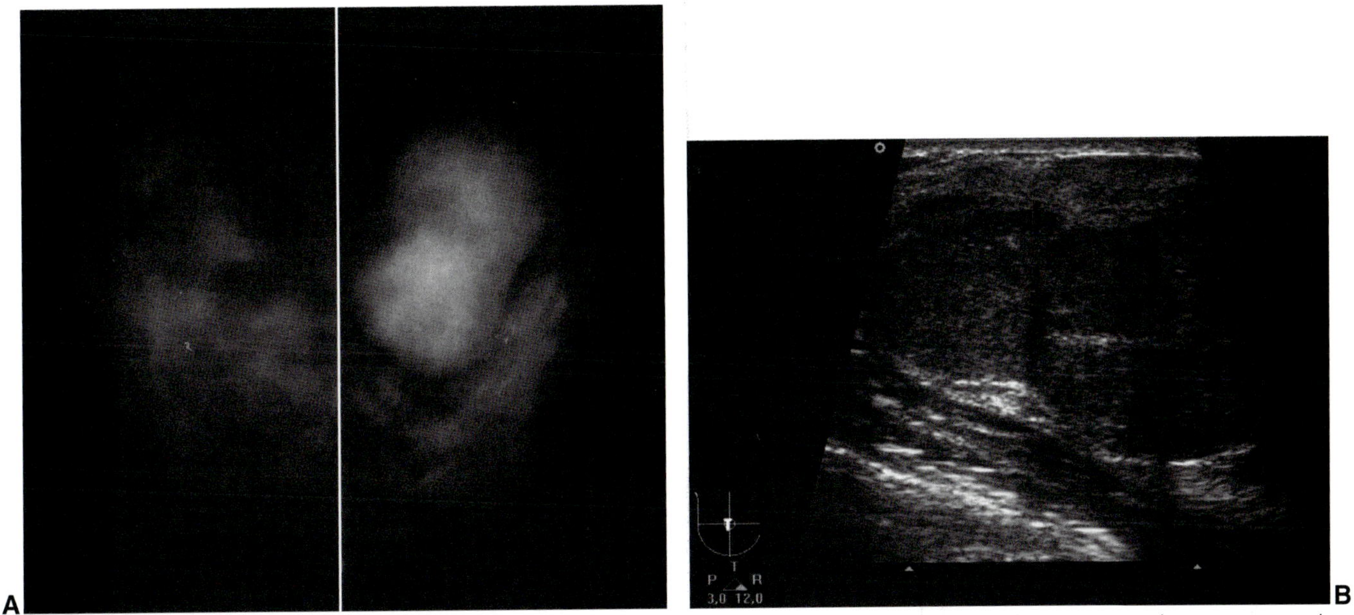

Fig. 40-4. Tumor filóides. (**A**) Mamografia: mamas densas, com nódulo radiopaco bem delimitado em quadrante externo da mama esquerda. (**B**) Ultra-som: nódulo hipoecóico de grandes dimensões, regular e bem delimitado com sombras laterais.

Frente a uma lesão palpável é prudente a realização de uma ecomastografia ou uma mamografia que quando realizado com aparatos de proteção oferece mínimos riscos ao feto; no entanto, ela só deve ser utilizada para caracterização de nódulos dominantes ou no rastreio do carcinoma oculto.[8]

No entanto, pelo menos 25% das mamografias poderão apresentar resultados falsos negativos, e nesta situação uma amostra tissular colhida por intermédio de uma punção aspirativa ou de uma biopsia deverá ser indicada na presença de uma anormalidade.

A ecomastografia tem papel fundamental tanto no diagnóstico quanto no estadiamento do câncer de mama. Ela é inócua, de baixo custo e apresenta grande capacidade diagnóstica, sendo a primeira escolha durante o ciclo grávido-puerperal. Ao ultra-som a mama gravídica apresenta uma ecogenicidade aumentada. O ultra-som ainda não deve ser confiado para diferenciar lesões benignas de malignas e diante da menor suspeita, uma amostra tissular, também nesta situação, deverá ser obtida por punção ou biopsia para melhor elucidação diagnóstica, e o patologista deverá ser avisado sobre o estado gestacional da paciente.[9]

As queixas mais comuns na gestação são as massas palpáveis e o fluxo mamilar. Na gravidez as lesões císticas geralmente são os cistos simples ou galactoceles e, portanto, passiveis de ser identificadas pelo ultra-som. Uma punção biopsia aspirativa pode ser realizada nestas situações com caráter terapêutico. Quanto à lesão sólida deve-se encaminhar a gestante ao exame complementar, normalmente deve-se evitar a mamografia devido à exposição fetal à radiação e também devido às mamas tornarem-se volumosas e densas limitando a eficácia do método. Não se deve esquecer de que o fluxo mamilar sanguinolento por múltiplos ductos é geralmente fisiológico no final da gravidez, necessitando de simples acompanhamento clínico.

O ultra-som possui importante papel no estadiamento do câncer de mama, pois permite a identificação de metástases hepáticas com uma sensibilidade de 76%.[10]

ASPECTOS ECOGRÁFICOS

A avaliação das massas mamárias ao ultra-som deve conter informações adicionais não identificadas em outros e exames. Localização, número de lesões, tamanho, ecotextura, forma, acústica retrotumoral, vascularização e avaliação linfonodal devem ser informações oferecidas pelo laudo.

Normalmente os cânceres de mama têm aspecto hipoecóico ao ultra-som e a textura da massa depende dos tecidos componentes da lesão, do grau de fibrose, da presença de microcalcificações e de necrose. A atenuação acústica posterior pode estar presente em 30% dos tumores malignos e ela depende da quantidade de tecido fibroso da massa.[11] Eventualmente massas malignas podem apresentar reforço acústico posterior como nos casos dos carcinomas medulares ou mucinosos e nos carcinomas intracísticos.

A forma e as margens podem indicar o tipo de crescimento do tumor; massas com margens estreladas podem indicar um crescimento infiltrativo e os de margens circunscritas, um crescimento expansivo (Fig. 40-5).

A avaliação Doppler faz um estudo hemodinâmico da área tumoral. Ela é um acessório indispensável no diagnóstico diferencial das lesões mamárias. A avaliação quantitativa do número de vasos tem uma relação direta com o grau de suspeita da lesão. Nos casos de câncer, o número exagerado de vasos e sua presença dentro do tumor são características presentes.

Os gânglios linfáticos também podem ser avaliados pela ultra-sonografia, eles são facilmente identificados, localizados, mensurados e avaliados quanto a sua ecogenicidade. O infartamento

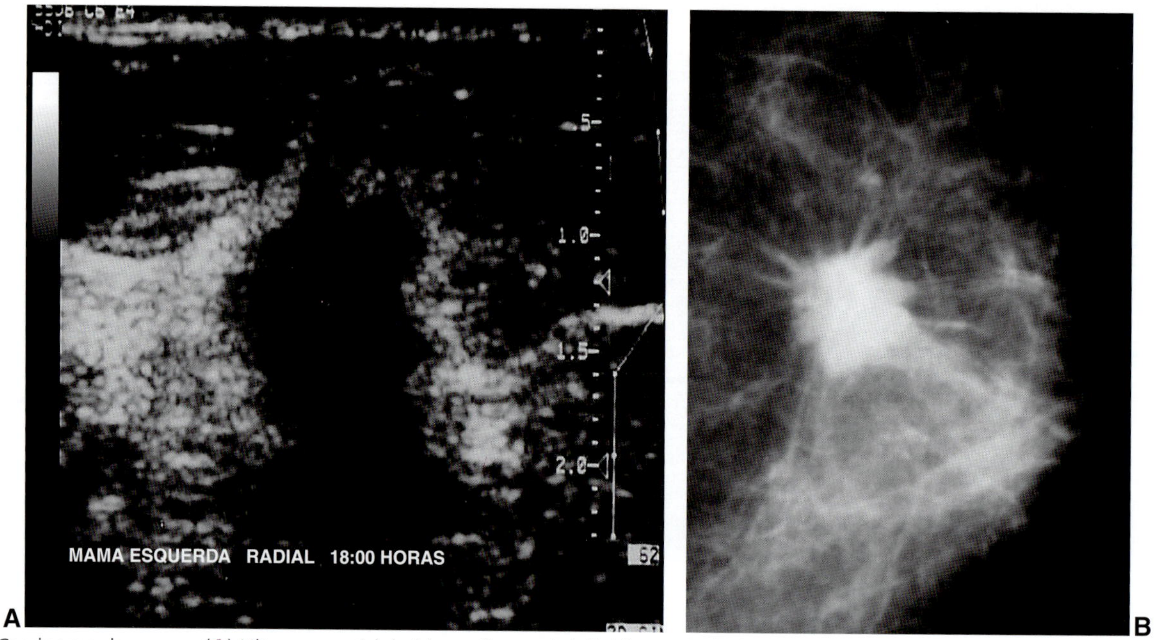

Fig. 40-5. Carcinoma de mama. (**A**) Ultra-som: nódulo hipoecóico mal definido, espiculado, com sombra acústica posterior evidente. (**B**) Mamografia: mamas com lipossubstituição acentuada e nódulo radiopaco com espículas e distorção arquitetural.

ganglionar pode ocorrer em processos inflamatórios e neoplásicos. A alteração do seu contorno e a perda da ecogenicidade central sugerem infiltração neoplásica. O ultra-som é mais sensível do que a mamografia e o exame físico na identificação do comprometimento ganglionar nos casos de metástases.[12] Ele pode ser utilizado na avaliação dos linfonodos da cadeia mamária interna nos casos de metástases do câncer para essa região.

ESTADIAMENTO

Procedimentos usados para estadiar o câncer de mama devem ser modificados na vigência da gravidez. Há inclusive relação entre o grau de invasão, histologia do tumor e o perfil enzimático da paciente.[13] Exposição à radiação no primeiro trimestre pode levar a malformações congênitas, principalmente a microcefalia. Doses maiores que 100 rad podem produzir anormalidades congênitas em 100% dos casos. Um exame de raios X do tórax libera em torno de 0,008 rad e um rastreamento ósseo 0,1 rad.[14] A utilização de proteção abdominal é considerada segura, no entanto, exames de raios X só devem ser realizados se forem primordiais para a conduta terapêutica.[15] Avaliação do fígado deve ser realizada com o ultra-som e metástases cerebrais podem ser rastreadas com uso da ressonância magnética.

SOBREVIDA

A sobrevida geral das pacientes grávidas com câncer de mama é pior que as não grávidas em todos os estágios.[16] A interrupção da gravidez não tem mostrado nenhum benefício no resultado final e não tem sido considerada como opção terapêutica. Entretanto, ela pode ser considerada dependendo da idade do feto onde a utilização da rádio e quimioterapia se torna uma limitação para a continuidade da gravidez.

REFERÊNCIAS BIBLIOGRÁFICAS

1. Haagensen CD. Anatomía de las glândulas mamarias. In: Haagensen CD. *Enfermedades de la mama*. 3ª ed. Buenos Aires: Panamericana, 1987. p. 13-62.
2. Chersevani R, Tsunoda-Shimizu H, Giusepetti GM, Rizzato G. In: Solbiati L, Rizzatto G. *Ultra-sonografia das estruturas superficiais*. 1ª ed. Rio de Janeiro: Revinter, 1998. p. 143-99.
3. Marsterller LP, Paredes ES. Well defined masses in the breast. *Radiographics* 1989;9:123-6.
4. Buchberger W. Phyllodes tumor: finding in mamography, sonography and aspiration cytology in 10 cases. *AJR* 1991;157:715-9.
5. Ribeiro Filho JA, Pereira MAQF, Araújo SS. Câncer de mama e gestação. In: Barros, ACSD *et al*. *Mastologia: condutas*. Rio de Janeiro: ed Revinter, 1999. p. 191-194.
6. Hover HC. Breast cancer during pregnancy and lactation. *Surgical Clinics of North America* 1990;70(5):1151-1163.
7. Clark RM, Chua T. Breast cancer and pregnancy: the ultimate challenge. *Clinical Oncology (Royal College of Radiologists)* 1989;1(1):11-18.
8. Barnavon Y,Wallack MK. Management of the pregnant patient with carcinoma of the breast. *Surgery (Gynecology and Obstetrics)* 1990;171(4):347-352.
9. Novotny DB, Maygarden SJ, Shermer RW. Fine needle aspiration of benign and malignant breast masses associated with pregnancy. *Acta Cytologica* 1991;35(6):676-686.
10. Ferreira ACF, Mauad Filho F, Carrara H, Elias Júnior J, Barbosa Júnior AB. Contribuição da ultra-sonografia abdominal no seguimento de pacientes no pós-tratamento do câncer mamário. *Revista Brasilera de Mastologia* 2002 Jan-Fev-Mar.

11. Cole-Beuglet C, Soriano RZ, Kurtz AB, Goldberg BB. Ultrasound analysis of 104 primary breast carcinomas classified according to histopathologic type. *Radiology* 1983;147:191-6.
12. Pamilo M, Soiva M, Lavast EM. Real-time ultrasound, axillary mammography, and clinical examination in the detection of axillary lymph node metastases in breast cancer patients. *J Ultrasound Med* 1989;8:115-20.
13. Pinheiro, LS. *Perfil histoenzimológico do carcinoma da mama, correlação com o percentual de cromatina sexual e a gradação histológica*. Tese de Mestrado defendida em 1979. HCFMRP-USP.
14. Gallenberg MM, Laprinzi CL. Breast cancer and pregnancy. *Seminars in Oncology* 1989;16:369-76.
15. Gwyn K, Theriault R. Breast cancer during pregnancy. *Oncology* (Huntington NY) 2001;15(1):39-46.
16. Guinee VJ, Olsson H, Moller T. Effect of pregnancy on prognosis for young women with breast cancer. *Lancet* 1994;343(8913):1587-1589.

CAPÍTULO 41

ULTRA-SONOGRAFIA TRIDIMENSIONAL DO PRIMEIRO TRIMESTRE

Luciano Silveira Pinheiro Filho
Francisco Mauad Filho

INTRODUÇÃO

A ultra-sonografia, importante elemento propedêutico na prática médica atual, em especial na especialidade obstétrica, constitui metodologia relativamente nova quando comparada ao estudo radiológico. Antes, somente a anamnese e o exame físico forneciam dados, baseados na experiência médica, para o estudo do período gestacional. Com a ultra-sonografia, novos conceitos e procedimentos foram introduzidos, permitindo melhor entendimento da Obstetrícia.

Em pouco tempo, a ultra-sonografia começou a ser aplicada na Obstetrícia. Os baixos efeitos tóxicos nessa aplicação foram importantes.[24] Estudos de Hellman *et al.*[16] e Campbell[10] correlacionaram a medida do diâmetro biparietal com a idade gestacional.

A correlação do comprimento cabeça-nádegas com a idade gestacional foi somente realizada alguns anos mais tarde, por Robinson.[32] A partir do estudo de embriões do primeiro trimestre, com idade gestacional entre sete e 14 semanas, realizava a medição do comprimento cabeça-nádegas. A imagem obtida para essa medida baseava-se no estudo do embrião em corte sagital, em perfil e com a cabeça fletida. Observou que essa correlação permitia uma precisão na determinação da idade gestacional com variação de três dias, quando realizada entre as sétima e a 14ª semanas.[14,33,41]

Nos anos seguintes, os avanços da informática começaram a se impor na medicina e a ultra-sonografia não poderia deixar de receber essa evolução. Os aparelhos de ultra-som agora são computadores, em que as imagens formadas são digitalizadas. O armazenamento tornou-se mais fácil e o envio de informações mais tranqüilo. Além disso, a velocidade de processamento tornou-se fator correspondente a uma melhor resolução dos aparelhos atuais.[11]

Foi na Obstetrícia que a evolução da ultra-sonografia tornou-se ainda mais notória. O armazenamento digital de imagens, aliado à velocidade crescente de processamento, permitiu nova evolução. O estudo do primeiro trimestre por ultra-sonografia não mais era uma meta, um sonho, mas uma realidade. Aparelhos com transdutores endovaginais e com freqüências mais elevadas permitiram que o médico ultra-sonografista pudesse fazer um paralelo com os achados ultra-sonográficos do embrião e os conhecimentos da anatomia e embriologia. Veio em seguida o estudo tridimensional da ultra-sonografia para permitir ainda uma coleta de dados mais fácil nessa importante fase da gestação.[1,8,37]

ULTRA-SONOGRAFIA TRIDIMENSIONAL

A ultra-sonografia tridimensional iniciou-se em 1988, a partir de trabalho de Sohn *et al.*, na Alemanha.[37] Considerando que, nessa década, a velocidade de processamento não era nem próxima à atual, sua aplicabilidade era reduzida. As imagens eram formadas a partir de uma coleção de imagens bidimensionais de uma estrutura, obtidas em intervalos regulares e com seções sonográficas. Nesse trabalho, tentou-se avaliar tridimensionalmente órgãos internos. A aquisição era por meio de movimentação constante do transdutor em paralelo e mantendo-se um ponto fixo, realizando uma movimentação angular. Os planos coletados eram armazenados em um computador que organizava os planos obtidos e produzia a imagem em três dimensões. Além da baixa velocidade de processamento, a resolução tinha que ser reduzida para permitir a formação da imagem.[38]

No ano seguinte, 1989, no Japão, Baba *et al.*[1] desenvolveram um sistema de reconstrução tridimensional a partir de imagens de ultra-som de fetos. Tentavam, a partir dessa reconstrução, encontrar uma maior facilidade no entendimento das estruturas fetais, bem como na possibilidade de armazenamento dessa imagem. Pela primeira vez, a ultra-sonografia tridimensional era utilizada na Obstetrícia. Encontraram nesse método um novo meio de avaliação total do feto, sem a necessidade de utilizar-se de métodos invasivos. Concluíram algo já amplamente considerado na atualidade, que esse sistema de análise poderia no futuro auxiliar no estudo e *screening* de anomalias fetais e anormalidade de crescimento.

Com o rápido evoluir da velocidade de processamento, a aplicabilidade da ultra-sonografia tridimensional começou a ser sentida. Aparelhos mais avançados já incorporam, entre suas inovações, a possibilidade de formação de imagens em três dimensões. A técnica na aquisição dos planos bidimensionais que seriam organizados para a formação do estudo tridimensional foi mantida. Todavia, a introdução de transdutores especiais era necessária. Foram desenvolvidos os transdutores automáticos, onde, por meio de acionamento elétrico, a movimentação para a aquisição dos planos paralelos é feita por movimentação interna. De início, esses transdutores tinham tamanho bem elevado e com peso de igual magnitude. Todavia, da mesma maneira que a própria evolução dos transdutores, seus tamanhos foram reduzidos e a velocidade de aquisição acompanhou essa mudança.[1,36,37,39]

ULTRA-SONOGRAFIA TRIDIMENSIONAL E PRIMEIRO TRIMESTRE

Atualmente, cada vez mais a metodologia tridimensional está sendo utilizada no estudo do primeiro trimestre. Reconhecida pelo Food and Drug Administration (FDA) em 1998, a ultra-sonografia tridimensional mostrou-se vantajosa no estudo embrionário normal, bem como no desenvolvimento fetal.[9] Há ainda a possibilidade de se obter além da imagem de superfície, estudo multiplanar do embrião e seus elementos, através de aquisição volumétrica endovaginal.[21,22] A ultra-sonografia tridimensional também tem-se mostrado importante na correta mensuração de um importante parâmetro amplamente pesquisado por estudo bidimensional: a translucência nucal.[3,17,26-29] A sua medida aumentada apresenta correlação estreita com risco de anormalidades do embrião.[34,35,40,42]

Em trabalho publicado em 1998, Bonilla-Musoles *et al.*[9] demonstraram a superioridade do estudo tridimensional frente ao bidimensional na determinação da medida da translucência nucal. No ano seguinte, 1999, Kurjak *et al.*[21,22] obtiveram as mesmas conclusões em trabalho semelhante. Observaram ainda uma maior facilidade na determinação, menor tempo de exame e maior fidelidade nas medidas.

Diante dessa evolução, o estudo do primeiro trimestre constituiu uma importante fonte de trabalho. O paralelo entre os conhecimentos da embriologia e da ultra-sonografia permitiu ao obstetra saber se alguma anormalidade estaria por se desenvolver, permitindo extrapolar para idades gestacionais mais elevadas uma tranqüila ou preocupante gestação. Esse paralelo permite uma comparação entre achados ao ultra-som bidimensional, o mais estudado, e a embriologia. Tal comparativo, todavia, somente poderia ser realizado a partir da quarta semana de amenorréia, e isto por via endovaginal.[11] (Bonilla-Musoles, 1992; Gable *et al.*, 1996). Com a participação da ultra-sonografia tridimensional, esse estudo ficaria ainda mais facilitado. A ultra-sonografia tridimensional, por meio da análise dos diversos planos obtidos pela aquisição automática do embrião, técnica denominada de estudo multiplanar, leva a novas perspectivas no estudo do período embrionário.

ULTRA-SONOGRAFIA TRIDIMENSIONAL E PRIMEIRO TRIMESTRE – CONHECIMENTOS ATUAIS

Em dissertação apresentada pela Faculdade de Medicina de Ribeirão Preto,[30] São Paulo, foi proposto avaliar a contribuição da ultra-sonografia tridimensional no primeiro trimestre, por meio da comparação com a ultra-sonografia bidimensional, pela avaliação das medidas do comprimento cabeça-nádegas, translucência nucal e vesícula vitelínica e pela avaliação de marcadores embrionários de superfície.

Foram estudadas 25 gestantes do primeiro trimestre clinicamente normais, usuárias da rede de saúde pública do município de Ribeirão Preto, São Paulo, atendidas na Escola de Ultra-sonografia e Reciclagem Médica de Ribeirão Preto, no período de agosto de 2000 a setembro de 2001. A idade gestacional foi estabelecida por exame de ultra-sonografia realizado no primeiro trimestre. Havia concordância com a data da última menstruação em todas as pacientes. Realizou-se estudo prospectivo, longitudinal, gestantes do primeiro trimestre com idade gestacional variando de sete semanas completas a 12 semanas (12 semanas e seis dias) confirmadas por exame ultra-sonográfico transvaginal.

Considerados como critérios de inclusão gestações únicas, concordância da paciente acerca da sua participação no estudo, por termo de consentimento firmado. Considerados como critérios de exclusão patologias maternas ou fetais próprias ou intercorrentes, malformações embrionárias ao ultra-som, antecedentes de cirurgia uterina prévia, exposição a substâncias tóxicas (fumo, maconha, cocaína, álcool, chumbo e agrotóxicos), e gestação atual com evolução insatisfatória (abortamento).

O material constou de medidas obtidas em modo bidimensional e tridimensional do embrião (comprimento cabeça–nádegas, translucência nucal), vesícula vitelínica e visibilização de marcadores morfológicos embrionários analisados pelos dois métodos. As avaliações subseqüentes foram realizadas semanalmente até ser completada a 12ª semana, quando então eram orientadas a retornar, de acordo com solicitação do médico que a acompanhava no pré-natal. Diante de alguma malformação, a paciente era encaminhada ao serviço de genética da Faculdade de Medicina de Ribeirão Preto – USP, para melhor avaliação, sendo a paciente excluída do estudo.

MARCADORES EMBRIONÁRIOS ANALISADOS

Durante a realização dos exames, eram transcritos achados da morfologia do embrião por ultra-sonografia bidimensional e tridimensional (multiplanar e de superfície), de acordo com uma lista de parâmetros morfológicos embrionários (Quadros 41-1 a 41-3). É conhecido que achados de embriologia apresentam uma diferença de duas semanas em relação à determinação da idade do embrião por ultra-sonografia, em virtude de o período da fecundação apresentar uma diferença de duas semanas da embriologia.

Foi utilizado aparelho de ultra-sonografia da marca MEDISON VOLUSON 530D® que apresentava transdutor endovaginal volumétrico multifreqüencial (5 a 7,5 MHz), com 120° de campo visual. Além de permitir a realização de exames de ultra-som em modo bidimensional, esse equipamento constava em seu *hardware*, *software* de manipulação de imagens tridimensio-

Quadro 41-1 Marcadores morfológicos embrionários analisados, entre a sétima e oitava semanas de amenorréia (embrião entre cinco e seis semanas)

- Distinção cabeça e tórax
- Formação dos brotos dos membros
- Cabeça maior que tronco
- Distinção de partes dos membros superiores
- Vesícula e ducto onfalomesentérico

Quadro 41-2 Marcadores morfológicos embrionários analisados, entre a nona e décima semanas de amenorréia (embrião entre sete e oito semanas)

- Braços em sua posição e tamanho normais
- Indentações entre perna e joelhos
- Alongamento dos membros superiores
- Orelhas em localização baixa da cabeça
- Hérnia fisiológica
- Início da distinção dos dedos
- Pés com melhor distinção

Quadro 41-3 Marcadores morfológicos embrionários analisados, entre a décima primeira e décima segunda semanas de amenorréia (embrião entre nove e dez semanas)

- Cabeça com aspecto já semelhante ao final da formação
- Orelhas formadas
- Membros superiores e inferiores bem formados
- Dedos tornam-se alongados e distintos
- Migração dos intestinos

nais, o *3d View*, que foi utilizado para este estudo. Os blocos tridimensionais coletados eram armazenados na memória física do aparelho (disco rígido ou *Winchester*) para posterior análise comparativa com os exames bidimensionais realizados.

Comparando-se as medianas obtidas nos dois métodos, bidimensional e tridimensional, os valores obtidos por ultra-sonografia tridimensional, além de constantemente superiores, apresentaram diferença estatisticamente significativa na maioria das vezes (Quadros 41-4 a 41-6).

A diferença estatisticamente significante entre os valores das medianas do comprimento cabeça–nádega calculada nos dois estudos permitiu delinear algumas hipóteses. A maior facilidade na obtenção da imagem ideal do embrião em corte sagital e perfil esteve presente no estudo tridimensional. Diante de um bloco de imagens arquivadas na memória física do aparelho (disco rígido) e não em tempo real, a movimentação embrionária não constituiu empecilho no estudo da imagem. Ainda foi permitido mais fácil posicionamento dos marcadores de medida, os *calipers*. A mobilização dos três planos tridimensionais, eixos X, Y e Z, apresentou importância na escolha da imagem ideal para a obtenção das medidas. A movimentação do embrião, baixo ângulo de mobilidade do transdutor endovaginal e complicadores no estudo bidimensional não promoveram dificuldade no estudo tridimensional. Essa maior facilidade é confirmada pela literatura, a qual demonstra que a escolha da ultra-sonografia tridimensional pode facilitar o estudo de estruturas em até 70%.[9,25]

A maior precisão da ultra-sonografia tridimensional na abordagem do primeiro trimestre da gestação é citada em trabalhos recentes. Por exemplo, numa amostra de 161 gestantes com idade gestacional variando entre seis semanas e 35 semanas, Platt *et al.*[31] realizaram estudo comparativo entre a avaliação bidimensional e a tridimensional, compreendendo esta última a análise multiplanar e a de superfície. Observaram que a ultra-sonografia tridimensional constituiu ferramenta importante na confirmação de anormalidades embrionárias e fetais, aumentando ainda a precisão da medição de estruturas. O tempo necessário para a análise também foi reduzido. Como era permitida a gravação do bloco completo de aquisição, a telemedicina em muito expandiria com a ultra-sonografia tridimensional.

Recentemente, Hull *et al.*[18] estudaram 30 embriões com idade gestacional entre 10 e 14 semanas. Todos foram analisados por ultra-sonografia bidimensional e tridimensional. Observaram que o estudo tridimensional no primeiro trimestre permitiu uma melhor interpretação da morfologia e mensuração, o tempo necessário para a identificação e mensuração sendo menor.

Quadro 41-4 Medidas das medianas e percentis 10, 50 e 90, em milímetros, do comprimento cabeça-nádegas, entre a sétima e a décima segunda semanas, em estudos bidimensional e tridimensional

	Bidimensional				Tridimensional			
Semanas	**Med**	**P10**	**P50**	**P90**	**Med**	**P10**	**P50**	**P90**
7	9,75	8,51	9,75	10,64	11,50	9,82	11,50	11,99
8	16,85	14,85	16,85	19,94	18,15	16	18,15	20,63
9	24,00	21,60	24,00	25,92	24,20	22,94	24,20	26,28
10	33,00	28,30	33,00	36,73	34,65	29,00	34,65	37,07
11	41,60	36,90	41,60	46,00	42,00	39,10	42,00	46,00
12	54,00	50,00	54,00	58,00	55,00	52,00	55,00	58,00

Quadro 41-5 Medidas das medianas e percentis 10, 50 e 90, em milímetros, da translucência nucal, entre a nona e a décima segunda semanas, em estudos bidimensional e tridimensional

	Bidimensional				*Tridimensional*			
Semanas	***Med***	***P10***	***P50***	***P90***	***Med***	***P10***	***P50***	***P90***
9	1,40	1,12	1,40	2,00	2,00	1,50	2,00	2,04
10	1,20	1,11	1,20	2,00	1,60	1,26	1,60	2,07
11	1,50	1,15	1,50	2,00	1,60	1,28	1,60	2,42
12	1,50	1,10	1,50	2,00	1,70	1,29	1,70	2,14

Concluíram que o estudo tridimensional permitiu uma fiel análise do embrião, fácil mensuração e ainda com menor tempo de exame.

Os valores das medianas da translucência nucal obtidos em 2002,[30] pelos estudos bidimensional e tridimensional, apresentaram diferenças estatisticamente diferentes, resultado semelhante foi também encontrado no que respeita à comparação entre as medidas obtidas pela análise do comprimento cabeça-nádegas, com exceção do grupo de sete semanas. A dificuldade pelo estudo em tempo real bidimensional para a correta mensuração da translucência nucal e posicionamento do embrião em inúmeras situações constituiu elemento importante nessa diferença. A movimentação embrionária, a proximidade da região cervical do embrião com as membranas amnióticas, a extensão do pescoço fetal impedindo uma correta mensuração, foram alguns fatores complicadores. Ainda há o baixo ângulo de mobilidade do transdutor endovaginal, dificultando ainda mais a obtenção da imagem ideal. Por meio do estudo multiplanar tridimensional, elas puderam ser melhor estudadas. O estudo dos três eixos ortogonais, X, Y e Z, permitiu fácil escolha da imagem ideal, posicionamento do embrião e medida da translucência nucal com maior fidelidade.

Uma das maiores dificuldades no posicionamento do embrião para a mensuração da translucência nucal está na posição do pescoço fetal, se fletido ou em extensão. A posição do pescoço fetal produz diferença significativa na medida da translucência nucal, podendo aumentar falsos positivos e assim a necessidade de ações invasivas.[44,45] A ultra-sonografia tridimensional permite a escolha da posição ideal para a medida, aquisição do bloco em três dimensões e estudo multiplanar. A visibilização é facilitada, elevando as chances de uma maior precisão na medida.[9,43]

Em estudo realizado por Bonilla-Musoles *et al.*,[9] foram analisados 25 embriões que já apresentavam resultado confirmado de cariotipagem: 13 com translucência nucal e 12 com *higroma colli*. Analisaram todos por estudo bidimensional convencional e tridimensional multiplanar e de superfície. Apesar de em 30% dos casos ocorrer impossibilidade de análise mais detalhada, os autores demonstraram que a ultra-sonografia tridimensional contribuiu, por meio de uma melhor visibilização das anormalidades, bem como maior precisão das medidas, na detecção de anormalidade do embrião em até 70%. Três casos que por meio da ultrasonografia bidimensional pareciam normais, a tridimensional confirmou como anormal.

No ano seguinte, Kurjak *et al.*[21,22] obtiveram resultados semelhantes. Ao analisarem 120 gestantes, com idade gestacional entre 10 e 14 semanas. Todas foram examinadas por dois ultrasonografistas usando ambos os métodos, bidimensional e tridimensional com transdutor endovaginal. A translucência nucal foi obtida em todos os embriões, quando se utilizou do estudo tridimensional, ao contrário do bidimensional, em que esse percentual foi de 85%. Além disso, estudo estatístico dos valores coletados permitiu concluir que a ultra-sonografia tridimensional apresentava melhor reprodutividade intra-observador. A possibilidade de escolher a melhor medida pelo estudo multiplanar foi considerada como principal causa.

Ao estudar 86 gestantes do primeiro trimestre, com idade gestacional entre 10 e 14 semanas, Chung *et al.*[12] obtiveram os mesmos resultados que Kurjak *et al.*[21,22] quanto ao estudo tridimensional da translucência nucal. Foram permitidas a identificação e a medida da translucência nucal em todos os exames realizados pelo estudo tridimensional por transdutor endovaginal. O tempo comparativo para a identificação por estudo tridimensio-

Quadro 41-6 Medidas das medianas e percentis 10, 50 e 90, em milímetros, da vesícula vitelínica, entre a sétima e a décima semanas, em estudo bidimensional e tridimensional

	Bidimensional				*Tridimensional*			
Semanas	***Med***	***P10***	***P50***	***P90***	***Med***	***P10***	***P50***	***P90***
7	3,60	3,18	3,60	4,44	3,90	3,66	3,90	4,42
8	3,45	3,00	3,45	4,69	3,70	3,07	3,70	4,72
9	4,20	3,76	4,20	4,68	4,40	3,68	4,40	4,56
10	4,55	4,06	4,55	5,00	4,65	4,23	4,65	5,57

nal foi inferior ao necessário pelo estudo bidimensional (média de 5 minutos contra média de 10 minutos). E ainda, a variabilidade intra-observador não apresentou significância estatística ($p = 0{,}862$), demonstrando uma elevada reprodutibilidade.

Uma comparação da ultra-sonografia bidimensional e tridimensional, quanto ao estudo da translucência nucal, foi também realizada por Eppel *et al.*[13] Analisaram 213 gestantes do primeiro trimestre, com idade gestacional variando entre 11 e 14 semanas. O tempo de exame para a medida da translucência nucal não podia ser superior a 90 segundos. Essa foi bem visibilizada em 85% das vezes em estudo tridimensional e 25% das vezes em estudo bidimensional. Observaram, ainda, que houve uma subestimação, estatisticamente significativa, dos valores da translucência nucal por estudo bidimensional, quando comparado ao tridimensional ($p < 0{,}001$). O tempo de obtenção foi significantemente inferior quando realizado por estudo tridimensional ($p < 0{,}001$).

Os valores das medianas da vesícula vitelínica obtidos no estudo de 2002,[30] pelos estudos bidimensional e tridimensional, não apresentaram diferenças estatisticamente significativas até a nona semana. Essa ausência de diferença está na maior facilidade de sua medida até a 10ª semana, quando se inicia uma maior proximidade entre as membranas coriônica e amniótica, dificultando sua medida. A vesícula vitelínica, por estudo ultra-sonográfico, produz imagem circular ecogênica com centro hipoecóico. Seu posicionamento de modo ideal para mensuração em tempo real bidimensional não constitui tarefa de difícil realização. No entanto, a análise multiplanar tridimensional permite maior fidelidade no posicionamento da vesícula, com maior correção na mensuração. O tempo gasto para sua determinação, embora não tenha sido objetivo deste trabalho, foi reduzido em todas as semanas, uma vez que a movimentação embrionária, importante fator complicador no estudo em tempo real, está ausente no estudo multiplanar.

Em estudo realizado em 1999, Kupesic *et al.*[20] analisaram 80 gestantes do primeiro trimestre, com idade gestacional entre cinco e 12 semanas, com o objetivo de tentar determinar a importância da ultra-sonografia tridimensional na identificação e estudo da vesícula vitelínica. Compararam os achados de morfologia pelo estudo bidimensional, bem como a facilidade da identificação nos dois estudos. A análise tridimensional não somente permitiu mais fácil mensuração, como também a reconstrução volumétrica de superfície auxiliou no estudo de parâmetros de normalidade da vesícula.

Quanto ao estudo dos marcadores morfológicos embrionários realizados em 2002,[30] sua identificação foi realizada pelo mesmo observador, de acordo com a idade gestacional. No intervalo de sete semanas completas e oito semanas e seis dias, os achados da morfologia de superfície (Quadro 41-7 e Fig. 41-1) foram bem melhor determinados pelo estudo tridimensional. Marcadores em que a precisão da imagem não era necessária, como a distinção cabeça e tórax, cabeça maior que o tronco e visibilização de vesícula e ducto, apresentaram a mesma freqüência. Marcadores mais sutis, que necessitavam de visibilização de detalhes como a distinção de parte dos membros inferiores, tiveram na análise tridimensional freqüências notadamente superiores.

A análise de superfície do embrião em três dimensões (reconstrução tridimensional) permitiu uma avaliação morfológica mais precisa. Além disso, não houve influência de outros fatores complicadores sobre o estudo do embrião. Eles somente estiveram presentes quando realizados por meio do estudo bidimensional em tempo real, como, por exemplo, a movimentação embrionária e o baixo ângulo de mobilização do transdutor. A aquisição automática volumétrica permitiu a identificação de planos de estudo impossíveis em alguns embriões.

Os achados desta investigação da morfologia do embrião,[30] no intervalo de nove semanas completas e 10 semanas e seis dias, também apresentaram melhores resultados no estudo tridimensional (Quadro 41-8 e Fig. 41-2). Marcadores de superfície como a identificação das indentações dos membros, alongamento dos membros inferiores, distinção de dedos e orelhas tiveram freqüência muito superior de visibilização do que em modo bidimensional. As orelhas foram identificadas em aproximadamente 50% dos embriões pelo estudo tridimensional, nunca sendo por estudo bidimensional. Isso resulta da possibilidade da reconstrução tridimensional da superfície do embrião, o qual facilita seu estudo morfológico. A identificação de detalhes da morfologia pôde ser feita com maior facilidade. A ausência da movimentação do embrião permite o estudo mais fácil na visibilização e interpretação de estruturas. Os achados de morfologia do embrião, no intervalo de 11 semanas completas e doze semanas e seis dias, puderam ser identificados pelo estudo tridimensional e bidimensional (Quadro 41-9 e Fig. 41-3). Nessa fase o feto já se apresentava de tamanho maior, podendo suas características morfológicas serem identificadas por estudo bidimensional. Todavia, a análise tridimensional de superfície ainda demonstrou superioridade em marcadores mais sutis. Marcadores como "visibilização das orelhas" e "distinção dos dedos" estiveram com freqüências superiores quando foram analisados por estudo bidimensional.

A superioridade da ultra-sonografia tridimensional de superfície sobre a bidimensional está presente em trabalhos na literatura. Em 1997, Hata *et al.*[15] analisaram quatro embriões e 31 fetos entre oito e 13 semanas. Observaram maior facilidade em visibilizar algumas estruturas anatômicas como face, mãos e pés pela metodologia tridimensional. Sugerem que, de acordo com suas observações, a ultra-sonografia tridimensional poderá tornar-se importante modalidade na pesquisa embrionária futura e avaliação fetal precoce, na detecção de desordens no desenvolvimento embrionário e fetal no primeiro trimestre da gravidez.

Em estudo realizado por Blass *et al.*[4,5] foram analisadas 34 gestantes com idade gestacional variando entre sete e 10 semanas. Todas foram submetidas ao estudo por ultra-sonografia tridimensional de superfície com transdutor endovaginal. Observaram que o estudo tridimensional permitiu a visibilização detalhada do contorno dos membros do embrião, da estrutura cerebral, apresentando maior correspondência com os achados da embriologia clássica. Puderam ser melhor analisadas estruturas que tinham menos que 10 mm; concluíram que a ultra-sonografia tridimensional permite uma melhor monitoração do desenvolvimento fetal.

No ano seguinte, Linney & Deng[23] demonstraram que a participação da ultra-sonografia tridimensional na reconstrução

Quadro 41-7 Marcadores embrionários, entre a sétima e a oitava semanas de gestação (embrião de 5 a 6 semanas), por estudos bidimensional e tridimensional

Marcadores embrionários	*Bidimensional %*	*Tridimensional %*
Distinção cabeça e tórax	66,67	66,67
Formação de brotos dos membros	16,67	50,00
Cabeça maior que tronco	66,67	66,67
Distinção de partes dos membros superiores	0	58,33
Vesícula e ducto	66,67	66,67

de superfície facilita a interpretação de patologias, bem como o acompanhamento do desenvolvimento do feto. Concluem que o rápido desenvolvimento de técnicas para uma avaliação em tempo real tridimensional, novos e mais precisos transdutores automáticos têm tornado a ultra-sonografia tridimensional importante ferramenta para o diagnóstico.

Ainda em 1999, Babinski *et al.*,[2] analisando um caso de gestação monoamniótica e dicoriônica, verificaram a superioridade da ultra-sonografia tridimensional. Observaram que gravidezes monoamnióticas e gêmeos acolados não poderiam ser diagnosticados pelo uso simples da ultra-sonografia bidimensional endovaginal com seis semanas, pois somente uma vesícula vitelínica poderia ser visibilizada, e as membranas não seriam observadas. Aplicando a metodologia tridimensional, duas vesículas vitelínicas, bem como dois embriões separados poderiam ser visibilizados, permitindo um diagnóstico correto de uma gravidez monocoriônica e diamniótica.

No mesmo ano, Kurjak *et al.*,[21,22] por meio do estudo por ultra-sonografia tridimensional de embrião do primeiro trimestre, concluíram sobre sua importância e facilidade de avaliação. Vantagens como o melhor acesso ao embrião, por meio de estudo multiplanar e estudo rotacional de superfície, auxiliam não somente no estudo do embrião propriamente dito, como também nas características do saco gestacional e da vesícula vitelínica.

Posteriormente, Blass *et al.*[6,7] estudaram três casos de embriões com idade inferior a 10 semanas, que já tinham diagnóstico de espinha bífida. Todos foram submetidos à ultra-sonografia tridimensional de superfície, com transdutor endovaginal, e bidimensional convencional. Não obstante a análise tridimensional em nada ter contribuído no diagnóstico, ela permitiu que novos planos pudessem ser visibilizados, reduzindo as chances de erro. Demonstrou ser esse método opção importante no estudo morfológico do embrião.

No mesmo ano, Blass *et al.*[6,7] analisaram um embrião com idade de nove semanas e dois dias que apresentava holoprosencefalia alobar com ciclopia. Concluíram que o uso da ultra-sonografia tridimensional auxiliou no diagnóstico mais preciso dessa anormalidade. A possibilidade de estudar por cortes tomográficos, no estudo multiplanar, bem como a reconstrução volumétrica desse embrião, em muito facilitou sua avaliação.

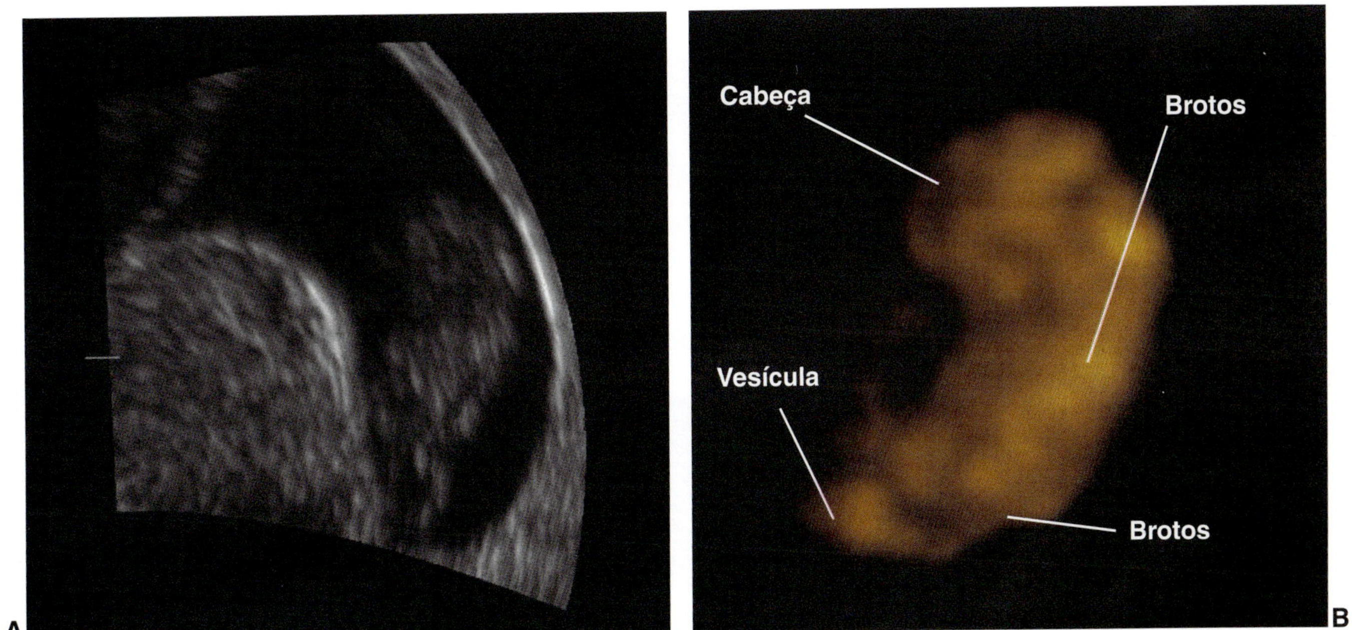

Fig. 41-1. Marcadores embrionários, entre a sétima e a oitava semanas de gestação (embrião de 5 a 6 semanas). (**A**) Por estudos bidimensional e (**B**) tridimensional.

Quadro 41-8 Marcadores embrionários, entre a nona e a décima semanas de gestação (embrião de 7 a 8 semanas), por estudos bidimensional e tridimensional

Marcadores embrionários	*Bidimensional* %	*Tridimensional* %
Braços em sua posição e tamanho normais	52,17	78,26
Indentações entre perna e joelhos	34,78	69,56
Alongamento dos membros superiores	47,82	91,30
Orelhas em localização baixa	0	52,17
Hérnia fisiológica	30,43	30,43
Dedos começam sua distinção	0	43,47
Pés com melhor distinção	8,69	43,47

No ano seguinte, também Hsu *et al.*,[19] estudando um caso de embrião de 11 semanas com holoprosencefalia, concluíram a superioridade do ultra-som tridimensional. Em estudo bidimensional, o diagnóstico já estava firmado, mas foi a partir da análise de superfície que outros marcadores morfológicos puderam ser identificados, como a ciclopia, sendo confirmados pelo exame anatomopatológico, após o abortamento ocorrido uma semana depois. Concluíram que a ultra-sonografia tridimensional constitui exame útil na finalização do diagnóstico.

Os trabalhos supracitados confirmam os achados atuais.[30] A ultra-sonografia tridimensional permite uma mais fácil identificação da morfologia embrionária. A adição dessa propedêutica poderá, em casos de formações inadequadas, chegar à coleção de novos dados para um correto diagnóstico. A embriologia de superfície pôde ser mais facilmente acompanhada quando o estudo tridimensional foi utilizado. Imagens e estruturas duvidosas e dificuldade na finalização do diagnóstico em estudo bidimensional encontram no estudo tridimensional de superfície e multiplanar opção importante. Além disso, a morfologia é melhor identificada e os achados mais facilmente interpretados.

CONSIDERAÇÕES FINAIS

O estudo comparativo entre os dois métodos ultra-sonográficos, bidimensional e tridimensional no primeiro trimestre, efetuado por via endovaginal realizado em diversos trabalhos na literatura, bem como no atual defendido em forma de dissertação de mestrado,[30] permitiu concluir que os valores obtidos pela mensuração do comprimento cabeça-nádegas, translucência nucal pelo estudo tridimensional são significativamente superiores aos obtidos por estudo bidimensional. Os dados apresentados sugerem que o estudo tridimensional no primeiro trimestre permite estudar melhor a morfologia embrionária, visibilizando mais facilmente seus detalhes anatômicos. A presteza e a facilidade na determinação de medidas são mais evidentes, pois os planos ideais podem ser adquiridos.

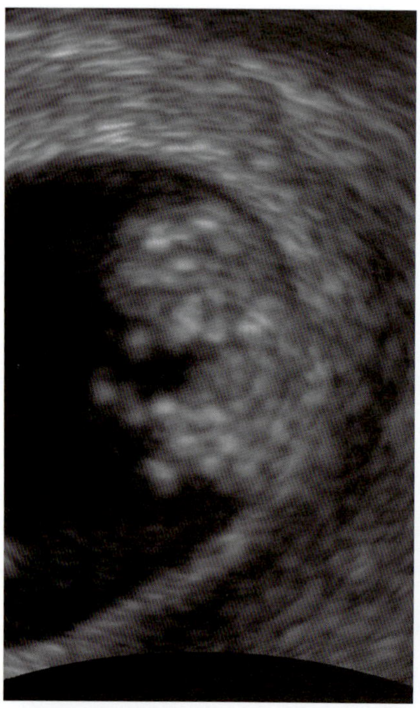
A

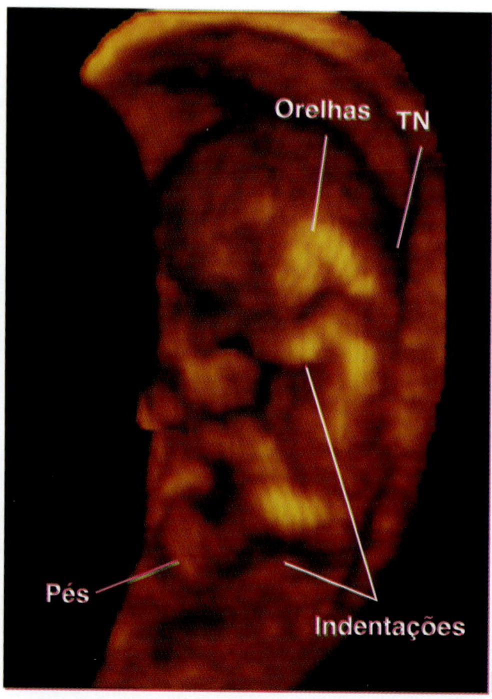

B

Fig. 41-2. Marcadores embrionários, entre a nona e a décima semanas de gestação (embrião de 7 a 8 semanas). (**A**) Por estudos bidimensional. (**B**) Tridimensional.

Quadro 41-9 Marcadores embrionários, entre a décima primeira e a décima segunda semanas de gestação (embrião de 9 a 10 semanas), por estudos bidimensional e tridimensional

Marcadores embrionários	*Bidimensional %*	*Tridimensional %*
Cabeça com aspecto já semelhante ao final da formação	92,50	92,50
Orelhas	15,00	80,00
Membros superiores e inferiores bem formados	95,00	97,50
Dedos tornam-se alongados e distintos	47,50	90,00
Migração dos intestinos	90,00	90,00

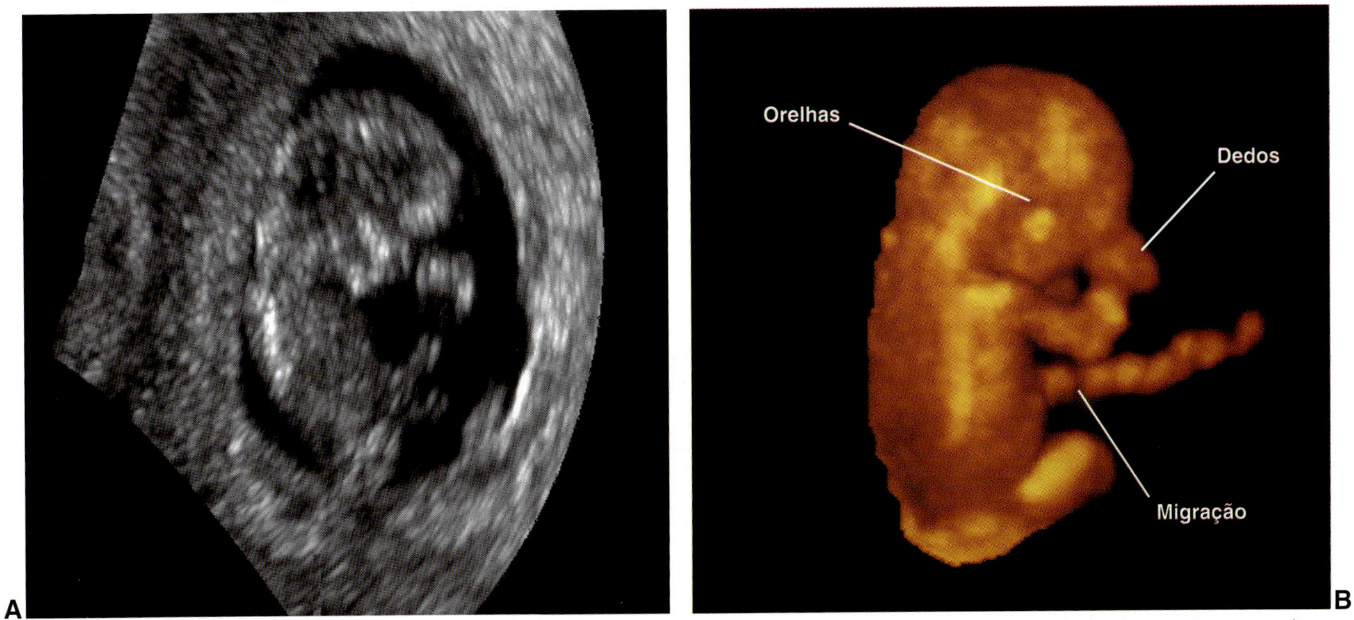

Fig. 41-3. Marcadores embrionários, entre a décima primeira e a décima segunda semanas de gestação (embriologia de 9 a 10 semanas). (**A**) Por estudos bidimensional e (**B**) tridimensional.

REFERÊNCIAS BIBLIOGRÁFICAS

1. Baba K, Satoh K, Sakamoto S, Okai T, Ishii S. Development of na ultrasonic system for three-dimensional reconstruction of the fetus. *J Perinat Med* 1989;17:19.
2. Babinski A, Mukherjee T, Kerenyi T, Berkowitz RL, Cooperman AB. Diagnosing amniocity at 6 weeks of pregnacy with transvaginal three-dimensional ultrasonography: case report. *Fertil Steril* 1999;71:1161.
3. Bilardo CM, Pajkrt E, de Graaf I, Mol BW, Bleker OP. Outcome of fetuses with enlarged nuchal translucency and normal karyotype. *Ultrasound Obstet Gynecol* 1998;11:401.
4. Blass HG, Eik-Nes SH, Berg S, Torp H. In-vivo three-dimensional ultrasound reconstructions of embryos and early fetuses. *Lancet* 1998;352:1182.
5. Blass HG, Eik-Nes SH, Bremn ES. The growth of the human embryo. A longitudinal biometric assessment from 7 to 12 weeks of gestation. *Ultrasound Obstet Gynecol* 1998;12:346.
6. Blass HG, Eik-Nes SH, Isaksen CV. The detection of spina bifida before 10 gestational weeks using two- and three-dimensional ultrasound. *Ultrasound Obstet Gynecol* 2000;16:25.
7. Blass HG, Eik-Nes SH, Vainio T, Isaksen CV. Alobar holoprocencephaly at 9 weeks gestational age visibilized by two- and three-dimensional ultrasound. *Ultrasound Obstet Gynecol* 2000;15:62.
8. Bonilla-Musoles F, Raga F, Osborne NG, Blanes J. Use of three-dimensional ultrasonography for the study of normal and pathologic morphology of the human embryo and fetus: preliminary report. *J Ultrasound Med* 1995;14:757.
9. Bonilla-Musoles F, Raga F, Villalobos A, Blanes J, Osborne NG. First-trimester neck abnormalities: three-dimensional evaluation. *J Ultrasound Med* 1998;17:419.
10. Campbell S. The prediction of fetal maturity by ultrasonic measurement of the biparietal diameter. *J Obstet Gynecol Br Commonw* 1969;76:603.
11. Carrera JM, Kurjak A. Medicina del Embrión. 1ª edición. Masson, AS, Barcelona, España, 1997.
12. Chung BL, Kim HJ, Lee KH. The application of three-dimensional ultrasound to nuchal translucency measurement in early pregnancy (10-14 weeks): a preliminary study. *Ultrasound Obstet Gynecol* 2000;15:122.

13. Eppel W, Worda C, Frigo P, Lee A. Three-versus two-dimensional ultrasound for nuchal translucency thickness measurements: comparison of feasibility and levels of agreement. *Prenat Diagn* 2001;21:596.
14. Grange G, Pannier E, Goffinet F, Cabrol D, Zorn JR. Dating biometry during the first trimester: accuracy of an every-day practice. *Eur J Obstet Gynecol Reprod Biol* 2000;88:61.
15. Hata T, Aoki S, Manabe A, Hata K, Miyazaki K. Three-dimensional ultrasonography in the first trimester of human pregnancy. *Hum Reprod* 1997;12:1800.
16. Hellman LM, Kobayashi M, Fillisti L, Levenhar M, Cromb E. Sources of error in sonographic fetal maturation and estimation of growth. *Am J Obstet Gynecol* 1967;99:662.
17. Herman A, Dreazen E, Maymon R, Tovbin Y, Bukovsky I, Weinraub Z. Implementation of nuchal translucency image-scoring method during ongoing audit. *Ultrasound Obstet Gynecol* 1999;14:388.
18. Hull AD, James G, Salerno CC, Nelson T, Pretorius DH. Three-dimensional ultrasonography and assessment of the first-trimester fetus. *J Ultrasound Med* 2001;20:287.
19. Hsu T, Chang S, OU C, Chen Z, Tsai WL, Chang M, Soong Y. First trimester diagnosis of holoprosencephaly and cyclopia with triploidy by transvaginal three-dimensional ultrasonography. *Eur J Obstet Gynecol Reprod Biol* 2001;96:235.
20. Kupesic S, Kurjak A, Ivancic-Kosuta M. Volume and vascularity of the yolk sac studied by three-dimensional ultrasound and color Doppler. *J Perinat Med* 1999;27:91.
21. Kurjak A, Kupesic S, Banovic I, Hafner T, Kos M. The study of morphology and circulation of early embryo by three-dimensional ultrasound and Power Doppler. *J Perinat Med* 1999;27:145.
22. Kurjak A, Kupesic S, Ivancic-Kosuta M. Three-dimensional transvaginal ultrasound improves measurement of nuchal translucency. *J Perinat Med* 1999;27:97.
23. Linney AD, Deng J. Three-dimensional morphometry in ultrasound. *Proc Inst Mech Eng* 1999;213:235.
24. Maulik D. Biologic effects of ultrasound. *Clin Obstet Gynecol* 1989;32:645.
25. Merz E. Use of 3d ultrasound technique in prenatal diagnosis. *Ultraschall Med* 1995;16:154.
26. Nicolaides KL. Fetal nuchal translucency: ultrasound screening for fetal trisomy in the first trimester of pregnancy. *Br J Obstet Gynaecol* 1994;101:782.
27. Nicolaides KL. Screening for nuchal translucency. Having the test gives parents options. *BMJ* 1998;317:749.
28. Nicolaides KH, Brizot ML, Snijders RJ. Fetal nuchal translucency: ultrasound screening for fetal trisomy in the first trimester of pregnancy. *Br J Obstet Gynaecol* 1994;101:782.
29. Nicolaides KH, Azar G, Byrne D, Mansur C, Marks K. Fetal nuchal translucency: ultrasound screening for chromosomal defects in first trimester of pregnancy. *Br Med J* 1992;304:867.
30. Pinheiro-Filho LS. Contribuição da ultra-sonografia tridimensional no estudo do primeiro trimestre da gestação. Dissertação de Mestrado apresentada na Faculdade de Medicina de Ribeirão Preto, USP, 2002.
31. Platt LD, Santulli T JR, Carlson DE, Greene N, Walla CA. Three-dimensional ultrasonography in obstetrics and gynecology: preliminary experience. *Am J Obstet Gynecol* 1998;178:1199.
32. Robinson HP. Sonar measurement of fetal crown-rump length as means of assessing maturity in first trimester of pregnancy. *Br Med* 1973;4:28.
33. Robinson HP, Fleming JEE. A critical evaluation of sonar crown-rump lengh measurement. *Br J Obstet Gynaecol* 1975;82:702.
34. Schaefer M, Laurichesse-Delmas H, Ville Y. The effect of nuchal cord on nuchal translucency measurement at 10-14 weeks. *Ultrasound Obstet Gynecol* 1998;11:271.
35. Schuchter K, Wald N, Hackshaw AK, Hafner E, Liebhart E. The distribution of nuchal translucency at 10-13 weeks of pregnancy. *Prenat Diagn* 1998;18:281.
36. Sohn C, Bastert G. 3d ultrasound in prenatal diagnosis. *Z Geburtshilfe Perinatol* 1993;197:11.
37. Sohn C, Grotepass J, Schneider W, Funk A, Sohn G, Jensch P, Fendel H, Ameling W, Jung H. Initial studies of three-dimensional imaging using ultrasound. *Z Geburtshilfe Perinatol* 1988;192:241.
38. Sohn C, Grotepass J, Swobodnik W. Possibilities of 3-dimensional ultrasound imaging. *Ultraschall Med* 1989;10:307.
39. Steiner H, Staudach A, Spitzer D, Schaffer H. Three-dimensional ultrasound in obstetrics and gynecology: technique, possibilities and limitations. *Hum Reprod* 1994;9:1773.
40. Stewart TL, Malone FD. First trimester screening for aneuploidy: nuchal translucency sonography. *Semin Perinatol* 1999;23:369.
41. Taipale P, Hiilesmaa V. Prediction delivery date by ultrasound and last menstrual period in early gestation. *Obstet Gynecol* 2001;97:189.
42. Thilaganathan B, Sairam S, Michailidis G, Wathen NC. First trimester nuchal translucency: effective routine screening for Down's syndrome *Br J Radiol* 1999;72:946.
43. Ville Y. Nuchal translucency in the first trimester of pregnancy: ten years on and still a pain in the neck? *Ultrasound Obstet Gynecol* 2001;18:5.
44. Whitlow BJ, Chatzipapas IK, Economides DL. The effect of fetal neck position on nuchal translucency measurement. *Br J Obstet Gynaecol* 1998;105:872.
45. Whitlow BJ, Economides DL. The optimal gestational age to examine fetal anatomy and measure nuchal translucency in the first trimester. *Ultrasound Obstet Gynecol* 1998;11:258.

CAPÍTULO 42

ULTRA-SONOGRAFIA TRIDIMENSIONAL NO SEGUNDO E TERCEIRO TRIMESTRES

Francisco Mauad Filho
Wellington de Paula Martins
Luciano Silveira Pinheiro Filho

INTRODUÇÃO

A ultra-sonografia, inicialmente de difícil interpretação quando instituída por Dussik em 1942, em muito evoluiu nestes últimos 60 anos. Nos anos de 1950 e 1958, Wild e Donald adicionaram a possibilidade de estudar imagens ecográficas na modalidade B, onde imagens bidimensionais puderam ser formadas. Desde então, o que aconteceu foi uma melhoria das imagens em branco e preto por meio do desenvolvimento das escalas de cinza, transdutores melhores com freqüências maiores e a introdução do estudo Doppler.

O desenvolvimento de computadores de alta velocidade e *softwares* sofisticados para a análise das imagens permitiu o aparecimento da ultra-sonografia tridimensional. Seu aparecimento mostrou que a ultra-sonografia ainda tem muito para evoluir, encontrando agora, na formação de imagens em três dimensões, um novo hiato na medicina. A radiologia e a ressonância já apresentam esta qualidade, mas a ultra-sonografia alia o baixo custo e a baixa possibilidade de danos corporais.

É importante reconhecer que esta tecnologia inclui a análise multiplanar, renderização de volumes, programas para cálculo de volume de órgãos assimétricos, histogramas para escala de cinza (fornece valor objetivo para a ecogenicidade média do tecido) e de Doppler de energia (fornece índices de vascularização e fluxo teciduais). Os avanços recentes na velocidade dos processadores tornaram possível a aquisição destas informações muito rapidamente, possibilitando a avaliação em tempo real das estruturas anatômicas estudadas. Tal metodologia é freqüentemente denominada ultra-sonografia em quatro dimensões (USG4D), que já possui avanços como o STIC *(Spatio Temporal Image Correlation)* que permite, por exemplo, a reconstrução de um ciclo cardíaco completo.

TÉCNICAS DE AQUISIÇÃO DE VOLUME

A aquisição de volume tridimensional pode ser obtida normalmente de três modos: aparelhos mecânicos que fazem o movimento de translação da sonda, a conhecida técnica *free hand*, na qual o volume é obtido por sondas comuns guiadas pelas mãos do operador, que pode ser auxiliado por sensores de posicionamento, ou, preferencialmente, por sondas volumétricas que fazem a aquisição baseando-se no movimento de rotação do transdutor, dentro da própria sonda. A mais reconhecida na atualidade é a última.

A aquisição mecânica de volume utilizando-se de aparelhos mecânicos tem a vantagem teórica de poder obter a imagem da região de interesse com determinada geometria. Coordenadas espaciais precisas são necessárias para a reconstrução do volume e possibilitam a mensuração quantitativa das imagens. Estes aparelhos pesados, entretanto, podem dificultar sua manipulação sobre o abdome materno, levar à lesão ou exaustão precoce do examinador, além de serem inconvenientes. Devido a estes problemas, a maioria das produtoras de aparelhos está desestimulando a compra deste tipo de equipamento.

A técnica *free hand* requer do examinador perícia suficiente para realizar movimento único, lento e contínuo durante o processo de aquisição. Tais sistemas não possibilitam a análise de distâncias ou volume. Um refinamento desta técnica é baseado num sensor de posicionamento na sonda. Estes sensores são freqüentemente utilizados em programas de realidade virtual, animação computadorizada e simuladores de vôo. Um transmissor envia sinais que permitem que o aparelho consiga localizar a posição da sonda e sua orientação para o computador, que então poderá processar os dados e fazer a reconstrução digital da imagem. Este método, entretanto, pode sofrer distorção das coordenadas espaciais se houver objetos metálicos próximos ao local do exame, situação que é mais crítica quando se utiliza uma corrente alternada (que é mais disponível em nosso país) para gerar o campo eletromagnético. Estas distorções podem levar a erros na análise quantitativa do bloco tridimensional. Uma alternativa a esta tecnologia é o uso de sensores de inércia que medem a velocidade angular da sonda. Entretanto, falta na literatura médica estudos comparando estas tecnologias, provavelmente devido ao fato de esta tecnologia estar tornando-se obsoleta, devido ao crescimento das sondas volumétricas (Figs. 42-1 e 42-2).

As sondas volumétricas são sondas especiais, capazes de realizar movimento de rotação interna, utilizando-se de sistemas eletrônicos, possibilitando a coleta de blocos tridimensionais sem que o operador movimente a sonda. Esta tecnologia providencia as coordenadas espaciais precisas para a reconstrução volumétrica e medições do feto (Fig. 42-3).[26]

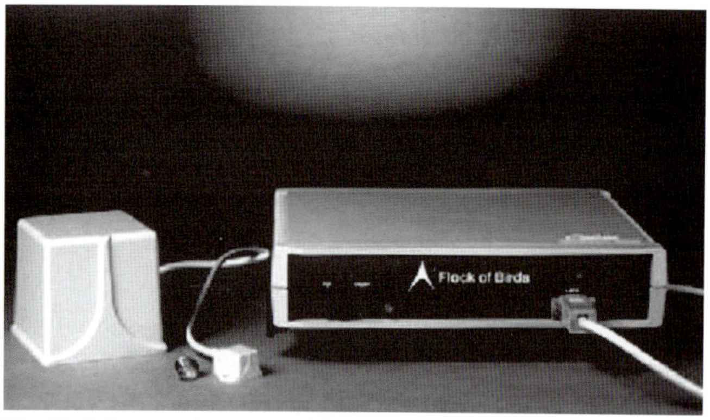

Fig. 42-1. Sensor eletromagnético de posicionamento.

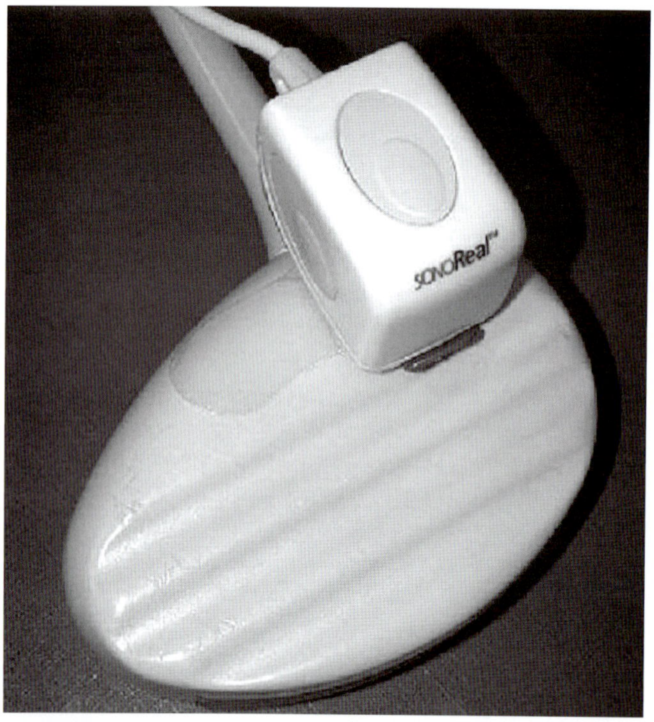

Fig. 42-2. Sonda com sensor de inércia.

ANÁLISE DO BLOCO TRIDIMENSIONAL

Após a aquisição, *softwares* podem ser utilizados para analisar os pontos ou *pixels* de volume, mais corretamente conceituados como *voxels*. Cada *voxel* representa um elemento de imagem com comprimento, altura e largura bem definidos. Vários filtros de pós-processamento podem ajudar a melhorar os parâmetros da imagem, como brilho, contraste, transparência e escalas de cinza. Ferramentas de manipulação apropriadas podem ser utilizadas

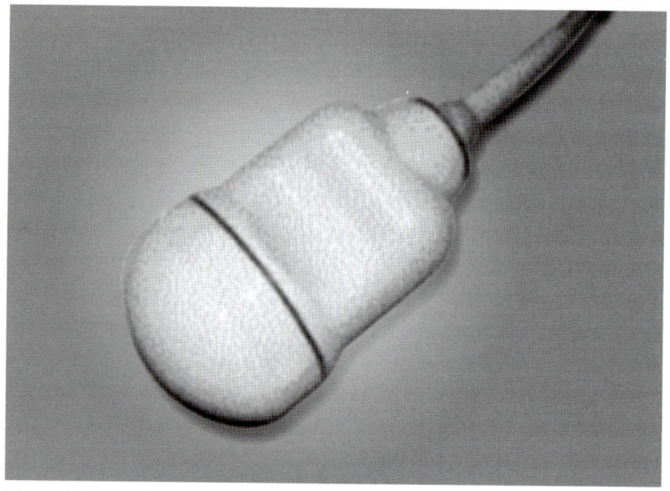

Fig. 42-3. Sonda convexa abdominal volumétrica.

para editar a imagem, retirando *voxels* indesejados, a fim de ter uma melhor disposição da região de interesse. A segmentação da imagem é freqüentemente utilizada para a definição de tecidos e limites de fluidos, que podem ser realizados por métodos manuais ou semi-automatizados. Os processos de segmentação e classificação podem separar a região de interesse do tecido ao redor ou de efeitos acústicos, que podem atrapalhar a perfeita visualização do órgão estudado.

Além disto, o bloco pode ser avaliado por qualquer outro examinador, sem a presença da paciente (ultra-sonografia virtual), bastando que este seja gravado e encaminhado para seu destino, em CDs, DVDs ou pela internet.

APRESENTAÇÃO DE IMAGENS

Em adição a análise multiplanar, os dados dos *voxels* podem ser utilizados para renderização de volume e superfície. Um método largamente utilizado para a visualização tridimensional é o algoritmo, que utiliza a diferença de ecogenicidade dos tecidos para possibilitar a visualização apenas dos *voxels* com ecogenicidade determinada (por exemplo, apenas os de alta ecogenicidade, possibilitando melhor visualização de estruturas ósseas). Outro se baseia na renderização de superfícies, que se utiliza da grande diferença de ecogenicidade do líquido amniótico e a pele fetal, e que possibilita, a partir de ajustes do operador, deixar a superfície mais lisa ou áspera, tornando a imagem da pele fetal mais próxima da realidade. Além disto, pode-se aplicar efeitos à imagem, como rotação para melhor perspectiva, efeitos de luz ou mudança na tonalidade. O uso do Doppler de energia tridimensional permite a análise tridimensional dos vasos de um bloco colhido, que podem ser analisados em separado, possibilitando uma melhor definição tridimensional de suas estruturas ou em conjunto com o restante dos *voxels*, o que permite relacioná-los com as estruturas vizinhas. A ultra-sonografia 4D ou tridimensional em tempo real adiciona movimento a imagem tridimensional, o que pode ser visualizado tanto no modo multiplanar quanto em modos de renderização de superfície e são obtidos em tal velocidade que podem simular movimentos, tais como o batimento cardíaco e os movimentos fetais. As indústrias freqüentemente utilizam o termo "tempo real" para descrever esta capacidade, mas o mais importante nesta capacidade é a freqüência de aquisição de blocos, que é determinada pelo aparelho e pelo tamanho do bloco a ser examinado (quanto maior o bloco menor a freqüência). Quanto maior a freqüência, mais os movimentos se aproximam da realidade.

APLICAÇÕES DA USG3D DURANTE A GRAVIDEZ (SEGUNDO E TERCEIRO TRIMESTRES)

O sucesso da aplicação de uma nova tecnologia requer que esta seja reprodutível, acurada e custo-efetiva, com potencial para melhorar o diagnóstico. O impacto da USG3D como ferramenta diagnóstica ainda é difícil de caracterizar devido ao rápido avanço tecnológico no campo da indústria de imagens ligada à medicina. Até o momento, muito da literatura científica que procura mostrar as aplicações práticas do método é limitado a relato de casos ou estudos retrospectivos, envolvendo número relativamente pequeno de pacientes. Entretanto o uso da USG3D apresenta vantagens óbvias no diagnóstico de algumas patologias que podem ocorrer durante a gravidez.[4]

FENDA PALATINA E LÁBIO LEPORINO

A detecção pré-natal e a classificação de fenda palatina e lábio leporino podem facilitar o aconselhamento genético do casal, possibilitando em alguns países a decisão pela perda fetal, ou pode antecipar a cirurgia neonatal e seu prognóstico. Por exemplo, os defeitos mediais apresentam resultados cirúrgicos piores que os defeitos laterais.

A fenda palatina é um diagnóstico difícil de ser realizado no período pré-natal devido ao sombreamento acústico que ocorre nesta região pelos tecidos adjacentes. Alguns investigadores têm descrito o significado potencial da avaliação dos alvéolos dentários ou a protrusão pré-maxilar como pistas diagnósticas na fenda palatina. A análise multiplanar com visão ortogonal permite uma melhor e mais rápida identificação destas estruturas, facilitando o diagnóstico. A USG3D pode providenciar uma análise complementar, quando estas anomalias são suspeitadas no exame bidimensional, melhorando o diagnóstico (Figs. 42-4 e 42-5).[1,15,21-23]

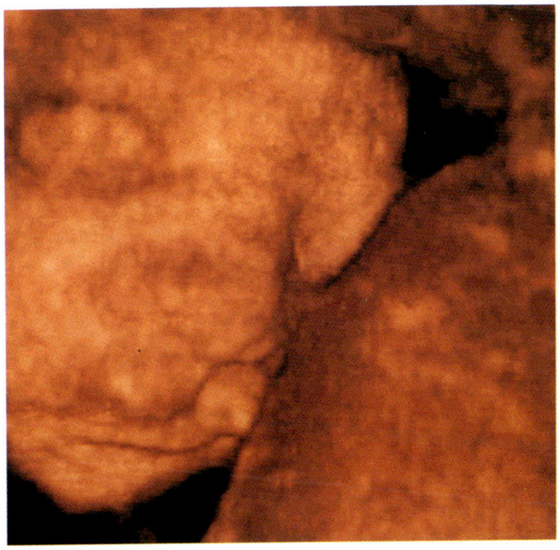

Fig. 42-5. Renderização de superfície de feto que apresenta fenda palatina e labial bilateral.

MICROGNATIA

A micrognatia refere-se a malformação caracterizada pelo tamanho diminuído do queixo. Há pelo menos 233 condições genéticas descritas que são associadas a esta condição e os fetos afetados têm mais chance de alteração no cariótipo. O queixo subdesenvolvido pode ser sério o suficiente para causar polidrâmnio ou obstrução respiratória após o nascimento. Além disto, sua presença normalmente complica sua alimentação (incluindo o aleitamento) e sua correção pode necessitar de uma ou mais cirurgias reparatórias (Fig. 42-6).

Métodos para melhorar a avaliação qualitativa e quantitativa do queixo fetal pela ultra-sonografia bidimensional estão sendo desenvolvidos. A análise multiplanar e a renderização da superfície do queixo fetal também podem ser utilizadas para avaliar a micrognatia. A renderização de superfície na micrognatia leve pode não ser útil no diagnóstico, caso não se obtenha uma visão lateral da cabeça fetal. Além disto, o queixo pode parecer falsa-

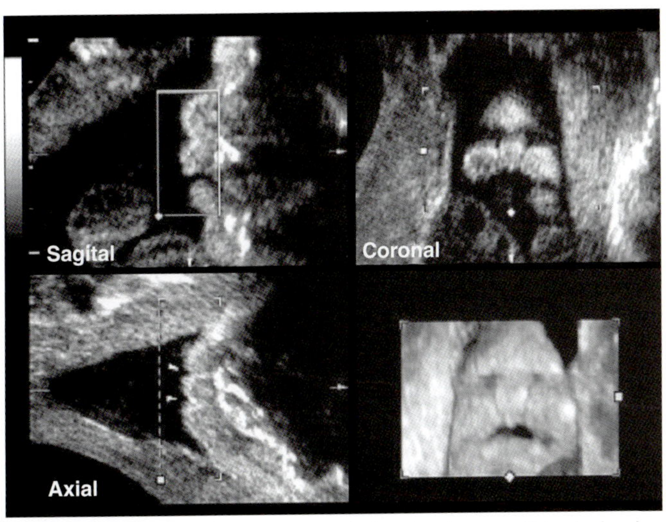

Fig. 42-4. Análise multiplanar e renderização de superfície de fenda labial bilateral.

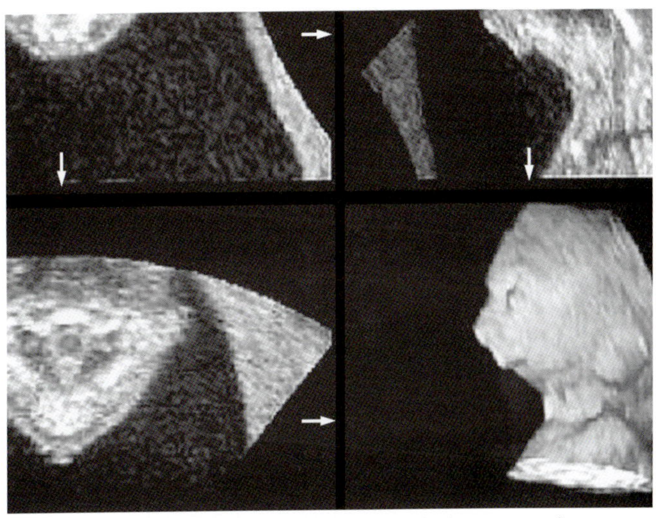

Fig. 42-6. Feto com micrognatia, análise multiplanar e modo renderização de superfície.

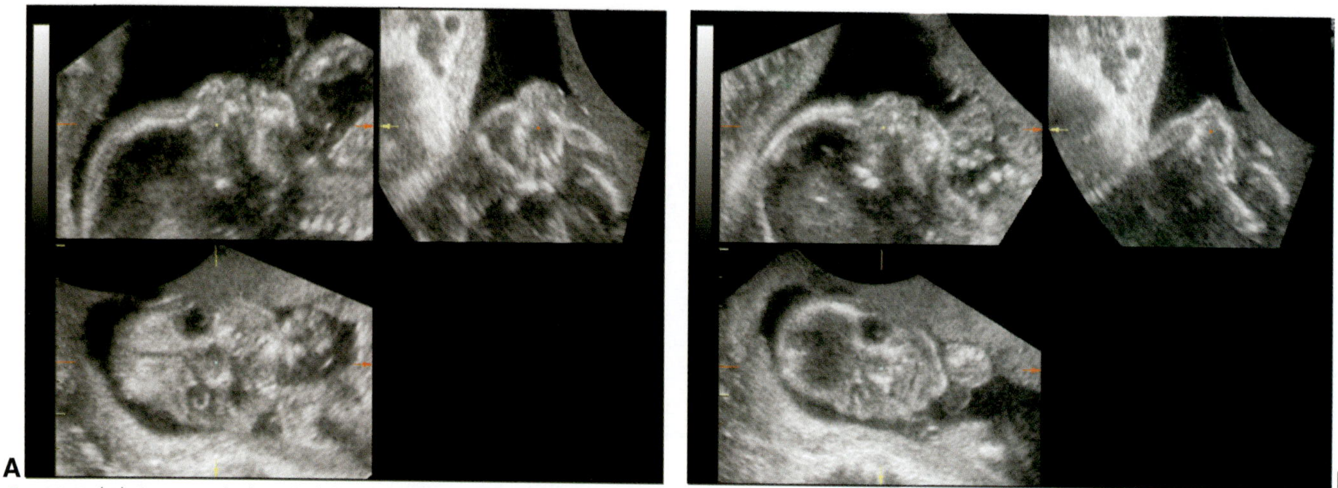

Fig. 42-7. (A) Corte sagital verdadeiro de um feto, mostrando o queixo normal. (B) Mesmo feto, em um corte sagital falso (oblíquo) simula micrognatia.

mente pequeno no caso de abundância de tecidos moles, como ocorre nas macrossomias. Já a análise multiplanar apresenta vantagens óbvias por poder assegurar que o queixo está sendo avaliado no corte sagital verdadeiro, já que cortes oblíquos podem simular micrognatia, tendo mostrado maior eficácia no diagnóstico desta patologia (Fig. 42-7).[28,32]

ESPINHA BÍFIDA

A ultra-sonografia pode predizer a severidade clínica da espinha bífida, pois as anormalidades neurológicas são correlacionadas com o nível do defeito anatômico. Esta morbidade inclui paraplegia, déficits sensoriais, deformidades espinhais, disfunções intestinais e incontinência urinária. A detecção pré-natal de espinha bífida se baseia no reconhecimento das falhas nos centros de ossificação e/ou a pele abaulada na visão transversal e coronal da espinha fetal. A USG3D pode ser útil para avaliar a espinha bífida fetal[14,20] e as imagens são intimamente relacionadas com a ultra-sonografia bidimensional e com o aspecto macroscópico pós-parto. Embora a visão multiplanar freqüentemente ofereça mais informações que a imagem renderizada, seu uso simultâneo pode aumentar a chance da região de interesse ser totalmente analisada. Este método pode aumentar a caracterização de espinha bífida por adicionar informações diagnósticas que são complementares às iniciais obtidas pela ultra-sonografia convencional (Fig. 42-8).

SÍNDROMES FETAIS

As síndromes fetais são identificadas pelos padrões específicos das malformações. Tais malformações podem ser discretas e envolver apenas dados de superfície como orelha e dedos. Neste contexto, a USG3D oferece várias ferramentas de visualização de imagens que podem caracterizar tais anomalias mais facilmente. Esta modalidade tem sido utilizada para realizar o diagnóstico de ictiose congênita,[33] condrodisplasia letal,[29] polidactilia,[34] acondroplasia,[18,29] craniossinostose associada com síndrome de Apert[18] ou de Pfeiffer,[2,3] pé torto congênito[17] e até de alterações gastrointestinais.[13] A síndrome de Down pode estar relacionada a alterações no esqueleto que podem ser mais facilmente identificadas pela USG3D, como a abertura aumentada dos ossos ilíacos[19] ou a não visualização do osso nasal,[5] tanto no primeiro[8] quanto no segundo trimestres[9] da gestação. Na avaliação do osso nasal, se estivermos em um corte parassagital, é possível confundir o processo frontal da maxila com o osso nasal, o que não ocorre utilizando a análise multiplanar, pois, a partir da visualização do corte transversal e coronal, permite fazer o corte sagital verdadeiro (Figs. 42-9A a 42-10B).

CIRCULAÇÃO FETAL

O uso da escala de cinza associada ao Doppler de energia (*Power* Doppler) permite avaliar as relações dos vasos fetais com as estruturas vizinhas, nos casos onde há suspeita de alteração da circulação. A utilização de histogramas de computação na interpretação do estudo Doppler tridimensional está começando a ser testada

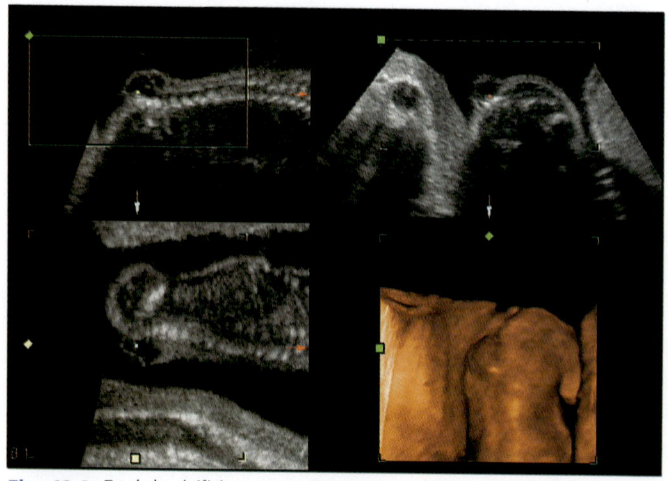

Fig. 42-8. Espinha bífida no modo renderização de superfície.

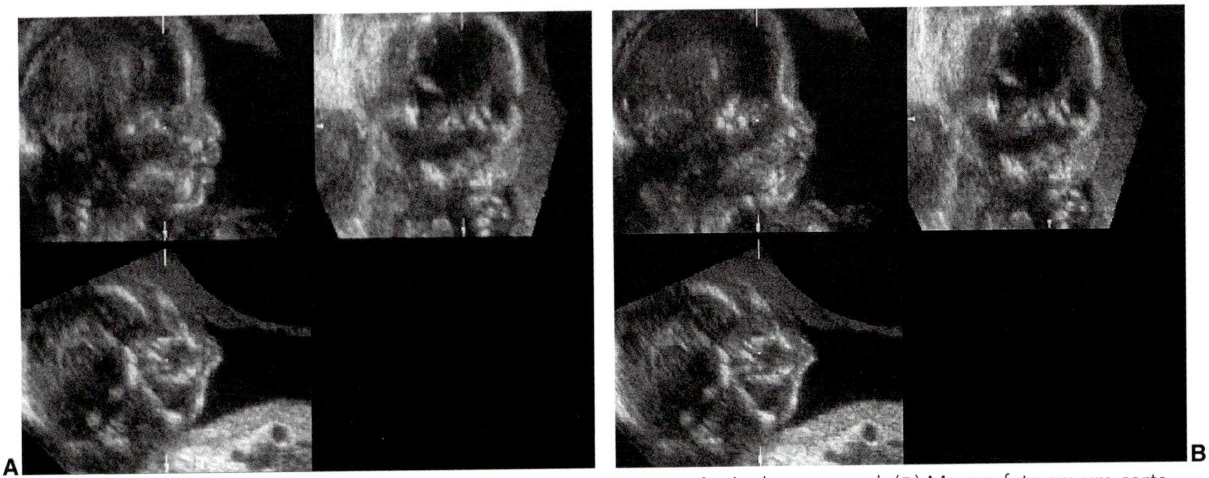

Fig. 42-9. (A) Feto com síndrome de Down em modo multiplanar. Observar a ausência de osso nasal. (B) Mesmo feto em um corte parassagital. O processo frontal da maxila pode facilmente simular o osso nasal.

para avaliar a perfusão tecidual, com resultados animadores, especialmente no campo da reprodução humana.[25,30,35] Entretanto o seu uso em obstetrícia também vem sendo estudado, principalmente na avaliação do fluxo placentário (Figs. 42-11 e 42-12).[24,36]

Também não há dúvidas que o uso da USG3D permite melhor demonstração espacial da vascularização fetal, o que torna seu estudo mais interessante e facilita a sua compreensão pela maior parte dos ultra-sonografistas.

AVALIAÇÃO DO VOLUME PELA USG3D

A literatura médica tem enfatizado o uso da USG3D durante a gestação apenas com fins qualitativos, embora seja no campo da avaliação quantitativa que este método ofereça vantagens claras. A superioridade da acurácia deste método para a avaliação de volume de objetos irregulares, como órgãos, está bem documentada. Um estudo japonês comparando o volume de líquido amniótico colhido durante o parto (cesárea ou normal) e o volume calculado pela USG3D, realizada nas 48 horas que antecederam o parto, mostrou boa correlação entre os resultados, tendo superioridade significativa sobre os parâmetros tradicionais, como o ILA (Fig. 42-13).[12]

Vários estudos estão sendo realizados neste campo para a avaliação do tamanho de órgãos como cérebro[10,27] e pulmão[16] e melhor estimativa do peso fetal.[31] Os tradicionais parâmetros ultra-sonográficos para a avaliação do peso fetal, como a circunferência abdominal e a distância biparietal, não refletem bem a presença de tecidos moles; estudos da composição neonatal mostram que a gordura representa apenas 14% do peso do neonato, mas é responsável por 46% da variação dos pesos destes.[6] Então estudos já têm mostrado que a circunferência da coxa e do braço, avaliada pela USG3D, conseguem melhorar a acurácia da estimativa do peso fetal,[7,11] pois estes índices apresentam melhor correlação com a quantidade de tecido mole corporal. Também estão sendo estudadas as relações entre o volume de membros (total e parcial) bem como a correlação com peso fetal ao nascimento, apresentando bons resultados (Figs. 42-14 e 42-15).

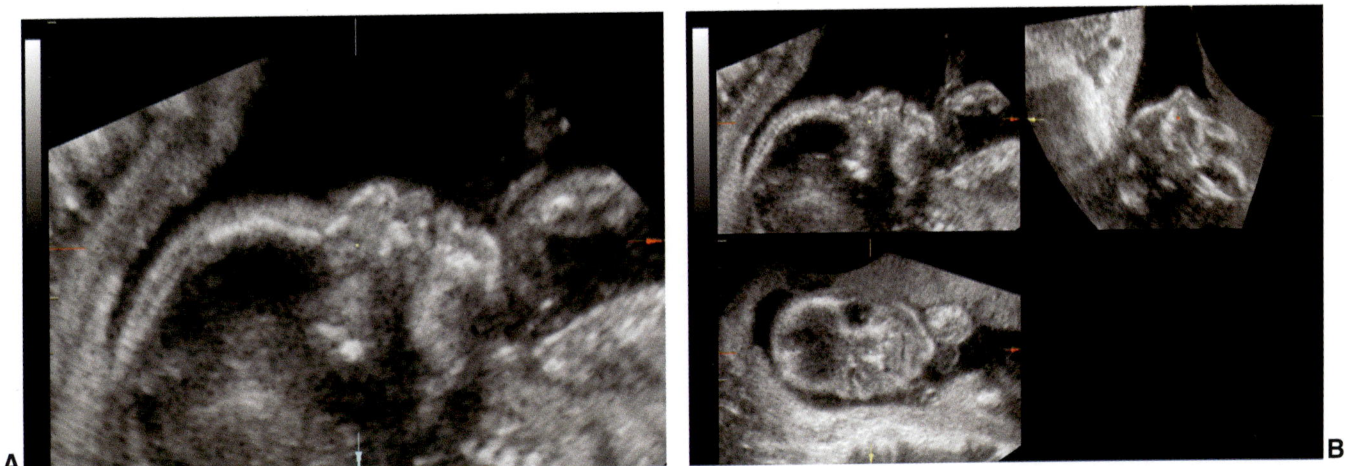

Fig. 42-10. (A) Osso nasal em corte sagital verdadeiro de feto normal. (B) Falsa hipoplasia de osso nasal mostrando o mesmo feto anterior em corte parassagital.

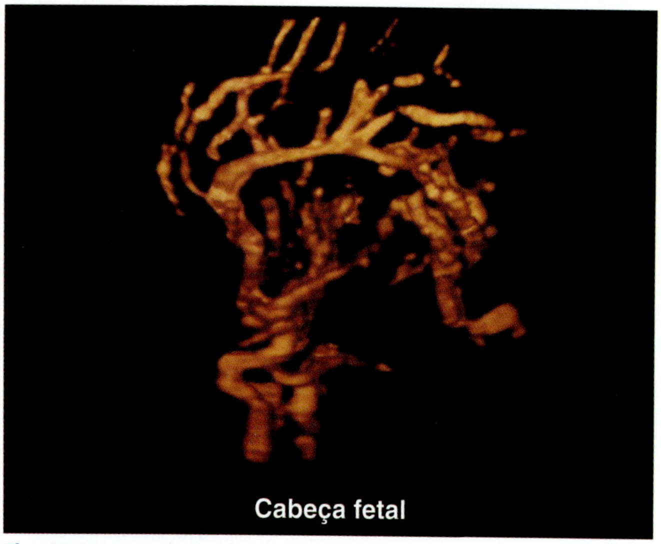

Fig. 42-11. Vascularização do cérebro fetal avaliado pelo Doppler de amplitude em ultra-sonografia tridimensional.

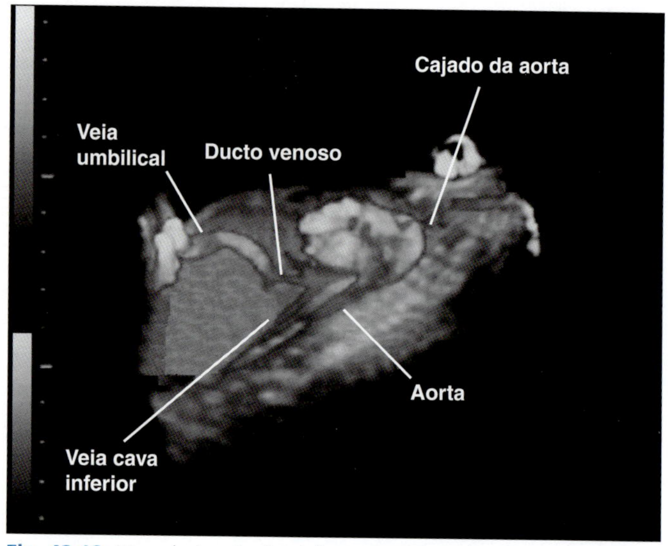

Fig. 42-12. Vascularização fetal demonstrada pela ultra-sonografia tridimensional

CONSIDERAÇÕES FINAIS

A USG3D oferece várias ferramentas de visualização, que incluem análise multiplanar, renderização de superfície, renderização de volume, Doppler de energia tridimensional, USG4D, ferramentas que permitem cálculos mais precisos de volume (como o VOCAL®), além de permitir realizar a ultra-sonografia virtual (realizar o exame mesmo na ausência da paciente). Esta metodologia não deve se ater à realização de boas imagens para gravação de vídeos ou fotos para os pais.

A realização da USG3D deve ser baseada em uma seleção cuidadosa de pacientes após a impressão diagnóstica inicial realizada pela ultra-sonografia tradicional. Deve-se atentar para as limitações técnicas desta metodologia que são semelhantes aos da bidimensional, como líquido amniótico reduzido, obesidade materna, posição fetal (dorso anterior). A presença de grande quantidade de líquido amniótico facilita sobremaneira o modo renderização de superfície, pois permite uma fácil segmentação entre as partes fetais.

Uma boa imagem em modo bidimensional deve sempre ser obtida antes de se iniciar a captura de blocos tridimensionais, pois a qualidade deste depende da somatória das imagens iniciais. Detalhes, como ajuste de foco para a área de interesse e ajuste do ganho, devem ser realizados previamente à captura. Colher blocos de diferentes ângulos de aquisição também pode ajudar a obter melhores resultados. Também devemos atentar para detalhes como posição fetal, pois na avaliação de defeitos de fechamento de parede abdominal devemos estimular o feto a ficar em posição supina antes de iniciarmos a captura, sendo que na avaliação de defeitos de fechamento de tubo neural devemos dar preferência à pronação fetal.

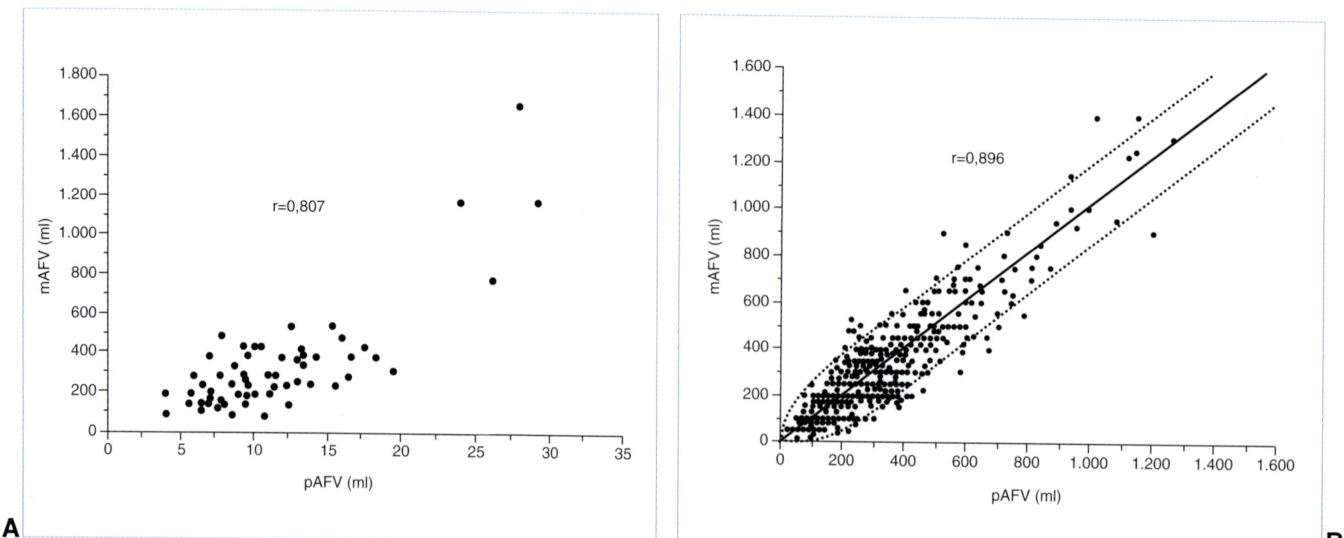

Fig. 42-13. Correlação entre líquido amniótico. (**A**) Colhido no parto e o ILA. (**B**) Colhido no parto e o valor predeterminado pela ultra-sonografia tridimensional.[12]

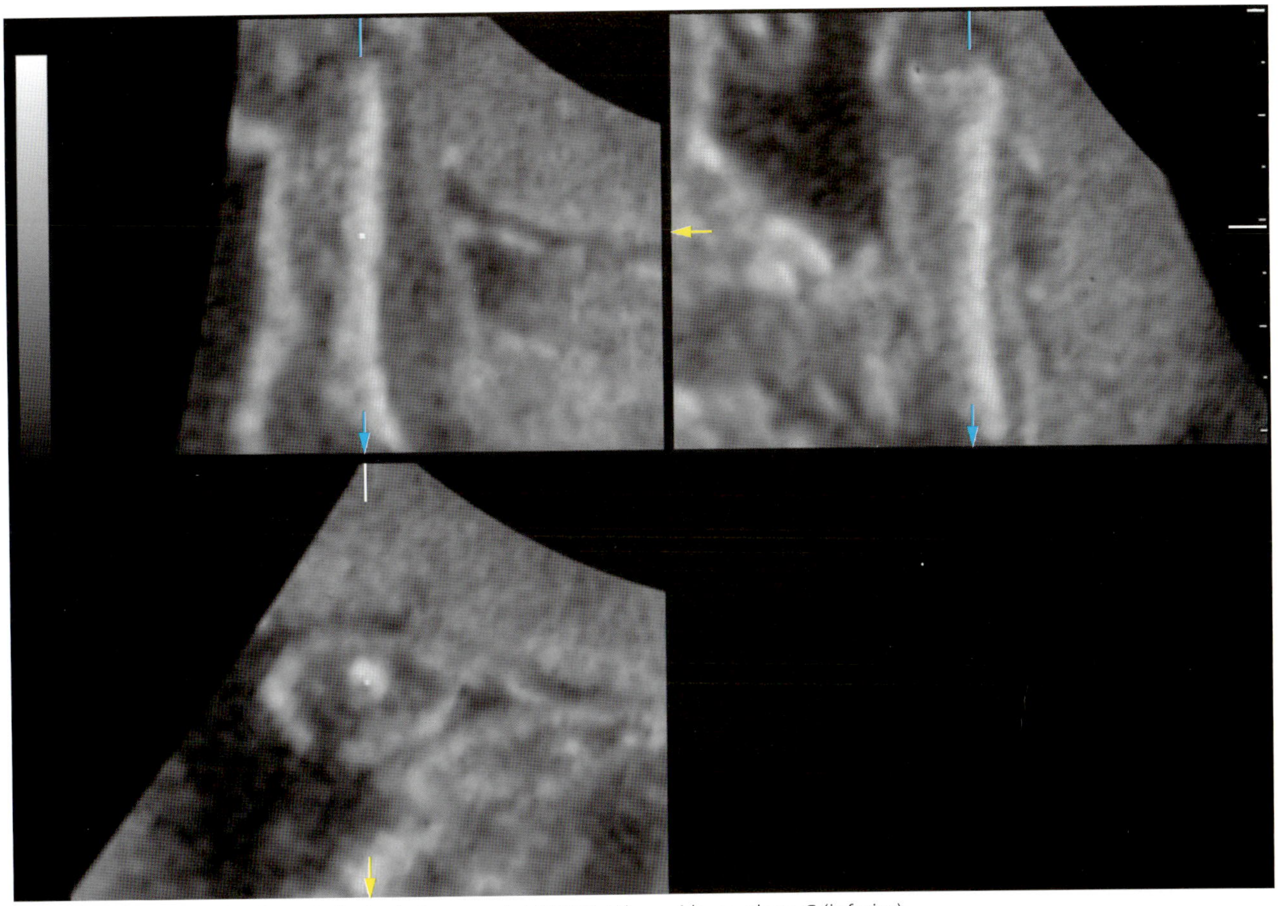

Fig. 42-14. Demonstração da circunferência do braço pela USG3D. Observá-la no plano C (inferior).

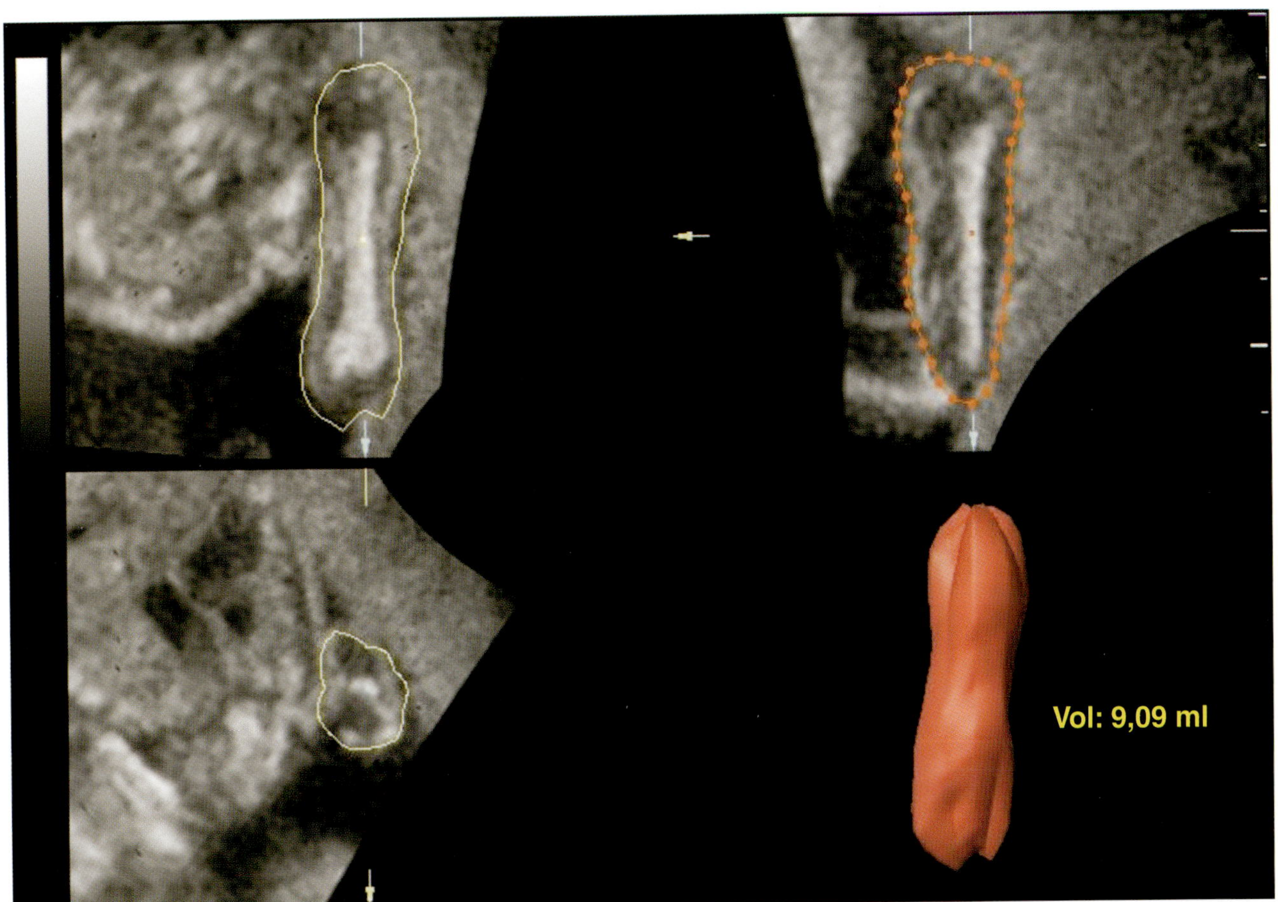

Fig. 42-15. Volume do braço calculado com a ajuda do *software* VOCAL®.

A USG3D apresenta artefatos diferentes da ultra-sonografia bidimensional. Detalhes como respiração materna ou fetal podem causar distorções na imagem, e sombras acústicas ou reforços posteriores podem apresentar-se de maneira diferente nas outras visões ortogonais (quando realizamos a análise multiplanar). Se possível utilize a visão inicial para avaliar mais cautelosamente o bloco tridimensional e não incorrer em erros de medida.

O desenvolvimento contínuo de processadores mais rápidos e de *softwares* de análise de imagem mais sofisticados, associados ao aumento das pesquisas científicas neste campo nos últimos anos, está facilitando a aceitação desta metodologia na medicina perinatal. Assim como a utilização do Doppler demorou muitos anos para ser reconhecida, o mesmo está acontecendo com a USG3D, mas parece claro que esta oferece vantagens evidentes sobre a metodologia tradicional, especialmente no tocante ao armazenamento de dados e à reavaliação das imagens de forma completa, mesmo na ausência da paciente.

Já está sendo aplicada a ultra-sonografia tridimensional para o estudo de corações fetais. Permite a obtenção de blocos tridimensionais em movimento e sua manipulação em movimento. Ou seja, é possível por meio desta nova metodologia tridimensional o estudo multiplanar em movimento. Poderão ser analisados planos cardíacos em movimento sem necessidade de a paciente ser novamente reencaminhada. Esta nova modalidade é conhecida como STIC (*Spatial Temporal Image Correlation*) e foi introduzida nos anos 2002 e 2003 na Europa. O estudo tridimensional está crescendo a passos largos.

REFERÊNCIAS BIBLIOGRÁFICAS

1. Babcook CJ, McGahan JP. Axial ultrasonographic imaging of the fetal maxilla for accurate characterization of facial clefts. *J Ultrasound Med* 1997;16:619-625.
2. Benacerraf BR, Spiro R, Mitchell AG. Using three-dimensional ultrasound to detect craniosynostosis in a fetus with Pfeiffer syndrome. *Ultrasound Obstet Gynecol* 2000;16:391-394.
3. Blaumeiser B, Loquet P, Wuyts W, Nothen MM. Prenatal diagnosis of Pfeiffer syndrome type II. *Prenat Diagn* 2004 Aug;24(8):644-6.
4. Bongain A, Benoit B, Ejnes L *et al.* Arlequín Fetus: three-dimensional sonographic findings and new diagnostic approach. *Ultrasound Obstet Gynecol* 2002;20:82-85.
5. Bromley B, Lieberman E, Shipp TD *et al.* Fetal nose bone length: a marker for Down syndrome in the second trimester. *J Ultrasound Med* 2002;21:1387-1394.
6. Catalano PM, Tyzbir ED, Allen SR *et al.* Evaluation of fetal growth by estimation of neonatal body composition. *Obstet Gynecol* 1997;79:46-50.
7. Chang FM, Liang RI, Ko HC *et al.* Thre-edimensional ultrasound-assessed fetal thigh volumetry in predicting birth weight. *Obstet Gynecol* 1997;90:331-339.
8. Cicero S, Curcio P, Papageorghiou A *et al.* Absence of nasal bone in fetuses with trisomy 21 at 11-14 weeks of gestation: an observational study. *Lancet* 2001;358:1665-1667.
9. Cicero S, Sonek JD, McKenna DS, *et al.* Nasal bone hypoplasia in trisomy 21 at 15-22 weeks' gestation. *Ultrasound Obstet Gynecol* 2003;21:15-18.
10. Endres LK, Cohen L. Reliability and validity of three-dimensional fetal brain volumes. *J Ultrasound Med* 2001;20:1265-1269.
11. Favre R, Bader AM, Nisand G. Prospective study on fetal weight estimation using limb circumferences obtained by three-edimensional ultrasonography. *Ultrasound Obstet Gynecol* 1995;6:140-144.
12. Hombo Y, Ohshita M, Takamura S, Uchide K, Inoue M. Direct prediction of amniotic fluid volume in the third trimester by 3-dimensional measurements of intrauterine pockets: A tool for routine clinical use. *Am J Obstet Gynecol* 2002;186:245-50.
13. Hsu CY, Chiba Y, Fukui O, Sasaki Y, Miyashita S. Counterclockwise barber-pole sign on prenatal three-dimensional power Doppler sonography in a case of duodenal obstruction without intestinal malrotation. *J Clin Ultrasound* 2004 Feb;32(2):86-90.
14. Johnson DD, Pretorius DH, Riccabona M, *et al.* Three-dimensional ultrasound of the fetal spine. *Obstet Gynecol* 1997;89:434-438.
15. Johnson DD, Pretorius DH, Budorick NE, *et al.* Fetal lip and primary palate: thre-edimensional versus two-dimensional US. *Radiology* 2000;217:236-239.
16. Kalache KD, Espinoza J, Chaiworapongsa T *et al.* Three-dimensional ultrasound fetal lung volume measurement: a systematic study comparing the multiplanar method with the rotational (VOCAL) technique. *Ultrasound Obstet Gynecol* 2003;21:111-118.
17. Kos M, Hafner T, Funduk-Kurjak B, Bozek T, Kurjak A. Limb deformities and three-dimensional ultrasound. *J Perinat Med* 2002;30(1):40-7.
18. Krakow D, Williams J 3rd, Poehl M, Rimoin DL, Platt LD. Use of three-dimensional ultrasound imaging in the diagnosis of prenatal-onset skeletal dysplasias. *Ultrasound Obstet Gynecol* 2003 May;21(5):467-72.
19. Lee W, Blanckaert K, Bronsteen RA *et al.* Fetal iliac angle measurements by 3D ultrasonography. *Ultrasound Obstet Gynecol* 2001;18:150-154.
20. Lee W, Chaiworapongsa T, Romero R, Williams R, McNie B, Johnson A, Treadwell M, Comstock CH. A diagnostic approach for the evaluation of spina bifida by three-dimensional ultrasonography. *J Ultrasound Med* 2002;21:619-626.
21. Mangione R, Lacombe D, Carles D, Guyon F, Saura R, Horovitz J. Craniofacial dysmorphology and three-dimensional ultrasound: a prospective study on practicability for prenatal diagnosis. *Prenat Diagn* 2003 Oct;23(10):810-8.
22. Nyberg DA, Hegge FN, Kramer D *et al.* Premaxillary protrusion: a sonographic clue to bilateral cleft lip and palate. *J Ultrasound Med* 1993;12:331-335.
23. Nyberg DA, Sickler GK, Hegge FN *et al.* Fetal cleft lip with and without cleft palate: US classification and correlation with outcome. *Radiology* 1995;195:677-684.
24. Pairleitner H, Steiner H, Hasenoehrl G *et al.* Three-dimensional power Doppler sonography: imaging and quantifying blood flow and vascularization. *Ultrasound Obstet Gynecol* 1999;14:139-143.
25. Pan HA, Wu MH, Cheng YC, Wu LH, Chang FM. Quantification of ovarian Doppler signal in hyperresponders during in vitro fertilization treatment using three-dimensional power Doppler ultrasonography. *Ultrasound Med Biol* 2003;29:921-927.
26. Riccabona M, Nelson TR, Pretorius DH *et al.* Distance and volume measurement using three-dimensional ultrasonography. *J Ultrasound Med* 1995;14:881-886.
27. Roelfsema NM, Hop WC, Boito SM, Wladimiroff JW. Three-dimensional sonographic measurement of normal fetal

brain volume during the second half of pregnancy. *Am J Obstet Gynecol* 2004 Jan;1990(1):275-80.

28. Rotten D, Levaillant JM, Martinez H., Ducou le Pointe H, Vicaut E. The fetal mandible: a 2D and 3D sonographic approach to the diagnosis of retrognathia and micrognathia. *Ultrasound Obstet Gynecol* 2002;19:122-130.
29. Ruano R, Molho M, Roume J, Ville Y. Prenatal diagnosis of fetal skeletal dysplasias by combining two-dimensional and three-dimensional ultrasound and intrauterine three-dimensional helical computer tomography. *Ultrasound Obstet Gynecol* 2004 Aug;24(2):134-40.
30. Schild RL, Holthaus S, d'Alquen J, Fimmers R, Dorn C, van Der Ven H, Hansmann M. Quantitative assessment of subendometrial blood flow by three-dimensional ultrasound is an important predictive factor of implantation in an in-vitro fertilization programme. *Hum Reprod* 2000 A;15:89-94.
31. Schild RL, Fimmers R, Hansmann M. Fetal weight estimation by three-dimensional ultrasound. *Ultrasound Obstet Gynecol* 2000 B;16:445-452.
32. Tsai MY, Lan KC, Ou CY, Chen JH, Chang SY, Hsu TY. Assessment of the facial features and chin development of fetuses with use of serial three-dimensional sonography and the mandibular size monogram in a Chinese population. *Am J Obstet Gynecol* 2004 Feb;190(2):541-6.
33. Vohra N, Rochelson B, Smith-Levitin M. Three-dimensional sonographic findings in congenital (harlequin) ichthyosis. *J Ultrasound Med* 2003 Jul;22(7):737-9.
34. Viora E, Sciarrone A, Bastonero S, *et al*. Three-dimensional ultrasound evaluation of short-rib polydactyly syndrome type II in the second trimester: a case report. *Ultrasound Obstet Gynecol* 2002;19:88-91.
35. Wu HM, Chiang CH, Huang HY, Chao AS, Wang HS, Soong YK. Detection of the subendometrial vascularization flow index by three-dimensional ultrasound may be useful for predicting the pregnancy rate for patients undergoing in vitro fertilization – embryo transfer. *Fertil Steril* 2003;79:507-511.
36. Yu CH, Chang CH, Ko HC *et al*. Assessment of placental fractional moving blood volume using quantitative three-dimensional power doppler ultrasound. *Ultrasound Med Biol* 2003;29:19-23.

CAPÍTULO 43

AVANÇOS EM ECOCARDIOGRAFIA FETAL – INTRODUÇÃO DA TECNOLOGIA STIC

Carmina Comas
Gabriel Carmina
Guillermo Azumendi Pérez
Luciano Silveira Pinheiro Filho

INTRODUÇÃO

Desde o nascimento da ecocardiografia fetal, em finais de 1970, mediante a avaliação do movimento cardíaco fetal em modo A e modo M, novas técnicas e aplicações têm aparecido, configurando um campo cuja situação atual e perspectivas de futuro são bem distintas às de sua origem.[1]

- A ecografia bidimensional (2D) continua sendo o *gold standard* para a avaliação do coração fetal, destacando a melhora da resolução dos equipamentos atuais, aspectos muito práticos em ecocardiografia como são o *cine-loop* e o efeito *zoom*, e aspectos novos como a recente introdução dos harmônicos.
- O modo M, se bem atualmente considerado como modalidade de segunda linha, continua tendo duas utilidades principais: a avaliação e diagnóstico das arritmias fetais e o estudo biométrico (permitindo o cálculo de índices para valorar a contratilidade cardíaca e a função miocárdica).
- O Doppler espectral é uma modalidade de grande potencial na avaliação de condições clínicas patológicas, tais como as cardiopatias estruturais, o crescimento intra-uterino restrito, o diabetes insulino-dependente, a anemia fetal etc.
- O Doppler colorido não é uma modalidade imprescindível como método de *screening*, mas é muito útil e informativo diante de uma anomalia cardíaca, diminuindo significativamente o tempo de exploração.
- O *power* Doppler é uma técnica mais sensível que o Doppler colorido convencional, sendo especialmente útil na avaliação de fluxos lentos e na detecção de cardiopatias congênitas (CC).
- A modalidade do Doppler tissular *(Tissue Doppler Imaging)* centra-se na avaliação dos movimentos da parede mais que o fluxo sanguíneo.
- A recente introdução da ecografia tridimensional e 4D abre perspectiva no campo do diagnóstico prenatal, especialmente em certos tipos de patologia de superfície.[2] Contrariamente, sua aplicação em ecocardiografia é complexa, pela própria dinâmica e movimento do sistema cardiovascular, ainda que seja um campo atualmente em estudo. O movimento do coração é uma limitação importante na reconstrução 3 e 4D. Atualmente esta limitação se tem visto superada com a introdução de uma nova tecnologia denominada STIC *(Spatial Temporal Image Correlation)*.[3,4]

No ano 2002, Voluson Expert 730d (GE Medical Systems, Kretz Ultrasound, Zipf, Austria) introduz um novo conceito tecnológico denominado STIC *(Spatial Temporal Image Correlation)*. Esta tecnologia permite ver, manipular e armazenar digitalmente volume (3D) do coração fetal em modo cine (4D). Dispõe de três modalidades de imagem, em escala de cinza, em Doppler colorido e *power* Doppler (Fig. 43-1).[4,5] Cada uma delas pode mostrar-se em dois possíveis formatos, multiplanar (planos seccionais perpendiculares entre si) ou *rendered* (reconstrução de superfície do plano A) (Fig. 43-2). O formato renderizado pode apresentar-se em diferentes algoritmos *(Gray, Color* e *Glass Body)* (Fig. 43-3). O formato multiplanar é o primeiro sistema que permite avaliação multiplanar simultânea e dinâmica de vários planos 2D. O formato volumétrico é um processo técnico pelo qual as estruturas tridimensionais do volume escaneado se transladam a uma imagem bidimensional.[2-4]

BASES TÉCNICAS

A tecnologia STIC permite a aquisição automática e seqüencial de imagens 2D em volume, que se armazena digitalmente, efetuando uma varredura única em lenta velocidade sobre a área de interesse reduzida, o que permite alta resolução de imagem (150 fr/s).[3,4] É possível otimizar a imagem modificando o tempo de aquisição (entre 7,5 e 15 segundos, a intervalos de 2,5 segundos) e o ângulo de varredura (de 15 a 40°, a intervalos de 5°). Os passos a seguir se definem em continuidade:

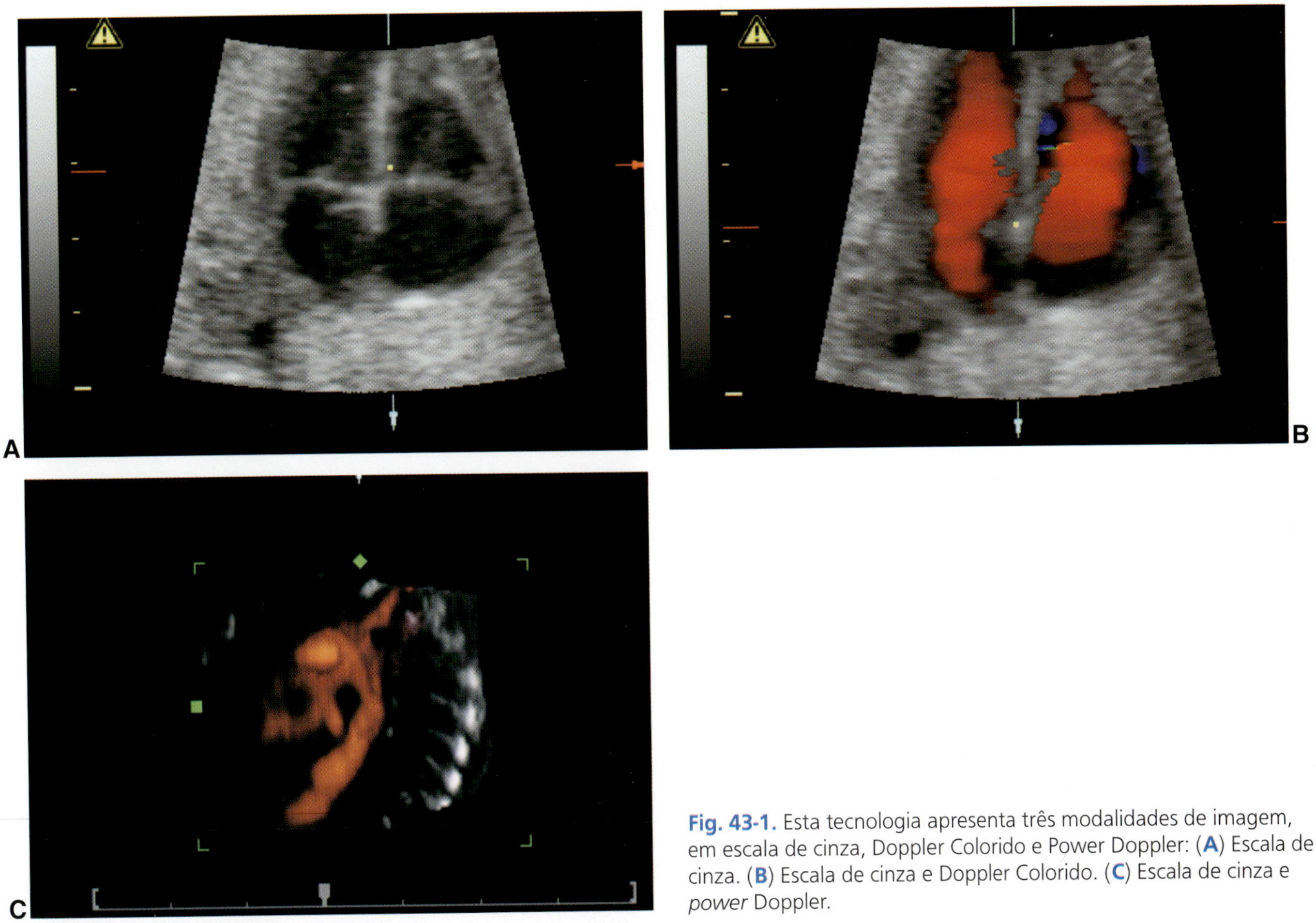

Fig. 43-1. Esta tecnologia apresenta três modalidades de imagem, em escala de cinza, Doppler Colorido e Power Doppler: (**A**) Escala de cinza. (**B**) Escala de cinza e Doppler Colorido. (**C**) Escala de cinza e *power* Doppler.

Aquisição

Aquisição automatizada do volume: significa que o transdutor realiza uma varredura única em lenta velocidade, armazenando volume único (série de imagens 2D). Dado que é uma região de interesse pequeno, as imagens 2D se armazenam com alta resolução.[3,4]

Pós-processo

Após obter o volume, ativa-se um sistema de correlação espacial e temporal da informação armazenada, detectando-se o pico sistólico mais inicial. Esta tecnologia identifica o movimento rítmico das estruturas, independentemente de sua direção, e, segundo sua periodicidade, calcula a freqüência cardíaca fetal. Baseado no momento preciso do pico sistólico e na fração temporal entre sístole e sístole, o sistema reorganiza a seqüência de imagens 2D, obtendo volumes consecutivos que representam um ciclo cardíaco completo e "sincronizado" (correlaciona as imagens de diferentes ciclos cardíacos obtidos durante a lenta varredura, sincronizando os eventos de forma espacial e temporal) (Fig. 43-4).[3,4,6]

Visualização

Estes volumes se mostram em seqüência cine-contínua (ciclo cardíaco a tempo real em *cine-loop*), que admite diferentes possibilidades (*slow motion, frame by frame*, detenção em qualquer fase do ciclo, rotação nos três planos do espaço (x, y z), navegação multiplanar, reconstrução volumétrica e etc.). Assim , é possível realizar ajustes pós-processo, tais como a correção da curva *gamma* para otimizar a resolução do contraste, a modificação do *color threshold* (balanço para controlar e modificar a intensidade do colorido sobre a escala de cinza), ou *gray scale threshold* (transparência para melhorar a resolução das margens dos volumes renderizados) etc.[3,4]

VANTAGENS

- Melhora a resolução temporal da imagem.[6,7]
- Dado que armazena um volume referido a uma pequena zona de interesse, armazena um maior número de imagens por segundo e, portanto, melhora a resolução da imagem, tanto no formato multiplanar como na reconstrução de superfície. Portanto, as imagens cardíacas difíceis em ecografia 2D convencional podem melhorar com esta tecnologia.
- Permite uma avaliação dinâmica do corte quatro câmaras.[4-6]
- Não examina o plano quatro câmaras estático e único, mas nos três planos, ântero-posterior, látero-lateral e súpero-inferior, permitindo assim rodar o corte 360º ao redor de seu eixo.
- É o primeiro sistema que permite a navegação multiplanar simultânea nos três planos do espaço.[7]

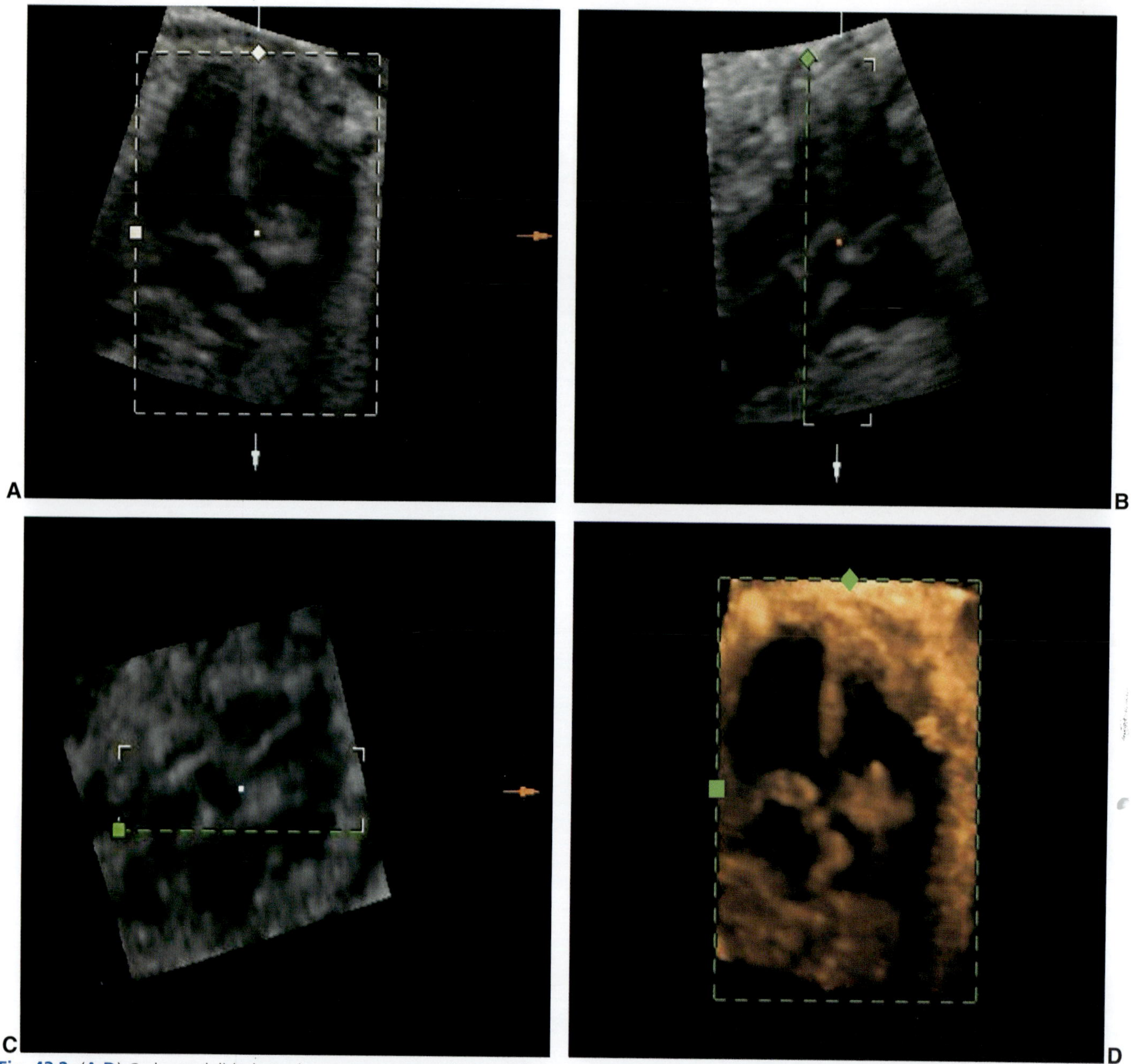

Fig. 43-2. (**A-D**) Cada modalidade pode mostrar-se em dois possíveis formatos, multiplanar (planos seccionais perpendiculares entre si, A, B e C) ou renderizado (plano D, reconstrução de superfície do plano A).

- Permite a avaliação dos tratos de saída.[7-10]

  A avaliação 2D dos tratos de saída pode ser difícil, pela posição fetal inadequada ou pelo próprio movimento fetal. A tecnologia STIC facilita a avaliação dos tratos de saída, ao permitir a rotação do volume armazenado ao redor de um ponto de referência.
- Melhoria na capacidade diagnóstica das cardiopatias congênitas.[11,12]
- Permite avaliar as estruturas cardíacas, individualmente e em suas relações espaciais com as estruturas vizinhas, o qual é imprescindível, e habitualmente complexo e laborioso diante da suspeita de uma cardiopatia congênita em modo 2D (Quadro 43-1). Grupos de trabalho com maior experiência neste campo descrevem melhoria da capacidade diagnóstica na avaliação de cardiopatias congênitas complexas.
- Possibilidade de análise *offline*.[3-13]

  Capacidade para recriar um exame cardíaco de novo. Mediante o modo 2D somente podemos revisar retrospectivamente as imagens estáticas ou vídeos.
- Aquisição *online* (paciente na sala).[3,4]

  Reduz o tempo de exploração *online* e é menos operador-dependente.
- Aplicável teoricamente em qualquer momento da gestação.[3,4]

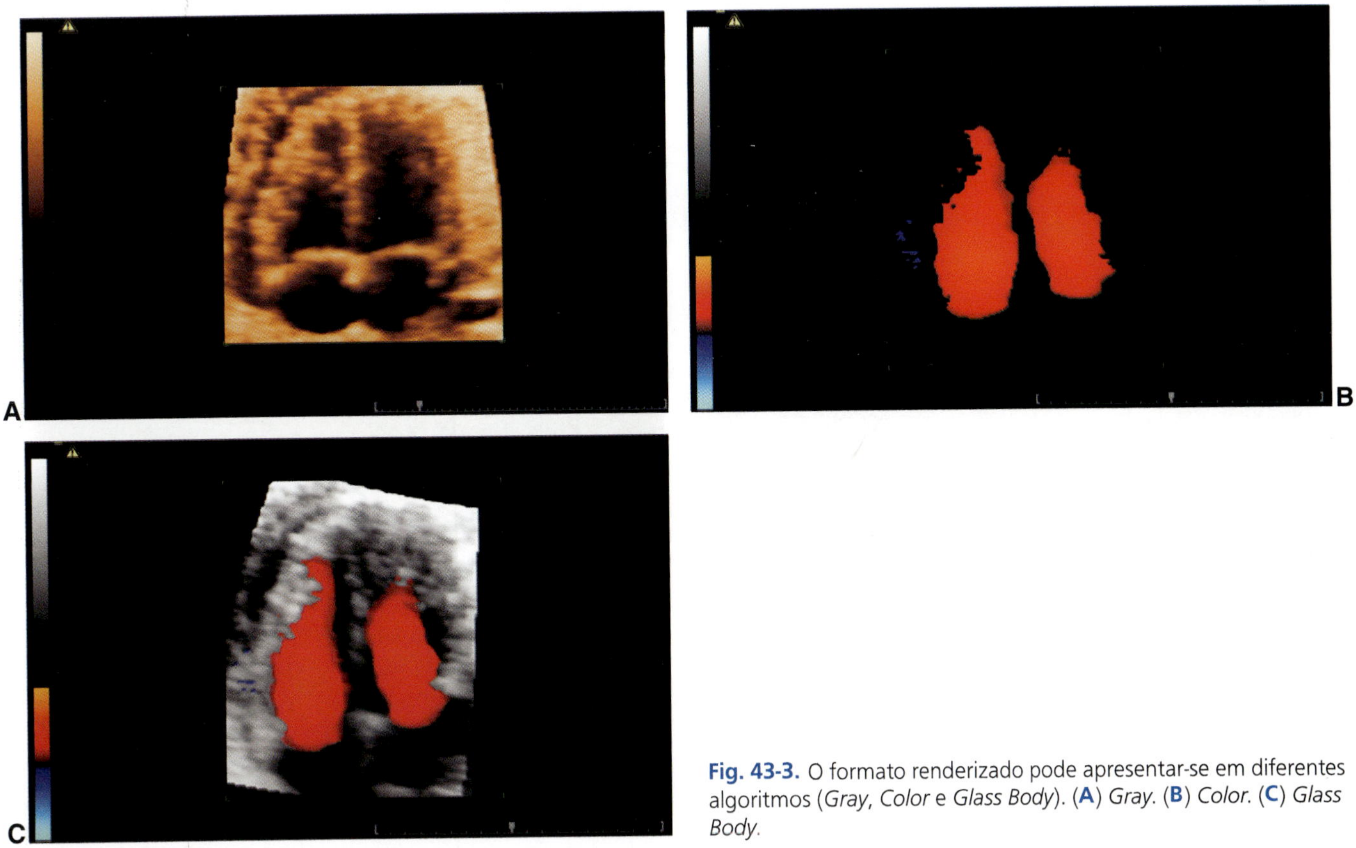

Fig. 43-3. O formato renderizado pode apresentar-se em diferentes algoritmos (*Gray*, *Color* e *Glass Body*). (**A**) *Gray*. (**B**) *Color*. (**C**) *Glass Body*.

Quadro 43-1 Taxa de visualização das estruturas cardíacas mediante STIC

Estrutura valorada STIC	*Taxa de visualização%*
Situs visceral	86
Tamanho cardíaco	100
Eixo cardíaco	100
Contratilidade miocárdica	100
Simetria cavidades	100
Cruz cardíaca	96
Inserção válvulas AV	93
Abertura válvulas AV	100
Moderator band	100
Fossa oval	100
Cruz grandes artérias	100
Trato saída VI	100
Trato saída VD	100
Válvula pulmonar	100
Válvula aórtica	100
Corte 4c	100
Corte 5c	100
Corte 3V	100
Corte 3VT	64
Estudo básico ampliado	86

- Permite novos cortes anatômicos, que podem ser difíceis ou impossíveis de obter mediante o modo 2D convencional.[3-7]
- Aplicações no campo da telemedicina (TELESTIC).[3,4]

  Permite o envio de volumes a distância, via Internet, a fim de facilitar o acesso aos especialistas de referência em zonas geográficas difíceis, com a possibilidade de consultar centros de referência para uma segunda opinião diagnóstica, ou bem como descarregar o excesso de trabalho nos centros de referência.
- Aplicações no campo da docência.

LIMITAÇÕES

Próprias e específicas da tecnologia 2D:[3-5]

- Limitações de resolução da imagem 2D.
- Baixa resolução dos planos reconstruídos (B e C).
- Baixa resolução de imagem especialmente em idades gestacionais precoces.

Próprias da tecnologia 3D:[3-5]

- Durante o tempo de aquisição do volume, os movimentos maternos e fetais produzem artefatos, especialmente nos planos B e C.

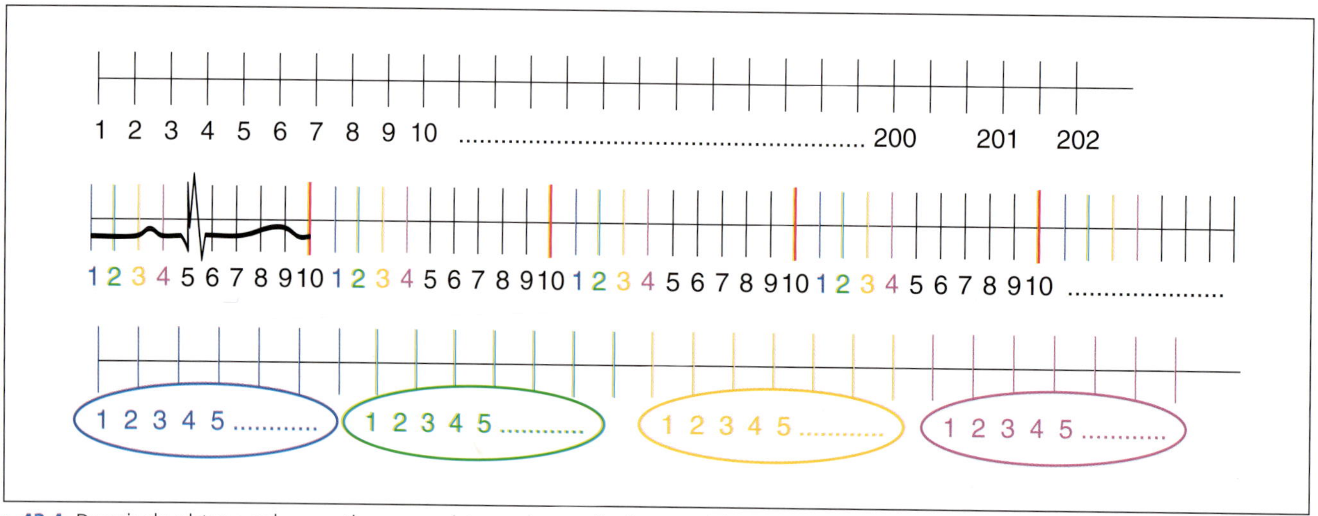

Fig. 43-4. Depois de obter o volume, ativa-se um sistema de correlação espacial e temporal da informação armazenada. Esta tecnologia identifica o movimento rítmico das estruturas, independentemente de sua direção, e, segundo sua periodicidade, calcula a freqüência cardíaca fetal. Baseado no momento preciso do pico sistólico e a fração temporal entre sístole e sístole, o sistema reorganiza a seqüência de imagens 2D, obtendo volumes consecutivos que representam um ciclo cardíaco completo e "sincronizado" (correlaciona as imagens de diferentes ciclos cardíacos obtidos durante a lenta varredura, sincronizando os eventos de forma espacial e temporal).

Próprias do colorido:[5]

- Falta de opacificação se a região de interesse (ROI) é perpendicular aos ultra-sons (modificar o ângulo de insonação).
- Ao adicionar o colorido, em qualquer modalidade, se reduz a resolução (em comparação com a imagem em escala de cinza).

Próprias da tecnologia STIC:[3-5]

- As arritmias fetais são as principais limitações desta tecnologia, dado que não permitem uma sincronização do ciclo cardíaco. Se há mudanças importantes da freqüência cardíaca fetal durante a aquisição do volume, o cálculo da mesma pode ser incorreto ou pouco valorizado, aparecendo artefatos devidos à dificuldade em sincronizar as imagens 2D em seu preciso momento do ciclo.
- Tempo de aprendizagem necessário para conhecer o manejo desta tecnologia, assim como o tempo extra que representa o pós-processado da imagem.
- Custo econômico desta tecnologia.

APLICAÇÕES ATUAIS EM ESTUDO

Na atualidade, diferentes grupos de trabalho têm publicado sua experiência inicial com esta nova tecnologia. As linhas de trabalho e investigação atuais se centralizam nos seguintes pontos:

- Valoração de sua aplicabilidade clínica em população de *screening* e em população de risco.
- Estudos de reprodutibilidade, variabilidade intra e interobservador.
- Valoração da capacidade diagnóstica de cardiopatias.
- Estimação de volumes e massas em modelos animais de experimentação.
- Algoritmos para a obtenção automatizada dos cortes anatômicos-padrão a partir do volume armazenado *(automated multiplanar imaging)*.
- Aplicação desta tecnologia no campo da telemedicina (TELESTIC).
- Aplicações específicas no diagnóstico prenatal das cardiopatias.
- Novos algoritmos diagnósticos (*inversed mode, MPM mode*).

COMENTÁRIOS

A detecção de cardiopatias congênitas segue sendo uma das áreas mais problemáticas no diagnóstico pré-natal. Sendo a malformação congênita severa mais freqüente no neonato, segue sendo atualmente uma das patologias menos diagnosticadas na vida fetal. Hoje sabemos, ademais, que o prognóstico da maioria delas, especialmente das anomalias ducto-dependentes, é significativamente melhor, em termos de morbimortalidade, quando a anomalia é suspeitada pré-natalmente. Sua prevalência e seu impacto em termos de morbimortalidade perinatal são os fatores fundamentais que motivam o interesse por melhorar as estratégias de detecção pré-natal. Neste sentido, a incorporação do corte de 4D na ecografia morfológica de 20-22 semanas no denominado "estudo cardíaco básico" tem permitido objetivar uma maior detecção de cardiopatias congênitas (Fig. 43-5). Recentemente se tem recomendado a inclusão da avaliação dos tratos de saída, no denominado "estudo cardíaco básico ampliado", a fim de melhorar a detecção de CARDIOPATIAS CONGÊNITAS preferentemente conotronculares. Neste sentido, a introdução da tecnologia STIC, superando a limitação do movimento cardíaco na reconstrução volumétrica, permite propor uma rápida e simples aquisição *online* de um volume cardíaco no contexto da ecografía de rotina, com a possibilidade de efetuar uma análise *offline* mais completa das estruturas cardiovasculares. Destacamos a alta porcentagem de êxito na aquisição do volume, assim como na obtenção de uma avaliação cardíaca completa "básica ampliada", NO QUE DENOMINARÍAMOS "ECOCARDIOGRAFIA BÁSICA A DISTÂNCIA", de forma similar à experiência apresentada por outros autores.

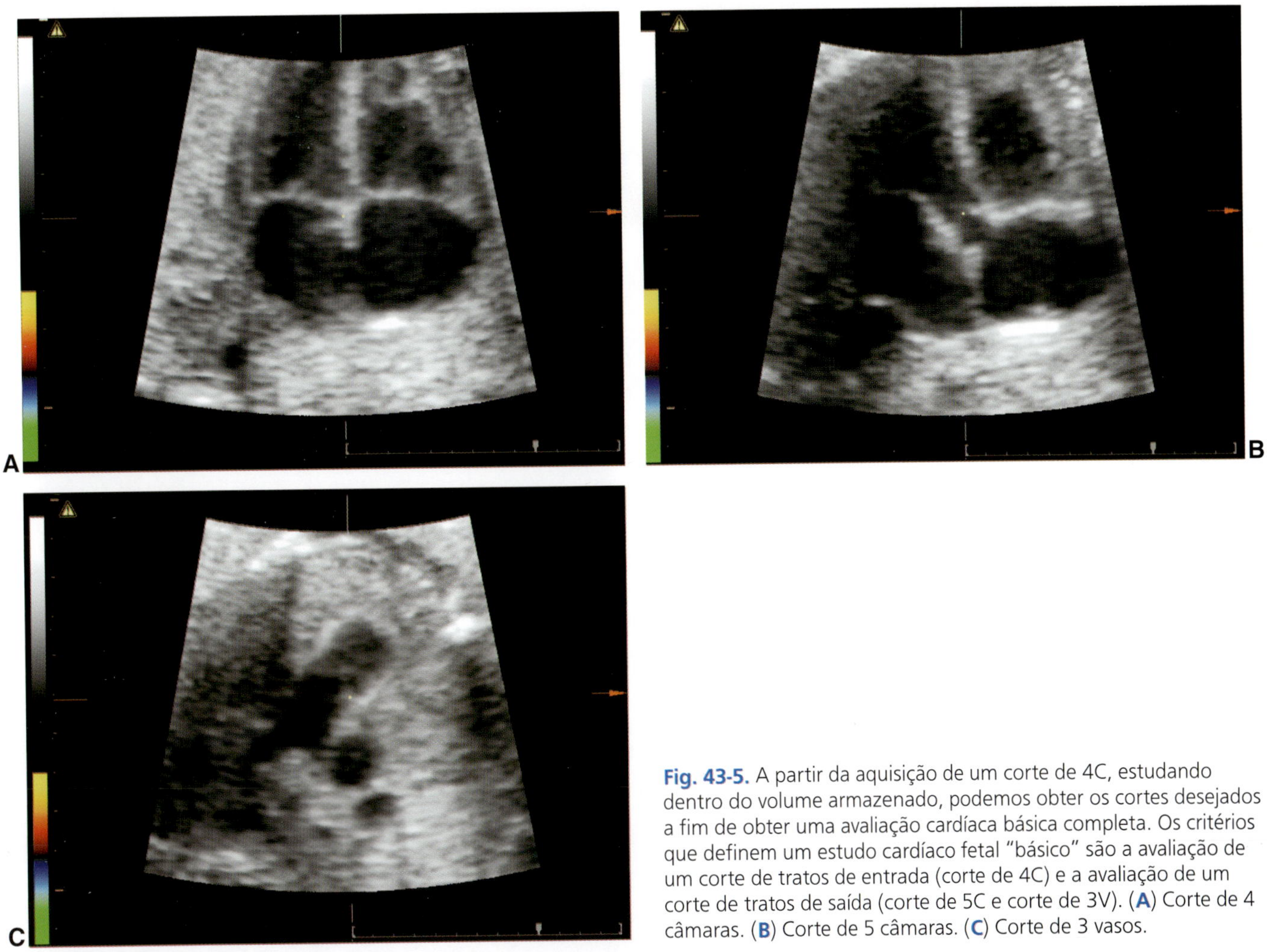

Fig. 43-5. A partir da aquisição de um corte de 4C, estudando dentro do volume armazenado, podemos obter os cortes desejados a fim de obter uma avaliação cardíaca básica completa. Os critérios que definem um estudo cardíaco fetal "básico" são a avaliação de um corte de tratos de entrada (corte de 4C) e a avaliação de um corte de tratos de saída (corte de 5C e corte de 3V). (**A**) Corte de 4 câmaras. (**B**) Corte de 5 câmaras. (**C**) Corte de 3 vasos.

REFERÊNCIAS BIBLIOGRÁFICAS

1. Allan LD, Tynan MJ, Campbell S *et al*. Echocardiographic and anatomical correlates in the fetus. *Br Heart J* 1980;44:444-51.
2. Abuhamad A. Automated Multiplanar Imaging. A novel approach to Ultrasonography. *J Ultrasound Med* 2004;23:573-6.
3. DeVore GR, Falkensammer P, Sklansky MS, Platt LD. Spatio-temporal image correlation (STIC): new technology for evaluation of the fetal heart. *Ultrasound Obstet Gynecol* 2003;22:380-7.
4. Gonçalves LF, Lee W, Chaiworapongsa T, Espinoza J, Schoen ML, Falkensammer P, Treadwell M, Romero R. Four-dimensional ultrasonography of the fetal heart with spatiotemporal image correlation. *Am J Obstet Gynecol* 2003;189:1792-802.
5. Chaoui R, Hoffmann J, Heling KS. Three-dimensional (3D) and 4D color Doppler fetal echocardiography using spatio-temporal image correlation (STIC). *Ultrasound Obstet Gynecol* 2004;23:535-45.
6. DeVore GR, Polanco B, Sklansky MS, Platt LD. The 'spin' technique: a new method for examination of the fetal outflow tracts using three-dimensional ultrasound. *Ultrasound Obstet Gynecol* 2004;24:72-82.
7. Espinoza J, Gonçalves LF, Lee W, Chaiworapongsa T, Treadwell MC, Stites S, Choen ML, Mazor M, Romero R. The use of the minimum projection mode in 4-dimensional examination of the fetal heart wih STIC. *J Ultrasound Med* 2004;23:1337-48.
8. Gonçalves LF, Romero R, Espinoza J, Lee W, Treadwell M, Chintala K, Brandl H, Chaiworapongsa T. Four-Dimensional ultrasonography of the fetal heart using Color Doppler STIC. *J Ultrasound Med* 2004;23:473-81.
9. Gonçalves LF, Espinoza J, Romero R, Lee W, Beyer B, Treadwell MC, Humes R. A systematic approach to prenatal diagnosis of transposition of the great arteries using 4-dimensional ultrasonography with STIC. *J Ultrasound Med* 2004;23:1225-31.
10. Gonçalves LF, Espinoza J, Lee W, Mazor M, Romero R. Three- and four-dimensional reconstruction of the aortic and ductal arches using inversion mode: a new rendering algorithm for visualization of fluid-filled anatomical structures. *Ultrasound Obstet Gynecol* 2004;24:696-8.
11. Viñals F, Poblete P, Giuliano A . Spatio-temporal image correlation (STIC): a new tool for the prenatal screening of congenital heart defects. *Ultrasound Obstet Gynecol* 2003;22:388-94.
12. Viñals F, Mandujano L, Vargas G, Giuliano A. Prenatal diagnosis of congenital heart disease using four-dimensional spatio-temporal image correlation (STIC) telemedicine via an Internet link: a pilot study. *Ultrasound Obstet Gynecol* 2005;25:25-31.
13. Lee W, Gonçalves LF, Espinoza J, Romero R. Inversion mode: a new volume analysis tool for 3-dimensional ultrasonography. *J Ultrasound Med* 2005 Feb;24(2):201-7.

CAPÍTULO 44

ULTRA-SONOGRAFIA NO PSIQUISMO FETAL

Francisco Mauad Filho
Patrícia Spara Gadelha
Antonio Gadelha da Costa
Pedro Vieira Santana Netto

INTRODUÇÃO

O desenvolvimento e as descobertas científicas de diversas áreas têm sido incorporados na prática médica diária. Com a ultra-sonografia essa premissa foi respeitada. Por meio dessa útil ferramenta, muitos aspectos da vida intra-uterina foram aclarados. A avaliação obstétrica compreende desde o diagnóstico até a monitoração terapêutica e os prognóstico fetais.

REVISÃO BIBLIOGRÁFICA

Embora os conhecimentos em relação à vida intra-uterina sejam crescentes, muitos questionamentos em relação a essa área permanecem obscuros. As maiores inquietações dos pesquisadores dizem respeito ao reconhecimento de alguma forma de manifestação específica do desenvolvimento fetal, sendo que permanecemos distantes de estabelecer qualquer afirmação definitiva nesta área do conhecimento humano.[1]

Freud[2] relatou que a história psicológica do indivíduo inicia-se após o nascimento. Entretanto, mencionou a possibilidade de existirem predisposições constitucionais ou mesmo memórias arcaicas de natureza filogenética que influenciam o desenvolvimento da personalidade. Com isso, deduz-se que devemos começar a entender o homem desde os acontecimentos intra-uterinos.

A psicologia analítica propõe o desenvolvimento da personalidade a partir da concepção, que se faz por meio de padrões de comportamento inato. Porém, sabe-se que é a partir da fecundação do óvulo que se inicia o desenvolvimento da personalidade. Cada indivíduo vai-se diferenciando dentro de si mesmo, pois o feto é um indivíduo em qualquer estágio do seu desenvolvimento quer esteja consciente ou inconsciente.[3]

Os chineses criaram os primeiros atendimentos pré-natais há milênios, pois já acreditavam na influência das emoções maternas sobre o desenvolvimento do feto.[2]

Durante décadas, a psicanálise considerou a evolução do psiquismo a partir do momento do nascimento,[2] quando se inicia a relação do feto com o meio externo. Considerava-se, portanto, que a vida psíquica entrava em funcionamento somente quando se dava o corte do cordão umbilical. Sem dúvida, esse é um momento de fundamental importância, pois o feto perde a segurança materna e obriga-se a procurar oxigênio para sua subsistência. No entanto não se pode negar que antes desse período ele já existia, sendo difícil imaginar que sua mente comece a funcionar apenas a partir do nascimento.[1]

As mães começam a sentir os movimentos fetais por volta da 18ª semana de gestação, com pequena variação entre primíparas e multíparas. No entanto, a ultra-sonografia permitiu observar que o embrião pode executar movimentos simples com sete semanas. Já com 12 semanas o feto pode movimentar todas as articulações. Com 14 semanas ele é capaz de levantar as mãos juntas, com 19 semanas ensaia passos e mantém-se ereto.[4] A ultra-sonografia revelou que o feto possui comportamentos, tais como bocejo, deglutição, respiração, sorrisos, caretas, sucção e espreguiçamento, sendo que esses movimentos são fundamentais para o desenvolvimento fetal adequado. O paladar desenvolve-se ainda na vida intra-uterina, por volta da 28ª semana de gestação. Pressupõe-se que se substâncias adocicadas forem injetadas no líquido amniótico, o feto executa movimentos vigorosos de sucção. Por outro lado, a resposta fetal a substâncias ácidas é feita por meio de caretas. O feto utiliza esses movimentos como linguagem gestual primitiva, exprimindo seus gostos e suas aversões.[4] Aos quatro meses de gestação, ele adquire seus reflexos essenciais. Movimenta as pálpebras, pisca e franze a testa. Com cinco meses de vida gestacional é tão sensível ao contato quanto uma criança de um ano. Se sua cabeça for tocada num exame médico, ele recuará a mesma num movimento brusco.

Há evidências concretas de que o feto é dotado de visão na vida intra-uterina. Desde a sexta semana de vida intra-uterina, apresenta extrema sensibilidade à luz. Observou-se que se um feixe de luz for projetado diretamente sobre a barriga da mãe, o feto reagirá virando a cabeça para o lado oposto ao da luz. O tato aparece muito cedo, sendo que há respostas ao toque. Por exemplo, se a sola do pé for tocada, haverá flexão de perna.

O feto responde de forma importante às emoções da mãe. Dessa forma, mulheres muito ansiosas, com batimentos cardíacos acelerados, fazem com que o feto responda com taquicardia.[6] À medida que a mãe se acalma e diminui o seu ritmo cardíaco, o mesmo acontece com o concepto. Verny e Kelly[4] relatam as influências da nutrição materna sobre o feto e falam do consumo de álcool, fumo ou a utilização de certos medicamentos podem ser prejudiciais ao mesmo.

No entanto, convém ressaltar que nem tudo que acontece com a mãe durante a gravidez determina de maneira definitiva o futuro da criança. É bem provável que o feto se defenda das agressões maternas e extra-uterinas através de suas potencialidades inatas. Por outro lado, a mãe reage aos sinais do seu bebê com comportamentos afetivos e suscita a interação do feto com ela, o que é de suma importância ao desenvolvimento fetal.[4]

O feto tem revelado capacidade de aprendizado, demonstrando sinais de inteligência, sendo que Verny e Kelly[4] relatam experimentos no qual o feto é capaz de aprender. O feto responde aos sons maternos e do meio extra-uterino. No quarto ou quinto mês de gestação, o feto reage claramente aos sons e às melodias, bem como manifesta a sua predileção.

O advento da ultra-sonografia revolucionou o estudo da motilidade e da vida fetal, pois permitiu a observação do feto não estimulado, dentro de seu ambiente natural. As pesquisas feitas com ultra-som têm demonstrado diferenças individuais para cada feto observado, sendo que alguns são calmos; outros, hipercinéticos. Estas manifestações fetais mostram características de sua personalidade. Assim, o feto vai formando a sua individualidade, sua forma de pensar e sentir, vai demonstrando sua força, seus impulsos e seus desejos.[5,7]

Neste contexto, inserem-se os estudos realizados por Piontelli,[8] que observou o comportamento fetal com o auxílio da ultrasonografia. A autora estudou fetos e suas mães, durante a gestação, e no período pós-natal, a fim de verificar se o comportamento fetal correspondia ao comportamento posterior do bebê. Descreveu traços da personalidade fetal, distintos daqueles descritos na mãe. Observou crianças psicóticas que aos dois anos de idade, repetia movimentos semelhantes aos observados intra-uterinamente através do ultra-som. A autora concluiu que essas crianças já apresentavam traços de personalidade psicótica na vida intra-uterina. Nessa investigação de comportamento de gêmeos dizigóticos, observou que os mesmos já apresentavam características individuais de personalidade desde a vida fetal. Cada gêmeo demonstrava ter temperamento e forma de conduta bastante peculiares e distintas entre si. Afirma que ao observá-los após o nascimento, os mesmos apresentavam as mesmas características divergentes. Posteriormente, durante o processo de observação dos bebês, um se mostra ativo e outro passivo. Esses dados científicos apontam que o ser humano já na vida intra-uterina tem sua individualidade, como também os fetos diferem em suas identidades individuais. Como afirma Wilhein,[6] o feto já tem sua personalidade definida e diferentes graus de consciência.

Muitos trabalhos[9-11] têm demonstrado que as observações de determinadas funções fetais estão relacionadas com o seu bem-estar. Em relação a freqüência cardíaca fetal e suas alterações, vários trabalhos em nosso meio foram divulgados com o objetivo de avaliar a integridade do feto (Mauad Filho 2000).

Mauad Filho *et al.*,[12] analisando as repercussões da amniocentese sobre a freqüência cardíaca fetal, demonstram que o procedimento altera significativamente o ritmo cardíaco, provando, portanto, que o feto responde à agressividade desse procedimento. Em 1982, o mesmo autor, ao estudar a influência do local do estímulo sonoro sobre a resposta acelerativa da freqüência cardíaca fetal, ressaltou a boa correlação entre o estímulo sonoro e a resposta fetal, bem como a sua eficácia na avaliação da vitalidade fetal. No ano seguinte, observou que após o consumo de dois cigarros a freqüência cardíaca materna e a fetal elevaram-se de maneira significativa, com os picos acelerativos correspondendo ao momento em que cada cigarro era consumido, provando com isto que o tabagismo na gravidez é um dos fatores principais de várias alterações que vão atingir de modo específico o feto.[10]

Nas últimas décadas, o aprimoramento de técnicas, como as de ultra-sonografia, microscopia eletrônica, desenvolvimento de fotografias intra-uterinas e de observações de bebês, modificaram os conceitos e teorias sobre o desenvolvimento do psiquismo fetal e do recém-nascido. No campo da ultra-sonografia, o principal destaque foi o desenvolvimento do ultra-som tridimensional. Essa metodologia inclui a análise multiplanar, renderização de volume e análise Doppler 3D. Ainda pode ser realizada a ultra-sonografia em quatro dimensões, ou 4D como é comumente denominada, que nada mais é que a avaliação tridimensional em tempo real. Essa metodologia permitiu melhor avaliação das estruturas anatômicas fetais, bem como permite avaliar as reações psicológicas fetais de maneira mais adequada e precisa.

Esses novos conhecimentos mostram que a etiologia e a dinâmica das doenças mentais podem ser entendidas pelos acontecimentos pré e perinatais. Acredita-se hoje que a história

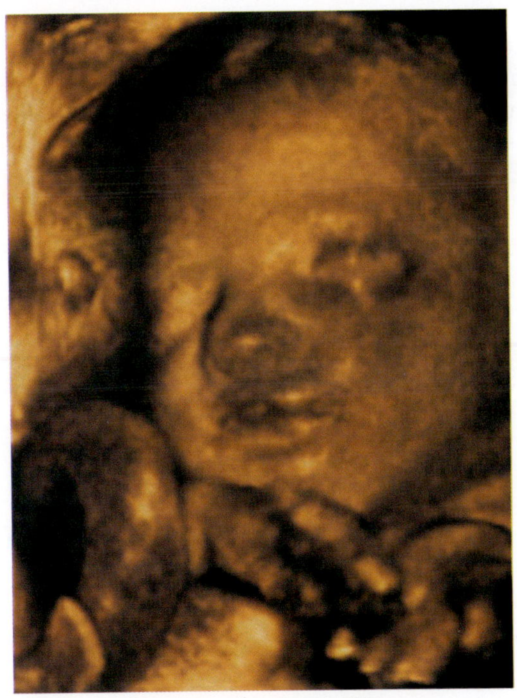

Fig. 44-1. Estudo tridimensional de feto de 25 semanas.

de vida de cada ser humano inicia-se a partir do nascimento de cada célula germinativa, que traz em si registros feitos por meio de memória biológica. Conclui-se que o feto começa a perceber que é um indivíduo por volta do sexto mês de gestação.[6] Pesquisas relacionadas aos recém-nascidos mostram que o neonato não é apenas um ser reflexioso, mas também um ser pensante.O recém-nascido possui individualidade própria, porque traz em suas células germinativas potencialidades peculiares inatas e porque também vive e registra os estímulos endógenos de forma particular.[13] Assim, a criança vai se diferenciando e sua consciência se ampliando e gradualmente desenvolve sua psique, incluindo suas forças e limitações.[6,13]

CONSIDERAÇÕES FINAIS

Os estudos do psiquismo pré e perinatal revelam novos conhecimentos sobre o ser humano.[8] Acredita-se que com a ultra-sonografia e mais recentemente com o ultra-som tridimensional (Fig. 44-1), haverá melhor conhecimento do feto e do seu meio intra-uterino, obtendo-se adequada avaliação do seu bem-estar psicofisiológico.

REFERÊNCIAS BIBLIOGRÁFICAS

1. Isfer E. Medicina fetal. *Psiquismo Fetal* 1996;39:720-26.
2. Freud S. *Proyecto de una psicología para neurológicos.* Buenos Aires, Santiago, 1985.
3. Golfeto JH. Psiquismo pré e perinatal. *Medicina FMRP* 1993 Abril-Junho;26(2);307-323.
4. Verny T, Kelly J, Basbaum C. *A vida secreta da criança antes de nascer.* São Paulo: Cis José Salmi, 1989. p. 5-21.
5. Klaus M, Kennell JH. Pais/Bebê: a formação do apego. Porto Alegre: Editora Artes Médicas, 1992. p. 21-41.
6. Wilhein J. *O que é psicologia pré-natal.* São Paulo: Brasiliense, 1992.
7. Piontelli A. *Observation fron before birth.* London, 1997.
8. Mauad Filho F, de Sá AE, Gross R, Ruffino A, Sobrinho FM, Martinez AR. Efeito do tabagismo sobre a freqüência cardíaca materna e fetal. *Rev Bras Ginec Obstet* 1983 Julho-Agosto:177-81.
9. Mauad Filho F, Rodrigues RI, Meirelles RS. Monitorização da freqüência cardíaca fetal no período anteparto. *J Bras Gin* 1977;84(6):299-305.
10. Leboyer F. *Nascer sorrindo.* Brasília: Editora Brasiliense, 1998. p. 33-34.

CAPÍTULO 45

ÉTICA E ULTRA-SONOGRAFIA EM OBSTETRÍCIA

Flávia Corrêa Meziara
Sérgio Pereira da Cunha
Francisco Mauad Filho

INTRODUÇÃO

A medicina é a prática das ciências biológicas e farmacoquímicas que incorpora continuamente os avanços das ciências, da bioética, da biofísica e informática, inovando-se a cada instante. O objetivo do serviço médico é oferecer ao paciente atendimento humano, cordial, competente e sério, utilizando-se das melhores técnicas propedêuticas e os melhores recursos, propedêuticos e terapêuticos, visando à manutenção ou recuperação da saúde biopsicossocial. A preocupação do médico é a saúde do ser humano em seu benefício, agindo com o máximo de zelo e o melhor de sua capacidade profissional, sem discriminação de qualquer natureza.

É sabido que os profissionais competentes, atentos e interessados nos avanços e na segurança do seu exercício profissional, estão em constante processo de aprendizado e atualização. Entretanto, as atividades médicas necessitam, igualmente, de informações dos seus aspectos legais. O atual Código de Ética Médica foi atualizado e aprovado, em reunião plenária do Conselho Federal de Medicina (CFM), no dia 8 de janeiro de 1998, substituindo o que era vigente desde 26 de julho de 1963. O presente código contém as normas éticas que devem ser seguidas pelos médicos no exercício da profissão, independentemente da função ou cargo que ocupem, bem como pelas organizações de prestação de serviços médicos.

A ética é a ciência que rege as condutas humanas, baseadas em preceitos morais.[4] Apesar do avanço tecnológico na medicina, o adequado relacionamento entre pacientes, equipe de saúde e instituições deve ser uma busca constante para que se alcance nível aceitável. Isso pode ser favorecido se a ética e seus princípios forem respeitados, fazendo parte da prática diária.[5]

Conforme o Conselho Regional de Medicina (CRM) o exercício da medicina é reservado ao portador de inscrição no CRM e as especializações são aperfeiçoamentos que o médico busca para melhor atender o seu paciente e se proteger das implicações legais. Preceitua o artigo 5 do Código de Ética Médica que o médico deve aprimorar continuamente seus conhecimentos e usar o melhor progresso científico em benefício do paciente. Assim, o Certificado de Especialização ou Habilitação, em qualquer área, é, para o profissional, uma ferramenta que confirma sua experiência e o seu direito ao exercício da Medicina.[1]

A ultra-sonografia é um procedimento diagnóstico para o qual se torna indispensável o conhecimento de anatomia, fisiopatologia e experiência clínica. A sua realização tem sido feita por vários médicos, especialistas ou não em diagnóstico por imagens, além de paramédicos nos países em que lhes é permitido fazê-lo. Em nosso país, o CFM determinou, pela resolução 1.361/92, que é da exclusiva competência do médico a execução e interpretação das imagens em seres humanos, assim como a emissão do respectivo relatório.

Para um adequado atendimento em ultra-sonografia, algumas normas éticas devem ser resguardadas no tocante ao exercício da Medicina, as quais serão descritas a seguir.

AMBIENTE DO EXAME

O local do exame deve propiciar, ao médico e ao paciente, absoluta segurança e tranqüilidade. É aconselhável a presença do seu responsável legal e de um (a) assistente de sala, durante a realização de exames dos menores de 18 anos, em pacientes com desvios do comportamento (psicoses), defeito físico ou estado grave, e a estes cabem os cuidados antes e após o exame, tais como ajudar ao paciente a subir e descer da mesa de exame. Por outro lado, o paciente é a autoridade máxima do seu corpo, durante o seu exame só poderá estar presente quem ele permitir. Importante ressalva se faz ao posicionamento do ultra-sonografista, sendo vedado ao médico desrespeitar o pudor do paciente (artigo 63 do Código de Ética Médica).

Além disso, é vedado ao médico:

- Efetuar qualquer procedimento médico sem o esclarecimento e o consentimento prévios do paciente ou de seu responsável legal, salvo em caso de iminente perigo de vida (artigo 46 do CEM).
- Desrespeitar o direito do paciente de decidir livremente sobre a execução de práticas diagnósticas ou terapêuticas, salvo em caso de iminente perigo de vida (artigo 56 do CEM).
- Deixar de elaborar prontuário médico para cada paciente (artigo 69 do CEM).

DIAGNÓSTICO

O diagnóstico só deverá ser dado com certeza. Não é demérito falar para o paciente, ou comunicar ao médico solicitante do exame, que o diagnóstico não está concluído. De qualquer modo, é vedado ao médico a não informação ao paciente do diagnóstico, prognóstico, riscos e objetivos do tratamento, salvo quando a comunicação direta ao mesmo possa provocar-lhe dano, devendo, nesse caso, a comunicação ser feita ao seu responsável legal (artigo 59 do CEM). A solicitação de opinião de profissional mais experiente não é desconhecimento ou insegurança. Trata-se de maturidade, uma vez que é preferível ter autocrítica para avaliar as suas limitações do que responder criminalmente por diagnóstico falso ou errôneo. Além disso, bem aceita é a repetição do exame sem ônus, uma vez que é vedado ao médico deixar de utilizar todos os meios disponíveis e tratamento ao seu alcance em favor do paciente (artigo 57 do CEM).

Ao paciente ansioso, que cobra do ultra-sonografista o diagnóstico imediato, é de bom senso prestar esclarecimentos, porém o mesmo deve ser esclarecido de que o médico solicitante tem mais dados sobre o caso, podendo correlacionar os fatos com maior clareza e elaborar diagnóstico mais preciso.

No caso específico de investigação de malformação fetal, o caso deve ser tratado com maior atenção. Na prática, existe perfeita aceitação por parte da paciente e familiares, que se informe a necessidade de novos exames e troca de informações entre o ultra-sonografista e o médico solicitante para correlacionarem-se os aspectos ultra-sonográficos e genéticos, oferecendo diagnóstico definitivo.

PRONTUÁRIO

O prontuário é do paciente, sendo o médico e a instituição guardiões fiéis deste. Qualquer relatório só pode ser divulgado com sua concordância explícita. Por outro lado, o prontuário é um forte instrumento de defesa do médico. Por isso, deve conter todos os procedimentos realizados, os resultados e por quem foram executados, sendo tudo anotado de forma clara e organizada. É um direito do paciente exigir atestado ou o laudo de qualquer ato médico, sendo vedado ao médico deixar de atestar os atos executados no exercício profissional, quando solicitado pelo paciente ou seu responsável legal (artigo 112 do CEM).

SEGREDO DO MÉDICO

É freqüente a situação de, uma vez entregue o exame lacrado ou envelopado ao paciente, o mesmo violá-lo. Os danos resultantes de tal ato não nos dizem respeito, em parte, legalmente. Todavia, frente a resultados de exames difíceis e complexos, é prudente que métodos ou atitudes mais prudentes sejam tomadas. Assim, entrar em contato com o médico solicitante via telefone, *fax*, *e-mail* e informá-lo dos resultados e diagnóstico, discutindo a melhor conduta, é boa norma.

Não deve ser esquecido que o diagnóstico de patologias no pré-natal deve ser confidencial, tendo acesso ao resultado apenas os pais e a equipe de saúde. Isso exime o concepto de sofrer futuras discriminações, em decorrência de sua patologia.[3]

Sabe-se que há diferença entre sigilo médico e segredo profissional. Enquanto o primeiro envolve diagnósticos que muitas vezes somos compelidos a divulgar, o segundo está relacionado a confidências, ou seja, segredos, que não devemos revelar.

Em relação à documentação, tais como a realização de filmagens e fotos, atentamos ao que o Código de Ética estabelece, isto é, para a realização de tais procedimentos deve haver ciência e concordância do paciente e seus familiares, bem como a necessidade de tal fato, devendo-se levar em consideração o disposto nos artigos 2, 48, 63 e 104 do CEM.

MUDANÇA DE EXAME SOLICITADO

O médico consultante é o responsável pelo paciente, conforme o CFM. Dessa forma, o médico radiologista não deve e não pode mudar a conduta do médico solicitante (Reunião Plenária 04/07/95 CFM). No entanto, por vezes, para a elaboração ou complementação diagnóstica, há necessidade de alterar-se a via de realização do exame. Por exemplo, na avaliação pélvica, da mulher, o US via abdominal é insatisfatório e, assim, indica-se a via vaginal. Frente a essa situação, três atitudes podem ser seguidas. O ultra-sonografista pode elaborar o laudo e sugerir ao médico solicitante a realização de novo exame, para complementação diagnóstica. Porém, se o ultra-sonografista julgar que a demora do exame e, por conseguinte, do diagnóstico pode colocar em risco a vida do paciente, tem amparo legal para realizá-lo imediatamente. Ainda, se o seu serviço tem como rotina a investigação por diferentes técnicas diagnósticas, deve, previamente, obter o consentimento do paciente ou seu responsável legal (artigos 46 e 56 do CEM).

EXAMES INVASIVOS

A prudência ensina que qualquer método que traga riscos à vida e à integridade do paciente só deve ser realizado em local habilitado e por profissional experiente, que domine todos os passos do procedimento. Deve-se ter em mente e esclarecer ao paciente que todo procedimento invasivo, por menor que seja, não está livre do imprevisível. Além disso, deve-se alertar os pacientes em relação aos possíveis diagnósticos e às possíveis condutas a ser tomadas.[2]

Em relação aos procedimentos em Medicina Fetal, tais como amniocentese, cordocentese e biopsia de vilo corial, sabe-se que não são isentos de riscos. Desta forma, as pacientes devem ser informadas sobre esses, bem como os benefícios, antes de concordarem com a realização de tais exames. Portanto, todo serviço de Medicina Fetal deve oferecer formulário de "Consentimento Pós-informado", para que a gestante seja esclarecida e depois assine. Desse modo, assegura-se completa informação a paciente, respeitando-se seus direitos.[3]

DIREITOS DO FETO

A legislação brasileira protege o concepto. Tal proteção decorre da Constituição Federal de 1988, que eleva o direito à vida como um dos bens maiores da pessoa, não podendo, portanto, ocorrer violação da mesma. Além disso, o concepto tem seus direitos protegidos através de leis que garantem seus direitos de filiação, sucessão, dentre outros, direitos esses previstos no corpo do Código Civil. Na esfera criminal, através dos artigos 124, 125,127 do Código Penal, pune-se aquele que atenta contra a vida do feto, através da prática do crime de aborto. Há ainda, dentro do ordenamento jurídico, a Resolução do Conselho Federal de Medicina que estabelece regras éticas para a realização da Reprodução Assistida visando proteger não somente a mãe, mas também o feto que será concebido através de tal técnica. Com relação à lesão causada no feto, não há previsão de crime nesse sentido. Assim sendo, caso se produza algum tipo de lesão fetal, durante a realização de algum procedimento invasivo para o diagnóstico pré-natal de qualquer natureza, o seu causador não será penalizado criminalmente. Cabe destacar que o feto, cujo o parto tenha se iniciado, poderá ser sujeito passivo do crime de lesão corporal (artigo 129 do Código penal), sendo seu causador punido criminalmente por tal crime. Do contrário, ou seja, se o parto não se iniciou, haverá somente responsabilização na esfera civil e pelo CRM/CFM, por praticar o ato lesivo através de negligência, imprudência ou imperícia, se for o caso (artigo 29 CEM). Convém relembrar tais conceitos. A imprudência consiste no fato de alguém não agir adequadamente, apesar de ser capaz e ter as condições de fazê-lo. Imperícia, no fato de agir apesar de não ter habilidade para fazê-lo. Negligência, não adotar os procedimentos necessários, embora conhecedor das técnicas.

A Federação Internacional de Ginecologia e Obstetrícia (FIGO) recomenda a aplicação de "Consentimento Pós-informado" previamente à realização de ultra-sonografia morfológica, pois, embora não traga riscos ao feto durante a sua realização, pode-se fazer diagnóstico de malformações.[6]

RESPONSABILIDADE DO MÉDICO

Como os demais profissionais, o médico está sujeito à responsabilidade civil e criminal pelos seus atos. A responsabilidade civil tem origem na obrigação de o agente reparar os danos, por sua ação dolosa ou culposa. O detentor do direito a reclamar a reparação é a vítima, ou seus familiares. Deve ser salientado que o dano pode ser material ou moral, sendo ambos passíveis de indenização. Portanto, para a caracterização de responsabilidade é necessária a ocorrência de ação ou omissão lesiva do médico; dano injusto de conteúdo pessoal, moral ou patrimonial; e o nexo causal, isto é, a relação de causa (ação) e efeito (dano). Por força do §4º do artigo 14 do Código de Defesa do Consumidor, a responsabilidade dos profissionais liberais, dentre os quais se destacam os médicos, estará caracterizada apenas na hipótese de ser verificada a existência de culpa. Apesar da omissão do texto legal, deve ser salientado que a responsabilidade do médico pode ser apurada, da mesma forma, nas hipóteses de ação dolosa. Portanto, em regra, a responsabilidade do médico emerge apenas em decorrência da sua ação ou omissão dolosa ou culposa; esta última caracterizada, como já dito, por imperícia, negligência ou imprudência.

Como é entendido pelos nossos tribunais, a responsabilidade do médico é de meio e não de fim, ou seja, o mesmo está obrigado a empreender todos os esforços e a utilizar toda técnica disponível no auxílio de seu paciente, não sendo responsável, no entanto, pelos resultados. A exceção a esta regra é o cirurgião plástico que, habitualmente, se obriga a atingir determinado resultado. Portanto, a ação lesiva que se atribui ao médico é vista através da tríade da culpabilidade-imprudência, imperícia e negligência e do dolo.

Esta advertência está fundamentada no fato de que, em nosso Ordenamento Jurídico, a responsabilidade pela indenização de determinado dano emerge da conduta dolosa ou culposa. Entende-se por conduta dolosa aquela em que o agente tem pleno conhecimento dos seus atos e deseja atingir objetivo que, nos termos da Lei, é ilícito, desejando o resultado e assumindo os respectivos riscos. A conduta culposa é aquela em que o agente, com sua ação, não pretendia obter determinado resultado danoso que, todavia, ocorreu, por sua imprudência, negligência ou imperícia. A ação dolosa ou culposa, que acarretar prejuízos a alguém, impõe ao agente a obrigação de reparar o dano.

É inevitável a crescente normatização jurídica da atividade médica e, inclusive, desejável. Os profissionais habilitados em ultra-sonografia, ciosos de suas qualidades e conduta ética exemplar, devem aspirar a existência de regras de juízo que permitam a identificação e a penalização dos abusos e responsabilidades, que podem ter lugar nesta moderna atividade diagnóstica.

CONSIDERAÇÕES FINAIS

O médico ultra-sonografista tem deveres para com os colegas que encaminham os exames. Deve ver os seus colegas do mesmo modo que gostaria que o vissem, observando os princípios da Declaração de Genebra, consagrando sua vida a serviço da humanidade, participando da profissão com consciência, dignidade e respeito aos colegas, tendo a saúde de seus pacientes como a primeira preocupação, respeitando todos os segredos a ele confiados e mantendo a honra e a tradição da profissão médica. Além disso, deve seguir fielmente aos preceitos da ética para que a harmonia com seus pacientes e a instituição de trabalho seja uma constante.

REFERÊNCIAS BIBLIOGRÁFICAS

1. Cadernos Cremesp. *Ética em ginecologia e obstetrícia*. 2ª ed. São Paulo: Conselho Regional de Medicina do Estado de São Paulo, 2002.
2. Goldin JR, Matte U, Francisconi CF *et al*. Bioética em obstetrícia. In: Freitas F, Martins-Costa SH, Ramos JGL, Magalhães JA. *Rotinas em obstetrícia*. 3ª ed. Porto Alegre: Artes Médicas, 2001. p. 591-601.
3. Mendes MC, Cunha SP. A ética em medicina fetal. *Revista Femina* 2001;29:639-641.
4. Nature Genetics Group. Editorial defining a new bioethic. *Nature genetics* 2001:28. Available Internet < http://www.naturegenetics.com > (30 June, 2004).
5. Soares NV, Lunardi VL. The customer's rights as an ethics matter. *Rev Bras Enferm* 2002;55:64-9.
6. The FIGO Committee for the study of ethical aspects of human reproduction. *Recommendations on ethical issues in obstetrics and gynecology*, 1997.

CAPÍTULO 46

ASPECTOS ÉTICOS NA DOCUMENTAÇÃO DO EXAME ECOGRÁFICO OBSTÉTRICO

Francisco Mauad Filho
Francisco Maximiliano Pancich Gallarreta
Wagner Ricardo Galvão Teixeira
Fernando Marum Mauad

INTRODUÇÃO

A resolução 1.361/92 do Conselho Federal de Medicina dispõe em seu artigo 1º que "*é de exclusiva competência do médico a execução e a interpretação do exame ultra-sonográfico, assim como a execução do respectivo laudo, deixando claro que o exame ecográfico é um ato médico*".[7]

As resoluções do Conselho Federal de Medicina números 1.638/2002 e 1.639/2002.[8,9]

- Normatizam os sistemas informatizados para a guarda e manutenção de prontuários.
- Torna obrigatória a criação de *Comissão de Revisão de Prontuários* nas instituições de saúde de todo o país.
- Define prontuário médico como "documento único, constituído por um conjunto de informações, sinais e imagens registrados a partir de fatos, acontecimentos e situações sobre a saúde do paciente e a assistência a ele prestada, com caráter sigiloso e científico, utilizado para possibilitar tanto a comunicação entre os membros de equipe multiprofissional como a continuidade da assistência prestada ao indivíduo."

Estes fatos já justificariam a indicação universal da ultra-sonografia morfológica no acompanhamento da gestação permitindo não só detectar mas até tratar precocemente alguns problemas.

No entanto, não menos importante que a realização do exame é a sua documentação, que no caso da ultra-sonografia deve conter duas formas de documentação: texto e fotos. O protocolo texto deve conter a descrição da técnica e do equipamento utilizado no exame, e as fotos podem utilizar qualquer método de impressão, desde que mostrem com clareza todos os detalhes contidos no relatório.[1]

A descrição dos achados deve ser escrita de forma sucinta e completa evitando termos descritivos, neologismo, abreviações e proposições inadequadas. Imagens sem laudo não devem ser liberadas, infere-se que se o médico solicitante aceita as imagens sem laudo e baseia-se apenas na sua interpretação, é ele, então, o responsável médico-legal pelas conseqüências dessa interpretação. O exame de ultra-sonografia morfológica vem sendo realizado de forma crescente a cada ano, chegando a ser realizado rotineiramente em determinadas regiões do país, não obstante mais de 80% dos processos médicos envolvendo a ultra-sonografia provêm de casos obstétricos. A documentação adequada é fundamental objetivando uma proteção contra possíveis queixas.[1]

Imagens representativas de estruturas fetais normais ou anormais, posição fetal, placenta, volume do líquido amniótico e outros, devem ser bem documentadas, por meio de vídeo ou fotos. Deve ser feita a citação com a máxima clareza das estruturas anatômicas avaliadas e também o relato daquelas que não foram adequadamente identificadas, pois a não citação destas implicaria dúvida de sua presença. Segundo Meire: "Apesar de observarem-se todas as medidas de prevenção, muitos médicos serão processados num futuro não muito distante."[25]

Para tanto, se faz necessário o desenvolvimento de um sistema informatizado que padronize de forma metódica esta documentação.

DOCUMENTAÇÃO DO EXAME ECOGRÁFICO OBSTÉTRICO

Segundo o dicionário *Aurélio*, o termo laudo significa "peça escrita, fundamentada, na qual peritos expõem as observações e estudos que fizeram e registram as conclusões da perícia", enquanto o termo relatório refere-se à exposição e relação dos principais fatos colhidos por comissão ou pessoa encarregada de estudar determinado assunto, e ainda o termo documentação corresponde ao ato de documentar.[3] Assim, propomos neste capítulo, sugestões de relatórios, ou de documentação mínima, para os exames obstétricos do primeiro trimestre, do segundo e terceiro trimestres, do perfil biofísico fetal e da dopplervelocimetria obstétrica.

Deverão constar em todos os modelos de relatórios os dados demográficos da paciente, nos quais descreveremos:[39]

- Nome da paciente.
- Data de nascimento.
- Data do início do último período menstrual.
- Número de gestações e paridade.
- Indicação do exame.
- Identificação do médico solicitante.
- Data do exame.
- Nome do ecografista.

Torna-se fundamental a descrição do aparelho, no qual o exame foi realizado, qual o tipo de varredura, a freqüência da sonda e a via de acesso utilizada (suprapúbica ou endovaginal), visto que estes dados técnicos podem influenciar sobremaneira o resultado do exame obstétrico.[29]

Documentação do exame obstétrico do primeiro trimestre

A bexiga será descrita de acordo com a sua repleção e primeiro conteúdo, se este estiver presente.

A vagina, na seqüência, terá sua descrição como normal, ou as patologias, quando presentes, serão minudenciadas.

O colo uterino deverá ser avaliado, preferencialmente, pela via endovaginal, com a bexiga vazia, e o comprimento do canal endocervical será descrito em milímetros.

O corpo uterino será descrito com relação à posição, localização, contornos e textura miometrial.

Na descrição do saco gestacional deverá constar a avaliação da implantação (p. ex., normoimplantado ou implantação baixa), da forma do conteúdo, do contorno e do diâmetro médio (obtido através da média de três medidas, sendo duas no corte longitudinal e uma no corte transversal), que será descrito em milímetros.

Nas gestações do primeiro trimestre, o melhor parâmetro para o cálculo da idade gestacional é o comprimento crânio-caudal do embrião (CCN), que se constitui no padrão ouro para o cálculo da idade gestacional, pois seu desvio padrão é de cerca de três dias, quando medido entre a oitava e a décima segunda semana gestacional.[33] Deverá ser registrado em milímetros.

A translucência nucal (TN) será medida quando o CCN encontrar-se entre 45,0 mm e 84,0 mm (entre 11 semanas e 13 semanas e seis dias), será descrita em milímetros. Tem fundamental importância no relatório do primeiro trimestre, pois a TN é descrita como o parâmetro isolado, não invasivo, mais importante no *screening* de trissomias.[5,35]

A freqüência cardíaca quando inferior a 100 batimentos por minuto (bpm), após a sétima semana gestacional, em dois exames subseqüentes com intervalo de sete dias funciona como um marcador de prognóstico desfavorável. A análise da freqüência cardíaca embrionária será descrita em batimentos por minuto.[40]

Os movimentos embrionários começam a ser detectados a partir da oitava semana de gestação e serão apresentados como presentes ou ausentes, visto que a não detecção dos movimentos embrionários a partir da nona semana gestacional seria um marcador de mau prognóstico.[14]

A cavidade amniótica será avaliada qualitativamente, com relação à forma e à integridade.

No córion frondoso avaliaremos a textura, a implantação e a espessura, individualizando e descrevendo as possíveis alterações.

A avaliação ovariana será realizada rotineiramente, e deveremos dar ênfase à descrição do corpo lúteo, que terá na análise dopplervelocimétrica a presença de anel vascular com fluxo de baixa resistência (IR < 0,5).[2,36]

A hipótese diagnóstica descreverá a idade gestacional calculada preferencialmente pelo CCN, pois este é o critério mais confiável para cálculo da idade gestacional.[33,39]

Apresentamos como sugestão de relatório mínimo para o exame obstétrico do primeiro trimestre o rascunho da documentação e o relatório proposto no *software* ULTRASYS® desenvolvido na Escola de Ultra-sonografia e Reciclagem Médica Ribeirão Preto (Fig. 46-1A e B).

Documentação do exame obstétrico do segundo e terceiro trimestres

A bexiga será descrita de acordo com sua repleção e seu conteúdo se estes estiverem presentes. Da mesma forma, a vagina será descrita como normal, ou as patologias, quando presentes, serão minudenciadas.

As modificações físicas cervicais, durante a gestação, geralmente precedem a detecção da atividade uterina.[4] O colo uterino servirá como preditor do risco de trabalho de parto prematuro, Deverá ser avaliado preferencialmente pela via endovaginal, entre a 20ª e a 24ª semana gestacional, com a bexiga vazia, e seu comprimento será descrito em milímetros.[11,38]

Iniciaremos o exame ecográfico obstétrico, propriamente dito, descrevendo a estática fetal:[32]

- *Situação*: corresponde à posição do maior eixo fetal com relação ao maior eixo materno.
- *Apresentação*: corresponde à posição do pólo cefálico com relação à pelve materna.
- *Posição*: corresponde à posição do dorso fetal com relação ao flanco materno.

A anatomia fetal será descrita como normal, quando for o caso, ou anormal com detalhes, ou ainda não visualizada com a respectiva justificativa (estática fetal, óbito fetal). Na presença de anormalidades, poderemos descrever: crânio, ventrículos cerebrais, fossa posterior, face, lábios e coluna, diafragma, quatro câmaras cardíacas, vias de saída, eixo cardíaco, sítio, estômago, rins, fígado, inserção e número de vasos do cordão, braços e mãos, pernas e pés e genitais.[39]

A biometria fetal deverá ser descrita de maneira clara, em centímetros, na qual deverão constar: fêmur, circunferência cefálica (obtida do diâmetro occipitofrontal e diâmetro biparietal), circunferência abdominal (obtida do diâmetro ântero-posterior e diâmetro transverso do abdome)

O peso fetal poderá ser calculado através do diâmetro biparietal e da circunferência abdominal (Shepard) ou através do comprimento do fêmur e da circunferência abdominal (Hadlock) e os valores obtidos comparados com as respectivas curvas de normalidade, dentre as quais recomenda-se a utilização do normograma de Shepard até a 36ª semana e de Hadlock após a 36ª semana.[18,37] O peso será descrito em gramas.

Número do pedido: IMPW **Doc. identificação:** IMPWPACDOCI **Registro:** IMPWPACREGI
Nome do paciente: IMPWPACIENTE **Idade:** IM **Sexo:** IMPWPACSEXO
Médico solicitante: IMPWMEDICO **Data do exame:** IMPWDATA

RASCUNHO DO RELATÓRIO OBSTÉTRICO DO 1º TRIMESTRE

Dados clínicos: [ ] Solicitação médica [ ] Controle de rotina [ ] Outro:
Exame realizado em **modo:** [ ] Bidimensional [ ] Tridimensional [ ] Outro:
Com equipamento dinâmico **Marca:** **Modelo:**
Varredura: [ ] Convexa [ ] Outro:
Frequência: [ ] Única [ ] Multifreq. [ ] Banda larga de [ ] a [ ] **Acesso:** [ ] Abdominal [ ] Endovaginal
Gestações: [ ] **Partos naturais:** [ ] **Abortos:** [ ] **Cesáreas:** [ ]
D.U.M: / /
Bexiga: [ ] Normal [ ] Não visualizada Obs.:
Vagina: [ ] Normal [ ] Não visualizada Obs.:
Colo uterino: [ ] Normal [ ] Não visualizado Obs.:
Canal endocervical: [ ] Fechado [ ] Aberto **Comprimento:** mm.
Útero - posição: [ ] Anteversoflexão [ ] Retroversoflexão [ ] Medioversoflexão
Localização: [ ] Centrado [ ] Desviado à D [ ] Desviado à E. **Contornos:** [ ] Regulares [ ] Irregulares [ ] Lobulados
Miométrio: [ ] Homogêneo [ ] Heterogêneo [ ] Nodular [ ] Hipoecóico obs.:
Saco gestacional: [ ] Único [ ] Duplo Diâmetro mm.
Possui anexo de embrião gemelar. [ ] Não [ ] Sim (Informações no verso)
Saco gestacional - Implantação: [ ] Fúndica [ ] Terço médio **Aspectos:** [ ] Regulares [ ] Irregulares
Embrião: [ ] Presente [ ] Ausente [ ] Não detectado
C.C.N.: **mm.** **Translucência nucal:** mm. **F.C.E.:** bpm.
Atividade cardíaca: [ ] Presente [ ] Ausente [ ] Não detectado [ ] Outro:
Movimento embrionário: [ ] Presente [ ] Ausente [ ] Não detectado [ ] Outro:
Descrição:
Cordão umbilical: [ ] Normal [ ] Artéria única [ ] Não demonstrado Obs.:

Cavidade amniótica: [ ] Normal [ ] Oligoidramnia [ ] Poliídramnia [ ] Não visualizada [ ] Outro:

Córion frondoso: [ ] Regular [ ] Irregular [ ] Com vacúolos Obs.:
Implantação: [ ] Tópica [ ] Heterotópica **Espessura:** mm.

Ovário direito-dimensões-long.: cms x **ânt.-post.:** cms x **transv.:** cms **vol.:**
Descrição: [ ] Aspecto Normal [ ] Não visualizado [ ] Outro:

Ovário esquerdo-dimensões-long.: cms x **ânt.-post.:** cms x **transv.:** cms **vol.:**
Descrição: [ ] Aspecto normal [ ] Não visualizado [ ] Outro:

Anexos: [ ] Aspecto normal [ ] Não visualizado Obs.:
Corpo lúteo no ovário: [ ] Direito [ ] Esquerdo [ ] Não visualizado Obs.:
Idade gestacional ecográfica de ± 1 semana **Diagnóstico (palavra chave)**
Data provável do parto:
HIPÓTESE DIAGNÓSTICA

Assinatura do examinador

A

Fig. 46-1. (A) Modelo de rascunho do relatório obstétrico do 1º trimestre do *software* ULTRASYS.®

Os índices fetais obtidos (índice cefálico, relação CF/DBP, relação CF/CA, relação CC/CA) deverão ser descritos com seus respectivos valores de normalidade.

Calculada a biometria fetal esta poderia ser interpretada e correlacionada com a idade gestacional, de acordo com a data de início do último período menstrual, ecografias prévias e outras informações clínicas pertinentes.[39]

A presença de movimentos fetais (classicamente associados como boa vitalidade fetal), movimentos respiratórios fetais (descritos em vários estudos como parâmetro de perfis biofísicos fetais)[28] e de movimentação cardíaca (rítmica ou arrítmica) deverão constar da descrição do exame quando presentes.

Na análise da placenta deveremos descrever a sua inserção (tópica ou heterotópica), a sua posição (anterior, posterior, lateral direita e esquerda, fúndica), a textura e o grau placentário segundo a classificação de Grannum,[17] e a espessura em centímetros obtida preferencialmente do local de inserção do cordão umbilical. Achados como tumores, descolamentos e infartos deverão ser minudenciados, devidamente medidos e descritos.

No cordão umbilical, deveremos atentar para o número de vasos descrevendo a presença de artéria umbilical única, achado relativamente freqüente (0,5% a 2% das gestações), que funciona como um marcador de complicações (RCIU, trissomias e malformações cardiovasculares).[6,13]

E.U.R.P.

ESCOLA DE ULTRA-SONOGRAFIA E RECICLAGEM MÉDICA

R. CASEMIRO DE ABREU, 660-, 660 – FONE: (16) 636-4237 – CEP:14020-060 – RIBEIRÃO PRETO

Número do pedido: 36.283 **Doc. identificação:** 333357930
Nome do paciente: **Idade:** 24 **Sexo:** FEMININO
Médico solicitante: **Data de exame:** 20/7/2005

ULTRA-SOM OBSTÉTRICO DP 1º TRIMESTRE

Dados clínicos: Solicitações médicas
Especificações do aparelho - Exame realizado em **modo:** Bidimensional
Varredura: Convexa **Freqüência :** Multifreqüencial **Acesso:** Abdominal

Antecedentes ginecológicos

Gestações: 2 **Partos naturais:** 0 **Abortos:** 1 **Cesáreas:** 0 **DUM:** 17/5/2005 **IG (DUM):** 9 Semanas e 2 Dia(s)
Bexiga: Normal
Vagina: Normal
Colo uterino: Normal
Canal endocervical comprimento: 3,5 mm
Descrição: Fechado

ÚTERO

Posição: Anteversoflexão **Localização:** Centrado **Contornos:** Regulares
Miométrio: Homogêneo

SACO GESTACIONAL – Único

Implantação: Fúndica **Aspectos:** Regulares **Embrião:** Presente
C.C.N.: 21 mm **Freqüência cardíaca embrionária:** 170 bpm
Atividade cardíaca: Presente
Movimento embrionário: Presente

Cordão umbilical: Normal
Córion frondoso **Implantação:** Tópica
Descrição: Regular

OVÁRIO DIREITO

Descrição: Aspecto normal

OVÁRIO ESQUERDO

Descrição: Aspecto normal
Corpo lúteo no ovário: Esquerdo
Anexos: Não visualizados
Idade gestacional ecográfica de 8 semanas e 6 dia(s) ± 1 semana(s) **D.P.P.:** 26/2/2006

Data de impressão: 4 de outubro de 2005 DR.\

B

Fig. 46-1 ***(Continuação).*** (**B**) Modelo do relatório obstétrico do 1º trimestre do *software* ULTRASYS.®

O volume do líquido amniótico funciona como um marcador ecográfico para a presença de malformações e de insuficiência placentária.[22,23] A cavidade amniótica poderá ser descrita como normal, com oligoidrâmnio ou poliidrâmnio e o índice de líquido amniótico, utilizando-se os critérios de Phelan, será descrito em centímetros.[31]

A hipótese diagnóstica será formulada e devidamente descrita, contendo a idade gestacional estimada pela ecografia mais precoce disponível, a biometria atual, a avaliação do crescimento fetal e a interpretação, correlacionando o relatório com a indicação do referido exame.[39]

Apresentamos como sugestão de relatório mínimo para o exame obstétrico do segundo/terceiro trimestres, o rascunho da documentação e o relatório proposto no *software* ULTRASYS® desenvolvido na Escola de Ultra-sonografia e Reciclagem Médica Ribeirão Preto (Fig. 46-2A e B).

Documentação do exame morfológico

A ultra-sonografia de rotina é um exame capaz de detectar corretamente cerca de 35% a 78% das malformações fetais,[34] enquanto, no Brasil, a ultra-sonografia morfológica, segundo Gonçalves,[15] tem uma sensibilidade de 78,6% de diagnosticar as anomalias fetais, com uma especificidade de 99,8%, entre 15 e 22 semanas de idade gestacional.[16]

A descrição dos achados deve ser escrita de forma sucinta e completa evitando termos descritivos, neologismo, abreviações e proposições inadequadas. Imagens sem laudo não devem ser liberadas, infere-se que se o médico solicitante aceita as imagens sem laudo e baseia-se apenas na sua interpretação, ele é então o responsável médico-legal pelas conseqüências dessa interpretação. Estudo realizado em exames efetuados por médicos não especialistas em diagnóstico por imagem mostrou uma percentagem de 39% de erros de diagnósticos para anormalidades clinicamente significativas.[20] O exame de ultra-sonografia morfológica vem sendo realizado de forma crescente a cada ano, chegando a ser realizado rotineiramente em determinadas regiões do país; não obstante, mais de 80% dos processos médicos envolvendo a ultra-sonografia provêm de casos obstétricos. A documentação adequada é fundamental objetivando uma proteção contra possíveis queixas.[10]

Imagens representativas de estruturas fetais normais ou anormais, posição fetal, placenta e volume do líquido amniótico devem ser bem documentadas por meio de vídeos, fotos ou arquivos digitais, mantidos na clínica onde o exame ultra-sonográfico foi realizado, assim como disponibilizado, via Internet ao médico assistente. Deve ser feita a citação com a máxima clareza das estruturas anatômicas avaliadas e também o relato daquelas que não foram adequadamente identificadas, pois a não citação destas implicaria dúvida de sua presença. O chamado gerenciamento de risco ou *Risk Management* está diretamente ligado a estas observações e visa diminuir as chances de envolvimento médico-legal, aumentando as chances de defesa do profissional ou instituição, promovendo uma melhora no cuidado médico com o paciente, objetivando evitar transtornos psicológicos, dúvidas em relação a própria qualidade profissional, despesas extras com processos e aborrecimentos.[10]

Em se tratando de assistência pré-natal, a detecção de anomalias congênitas anatômicas é uma das metas. No entanto, a importância da realização do exame, no período ideal, para o estudo da morfologia fetal deve ser respeitada, e ocorre no momento onde já é possível ter uma avaliação concisa das estruturas fetais.

O primeiro exame deve ser entre 10ª e 14ª semanas, para estudo da translucência nucal.[26] O segundo exame deve ser realizado entre a 18ª e 24ª semanas de gestação, quando permite mostrar com mais detalhes estruturas fetais como cérebro, tórax, sistema digestivo, abdome, rins, membros e extremidades.[30] O terceiro, entre a 26ª e 28ª semanas, permite detectar ou confirmar anomalias em órgãos que apresentam melhor visibilização nesta idade gestacional, como é o caso do coração, face e extremidades.[30]

A exemplo do exame obstétrico do segundo e terceiro trimestres, iniciaremos a documentação registrando a estática fetal: situação, apresentação e posição. Na seqüência, descreveremos presença ou ausência dos movimentos corporais fetais e dos movimentos respiratórios fetais.

A análise da morfologia deverá ser metódica, na qual constará a descrição detalhada de todos os sistemas estudados. Do segmento cefálico deveremos descrever o diâmetro biparietal (DBP) e o diâmetro occipitofrontal (DOF), dos quais obteremos a circunferência cefálica, com o seu respectivo índice cefálico (obtido da relação DBP/DOF e seu valor de referência será compreendido entre 70% e 86%). Constará ainda a descrição do formato e da integridade do crânio.[21]

Na descrição do sistema nervoso central deverá constar a medida dos átrios direito e esquerdo, da cisterna magna, da prega nucal e do diâmetro transverso do cerebelo, todos descritos em centímetros. Os achados anatômicos alterados deverão ser descritos de maneira pormenorizada.

Na face descreveremos a distância interocular, a distância binocular e o osso nasal, devidamente medidos e registrados em centímetros. Os achados anatômicos alterados deverão ser descritos de maneira pormenorizada.

Na seqüência será avaliada a região cervical, com descrição minudenciada dos achados encontrados.

No tórax iniciaremos a avaliação medindo a circunferência torácica em centímetros e integridade da parede. Na seqüência avaliaremos a área cardíaca (freqüência cardíaca, índice cardíaco, quatro câmaras, integridade do septo ventricular, posição e eixo cardíaco, e saída dos grandes vasos).

No abdome, a exemplo do segmento cefálico, começaremos obtendo os diâmetros ântero-posterior (DAP) e transverso do abdome (DTA), a circunferência abdominal e a relação CC/CA, seguindo a descrição com respeito à integridade da parede anterior do abdome (verificar presença de gastrosquise ou onfalocele).[21]

Nos membros avaliaremos e descreveremos em centímetros o comprimento de todos os ossos longos. Nos membros superiores serão descritos úmero, rádio e ulna, enquanto nos membros inferiores descreveremos fêmur, tíbia e fíbula. Ainda descreveremos a relação fêmur/pé e a falange média do quinto dedo.

O peso esperado será estimado de acordo com os normogramas de peso de Shepard até a 36ª semana e de Hadlock após a 36ª semana.[18,19,21,34]

Número do pedido: IMPW **Doc. identificação:** IMPWPACDOCI **Registro:** IMPWPACREGI
Nome do paciente: IMPWPACIENTE **Idade:** IM **Sexo:** IMPWPACSEXO
Médico solicitante: IMPWMEDICO **Data do exame:** IMPWDATA

RASCUNHO DO RELATÓRIO OBSTÉTRICO DO 2º/3º TRIMESTRE

Dados clínicos: [ ] Solicitação médica [ ] Controle de rotina [ ] Outro:
Exame realizado em **modo:** [ ] Bidimensional [ ] Tridimensional [ ] Outro:
Com equipamento dinâmico **Marca:** **Modelo:**
Varredura: [ ] Convexa [ ] Outro:
Frequência: [ ] Única [ ] Multifreq. [ ] Banda larga de [ ] a [ ] **Acesso:** [ ] Abdominal [ ] Endovaginal

Gestações: [ ] **Partos naturais:** [ ] **Abortos:** [ ] **Cesáreas:** [ ]
D.U.M.: / / **IG (DUM):**

Bexiga: [ ] Normal [ ] Não visualizada [ ] VIDE ANEXO [ ] Outro:
Vagina: [ ] Normal [ ] Não visualizada [ ] VIDE ANEXO [ ] Outro:

Colo uterino: [ ] Não visualizado [ ] Fechado [ ] Aberto **Comprimento:** [ ] mm
Descrição:
[ ] Feto único [ ] Feto duplo (anotações no verso)
Situação: [ ] Longitudinal [ ] Oblíqua [ ] Transversa [ ] Indiferente [ ] Outro:
Apresentação: [ ] Cefálica [ ] Pélvica [ ] Córnica [ ] Indiferente [ ] Outro:
Dorso: [ ] Anterior [ ] Posterior [ ] Superior [ ] Inferior [ ] Lateral direito [ ] Lateral esquerdo [ ] Outro:
F.C.: bpm. **Ativid. cardíaca:** [ ] Rítmica [ ] Arrítmica [ ] Compatível com a IG do feto [ ] Não Detectada
Movimentos respiratórios: [ ] Presentes [ ] Não detectados [ ] Outro:
Movimentos fetais: [ ] Presentes [ ] Não detectados **Anatomia fetal:** [ ] Preservada [ ] Vide verso

BIOMETRIA FETAL

DBP:	**cm.**	**DAP:**	**cm.**
DOF:	**cm.**	**DTA:**	**cm.**
CC:	**cm.**	**CA:**	**cm.**
CF:	**cm.**		

VALORES DE REFERÊNCIA

Índice cefálico	:	%	**(70 a 83 %)**
Relação CF/DBP	:	%	**(71 a 87 %)**
Relação CF/CA	:	%	**(20 a 24 %)**
Relação CC/CA	:	%	**(a %)**

Peso esperado: a Grs. **Peso fetal:** (Shepard) Grs. (Hadlock) Grs.

Placenta - Inserção: [ ] Tópica [ ] Heterotópica Outro: **Textura:** [ ] Homogênea [ ] Heterogênea
Posição: [ ] Anterior [ ] Posterior [ ] Inferior [ ] Lateral direita [ ] Lateral esquerda [ ] Fúndica [ ] Outro:
Grau: [ ] 0 [ ] 1 [ ] 2 [ ] 3 **Espessura:** [ ] cm (Referência a cm.) De ser.: [ ] Vide verso
Cordão umbilical: [ ] Normal [ ] Artéria única [ ] Não demonstrado Outro:
Cavid. amniótica: [ ] Normal [ ] Oligoidramnia [ ] Poliidramnia [ ] Não demonstrado [ ] Outro:
Índice amniótico: cm (Valor Ref. 5 a 25 cm)
Parede uterina: [ ] Homogênea [ ] Normal [ ] Não visualizada [ ] Outro:
Idade gestacional ecográfica de ± 1 semana **Data provável do parto:**
Diagnóstico (palavra chave):
HIPÓTESE DIAGNÓSTICA:

Assinatura do examinador

A

Fig. 46-2. (**A**) Modelo de rascunho do relatório obstétrico do 2º/3º trimestres do *software* ULTRASYS.® *(Continua.)*

E.U.R.P.

ESCOLA DE ULTRA-SONOGRAFIA E RECICLAGEM MÉDICA

R. CASEMIRO DE ABREU, 660-, 660 - FONE: (16) 636-4237 – CEP: 14020-060 – RIBEIRÃO PRETO

Número do pedido: 36.266 **Doc. identificação:** 20480474
Nome do paciente: ▇▇▇▇▇ **Idade:** 34 **Sexo:** FEMININO
Médico solicitante: ▇▇▇▇▇ **Data de exame:** 20/07/2005

ULTRA-SOM OBSTÉTRICO DO 2°/3° TRIMESTRES

Dados clínicos: Solicitação médica
Especificações do aparelho - Exame realizado em **modo:** Bidimensional
Com equipamento dinâmico **Marca:** ▇▇▇▇▇ **Modelo:** ▇▇▇▇▇
Varredura: Convexa **Freqüência :** Multifreqüencial **Acesso:** Abdominal

Antecedentes ginecológicos

Gestações: 4 **Partos naturais:** 3 **Abortos:** 0 **Cesáreas:** 0 **DUM:** 15/1/2005 **IG (DUM):** 26 semanas e 4 dia(s)
Bexiga: Normal
Vagina: Normal
Colo Uterino: Comprimento: 6 cm
Descrição: Fechado

FETO

Situação: Indiferente **Apresentação:** Cefálica **Dorso:** Superior
Freqüência cardíaca: 143 bpm
Atividade cardíaca: Rítmica
Movimentos respiratórios: Presentes
Movimentos fetais: Não detectados
Anatomia fetal: Preservada

BIOMETRIA FETAL — **VALORES DE REFERÊNCIA**

DBP: 5,2 cm	**DAP:** 5,1 cm	**Índice cefálico:**	77,6%	(70 a 86%)
DOF: 6,7 cm	**DTA:** 5,2 cm	**Relação CF/DBP:**	75%	(71 a 87%)
CC: 19,3 cm	**CA:** 16,2 cm	**Relação CC/CA:**	1,19%	(1,04 a 1,22%)
CF: 3,9 cm		**Relação CF/CA:**	24,1%	(20 a 24%)

Peso esperado: 685 a 1.360 G **Peso Fetal:** (Shepard) 432 G (Hadlock) 469 G

Placenta: Inserção: Tópica **Posição:** Posterior **Textura:** Heterogênea
Grau: 1 **Espessura:** 2,5 cm (Referência: 2,5 a 3,3 cm)
Cordão umbilical: Normal
Índice amniótico: 12 cm (Referência: 5 a 25 cm)
Cavidade amniótica: Normal
Parede uterina: Homogênea
Idade ecográfica: 26 semanas e 5 dia(s) ± 1,5 semanas **DPP:** 10/1/2006

HIPÓTESE DIAGNÓSTICA

– A CORRELAÇÃO COM EXAME ANTERIOR, CONCLUI-SE POR UM ADEQUADO CRESCIMENTO FETAL

Data da impressão: 4 de outubro de 2005

DR: ▇▇▇▇▇

B

Fig. 46-2 *(Continuação).* (**B**) Modelo do relatório obstétrico do 2º/3º trimestres do *software* ULTRASYS.®

A coluna vertebral será avaliada principalmente com relação à integridade. Quando for detectada a presença de espinha bífida, deveremos descrever a extensão da lesão em centímetros (longitudinal e transversal) e o nível da coluna em que ocorreu a lesão.

Os anexos serão descritos iniciando-se com a placenta, na qual descreveremos a inserção, a posição, a textura e a espessura. O grau placentário será descrito usando-se a classificação de Grannum.[17]

No cordão umbilical descreveremos o número de vasos (duas artéria e uma veia) e a circunferência transversa.

A cavidade amniótica será avaliada utilizando-se o índice de líquido amniótico descrito por Phelan.[31]

Os achados anormais da parede uterina serão devidamente descritos. A hipótese diagnóstica será formulada correlacionando os achados encontrados com a idade gestacional, que será calculada de acordo com a data do primeiro dia do último período menstrual e com a ecografia mais precoce.

Apresentamos como sugestão de relatório mínimo para o exame obstétrico morfológico, o rascunho da documentação e o relatório proposto no *software* ULTRASYS® desenvolvido na Escola de Ultra-sonografia e Reciclagem Médica Ribeirão Preto (Fig. 46-3A a E).

Documentação do perfil biofísico fetal

O perfil biofísico fetal é um método descrito por Frank Manning em 1980, que utiliza parâmetros agudos e crônicos para obtermos uma avaliação indireta da vitalidade fetal.[20]

Do perfil biofísico constarão quatro variáveis ecográficas (líquido amniótico, movimentos respiratórios fetais, movimentos corporais fetais e tônus fetal) e uma variável cardiotocográfica (reatividade cardíaca). Os critérios propostos por Manning serão utilizados como parâmetros e serão classificados em presentes ou ausentes. Quando presentes, receberão a nota dois, e terão nota zero se os critérios não forem preenchidos (não existindo pontuação intermediária). Um total de 10 pontos será possível. O somatório dos pontos obtidos fornecerá um escore que será descrito, indicando os parâmetros que não forem preenchidos. Especial atenção será dada ao líquido amniótico, por tratar-se de um marcador de sofrimento crônico.[20]

Apresentamos como sugestão de relatório mínimo para o perfil biofísico fetal, o rascunho da documentação e o relatório proposto no *software* ULTRASYS® desenvolvido na Escola de Ultra-sonografia e Reciclagem Médica Ribeirão Preto (Fig. 46-4A e B).

Documentação da análise Doppler obstétrica

Os territórios vasculares serão inicialmente descritos: artérias uterinas, artéria cerebral média, artérias umbilicais e ducto venoso.

Nas artérias uterinas, além da quantitativa, atentaremos principalmente para a presença de incisura protodiastólica, que quando persistir após a 26ª semana gestacional, nos dará um sinal bastante específico do aumento da resistência vascular[24] e nos fornecerá uma predição de cerca de 75% para o desenvolvimento de pré-eclâmpsia grave.[27]

Na artéria cerebral média, um território, habitualmente, de alta resistência vascular, consideraremos o índice de resistência, que quando estiver abaixo de 0,65 indicará uma vasodilatação deste vaso, evidenciando o fenômeno designado centralização fetal.[12] A documentação será qualitativa (espectral) e semiquantitativa (índices) e quantitativa (cálculo da velocidade real), informando-se o ângulo de obtenção.

O estudo das artérias umbilicais, território de baixa resistência vascular, nos permitirá uma avaliação indireta da circulação placentária, através do seu índice de resistência. Trabalhos experimentais em animais mostram que a velocidade diastólica final reversa está associada com obstrução de aproximadamente 90% das vilosidades placentárias.[12]

O relatório descreverá os índices de resistência encontrados para cada vaso com o seu respectivo valor de referência, por faixa etária, e também a presença de incisura protodiastólica.

Apresentamos como sugestão de relatório mínimo para a análise Doppler obstétrica, o rascunho da documentação e o relatório proposto no *software* ULTRASYS® desenvolvido na Escola de Ultra-sonografia e Reciclagem Médica Ribeirão Preto (Fig. 46-5A e B).

Apresentamos ainda sugestões de modelos de consentimento pré-informado para ecografia obstétrica e procedimentos invasivos em obstetrícia (Fig. 46-6A e B).

Número do pedido: IMPW **Doc. identificação:** IMPWPACDOCI **Registro:** IMPWPACREGI
Nome do paciente: IMPWPACIENTE **Idade:** IM **Sexo:** IMPWPACSEXO
Médico solicitante: IMPWMEDICO **Data do exame:** IMPWDATA

RASCUNHO DO RELATÓRIO OBSTÉTRICO DO MORFOLÓGICO

Dados clínicos: [ ] Solicitação médica [ ] Controle de rotina [ ] Outro:

Exame realizado em **modo:** [ ] Bidimensional [ ] Tridimensional [ ] Outro:
Com equipamento dinâmico **Marca:** **Modelo:**
Varredura: [ ] Convexa [ ] Outro:
Freqüência: [ ] Única [ ] Multifreq. [ ] Banda larga de [ ] a [ ] **Acesso:** [ ] Abdominal [ ] Endovaginal
Gestações: [ ] **Partos naturais:** [ ] **Abortos** [ ] **Cesáreas**
D.U.M.: / / **I.G. (DUM):**
Bexiga: [ ] Normal [ ] Não visualizada [ ] Outro:

Vagina: [ ] Normal [ ] Não visualizada [ ] Outro:

Colo uterino: [ ] Não visualizado [ ] Fechado [ ] Aberto **Comprimento:** [ ] cm
Descrição:

Feto

Situação: [ ] Longitudinal [ ] Oblíqua [ ] Transversa [ ] Indiferente [ ] Outro:
Apresentação: [ ] Cefálica [ ] Pélvica [ ] Córnica [ ] Indiferente [ ] Outro:
Dorso: [ ] Anterior [ ] Posterior [ ] Superior [ ] Inferior [ ] Lateral direito [ ] Lateral esquerdo [ ] Outro:

Movimentos respiratórios: [ ] Presentes [ ] Não detectados [ ] Outro:

Movimentos fetais: [ ] Presentes [ ] Não detectados [ ] Outros:

Segmento cefálico:
DBP: cm DOF: cm CC: cm Índice cefálico: % (Referência 70 a 86 %)
Crânio - Analisar: formato, ecogenicidade, descontinuidades
Resposta: [ ] Texto padrão [ ] Outro:

Sistema nervoso central - Átrio direito: cm Átrio esquerdo: cm
Cisterna magna: cm Prega nucal: cm Cerebelo: cm
Descrição - Analisar: parênquima, plexo coróide, pedúnculos, tálamos, cavum, foice e corpo caloso, relação ventrículos/córtex, fossa posterior com cerebelo, cisterna e prega nucal
Resposta: [ ] Texto padrão [ ] Outro:

Face - Distância interocular cm Distância binocular cm Osso Nasal cm
Descrição - Analisar: perfil, narina e lábios; maxilar, palato mandíbula, mento e língua; órbitas, cristalino e câmaras anteriores; orelhas, implantação e morfologia
Resposta: [ ] Texto padrão [ ] Outro:

A

Fig. 46-3. (**A**) Modelo de rascunho do relatório obstétrico morfológico do *software* ULTRASYS.®

Número do pedido: IMPW **Doc. identificação:** IMPWPACDOCI **Registro:** IMPWPACREGI
Nome do paciente: IMPWPACIENTE **Idade:** IM **Sexo:** IMPWPACSEXO
Médico solicitante: IMPWMEDICO **Data do exame:** IMPWDATA

RASCUNHO DO RELATÓRIO OBSTÉTRICO DO MORFOLÓGICO (PÁGINA 02)

Região cervical - Descrição - Analisar massas e tumorações:
Resposta: [ ] Texto padrão [ ] Outro

Tórax - Circunferência torácica: cm
Descrição - Analisar massas e tumorações; parênquima pulmonar, espaço pleural e diafragma
Resposta: [ ] Texto padrão [ ] Outro

Área cardíaca - Freqüência Cardíaca: Bpm **Índice cardíaco**
Descrição - Analisar Dimensões, Volume e relação com os diâmetros torácicos; Câmaras, dimensões e simetria; Integridade dos septos; ápice cardíaco e topografia dos grandes vasos
Resposta: [ ] Texto padrão [ ] Outro

ABDOME - DAP: cm DTA: cm CA: cm Relação CC/CA % (Referência a %)

Rim direito dimensões: Longitudinal cm × ântero-posterior: cm × transverso cm volume cm³
Dilatação da pelve direita cm
Rim esquerdo dimensões: Longitudinal cm × ântero-posterior: cm × transverso cm volume cm³
Dilatação da pelve esquerda cm

Circunferência onfalocele: cm Orifício onfalocele: cms Espessura da parede vesical: cm
Circunferência alças livres - gastrosquise cm Parede alças livres - gastroquise: cm

Descrição - Analisar: parede, inserção do cordão umbilical, Imagem gástrica: localização e conteúdo; fígado: Alças, calibre e ecogenicidade
Resposta: [ ] Texto padrão [ ] Outro

PELVE - Descrição - Analisar: Genitália externa
Resposta: [ ] Texto padrão [ ] Outro

MEMBROS - Fêmur direito: cm Fêmur esquerdo: cm Tíbia direita: cm Tíbia esquerda: cm
Fíbula direita: cm Fíbula esquerda: cm Pé direito: cm Pé esquerdo: cm
Relação fêmur/pé:
Úmero direito: cm Úmero esquerdo: cm Rádio direito: cm Rádio esquerdo: cm
Ulna direita: cm Ulna esquerda: cm
Falange média do quinto dedo direito: cm Falange média do quinto dedo esquerdo: cm

Descrição - Analisar: integridade, proporções, simetrias e anormalidades de membros, pés e mãos
Resposta: [ ] Texto padrão [ ] Outro

Peso esperado: a gr **Peso fetal:** (Shepard) gr (Hadlock) gr

B

Fig. 46-3 *(Continuação).* (**B**) Modelo de rascunho do relatório obstétrico morfológico do *software* ULTRASYS.® *(Continua.)*

Número do pedido: IMPW	**Doc. identificação:** IMPWPACDOCI		**Registro:** IMPWPACREGI
Nome do paciente: IMPWPACIENTE		**Idade:** IM	**Sexo:** IMPWPACSEXO
Médico solicitante: IMPWMEDICO			**Data do exame:** IMPWDATA

RASCUNHO DO RELATÓRIO OBSTÉTRICO DO MORFOLÓGICO (PÁGINA 03)

Coluna vertebral - Descrição - Analisar anormalidades, curvatura, forma e número de vértebras nos planos sagital, oblíquo, coronal e transverso

Resposta: [ ] Texto padrão [ ] Outro:

Espinha bífida: [ ] Presente [ ] Ausente Extensão da lesão cm

Nível vertebral de : C [ ] T [ ] L [ ] S [ ] a C [ ] T [ ] L [ ] S [ ]

Dimensões da lesão – Longitudinal cm Transverso cm Ângulo dos ilíacos graus

Placenta - Inserção: [ ] Tópica [ ] Heterotópica [ ] Outro: **Textura:** [ ] Homogênea [ ] Heterogênea

Posição: [ ] Anterior [ ] Posterior [ ] Inferior [ ] Lateral direita [ ] Lateral esquerda [ ] Fúndica [ ] Outro:

Grau: [ ] 0 [ ] 1 [ ] 2 [ ] 3 **Espessura:**[ ] cm (Referência: a cm)

Descrição -

Cordão umbilical - Circunferência transversal cm Distância veia-veia cm

Descrição - Analisar: Inserção abdominal placentária, presença de artérias e veia

Resposta: [ ] Texto padrão [ ] Outro:

Cavidade amniótica - Índice amniótico: cm (Valor Ref.: 5 a 25 cm)

Descrição - [ ] Normal [ ] Oligoidramnia [ ] Poliidramnia [ ] Não visualizada [ ] Outro:

Parede Uterina: [ ] Homogênea [ ] Normal [ ] Não visualizada [ ] Outro:

Idade gestacional ecográfica de ± 1 semana **Data provável do parto:**

Diagnóstico (palavra chave):

HIPÓTESE DIAGNÓSTICA:

Assinatura do examinador

C

Fig. 46-3 ***(Continuação).*** (**C**) Modelo de rascunho do relatório obstétrico morfológico do *software* ULTRASYS.®

E.U.R.P.

ESCOLA DE ULTRA-SONOGRAFIA E RECICLAGEM MÉDICA

R. CASEMIRO DE ABREU, 660-, 660 - FONE: (16) 636-4237 – CEP: 14020-060 – RIBEIRÃO PRETO

Número do pedido: 31.371 **Doc. Identificação:** 336293896
Nome do paciente: **Idade:** 37 **Sexo:** FEMININO
Data de exame: 19/2/2005

ULTRA-SOM MORFOLÓGICO FETAL

Dados clinícos: Solicitação médica
Especificações do aparelho - Exame realizado em **modo:** Bidimensional
Com equipamento dinâmico **Marca:** **Modelo:**
Varredura: Convexa **Freqüência :** Multifreqüencial **Acesso:** Abdominal

Antecedentes ginecológicos

Gestações: 6 **Partos naturais:** 3 **Abortos:** 1 **Cesáreas:** 1 **IG (DUM):** D.U.M. ignorada

Bexiga: Não visualizada
Vagina: Não visualizada
Colo uterino: Comprimento: 12 cm
Descrição: Aberto

FETO

Situação: Longitudinal **Apresentação:** Cefálica **Dorso:** Posterior
Movimentos respiratórios: Presentes
Movimentos fetais: Presentes

Segmento cefálico

DBF: 6,1 cm **DOF:** 8,3 cm
Crânio: Crânio de formato habitual, com ecogenicidade preservada, sem descontinuidades

Sistema nervoso central

Átrio direito: 0,7 cm Átrio esquerdo: 0,6 cm
Cisterna magna: 0,6 cm Prega nucal: 0,5 cm Cerebelo: 2,7 cm
Descrição: Parênquima cerebral, plexo coróide, pedúnculos cerebrais, tálamos, cavum do septo pelúcido, foice cerebral e corpo caloso conservados
Distância interocular: 1,7 cm Distância binocular: 4,5 cm Osso nasal: 1,8 cm
Descrição: Perfil característico de aspecto normal, narinas e nariz de conformação habitual, lábios superior e inferior íntegros. Maxilar, palato, mandíbula e mento sem alterações identificáveis. Língua de dimensões normais

Região cervical

Sem evidências de massas ou tumorações

Tórax

Circunferência torácica: 3,1 cm
Sem evidências de massas ou tumorações. Parênquima pulmonar preservado. Espaço pleural virtual sem evidências de derrame diafragma íntegro

Área dardíaca

Freqüência cardíaca: 123 bpm **Índice cardíaco:**
Descrição: Área cardíaca de dimensões, volume e relação com os diâmetros torácicos normais. Coração com quatro câmaras simétricas de dimensões normais para a idade gestacional, septos interatriais e interventriculares íntegros

Abdome

Data da impressão: 4 de outubro de 2005 DR:

D

Fig. 46-3 *(Continuação).* (**D**) Modelo do relatório obstétrico morfológico do *software* ULTRASYS.® *(Continua.)*

E.U.R.P.

ESCOLA DE ULTRA-SONOGRAFIA E RECICLAGEM MÉDICA

R. CASEMIRO DE ABREU, 660-, 660 – FONE: (16) 636-4237 – CEP: 14020-060 – RIBEIRÃO PRETO

Número do pedido: 31.371 **Doc. identificação:** 336293896

Nome do paciente: **Idade:** 37 **Sexo:** FEMININO

Data de exame: 19/2/2005

ULTRA-SOM MORFOLÓGICO FETAL

DAP: 6,5 cm DTA: 6,6 cm CA: 20,6 cm Relação CC/CA 13% (Referência 1,04 a 1,22%)

Rim D – Dimensões longitudinal: 1,9 cm × ântero-posterior 1,6 cm × transverso 1,6 cm volume 3 cm^3

Rim E – Dimensões longitudinal: 2 cm × ântero-posterior 1,3 cm × transverso 1,3 cm volume 2 cm^3

Circunferência onfalocele: 0,4 cm Orifício onfalocele: 0,5 cm Espessura da parede vesical: 0,8 cm

Circunferência alças livres gastroquise: 0,4 cm Parede alças livres – gastrosquise: 0,8 cm

Descrição: Parede abdominal íntegra, inserção do cordão umbilical normal. Imagem gástrica de localização preservada com conteúdo usual. Fígado e alças intestinais de calibre e ecogenicidade normais para a idade gestacional

Pelve

Genitália externa diagnosticada e definida com clareza

Membros

Fêmur D: 4,6 cm Fêmur E: 4,6 cm Tíbia D: 3,9 cm Tíbia E: 3,9 cm

Fíbula D: 3,6 cm Fíbula E: 3,7 cm Pé D: 4,7 cms Pé E: 4,6 cm Relação fêmur/pé 1

Úmero D: 4,3 cm Úmero E: 4,1 cm Rádio D: 3,8 cm Rádio E: 3,5 cm

Ulna D: 3,9 cm Ulna E: 4,1 cm Falande média do 5º dedo D 0,3 cm Falande média do 5º dedo E: 0,3 cm

Descrição: Visualizados os membros fetais sua integridade, com segmentos proporcionais e simétricos. Não foram identificadas anormalidades grosseiras em pés e mãos

Peso esperado: 605 a 1305 gr **Peso fetal estimado:** (Shepard) 755 gr (Hadlock) 809 gr

Coluna vertebral

Identificada em suas regiões cervical, torácica, lombar sacral, sem anormalidades de curvatura, forma ou número de vértebras nos planos sagital oblíquo coronal e transverso

Placenta

Inserção: Tópica Posição: Posterior Textura: Homogênea

Grau: 1 Espessura: 2,6 cm (Referência 2,4 a 3,2 cm)

Cordão umbilical

Circunferência transversal 0,8 cm Distância veia - veia 0,4 cm

Descrição: Inserção abdominal e placentária normais. Presença de duas artérias e uma veia

Cavidade amniótica: Índice amniótico 10 cm (Referência 5 a 25 cm)

Descrição: Normal

Parede uterina: Homogênea

Idade ecográfica: 25 semanas e 1 dia(s) ± 1,5 semanas **DPP: 17/1/2006**

HIPÓTESE DIAGNÓSTICA

Os resultados apresentados neste relatório são hipotéticos servindo apenas para ilustração de modelo de relatório

Data da impressão: 4 de outubro de 2005 DR:

E

Fig. 46-3 ***(Continuação).*** (**E**) Modelo do relatório obstétrico morfológico do software ULTRASYS.®

Número do pedido: IMPW **Doc. identificação:** IMPWPACDOCI **Registro:** IMPWPACREGI
Nome do paciente: IMPWPACIENTE **Idade:** IM **Sexo:** IMPWPACSEXO
Médico solicitante: IMPWMEDICO **Data do exame:** IMPWDATA

RASCUNHO DO RELATÓRIO DE PERFIL BIOFÍSICO FETAL

Dados clínicos: [ ] Solicitação médica [ ] Controle de rotina [ ] Outro:

Equipamento da marca **Modelo:**

D.U.M.: / / **Tempo de amenorréia:** **D.P.P.:** [ ]

Movimentos respiratórios: Mov resp / 30 minutos.

Movimentos fetais: Mov resp / 30 minutos.

Volume de líquido amniótico (ILA): [ ] Maior que 5 cm [ ] Menor que 5 cm

Tônus fetal: [ ] Presente [ ] Ausente

Frequência cardíaca: acelerações em 30 minutos.

Diagnóstico (palavra chave):

HIPÓTESE DIAGNÓSTICA:

Assinatura do examinador

A

Fig. 46-4. (**A**) Modelo de rascunho do relatório do perfil biofísico fetal do *software* ULTRASYS.® *(Continua.)*

E.U.R.P.

ESCOLA DE ULTRA-SONOGRAFIA E RECICLAGEM MÉDICA

R. CASEMIRO DE ABREU, 660-, 660 - FONE: (16) 636-4237 – CEP:14020-060 – RIBEIRÃO PRETO

Número do pedido: 36.240 **Doc. identificação:** 413827718
Nome do paciente: **Idade:** 18 **Sexo:** FEMININO
Médico solicitante: **Data de exame:** 20/7/2005

LAUDO DE PERFIL BIOFÍSICO FETAL

Dados clínicos: Solicitação médica

Especificações do aparelho
Marca: **Modelo:**

Antecedentes ginecológicos
D.U.M.: 6/1/2005 **Tempo de amenorréia:** 38 sem. e 5 dia(s) **D.P.P.:** 18/10/2005

Movimentos respiratórios
2 **Movimentos respiratórios / 30 minutos**

Movimentos fetais
6 **Movimentos fetais / 30 minutos**

Volume de líquido amniótico (ILA)
MAIOR que 5 cm

Tônus fetal
PRESENTE

Freqüência cardíaca
123 acelerações em 30 minutos

HIPÓTESE DIAGNÓSTICA
PERFIL BIOFÍSICO FETAL NORMAL (10)

Data de impressão: 4 de outubro de 2005 DR.\

B

Fig. 46-4 *(Continuação)*. (**B**) Modelo do relatório do perfil biofísico fetal do *software* ULTRASYS.®

Número do pedido: IMPW **Doc. identificação:** IMPWPACDOCI **Registro:** IMPWPACREGI
Nome do paciente: IMPWPACIENTE **Idade:** IM **Sexo:** IMPWPACSEXO
Médico solicitante: IMPWMEDICO **Data do Exame:** IMPWDATA

RASCUNHO DA ANÁLISE DOPPLER DO 2º / 3º TRIMESTRES

	ANÁLISE QUANTITATIVA				ANÁLISE SEMI-QUANTITATIVA			ANÁLISE SEMI-QUALITATIVA
Sistema arterial	Velocidade sistólica (VS) cm/s	Velocidade diastólica (VD) cm/s	Velocidade média (VM) cm/s	Ângulo obtido	Índice de resistência (IR)	Índice de pulsatilidade (IP)	**Outro índice	Avaliação do padrão espectral
Artéria uterina direita								[ ] Incisura presente [ ] Incisura ausente [ ]
Artéria uterina esquerda								[ ] Incisura presente [ ] Incisura ausente [ ]
Artéria cerebral média								
Artérias umbilicais								
Aorta								
Sistema venoso	Velocidade máxima VMA cm/s	Velocidade mínima VMI cm/s	Velocidade média VME cm/s	Ângulo obtido	Índice de resistência venoso IRV	Índice de pulsatilidade venoso IPV	**Outro índice venoso	Morfologia espectral
Ducto venoso								[ ] Sístole atrial positiva [ ] Sístole atrial negativa [ ]
Veia umbilical								[ ] Pulso presente [ ] Pulso ausente [ ]

Diagnóstico (palavra chave):

HIPÓTESE DIAGNÓSTICA

A

Fig. 46-5. (**A**) Modelo de rascunho do relatório da avaliação Doppler obstétrica do *software* ULTRASYS.® *(Continua.)*

ESCOLA DE ULTRA-SONOGRAFIA E RECICLAGEM MÉDICA

R. CASEMIRO DE ABREU, 660-, 660 - Fone:(16)636 - 4237 – CEP:14.020-060 – RIBEIRÃO PRETO

Número do pedido:	**14787**		
Nome do paciente:			**Registro:**
Idade do paciente:	**24 anos** **Sexo: FEMININO**	**Raça: BRANCA**	**Identidade: 241540690**
Médico solicitante:			**Data do exame: 4/8/2003**

ANÁLISE DOPPLER DO 2º / 3º TRIMESTRES

Gestações: 3 **Partos naturais:** 0 **Abortos:** 0 **Cesáreas:** 2

D.U.M.: 10/1/2000 **I.G. (DUM):** 29 semanas e 0 dia(s)

Exame realizado em modo: Bidimensional

Varredura: Convexa **Freqüência:** Multifreqüencial de 3,5 a 5 **Acesso:** Abdominal

	ANÁLISE QUANTITATIVA				ANÁLISE SEMI-QUANTITATIVA			ANÁLISE SEMI-QUALITATIVA
Sistema arterial	Velocidade sistólica (VS) cm/s	Velocidade diastólica (VD) cm/s	Velocidade média (VM) cm/s	Ângulo obtido	Índice de resistência (IR)	Índice de pulsatilidade (IP)	**Outro índice	Avaliação do padrão espectral
Artéria uterina direita					0,65			Incisura ausente
Artéria uterina esquerda								
Artéria cerebral média					0,79			
Artérias umbilicais					0,68			
Aorta								
Sistema venoso	Velocidade máxima VMA cm/s	Velocidade mínima VMI cm/s	Velocidade média VME cm/s	Ângulo obtido	Índice de resistência venoso IRV	Índice de pulsatilidade venoso IPV	**Outro índice venoso	Morfologia espectral
Ducto venoso								
Veia umbilical								

Ribeirão Preto, 4 de outubro de 2005

B

Fig. 46-5 ***(Continuação).*** (**B**) Modelo do relatório da avaliação Doppler obstétrica do *software* ULTRASYS.®

TERMO DE CONSENTIMENTO LIVRE E ESCLARECIDO PARA ECOGRAFIA OBSTÉTRICA

Eu,__________________________________, **RG**______________________, assino o Consentimento para a realização de exame de ultra-sonografia na Clínica ____.

Fui informado que a ultra-sonografia não me causará qualquer mal e também que o exame de ecografia pode não fornecer todas as informações, pois apresenta suas próprias limitações e os resultados dos exames são dependentes da interpretação do médico.

Permito que durante meu exame outros médicos possam assistir.

Ribeirão Preto, ______ de __________ de __________.

ASSINATURA

PACIENTE ____

MARIDO ____

TESTEMUNHA ____________________________________

A

TERMO DE CONSENTIMENTO LIVRE E ESCLARECIDO PARA DIAGNÓSTICO GENÉTICO PRÉ-NATAL

Eu,__________________________________, **RG**______________________, autorizo o Dr. ________________________________, responsável pelo setor de diagnóstico pré-natal da(o)________________________________, a realizar procedimentos tais como: biópsias de vilosidades, amniocentese e cordocentese em nosso feto.

Foi explicado a mim e, entendo que:

***1.** Que nos procedimentos de coleta tanto de líquido (amniocentese), das vilosidades coriais (biópsias de vilos) e sangue (cordocentese), há risco de perda fetal.*

***2.** Que é sempre possível que não haja crescimento celular adequado e o resultado não seja obtido.*

***3.** A repetição da coleta poderá ser solicitada.*

***4.** O resultado dos estudos coriais cromossômicos ou bioquímicos não eliminam a possibilidade de que a criança venha a apresentar outros defeitos congênitos e/ou deficiência mental por causa de outros fatores.*

Conscientes destes riscos e limitações dos procedimentos, autorizo o Dr.____ e seus colegas a proceder a coleta.

ASSINATURAS:

MARIDO: ____

PACIENTE: ____

TESTEMUNHA: ____________________________________

DATA: ____

B

Fig. 46-6. (**A**) Modelo de consentimento pré-informado para ecografia obstétrica. (**B**) Modelo de consentimento pré-informado para procedimentos invasivos em obstetrícia.

REFERÊNCIAS BIBLIOGRÁFICAS

1. *A ultra-sonografia de ontem e na atualidade*. Copyright 2001/2003. SBUS – Sociedade Brasileira de Ultra-sonografia. http//www.sbus.org.br/bdiv/pg01asocie.php. Acessada em 20/09/2005.
2. Arnaud Fonseca, Perfil biofísico do embrião. In: ______. *Ultra-sonografia em ginecologia e obstetrícia*. 2ª ed. São Paulo: Revinter, 2003. Cap. 31, p. 465-5.
3. Aurélio BOF. *Novo Dicionário Eletrônico Aurélio versão 5.0*. 3ª ed. São Paulo: Positivo, 2004.
4. Bishop EH. Pelvic scoring for elective induction. *Obstet Gynecol* (New York) 1964;24:266.
5. Bower S, Chitty L, Bewley S *et al*. *First trimester nuchal translucency Screening of general population: data from three centres* [abstract]. Presented at the 27th British Congress of Obstetrics and Gynaecology. Dublin: Royal College of Obstetrics and Gynaecology, 1995.
6. Budorick NE, Kelly TF, Dunn JA, Scioscia AL. The single artery in a high-risk patient population: what should be offered? *J Ultrasound Med* 2001;20:619-27.
7. Conselho Federal de Medicina – resolução nº 1361/92. Diário Oficial da União, Poder executivo, Brasília – DF, 14/12/1992 seção I. p. 17186.
8. Conselho Federal de Medicina – resolução nº 1638/2002. Diário Oficial da União, Poder executivo, Brasília – DF, nº 153, 09/08/2002, seção I, p. 1845.
9. Conselho Federal de Medicina – resolução nº 1639/2002. Diário Oficial da União, Poder executivo, Brasília – DF, n° 164, 26/08/2002, seção I, p. 204.
10. Fenelon S. Aspectos éticos-legais em imaginologia. *Radiol Bras* 2003;36(1):III-VI.
11. Freitas-Júnior RA, Mauad Filho F, Duarte G, Ferreira AC, Freitas AKMSO, Azevedo GD. Evolução do comprimento cervical uterino na gestação, avaliado pela ultra-sonografia. *Rev Bras Ginecol Obstet* (Rio de Janeiro) 2003;25-2,115-7.
12. Gadelha-Costa A. *Contribuição ao estudo hemodinâmico fetal na segunda metade da gestação*, 2005. p. 218. Tese de Doutorado – Faculdade de Medicina de Ribeirão Preto, Universidade de São Paulo, Ribeirão Preto.
13. Geipel A, Germer U, Welp T, Schwinger E, Gembruch U. Prenatal diagnosis of single umbilical artery: determination of the absent side, associated anomalies, Doppler findings and prenatal outcome. *Ultrasound Obstet Gynecol* 2001;15:114-7.
14. Goldstein I, Zimmer EA, Tamir A, Peretz BA, Paldi E. Evaluation of normal gestational sac growth: appearance of embryonic heartbeat and embryo body movements using transvaginal technique. *Obstet Gynecol* 1991;77:885-8.
15. Gonçalves L *et al*. Dopplerfluxometria em obstetrícia. *Fêmina* 1995;23(7):641-11.
16. Gonçalves LF. Acurácia da ultra-sonografia pré-natal na detecção de anomalias congênitas maiores. *Rev Soc Bras Med Fetal* 2000;5;5-12.
17. Grannum PA, Berkovitz RL, Hobbins JC. The ultrasonics changes in the maturing placenta and their relation to fetal pulmonic maturity. *Am J Obstet Gynecol* 1979;133:915-22.
18. Hadlock FP, Harrist RB, Martinez-Poyer J. In utero analisys of fetal growth: a sonographic weigth standard. *Radiology* 1991;181:129-33.
19. Hadlock FP, Harrist RB, Shan YP, King DE, Park SK, Sharman RS. Estimating fetal age using multiple parameters: a prospective evaluation in a racially mixed population. *Am J Obstet Gynecol* 1987;156:955-7.
20. Manning FA, Assessment of fetal condition and risk: analysis of single and combined biophysical variable monitoring. *Sem Perinatol* 1985;9:168-81.
21. Mauad-Filho F, Baracchini JAA. *Manual e coletâneas de tabelas em ultra-sonografia*. Ribeirão Preto: Scala, 1997.
22. Mauad-Filho F, Molinari MB, Oligoidramnia. In: _______. Morais EN, Mauad-Filho F. *Medicina materna e perinatal*. Rio de Janeiro: Revinter, 2000;27:184-4.
23. Mauad-Filho F, Molinari MB, Poliidramnia. In: Morais EN, Mauad-Filho F. *Medicina materna e perinatal*. Rio de Janeiro: Revinter, 2000. Cap. 27. p. 180-4.
24. Maulik KD. Doppler ultrasound velocimetry for fetal surveillance. *Clin Obstet Gynecol* 1995;38(1):91-10.
25. Meire HB. Ultrasound-related litigation in obstetrics and gynecology: the need defensive scanning. *Ultrasound Obstet Gynecol* 1996;7:233-5.
26. Nicolaides KH, Azar G, Byrne D, et al. Fetal nuchal translucency: ultrasound screening defectes in first trimester of pregnancy. *Br Med J* 1992;304:867-9.
27. Nicolaides KH, Rizzo G, Hecher K. In: Nicolaides KH. *Placental and fetal Doppler*. London: Partenon Publishing, 2000. (Diploma in Fetal Medicine Series).
28. Nijhuis JG, Van den Pas M: Behavioral states and their ontogeny: Human studies. *Semin Perinatol* 1992;16:206-5.
29. Pastore AR, Neto AS. Aspectos ético-legais relacionados com exames ultra-sonográficos em ginecologia e obstetrícia. In:_______. *Ultra-sonografia em ginecologia e obstetrícia*. 2ª ed. São Paulo: Revinter, 2003;73:943-6.
30. Pastore AR, Sistematização do exame obstétrico. In:_______. *Ultra-sonografia em ginecologia e obstetrícia*. 2ª ed. São Paulo: Revinter, 2003. Cap. 3. p. 31-8.
31. Pheelan JP, Ahn MO, Smith CV, Rutherford SE, Anderson E. Amniotic fluid volume assessment with the four quadrant technique at 36-40 weeks' gestation. *J Reprod Med* 1987;32:540.
32. Rezende J. Estática fetal. In:______. *Obstetrícia*. 9ª ed. Rio de Janeiro: Guanabara Koogan, 2002. Cap. 9D. p. 192-9.
33. Robinson HP, Fleming JE. A critical evaluation of sonar "crown-rump-length" measurements. *Br J Obstet Gynaecol* 1975;82:702-10.
34. Rosendahl H, Kivenen S. Antenatal detection of congenital malformations by routine ultrasonography. *Obstet Gynecol* 1989;73:947-6.
35. Rottem S. Ironfan: New time-oriented malformation work-up and classification of fetal Abnormalities. International Registry of Fetal Abnormalities. *Ultrasound Obstet Gynaecol* 1997;10:373-4.
36. Salin A, Zalud I, Farmakaides G, Schulman H, Kurjiak A, Latin V. Corpus luteum blood flow in normal and banormal early pregnancy: Evaluation with transvaginal color and pulsed Doppler sonography. *J Ultrasound Med* 1994;13:971-5.
37. Sheppard MJ, Richards VA, Berkowitz RL, Warsof SL, Hobbins JC. An evaluation of two equations for predicting fetal weigth by ultrasound. *Am J Obstet Gynecol* 1982;142:47-54.
38. Spara P. *Comprimento do colo uterino de gestantes com rotura prematura pré-termo de membranas avaliado pela ultra-sonografia transvaginal*. 2003. p. 71. Dissertação de Mestrado – Faculdade de Medicina de Ribeirão Preto, Universidade de São Paulo, Ribeirão Preto.
39. Van den Hof M, Bly S, Demianczuk N, Farquharson D. Content of a complete obstetrical ultrasound report. *J Soc Obstet Gynaecol Canada* 2001;427-428.
40. Wladimirof JW, Huisman TW, Stewart PA. Fetal cardiac flow velocities in the late 1st trimester of pregnancy: a transvaginal Doppler study. *J Am Coll Cardiol* 1991;17:1357-9.

CAPÍTULO 47

FUTURO DA ECOGRAFIA OBSTÉTRICA

Francisco Mauad Neto
Francisco Mauad Filho
Luciano Silveira Pinheiro Filho

Som é conceituado como uma vibração mecânica que oscila na faixa audível pelo ouvido humano com freqüência entre 16 a 20.000 ciclos por segundo. Ultra-som é a emissão de ondas sonoras acima de 20.000 ciclos por segundo e, portanto, não captadas pelo ouvido humano. Ultra-sonografia é o método no qual há aquisição de imagens seccionais a partir de sucessivos pulsos de ultra-som com reconstrução das informações em imagens em escala de cinzas.[1]

O som já era utilizado como instrumento terapêutico há quase 5.000 anos. No livro sagrado hindu *(Vedas)*, é descrita a interferência do som no estado psicológico do ser vivo, modificando o seu comportamento. Acreditava-se que cada freqüência tem a propriedade de interferir nas diversas regiões cerebrais responsáveis por determinada emoção. Provavelmente deve-se a isso o fato de os engenheiros que constroem equipamentos industriais pesados equalizarem o ruído das máquinas próximo à freqüência de 40 Hz, evitando, conseqüentemente, o estresse provocado pelo som agudo. Desta forma, aumentam a produtividade e preservam a saúde do operário.[2]

Indubitavelmente, o fato mais importante para o futuro da ultra-sonografia foi a descoberta do efeito piezoelétrico. Em 1880, os irmãos Pierre e Jacques Curie, estudando as propriedades inerentes à simetria de cristais, previram e demonstraram a existência do efeito piezoelétrico. Esse é o efeito que alguns cristais possuem de apresentar polarização elétrica em suas faces ao serem submetidos a esforço mecânico. Se as faces do cristal forem submetidas a uma diferença de potencial elétrico, surgirão tensões internas que provocarão alterações nas dimensões do mesmo. Definia-se assim, há mais de um século, o princípio básico do funcionamento dos equipamentos de ultra-sonografia. Tais conhecimentos permitiram a Galton (1883) criar um gerador de alta freqüência. Por meio deste, Chilowsky e Langevin em 1916, durante a Primeira Guerra Mundial, puderam localizar submarinos. A partir disso desenvolveu-se a chamada técnica do SONAR (Sound Navigation and Ramping) para uso militar; após a segunda Guerra, ocorreu o seu desenvolvimento direcionado para fins pacíficos em todas as áreas.[3-5]

O ultra-som na área médica teve seus primeiros estudos no final da Segunda Guerra Mundial. Sua aplicação diagnóstica, tal como é conhecida atualmente, iniciou-se na década de 1950. Ela foi baseada nas pesquisas pioneiras com a metodologia SONAR, utilizada na época da guerra. Há relatos de que Dussik, na Áustria, em 1942, utilizou o ultra-som no estudo do cérebro humano. Em virtude da forte atenuação provocada pelos ossos do crânio, a técnica foi provisoriamente abandonada. No entanto, as primeiras imagens ultra-sonográficas registradas datam de 1950.[6-10]

Na obstetrícia, a ultra-sonografia foi introduzida por Ian Donald, no final da década de 1950 e começo dos anos 1960, época em que houve o início da comercialização dos equipamentos. A descoberta da ultra-sonografia unidimensional (modo A) possibilitou a mensuração do diâmetro biparietal (DBP), permitindo a correlação do tamanho da cabeça fetal com a idade gestacional. Posteriormente, surgiu o ultra-som bidimensional (modo B) intensamente utilizado em ecocardiografia por diversos estudiosos.[11-17]

Foram notáveis os avanços na década de 1960, porém o mais importante fato para o desenvolvimento da ultra-sonografia foi o surgimento dos aparelhos de segunda geração onde a imagem passou a ser gerada em monitores de televisão, aumentando desta maneira a qualidade. Na terceira geração foi incorporado aos equipamentos o computador, melhorando a dinâmica, a qualidade da imagem e a velocidade do processamento.[18-20]

Na década de 1980 surgiu o Doppler, equipamento que veio definitivamente colaborar com o estudo vascular, por meio do Doppler colorido e do Doppler de amplitude, dotado de maior sensibilidade. Na década de 90, foram lançados no mercado os aparelhos de ultra-som tridimensional (3D), que são capazes de gerar imagem com um realismo nunca antes visto, e mais recentemente surgiram os equipamentos tridimensionais em tempo real, chamados de ultra-sonografia 4D.[19,20]

ULTRA-SONOGRAFIA VIRTUAL

É conceituada como o estudo ecográfico de pacientes humanos, sem que exista a necessidade de que estejam presentes no momento da avaliação. É caracterizada pela avaliação de blocos de imagens obtidas em três dimensões, como se o próprio paciente estivesse presente. Atualmente grandes centros já utilizam a ultra-sonografia virtual para emissão de laudos. Este método consiste em um sistema que envia imagens pela internet para qualquer parte do mundo, permitindo que sejam avaliadas e submetidas à avaliação profissional em qualquer ponto do planeta.[21] Certamente esta tendência tem sua evolução garantida no mercado brasileiro. Tecnologias de banda larga e a redução de custos de *hardware* contribuem para o desenvolvimento desta nova área. Na área da Obstetrícia, podemos realizar exames e enviar imagens para serem utilizadas em pesquisas, estudos de casos ou enviar para clínicas especializadas na busca de uma segunda opinião (Fig. 47-1).

Tecnologias de bolso também já estão presentes na ultra-sonografia virtual. Equipamentos do tipo *palmtops* recebem e enviam imagens por outros meios, além da própria internet. Tecnologias de comunicação como o antigo infravermelho, os mais novos *bluetooth* e *wireless* já estão cada vez mais presentes no dia-a-dia no continente europeu e Estados Unidos. Imagens, blocos de imagens em movimento já se utilizam deste tipo de comunicação, facilitando sobremaneira a aproximação entre profissionais (Fig. 47-2).

INTRODUÇÃO À MEDICINA "ON-LINE"

De acordo com um estudo realizado pela Universidade de Harvard, as informações médicas no planeta dobram a cada 3,5 anos. Isso não é diferente quando se considera somente a área de Obstetrícia. Uma das tendências mundiais para acompanhar essa evolução é o uso da medicina *online*, fulminada pelas novas tecnologias.

A internet corresponde à reunião de informações espalhadas por todo o mundo, baseada em computadores interligados. Eles são chamados de servidores *Web*. É uma inovação que vem exercendo importante impacto na área médica. Um dos principais objetivos é buscar informação científica confiável e de boa qualidade para a prática médica, quando se consideram apenas servidores cadastrados e com respaldo científico fornecido por centros reconhecidos ou universidades. Atualmente, a *Internet* é a maior fonte de obtenção de informações cientificas *online*, obtida de forma rápida e barata (Fig. 47-3).

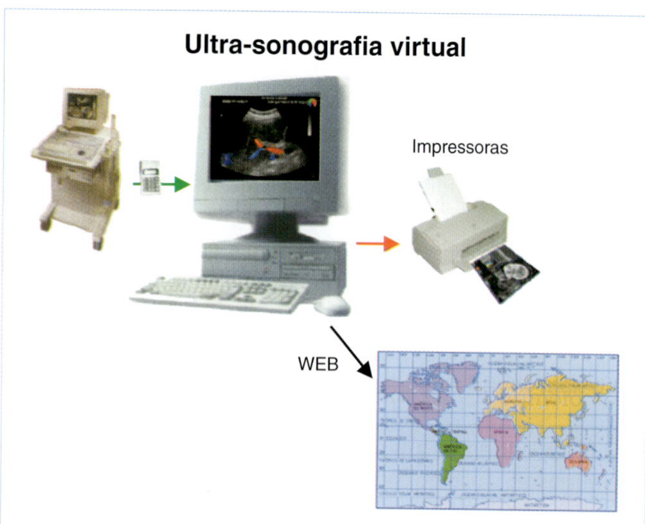

Fig. 47-1. Representação esquemática do funcionamento da ultra-sonografia virtual.

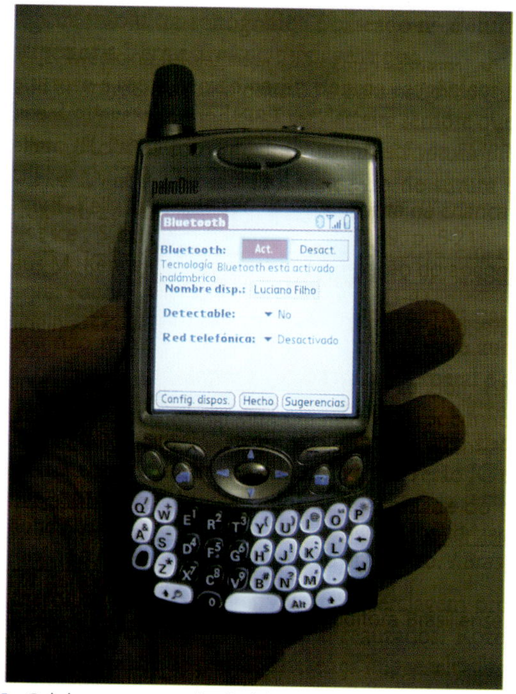

Fig. 47-2. Celular com tecnologia *bluetooth* para envio de imagens e bloco tridimensionais.

Os principais objetivos destas organizações científicas e de ensino disponíveis na *Internet* são, considerando somente a área Obstetrícia:

- Educação e pesquisa nas áreas de: fisiologia, fisiopatologia, diagnóstico e tratamento das patologias obstétricas.
- Proporcionar suporte e divulgação da qualidade dos estudos em Obstetrícia.
- Integrar grupos de profissionais envolvidos no estudo e cuidados assistenciais aos pacientes e seus familiares.

Por meio do acesso aos servidores médicos na *internet*, os *medwebsites*, é possível auxiliar o profissional na obtenção de informações atualizadas em tempo real sobre temas relativos à Obstetrícia, ultra-sonografia, além de proporcionar a determinação de assuntos correlacionados ao assunto estudado. São instituições interativas *online*, que apresentam na maioria das vezes um fácil contato via *e-mail*.

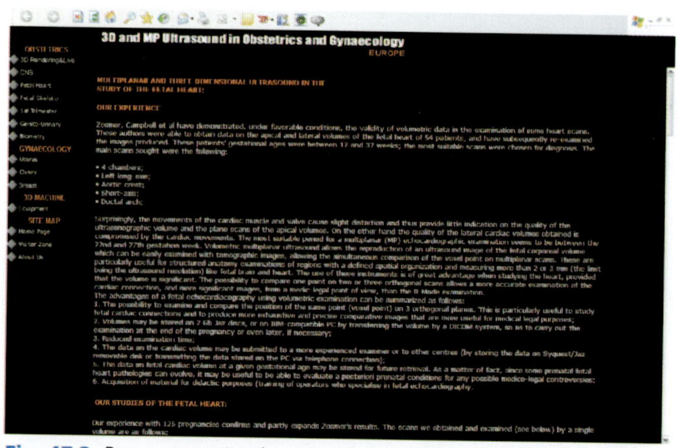

Fig. 47-3. Representação de uma página *WEB*.

TENDÊNCIAS DA ECOGRAFIA OBSTÉTRICA

Atualmente está se tornando cada vez mais comum a substituição de aparelhos de grande porte por equipamentos de menor tamanho e melhor portabilidade; quando se considera a ultra-sonografia, podemos ainda usar computadores portáteis para a realização de avaliações ultra-sonográficas. Deste modo se permite uma maior mobilidade do profissional em relação ao paciente. São computadores onde programas especialmente desenvolvidos estão instalados e transdutores de ecografia acoplados, permitindo que equipamentos de uma nova era sejam vendidos (Fig. 47-4).

Através da imagem ultra-sonográfica em tempo real da paciente, dúvidas relativas ao desenvolvimento fetal poderão ser resolvidas com maior velocidade. Mas isso leva ao questionamento da qualificação profissional, já que é técnico-dependente.

CONSIDERAÇÕES FINAIS

Nas últimas décadas, o notável desenvolvimento técnico-científico tem proporcionado a realização de diversos diagnósticos pré-natais, modificando conceitos preestabelecidos no campo da Obstetrícia. Isso tem permitido estabelecer um prognóstico mais acurado das anormalidades que acometem o binômio mãe-feto.

Observa-se, atualmente, notável avanço nas tecnologias, o que inclui a área da ultra-sonografia. Aparelhos menores e mais definidos ajudam cada vez mais o obstetra no seu diagnóstico. Dentre as principais inovações de relevante importância na área da ultra-sonografia obstétrica estão o Doppler e o ultra-som tridimensional. A ultra-sonografia orienta o clínico em relação ao diagnóstico da idade gestacional, bem-estar e anatomia fetais, demonstrando com eficácia as anomalias associadas à gestação, prognóstico gestacional, planejamento de condutas obstétricas, bem como na realização de procedimentos invasivos diagnósticos e terapêuticos. Isso tornou esta metodologia um instrumento obrigatório no acompanhamento pré-natal adequado. Além disso, a ultra-sonografia na Obstetrícia tem reduzido os custos assistenciais, pois possibilita diagnóstico mais precoce e propicia atuação terapêutica efetiva e precoce. Isso certamente implica redução da morbidade materno-fetal.

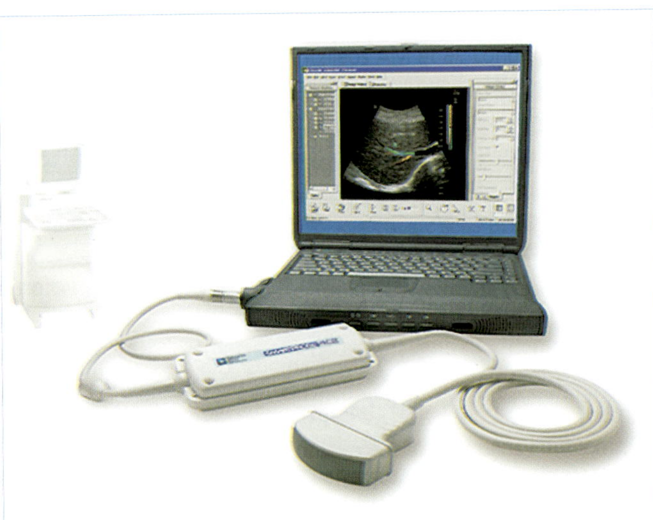

Fig. 47-4. Um *laptop* convencional com a possibilidade de realizar exames de ecografia.

Um ponto interessante é que no futuro espera-se que o obstetra venha a utilizar o ultra-som como ferramenta de trabalho, fazendo parte do exame clínico e da consulta, complementando a sua avaliação e evitando possíveis erros.

REFERÊNCIAS BIBLIOGRÁFICAS

1. Baily WL (ed.). *Kunihiko kodaira. Collected Works* (3 Vols). Princeton, 1975.
2. Flodd G. *An introduction to hinduism*. Cambridge: Cambridge University Press, 2002.
3. Curie JP, Curie. Développement par pression de l'électricité polaire dans les cristaux hémièdres à faces inclinées. *CR Acad Sci* (Paris) 1880;91:294.
4. Chilowsky CM. Langévin. M.P. Procídés et appareil pour production de signaux sous-marins dirigés et pour la localation à distances d'obstacles sous-marins. *French patent no* 1916;502:913.
5. Langévin MP. Lés ondes ultrasonores. *Rev Gen Elect* 1928;23:626.
6. Dussik KT. Uber die moglichkeit hochfrequente mechanische schwingungen als diagnostisches hilfsmittel zu verwerten. *Z Neurol Psychiat* 1942;174:153.
7. Dussik KT. On the possibility of using ultrasound waves as a diagnostic aid. *Neurol Psychiat* 1942;174:153-168.
8. Dussik KT, Dussik F & Wyt L. Auf dem wege zur hyperphonographie des gehirnes. *Wien Med Wochenschr* 1947;97:425-429.
9. Dussik KT. Ultraschall diagnostik in besondere bei gehirnerkrankungen, mittels hyperphonographie. *Z Phys Med* 1948;1:140-145.
10. Dussik KT. Zum heutigen stand der medizinischen ultraschallforschung. *Wien Klin Wochenschr* 1949;61:246-248.
11. Donald I, MacVicar J & Brown TG. Investigation of abdominal masses by pulsed ultrasound. *Lancet* 1958;1:1188-1195.
12. Donald I. *Ultrasonic radiations: diagnostic applications.* Tools of Biological Research. 3rd Series. Oxford: Blackwell Scientific Publications, 1961. p. 148-155.
13. Donald I & Brown TG. *Diagnostic applications of ultrasound.* Proc 3rd. London: Int. Conf. Med. Electron, 1961. p. 458.
14. Donald I and Brown TG. Demonstration of tissue interfaces within the body by ultrasonic echo sounding. *Br J Radiol* 1961;34:539-546.
15. Donald I. Clinical applications of ultrasonic techniques in obstetrical and gynaecological diagnosis. *Br J Obstet Gynaecol* 1962;69:1036.
16. Donald I. SONAR: a new diagnostic echo-sounding technique in obstetrics and gynaecology. *Proc Roy Soc Med* 1962;55:637-638.
17. Donald I. SONAR. The Story of an experiment. *Ultrasound Med Biol* 1974;1:109-117.
18. Mauad-Filho F, Baracchini JAA. Manual e coletânea de tabelas em ultra-sonografia. Ribeirão Preto: Ed. Scala, 1997.
19. Maulik D. Biologic effects of ultrasound. *Clin Obstet Gynecol* 1989;32:645-655.
20. Callen P. *Ultra-sonografia em ginecologia e obstetrícia.* 4ª Edição. Rio de Janeiro: Editora Koogan, 2002.
21. Michailidis GD, Simpson JM, Karidas C, Economides DL. Detailed three-dimensional fetal echocardiography facilitated by an internet link. *Ultrasound Obstet Gynecol* 2001;18:325-8.

ÍNDICE REMISSIVO

A

B

C

D

G

H

I

J

L

M

N

O

P

R

S

T

U

V

Z